现代临床内分泌学

（上）

吉书红等◎主编

吉林科学技术出版社

图书在版编目（ＣＩＰ）数据

现代临床内分泌学/ 吉书红等主编. -- 长春：吉
林科学技术出版社，2016.9
ISBN 978-7-5578-1086-3

Ⅰ．①现… Ⅱ．①吉… Ⅲ．①内分泌学Ⅳ．①R58

中国版本图书馆CIP数据核字(2016) 第168059号

现代临床内分泌学

Xiandai linchuang neifenmi xue

主　　编	吉书红　赵　猛　李晨惠　王　谦　韩锡林　银　艳
副主编	孙新宇　于静静　王　黎　周静波
	徐雅倩　周　雷　孔亚坤　刘雪莲
出版人	李　梁
责任编辑	张　凌　张　卓
封面设计	长春创意广告图文制作有限责任公司
制　　版	长春创意广告图文制作有限责任公司
开　　本	787mm×1092mm　1/16
字　　数	1000千字
印　　张	41
版　　次	2016年9月第1版
印　　次	2017年6月第1版第2次印刷

出　　版	吉林科学技术出版社
发　　行	吉林科学技术出版社
地　　址	长春市人民大街4646号
邮　　编	130021
发行部电话/传真	0431-85635177　85651759　85651628
	85652585　85635176
储运部电话	0431-86059116
编辑部电话	0431-86037565
网　　址	www. jlstp. net
印　　刷	虎彩印艺股份有限公司

书　　号	ISBN 978-7-5578-1086-3
定　　价	160.00元

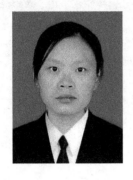

吉书红

　　1980年出生，山东德州市中医院，主治医师。2006年毕业于山东滨州医学院，大学本科学历，现已工作10余年。专业特长：擅长各种内分泌疾病的诊治，特别是糖尿病急性并发症及各种慢性并发症的诊治，以及甲状腺疾病、高脂血症等。学术成果：科研成果获德州市科学技术奖1项，出版著作2部，发表论文1篇。社会兼职：德州市中西医结合学会内分泌专业委员会委员，德州市医学会糖尿病专业委员会委员。

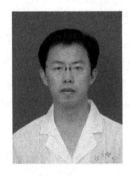

赵　猛

　　1978年出生，徐州医科大学附属医院内分泌科，副主任医师，讲师，内分泌代谢病专业硕士，徐州市医学会内分泌代谢专业委员会委员。从事内分泌科工作10余年，具有丰富的临床诊疗经验，研究方向为内分泌腺体疾病、糖尿病及其急、慢性并发症等多种内分泌代谢性疾病的临床诊治，已在国内核心期刊发表多篇学术专业论文，主持市科技项目1项，并参与多项省、市级科研项目。

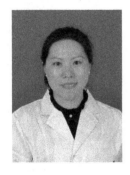

李晨惠

　　1979年出生，甘肃省白银市第二人民医院内分泌科，主治医师。毕业于兰州大学临床医学系，大学本科学历。专长于内分泌代谢科各种常见病、多发病的诊断与治疗，尤其擅长各种类型糖尿病的诊断与治疗，对甲状腺疾病、垂体肾上腺疾病、继发性高血压、痛风、骨质疏松等疾病的诊断与治疗积累了丰富的临床经验。参与完成课题1项，省内外发表论文多篇。

编　委　会

·前　言·

　　伴随着社会的进步和老年化社会的到来，内分泌疾病在社会疾病谱中的位置发生了诸多变化。内分泌学在医学中的地位也从临床内科的一个分支而成为机体内外环境平衡的神经－内分泌－免疫三大调控系统之一，成为渗透医学各个领域的基础学科。

　　本书全面概括了内分泌相关疾病的诊治思路和最新诊疗技术，重点介绍了下丘脑－垂体疾病、甲状腺疾病、肾上腺疾病、肥胖症、糖尿病及糖尿病并发症等。内容详实，选材新颖，图表清晰，实用性较强，对内分泌疾病的诊断和治疗具有指导意义，适合各级临床医生阅读参考。

　　参与本书编写的人员有具备丰富临床经验的专家，有各科的业务骨干，也有优秀的一线青年医师，他们在繁忙的工作之余，将多年的临床实践体验和实际工作需求进行整合，精心撰稿，力争得到最优化的诊疗流程。但是由于参编人数较多，文笔不尽一致，加上编写时间有限，尽管多次校稿，书中难免存在疏漏和不足之处，恳请广大读者提出宝贵意见和建议。

编　者
2016 年 9 月

·目 录·

第一章

内分泌基础理论

第一节　概述

一、内分泌生理学的发展历史

内分泌生理学起源于 19 世纪后半叶，伴随着临床内分泌学研究的开始而建立和发展，通过临床观察和很简单的化验检查，发现了 Addison 病和 Graves 病等病。20 世纪初开始了实验内分泌学的研究，主要采用两个手段，一是切除动物的某个腺体，观察动物会出现什么症状或现象；二是把腺体的提取物注射入切除腺体动物的体内，看它能不能纠正病态和恢复正常功能；或移植一个同种动物的腺体，使其功能得到恢复。当时就有几种简单的激素提取出来了，如胺类化合物。肾上腺素是人类第一个知道其化学结构并能人工合成的激素，是在 1901 年由药理学教授 Abel 完成的。第二个发现的激素是促胰液素（secretin），由两位英国生理学家 Bayliss 和 Starling 在 1902 年发现。但由于其结构较复杂，直到 1960 年才搞清其化学结构。Smith（1916）和 Evans（1920）分别将垂体切除，并将垂体提取物注射给切除垂体的动物，证实了垂体对生长的影响。Marine（1910）阐明了碘缺乏与甲状腺肿的关系。1914 年，Kendall 纯化了结晶的甲状腺激素。这些手段基本上是采用切除腺体来观察变化，再给予腺体提取物使其恢复功能，最后将提取物分离纯化，这一阶段就是实验内分泌学阶段。在 20 世纪 20—30 年代，激素连续被发现、提纯和应用。

20 世纪 30—40 年代，内分泌学的研究进入了以肾上腺皮质激素为主的类固醇激素研究的鼎盛时期。Reichstein 和 Kendall（1937）分离、纯化并合成了肾上腺皮质激素。Butenandt 等（1930）确定了雌激素（estrogen）的化学结构，1935 年，他又和 Ruzicka 和 Wettstein 确定了睾酮（testosterone）的结构。Lich 和 Sayers（1942）分离出了促肾上腺皮质激素，1944 年，Lich 和 Evans 又分离出了生长激素。

多肽激素的研究始于 20 世纪 50 年代。1951 年，Yalow 和 Berson 创建了放射免疫测定方法，这个方法有高度的特异性和灵敏性。这就改变了生物化学定量测定的水平，过去最低可测到微克，用放免方法可测到毫微克甚至微微克，这是任何其他化学方法所做不到的，这就促进了许多多肽激素的研究工作。多肽激素中一级结构首先被弄清并被合成出来的两种激素是加压素和催产素，这是 Du Vigneaud（1954）的贡献。1955 年，Sanger 搞清了胰岛素的结构。李卓浩在加利福尼亚大学 Evans 教授实验室进行生长激素的生化研究，最后明确了生长激素的结构。ACTH 的结构也是在那里确定的。

下丘脑激素的研究出现在 20 世纪 60 年代，在多肽激素生化研究深入发展的同时，神经内分泌研究开始了。Scharrer 夫妇 1928 年就提出了神经内分泌，他们是研究脊椎动物和无脊椎动物的，他们提出内分泌和神经系统有密切联系，昆虫有脑激素，这是神经内分泌学研究的开始。美国 Tulane 大学的 Schally 教授和加州的 Salk 研究所的 Guillemin 教授对下丘脑激素的研究做出了巨大贡献。他们明确并发现了促甲状腺激素释放激素（TRH）、黄体生成素释放激素（LHRH）和生长抑素（SS）的化学结构，发展了神经内分泌学的研究。这些激素的发现，说明下丘脑神经细胞可以分泌调控垂体的激素。20 世纪 70 年代是神经内分泌学大发展的时期，除了 TRH 和 SS 以外，从大脑分离出的神经肽还有 P 物质、神经紧张素（neurotensin）、内啡肽（endorphin）及促肾上腺皮质激素（ACTH）类似肽等。还有一些激素是先从胃肠道分离出来，以后又证明也存在于脑中，如缩胆囊素（CCK）、促胃液素（gastrin）、血管活性肠肽（VIP）和肠动素（motilin）等，这些激素统称为"脑肠肽"。这些激素并不仅存在于脑和肠胃，而是广泛存在于身体许多组织中。这些从不同部位分离出的激素，其中 P 物质、神经紧张素在脑和胃肠中存在的形式在结构上相同，其他许多都是分子结构相似，但不完全相同，功能上也互不相同。例如，GRP 在胃肠道有促进促胃液素释放的作用，而在脑则有调节体温的作用。脑、肺、甲状腺分离出的降钙素相关肽的作用也各不相同。有些胃肠来源的脑肠肽很难通过血－脑脊液屏障，这可能是中枢的一种保护作用。大多数脑肠肽，不论在脑，还是在胃肠，都是以旁分泌（paracrine）的方式起作用，即分泌到组织间液，对邻近的靶细胞发挥作用，这样可避免因通过血液运输而被稀释，避免达到远方靶细胞时因浓度不够而不能发挥效应。

许多科学工作者用先进的方法，如分子生物学、生物化学、细胞生物学、免疫学和遗传学，对大脑的内分泌功能进行了深入研究，证明一些神经肽与生殖活动、行为、食欲和疼痛感觉有关。过去认为降钙素只有降血钙的作用，现已发现它还参与镇痛。摄食和肥胖也与神经肽（饱食因子）有关，这些神经肽为中枢神经系统提供信息，以决定什么时候停止进食。缩胆囊素和高血糖素都有减少食量的作用，而一些内源性脑啡肽则有增加食欲的作用。还证明阿片肽对垂体催乳素（PRL）和生长激素有促进释放作用。加压素和催产素除对行为有许多作用外，对记忆也可能有作用，已证实在大脑突触膜有这两种激素的片段，这些激素可能形成高效能的记忆调节神经肽。血管紧张素 II 和促肾上腺皮质激素释放因子（CRF）在中枢神经系统内如海马、室旁核都有受体存在，这两种激素的中枢作用也不同于其外周作用。将 CRF 注射到中枢部位可增加交感神经活动，减少副交感神经活动并产生行为反应。因此，对自主神经系统的认识也发生了改变，即它们也受大脑的调节。现已证明有 50 多种神经递质存在于大脑中，因此大脑也是一个复杂的能释放多种肽类激素的内分泌器官。研究这些激素的功能以及它们与神经冲动之间、激素之间的相互关系就成为内分泌学发展的重要趋向。

神经内分泌学在 20 世纪 80 年代继续发展，用人胚大脑神经元体外培养研究证明甲状腺激素对神经元的生长、分化有重要影响，这种影响是通过神经细胞核 T_3 受体而发挥的。大量的研究证明，各种激素，包括神经肽类激素、甲状腺激素以及性激素、肾上腺皮质激素的作用都是通过靶细胞受体而完成的。单克隆抗体和受体的研究大大推动了这一时期内分泌学的发展，兴起了神经－内分泌－免疫网络系统的研究。许多研究证明免疫细胞不仅有神经肽类受体，还能合成一些神经肽。已经知道免疫细胞有阿片肽、胰岛素、胰高血糖素、生长激素、SS、P物质、VIP、TRH和促胃液素等神经内分泌激素受体。单核细胞、淋巴细胞存在有类固醇激素受体。哺乳动物的淋巴细胞还有多巴胺受体。免疫细胞在免疫反应中释放的ACTH、内啡肽、TSH、VIP、LH、FSH和生长激素类活性因子，被称为"免疫反应性激素"。这些因子可作用到神经和内分泌系统，起反馈性调节作用。神经内分泌和免疫系统的双向联系表现在：一方面神经内分泌系统肽类激素影响免疫反应；另一方面免疫系统激素样产物影响神经内分泌细胞的功能活动。神经内分泌细胞和免疫细胞的广泛分布，又在某些区域比较集中，分泌多种神经肽类激素和激素样因子，两类细胞又存在各种激素受体，通过受体进行信息传递和相互作用，构成了非常复杂的网络系统，对机体各种生理功能和免疫反应进行微妙的调控。揭示这些微细的相互作用正在成为当代的重要研究课题。

随着免疫学的发展，许多内分泌腺疾病的免疫发病机理将会得到进一步阐明。已经证明Hashimoto病和Graves病的发病与T淋巴细胞亚群免疫调节的不平衡有关，抑制性T淋巴细胞活动被抑制而辅助性淋巴细胞的活动增强。实验还证明：β-内啡肽和蛋氨酸脑啡肽可抑制抗体形成，刺激细胞毒性T淋巴细胞的形成，并提高杀伤细胞（NK）的细胞毒作用。抑制性T淋巴细胞和细胞毒性淋巴细胞上还有雌激素受体。人们可以通过激素，特别是在激素-受体相互作用水平上调节免疫反应，从而达到对一些自身免疫性疾病的治疗。还有，以前被认为与免疫无关的地方性克汀病，现在用FRTL-5甲状腺细胞株的检测已证明在一些粘肿型克汀患者血清出现甲状腺生长抑制性免疫球蛋白，并且与甲状腺萎缩和退行性变呈正相关，少数病例甲状腺组织中还见有淋巴细胞浸润。

现在的问题是：触发免疫细胞合成神经内分泌激素的因素是什么？哪些因素能影响免疫细胞调控神经内分泌受体？哪些药物可以干扰这些环节？在各种疾病中，激素-受体相互作用会有些什么变化？这些都是值得深入研究的课题。

二、内分泌生理学今后的发展

21世纪内分泌生理学的发展前景和目前世界上内分泌生理学的主要科研动向如何呢？根据目前所得的资料还难以展望未来的情况，仅能根据看到和听到的资料简介如下。

（一）对一些非内分泌器官的再认识

人类对内分泌学的认识是由浅入深的。过去认为是单纯消化器官的胃肠道已被发现有激素分泌。大脑也是具有内分泌功能的器官。近来还证明心脏也是内分泌器官，心房肌细胞含有丰富的分泌颗粒，心房提取物和分泌颗粒分离产物能产生强有力的利尿和排钠作用，称心房利尿钠肽或心钠素。研究证明，心房利尿钠肽可以抑制醛固酮合成和分泌，有调节体内水盐平衡的作用，在心、肾及内分泌疾病的发病学中有重要意义。心房利尿钠肽的作用机理和心房利尿钠肽释放的调节是当前研究的课题。

一些非内分泌器官黏膜上皮间可检测到多种内分泌细胞。例如子宫内膜、宫颈黏膜和支气管黏膜上皮间可检出SS、降钙素、5-羟色胺（5-HT）等各种内分泌细胞，它们的作用和存在的意义吸引着研究者们的注意。

（二）已知激素的未知生理和药理作用的研究

对若干激素的某些作用我们还不够了解，有待于进一步研究。对天然激素，我们可有意识地改变其结构，取其利，去其弊，人工合成激素的类似物，其作用会有很大变化。这样既能阐明激素的构－效关系，弄清其作用机制，又可开发大量作用更强、更特异、更持久的激动剂和拮抗剂，为实验研究和临床应用开辟广阔的前景。

（三）重新研究各传统内分泌腺的神经支配

多年来人们一直认为内分泌腺独立于神经系统之外，这些腺体分泌一种或多种类型的化学物质通过血液运输对远距离靶腺或靶组织起作用，这叫作内分泌腺。但内分泌腺真的不受神经支配吗？甲状腺功能亢进可以由精神创伤引起，说明甲状腺与神经系统有一定联系。过去认为甲状腺和肾上腺均有神经纤维分布，这些神经纤维的作用只限于舒缩血管吗？肾上腺素、去甲肾上腺素对甲状腺激素的合成与分泌是否有作用？以往一些实验曾证实，内分泌腺离开神经系统，照样进行内分泌活动。将兔垂体移植到眼前房，把垂体和下丘脑的神经切断，但垂体还能分泌垂体激素。这只能在短期内证实兔眼前房里有 TSH 和 ACTH 等激素，但没有长久地证实这一点。因此，每个内分泌腺与神经有多少联系要重新研究。

（四）激素及受体的研究继续深入发展

受体的研究，使我们对一些生理现象和病理过程与激素的关系了解得更清楚。体内很多组织细胞都可检测出雌激素受体，其他如内啡肽、VIP 等神经肽类激素也都可以在多种组织中检出相应的受体，而受体的状况与靶细胞的功能状态有密切关系。有些疾病本来激素并不缺乏，而是受体本身有缺陷，所以不能产生正常的生理效应。如正常的胰岛素受体有两种重要功能：①与胰岛素结合使胰岛素产生效应；②将胰岛素结合和胰岛素作用两个过程偶联起来。阐明靶细胞受体和各种激素间的关系将会对内分泌生理学的发展有重要意义。

（五）内分泌系统与免疫系统之间的关系密切

研究发现，一些免疫细胞能合成和分泌多种促垂体激素和垂体激素，同时免疫细胞又具有激素的受体；下丘脑的神经内分泌细胞有多种细胞因子的受体，又能合成和分泌多种细胞因子；在神经内分泌系统与免疫系统之间存在着双向调节。这就把神经内分泌系统与免疫系统联系在一起，神经－内分泌－免疫网络概念的提出，使内分泌生理学的内涵更丰富了，也为内分泌生理学研究的深入发展提供了新的天地。

（银　艳）

第二节　内分泌生理学的一些基本认识

一、内分泌生理学的基本概念

内分泌生理学是研究生物机体内分泌系统以化学递质对生命活动进行联系和调控的一门科学。内分泌系统是由内分泌腺和分散存在于某些组织器官中的内分泌细胞组成的一个体内信息传递系统，它与神经系统密切联系，相互配合，共同调节机体的各种功能活动，维持内环境的相对稳定。

人体内主要的内分泌腺有垂体、甲状腺、甲状旁腺、肾上腺、胰岛、性腺、松果体和胸腺；散在于组织器官中的内分泌细胞分布比较广泛，如消化道黏膜、心、肾、肺、皮肤、胎盘等部位均存在各种各样的内分泌细胞。此外，在中枢神经系统内，特别是下丘脑存在兼有内分泌功能的神经细胞。由内分泌腺或散在内分泌细胞所分泌的高效能的生物活性物质，经组织液或血液传递而发挥其调节作用，此种化学物质称为激素（hormone）。对消化液分泌作用影响的研究认为，"内分泌"一词表达能力不够，从而采用"激素"一词来描述内分泌过程中的化学信息物质。1905年"激素"一词才正式出现在 Starling 的报告中。随着内分泌研究的进展，激素的概念也不断有新的发展。从经典激素到旁分泌激素，从内分泌腺到分散的内分泌细胞，大分子激素原及其不同分子片断激素以及神经内分泌，等等，这些新发展带来了有关激素概念的新内容。

二、激素的分类和来源（表1-1）

表1-1　激素的主要来源

腺体/组织	激素	缩写	化学属性
下丘脑	促甲状腺激素释放激素	FRH	肽类
	促性腺激素释放激素	GnRH	肽类
	生长抑素	SS	肽类
	生长激素释放激素	GHRH	肽类
	促肾上腺皮质素释放激素	CRH	肽类
	催乳素释放因子	PRF	肽类
	催乳素抑制因子	PIF	胺类
	抗利尿激素	ADH	肽类
	缩宫素	OT	肽类
腺垂体	生长激素	GH	肽类
	催乳素	PRL	肽类
	促甲状腺素	FSH	蛋白质类
	促肾上腺皮质激素	ACTH	蛋白质类
	卵泡刺激素	FSH	蛋白质类
	黄体生成素	LH	蛋白质类
松果体	褪黑素	MLT	胺类
甲状腺	甲状腺素	T_4	胺类
	三碘甲状腺原氨酸	T_3	胺类
	降钙素	CT	肽类
甲状旁腺	甲状旁腺素	PTH	肽类
胸腺	胸腺素		肽类
胰岛	胰岛素		蛋白质类
	胰高血糖素		肽类
肾上腺皮质	皮质醇		类固醇类
	醛固酮	Ald	类固醇类
肾上腺髓质	肾上腺素	Ad，E	胺类
	去甲肾上腺素	NA，NE	胺类
睾丸	睾酮	T	固醇类

腺体/组织	激素	缩写	化学属性
	抑制素（inhibin）		蛋白质类
卵巢	雌二醇	E_2	固醇类
	孕酮	P	固醇类
	松弛素		类肽类
胎盘	绒毛膜生长激素	CS	肽类
	绒毛膜促性腺激素	CG	肽类
心脏	心房钠尿肽	ANP	肽类
血管内皮	内皮素	ET	肽类
肝脏	胰岛素样生长因子	IGFs	肽类
肾脏	1，25－二羟维生素 D_3		固醇类
胃肠道	胃泌素（secretin）		肽类
	促胰液素	CCK	肽类
	缩胆囊素（gastrin）		肽类
血浆各种组织	血管紧张素Ⅱ	AngⅡ	肽类
	前列腺素	PGs	二十烷酸

（一）含氮激素

1. 肽类和蛋白质激素　主要有下丘脑调节肽、神经垂体激素、腺垂体激素、胰岛素、甲状旁腺激素、降钙素，以及胃肠激素等。

2. 胺类激素　包括肾上腺素、去甲肾上腺素和甲状腺激素。

（二）类固醇（甾体）激素

类固醇激素是由肾上腺皮质和性腺分泌的激素，如皮质醇、醛固酮、雌激素、孕激素，以及雄激素等。另外，胆固醇的衍生物 1，25－（OH)$_2$－维生素 D_3［1，25－（OH)$_2$－D_3］也被作为激素看待。

此外，前列腺素广泛存在于许多组织之中，由花生四烯酸转化而成，主要在组织局部释放，可对局部功能活动进行调节，因此可将前列腺素看作一组局部激素。

以前曾认为激素主要是由传统的内分泌腺（如垂体、甲状腺等）分泌。现已明确，许多镜下才能见到的、器官样结构和一些分散的细胞含有并分泌激素。尽管传统内分泌腺在生理、病理水平上很重要，但这些广泛分布的"非腺体"组织在分泌激素上同样重要。1968年 Pearse 详细描述了这些弥散分布的内分泌细胞，命名为 APUD 细胞系，并提出这些内分泌细胞有共同的来源和细胞化学、形态结构特点，主要分泌胺类和肽类激素。这些细胞混杂在外分泌腺的腺泡和导管上皮间，一些外分泌腺的分泌液（如唾液、精液等）也含有激素。这样，所谓"内分泌"和"外分泌"也不是决然对立的概念了。

三、激素的转运方式

随着内分泌研究的发展，关于激素传递方式的认识逐步深入。大多数激素经血液运输至远距离的靶细胞而发挥作用，这种方式称为远距分泌（telecrine）；某些激素可不经血液运输，仅由组织液扩散而作用于邻近细胞，这种方式称为旁分泌（paracrine），与血液转运相比，这种方式可以使激素的作用浓度不致因为血液转运而被稀释；如果内分泌细胞所分泌的激素在局部扩散而又返回作用于该内分泌细胞而发挥反馈作用，这种方式称为自分泌（autocrine），这是一种分泌细胞的自身调控方式。另外，下丘脑有许多具有内分泌功能的神经细胞，这类细胞既能产生和传导神经冲动，又能合成和释放激素，故称神经内分泌细胞，它们产生的激素称为神经激素（neurohormone）。可以认为这是一种特化的旁分泌或内分泌方式，既可以通过突触释放，也可以不通过突触释放，如下丘脑神经元分泌的血管加压素在垂体后叶被释放入血。神经激素可沿神经细胞轴突借轴浆流动运送至末梢而释放，这种方式称为神经分泌（neurocrine）。此外，还有一些肽类或胺类激素（如促胃液素、P物质、5 - HT等）被分泌到肠腔或其他管道，称为"腔分泌"（solinocrine）。最常见的是：一种激素可通过几种方式转运。

大多数激素在血中都是与转运蛋白分子结合而被转运的，如甲状腺结合球蛋白、胰岛素类生长因子结合蛋白、肾上腺皮质类固醇结合球蛋白等。这种结合除了加速在血中的转运外，还可作为激素暂时贮存的方式，延缓激素在血中的被清除。结合的激素一般生物效能较差。此外，血中还有一定量的游离激素分子，其生物效能较高。在结合激素与游离激素之间存在着一定的动态平衡，使游离激素的血液浓度基本稳定在一定的水平上。

四、激素作用的一般特性

激素虽然种类很多，作用复杂，但它们在对靶组织发挥调节作用的过程中，具有某些共同的特点。

（一）激素的信息传递作用

内分泌系统与神经系统一样，是机体的生物信息传递系统，但两者的信息传递形式有所不同。神经信息在神经纤维上传输时，以电信号为信息的携带者，在突触或神经－效应器接头处，电信号转变为化学信号，而内分泌系统的信息只有化学的形式，即依靠激素在细胞与细胞之间进行信息传递。激素参与细胞的功能活动主要是将信息传递给靶细胞，调节其固有的功能活动，增强或减弱细胞内新陈代谢的理化过程，并不提供任何营养和能量。例如，生长激素促进生长发育，甲状腺激素增强代谢过程，胰岛素降低血糖等。在这些作用中，激素既不能添加成分，也不能提供能量，仅仅起着"信使"的作用，将生物信息传递给靶组织，发挥增强或减弱靶细胞内原有的生理生化进程的作用。

（二）激素作用的相对特异性

激素释放进入血液被运送到全身各个部位，虽然它们与全身各处的组织、细胞有广泛接触，但有些激素只作用于某些器官、组织和细胞，这称为激素作用的特异性。被激素选择作用的器官、组织和细胞，分别称为靶器官、靶组织和靶细胞。有些激素专一地选择作用于某一内分泌腺体，称为激素的靶腺。激素作用的特异性与靶细胞上存在能与该激素发生特异性结合的受体有关。肽类和蛋白质激素的受体存在于靶细胞膜上，而类固醇激素与甲状腺激素的受体则位于细胞质或细胞核内。激素与受体相互识别并发生特异性结合，经过细胞内复杂的反应，从而激发出一定的生理效应。有些激素作用的特异性很强，只作用于某一靶腺，如促甲状腺激素只作用于甲状腺，促肾上腺皮质激素只作用于肾上腺皮质，而垂体促性腺激素只作用于性腺等。有些激素没有特定的靶腺，其作用比较广泛，如生长激素、甲状腺激素等，它们几乎对全身的组织细胞的代谢过程都发挥调节作用，但是，这些激素也是与细胞的相应受体结合而起作用的。

尽管如此，激素的分泌和作用不是单一的。许多内分泌细胞不只合成一种激素，而是可以合成和（或）分泌一种以上的激素。例如垂体前叶细胞可以分泌生长激素和催乳素。在激素合成过程中，常常是先合成大分子的激素原，然后裂解为激素或其片断，例如胰岛素和前胰岛素原。这些激素不同的分子常常共同存在于血中，其生物活性不同，称为激素的不均一性。在各种病理情况下这种不均一性可以有不同的表现，例如在恶性肿瘤可以有过多的大分子激素原存在于血中。激素的转运也常常不是单一的方式，而是几种方式并存。激素的作用也不是单一的。例如心房利尿钠肽，不只见于心脏，而且还见于脑、自主神经节和肺，除利钠外还有其他作用。降钙素以前被认为是调节血钙的激素并且由此而得名，但在不同部位的降钙素却可以有不同的功能。

（三）激素的高效能生物放大作用

激素在血液中的浓度都很低，一般在纳摩尔（nmol/L），甚至在皮摩尔（pmol/L）数量级，虽然激素的含量甚微，但其作用显著，如 1mg 的甲状腺激素可使机体增加产热量约 4 200 000J（焦耳）。激素与受体结合后，在细胞内发生一系列酶促放大作用，一个接一个，逐级放大，形成一个效能级联式生物放大系统。据估计，一个分子的胰高血糖素使一个分子的腺苷酸环化酶激活后，通过 cAMP - 蛋白激酶，可激活 10 000 个分子的磷酸化酶。另外，1 个分子的促甲状腺激素释放激素，可使腺垂体释放 100 000 个分子的促甲状腺激素。0.1μg 的促肾上腺皮质激素释放激素，可引起腺垂体释放 1μg 促肾上腺皮质激素（ACTH），后者能引起肾上腺皮质分泌 40μg 糖皮质激素，放大了 400 倍，这些数量的糖皮质激素可刺激肝脏产生 5.6mg 的糖原，即放大了 56 000 倍。据此不难理解血中的激素浓度虽低，但其作用却非常明显，所以体液中激素浓度维持相对的稳定，对发挥激素的正常调节作用极为重要。

（四）激素间的相互作用

不同的激素虽然有不同的生理效应，但对某一生理功能的调节可有多种激素共同参与。因此，激素的作用并不是孤立的，而是相互联系、相互影响的。激素作用的相关性有以下几种形式。

1. 协同作用和拮抗作用　不同的激素对同一生理效应有协同作用，达到增强效应的结果。例如，生长激素、肾上腺素、糖皮质激素及胰高血糖素，虽然作用的环节不同，但均能提高血糖，在升糖效应上有协同作用；相反，不同激素对某一生理效应发挥相反作用，如胰岛素可以降低血糖，与上述激素的升糖效应有拮抗作用。甲状旁腺激素与 1，25 -（OH)$_2$ - D$_3$对血钙的调节是相辅相成的，而降钙素则有拮抗作用。激素之间的协同作用与拮抗作用的机制比较复杂，可以发生在受体水平，也可以发生在受体后的信息传递过程，或者是细胞内酶促反应的某一环节。例如，甲状腺激素可使许多组织（如心、脑等）的 β - 肾上腺素能受体增加，提高对儿茶酚胺的敏感性，增强其效应。黄体酮与醛固酮在受体水平存在着拮抗作用，虽然黄体酮与醛固酮受体的亲和性较小，但当黄体酮浓度升高时，则可与醛固酮竞争同一受体，从而减弱醛固酮调节水盐代谢的作用。前列环素（PGI$_2$）可使血小板内 cAMP 增多，从而抑制血小板聚集；相反，血栓素 A_2（TXA_2）却能使血小板内 cAMP 减少，促进血小板的聚集。

当多种激素共同参与某一生理活动的调节时，激素与激素之间往往存在着协同作用或拮抗作用，这对维持其功能活动的相对稳定起着重要作用。

2. 允许作用　有些激素本身并不能直接对某些器官、组织或细胞产生生理效应，然而在它存在的条件下，可使另一种激素的作用明显增强，即对另一种激素起支持作用，这种现象称为允许作用（permissive action）。糖皮质激素的允许作用是最明显的，它对心肌和血管平滑肌并无收缩作用，但是，必须有糖皮质激素的存在，儿茶酚胺才能很好地发挥对心血管的调节作用。关于允许作用的机制，至今尚未完全清楚。过去认为，允许作用是由于糖皮质激素抑制儿茶酚 – O – 甲基移位酶，使儿茶酚胺降解速率减慢，导致儿茶酚胺作用增强。现在通过对受体和受体水平的研究发现，糖皮质激素也可以调节受体介导的细胞内传递过程，如影响腺苷酸环化酶的活性以及 cAMP 的生成等。

3. 竞争作用　化学结构上类似的激素能竞争同一受体的结合位点，使激素的作用受到一定的影响。通常是其中一种激素浓度虽低，但对受体是高亲和性结合，而另一种激素浓度虽高，但对受体是低亲和性结合，如果二者在一起就会产生竞争受体的作用。例如，醛固酮是一种强盐皮质激素，在低浓度时就有作用；黄体酮对醛固酮受体有低亲和性结合，因此，当黄体酮以低浓度存在时，有弱盐皮质激素效应，当以高浓度存在时，可与醛固酮竞争同一受体，从而减弱醛固酮的效应。

五、激素分泌的周期性

正常生理情况下，激素是定时分泌的，并出现周期性变化，称为生物节律。可分为日节律、月节律、季节律和年节律。例如，妇女的促性腺激素和雌激素分泌就是一种月节律。这种周期性分泌活动与其他刺激无关，是一种内在的由生物钟决定的分泌活动，有利于机体更好地适应环境的变化。激素分泌节律性的正常与否也可作为临床诊断的一项指标。

（王　谦）

第三节　激素的作用方式和机制

人体内含有 100 多种激素，它们可以作用于不同种类的细胞。那么，每种细胞如何识别一种特定的激素呢？每种细胞或组织对一种特定激素的反应取决于那些分布于细胞表面或细胞内的激素受体（receptor）以及与该受体耦联的效应器（effector）。多肽激素、生长因子、神经递质和前列腺素的受体位于细胞表面，而类固醇激素和甲状腺激素的受体位于细胞质和细胞核内。激素作为信息物质与靶细胞上的受体结合后，如何把信息传递到细胞内，并经过怎样的错综复杂的反应过程，最终产生细胞生物效应的机制，一直是内分泌学基础理论研究的重要领域。

一、激素的作用方式

（一）激素通过下列三种方式发挥作用

（1）改变酶及其他蛋白质合成/降解速度。

（2）改变酶促催化反应速度，通过活化或抑制酶活性来完成。

（3）改变膜的通透性，即改变细胞膜某些组分的构象。

有意义的是，没有任何一种激素是酶或辅酶，激素的作用只在于调控已存在的过程。其作用特点在于高度的特异性——组织特异性与效应特异性。

（二）受体在细胞中的定位，可将激素按其作用机理分为两类

（1）通过细胞膜受体起作用的激素：蛋白质、肽类、儿茶酚胺类激素及前列腺素类。

（2）通过细胞内受体起作用的激素：类固醇激素及甲状腺激素。

这两类作用并不能绝对分开，已发现胰岛素还能进入细胞与细胞核等亚细胞结构结合，甲状腺激素除进入细胞之外，似乎对细胞膜上的腺苷酸环化酶也有激活作用。

（三）激素－受体结合

激素－受体结合动力学与酶－底物结合动力学相似，此类结合具有下列特点：

（1）高度特异性：其基本原因在于激素是通过特定的结构部分与受体结合，如加压素与催产素有类似结构，故有交叉结合反应与生物效应。

（2）激素－受体结合是非共价键结合（如疏水键、静电引力等），所以具有可逆性。

（3）激素－受体具高度亲和力：受体对激素十分敏感，这是极少量激素能引起明显的生物效应的原因之一。所以亲和常数（或解离常数）是决定受体及激素－受体复合物的指标之一。

（4）激素－受体的结合量正相关于激素的效应：激素作用的强度除取决于血液激素浓度外，还取决于细胞膜或细胞内受体的含量及其对激素的亲和力。所谓激素不反应症就是由于受体缺乏所致。

（四）受体结合后反应

1. 立即效应

（1）细胞膜通透性改变：如胰岛素改变肌细胞膜通透性，有利于葡萄糖及氨基酸转运，多肽激素促进 Ca^{2+} 进入细胞等。

（2）细胞膜上酶活性改变：如胰岛素可使脂肪细胞膜上的脂蛋白脂肪酶及 Na^+，K^+－ATP 酶活性增加，利于脂肪贮存及 K^+ 含量增加。非常重要的是，激素－受体结合使膜上腺苷酸环化酶活性增强，cAMP 产生增多。

2. 短期效应　cAMP 引起一系列反应，最终表现为某种生物效应增强。

3. 长期效应　蛋白质（或酶）合成的诱导和阻遏。

二、激素的作用机制

随着分子生物学的发展，关于激素作用机制的研究，获得了迅速进展，不断丰富与完善了关于激素作用机制的理论学说。激素按其化学性质分为两大类——含氮激素和类固醇激素，这两类激素有完全不同的作用机制，现分别叙述。

（一）含氮激素的作用机制——第二信使学说

第二信使学说是 Sutherland 等于 1965 年提出来的。Sutherland 研究组在研究糖原酵解第一步所需限速酶——磷酸化酶的活性时，发现胰高血糖素与肾上腺素可使肝匀浆在 ATP、Mg^{2+} 与腺苷酸环化酶（adenylate cyclase，AC）的作用下产生一种新物质，这种物质具有激活磷酸化酶从而催化糖原酵解的作用。实验证明，它是环磷腺苷（cyclic adenosine monophosphate，cAMP），在 Mg^{2+} 存在的条件下，腺苷酸环化酶促进 ATP 转变为 cAMP。cAMP 在磷酸二酯酶（phosphodiesterase，PDE）的作用下，降解为 $5'-AMP$。随后，进一步研究发现 cAMP 之所以能激活磷酸化酶，是由于 cAMP 激活了另一种酶，即依赖 cAMP 的蛋白激酶（protein kinase A，PKA）而完成的。

Sutherland 综合这些资料提出了第二信使学说，其主要内容包括：①激素是第一信使，它可与靶细胞膜上具有立体构型的专一性受体结合；②激素与受体结合后，激活细胞膜上的腺苷酸环化酶系统；③在 Mg^{2+} 存在的条件下，腺苷酸环化酶促使 ATP 转变为 cAMP，cAMP 是第二信使，信息由第一信使传递给第二信使；④cAMP 使无活性的蛋白激酶（PKA）激活。PKA 具有两个亚单位，即调节亚单位与催化亚单位。cAMP 与 PKA 的调节亚单位结合，导致调节亚单位与催化亚单位脱离而使 PKA 激活，催化细胞内多种蛋白质发生磷酸化反应，包括一些酶蛋白发生磷酸化，从而引起靶细胞各种生理生化反应。

第二信使学说的提出，推动了激素作用机制研究工作的迅速发展。研究表明，cAMP 并不是唯一的第二信使，可能作为第二信使的化学物质还有 cGMP、三磷酸肌醇、二酰甘油和 Ca^{2+} 等。另外，关于细胞表达受体的调节，腺苷酸环化酶的活化机制，蛋白激酶 C 的作用等方面的研究也取得了很大进展。

1. **激素与受体的相互作用**　激素与细胞表面受体的结合表现为快速、可逆，这与激素对膜受体的生理作用现象相一致，它常常表现为先迅速激活，然后迅速终止。就某一种激素而言，每种细胞所含的受体数不一样，少至 100 个，多达 100 万个。通常，靶细胞含有的受体数比非靶细胞多。

激素的膜受体多为糖蛋白，其结构一般分为三部分：细胞膜外区段、质膜部分和细胞膜内区段。细胞膜外区段含有许多糖基，是识别激素并与之结合的部位。激素分子和靶细胞受体均由许多不对称的功能基团构成极为复杂而又可变的立体构型。激素和受体可以相互诱导而改变本身的构型以适应对方的构型，这就为激素与受体发生专一性（specificity）结合提供了物质基础。

激素与受体的结合力称为亲和力（affinity）。一般来说，由于相互结合是激素作用的第一步，所以亲和力与激素的生物学作用往往一致，但激素的类似物可与受体结合而不表现激素的作用，反而阻断了激素与受体的结合。实验证明，亲和力可以随生理条件的变化而发生改变，如动物性周期的不同阶段，卵巢颗粒细胞上的卵泡刺激素（FSH）受体的亲和力是不同的。某一激素与受体结合时，其邻近受体的亲和力也可出现增高或降低的变化。

受体除表现亲和力改变外，其数量也可发生变化。有人用淋巴细胞膜上胰岛素受体进行观察发现，如果长期使用大剂量的胰岛素，将出现胰岛素受体数量减少、亲和力降低的现象；当把胰岛素的量降低后，受体的数量和亲和力可恢复正常。许多种激素（如促甲状腺激素、绒毛膜促性腺激素、黄体生成素、卵泡刺激素等）都会出现类似情况。这种激素使其特异性受体数量减少的现象，称为衰减调节或简称下调（down regulation）。下调发生的机制可能与激素-受体复合物内移入胞有关。相反，有些激素（多在剂量较小时）也可使其特异性受体数量增多，称为上增调节或简称上调（up regulation），如催乳素、卵泡刺激素、血管紧张素等都可以出现上调现象。受体下调或上调现象说明，受体的合成与降解处于动态平衡之中，其数量是这一平衡的结果，它的多少与激素含量相适应，以调节靶细胞对激素的敏感性与反应强度。

2. G 蛋白在信息传递中的作用　激素受体与腺苷酸环化酶是细胞膜上两类分开的蛋白质。激素受体结合的部分在细胞膜的外表面，而腺苷酸环化酶在膜的胞质面，在两者之间存在一种起耦联作用的调节蛋白——鸟苷酸结合蛋白（guanine nucleotide - binding regulatory protein），简称 G 蛋白（G protein）。G 蛋白是三聚体，由 α、β 和 γ 三个亚单位组成，α 亚单位上有与 GTP、GDP 及受体的结合位点，并具有潜在的 GTP 酶活性。而 βγ 亚单位对 α 亚单位具有抑制作用。G 蛋白的活性受 GTP 调节。在无激素存在时，G 蛋白以 αβγ 三聚体形式存在，其 α 亚单位结合一分子 GDP，这时 G 蛋白无活性。当激素与受体形成复合物，在 Mg^{2+} 存在的情况下，GTP 取代 GDP 与 α 亚单位结合，G 蛋白解聚释放出 βγ 二聚体，对腺苷酸环化酶起激活或抑制作用。

G 蛋白可分为兴奋型 G 蛋白（Gs）和抑制型 G 蛋白（Gi）。Gs 的作用是激活腺苷酸环化酶，从而使 cAMP 生成增多；Gi 的作用则是抑制腺苷酸环化酶的活性，使 cAMP 生成减少。有人提出，细胞膜的激素受体也可分为兴奋型（Rs）与抑制型（Ri）两种，它们分别与兴奋性激素（Hs）或抑制性激素（Hi）发生结合，随后分别启动 Gs 或 Gi，再通过激活或抑制腺苷酸环化酶使 cAMP 增加或减少而发挥作用。

3. 三磷酸肌醇和二酰甘油为第二信使的信息传递系统　许多含氮激素是以 cAMP 为第二信使调节细胞功能活动的，但有些含氮激素的作用信息并不以 cAMP 为媒介进行传递，如胰岛素、催产素、催乳素、某些下丘脑调节肽和生长因子等。实验证明，这些激素作用于膜受体后，往往引起细胞膜磷脂酰肌醇转变成为三磷酸肌醇（inositol - 1，4，5 - triphosphate，IP3）和二酰甘油（diacylglycerol，DG），并导致胞质中 Ca^{2+} 浓度增高。IP3 和 DG 可能是第二信使的学说得到越来越多的实验证实。这一学说认为，在激素的作用下，通过 G 蛋白的介导，激活细胞膜内的磷脂酶 C（phosphinositol - specific phospholipase C，PLC），它使磷脂酰肌醇（PI）二次磷酸化生成的磷脂酰二磷醇（PIP2）分解，生成 IP3 和 DG。DG 生成后仍留在膜中，IP3 则进入胞质。在未受到激素作用时，细胞膜几乎不存在游离的 DG，细胞内 IP3 的含量也极微，只有在细胞受到相应激素作用时，才加速 PIP2 的降解，大量产生 IP3 和 DG。IP3 的作用是促使细胞内 Ca^{2+} 贮存库释放 Ca^{2+} 进入胞质。细胞内 Ca^{2+} 主要贮存在线粒体与内质网中。实验证明，IP3 引起 Ca^{2+} 的释放是来自内质网而不是线粒体，因为在内质网膜上有 IP3 受体，IP3 与其特异性受体结合后，激活 Ca^{2+} 通道，使 Ca^{2+} 从内质网中进入胞质。IP3 诱发 Ca^{2+} 动员的最初反应是引起短暂的内质网释放 Ca^{2+}，随后是由 Ca^{2+} 释放诱发作用较长的细胞外 Ca^{2+} 内流，导致胞质中 Ca^{2+} 浓度增加。Ca^{2+} 与细胞内的钙调蛋白（calmodulin，CaM）结合后，可激活蛋白酶，促进蛋白质磷酸化，从而调节细胞的功能活动。

DG 的作用主要是特异性激活蛋白激酶 C（protein kinase C，PKC），PKC 的激活依赖于 Ca^{2+} 的存在。激活的 PKC 与 PKA 一样可使多种蛋白质或酶发生磷酸化反应，进而调节细胞的生物效应。另外，DG 的降解产物花生四烯酸是合成前列腺素的原料，花生四烯酸与前列腺素的过氧化物又参与鸟苷酸环化酶的激活，促进 cGMP 的生成。cGMP 作为另一种可能的第二信使，通过激活蛋白激酶 G（PKG）而改变细胞的功能。

（二）类固醇激素的作用机制

类固醇（steroid）激素的作用机制十分复杂，既包括通过核内受体影响靶细胞 DNA 的转录过程的基因调节机制，又包括通过细胞膜受体和离子通道影响细胞的兴奋性，产生快速反应的非基因调节机制。

1. 类固醇激素作用的基因调节机制　类固醇激素分子小，分子量仅为 300 左右，为脂溶性，可通过细胞膜进入细胞内，与胞质受体结合，形成激素—胞质受体复合物。导致受体蛋白发生变构，使激素－胞质受体复合物获得通过核膜的能力，进入核内与核受体结合，激发 DNA 转录过程，生成新的 mRNA，诱导相应蛋白质的合成而产生生物效应。有的类固醇激素在进入细胞后，直接经胞质进入核内与核受体结合，调节基因表达。这一过程称为类固醇激素作用的基因机制，也称为基因表达学说。一般认为，糖皮质激素和盐皮质激素的受体主要存在于胞质中，性激素（雌激素、孕激素与雄激素）受体在胞质与胞核中均存在，而固醇类激素 1，25－（OH)$_2$－D$_3$ 的受体则位于细胞核中。

近年来，随着分子生物学研究技术的广泛应用，类固醇激素核受体的结构已逐渐清楚。它是由一条肽链组成的对转录起特异性调节作用的蛋白质，分为三个功能结构域：①激素结合结构域，位于受体的 C 端，起与激素结合的作用；②DNA 结合结构域，位于受体的中间部分，可使受体与 DNA 结合并调控转录过程，起核定位信号的作用，故又称为核定位信号结构域；③转录激活结构域，靠近受体肽链的 N 端，具有激活转录过程的作用。当激素未与核受体结合时，可能有某种蛋白与激素结合结构域或 DNA 结合结构域相结合，掩盖了DNA 结合结构域。当激素与受体结合后，受体的分子构象发生改变，从而解除对 DNA 结合结构域的掩盖作用，使受体与 DNA 结合，调控转录过程。热休克蛋白（heat shock protein）即具有上述作用，它与激素结合结构域或 DNA 结合结构域结合后，起掩盖 DNA 结合结构域的作用，而当类固醇激素与受体结合后，热休克蛋白即从受体分子解离下来，受体构象发生改变，暴露出 DNA 结合结构域，进而调控转录过程。

类固醇激素作用于靶细胞后，一般在数分钟内即可使 mRNA 和 rRNA 合成增加。关键性的 mRNA 再翻译成特殊的诱导蛋白，后者再进一步发挥调控作用。如雌二醇作用于子宫30～45min 后，就能合成特异的诱导蛋白，后者活化 RNA 聚合酶，使细胞核内各种 RNA 的合成加速，进而加速各种蛋白质的合成，使子宫肥大和代谢增强。

2. 类固醇激素作用的非基因调节机制　类固醇激素经上述基因调节机制发挥作用，一般需要数小时或数天的时间。近年来的研究发现，有些类固醇激素的作用效应出现很快，往往在数分钟，甚至数秒钟之内，且其效应不被基因转录和翻译的抑制剂所抑制。因而推测此快速作用是由细胞膜上的受体介导的，称为类固醇激素的快速非基因效应。实验表明，在大鼠不同脑区用微电泳方法给予类固醇激素，经数秒的潜伏期便可引起神经元放电频率的改变；类固醇激素受体阻断剂和蛋白质合成抑制剂均不能抑制神经元的上述快速反应。此外，孕激素促进下丘脑释放 GnRH 的作用，糖皮质激素抑制离体下丘脑薄片释放血管升压素的作用等，也都是通过类固醇激素的非基因作用机制实现的。目前对于类固醇激素非基因作用机制的具体过程仍不十分清楚，有待进一步的研究。

综上所述，含氮激素主要通过 G 蛋白耦联受体、第二信使途径和酶耦联受体途径进行信号转导，类固醇激素则通过基因调节机制及非基因调节机制发生作用。但激素的信号转导机制十分复杂，有的激素也可通过多种机制发挥作用。甲状腺激素虽然属于含氮激素，但其作用机制却与类固醇激素相似，激素进入细胞后直接与核受体结合，调节基因表达。

（张　睿）

第四节　激素的合成、释放与代谢

一、激素的合成与贮存

蛋白质、肽类激素的合成与一般蛋白质的合成步骤基本一致，经转录、翻译和翻译后等过程。一个多肽激素的基因包括在转录区（transcriptional region）和调节区（regulatory region）内，又各分为若干区段，转录区的外显子与内含子在转录时发生断裂，内含子被切去，外显子断端拼接起来形成 mRNA，然后被转送至细胞质，这些发生于细胞核内的步骤属于转录阶段。然后，在胞质内，以 mRNA 为模板，在核糖体上先形成多肽激素链。一般情况下，先形成长链的大分子，称为前激素原（pre–prohormone），然后经过内质网蛋白水解酶裂解成较小分子的激素原（prohormone），后者经高尔基器包裹形成分泌囊泡，在这一过程中，激素原被分解为激素及其他肽。如甲状旁腺激素，其前激素原为 115 肽，经裂解脱去 25 个氨基酸的肽段即成为激素原，为 90 肽，再脱去 6 个氨基酸的肽段才成为含有 84 个氨基酸的甲状旁腺激素。当内分泌细胞受刺激释放这些囊泡内容物时，激素与这些肽通过胞吐作用一起被释放出来。在某些情况下，后者也可发挥激素的作用。内分泌细胞的分泌囊泡释放肽类激素的直接刺激使胞质 Ca^{2+} 浓度升高。胞质 Ca^{2+} 来自细胞外液或内质网。当外界刺激引起细胞膜兴奋时，细胞膜上的电压依赖性钙离子通道开放，Ca^{2+} 进入细胞内。

胺类与类固醇激素的合成主要通过一系列酶促反应，作用于酪氨酸与胆固醇而完成。由于类固醇激素是高度脂溶性的，它们在细胞内合成后可通过简单的扩散作用出胞进入血液。

正常情况下，激素的贮存量一般很少，在应激时机体加速激素的合成和贮存。但甲状腺激素例外，它与甲状腺球蛋白结合，并大量贮存于甲状腺腺泡腔的胶质中，可供机体使用 2~3 个月。

二、激素的释放

激素的释放具有周期性与阶段性，即大多数激素的释放是在短时间内突然发生的，在两次突发释放之间很少或不释放激素。因此，血浆中激素的浓度在短时间内迅速波动。激素的作用是否能合理地发挥，关键在于机体接受适当信息后（神经的或激素的），激素是否及时开始释放，以及能否及时调整与停止释放激素。

生物对地球物理环境以及社会环境长期适应的结果，使激素的释放表现与年、月、日相适应的周期性，血中激素浓度可以呈现日周期（diurnal thythm）波动、月周期（lunar thythm）波动以及年周期（circannian thythm）波动。因此，单独一次激素的检测意义不大。这种周期性波动与其他刺激引起的波动毫无关系，是一种独特的周期性。除周期性外，激素的释放往往还表现出阶段性。如腺垂体激素的表现就比较明显，在受到适宜刺激后可立即将 LH 释放入血；在较大和较久的刺激下才释放较多的 LH，使血中 LH 出现第二个峰。

引起释放的刺激可以是多种多样的。事实上，当一个信息引起某一激素开始分泌时，调整其分泌量（减少或增加）或停止其分泌的信息也同时发出并传送过来，即产生激素的内分泌细胞（腺）随时收到靶细胞及血中该激素浓度的信号，而相应减少，或继续增强，或停止激素的释放量。这就在前一级内分泌细胞（腺）与后一级内分泌细胞（腺）之间，形成了一个闭合回路；后一级可对前一级施加抑制作用，或在某些情况下施加增强作用，这些均属于反馈调节。在各种反馈调节中，以负反馈较为常见。以上反馈回路在腺垂体与其靶腺之间起着重要的调节作用。另一种反馈回路存在于内分泌细胞（腺）与体液成分之间，常见的例子是肾上腺分泌醛固酮，它促进水、Na^+潴留，潴留到一定水平后，可通过负反馈调节而减少或停止醛固酮的分泌。

在闭合回路的基础上，中枢神经系统可接受外环境中的各种信息（声、光、温度、味等），通过下丘脑把内分泌系统与外环境联系起来，形成开口回路。这样，就使机体对环境的适应更趋完善。

三、激素的运输与代谢

激素运输的路线有长有短，形式多样。经血液运输的激素一部分与特殊的血浆蛋白结合，而且以不同的比例与不同的蛋白质结合，另一部分以游离状态在血中运输。结合型激素无活性，它必须转变为游离型才具有生理作用。但结合型激素可看作是激素在血液中的临时贮存库，而且，结合型激素经过肝脏时，降解缓慢，因此可延长激素的寿命。

激素从释放出来到消失所经历的代谢过程有长有短。短的不到1秒，长的可达若干天。所以一般采用半衰期（即激素活性在血液中消失一半的时间）来衡量激素的有效期。大多数激素的半衰期为几十分钟，只有甲状腺激素达数天。但这必须与作用速度及作用持续时间相区别。作用速度主要与激素作用的方式有关；作用持续时间则看分泌是否继续，如继续分泌的话，半衰期虽只有几分钟，其作用却能延长至几小时，甚至几天。激素的清除主要由组织摄取、肝脏与肾灭活，随尿与粪排出。

（张　睿）

第五节　激素分泌的调节

激素除传递信息外，还具有高效能的生物放大作用。体内激素水平的较小变化，就可能导致生理功能的巨大改变，甚至引起生理功能的亢进或低下，因此，激素分泌水平的相对稳定对机体内环境和生理功能的稳态起十分重要的作用。

一、下丘脑－腺垂体－靶腺轴的调节

下丘脑－腺垂体－靶腺轴在甲状腺激素、肾上腺皮质激素和性腺激素分泌的调节中起重要的作用，即构成三级水平的功能调节轴。一般来说，上位内分泌腺细胞分泌的激素对下位内分泌腺细胞的活动起促进作用；下位内分泌腺细胞作为上位内分泌细胞分泌的激素的靶细胞，其分泌的激素对上位内分泌腺细胞的活动有反馈作用，且多数起负反馈效应，从而可维持血液中各种激素水平的相对稳定。调节轴的任何一个环节发生障碍，均可破坏体内这些激素水平的稳态。

二、反馈调节

在各种激素分泌的调节中，普遍存在反馈调节的形式。激素分泌的反馈调节中，绝大多

数是负反馈（negative feedback）调节。例如甲状旁腺激素的分泌受血中钙离子浓度的调节，胰岛素、胰高血糖素受血糖浓度的调节。胰岛 A 细胞分泌的胰高血糖素使血糖浓度升高，而升高的血糖浓度又反馈作用于 A 细胞，使 A 细胞活动抑制。胰岛 B 细胞分泌的胰岛素使血糖浓度降低，血糖浓度过低时，胰岛素的分泌抑制。血糖浓度升高时对胰岛 B 细胞发生刺激作用，促进胰岛素的分泌，也属负反馈调节。负反馈的存在使各种激素的水平维持在一个狭窄的范围内。在上述的下丘脑－腺垂体－靶腺轴调节中，通常将靶腺（即甲状腺、肾上腺皮质、性腺）或靶组织分泌的激素或化学物质对下丘脑和腺垂体的负反馈作用称为长反馈（long－loop feedback），而将腺垂体分泌的促激素（tropic hormone）对下丘脑的负反馈作用称为短反馈（short－loop feedback）。下丘脑分泌的促垂体激素本身也能对其自身的分泌产生负反馈调节作用，称为超短反馈（ultra－short－loop feedback）；有人把垂体激素通过自分泌/旁分泌调节自身分泌的作用也看作超短反馈。

在内分泌系统中正反馈（positive feedback）调节较少见，因为将导致"爆炸性"结果。但在少数情况下，激素分泌的调节也可以正反馈的形式出现。例如，在分娩时下丘脑对神经垂体激素催产素的分泌就是一种正反馈。催产素使子宫肌收缩，将胎儿娩出；而在胎儿娩出的过程中，子宫肌收缩和胎儿对产道的刺激又进一步加强下丘脑催产素神经元的活动，使之分泌继续增多；又如在月经周期中，雌激素一般是对下丘脑的促性腺激素释放激素（Gn-RH）神经元的活动起负反馈调节作用，但在排卵前雌激素水平达到高峰时，雌激素对 Gn-RH 神经元起正反馈调节作用，使 GnRH 释放增加，形成黄体生成素（LH）释放的高峰，进而引起排卵。

三、神经调节

许多内分泌腺的活动都直接或间接地受中枢神经系统活动的调节。当支配内分泌腺的神经兴奋时，激素的分泌也会发生相应的变化。例如交感神经活动增强时，肾上腺髓质分泌肾上腺素和去甲肾上腺素增多，可协同交感神经系统产生应激反应，动员机体的多种功能，以适应内外环境的变化；而迷走神经活动增强时，可促进胰岛 B 细胞分泌胰岛素，也参与应激反应。

下丘脑的神经内分泌细胞在神经系统与内分泌系统功能活动的调节中起重要的桥梁作用。下丘脑具有大量的神经传入通路，主要包括皮层－下丘脑通路，边缘系统向下丘脑的投射通路，由脑干和脊髓上行至下丘脑的神经通路以及视网膜的神经节细胞投射到下丘脑的视交叉上核。在下丘脑内各核团之间也存在着丰富的纤维联系，且核团内部也有各种形式的突触存在，同种神经内分泌细胞之间有突触联系，在同一核团内不同性质神经元之间也有突触联系。同时，下丘脑一方面发出纤维以突触的形式与中枢神经各部位发生联系，另一方面通过对垂体功能的调控直接或间接地影响内分泌系统的功能。由此可见，这些通路和联系的存在将神经系统和内分泌系统的功能通过下丘脑的分泌活动而联系在一起。

此外，激素的分泌还受到体内生物节律的影响，在某些不同激素和化学物质之间也可进行相互调节，如甲状腺激素还可根据血碘水平对甲状腺激素的合成进行自身调节。

（张　睿）

第二章
水电解质及酸碱平衡紊乱

第一节　人体正常体液调节

　　水是人体内含量最多的成分，体内的水和溶解在其中的物质构成了体液（body fluid）。体液以细胞膜为界分为细胞内液（intracellular fluid，ICF）和细胞外液（extracellular fluid，ECF）。ECF 因存在部位不同分为血浆和细胞间液（interstitial fluid），后者包括淋巴液。体液中的各种无机盐、低分子有机化合物和蛋白质都是以离子状态存在的，称为电解质（electrolate）。

　　人体的新陈代谢是在体液中进行的，体液的含量、分布、渗透压、pH 及电解质含量必须维持正常，才能保证生命活动的正常进行。各部位体液之间受机体生理机制的调节处于动态平衡。机体有很多非常精细的生理调控系统来维持内环境平衡，这些生理调控系统包括各种缓冲体系和高效率的肺及肾脏器官功能。它们协调工作，调节着细胞内与细胞外的水、电解质和 pH 的平衡。

一、水平衡

　　婴儿出生时，水分约占总体重的 70%，1 岁以后至中年逐渐降至 60%，其后男性降至 50%，女性因脂肪所占比例增加而使水分比例较男性约少 5%。约 2/3 的总体水（total body water，TBW）分布在 ICF，1/3 存在于 ECF，ICF 和 ECF 之间被细胞膜分隔。ECF 又被毛细血管内皮分隔为 3/4 为细胞间液，1/4 为血管内液。血管内液（全血）的无细胞液体部分（血浆）约占 60%，红细胞等约占 40%。

　　每天水的最少需求量可通过估算，如肾脏每天排出（尿液）1 200mL，皮肤蒸发和肺部呼出约 200mL，而体内由于氧化产生一部分水（代谢水）。因此，为维持体内水的平衡，成人一天至少应补充 1.5 ~ 2L 水。

二、体液中的电解质

　　体液中的各种无机盐、低分子有机化合物和蛋白质以离子状态存在，称为电解质。它们都具有维持体液渗透压的作用，保持着体内液体的正常分布。其中主要阳离子有钠离子（Na^+）、钾离子（K^+）、钙离子（Ca^{2+}）和镁离子（Mg^{2+}），主要阴离子包括氯离子（Cl^-）、碳酸氢根（HCO_3^-）、磷酸根（HPO_4^{2-}、$H_2PO_4^-$）、硫酸根（SO_4^{2-}）以及有机阴离子如乳酸和蛋白质。体液中氢离子（H^+）的浓度约为其他电解质的百万分之一，体液的酸碱度以（pH）表示，即 pH = $-\log[H^+]$。

1. **体液中电解质的分布及平衡** Na^+、K^+、Cl^- 等是血浆中主要电解质。细胞间液是血浆透过毛细血管的超滤液，其电解质成分和浓度与血浆很相似，但血浆中含有较多的蛋白质，而细胞间液的蛋白质含量较少。细胞外液中主要阳离子和阴离子为 Na^+ 和 Cl^-，而 K^+ 主要分布在细胞内液，这种分布的不同主要是因为细胞膜上钠－钾泵的主动转运功能。钠－钾泵将 Na^+ 从细胞内泵出细胞外，同时将细胞外的钾回收到细胞内。因此，钠－钾泵在维持细胞内外电解质浓度的平衡起着重要的作用。体液中阳离子总数应与阴离子总数相等，并保持电中性。

2. **阴离子间隙** 阴离子间隙（anion gap，AG）是指细胞外液中阳离子总数与阴离子总数之差，计算公式为：AG = $(Na^+ + K^+) - (Cl^- + HCO_3^-)$。波动范围是（12±2）mmol/L。在机体的各种疾病中，因代谢紊乱、酸性代谢产物增多，导致酸中毒，表现为 AG 增加。临床上 AG 升高常见于：①肾功能不全导致的氮质血症或尿毒症，引起磷酸盐和硫酸盐的潴留。②严重低氧血症、休克、组织缺氧等引起的乳酸堆积。③饥饿时或糖尿病患者，因脂肪动员分解增强，酮体堆积，形成酮血症和酮尿症。AG 降低见于低蛋白血症等。

3. **渗透压** 渗透压是指溶质分子通过生物膜的一种吸水力量，使其达到平衡的一种压力。溶液的渗透压与溶解在其中带电荷或不带电荷的颗粒数成比例，而与溶质的分子量、半径等特性无关。由于血浆中晶体溶质数目远远大于胶体数目，所以血浆渗透压主要由晶体渗透压构成。血浆胶体渗透压主要由蛋白质分子构成，其中，白蛋白的分子量较小，数目较多（白蛋白＞球蛋白＞纤维蛋白原），决定血浆胶体渗透压的大小。

4. **体液的交换** 在正常人体，每天补充的水和电解质在体内不断地在各区间进行交换，其中包括血浆与细胞间液、细胞间液与细胞内液之间的交换。人体的消化液、血浆、细胞间液和细胞内液等体液之间不断进行水分的交换，同时伴有营养物质的吸收、代谢物的交换以及代谢终产物的排出。所以体液的交换在维持生物体的生命活动中占有重要地位。各种体液在经常不断地进行交换的过程中保持着动态平衡。若体液中水分和电解质发生数量的改变，可产生脱水、水肿或电解质紊乱等病理症状。

（1）血浆与细胞间液之间的体液交换：血浆与细胞间液的交换主要是在毛细血管部位进行的。血浆的胶体渗透压比细胞间液的胶体渗透压高，通常将此压力差称为血浆有效胶体渗透压。水分在血管与细胞间液之间的交换是由毛细血管的血压和血浆有效胶体渗透压决定的。毛细血管动脉端的血压约为 34mmHg，静脉端约为 12mmHg。血浆有效胶体渗透压基本恒定，约为 22mmHg。

（2）细胞间液与细胞内液之间的体液交换：细胞间液与细胞内液隔以细胞膜，细胞膜是一种功能极其复杂的半透膜。液体总是由渗透压低的一侧流向渗透压高的一侧。当细胞外液渗透压升高时，水由细胞内转移至细胞外以维持体液渗透压的平衡。当细胞外液渗透压降低时，也需要依赖水分由细胞外液进入细胞内而起到调节渗透压的作用。

（韩　辅）

第二节　体液代谢失调

体液动态平衡依赖于机体对水和电解质调节，一旦这种调节失常，就会造成体液平衡失调。水平衡失调常伴有电解质以及渗透压的平衡失调。体液代谢失调可以有3种表现：容量失调、浓度失调和成分失调。容量失调是指等渗性体液的减少或增加，只引起细胞外液量的变化，而细胞内液容量无明显改变。浓度失调是指细胞外液中的水分增加或减少，以致渗透微粒的浓度发生改变，即使渗透压发生改变。由于钠离子构成细胞外液渗透微粒的90%，此时发生的浓度失调就表现为低钠血症或高钠血症。细胞外液中其他离子的浓度改变虽能产生各自的病理生理影响，但因渗透微粒的数量小，不会造成对细胞外液渗透压的明显影响，仅造成成分失调，如低钾血症或高钾血症，低钙血症或高钙血症，以及酸中毒或碱中毒等。

一、水平衡失调

水平衡失调可表现为总体水过少（脱水）或过多（水肿），或变化不大但水分布有明显差异，即细胞内水增多而细胞外水减少，或细胞内水减少而细胞外水增多。水失平衡的基本原因为水摄入和排出不相等，不能维持体内水的动态平衡。

（一）脱水

脱水是指体液丢失造成细胞外液减少。根据其伴有的血钠或渗透压的变化，脱水又分为低渗性脱水即细胞外液减少合并低血钠；高渗性脱水即细胞外液减少合并高血钠；等渗性脱水即细胞外液减少而血钠正常。各种脱水的分类的区别见表2-1。

表2-1 3种不同类型脱水的特点

	高渗性脱水	等渗性脱水	低渗性脱水
特点	水丢失多于Na^+丢失，血浆渗透压升高	丢失的水和电解质基本平衡，血浆渗透压变化不大	电解质丢失多于水的丢失，血渗透压降低
原因	水摄入不足或丢失过多	消化液丢失，大面积烧伤，反复放胸水、腹水等	丢失体液时，只补充水而不补充电解质
临床表现	口渴、尿少、体温上升及出现各种神经精神症状	血容量不足、血压下降、外周血循环障碍等	无口渴感、患者易恶心、呕吐、四肢麻木、无力以及神经精神症状
实验室检查	血浆$Na^+ > 150mmol/L$或$Cl^- + HCO_3^- > 140mmol/L$	血浆Na^+为$130 \sim 150mmol/L$或$Cl^- + HCO_3^-$为$120 \sim 140mmol/L$	血浆$Na^+ < 130mmol/L$或$Cl^- + HCO_3^- < 120mmol/L$

（二）水肿

当机体摄入水过多或排出减少，使体液中水增多、血容量增多以及组织器官肿胀，称为水肿或水中毒。引起水肿的原因有血浆蛋白浓度降低、充血性心力衰竭、水和电解质排泄障碍等。水肿后由于血浆渗透压出现不同的变化，又可分为高渗性、等渗性和低渗性水肿。

二、钠平衡失调

Na^+是细胞外液主要阳离子，对保持细胞外液容量、调节酸碱平衡、维持正常渗透压和细胞生理功能具有重要意义。细胞外液钠浓度的改变可由水或钠的含量变化而引起，故钠平衡失调常伴有水平衡失调。临床上测定血浆 $Na^+ < 130mmol/L$ 称为低钠血症（hyponatremia），$Na^+ > 150mmol/L$ 称为高钠血症（hypernatremia）。

（一）低钠血症

1. 病因　低钠血症可由钠减少或水增多引起，常见原因如下：

（1）肾性因素：肾功能损害引起的低钠血症有渗透性利尿、肾上腺功能低下、肾素生成障碍以及急、慢性肾功能衰竭等。

（2）非肾性因素：如呕吐、腹泻、肠瘘、大量出汗和烧伤等。除钠丢失外还伴有水丢失，血浆渗透压降低，引起水分向细胞内转移，出现细胞水肿，严重者可出现脑水肿。

2. 临床表现

（1）轻度：血 $Na^+ < 135mmol/L$，无口渴感，有恶心，呕吐，视觉模糊等。

（2）中度：血 $Na^+ < 130mmol/L$，有休克初期表现，如脉细速，血压不稳或下降，起立晕倒，尿少而尿中 Na^+ 和 Cl^- 浓度明显下降。

（3）重度：血 $Na^+ < 120mmol/L$，神志不清，肌痉挛，昏迷，休克。

（二）高钠血症

1. 病因

（1）水摄入不足：昏迷、拒食、消化道病变引起饮水困难，脑外伤、脑血管意外等导致渴感中枢迟钝或渗透压感受器不敏感。

（2）水丢失过多：①经肾外丢失，喘息状态、过度换气、气管切开等可使水从呼吸道丢失过多，胃肠道渗透性水样腹泻也可造成本症。②经肾丢失，主要由中枢性尿崩症及肾性尿崩症或应用大量渗透性利尿药引起。未被控制的糖尿病导致渗透性利尿也可导致高钠血症。

（3）水转入细胞内：乳酸性酸中毒时，糖原大量分解为小分子的乳酸，使细胞内渗透压过高，水转移到细胞内，也造成高钠血症。

（4）钠输入过多：常见于注射 $NaHCO_3$，过多输入高渗性 NaCl 等，患者多伴有严重血容量过多。

（5）肾排钠减少：见于右心衰竭、肾病综合征、肝硬化腹水等肾前性少尿，急、慢性肾功能衰竭等肾性少尿，使用排钾保钠类药物等。

2. 临床表现　临床表现取决于血钠浓度升高的速度和程度，急性高钠血症比慢性高钠血症的症状较严重。高钠血症主要临床表现为神经精神症状。早期主要症状为口渴、尿量减少、软弱无力、恶心呕吐和体温升高；体征为口唇干燥、皮肤失去弹性、眼窝下陷。晚期则出现脑细胞失水的临床表现，如烦躁、易激惹或精神淡漠、思睡、抽搐或癫痫样发作和昏迷；体征有肌张力增高和反射亢进等，严重者因此而死亡。

三、钾平衡失调

（一）钾的生理功能

钾在人体的主要生理功能：①参与细胞内的正常代谢。②维持细胞内容量、离子、渗透压及酸碱平衡。③维持神经肌肉的应激性。④维持心肌的正常功能。

（二）钾的代谢

细胞内钾约占总钾量的98%，细胞外液钾仅占2%，血浆钾仅占0.3%。正常血浆钾浓度为3.5~5.5mmol/L。钾代谢平衡包括两个方面：①摄入与排出平衡，人体钾的来源完全从外界摄入。②细胞内、外平衡。

肾排钾受多种因素影响：①醛固酮能促进各段肾小管对钠的重吸收和钾的排泌。②醛固酮分泌除受肾素-血管紧张素系统调节外，还受到血钾、钠浓度的影响，当血钾升高、血钠降低时，醛固酮合成增加。③体液酸碱平衡改变也影响肾脏对钾的排泌，酸中毒时，尿钾增多；碱中毒时，尿钾减少。

（三）血钾异常

临床上以测定血清钾的浓度为准。影响血钾浓度的因素：①各种原因引起钾自细胞内移出时，则血钾增高。相反，某原因使细胞外液钾进入细胞内，血钾即降低。②细胞外液稀释时，血钾降低，浓缩时，血钾增高。③钾总量过多往往血钾过高，钾总量缺乏则常伴有低血钾。但当细胞外液的钾大量进入细胞内或血浆受到过分稀释时，钾总量即使正常，甚至过多时，也可能出现低血钾。若细胞内钾向细胞外大量释放或血浆明显浓缩时，钾总量即使正常甚至缺钾时也可能出现高血钾。④体液酸碱平衡紊乱，必定会影响到钾在细胞内外液的分布及肾排量的变化。

临床观察钾平衡时，除了观察血钾浓度外，还应考虑影响血钾的其他因素，如肾功能、醛固酮及肾素水平、酸碱平衡、尿电解质等，以便综合分析钾平衡紊乱的原因和对机体代谢的影响程度。

1. 低钾血症　是指实验室检查血清钾 <3.5mmol/L。

（1）病因：①钾摄入不足，如慢性消耗性疾病，长时间进食不足使钾摄入减少，而肾脏照常排钾。②钾排出增多，如严重呕吐、腹泻、胃肠减压和肠瘘等因消化液丢失造成低钾。肾上腺皮质激素有促进排钾作用，长期应用可能引起低血钾。③细胞外钾进入细胞内，如静脉输入过多葡萄糖，尤其是加用胰岛素时，钾进入细胞内促进葡萄糖合成糖原，很易造成低血钾。代谢性碱中毒或输入过多的碱性药物，形成急性碱血症，H^+从细胞内移出到细胞外中和碱性，细胞外钾则进入细胞内，造成低血钾。④血浆稀释也可造成低血钾症。

（2）临床表现：低血钾改变了细胞内外钾含量的比例而影响神经肌肉的兴奋性，也影响细胞膜的功能，使患者出现低血钾的临床症状。严重低钾血症可出现肌无力，导致麻痹和呼吸衰竭。低血钾最重要的是影响心肌功能，表现为室上性心动过速、心传导阻滞、室性期外收缩和室性心动过速，严重者心跳停止于收缩期。典型心电图改变为T波降低、变平甚至倒置，进而出现ST段降低、QT间期延长和U波，但并不是所有低钾血症患者心电图具有上述典型改变，因此不能仅依据心电图诊断有无低钾血症。其他肌肉功能紊乱包括痉挛、肌束自发性收缩、麻痹性肠梗阻、换气过低、低血压、搐搦、横纹肌溶解。持续性低钾血症还可损害肾浓缩功能，引起多尿伴继发性烦渴。虽然低钾血症同样可伴随代谢性酸中毒发生，如腹泻和肾小管酸中毒，但常常有代谢性碱中毒。低钾血症导致碱中毒的原因为 K^+ 自细胞内代偿性移至细胞外液，将通过 Na^+、H^+ 交换进行，每移出3个 K^+，即有2个 Na^+ 和1个 H^+ 进入细胞内，细胞外液 H^+ 浓度降低；同时肾脏远曲小管 Na^+、K^+ 交换减少，而 Na^+、H^+ 交换，H^+ 排泄增加，患者出现低钾性碱中毒，而尿液反成酸性，称为反常性酸性尿。

2. 高钾血症 是指实验室检查血清钾 >5.5mmol/L。

（1）病因：①钾输入过多，如钾溶液输入过快或量过大，特别是肾功能不全、尿量减少时，又输入钾溶液，尤其容易引起高钾血症。②排泄障碍，如少尿或无尿，如急性肾功能衰竭。③细胞内钾向细胞外转移，如大面积烧伤，组织细胞大量破坏，细胞内钾大量释放入血。代谢性酸中毒，血浆 H^+ 往细胞内转移，细胞内的钾转移到细胞外。与此同时，肾小管上皮细胞泌 H^+ 增加，泌钾减少，使钾潴留于体内。

（2）临床表现：高钾血症可出现神经肌肉症状，如肌肉酸痛、苍白和肢体湿冷等一系列类似缺血现象。主要毒性作用在心脏，可发生心内传导阻滞，出现心跳变慢及心律不齐，引起循环功能衰竭，甚至引起纤维性颤动，最后心脏停搏于舒张期。典型心电图表现为 T 波高尖、P 波下降，进而出现 QRS 波增宽。

四、钙平衡失调

（一）体内的钙的组成

体内的钙大部分以磷酸钙和碳酸钙的形式储存于骨骼中。血清钙浓度的正常值为 2.5mmol/L，其中 45% 为离子化钙，对维持神经肌肉的稳定性起重要作用；约 50% 为与血清蛋白相结合的非离子化钙；5% 为与血浆和组织之间液中其他物质相结合的非离子化钙。离子化与非离子化钙的比例与血液 pH 相关，酸中毒时 pH 降低离子化钙增加，碱中毒时 pH 上升可使离子化钙减少。

（二）影响血钙浓度因素

甲状旁腺激素增加血钙、降低血磷；降钙素、维生素 D 代谢物质降低血钙。氢离子浓度降低可减少离子钙浓度。离子钙是钙的生理活性形式。pH 每升高 0.1，离子钙降低 3% ~ 8%。白蛋白减少可降低总钙水平，但不影响离子钙浓度。

（三）血钙异常

1. 高血钙

（1）病因：多数高钙血症患者由甲状旁腺功能亢进或恶性肿瘤所致。甲状旁腺功能亢进症时可分泌过多的甲状旁腺素，促使破骨细胞活性增加，动员骨钙释放入血，近端肾小管对钙的回吸收增加，并间接促进肠钙吸收而形成高钙血症。恶性肿瘤可伴溶骨性转移，多见于乳腺癌、肾癌、肺癌和前列腺癌等，溶骨性转移引起大量骨质破坏，其释放出的钙超过肾和肠清除钙的能力，出现高血钙。约有 1/3 的患者在出现高血钙时可合并有低钾血症。

（2）临床表现：取决于血钙增高的程度和速度，主要表现为：①食欲不振、恶心、呕吐为最常见。②肾浓缩能力降低同时有溶质性利尿，患者有多尿、多饮、烦渴。③可损害神经系统传导，患者情绪低沉、失眠和表情淡漠等。严重者可有嗜睡、恍惚、幻觉，甚至昏迷。④高钙血症可增强心脏收缩，影响心脏传导，有心动过速或心动徐缓，心律失常，血压轻度增高，容易发生洋地黄中毒。当血钙≥3.75mmol/L 时，多数患者病情迅速恶化，如不及时抢救，常死于肾功能衰竭或循环衰竭。

2. 低血钙

（1）病因：①甲状旁腺激素（PTH）缺乏或作用受阻。②维生素 D 缺乏或代谢异常。

③慢性肾功能不全。④急性胰腺炎。

（2）临床表现：Ca^{2+}浓度 <1.5mmol/L 即可出现低钙血症的症状和体征。临床上常表现感觉异常、口唇麻木、深部腱反射亢进、痉挛、无力、恍惚和惊厥。患者也可出现 Chvostek 征（当手指敲击颧弓部位第Ⅶ对颅神经时出现嘴角颤动）或 Trousseau 征（当血压计袖带高于收缩压时充气 3min 以上，即可引起手部痉挛）。pH 每下降 0.1，离子钙的浓度大约会升高 0.05mmol/L，这是因为 H^+ 替代了与白蛋白结合的 Ca^{2+}；同样，如果 pH 升高，钙与白蛋白结合增多，因此，碱中毒的患者可有总体钙正常，而 Ca^{2+} 降低。难治性心力衰竭患者的血钙浓度也会降低。

五、镁平衡失调

正常成人体内镁总量约为 1 000mmol，约合镁 23.5g，约有 50% 的镁存在于骨骼内，其余几乎都存在于细胞内，仅有 1% 存在于细胞外液中。血清镁浓度的正常值为 0.70 ~ 1.20mmol/L。当机体血清镁浓度降低时，肾脏的排镁并不停止。在许多疾病中，均可出现镁代谢的异常。

（一）镁缺乏

1. 病因　长期的胃肠道消化液丧失，如肠瘘或大部分小肠切除术后，长期进食不足；长期应用无镁溶液治疗，静脉高营养未加适量镁作补充等。

2. 临床表现　常见症状有记忆力减退、精神紧张、易激动、神志不清、烦躁不安、手足徐动症样运动等。患者面容苍白、精神萎靡。严重缺镁者可有癫痫发作。

对于存在诱发因素且伴低血镁症状的患者，应该怀疑有镁的缺乏。镁缺乏常和缺钾与缺钙同时存在，在某些低钾血症患者中，若补钾后情况仍无改善时，应考虑有镁缺乏。血清镁浓度的测定一般对确诊价值不大，因为镁缺乏不一定会出现血清镁过低，而血清镁过低也不一定有镁缺乏。必要时，镁负荷试验有助于镁缺乏的诊断。正常人在静脉输注氯化镁或硫酸镁 0.25mmol/kg 后，注入量的 90% 很快地从尿内排出，而在镁缺乏患者，注入相同量的溶液后，输入镁的 40% ~ 80% 可保留在体内，甚至每天从尿中仅排出镁 1mmol。

（二）镁过多

1. 病因　常见于肾功能不全时，或应用硫酸镁治疗子痫的过程中。早期烧伤、大面积损伤或外科应激反应、严重细胞外液不足和严重酸中毒也可引起血清镁的增高。

2. 临床表现　疲倦、乏力、腱反射消失和血压下降等。血清镁浓度有较大的增高时，心脏传导功能发生障碍，心电图显示 PR 间期延长，QRS 增宽和 T 波升高，与高钾血症时的心电图变化相似。晚期可出现呼吸抑制、嗜睡和昏迷，甚至心搏骤停。血镁 >3.5mmol/L 深部腱反射消失；血镁 >4mmol/L 出现肌无力；血镁 >5mmol/L 可有低血压；血镁 >8mmol/L 时出现呼吸麻痹。

（韩　辅）

第三节　酸碱平衡失调

正常人体的动脉血 pH 为 7.35 ~ 7.45，正常血液酸碱度是维持人体代谢及生理功能所必需的。pH < 7.35 为酸血症，pH > 7.45 为碱血症。机体通过多种方式调节血液酸碱度在正常范围内。当 H^+ 增加时，首先通过细胞外的缓冲系统降低其浓度，其次通过呼吸增快由肺排出 CO_2，部分 H^+ 进入细胞内，最后由肾脏排出 H^+，回收 HCO_3^-。肾脏虽然调节过程缓慢，但是作用重要，在处理酸碱平衡失调时需注意保护肾功能。

细胞内外的缓冲系统包括：碳酸氢盐－盐酸系统（$HCO_3^- - H_2CO_3$）系统、血红蛋白（$HbO_2^- - HHbO_2$ 及 $Hb^- - HHb$）系统、磷酸盐（$B_2HPO_4 - BH_2PO_4$）系统、血浆蛋白质（$P_r^- - HPr$）系统。碳酸氢盐－盐酸系统负责细胞外液的缓冲调节，血红蛋白缓冲系统负责细胞内液的缓冲，前者更为重要。细胞内外缓冲系统的特点是作用快，但缓冲能力有限，还需依靠肾脏和肺的调节。

正常氧代谢的最终产物主要是 CO_2 与 H_2O_2。正常成人在静息状态下每分钟产生 CO_2 约 200mL，相当于 10mmol。在剧烈运动时代谢亢进，CO_2 的产生量可增加 10 倍，由于肺的代偿作用，PCO_2 是相当恒定的，保持在 36 ~ 44mmHg。如果机体产生 CO_2 增多，通过 CO_2 对延髓呼吸中枢以及化学感受器的作用，呼吸运动加快、增强，通气量增加，CO_2 排出亦增加；反之亦然，这就是肺的调节作用。

正常情况下，肾脏每天可排出 H^+ 50 ~ 100mmol。当体内 H^+ 产生增加时，肾脏的排 H^+ 功能可增加 10 倍。肾脏排出 H^+ 保留 HCO_3^- 作用，就是肾脏调节酸碱平衡的基本形式。

机体对维持酸碱平衡的调节有以下几个特点：①"肺快肾慢"，快与慢是指代偿作用的产生并达到最大代偿程度和消退的速率而言。肺代偿起始于代谢指标变化后 30 ~ 60min，在数小时内即可达高峰；与此相反，肾的代偿则始于呼吸指标变化后 8 ~ 24h，在 5 ~ 7 天方能达到最大代偿程度。肾代偿的消退亦慢，约需在呼吸指标纠正后 48 ~ 72h。充分认识"肺快肾慢"这一特点，对临床病情判断与治疗都是十分重要的。②代偿作用是有限度的，如肾代偿肺的极限，是指单纯性呼酸的患者，当 $PaCO_2$ > 60mmHg 并继续升高时，肾代偿也无法使血液中的 HCO_3^- 超过 40mEq/L；换言之，$HCO_3^- \leqslant 40$mEq/L 或 BE $\leqslant 15$mEq/L 就是肾代偿的极限。此时患者的 $PaCO_2$ 若进一步增加（> 60mmHg），pH 就会随着 $PaCO_2$ 的上升而相应下降。根据同一法则，慢性呼酸患者，如果 BE > 15mEq/L，则不应单纯归咎于代偿所致，而应考虑此病例合并有代碱，因而应当作出复合性酸碱失衡的判断。③代偿是机体的一种生理性反应，它以原发性酸碱失衡为动力，属于继发性改变，代偿不会"过度"。临床上发现"过度代偿"，应考虑复合性酸碱失衡。

判断机体酸碱平衡失调的指标包括：①血 pH。②呼吸性指标：二氧化碳分压（PCO_2）和氧分压（PO_2）。③代谢性指标：标准碳酸氢盐（SB）、实际碳酸氢盐（AB）、剩余碱（BBE）、缓冲碱（BB）等。酸碱平衡由呼吸和代谢两个部分组成。机体新陈代谢可产生两种酸，即呼吸酸（H_2CO_3）和代谢酸。呼吸酸来自 H_2CO_3，又可分解成 CO_2 和 H_2O，由于 CO_2 可由肺排出，因而称为挥发性酸。代谢酸一般均来自氨基酸、脂肪和碳水化合物的中间代谢产物（乳酸等有机酸，还有磷酸及硫酸等无机酸），它们均由肾脏排出。由此可以看出，酸碱平衡与机体的呼吸、代谢状态以及肺、肾功能有着密切的关系。

血液酸碱度的异常多伴有电解质的改变，特别是代谢性因素导致的酸碱平衡失调。酸碱平衡失调一般分为 4 种：代谢性酸中毒、代谢性碱中毒、呼吸性酸中毒及呼吸性碱中毒（表 2 - 2）。

表 2 - 2 酸碱平衡失调的代偿变化

	最初改变	代偿性反应	预期代偿	代偿时限	代偿极限
代谢性					
酸中毒	↑HCO$_3^-$	↓PCO$_2$	PCO$_2$ = 1.5（HCO$_3^-$）+ 8 ± 2 HCO$_3^-$↓1mmol/L，PCO$_2$↓1~1.3mmHg pH 的后两位数 = PCO$_2$（如 PCO$_2$ = 28，pH = 7.28） HCO$_3^-$ + 15 = pH 的后两位数（HCO$_3^-$ = 15，pH = 7.30）		
碱中毒	↑HCO$_3^-$	↑PCO$_2$	HCO$_3^-$↑10mmol/L，PCO$_2$↑6mmHg HCO$_3^-$ + 15 = pH 的后两位数（HCO$_3^-$ = 35，pH = 7.50）	12~24h	10mmHg
呼吸性					
酸中毒					
急性	↑PCO$_2$	↑HCO$_3^-$	PCO$_2$↑10mmHg，HCO$_3^-$↑1mmol/L	几分钟	30mEq/L
慢性	↑PCO$_2$	↑HCO$_3^-$	PCO$_2$↑10mmHg，HCO$_3^-$↑3.5mmol/L	3~5d	42~45mEq/L
碱中毒					
急性	↓PCO$_2$	↓HCO$_3^-$	PCO$_2$↓10mmHg，HCO$_3^-$↑2mmol/L	几分钟	30mEq/L
慢性	↓PCO$_2$	↓HCO$_3^-$	PCO$_2$↓10mmHg，HCO$_3^-$↑5mmol/L	3~5d	12~15mEq/L

（韩 辅）

第四节 单纯性酸碱平衡紊乱

一、单纯性代谢性酸中毒

单纯性代谢性酸中毒（metabolic acidosis）是指血浆 HCO$_3^-$ 原发性减少，导致血浆 pH 下降的酸碱平衡紊乱。按 AG 值的变化，代谢性酸中毒可分为 AG 增高型和 AG 正常型。

（一）病因与机制

1. AG 增高型代谢性酸中毒 特点是血浆固定酸增多，AG 增高，血氯含量正常。常见原因如下：

（1）固定酸摄取过多：如大量服用阿司匹林，使血浆中的有机酸阴离子增多而引起酸中毒。

（2）固定酸生成过多：①乳酸性酸中毒，见于休克、心力衰竭、低氧血症等，可导致组织细胞缺血缺氧，乳酸生成增加引起酸中毒。②酮症酸中毒，糖尿病时，因胰岛素相对或绝对不足使葡萄糖利用减少，脂肪加速分解，可生成大量酮体（β - 羟丁酸、乙酰乙酸和丙酮），当超过外周组织氧化利用和肾脏排出能力时，可造成酮症酸中毒。

（3）固定酸排出减少：肾功能衰竭时，固定酸经肾排泄障碍而在体内蓄积，肾小管泌 H$^+$ 产 NH$_4^+$ 和重吸收 HCO$_3^-$ 能力减弱，使血浆中的 H$^+$ 增高，SO$_4^{2-}$、HPO$_4^{2-}$ 等相应增多。

2. AG 正常型代谢性酸中毒 特点是 AG 正常，血氯升高。常见的原因如下：

（1）摄入氯过多：见于长期或大量服用氯化铵、盐酸精氨酸等药物，在体内生成大量的 HCl，并消耗血浆中 HCO_3^-，导致酸中毒。

（2）经消化道丢失 HCO_3^- 过多：见于严重腹泻、小肠和胰腺外引流等情况。大量 NaHCO₃ 随肠液丢失，增强肾小管对 Na^+ 和 Cl^- 的重吸收，导致血浆 Cl^- 增高。

（3）肾脏泌 H^+ 功能障碍：①肾功能不全时肾小管泌 H^+ 和重吸收 HCO_3^- 减少。②肾小管性酸中毒，排 H^+ 功能障碍，血浆 H^+ 增高。③长期或大量应用碳酸酐酶抑制剂，如过多服用乙酰唑胺，造成肾小管上皮细胞生成 H_2CO_3 减少，肾小管泌 H^+ 和重吸收 HCO_3^- 障碍。

（二）机体的代偿

1. 血液与细胞内的缓冲作用　代谢性酸中毒发生 2～4h 后，血液中的 H^+ 可被血浆缓冲系统的缓冲，生成弱酸 H_2CO_3，进一步解离为 CO_2 经肺排出。H^+ 还以离子交换方式进入细胞内，K^+ 从细胞内逸出，导致血钾升高。

2. 肺的代偿作用　酸中毒时肺的代偿反应十分迅速，发病后 10min 即可启动，12～24h 达到高峰。血液中 H^+ 浓度增加可引起呼吸中枢兴奋，肺泡通气量增加，CO_2 排出增多，肺的代偿作用随着酸中毒的加重而逐步增强。

3. 肾的代偿作用　肾脏的调节作用相对较为缓慢，常在酸中毒发生数小时后启动，3～5 天才能达到最高峰。除肾性自身原因外，其他任何原因导致的代谢性酸中毒，肾脏均可发挥其排酸保碱的重要调节作用。当血液 H^+ 升高时，肾小管泌 H^+、泌 NH_4^+ 和重吸收 HCO_3^- 增多，加速固定酸从尿液排泄。

4. 血气的变化　HCO_3^- 原发性降低，AB、SB、BB 均降低，BE 负值加大，通过呼吸代偿后，$PaCO_2$ 可继发性下降。代谢性酸中毒经机体代偿后，若 HCO_3^- ：H_2CO_3 接近 20：1，血液 pH 正常，称代偿性代谢性酸中毒，否则称为失代偿性代谢性酸中毒。

（三）对机体的影响

1. 心血管系统　①心肌收缩力减弱：血 H^+ 增高可引起心肌细胞代谢障碍，阻碍心肌细胞 Ca^{2+} 内流和肌浆网的 Ca^{2+} 释放，导致心肌收缩力减弱。②室性心律失常：多由于酸中毒时血钾升高引起，可出现传导阻滞、心室纤颤，甚至心搏骤停。③血管张力降低：H^+ 增高时，毛细血管前括约肌及微动脉平滑肌对儿茶酚胺的反应性降低，血管床扩张，回心血量减少，血压下降。

2. 中枢神经系统　酸中毒时可影响细胞内氧化磷酸化过程，脑组织 ATP 生成减少，抑制性介质 γ-氨基丁酸生成增多，导致中枢神经系统代谢障碍，表现为意识障碍、嗜睡、昏迷，甚至因呼吸和血管麻痹而致死亡。

二、单纯性呼吸性酸中毒

单纯性呼吸性酸中毒（respiratory acidosis）是指 $PaCO_2$（或血浆 H_2CO_3）原发性升高，血浆 pH 下降的一种酸碱平衡失调。依据其病程长短可分为急性和慢性两种。

（一）原因与发病机制

1. CO_2 排出减少　常见于呼吸通气功能障碍所致的 CO_2 排出受阻，具体如下：

（1）呼吸中枢抑制：如颅脑损伤、脑卒中、呼吸中枢抑制剂（吗啡、安定类）应用过量、酒精中毒等，呼吸中枢抑制引起呼吸减慢，导致 CO_2 潴留。

（2）呼吸肌麻痹：如重症肌无力、急性脊髓灰质炎、有机磷农药中毒、重度低钾血症等，呼吸肌乏力，肺泡扩张受限，导致 CO_2 排出障碍。

（3）呼吸道梗阻：如喉头水肿、痉挛、异物堵塞气管等，也可因支气管哮喘、慢性阻塞性肺部疾患导致。

（4）胸廓病变：如严重的胸部创伤、大量气胸及胸腔积液等，胸廓活动受限导致 CO_2 排出减少。

（5）肺部疾患：如呼吸窘迫综合征、急性心源性肺水肿、重度肺气肿等，因严重通气障碍和肺泡通气急剧减少而引起 CO_2 排出受阻。

（6）呼吸机使用不当：如通气量设置过低，使 CO_2 排出减少。

2. CO_2 吸入过多　如矿井塌陷时机体吸入过多的 CO_2 而引起。

（二）机体的代偿调节

呼吸性酸中毒的原发病为肺通气功能障碍，碳酸氢盐缓冲系统和肺不能有效进行缓冲和代偿，此时必须依赖血液非碳酸氢盐缓冲系统和肾脏发挥代偿作用。

（1）细胞内外离子交换和细胞内缓冲是急性呼吸性酸中毒时主要的代偿方式，但代偿能力有限，往往出现失代偿状态。

（2）肾的调节作用是慢性呼吸性酸中毒时主要的代偿方式，肾小管上皮细胞谷氨酰胺酶活性增强，肾小管泌 H^+、NH_4^+ 和重吸收 HCO_3^- 明显增多，酸性物质随尿排出体外，血浆 HCO_3^- 增高，若 HCO_3^-：H_2CO_3 接近 20：1，则形成代偿性呼吸性酸中毒。

（3）血气参数变化状况

1）急性呼吸性酸中毒：由于出现 CO_2 急剧潴留，肾脏来不及发挥代偿作用，HCO_3^-／H_2CO_3 值减少，血浆 pH 下降，常为失代偿性呼吸性酸中毒。其血气参数变化为：$PaCO_2$ 原发性增高，AB＞SB，BB、BE 变化不大。

2）慢性呼吸性酸中毒：虽然有 CO_2 的潴留，但肾脏已经充分代偿，可使 HCO_3^-：H_2CO_3 接近或达到 20：1，血浆 pH 略低或正常，形成失代偿性或代偿性呼吸性酸中毒。其血气参数变化为：$PaCO_2$ 原发性增高，AB、SB、BB 均升高，AB＞SB，BE 正值增大。

（三）对机体的影响

呼吸性酸中毒对心脏的影响与代谢性酸中毒类似，不同的是 PCO_2 升高可引起一系列血管运动和神经精神障碍。

1. CO_2 对血管的舒张作用　体内的 CO_2 可直接扩张脑血管，使脑血流量增加，颅内压及脑脊液压增高，引起持续性头痛，尤以夜间和晨起时为甚。

2. 中枢神经系统功能障碍　主要起因于高碳酸血症。常见于 $PaCO_2$ ＞80mmHg 时，早期症状为头痛、焦虑、不安等，晚期可见震颤、精神错乱、嗜睡、昏迷等"CO_2 麻醉"表现，严重时可产生肺性脑病。

三、单纯性代谢性碱中毒

单纯性代谢性碱中毒（metabolic alkalosis）是指血浆 HCO_3^- 原发性增高，导致血浆 pH 升高的一种酸碱平衡紊乱。根据应用盐水后的疗效可分为盐水反应性碱中毒和盐水抵抗性碱中毒两类。

（一）原因与发病机制

1. H^+丢失过多

（1）经胃丢失：正常情况下，胃黏膜壁细胞能将胞质中的CO_2和H_2O催化生成H_2CO_3，后者解离为H^+和HCO_3^-。H^+与来自血浆的Cl^-生成HCl，进食时分泌到胃腔内，成为胃液的主要成分。HCO_3^-则返回血液，一过性地使血浆HCO_3^-升高，称"餐后碱潮"。这种状况直到酸性食糜进入十二指肠，其内的H^+刺激肠黏膜细胞和胰腺分泌大量HCO_3^-，并与H^+中和。剧烈呕吐时，大量HCl随胃液丢失，难以足量中和血浆中的HCO_3^-，使血浆中HCO_3^-原发性升高，形成代谢性碱中毒。

（2）经肾丢失

1）应用利尿药：长期应用某些利尿剂（如速尿）能抑制肾小管髓袢升支重吸收Cl^-、Na^+和H_2O，使远曲小管滤液中Na^+和Cl^-增高，H^+锐降，并伴流量增大和流速加快，从而导致远曲小管和集合管泌H^+、K^+增加，重吸收HCO_3^-增多，Cl^-随尿液大量排出，产生低氯性碱中毒。

2）盐皮质激素增多：原发性或继发性醛固酮增多症时，体内增多的醛固酮除可促使集合管保Na^+排K^+、泌H^+外，还可刺激其泌氢细胞排泌H^+，结果血浆H^+浓度降低，造成低钾性碱中毒。

2. 碱性物质负荷过量　常为医源性因素导致。如肾功能不全的患者输注过多的碳酸氢钠，或大量输入库存血（含柠檬酸盐），因肾小管对HCO_3^-的排泌障碍而使血浆HCO_3^-原发性升高。

3. H^+向细胞内转移　低钾血症时，出现细胞内、外K^+-H^+交换，K^+移出细胞外，H^+进入细胞内，血浆H^+下降，形成代谢性碱中毒。此时，由于肾小管上皮细胞内H^+增多，肾小管泌H^+相应增加，尿液呈酸性称反常性酸性尿。

（二）机体的代偿调节

1. 肺的代偿调节　为代谢性碱中毒的主要调节方式。代偿反应较快，在发病后数分钟开始启动，$12 \sim 24h$可达到代偿高峰。其调节过程为，当血浆H^+降低时，呼吸中枢受抑制，呼吸运动减弱，肺泡通气量减少，$PaCO_2$或H_2CO_3继发性升高，以维持HCO_3^-：H_2CO_3接近$20：1$。但由于受到呼吸抑制所致的PaO_2降低和$PaCO_2$升高反向调节的影响，又可反射性地兴奋呼吸中枢使呼吸运动增强，肺泡通气量增大，结果肺的上述调节作用往往有限，难以达到完全代偿。

2. 体液的缓冲作用和细胞内、外离子交换　代谢性碱中毒时，体液缓冲系统中的弱酸（H_2CO_3、HHb、$HHbO_2$、HP_r、HPO_4^-）可直接缓冲增多的HCO_3^-。同时H^+下降，细胞内、外H^+-K^+交换增多，H^+移出细胞外，K^+进入细胞内，出现继发性低钾血症。

3. 肾的调节作用　作用较为缓慢，$3 \sim 5$天后才可达到代偿高峰。碱中毒时，血浆H^+下降，肾小管泌H^+、泌NH_4^+和重吸收HCO_3^-减少，血浆HCO_3^-继发性下降，尿液中HCO_3^-排出增多，呈碱性尿（低钾性碱中毒除外）。

4. 血气参数的变化　经过上述代偿调节，血浆HCO_3^-/H_2CO_3比值可正常或升高，血浆pH相应正常或增大，可出现代偿性或失代偿性代谢性碱中毒。其血气参数变化为：HCO_3^-

原发性升高，AB、SB、BB 均增高，AB > SB，BE 正值增大。

（三）对机体的影响

1. 中枢神经系统功能障碍　重度代谢性碱中毒时常有烦躁不安、精神错乱、谵妄、意识障碍等临床表现，其发生机制与血浆 H^+ 下降时，脑组织内 γ-氨基丁酸生成减少，对中枢神经系统抑制减弱和血红蛋白氧离曲线左移所致的脑组织缺氧等有关。

2. 血红蛋白氧离曲线左移　受血浆 pH 升高的影响所致，Hb 与 O_2 的亲和力增强，引起血红蛋白氧离曲线左移，流经组织血液中的 Hb 不易释放 O_2，引起组织缺氧。

3. 血浆游离 Ca^{2+} 降低　常见于急性代谢性碱中毒，因血浆 H^+ 降低，血浆游离钙转化为结合钙，使血浆游离钙浓度降低，造成神经肌肉应激性增高，出现面部和肢体肌肉抽动、手足搐搦、惊厥等症状。

4. 低钾血症　为代谢性碱中毒所致。其发生机制为：血浆 H^+ 降低时，细胞内外 H^+-K^+ 交换增多，H^+ 移出细胞外，K^+ 进入细胞内，可直接降低血 K^+。此外，肾小管上皮细胞泌 H^+ 减少，尿 K^+ 排出增多，导致低钾血症。

四、单纯性呼吸性碱中毒

单纯性呼吸性碱中毒（respiratory alkalosis）是指血浆 H_2CO_3 原发性减少，以致血浆 pH 升高的一种酸碱平衡紊乱。根据其发病时间可分为急性呼吸性碱中毒和慢性呼吸性碱中毒两种类型。

（一）原因与发病机制

1. 低氧血症　如肺水肿、肺炎、间质性肺疾患等外呼吸功能障碍，或吸入气 PaO_2 过低，均可造成肺通气过度，以致 CO_2 排出过多。

2. 肺疾患　急性呼吸窘迫综合征（ARDS）、肺梗死、肺炎等所致的呼吸性碱中毒，其发生机制除低氧血症作用外，还与肺牵张感受器和肺毛细血管旁感受器受刺激，以致肺过度通气有关。

3. 呼吸中枢受到直接刺激　通常可直接刺激呼吸中枢，导致过度通气。常见的疾患：①中枢神经系统疾病，如脑外伤、脑肿瘤、脑炎等。②精神障碍，如癔病发作。③某些药物，如水杨酸、氨等。④机体代谢率过高，如甲状腺功能亢进、高热等。

4. 人工呼吸机使用不当　如通气量设置过大，患者 CO_2 排出过多。

（二）机体的代偿调节

1. 急性呼吸性碱中毒　主要的代偿调节方式是细胞内外离子交换和细胞内缓冲。代偿调节的过程为：①细胞内 H^+ 外逸，受血浆 H_2CO_3 迅速下降的影响，由细胞内非碳酸氢盐缓冲系统（血红蛋白、磷酸、蛋白质等）和细胞代谢产物乳酸提供的 H^+，可迅速通过细胞内外 H^+-K^+ 交换而移出细胞外，与 HCO_3^- 结合生成 H_2CO_3，使血浆 H_2CO_3 有所回升，HCO_3^- 浓度相应下降。同时，细胞外 K^+ 进入细胞，形成继发低钾血症。②血浆中的 HCO_3^- 进入红细胞，部分血浆 HCO_3^- 通过与 Cl^- 互相交换而进入红细胞内，与胞质中的 H^+ 生成 H_2CO_3，并解离为 CO_2 和 H_2O，CO_2 从红细胞中移出可提高血浆 H_2CO_3。但由于该种代偿能力相当有限，故急性呼吸性碱中毒往往失代偿。

2. 慢性呼吸性碱中毒 主要靠肾脏充分代偿调节。但这种代偿作用较为缓慢，因此难以在急性呼吸性碱中毒时起效。通常经它可使肾小管上皮细胞泌 H^+、泌 NH_4^+ 和重吸收 HCO_3^- 少，血浆 HCO_3^- 下降，尿液为碱性。

3. 血气参数变化状况

（1）急性呼吸性碱中毒大多为失代偿性的，故 $PaCO_2$ 原发性降低，血浆 pH 升高，AB < SB，BB、BE 基本不变。

（2）慢性呼吸性碱中毒经肾充分代偿调节后，可出现代偿性或失代偿性两种。故 $PaCO_2$ 原发性降低，血浆 pH 正常或升高，AB < SB，SB、AB、BB 继发性减少，BE 负值增大。

（三）对机体的影响

呼吸性碱中毒时，低碳酸血症可导致脑血流量减少，患者容易产生眩晕、抽搐（与血浆游离 Ca^{2+} 减少有关）、四肢及口周围感觉异常、意识障碍等临床表现。此外，多数重度患者血浆磷酸盐明显降低，细胞内 H^+ 下降，使糖原分解加强。

（吉书红）

第五节　混合性酸碱平衡失调

混合性酸碱平衡失调是由各种原因引起的，由 2 个或 2 个以上原发改变和相应的代偿改变所构成的酸碱平衡失调。通常所说的复合性酸碱平衡失调是指各种单纯性代谢性酸碱平衡失常与单纯性呼吸性酸碱平衡失常同时出现。在呼吸性酸碱平衡失调中，不可能同时既存在呼碱，又有呼酸，所以没有呼碱和呼酸合并存在。而代谢性酸碱平衡失调则不然，代谢性酸碱平衡失调的类型很多，而残余阴离子（residual anion，RA）概念的引入使我们有可能对各种单纯性代谢性酸碱失衡加以区分。RA = [（$Na^+ + K^+ + 8$）- （$HCO_3^- + Cl^-$）] mEq/L，RA 的正常值为 12mEq/L，RA 增高提示有酸中毒的存在，往往是复合性酸碱失衡中代酸存在的唯一线索。如果在此基础上再加上一种呼吸性酸碱失衡，就构成了三重酸碱失衡。复合性酸碱失衡的改变比较复杂，要根据病因、病程、干预措施（如机械通气等）、电解质及酸碱检查结果等，进行动态观察、综合分析，才能做出准确的判断。

混合性酸碱平衡紊乱（mixed acid - base disorders）是指在多种原因的作用下，同一患者同时出现 2 种或 3 种酸碱平衡紊乱类型的状况。

一、双重性酸碱平衡紊乱

（一）呼吸性酸中毒合并代谢性酸中毒

1. 原因 ①心跳呼吸骤停。②急性肺水肿。③慢性阻塞性肺疾患伴严重缺氧。④累及心肌和呼吸肌的重度低钾血症。⑤药物及一氧化碳中毒等。

2. 特点 呼吸性和代谢性双重因素均促使向酸中毒发展，以致 HCO_3^- 减少时呼吸不能完全代偿，$PaCO_2$ 增多时肾脏不能代偿，呈严重失代偿状态，此时，血浆 pH 显著降低，SB、AB、BB 均下降，AB > SB，AG 增大，血清 K^+ 浓度升高，伴有高钾血症。

（二）代谢性碱中毒合并呼吸性碱中毒

1. 原因 在危重患者较为多见，如低氧血症、败血症、机械通气过度、颅脑外伤、妊娠中毒症等导致呼吸性碱中毒的因素；而剧烈呕吐、胃肠引流、大量输入库存血或频繁应用利尿药等是引起合并代谢性碱中毒的主要病因。

2. 特点 呼吸性与代谢性的双重因素均促使向碱中毒发展，两者之间不能相互代偿，故而出现严重的失代偿状态，血浆 pH 升高明显，SB、AB、BB 均升高，AB < SB，$PaCO_2$ 降低，伴有低钾血症。

（三）呼吸性酸中毒合并代谢性碱中毒

1. 原因 常见于慢性阻塞性肺疾患或慢性肺源性心脏病的患者，在通气未改善之前，因过多使用碱性药物（$NaHCO_3$）、过急过度人工通气，或大量应用利尿剂等导致。

2. 特点 呼吸性与代谢性的双重因素使血浆 pH 变化方向相反，效应相互抵消。故血浆 pH 可正常、略高或略低，AB、SB、BB 均升高，BE 正值增大。

（四）代谢性酸中毒合并呼吸性碱中毒

1. 原因 ①慢性肝病、高血氨并发肾功能衰竭。②糖尿病，肾功能衰竭并发感染，感染性休克等危重患者伴发热或机械通气过度。

2. 特点 HCO_3^- 和 $PaCO_2$ 均显著降低（即小于代偿的最低值），pH 变动不大，可在正常范围内。

（五）代谢性酸中毒合并代谢性碱中毒

1. 原因 常见于肾功能衰竭或糖尿病伴剧烈呕吐、严重胃肠炎伴呕吐、腹泻伴低钾血症、脱水等情况。

2. 特点 因为引起血浆 HCO_3^- 升高和降低的原因同时存在，并相互抵消，故血浆 pH 和 HCO_3^- 可在正常范围内，$PaCO_2$ 可正常、略高或略低。若 AG 增大型代谢性酸中毒合并代谢性碱中毒，则测量 AG 值具有重要的诊断意义。

二、三重性酸碱平衡紊乱

由于呼吸性酸中毒和呼吸性碱中毒不可能并存发生于同一患者，故这种酸碱平衡紊乱，只存在以下两种类型。

1. 呼吸性酸中毒合并 AG 增高性代谢性酸中毒和代谢性碱中毒 其特点在于 $PaCO_2$ 明显增高，AG < 16mmol/L，HCO_3^- 一般会升高，Cl^- 显著下降。

2. 呼吸性碱中毒合并 AG 增高性代谢性酸中毒和代谢性碱中毒 其特点在于 $PaCO_2$ 降低，AG < 16mmol/L，HCO_3^- 升高或降低，Cl^- 一般降低。

总之，酸碱平衡紊乱复杂多变，应在充分掌握原发病情的基础上，及时结合实验室检查结果，通过综合分析，合理判断，以便作出正确结论。

三、酸碱平衡紊乱的判断

对于酸碱平衡紊乱的实验室诊断，主要依赖于血气分析检测的系列指标。除测定指标 pH、PCO_2、PO_2 外，还有计算指标 12～16 项之多。根据这些指标，结合患者临床症状，对其酸碱中毒的类型，代偿程度以及治疗经过的观察，可以得到有价值的诊断。

（一）酸碱平衡紊乱的一般判断

当 pH、$PaCO_2$、HCO_3^- 以及 AG 值均在参考值范围内时，可认为机体无酸碱平衡失调发生。

1. 一般判断 酸血症 pH < 7.35，碱血症 pH > 7.45；代酸 BE < − 3mEq/L，或 RA > 15mEq/L；代碱 BE > 3mEq/L；PCO_2 < 4.66kPa，应考虑为呼吸性碱中毒；PCO_2 > 5.99kPa，应考虑呼吸性酸中毒；HCO_3^- < 22mmol/L，应考虑代谢性酸中毒；HCO_3^- > 27mmol/L，应考虑代谢性碱中毒；AG > 16mmol/L，应考虑代谢性酸中毒。

2. 评价 若患者临床症状不明显而 pH 有异常，则可从 $PaCO_2$（mmHg）和 HCO_3^-（mmol/L）变化程度进行区别，具体见表 2 − 3。

表 2 − 3 酸碱平衡紊乱的一般判断分析表

pH	$HCO_3^- \times PaCO_2$ 值	$PaCO_2$ 与 HCO_3^- 变化		诊断
< 7.4	> 1 000	$PaCO_2 \uparrow\uparrow\uparrow$	$HCO_3^- \uparrow$	呼吸性酸中毒
< 7.4	> 1 000	$PaCO_2 \downarrow$	$HCO_3^- \downarrow\downarrow\downarrow$	代谢性酸中毒
> 7.4	< 1 000	$PaCO_2 \downarrow\downarrow\downarrow$	$HCO_3^- \downarrow$	呼吸性碱中毒
> 7.4	< 1 000	$PaCO_2 \uparrow$	$HCO_3^- \uparrow\uparrow\uparrow$	代谢性酸中毒

以上的方法可初步评估 4 种单纯性酸碱平衡紊乱，但不够准确，只能作为参考。为避免对临床上存在的大量混合性酸碱平衡紊乱的错判或漏判，必须结合临床症状、完整的病史、治疗情况，并充分考虑机体的代偿能力，对患者的血液酸碱平衡紊乱作出较为客观全面的评价。酸碱平衡诊断步骤如图 2 − 1 所示。

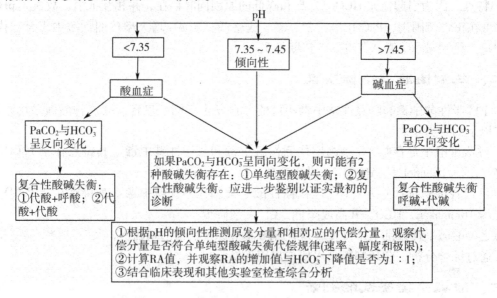

图 2 − 1 酸碱平衡诊断步骤示意图

（二）血液酸碱平衡失调综合判断

此法结合病史、血气分析及电解质测定，应用正常人群参考范围，通过酸碱平衡紊乱预计代偿公式以及电中和原理进行综合分析。

（三）血液酸碱平衡失调与血钾的关系

酸碱平衡失调可以影响到钾的平衡，反过来，血钾的高低也可造成酸碱平衡失调，上述几种情况总结如下：

（1）细胞外液 H^+ 增高（即酸中毒）引起高钾血症。

（2）细胞外液 H^+ 减少（即碱中毒）引起低钾血症。

（3）细胞外液 K^+ 增高引起酸中毒和反常性碱性尿。

（4）细胞外液 K^+ 降低引起碱中毒和反常性酸性尿。

实际上不是所有酸中毒患者都有高血钾，也不是所有低血钾都有碱中毒，因为血钾浓度并不代表体钾的总量。在体钾总量不足但同时有脱水及严重酸中毒时（如腹泻），血钾可以正常。如果在此情况下测定血钾已有降低，则表示全身缺钾很严重；如果患者有低血钾病史而又有酸中毒，那么一旦用碱性药物纠正了 pH 后，应当预见到血钾将显著下降，应及时补充。

（吉书红）

第六节　水、电解质与酸碱平衡紊乱的处理原则

一、水平衡失调

（一）脱水

1. 等渗性缺水　首先应尽可能同时处理引起等渗性缺水的原因，以减少水和钠的丧失。针对细胞外液量的减少，用平衡盐溶液或等渗盐水尽快补充血容量。脉搏细速和血压下降等症状常表示细胞外液的丧失量已达体重的 5%，可先从静脉给患者快速滴注上述溶液约 3 000mL（按体重 60kg 计算），以恢复血容量。如无血容量不足的表现时，则可给患者上述用量的 1/2～2/3，即 1 500～2 000mL，补充缺水量，或按红细胞压积来计算补液量。补等渗盐水量（L）＝红细胞压积上升值/红细胞压积正常值×体重（kg）×0.20，此外，还应补给日需要量水 2 000mL 和氯化钠 4.5g。

等渗盐水含 Na^+ 和 Cl^- 各 154mmol/L，而血清内 Na^+ 和 Cl^- 的含量分别为 142mmol/L 和 103mmol/L，两者相比，等渗盐水的 Cl^- 含量比血清的 Cl^- 含量高 50mmol/L。正常人肾有保留 HCO_3^-、排出 Cl^- 的功能，故 Cl^- 大量进入体内后，不致引起高氯性酸中毒。但在重度缺水或休克状态下，肾血流减少，排氯功能受到影响。从静脉内输给大量等渗盐水，可导致血 Cl^- 过高，有引起高氯性酸中毒的危险。平衡盐溶液的电解质含量和血浆内含量相仿，用来治疗缺水比较理想，可以避免输入过多的 Cl^-，并对酸中毒的纠正有一定帮助。目前常用的平衡盐溶液有乳酸钠和复方氯化钠溶液（1.86% 乳酸钠溶液和复方氯化钠溶液之比为 1：2）与碳酸氢钠和等渗水溶液（1.25% 碳酸氢钠溶液和等渗盐水之比为 1：2）两种。在纠正缺水后，钾的排泄会有所增加，K^+ 浓度也会因细胞外液量增加而被稀释降低，故应注意低钾血症的发生。一般应在尿量达 40ml/h 后补充氯化钾。

2. 低渗性缺水　应积极处理致病原因。针对细胞外液缺钠多于缺水和血容量不足的情况，采用含盐溶液或高渗盐水静脉输注，以纠正体液的低渗状态和补充血容量。

（1）轻度和中度缺钠：根据临床上缺钠程度来估计需要补给的液体量。例如，体重

60kg 的患者，测定血清钠为 128mmol/L，则估计每千克体重丧失氯化钠 0.5g，共缺钠盐 30g，一般可先补给 50%，即 15g，再加上氯化钠的日需要量 4.5g，共 19.5g，可通过静脉滴注 5% 葡萄糖氯化钠约 2 000mL 来完成。此外，还应给日需要液体量 2 000mL，并根据缺水程度，再适当增加一些补液量。余下 50% 的钠，可在第 2 天补给。

（2）重度缺钠：对于出现休克者，应首先补足血容量，以改善微循环和组织器官的灌流。晶体液如乳酸复方氯化钠溶液、等渗盐水和胶体溶液如琥珀酰明胶、羟乙基淀粉、右旋糖酐和血浆白蛋白溶液等都可应用。但晶体液的用量一般要比胶体液用量大 2~3 倍。此后开始静脉滴注高渗盐水（3% 氯化钠溶液）200~300mL，尽快纠正血钠过低，以进一步恢复细胞外液量和渗透压，使水分从水肿的细胞内移出。以后根据病情再决定是否需继续给予高渗盐水或改用等渗盐水。

一般可按下列公式计算需要补充的钠盐量：

需补充的钠盐量（mmol）＝［血钠的正常值（mmol/L）－血钠测得值（mmol/L）］× 体重（kg）×0.60（女性为 0.50）。

按 17mmol Na$^+$＝1g 氯化钠计算补给氯化钠的量。当天补给 50% 和日需量 4.5g，其中 2/3 的量以 5% 氯化钠溶液输给，其余量以等渗盐水补给。以后可测定血清 Na$^+$、K$^+$、Cl$^-$ 和做血气分析，作为进一步治疗时的参考。

（3）缺钠伴有酸中毒：在补充血容量和钠盐后，由于机体的代偿调节功能，酸中毒常可同时得到纠正，一般不需要在治疗的开始就使用碱性药物。如经血气分析测定，酸中毒仍未完全纠正时，可静脉滴注 5% 碳酸氢钠溶液 100~200mL 或平衡盐溶液 200mL，以后视情况再决定是否继续补给。在尿量达到 40ml/h 后，应补充钾盐。

3. **高渗性缺水** 应尽早去除病因，使患者不再丢失体液，以利机体发挥自身的调节功能。对于不能口服的患者，可经静脉滴注 5% 葡萄糖氯化钠溶液或 0.45% 氯化钠溶液，来补充已丧失的液体。估计需要补充已丧失的液体量有两种方法：①根据临床表现的严重程度，按体重百分比的丧失来估计。每丧失体重的 1%，补液 400~500mL。②根据血 Na$^+$ 浓度来计算。补水量（mL）＝［血钠测得值（mmol/L）－血钠正常值（mmol/L）］×体重（kg）×4。计算所得的补水量不宜在当天一次补给，以免发生水中毒；一般可分 2 天补给。当天先给补水量的 50%，余下的 50% 在次日补给。此外，还应补给日需要量 2 000mL。

必须注意的是，血清 Na$^+$ 测定虽有增高，但因同时有缺水，血液浓缩，体内总钠量实际上仍有减少。故在补水的同时应适当补钠，以纠正缺钠。如同时有缺钾需纠正时，应在尿量超过 40ml/h 后补钾，以免引起血钾过高。经过补液治疗后，若酸中毒仍未纠正，可酌情补给碳酸氢钠溶液。

（二）水中毒

预防水中毒的发生比治疗水中毒更为重要，对于容易发生抗利尿激素分泌过多者，如存在疼痛、失血、休克、创伤和大手术等诱发因素，急性肾功能不全的患者和慢性心功能不全的患者，应严格限制入水量。对水中毒患者，应立即停止水分摄入，在机体排出多余的水分后，程度较轻者，水中毒即可解除。程度较重者，除禁水外，用利尿剂促进水分排出。一般用渗透性利尿剂，如 20% 甘露醇或 25% 山梨醇 200mL 静脉内快速滴注，以减轻脑细胞水肿和增加水分排出。也可静脉注射祥利尿剂，如速尿和利尿酸。尚可静脉滴注 5% 氯化钠溶液，以迅速改善体液的低渗状态和减轻脑细胞肿胀。

二、电解质平衡失调

(一) 钾平衡失调

1. 低钾血症 应尽早解除造成低钾血症的病因，以减少或终止钾的继续丢失。临床上较难判定缺钾的严重程度，可参考血清钾测定的结果来初步确定补钾量。血清钾<3mmol/L，补给 K^+ 200~400mmol，一般才能提高血清钾1mmol/L。血清钾为3.0~4.5mmol/L，补给 K^+ 100~200mmol，一般即可提高血清钾1mmol/L。细胞外液的钾总量仅为60mmol，如果从静脉中输注的含钾溶液过速，血钾即可在短时间内迅速增高，可引起致命的后果。补钾的速度一般不宜超过20mmol/h（1.5g氯化钾），每天补钾量则不宜超过100~200mmol（7.5~15g氯化钾）。如患者有休克，应先输给晶体或胶体溶液，以尽快恢复血容量。待每小时尿量超过40mL后，再从静脉输给氯化钾溶液。低血钾时常伴有细胞外碱中毒，和钾一起输入的 Cl^- 可有助于减轻碱中毒。此外，氯缺乏还能影响肾保钾的能力，故输给 KCl，除可补充 K^+ 外，还可增强肾的保钾作用，有利于低钾血症的治疗。完全纠正体内缺钾需时较长，患者能够口服后，可服氯化钾缓释片。

2. 高钾血症 高钾血症的患者有心跳骤停的危险，故发现患者有高钾血症后，应立即停给一切带有钾的药物或溶液，并尽快处理原发疾病和改善肾功能，避免食用含钾量较高的食物，以免血钾更加增高。降低血清钾浓度的方法有：

（1）使 K^+ 暂时转入细胞内：①静脉注射5%碳酸氢钠溶液60~100mL后，继续静脉滴注碳酸氢钠100~200mL。高渗碱性溶液可使血容量增加，K^+ 得到稀释，K^+ 移入细胞内或由尿排出，有助于酸中毒的治疗。注入的 Na^+，也可对抗 K^+ 的作用。②用25%葡萄糖溶液100~200mL，每4~6g葡萄糖加1U胰岛素静脉滴注，可使 K^+ 转移入细胞内，暂时降低血清钾浓度。必要时每3~4h重复给药。③肾功能不全，不能补液过多者，可用10%葡萄糖酸钙溶液100mL、11.2%乳酸钠溶液50mL、25%葡萄糖溶液400mL，加入胰岛素30U，行静脉持续滴注24h，每分钟6滴。④静脉注射10%葡萄糖酸钙溶液20mL，钙与钾有对抗作用，能缓解 K^+ 对心肌的毒性作用。葡萄糖酸钙可重复使用。也可用30~40mL葡萄糖酸钙加入静脉补液内滴注。

（2）应用阳离子交换树脂：每天口服4次，每次15g，可从消化道携带走较多的 K^+。同时口服山梨醇或甘露醇导泻，以防发生粪块性肠梗阻。也可加10%葡萄糖溶液200mL后做保留灌肠。

（3）透析疗法：有腹膜透析和血液透析两种，一般用于上述疗法仍不能降低血清钾浓度时。

(二) 钙平衡失调

1. 高钙血症 有下述情况时应紧急处理：血钙>3mmol/L，有临床表现、不能口服和肾功能异常者。

（1）静脉输注生理盐水5~10L，纠正脱水状态，必要时进行有创血流动力学监测。

（2）呋塞米40mg静脉注射，注意不能加重脱水。伴有低钾血症或低镁血症患者，应同时纠正。避免使用噻嗪类利尿药，因为可加重高钙血症。

上述治疗无效者，可用降钙素0.5~4MRC/kg，持续静脉滴注24h，或每6h一次肌内注射。同时给予氢化可的松 25～100mg，每 6h 一次静脉滴注。血清钙增高达 4.5mmol/L 时，即有生命危险。对甲状旁腺功能亢进症应进行手术治疗，才能根本解除高钙血症的病因。对骨转移性癌患者，可给低钙饮食和充足的水分，防止缺水，以减轻症状和痛苦。乙二胺四乙酸（EDTA）和硫酸钠等药物输注，均可以暂时降低血钙浓度。

2. 低钙血症　无症状的患者可口服葡萄糖酸钙片，每天 1～4g，每 6h 一次，可联合应用维生素 D（0.2μg，每天 2 次）。牛奶含钙量低，不适于补钙。

有症状的患者，可给予 10% 葡萄糖酸钙或氯化钙 10mL，10min 内静脉注入。如有碱中毒，需同时纠治，以提高血内离子化钙的浓度。必要时可多次给药（葡萄糖酸钙 1g 含 Ca^{2+} 2.5mmol；氯化钙 1g 含 Ca^{2+} 10mmol）。对需要长期治疗的患者可服乳酸钙，或同时补充维生素 D。

（三）镁失调

1. 低血镁　首先纠正容量不足和低钾血症、低钙血症和低磷酸盐血症。震颤性谵妄期间，第 1h 给予 2g 硫酸镁，随后在头 24h 内给予 6g，每 15min 检查深部腱反射。若血镁 > 3.5mmol/L，患者深部腱反射消失，此时应停止输注含镁溶液。

一般可按 0.25mmol/（kg·d）的剂量补充镁盐。如患者的肾功能正常，而镁缺乏又严重时，可按 1mmol/（kg·d）补充镁盐。常用氯化镁溶液或硫酸镁溶液静脉滴注。患者有搐搦时，一般用硫酸镁溶液静脉滴注，可以较快地控制抽搐。用量以每千克体重给 10% 硫酸镁 0.5mL 计算。静脉给镁时应避免给镁过多、过速，以免引起急性镁中毒和心搏骤停。如遇镁中毒。应即静脉注射葡萄糖酸钙或氯化钙溶液作用抗剂。完全纠正镁缺乏需要时较长，故在解除症状后，仍应继续每天补镁 1～3 周。一般用量为 50% 硫酸镁 5～10mmol（相当 50% 硫酸镁 2.5～5mL），肌内注射或稀释后静脉注射。

2. 高血镁　首先用生理盐水纠正脱水，无肾功能衰竭的患者，应用呋塞米 20～40mg 静脉注射。酸中毒患者应改善通气，必要时静脉输注 5% 碳酸氢钠 50～100mL。有症状的患者，予以 10% 氯化钙 5mL 静脉注射，以对抗镁的作用。

三、酸碱失衡

（一）代谢性酸中毒

治疗上以消除引起代谢性酸中毒的原因为主要措施。由于机体可通过加速肺通气排出 CO_2，肾排 H^+ 保 Na^+ 和 HCO_3^- 来调节酸碱平衡的能力，因此只要病因被消除和增加补液来纠正缺水，轻度的酸中毒（血浆 HCO_3^- > 16～18mmol/L 者）常可自行纠正，一般不需要使用碱性药物治疗。

对血浆 HCO_3^- < 10mmol/L 的患者，应立刻用液体和碱剂进行治疗。常用碱性溶液为 5% 碳酸氢钠溶液，碳酸氢钠可离解为 Na^+ 和 HCO_3^-，HCO_3^- 与体液中的 H^+ 合成 H_2CO_3，再离解为 H_2O 和 CO_2，CO_2 可由肺部排出，降低体内的 H^+ 浓度，从而改善酸中毒。而 Na^+ 留于体内，可提高细胞外液渗透压和增加血容量。5% 碳酸氢钠溶液每 20mL 含有 Na^+ 和 HCO_3^- 各 12mmol。一般稀释为 1.25% 溶液后应用。在估计输给 $NaHCO_3$ 的用量时，应考虑到体内非 HCO_3^- 缓冲系统的缓冲作用。因为输入体内的碳酸氢钠的一半会很快会被非 HCO_3^- 缓冲系统所释放的 H^+ 结合。下列公式可计算拟提高血浆 HCO_3^- 所需的 $NaHCO_3$ 的量。所需

HCO_3^- 的量（mmol）＝［HCO_3^- 正常值（mmol/L）－ HCO_3^- 的测得值（mmol/L）］× 体重（kg）×0.4。一般可将应输给量的一半在 2 ~ 4h 内输完，以后再决定是否继续输给剩下的量的全部或一部分。不宜过快地使血浆 HCO_3^- 超过 14 ~ 16mmol/L，以免出现手足抽搐、神志改变和惊厥。过快纠正酸中毒，还可引起大量 K^+ 转移至细胞内，导致低钾血症，应注意避免。输注醋酸钾，可避免氯化钾引起的体内 Cl^- 多。在酸中毒时，离子化 Ca^{2+} 增多，即使患者有总体的低钙血症，仍可无手足抽搐的低钙表现。但在纠正酸中毒后，离子化 Ca^{2+} 减少，便有发生手足抽搐的可能，应及时静脉注射葡萄糖酸钙予以纠正。

（二）代谢性碱中毒

治疗上应着重于对原发疾病的积极治疗。对胃液丢失引起的代谢性碱中毒，可输注等渗盐水或葡萄糖盐水，恢复细胞外液量和补充 Cl^-，纠正低氯性碱中毒，使 pH 恢复正常。碱中毒时几乎都会伴发低钾血症，故需同时补给 KCl，才有利于碱中毒的纠正，但补给钾盐应在患者尿量超过 40mL/h 后。对缺钾性碱中毒，必须补充钾才能纠正细胞内外离子的异常交换，并终止 H^+ 从尿中继续排出。

治疗严重碱中毒时（血浆 HCO_3^- 45 ~ 50mmol/L，pH > 7.65），可应用盐酸的稀释溶液来迅速消除过多的 HCO_3^-。输入的酸只有一半可用于中和细胞外 HCO_3^-，另一半会被非碳酸氢盐缓冲系统所中和。采用下列公式计算需补给的酸量，即：需要补给的酸量（mmol）＝［测得的（mmol/L）－ 目标 HCO_3^-（mmol/L）］× 体重（kg）×0.4。下列公式也应用：［Cl^- 的正常值（mmol/L）－ Cl^- 的测得值（mmol/L）］× 体重（kg）×0.2，算出盐酸用量。第 1 个 24h 内一般可给计算所得的补给量一半。

纠正碱中毒也不宜过于迅速，一般也不要求完全纠正。在治疗过程中，可以反复测定尿内的氯含量，如尿内有多量的氯，表示补氯量已足够，不需再继续补充。

（三）呼吸性酸中毒

需尽快改善患者的通气功能和治疗原发病。必要时，予以气管插管或气管切开，使用呼吸机改善换气功能。如因呼吸机使用不当而发生酸中毒，则应调整呼吸机的频率、压力或容量。单纯给高浓度氧，对改善呼吸性酸中毒的帮助不大，反而使呼吸中枢对缺氧刺激不敏感，呼吸功能更受抑制。

导致慢性呼吸性酸中毒的多为慢性肺疾患，故其治疗比较困难。一般方法为控制感染、扩张小支气管、促进排痰等措施，以改善换气功能和减轻酸中毒的程度。该类患者耐受手术的能力较差，围手术期容易发生呼吸衰竭，导致酸中毒进一步加重，故应做好围手术期的肺功能维护。呼吸性酸中毒时应慎用碱性药物，尤其是在通气尚未改善前要严加控制。一般在通气改善后可慎重应用三羟甲基氨基甲烷（THAM，一种不含钠的有机碱）。一般不用碳酸氢钠，以免加重高碳酸血症和并发代谢性碱中毒。

（四）呼吸性碱中毒

应积极处理原发疾病。用纸袋罩住口鼻，增加呼吸道死腔，减少 CO_2 的呼出和丧失，以提高血液 PCO_2，也可给患者吸入含 5% CO_2 的氧气。如系呼吸机使用不当所造成的通气过度，应调整呼吸机。静脉注射葡萄糖酸钙可消除碱中毒时低钙引起的手足抽搐。

（吉书红）

第三章

内分泌疾病常用检测技术

第一节　光谱分析技术

一、吸收光谱法

1. 紫外－可见光谱法　理论基础是 Lambert－Beer 的光吸收定律，即某一波长的光穿过均质透明的溶液时，透光的强度（I）与溶液的液层厚度（b）、溶液的浓度（C）和入射光的强度（I_0）有关。当 I_0 和 b 一定时，C 与 I 在一定条件下成简单的反比关系，即 C 越大 I 越小。换言之，C 越大，吸收光的强度即吸光度（A）越大，在条件一定时 A 与上述各因素之间的关系可用 $A = \log I_0/I = abC$，式中 a 为吸光系数，是与入射光波长和溶液性质有关的常数，不同的物质具有不同的 a，a 是指溶液的液层厚度为 1cm 和物质浓度为 1mmol/L 时的吸光度，又称摩尔吸光系数（ε）。利用光吸收定律设计的光谱分析法又称光度法，光度法分有比色法和分光光度法两种，其基本原理一样，不同的是比色法采用滤光镜获取单色光，因分析误差较大已逐渐被淘汰。分光光度法采用棱镜或分光器获得单色光，分为可见光分光光度法和紫外光分光光度法，前者是利用可见光波长范围内某一波长的光作光源，后者是用紫外光波长区域内的某一波长作光源的分析法。

2. 原子吸收光谱法（atomic absorption spectrometry，AAS）　又称原子吸收分光光度法，是基于物质所产生的原子蒸气对特定光谱线的吸收作用来进行定量分析的一种方法。原子蒸气对入射光吸收的程度符合比尔定律，即入射光的强度（I_0）、入射光所通过原子蒸气的厚度（L）、透光强度（I）与吸光度（A）和待测元素浓度（C）之间的关系式为：$A = \log I_0/I = K \cdot L \cdot C$，式中 K 为常数，同等条件下 L 也为常数，$A = K \cdot C$，即元素的吸光度与元素的浓度呈正比关系。在临床上常用于测定人体内的微量金属元素，AAS 的主要缺点是不能同时进行多元素分析。

二、发射光谱法

1. 荧光光谱法（spectro fluoro metry，SFM）　也称荧光光度法，与吸收光谱法的本质区别在 SFM 是测定待测物质发射光谱的强度。其基本原理是待测物质受激发光激发后发射的荧光强度（F）、荧光效率（Φ）、激发光强度（I_0）、摩尔吸光系数（ε）、溶液中荧光物质的浓度（C）、溶液厚度（L）和仪器常数（K）之间存在下列关系式：$F = K\Phi I_0 \varepsilon CL$。当一定条件时，式中的 K、Φ、$I_0$、$\varepsilon$ 和 L 均可以是常数，则 F 与 C 在一定范围内呈正比关系。

激发用的辐射光常用紫外光或激光，一种物质受能量激发后是否能产生荧光是由其本身的分子结构所决定的，常用于氨基酸、多环芳烃、维生素、甾体化合物和酶类的测定，如尿中的儿茶酚胺。AFM 的检测灵敏度比紫外 – 可见光谱法高 2～3 个数量级，通常可达到 pg 级。主要缺点是影响因素多，影响程度高。

2. 火焰光谱法（flame photometry，FPM） 又称火焰分光光度法，是用火焰作为激发光源的一种发射光谱法。其基本原理是用高温火焰将待测样品中的原子激发成激发态，当它们返回到基态时，以发射光谱的形式释放能量。待测元素发射谱线的强度（I）与该元素浓度（C）之间的关系可用 $I = a \cdot C^b$ 公式表示，在一定条件下，a 是一个常数；b 为自吸收系数，在可测的低浓度时，元素的自吸收可忽略不计，即 b＝1，则 $I = a \cdot C$。待测元素与发射谱线的强度与该元素的浓度呈简单的正比关系。常用于测定金属元素，但由于各元素发射的光谱相互间存在不同程度的干扰，其测定灵敏度受到限制，为 $10^{-6}～10^{-4}$ mol/L。

3. 发光光谱法（luminescent spectrum，LS） 又称发光分析法，是近 20 年来利用发光现象研究而建立的一种分析技术，主要包括化学发光（CLA）和生物发光（BLA）分析法两种。化学发光是指某些物质在参加化学反应时吸收了反应过程中的化学能，使反应产物的分子激发到电子激发态，当返回到基态时多余的能量以光谱的形式发射出来，其发射光谱的强度与参与反应的物质浓度在一定条件下成正比。CLA 与 SFM 的区别是物质的分子在形成激发态所受的激发能不同，前者是吸收了光能，后者是吸收了化学能。临床常用于测定各种激素、葡萄糖、胆固醇、L – 氨基酸等。生物发光是指在生物体内由蛋白质或酶参加反应引起的发光，如萤火虫、水母和某些细菌的发光现象，其原理与化学发光类似。临床常用于测定体液或血液中的抗生素和维生素浓度。

三、标记免疫分析技术

利用抗体与抗原结合的高度特异性，利用具有高测定灵敏性的放射性核素、酶、发光物质等作为标记物示踪，集这两优点建立的定量检测方法统称为标记免疫分析技术，包括放射免疫分析、免疫放射分析、酶免疫分析、荧光免疫分析和化学发光免疫分析等。参加反应的主要试剂是：抗体，主要影响试验的特异性；标记，主要影响检测方法的灵敏度；标准，主要影响测定方法的准确性。标记免疫分析技术分两大类，竞争性结合分析即标记抗原和非竞争性结合分析即标记抗体。

（一）放射免疫分析（radioimmunoassay，RIA）

用放射性核素作为标记物示踪的免疫分析法。属竞争性结合分析，基本原理是放射性核素标记抗原（Ag*）和非标记抗原（待测物 Ag）同时与其限量的抗体（Ab）进行竞争性结合反应，反应式见图 3 – 1。竞争性放射免疫分析原理见图 3 – 2。

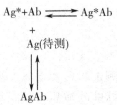

图 3 – 1　抗原、标记抗原与抗体竞争结合反应示意图

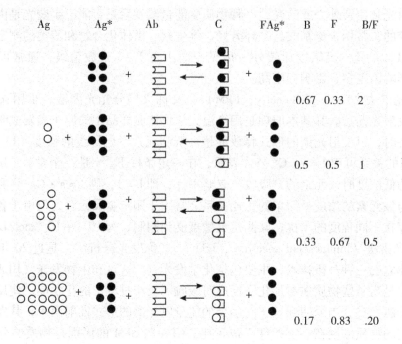

图 3 - 2 竞争性放射免疫分析原理示意图

Ag：待测抗原；Ag*：标记抗原；Ab：限量抗体；C：抗原－抗体复合物；FAg*：游离标记抗原；
B：抗原－抗体复合物的放射活性；F：游离标记抗原的放射活性；B/F：B 与 F 的放射活性比

实际工作中是将已知不同浓度的标准抗原分别与一定量的标记抗原混合，再与一定量的抗体反应，当反应达到平衡后，分离 B 与 F 并分别测定其放射活性，求得标记抗原－抗体复合物的结合率。以已知标准抗原的浓度为横坐标，标记抗原－抗体复合物的结合率为纵坐标，绘制计量反应曲线。这样，通过同一条件下测得的放射性或结合率即可由此校正曲线推算出待测抗原的浓度。最常用的校正曲线见图 3 - 3。

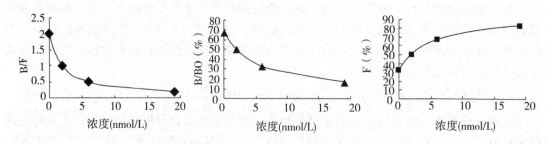

图 3 - 3 RIA 的几种校正曲线

1. 标准品 化学结构和结合特性与被检测物相同，用于配制校准试剂和制作剂量反应（标准）曲线以便对待测样品中被检测物进行准确定性、半定量和定量的物质称为标准品，其纯度应在 95% 以上。当无法得到被检测物的纯品时，也可用粗制品甚至被检测物含量较高的患者血清作为参考标准。例如，测定激素和受体自身抗体就采用相应的自身抗体滴度较高的患者血清作为参考。但所有作为标准的纯品、粗制品或标准血清，均需用国家标准或国际标准核查或比较，认证为同质性并确定其含量，然后才能作为标准品用于激素的测定。理论上要求标准品和被检测的物质应在相同的条件下进行反应。例如，检测人血清中激素含量，标准品最好用去激素人血清对标准品进行倍比稀释。但人血清较难获得、昂贵且激素不易去净，如果证实含蛋白质如 BSA 的缓冲体系的稀释效果与去激素血清无显著差异，也可用作标准品的稀释液。此外，有些激素存在明显的种族差异，如人促甲状腺激素（TSH）与马促甲状腺激素不同，免疫检测所用的 TSH 单克隆抗体与马的 TSH 无交叉反应，因此可用马血清代替去 TSH 的人血清稀释入 TSH 标准品。为防止配置的标准细菌繁殖，标准的稀释液应含有 0.02% NaN_3 或硫柳汞，也可用庆大霉素作为防腐剂。不同标准液应有适宜的保存温度，通常类固醇激素或甲状腺激素标准可保存在 4℃，而多肽或蛋白质激素标准则适宜保存在 -20℃ 或 -40℃，但不应反复冻融。标准品的剂量单位应采用国家计量单位，即用物质浓度，如 mol/L、mmol/L 表示。少数尚未能精确测得相对分子量的物质，可暂时用质量浓度，例如 pg/L 或 ng/L 等表示。对有国际标准的品种，一般采用国际单位即 U/L 或 mU/L 等表示。

2. 方法评价　RIA 在建立时用于检测胰岛素，是在检测激素类生物活性物质中应用历史最长的方法。检测灵敏度高，可达 ng 甚至 fg 水平，抗原抗体反应的高度特异性，可区分结构非常相似的物质特异性强，重复性好，样品和试剂用量少，测定方法容易规范化和自动化。由于小分子半抗原制备抗体技术已经成熟，许多小分子量的激素、肽类、药物和体内的活性物质（几乎一切生物活性物质）均可测定，超过 300 余种，在临床诊断和医学科研领域得到广泛应用。但 RIA 检测原理限制了检测的范围和灵敏度；反应时间长（有时需要72h）；在测定中必须进行 B 与 F 分离，使操作较烦琐；标记试剂的放射性强度随时间衰变，试剂盒有效期受到严格限制，不方便随意使用；有些放射性标记物（^3H、^{14}C）需专门部门提供；具有放射性污染。

（二）免疫放射检测（immunoradiometric assay，IRMA）

属非竞争性结合分析，基本原理是在待检测样品中加入过量标记抗体（Ab^*），与待检测抗原（Ag）进行非竞争性结合反应，反应式如下。

Ab^*（过量）$+ Ag \Longrightarrow Ab^* Ag + Ab$

与 RIA 不同的是，它用过量标记的抗体与样品中待检测成分（抗原或半抗原）充分结合，而 RIA 是利用过量的抗原（标记抗原和待检测抗原）同时竞争性结合限量的抗体。

IRMA 具体方法分类：IRMA 建立初期用于胰岛素的检测，是单位点结合法，由于这种直接 IRMA 方法的应用受到限制，又逐渐建立了双抗夹心 IRMA 法。随着抗体细胞生物工程技术和生物素 – 亲和素放大系统的应用，以及固相分离技术的进步，IRMA 的检测灵敏度和精确度不断提高，而且方法种类不断增加。以下分别按不同抗体、固相材料及分离剂等说明 IRMA 的不同类型。

1. 单位点免疫放射分析　将待检测抗原与过量标记抗体结合形成复合物，过量的抗体使其能与待测抗原全部结合而有剩余，再用不溶性抗原吸附多余的抗体，离心测定上清液内结合抗体的放射性，待测抗原与放射性强度成正比（图 3 – 4）。

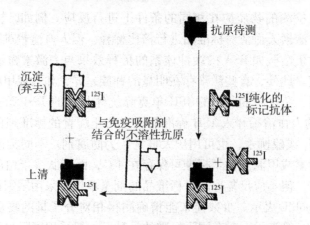

图 3-4 单位点免疫放射分析原理示意图

2. 双位点免疫放射分析 采用固相抗体作为分离剂，待检测抗原的分子上必须含有多个抗原决定簇，选择一对各自与被检测抗原分子上不同位点结合、彼此完全互不干扰的单抗，其中一种为固相抗体，可以非特异性吸附在聚苯乙烯等塑料载体表面，以便特异性与被检测样品中抗原结合；另一种用放射性核素标记，作为指示剂，也特异性结合于被检测抗原。未结合的标记抗体可通过离心去除，测定固相抗体的放射性强度。反应式如下。

$$SP \cdot Ab_1（过量）+ Ag$$
$$\downarrow$$
$$SP \cdot Ab_1 \cdot Ag + Ab_2^*$$
$$\downarrow$$
$$SP \cdot Ab_1 \cdot Ag \cdot Ab_2^* + Ab_2^*$$

反应式中的过量固相抗体（$SP \cdot Ab_1$）先与待检测抗原（Ag）结合成复合物（$SP \cdot Ab_1 \cdot Ag$），再加入过量的标记抗体（Ab_2^*），与 $SP \cdot Ab_1 \cdot Ag$ 形成 $SP \cdot Ab_1 \cdot Ag \cdot Ab_2^*$ 形成复合物，离心弃去上清液（为游离 Ab_2^*），测定固相复合物的放射性（图 3-5）。

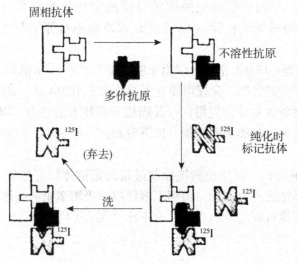

图 3-5 双位点免疫放射分析（夹心法）原理示意图

以抗原抗体复合物的结合率（B%）为纵坐标和标准抗原的浓度或浓度的对数为横坐标绘制标准曲线，则从曲线可求得待测抗原的含量（图3-6）。

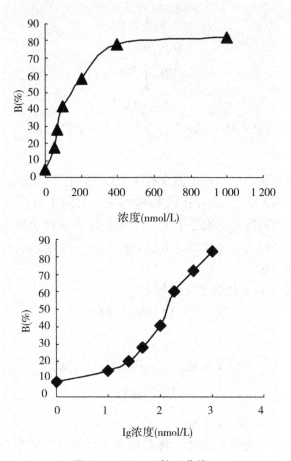

图3-6 IRMA 校正曲线

3. 第三抗体标记法　该方法类似于双抗夹心法，但作为反应示踪剂的是标记的第三抗体（Ab_3^*），其反应式如下。

$$SP \cdot Ab_1 + Ag + Ab_2$$

$$\downarrow$$

$$SP \cdot Ab_1 \cdot Ag \cdot Ab_2 + Ab_3^*$$

$$\downarrow$$

$$SP \cdot Ab_1 \cdot Ag \cdot Ab_2 \cdot Ab_3^* + Ab_3^*$$

反应体系中各种抗体都是过量的。该方法可以省去标记其他抗体的步骤，Ab_3^* 可以作为通用示踪剂。例如，用 ^{125}I 标记了兔抗鼠或羊抗鼠的抗体，即 Ab_3^*，则所有应用非固相鼠抗体作为 Ab_2 的方法，均可用 Ab_3^* 为示踪剂。

4. 双标记抗体法 该方法的反应式如下。

$$SP \cdot Ab_1 + Ag$$

$$\downarrow$$

$$SP \cdot Ab_1 \cdot Ag$$

$$Ab_3{}^* \mid Ab_2{}^*$$

$$\downarrow$$

$$SP \cdot Ab_1 \cdot Ag \cdot Ab_2 \overset{Ab_2{}^*}{\underset{Ab_3{}^*}{<}} + Ab_2{}^* + Ab_3{}^*$$

该方法中被检测抗原的分子结构上需含有 3 个以上的抗原决定簇，选择 3 个以上的单克隆抗体，其中一个（Ab_1）用于结合在固相载体上，另两个分别标记同一种放射性核素（$Ab_2{}^*$ 和 $Ab_3{}^*$），反应时被检测抗原分子上一个抗原决定簇结合到固相抗体（Ab_1），另外两个分别与 $Ab_2{}^*$ 和 $Ab_3{}^*$ 结合。这样形成的抗原抗体复合物的放射性比活成倍增加，有利于提高检测的灵敏度和精密度。

5. 配体抗体桥式法 该方法的反应式如下。

$$SP \cdot L + Ag + Ab_1{}^* + L \cdot Ab_2$$

$$\downarrow$$

$$SP \cdot L + Ab_1{}^* \cdot Ag \cdot Ab_2 \cdot L + Ab_1{}^*$$

$$\downarrow Ab_3（抗 L）$$

$$SP \cdot L \cdot Ab_1{}^* \cdot Ag \cdot Ab_2 \cdot L + Ab_1{}^*$$

式中 L 为与被检测抗原无关的配体，将其包被在试管形成固相载体（$SP \cdot L$）。反应体系中被检测抗原（Ag）与其特异性标记抗体（$Ab_1{}^*$）结合，并与连接配体的二抗（$L \cdot Ab_2$）形成复合物（$Ab_1{}^* \cdot Ag \cdot Ab_2 \cdot L$），再加入抗 L 的第三抗体（$Ab_3$），作为桥梁形成更大分子的复合物，更加便于分离。

6. 生物素 – 亲和素法 该方法的反应式如下。

$$SP \cdot Ab_1 + Ag + B \cdot Ab_2 \cdot B$$

$$\downarrow$$

$$SP \cdot Ab_1 \cdot Ag \cdot Ab_2 \overset{B}{\underset{B}{<}}$$

$$\downarrow A^*$$

$$SP \cdot Ab_1 \cdot Ag \cdot Ab_2 + A^* \overset{B \cdot A^*}{\underset{B \cdot A^*}{<}}$$

1986 年 Odell 等首次将生物素 – 亲和素系统（biotin – avidin system，BAS）引入 IRMA 检测。该方法的最大优点是 BAS 具有很强的亲和力及最终使结合标记亲和素能力扩大，其亲和常数（KA）值达到 10^{15} mmol/L，是抗原抗体反应的亲和力的 10~100 倍，使 IRMA 的检测稳定性和检测灵敏性与精密度大大提高。在反应体系中，固相抗体（SP·Ab$_1$）与被检测抗原（Ag）及生物素化抗体（B·Ab$_2$·B）连接形成中间复合物，再加入标记亲和素（A＊），A＊与中间复合物中亲和素连接形成最终复合物。一个生物素化的抗体分子连接了十几个生物素分子，而标记的亲和素又有 4 个相同亚基都可与生物素分子结合，因此，最终复合物结合相对牢固而且放射性强度倍增的大分子复合物。

7. 生物素 – 亲和素分离剂法　该方法的反应式如下。

$$Ag + Ab_1{}^* + Ab_2 \cdot B$$

$$\downarrow$$

$$Ab_1 \cdot Ag \cdot Ab_2 \cdot B \cdot Ab_1 \cdot$$

$$\downarrow SP \cdot A$$

$$Ab_1 \cdot \cdot Ag \cdot Ab_2 \cdot B \cdot Ab_1 \cdot + Ab_1{}^*$$

$$\diagup$$

$$SP \cdot A$$

其反应的基本原理是利用被检测抗原分子结构中有多个抗原决定簇，其中一些抗原决定簇与生物素化的单克隆抗体（Ab$_2$·B）结合，另外一些与核素标记的单克隆抗体（Ab$_1{}^*$）结合，形成复合物 – Ab$_1{}^*$·Ag·Ab$_2$·B·Ab$_1{}^*$，再加入被亲和素涂布的聚苯乙烯珠（SP·A），与先前形成的抗原抗体复合物连接成固相最终产物。该方法的主要优点是待测复合物与固相结合更牢固，方法更稳定；而且克服了其他 IRMA 中需要多次离心洗涤的麻烦，操作更加简便。

方法评价：与 RIA 相比，IRMA 的主要优点是抗体容易获得；抗体标记简单方便；抗原抗体属于非竞争性结合反应，反应时间短（2~3h）；灵敏度比 RIA 高 10~100 倍，检测的线性范围广；固相抗体和标记抗体分别针对一个抗原分子的不同抗原决定簇，不易发生交叉反应，因而检测的特异性高。IRMA 的不足之处：一是分离游离抗体和抗原抗体复合物需要至少两个单克隆抗体，一个起检测作用，另一个起分离作用，因此被检测抗原分子上至少含有两个抗原决定簇，对短肽和分子量较小的半抗原活性物质的检测受到限制。二是放射性核污染和试剂盒有效期受到严格限制等放射性核素标记免疫检测技术的共同的问题。

四、酶免疫分析法

酶免疫分析法（enzyme immunoassay，EIA）是一种用酶作为标记物示踪，用酶促反应的高效放大作用和抗原抗体反应的特异性相结合的一种免疫分析技术。

制备酶标记的免疫反应物（抗原或抗体），通过免疫学反应形成酶标结合物，该结合物保留原先的免疫学活性和酶学活性。免疫反应使酶催化相应的底物，生成的产物又可与另一种能产生反应（生色源）或使紫外吸光值变化的化合物发生氧化还原反应，再用分光光度计测定其光密度进行定量分析。灵敏度可达 ng~fg 级。EIA 总的反应原理可用如下 3 个反应式表示（图3-7）。

免疫反应：抗原 + 抗体→抗原 - 抗体复合物。

酶活性放大：抗原 - 抗体复合物 + 酶标记物 $\xrightarrow[(温度、pH)]{}$ 抗原 - 抗体 - 酶复合物。

显色反应：抗原 - 抗体 - 酶复合物 + 底物 $\xrightarrow[生色源或供氢体]{温度、pH}$ 产物（出现颜色反应或紫外线吸收光值发生变化）。

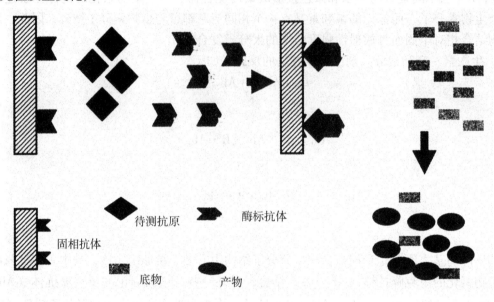

固相抗体　　待测抗原　　酶标抗体　　底物　　产物

图3-7　基本原理示意图

（一）酶免疫分析分类

1. 固相与液相酶免疫分析法（根据抗原 - 抗体在反应体系中的存在方式分类）　在反应体系中抗原与抗体有固相和液相两种存在方式，据此将 EIA 分为固相和液相两类。也分别称为非均相和均相 EIA。

（1）液相酶免疫分析法：又称均相酶免疫分析法，在这类方法中，抗原或半抗原、抗体、酶标记物等均游离于整个反应体系中（包括免疫反应和酶促反应）。结合标记物与游离物必须通过特定的方法才能分离。但也有一些液相 EIA 方法，如邻连法和竞争性均质 EIA 方法等，由于所用的酶比较特殊，反应中酶活性随着被检测抗原的浓度升高而变化（升高或降低），因此，不需要对反应体系中结合和游离的标记物进行分离。常见的液相 EIA 有双抗体法（double antibody method）和均质法（homogeneos enzyme immunoassay，HEIA）两种类型。

1）双抗体法：该方法的基本原理是用酶标记抗原与非标记待测抗原竞争结合有限量抗体，反应达到平衡后加入抗抗体。抗体和抗抗体分子量较大，它们结合后形成分子量更大的免疫复合物，离心可以使其沉淀。未与抗体结合的酶标记抗原因不能与抗抗体结合而呈游离状态，从而使抗原抗体复合物与非结合的酶标记抗原分离。该方法通常在试管内进行，不需要固相载体。

2）均质法：该方法的基本原理是将抗原（半抗原）、抗体和酶或酶标记物及底物混合在一起，反应结束后即可直接测定结果。根据抗原与抗体反应动力学可将均质法分为竞争性和非竞争性两大类；根据标记物的特点又可将均质法分为三大类，即标记抗原系统、标记抗体系统和配对酶双标记系统。在标记抗原系统中，抗原可与全酶（如酶放大 EIA）、辅酶（辅酶循环 EIA）或底物（底物标记荧光 EIA）偶联，从而建立各种均质 EIA；在标记抗体系统中，抗体与酶分子偶联，使酶活性增强（增强 EIA）或减弱甚至被抑制（标记抑制酶抑制 EIA）；在配对酶系统中，通常需要两种配对酶，这些配对酶的催化活性受免疫反应的影响。

方法评价：均质 EIA 由于不要求分离结合与游离的标记抗原，操作步骤简单快速，便于自动化。灵敏度为 10^{-9} mmol/L，主要用于小分子半抗原如药物和小分子激素的测定。其主要缺点：由于没有物理分离结合和游离的标记抗原的步骤，样品中非特异的干扰物质如内源性酶、酶抑制物及其交叉反应的抗原容易影响检测结果。

（2）固相酶免疫分析法（solid - phase enzyme immunoassay，sEIA）：又称非均相酶免疫分析法。抗原、半抗原、半抗原 - 蛋白质结合物、抗体或某些非免疫试剂（如亲和素）等与固相载体连接，对应的配位体（如抗体、抗原和生物素）酶标记物再与固相化的上述免疫反应物连接起来。sEIA 方法在所有 EIA 方法中占很大的比重。目前常用的 EIA 方法大多数为 sEIA 类型。最经典、最常用的 sEIA 方法有酶联免疫吸附检测法（enzymelinked immunosorbent assay，ELISA）和限量抗原底物珠法（defined antigen substrated sphere，DASS）。

1）ELISA 法：以微量反应板、试管、齿轮、棒、纸和珠等在水中不改变其形状的材料为固相载体的 EIA 方法，均可称为 ELISA 法。主要特点是抗原抗体结合反应属于非竞争性，酶标记物的结合量与被检测物的浓度成正比；使用固相分离技术；多数 ELISA 采用双抗体，被检测抗原同时与两种抗体结合，夹在两种抗体之间。

ELISA 法可用于检测抗原，也可检测抗体。这种检测方法需要 3 种试剂：固相的抗原或抗体；酶标记的抗原或抗体；酶反应的底物。根据试剂的来源和标本的性状及检测的具体条件，有下列几种具体方法：

a. 双抗体夹心法检测抗原：又称为直接 ELISA。特异性抗体首先与固相载体连接形成固相抗体，再经过洗涤去除杂质和未结合抗体；在反应体系中加入被检测标本，与固相抗体反应形成抗原 - 固相抗体复合物，洗涤去除其他未结合物质；加入酶标记抗体，使固相抗体 - 抗原免疫复合物上的抗原与酶标记抗体结合，彻底洗涤去除未结合的酶标记抗体。此时，固相载体上结合的酶的量与标本中被检测抗原的量成正比；加入酶作用底物，固相载体上的酶催化底物显色，根据显色反应的程度测定被检测抗原的含量。

双抗体夹心法只使用于含有 2 个或 2 个以上抗原结合位点的较大分子抗原的检测，而不能用于半抗原等小分子的测定。由于有两种单克隆抗体来认定被检测抗原的结构，所以特异性很高。还具有简便快速的优点，可在数分钟内完成整个测定，是应用最广泛的一种 ELISA。双位点法测抗原也属于此类型。

b. 间接法测抗原：酶标记在羊抗鼠（单克隆抗体）或羊抗兔（多克隆抗体）免疫球蛋白的抗体上，利用酶标记的抗抗体（II抗）与固相抗体 - 抗原 - 非固相抗体复合物中非固相抗体结合，检测抗原。首先将特异性抗体与固相载体连接，形成固相抗体，洗涤去除为结合的抗体和杂质；加入被检测样本，样本中被检测抗原与固相抗体形成固相抗体抗原复合物，再次洗涤，只留下特异性抗原 - 抗体复合物；再加入非标记非固相抗体，与固相抗体 -

抗原复合物上抗原结合，形成双抗体夹心复合物；洗涤后加入酶标记抗抗体（Ⅱ抗），与双抗夹心复合物中非固相抗体结合，再次洗涤固相后，固相上酶的活性与被检测标本中抗原含量相关；加入酶底物显色，颜色的深度与被检测抗原的含量正相关。

c. 间接法测抗体：原理与间接法测抗原类似，不同之处是将特异性抗原与固相载体链接，利用酶标记的抗体检测与固相抗原结合的受检抗体。

d. 双抗原夹心法检测抗体：反应模式与双抗体夹心法类似，用特异性抗原进行包被和制备酶结合物，以检测相应的抗体，与间接法测抗体不同之处为以酶标抗原代替酶标抗体。在间接法不适用时（如包被抗原中的杂质可与酶标记的抗人 IgG 反应）可用此法。

e. 亲和层析介导的免疫测定（affinity chromatograph mediated immunoassay，ACMIA）：将过量的酶标记的单价抗体与待测抗原反应，反应混合物通过含固相抗原的亲和层析柱，混合液中游离的标记抗体即滞留在柱子上，而酶标记抗体 – 抗原复合物则可通过柱子被收集并测定酶活性。酶活性的大小与被检测的抗原含量成正比。其特点是既保留非竞争性 ELISA 的优点，又只要求被检测抗原有一个抗原结合位点即可被检测，因而可用于半抗原的检测。

f. 单位点非竞争性 ELISA：可分为酶标记抗体和酶标记抗原两类。酶标记抗体时，将标准或待测抗原同过量的酶标记抗体反应，待反应达到平衡后，再与过量的固相待测抗原反应，以去除未反应的酶标记抗体。洗涤后加入底物溶液，通过测定光密度值对待测抗原进行定量。酶产物的量同被待测抗原成正比。此方法可用于具有单一结合位点的半抗原。用酶标记抗原时，将标准或待测抗原先同适度过量固相抗体温育，洗涤后加入过量酶标记抗原（H – E），待其与未被结合的固相抗体反应形成酶标记抗原固相抗体复合物后，再次洗涤，去除未与固相抗体结合的酶标记抗原。然后加入酶底物，测光密度。酶产物颜色的深浅代表了酶的活性，同标准或待测抗原的含量成正比。

g. 竞争法测抗原：本检测方法适用于缺乏两个或以上结合位点的、不能用双抗夹心法进行检测的小分子抗原或半抗原。在反应体系中，被检测抗原和一定量的酶标抗原竞争与固相抗体结合。样本中被检测抗原含量越高，结合在固相抗体上的酶标记抗原越少，显色反应产生的颜色越浅，呈反比关系。小分子激素 ELISA 检测多用此法。

h. 竞争法测抗体：反应模式与竞争法测抗原类似，所不同的是待测抗体和一定量的酶标抗体竞争与固相抗原结合，反应呈色浓度与待测抗体浓度成反比。当相应抗原材料中含有与抗人 IgG 反应的物质，而且不易得到足够的纯化抗原进行包被时，可用此法检测特异性抗体。

2）DASS 法：将抗原或抗体交联到溴化氰活化的琼脂糖 4B 上。测定时，试管内加入与抗原（或抗体）交联的琼脂糖珠和被检测样本，反应结束后离心洗涤底物珠，再加入酶标记抗体（或抗原），形成双抗体（或抗原）夹心，加底物显色。由于固相载体为琼脂糖珠，整个免疫反应都在试管内完成，故又称试管法。如果将固相载体涂布于有明胶的玻片上，所建立方法称为玻片法。为了便于分离免疫复合物与游离物，也将磁性琼脂糖珠与抗体或抗原结合，然后加入被检测样本，洗涤时可用磁场将磁性琼脂糖珠吸附，不需离心。

2. 竞争性与非竞争性 EIA（根据抗原 – 抗体反应动力学分类）

（1）竞争性 EIA：被检测抗原（半抗原）或抗体与标准抗原（半抗原）或标准血清竞争结合对应的免疫反应物，其竞争性主要体现在以下两个方面。

1）被检测抗原或抗体（包括标准抗原或标准血清）直接与酶标记抗原或抗体竞争，使最终检测体系中的酶含量相对减少，最终检出的酶活性与被检测物浓度呈负相关。

2）被检测抗原与底物标记抗原、辅酶标记抗原或亲和素标记抗原等竞争结合相应抗体，从而改变酶的活性（增强或减弱），使最终检测体系中的酶活性增强或减弱。如果酶活性增强，则最终检出的酶活性与标准品（或被检测抗原）浓度呈正相关，反之呈负相关。

（2）非竞争性 EIA：被检测抗原（半抗原）或抗体直接与对应的免疫球蛋白结合，利用酶标记抗抗体或酶标记非免疫识别物质，最终检出的酶活性与待测物含量呈正相关。

3. 直接与间接 EIA（根据反应体系与检测体系之间的关系分类） 反应体系是指免疫检测中抗原与抗体的反应，检测体系是指借助于酶活性测定而对参与免疫反应的被检测抗原、半抗原或抗体进行定量检测所采取的一切措施。通常，反应体系可有一步或两步反应。第一步反应为抗原、半抗原–蛋白结合物、抗体或非免疫识别物质等与固相载体之间的反应（固相 EIA）；第二步反应为抗原或半抗原与抗体之间进行的免疫反应；而在检测体系中只有一次反应，即酶促反应。

（1）直接法：在这类方法中，检测体系与反应体系直接联系，中间不需要任何环节。这类方法的特点是操作简便，特异性强，但灵敏度较差。

（2）间接法：在反应体系中与检测体系之间，连接一个或多个中间体或连接桥，如非免疫识别系统、免疫识别系统等，以增强酶的相对含量或增强酶的比活性，这类方法的显著特点是灵敏度高，但精密度较差，而且需要制备中间体，故增加了测定成本并使方法变得烦琐。

（二）酶免疫检测的放大系统

为提高 EIA 检测的灵敏性，近年来引进了放大系统，包括酶放大系统、荧光底物及生物素–亲和素放大系统。

1. 酶放大系统 在 EIA 中，由于抗体或抗原分子上标记的酶分子较少，因此，最后酶催化的呈色反应不够强，不能满足某些抗原检测灵敏度的要求。用多种酶偶联和氧化还原反应的重复循环，可使常规 EIA 的灵敏度提高 100 倍以上。酶放大包括两个密切相关的反应系统：第一个反应系统中酶作用生成的产物是第二个反应系统中的激活药，并参加第二个反应系统的反应；第二个反应系统是氧化还原的反复循环，同时产生不可逆的有色产物。

2. 生物素–亲和素放大系统 生物素（biotin，B）是一种生长因子，广泛分布在动植物中，以辅酶形式参与各种羟化反应。亲和素（avidin，A）是存在于鸡蛋清中的一种碱性糖蛋白。亲和素对生物素有很高的亲和力，比抗原–抗体之间的亲和力高 1 万倍以上，生物素–亲和素系还具备高度的稳定性。利用生物素和亲和素即可以偶联抗体的生物大分子，有可被多种标记物所结合的特点，已建立了多种检测方法。在 ELISA 中，使抗体和酶等蛋白生物素化，即 1 个蛋白质分子结合多个生物素分子。这些生物素化的蛋白质分子一方面保留原来的免疫反应性或酶的活性，同时由于生物素的导入而成为多价，可与多个亲和素结合，从而产生多级放大效应。用生物素代替酶标抗体，减少了酶产生立体位阻的问题；可提高测定的特异性；多种生物素的衍生物可使生物素结合到蛋白质的功能基团上，有较大的余地提高此系统的检测灵敏度。

3. 荧光底物 在 EIA 中使用能生成荧光产物的底物，把酶和荧光的特点结合起来，可将 EIA 的灵敏度提高 10～100 倍。

方法评价：同 RIA 和 IRMA 相比，EIA 除避免了放射性核素的伤害外，最重要的优点是，酶标记物的有效期长，在无菌或防腐的条件下，4℃或冻干的保存期超过1年；近年在EIA中引进放大系统，使测定的灵敏度超过RIA，达到10^{-19}mmol/L。但EIA在一些激素的测定上还存在非特异性干扰较多、敏感性尚不够高等缺点。

4. 荧光免疫分析法（fluoroimmunoassay，FIA）　用荧光作为标记物示踪的免疫分析法。基本原理为物质吸收光能后，在极短的时间内（$10^{-9}\sim10^{-8}$s）产生激发态分子，释放出波长比激发光更长的可见光，将具有这种特异性的物质标记在抗体（抗原）分子上，通过特异性的免疫反应结合后，通过荧光检测器测量荧光强度，从而判断抗原抗体的有无、定位和分部情况，或者检测样本中抗原抗体的含量。

早在20世纪40年代，荧光素已经用于抗原和抗体的标记。20世纪60年代以来，随着蛋白质分离和纯化技术的发展和更新，进一步推动了荧光免疫检测的发展，使其灵敏度和特异性有较大的提高。但由于高本底影响和监测仪器的灵敏度低，一直未能实现荧光免疫定量检测的临床应用。荧光偏振免疫分析（FPIA）和时间分辨荧光免疫分析（time - resolved fluoroimmunoassay，TR - FIA）技术的问世开创了FIA的新时期。

（1）荧光偏振免疫分析技术（FPIA）（图3-8）：是一种均相荧光免疫分析法，采用竞争结合法原理。荧光素经485nm的激发光照射可发出光子，经过偏振仪形成偏振光，其强度与荧光素受激发时分子转动的速度成反比。当荧光素标记抗原与抗体结合，因分子变大，转动受到抑制，偏振光信号增强。荧光素标记抗原和非标记抗原（待测物）同时与其限量的抗体进行竞争性结合反应，待测抗原浓度越大，竞争性抑制性越强，反应后所形成的荧光素标记抗原 - 抗体复合物越少，荧光强度越小，呈负相关性。

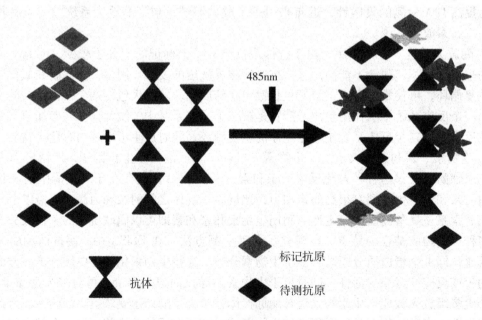

485nm

标记抗原

抗体

待测抗原

图3-8　荧光偏振免疫分析技术示意图

（2）时间分辨荧光免疫检测（time - resolvedfluoroimmunoassay，TR - FIA）（图3-9）：又称解离 - 增强 - 镧系荧光免疫分析（dissociation - enhanced - lanthsnide fluoroimmunoassay，DELFIA），其标记物不是荧光素，而是镧系元素。用镧系元素三价稀土离子如铕（Eu_3^+）、

钐（Sm_3^+）、铽（Tb_3^+）和镝（Dy_3^+）等标记抗原或抗体作为示踪剂，经免疫反应后加入酸性增强液，使标记物从免疫复合物中解离，游离的镧系元素在 340nm 的激发光照下发出很强的荧光，经时间分辨荧光度数仪记录，计算待测物质的含量。镧系元素螯合物的荧光主要特点是：①激发光谱和发射光谱相差大，而荧光的发射光谱范围很窄，＜10nm，有利于排除非特异性荧光的干扰，提高了荧光信号测量的特异性；②镧系元素螯合物具有长的荧光寿命，增强剂可使荧光信号增强 100 万倍，测量时间延迟 400μs 以上，而非特异性荧光发光时间仅为 0.01μs，从而避免非特异性荧光本底的干扰。

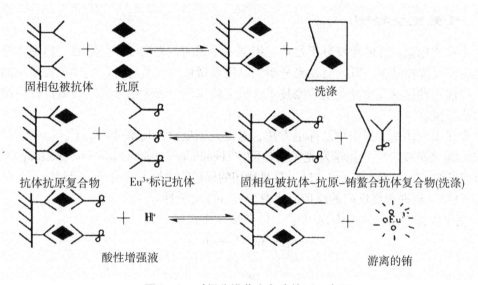

图 3 - 9　时间分辨荧光免疫检测示意图

（3）TR - FIA 分类

1）固相抗体竞争法：该方法是最早建立的用于甲状腺激素、甾体激素等半抗原小分子化合物的 TR - FIA。主要采用包被第二抗体固相法。这种固相二抗实际上是一种通用分离剂，分离 Eu_3^+ 标记物和 Eu_3^+ - 抗原 - 抗体复合物，适用于多指标的检测。荧光强度与待测抗原的浓度成反比。

2）固相抗原竞争法：本方法的测定原理是固相抗原与样品中被检测物共同竞争限量的 Eu_3^+ 标记抗体，样品中的被检测物浓度越高，Eu_3^+ 标记抗体结合到固相抗原上的量越少，待测抗原浓度与测定的荧光强度成反比。

3）双位点夹心法：本方法的检测原理为标准品或被检测物先与固相抗体结合，经洗涤后加入 Eu_3^+ 标记抗体，再次温育，生成 Eu_3^+ 标记抗体 - 抗原 - 固相抗体复合物。充分洗涤后加入增强液，最后测量荧光强度。所测得的荧光强度与被检测物的含量成正比。

4）四层夹心法：该方法是对双位点夹心法的改进，因此反应原理与双位点夹心法基本相似。被检测物 - 固相抗体复合物先与生物素化抗体（Ab - B）结合，最后再与 Eu_3^+ 标记的链亲和素（SA - Eu_3^+）形成四层夹心复合物。充分洗涤后加入增强液，测量荧光强度。此方法的优点是生物素化抗体容易制备，稳定性好。Eu_3^+ 标记的链亲和素可以作为通用示踪剂，用于不同被检测物的分析，是一种很有实用价值的检测技术。

5）顺序结合法：为进一步提高检测的灵敏度以适应低浓度物质样品的检测，建立了顺序结合法，又称反向滴定法。本方法实际上与放射免疫检测中的"非平衡法"的基本原理和操作程序完全一样。先以纯化抗 IgG 抗体包被微量滴定条（板），制备成固相二抗，将标准液或待测抗原和单抗加至固相二抗孔中，温育后洗涤，再加入 Eu_3^+ 标记抗原。Eu_3^+ 标记抗原与剩余单抗结合位点结合。待测抗原浓度与荧光强度成反比。

方法评价：TR – FIA 与其他标记免疫检测技术相比，具有灵敏度高，最低检测限能达到 10^{-17}mmol/L，示踪物稳定，标准线剂量范围宽，自动化程度高，操作简便等优点。但 TR – FIA 技术也存在易受内源性或外源性污染的缺点。

五、发光免疫检测

用发光物质标记示踪的免疫分析技术，根据检测到的发光强度进行定量。将发光分析与抗原抗体免疫反应相结合，既具有发光分析的高度灵敏性，又具有抗原抗体免疫反应的高度特异性。目前各种自动化发光免疫检测技术已成为临床医学和生物学研究领域广泛应用的一种新的检测手段。

根据发光反应体系、标记物及标记方法，对发光免疫检测技术分类如下。

1. 化学发光免疫分析 化学发光免疫检测（chemiluminescentenzyme immunoassay，CLIA）的基本原理类似于 RIA 或 IRMA 和 EIA，只是所用的标记物或检测的信号不同。

CLIA 分类：根据免疫反应的原理分为竞争性和非竞争性。

（1）竞争性抑制反应式：CLIA 中竞争性免疫反应式如下。

$$Ag + Ag \cdot L + Ab$$

$$\Updownarrow$$

$$Ag \cdot Ab + Ab \cdot Ag \cdot L$$

↓启动发光试剂

hυ（发射光子）

（2）非竞争性全量反应式：CLIA 中非竞争性全量反应式如下。

$$SP \cdot Ab + Ag$$

$$\Updownarrow$$

$$SP \cdot Ab \cdot Ag$$

↓Ab · L

$$SP \cdot Ab \cdot Ag \cdot Ab \cdot L$$

↓启动发光试剂

hυ（发射光子）

根据标记物及标记方法分类：

1）吖啶酯发光免疫分析法（图 3 – 10）：以吖啶酯为发光的标记物，固相载体为极细小的顺磁性颗粒，在电磁场中洗涤分离未结合部分，加入氧化剂和 pH 纠正液，吖啶酯在不需要催化的情况下分解、发光，由激光器和光电倍增管接受，光的积分与被测抗原的量成正比。属于直接标记化学发光免疫分析仪。

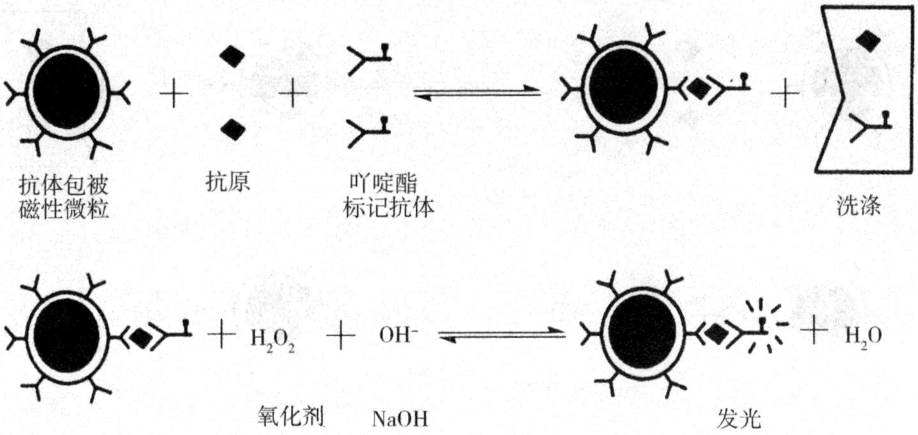

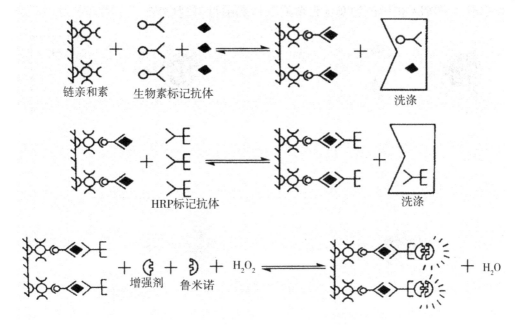

图 3-10　吖啶酯发光免疫分析法示意图

2）鲁米诺发光免疫分析法（图 3-11）：用辣根过氧化物酶（HRP）标记抗原或抗体，以塑料小孔为固相载体，免疫反应后洗去未结合的抗原和抗体，加入底物鲁米诺和增强剂，使酶促反应后的化学发光强度增加。也属于直接标记化学发光免疫分析技术。

图 3-11　鲁米诺发光免疫分析法示意图

3）AMPPD 化学发光免疫分析法（图 3-12）：以碱性磷酸酶标记抗原或抗体、以顺磁性微粒或塑料珠为固相载体，用底物联苯环和金刚烷的二氧四节环（AMPPD）作为化学发光剂，酶促反应后可断裂并发射光子。属于酶放大化学发光免疫分析技术。

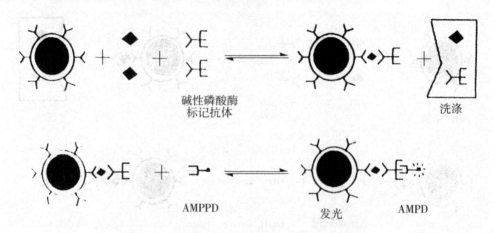

图 3 - 12　AMPPD 化学发光免疫分析法示意图

2. 电化学发光免疫分析法（electro chemiluminescence immunoassay，ECLIA）（图 3 - 13）　ECLIA 不同于传统放射性核素标记、酶标记及荧光标记等免疫检测技术，也区别于普通化学发光检测技术，它是电化学发光与免疫检测技术相结合的产物。自 20 世纪 90 年代初建立以来，成为临床上广泛应用的最新一代超微量标记免疫检测技术。不仅用于激素的测定，在 DNA 扩增产物及各种免疫学检测中也得到推广。

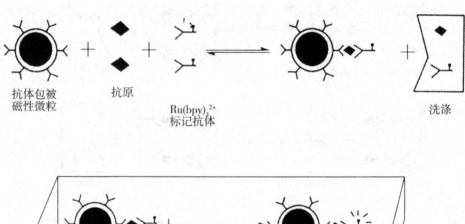

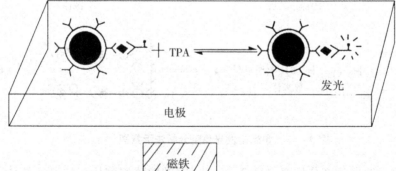

图 3 - 13　电化学发光免疫分析法示意图

基本原理是采用发光试剂三氯联吡啶钌 $[Ru(bpy)_3^{2+}]$ 作为标记物，$[Ru(bpy)_3^{2+}]$ 在三丙胺阳离子自由基（TPA^+）催化作用和三角形脉冲电压的激发下，可产生高效、稳定的连续发光，这一氧化还原反应可循环进行，测定信号不断放大，从而大大提高检测灵敏度。反应过程为，以顺磁性微粒为固相载体，用化学发光剂三联砒啶钌 $[Ru(bpy)_3^{2+}]$ 标记抗体，免疫复合物吸入磁性流动室，用 TPA 缓冲液冲洗，除去游离的发光标记抗体，同时电极增加电压，使 $[Ru(bpy)_3^{2+}]$ 和 TPA 在电极表面进行电子转移，产生电化学发光，光的强度与待测抗原的浓度成正比。

3. 生物发光免疫分析法（BLIA）　BLIA 是抗原抗体反应与生物发光反应系统相结合的一种分析技术，它利用生物发光物质或参与生物发光反应的辅助因子如辅酶 I（NAD）、三磷腺苷（ATP）等标记抗原或抗体，在试验过程中，先将标记抗原（或抗体）与待测抗体（或抗原）发生免疫反应后，再运用生物发光反应系统进行检测。

方法评价：LIA 的优点与 EIA 相似，标记物的有效期长，在无菌或防腐的条件下，4℃或冻干的保存期超过 1 年；测定的灵敏度高，达到 10^{-18} mmol/L；避免了放射性核素的污染，最重要的是克服了酶标记的不稳定性和荧光标记的本底荧光干扰等缺点，直接化学发光法还避免了酶促反应的不稳定性。ECLIA 是一种电促发光免疫检测技术，它采用特殊的化学发光剂作为标记物，钌标记物很稳定，在室温下半衰期 >1 年，钌也可以用于标记核酸和 PCR 引物，而不影响探针的杂交活性和引物的特异性。标记物在反应体系中循环利用，使发光时间延长和强度增加。将链霉素亲和素系统与磁性微珠技术结合，使检测灵敏度大大提高（$<10^{-12}$ mmol/L），线性范围更广，反应时间缩短（<20min），最快可在 2h 内发出检测报告，是其他免疫检测方法无法比拟的。由于 ECLIA 技术比 RIA 和 IRMA、ELISA 及传统的化学发光检测具有显著的优越性，且在其设计上的灵活性可使分析者随意改变测定模式，因而在激素免疫分析和核酸检测中具有广泛的应用前景。

六、免疫多聚酶链反应技术

PCR 技术在临床的应用最初仅限于检测 DNA 和 RNA，1992 年美国加州大学分子生物学家 Sano 等报道将 PCR 技术引入免疫检测．将抗原－抗体反应的高度特异性与 PCR 技术的高度敏感性相结合，建立了免疫 PCR（immuno－PCR）技术，开创了免疫分析技术的新领域。免疫 PCR 技术是迄今建立的最敏感的分析方法，检测的灵敏度可达 10^{-21} mmol/L 水平，理论上可监测到一个抗原（或抗体）分子的存在。

1. 基本原理　免疫 PCR 主要由两部分组成。第一部分类似于一般的酶标记、放射性核素标记或荧光标记技术的免疫反应，只是标记物不同而已。第二部分为常规 PCR 扩增产物的检测。免疫 PCR 与其他免疫检测技术的区别就在于它是用一段特定的双链或单链 DNA 来标记抗体，以 PCR 扩增免疫反应产物中抗体所连接的 DNA，再用电泳法或其他定量方法检测扩增的 DNA 产物，最终由 PCR 扩增 DNA 产物的量来反映抗原分子的量。由于 PCR 的高扩增能力，只要存在极微量的抗原－抗体反应产物，PCR 都能大量扩增抗体所连接的 DNA 分子。免疫 PCR 的关键技术就在于用一个连接分子将一段特定的 DNA 连接到抗体上，在抗原与 DNA 之间建立起相应的变量关系，从而将对蛋白质的检测转变为对核酸的检测。

2. 免疫 PCR 种类　根据免疫 PCR 一次实验检测的组分多少分为单组分和多组分分析免疫 PCR；或根据标记抗体的 DNA 指示分子的两侧翼含相同的引物序列区，可用单引物进行 PCR 扩增的方法称为单引物免疫 PCR；还根据检测目的和 PCR 扩增产物的检测方法不同，分为双免疫 PCR 和 ELISA 联合检测免疫 PCR。

（1）单组分分析免疫 PCR：是指在某一抗体上标记一段特定的 DNA 分子，其免疫反应产物和 PCR 的 DNA 扩增产物只能检测到某一种待测组分的免疫 PCR。

（2）多组分分析免疫 PCR：即在同一免疫反应体系中同时检测多种抗原组分。放射性核素、酶、荧光素和化学发光等标记抗体的技术，虽然已经开发用于同时检测多种组分，但来自不同标记物的重叠信号和扫描不同密度的信号存在困难，从而使这些技术的实用性受到严重影响。相对而言，DNA 为区别多组分提供了较理想的分子标记物，大小不同的 DNA 分子可以通过电泳等技术而分离。

（3）双向免疫 PCR：该方法是指抗原组分和目的基因同时检测的免疫 PCR。其方法是将一对用于扩增某基因的引物加在标记抗体的 DNA marker 的两端，使被测组分（抗原）共用一对引物，但 DNA 扩增终产物的分子量大小不同，从而达到免疫 PCR 在检测某抗原的同时又检测了目的基因。

（4）免疫 PCR 联合 ELISA 检测：PCR 扩增的产物通常是用凝胶电泳、溴化乙啶（EB）染色的方法来进行定量分析，也可在凝胶电泳后用 Southern 杂交法检测 PCR 产物，但这些方法操作繁杂，检测灵敏度低，定量的准确度和精密度较差，难以达到实用要求。Niemeyer 等报道将免疫 PCR 与 ELISA 联合应用，即用 ELISA 定量检测免疫 PCR 的扩增产物，它主要是用一对分别标记了生物素和地高辛的引物来扩增标记 DNA，以亲和素作为捕获抗体固定扩增产物，再用标记上碱性磷酸酶的抗地高辛抗体进行双抗夹心 ELISA 检测扩增产物。凝胶电泳 EB 显色法检测 PCR 扩增产物的精密度变异系数（CV）达到 38%（为不可接受的程度），而 ELISA 的 CV 为 10%。并且，以荧光染料 Atto Phos 作为显色底物的 ELISA，其检测灵敏度比凝胶电泳 EB 显色法高 10 倍，被检测组分的含量与荧光强度呈正相关。免疫 PCR 与 ELISA 联用检测法更节省时间和便于临床样品检测的自动化。

方法评价：免疫 PCR 作为一种抗原检测系统，同时具有抗原抗体反应的高度特异性和 PCR 扩增产物的超敏感性，特别适合于各种样本量极少和组分含量极低的成分检测，并可直接检测细胞膜上的抗原。免疫 PCR 与其他免疫分析技术比较，其主要优点是利用 PCR 的巨大扩增能力和特异性，因而极大地提高了被检测组分的检测灵敏度，较目前其他免疫检测法高 $10^3 \sim 10^5$ 倍。研究证实，免疫 PCR 的检测灵敏度与引物序列 DNA 链的数目（单链和双链）及 DNA 长度、抗体浓度、PCR 放大周期和 PCR 产物的测定方法密切相关，采用荧光化合物和酶等标记的引物进行 PCR 扩增，可进一步提高检测灵敏度。单免疫 PCR 存在的缺点是操作繁杂费时，为防止假阳性结果，试验洗涤必须充分完全，PCR 扩增产物电泳时所用的染色剂 EB 有致癌且污染环境，电泳区带的定量分析影响因素多，精密度差。随着免疫 PCR 技术的进一步发展完善，新的标记物和引物设计将扩大检测组分的范围，提高检测自动化程度，使操作更简便，测量精密度得到改善。

（赵　猛）

第二节　高效液相色谱法与毛细管电泳技术

高效液相色谱（high - performance liquid chromatography，HPLC）和毛细管电泳（capillary electrophoresis，CE），是一类利用混合物中各组分的分子结构或大小等理化性质不同进行分离的物理或化学分离技术。

一、高效液相色谱法

该方法有两个基本框架：一是有高效分离作用的分离柱（即色谱柱）又称固定相；二是从分离柱中通过的冲洗液又称 流动相。流动相以高压输送，在线检测。待测物置于分离柱内，由于混合物中各组分的分子结构或大小和理化性质不同，当流动相冲洗时，它们在固定相中的移动速率不同，出峰值的时间和大小不同。利用已知的标准品，与样品中待测组分的保留时间或相对保留时间对照进行定性分析，与色谱图的峰面积或峰高相互比较进行定量分析。

1. 按固定相的聚集状态分类

（1）液－液分配色谱法：系指流动相和固定相都是液体的色谱法。其分离机制是利用样品在流动相和固定相中的溶解度不同，造成不同的分配系数（K）存在差别而得以分离。组分的 K 是指流动相于固定相中处于平衡状态时在两相中的浓度，组分的 K 越大，在色谱柱中停留的时间越长。

（2）液－固吸附色谱法：系指流动相为液体，固定相为固体吸附剂的色谱法。其分离机制为基于吸附剂对样品中各组分的吸附系数（K）的差异而得以分离。K 也称吸附平衡常数，吸附剂亲和力越大的组分 K 越大，在柱内的停留时间越长，出峰越晚。

2. 按分离机制分类

（1）凝胶色谱法：又称空间排斥色谱法、分子排阻色谱法。该方法所用固定相是具有一定孔径范围的多孔径凝胶，当流动相为有机溶剂时称为凝胶渗透色谱法，为水溶液时称为凝胶过滤色谱法。分离机制是利用被分离组分的分子大小与凝胶孔径大小直接的相对关系而分离。大尺寸的分子只能渗入到少量的大孔，在色谱柱中通过的路径较短，则停留时间较短，当某些组分的分子尺寸大到不能进入凝胶的任何孔穴时，则随流动相从固定相间隙通过，途径最短，停留时间最短，反之分子的尺寸越小，可进入的孔穴越多，经过的途径越长，保留时间越长。

（2）亲和色谱法：是利用或模拟生物分子之间具有特异性结合的原理，分离和分析特定物质的一种色谱法。其分离机制是将具有生物活性的配基（如酶或抗体等）键合到非溶性载体或基质表面形成固定相，利用蛋白质或生物大分子（如酶抑制药或抗原等）与固定相表面上的配基特异性结合而分离。在分离过程中，待分离物质与其配基特异性结合形成复合物，而其他与配基无亲和力的物质则随流动相直接流出色谱柱。再选择适当的洗脱剂将结合在配基上的物质洗脱收集起来进行分析。该法常用于纯化或分析生物样品中含量很低的酶、酶抑制剂、抗原、抗体和受体等。

（3）离子交换色谱法：以离子交换为固定相，利用样品中可电离组分对离子交换的亲和力不同，达到分离离子型或可离子化物的色谱法。基本分离机制是基于样品中的待测离子与固定相含有的可交换基团在交换能力（交换系数）上的差异而分离。常用的离子交换剂有以交联聚苯乙烯为基体的离子交换树脂和以硅胶为基体的键合离子交换基团，根据引入的基团不同，离子交换树脂可分为阳离子交换树脂和阴离子交换树脂。根据分离目的不同可分为离子交换色谱法和离子排斥色谱法。

（4）键合相色谱法：系将起分离作用的官能团用化学方法键合到载体（如硅胶等）表

面形成，化学键合相并以其为固定相色谱法。化学键合相可用作液 - 液分配色谱法、离子交换色谱法、亲和色谱法等的固定相。键合相色谱法是应用最广泛的色谱法。

二、毛细管电泳法

毛细管电泳法（capillary electrophoresis, CE）类似于 HPLC 的分析装置，它用电渗流替代 HPLC 的流动相，故又称为电动色谱法（electrokinetic chromatography）。该法用高压电场为驱动力，以毛细管为支持介质和分离通道，基于样品中各组分之间迁移速率不同和分配行为上的差异而实现分离的电泳分析技术。分离机制是在电泳缓冲液中，待测组分的迁移速率由其所带电荷数和分子量决定，在高压电场作用下带正电荷的组分向负极泳动，带负电荷的组分向正极泳动，而缓冲液的电渗流方向则移向负极且作用力大于带负电荷组分朝向正极的泳动力，最终导致带正电荷、中性电荷和负电荷的不同组分均泳动向负极并得以分离。

根据毛细管的设计和分离原理不同分类如下。

1. 毛细管区带电泳　是 CE 中的最基本分离模式，基于各组分在电泳缓冲液中和电场作用下，所含净电荷于质量比（荷质比）的差异，以及物质表面电荷密度不同，迁移速率不同而导致分离。

2. 胶束毛细管电泳　是唯一能分离中性组分又能分离带电组分的 CE 模式。该模式是在电泳缓冲液中加入适量的表面活性剂，使之形成疏水内核和外部带负电荷的胶束相，在电泳过程中，因各组分的疏水性不同，而导致其在水相和胶束相之间的分配存在差异导致分离，疏水性越强的组分与胶束的作用力越强，在毛细管内的停留时间越长。

3. 毛细管凝胶电泳　将特定浓度的凝胶（聚丙烯酰胺等）灌注并共价结合到毛细管内壁作为支持介质，基于待测组分的分量或体积不同，在起分子筛作用的凝胶中电泳而被依次分离。

4. 毛细管等电聚焦　是指在毛细管内实现的等电聚焦过程。在电场作用下，带电组分在电泳缓冲液中可定向迁移，当处于等电点（pI）介质中就会停止迁移，当介质内的 pH 存在位置梯度时，不同 pI 的组分将停止迁移而分别聚集在不同的位置，并形成一条非常窄的区带，这就是等电聚焦的分离过程。通常用盐或两性电解质在毛细管内建立 pH 梯度，使各种具有不同 pI 的组分在电场的作用下迁移到其等电点的位置而实现分离。

5. 毛细管等速电泳　基本分离机制是采用加入先导电解质和后续电解质的发放使样品中的各种组分得以分离。

6. 毛细管电色谱　是将 HPLC 常用的各种固定相有选择性地填充到 CE 用的毛细管内，以高压电源产生的电渗流为驱动力而实现类似色谱的分离过程。

方法评价：高效液相色谱和毛细管电泳技术不同于上述利用抗原 - 抗体的免疫反应为基础的各种免疫分析法，是一类利用混合物中各组分的分子结构或大小等理化性质不同进行分离的物理或化学分离技术。在分析化学及生物医药学和临床疾病诊断中得到广泛应用，HPLC 用于测定各种激素及药物浓度检测，CE 被用于分离分析血清中的各种蛋白质和血红蛋白；测定尿中 9 种有机酸，于 HPLC 联用测定各种激素及激素结合蛋白；定量分析 PCR 的扩增产物，检测血尿中的药物浓度等，灵敏度高，可达 10^{-21} mmol/L，分离效能好，速度快，已成为多组分混合物最重要的分离技术。

（赵　猛）

第三节 低血糖症诊断试验

血糖系指血液中的葡萄糖，人体组织主要靠血糖供应能量。中枢神经系统不能合成葡萄糖，且贮存的糖原极少，故短暂的低血糖就能引起明显的脑功能紊乱。如长期的、严重的低血糖未及时纠正，会导致永久性神经系统损伤甚至致死。另外，低血糖可增加血小板的聚集而促进 DM 血管并发症的发生和发展。

在正常情况下，血糖的来源和去路保持动态平衡，维持在较窄的范围内，该平衡被破坏时可致高血糖或低血糖。临床上以前者常见，后者除了在糖尿病的治疗过程中常见外，其他均属少见。低血糖症不是一种独立的疾病，而是多种原因引起的血葡萄糖浓度过低综合征。

人体每天的糖代谢可根据进餐与肠胃有无外源性糖类吸收分为若干状态，称为空腹状态和进食状态。空腹状态又称吸收后状态，进食状态又称餐后状态。进食状态通常指开始进餐至进餐后糖类被消化吸收的一段时间，一般为 5 ~ 6h。其中葡萄糖吸收率是空腹状态下内源性葡萄糖生成率的 2 倍以上。空腹状态指无食物消化吸收的一段时间。通常指晚餐后至次晨早餐前的一段时间，为 10 ~ 14h，这段时间也包括晚餐后的餐后状态在内。

低血糖症（hypoglycemia）并非一个疾病，而是由于多种原因引起的血浆葡萄糖浓度低于 2.8mmol/L（50mg/dl），导致多数患者出现以交感神经兴奋和（或）中枢神经系统功能障碍为主要表现的临床综合征。在老年人有脑动脉硬化或缺血的情况下，或糖尿病患者长期高血糖状态下，血糖下降速度过快，即便未达到 2.8mmol/L 以下，也可出现低血糖的临床症状。而长期处于低血糖状态下，血糖低于 2.8mmol/L，患者脑及其他器官已受到损害，仍可无低血糖症状。

根据临床特点和发病机制常将低血糖分为空腹低血糖和餐后低血糖。

一、激素测定及其在临床疾病中的意义

（一）低血糖症分类

根据病理生理改变，低血糖症可分为葡萄糖生成底物的可利用性障碍、糖生成障碍和糖利用过多，见表 3 - 1。临床多根据疾病分类，见表 3 - 2。

表 3 - 1 低血糖症的病理生理分类

葡萄糖生成底物的可利用性障碍	亮氨酸过敏症
儿童酮症性低血糖	T_2DM 早期
慢性肾衰竭	胎儿红细胞增多症
饥饿（如妊娠反应）	糖尿病母亲分娩的婴儿
糖生成障碍	外源性高胰岛素血症（非胰岛素直接作用）
肝衰竭（重症肝病、肝坏死、肝炎）	糖尿病伴低血糖
糖生成的酶系障碍（缺乏为主）	医源性低血糖症
糖原分解酶缺乏	非胰岛素瘤肿瘤性低血糖
糖异生酶缺乏	胰岛素敏感性增加
糖利用过多	垂体功能减退症

内源性高胰岛素血症	剧烈运动
胰岛素瘤	药物
PHHI	
滋养性低血糖症	

注：PHHI：婴儿持续性高胰岛素血症性低血糖症（persistent hyperinsulinemia hypoglycemia of infancy），病理学上称为胰岛素细胞增殖症（nesidioblastosis）或胰腺微腺瘤样增殖症（microadenomatosis）；T_2DM：2型糖尿病。

表 3-2　低血糖症的临床分类

空腹（吸收后）低血糖症	内源性高胰岛素血症
药物	胰岛 B 细胞疾病
胰岛素、磺脲类药及酒精	肿瘤（胰岛素瘤）
喷他脒、奎宁	PHHI
水杨酸盐	其他疾病
其他药物	自身免疫性低血糖症
重症疾病	胰岛素抗体
肝衰竭	胰岛素受体抗体
心力衰竭	B 细胞抗体
肾衰竭	异位胰岛素分泌
脓毒血症	婴儿和儿童低血糖症
营养不良症	儿童酮症性低血糖症
升血糖激素不足或缺乏	餐后低血糖症
皮质激素缺乏	糖类代谢酶先天性缺乏
GH 缺乏	遗传性果糖不耐受症
胰高血糖素缺乏	半乳糖血症
肾上腺素缺乏	特发性反应性低血糖症
多种激素缺乏	滋养性低血糖症（包括倾倒综合征）
非胰岛 B 细胞肿瘤	肠外营养支持

注：GH：生长激素；PHHI：婴儿持续性高胰岛素血症性低血糖症。

（二）低血糖症病因诊断

低血糖症的病因诊断，需要仔细回顾病史及详细体格检查，收集所有相关实验室资料，以发现可能的原因。

人体糖代谢调节以及血糖稳态维持，涉及多种激素的协调分泌。其最重要的是胰岛素。胰岛素刺激肝脏和外周组织摄取、储存和利用葡萄糖，增加糖原合成，抑制糖原分解，抑制和减少葡萄糖异生，减少内源性葡萄糖的生成，防止血糖升高。胰岛素分泌受许多因素的影响，其中最主要的因素是血糖浓度。因此血浆胰岛素浓度测定，不仅反映胰岛 B 细胞功能，也对鉴别低血糖病因至关重要。血胰岛素浓度测定，除常用的 RIA 法（需选用与胰岛素原不起反应的抗胰岛素抗体）外，还有免疫放射法（immunoradiometric assay，IRMA）和酶联免疫吸附法（enzyme-linked immunosorbent assay，ELISA）等。后两者均需使用两种识别胰岛素分子不同表位的抗体，故又称双抗夹心法（double antibody sandwich technique）。无论是特异性 RIA、IRMA，还是 ELISA，因排除了非特异性抗原的干扰，其测得值均较 IRI 为低。空腹胰岛素参考值为 5~25μU/ml（或 mU/L），餐后 <180μU/ml。但胰岛 B 细胞分泌的胰岛素有 50%~60% 进入门静脉为肝脏摄取，另外，如果检测用的胰岛素抗体为多克隆抗体，则可与胰岛素原、胰岛素原裂解产物结合，因此有一定局限性。通常血浆中免疫反应胰岛素中 20% 为胰岛素原，而胰岛素原的生物活性仅为胰岛素的 10%。

B 细胞分泌的胰岛素原可被相应的酶水解生成胰岛素和 C 肽。C 肽和胰岛素均系胰岛素原经蛋白酶和羧肽酶分解而成的等克分子浓度的两种肽类物质。相对于胰岛素，C 肽的半衰期较长；胰岛素抗体与 C 肽无交叉免疫反应，外源性胰岛素中不含 C 肽，故 C 肽测定的特异性较高。RIA 或 ELISA 方法可以测定血中 C 肽浓度。用免疫法（RIA）测定的胰岛素值称为免疫反应性胰岛素，这是因为胰岛素的多克隆抗体与胰岛素原等胰岛素类似物有交叉反应。因此，胰岛素测定结果的解释应比较慎重。C 肽测定可用于内源性和外源性高胰岛素血症的鉴别。C 肽与胰岛素等分子量分泌的，外源性高胰岛素血症时的 C 肽一般测不出来。血中 C 肽增高，提示内源性高胰岛素血症。正常空腹 C 肽为 0.8~3.0μg/L（0.24~0.9mmol/L）。

正常人空腹血清胰岛素原及胰岛素原类似物（BKRA）值 0.05~0.4μg/L（0.05~0.4ng/ml），不超过所测胰岛素浓度的 25%，而 90% 的胰岛素瘤患者超过此值。胰岛素（IRI）同 PLC 间的比例是目前诊断胰岛素瘤最特异的一种化验。

除胰岛素外，胰岛素样生长因子（IGF）、胰淀粉样肽（amylin）和胰高血糖素样肽-1 [GLP-1（7~36）] 也有一定的降低血糖和促进糖利用作用。其中，某些非胰岛素肿瘤，分泌 IGFⅡ是造成低血糖原因之一。能引起低血糖症的胰外肿瘤的细胞构成是多种多样的，特别是晚期，如肝细胞癌（约占 22%），肾上腺皮质癌（9%），胰及胆管肿瘤（10%），其他，如肺支气管癌、卵巢癌、消化道类癌、胃肠癌、神经细胞瘤、血管外皮细胞瘤（17%）。无性别差异，老年人多见。空腹或餐后 2~3h 均可发生低血糖症，以脑部缺糖症群为主。引起低血糖症的机制不明，可能有：①肿瘤组织利用糖过多；②肿瘤产生某种抑制胰高血糖素释放的物质；③肿瘤产生胰岛素作用样物质（MSILA-S），其结构似生长激素，有促进细胞生长及胰岛素作用，又称胰岛素生长因子Ⅰ与Ⅱ（IGF-Ⅰ和Ⅱ）。但胰岛素及 C 肽水平不高。1/3 患者血 IGF 升高。其中较为间充质肿瘤，分泌 IGFⅡ多以游离状态进入组织中，与血浆蛋白结合很少。化学发光法可以测定。许多患者血中 IGFⅡ水平不高，但 IGF-Ⅰ和 GH 受到抑制，IGF-Ⅱ与 IGF-Ⅰ比值升高，游离 IGF-Ⅱ升高。约 10% 的患者伴有内分泌疾病的特征，如甲状腺肿大伴有或不伴有甲状腺功能亢进、男性化、阳痿、男性乳房发育、肢端肥大等。低血糖症发作时血浆胰岛素水平降低。

二、功能试验及评估

（一）空腹血浆胰岛素和血糖测定

1. 原理　正常空腹静脉血浆胰岛素浓度在 5~20mU/L，很少超过 30mU/L。当空腹血糖低于 2.8mmol/L，胰岛素应降低至 10μU/ml 以下；当血糖低于 2.2mmol/L，胰岛素应低于

5μU/ml；血糖低于 1.67mmol/L 时，胰岛素应停止分泌。随着血糖下降，胰岛素（μU/ml）与血糖（mg/dl）比值（胰岛素释放指数，I：G）也降低。胰岛素瘤患者胰岛素分泌呈自主性，其浓度常高于正常，可达 160mU/L。

2. 方法　于禁食 24h 以上后取血测定血清胰岛素（免疫法，IRI）及血糖（G）计算其比值。

结果评价：仍有 20% 的假阴性率。

3. 临床意义

（1）IRI/G > 0.4（正常 < 0.3）支持胰岛素瘤诊断。

（2）修正的胰岛素释放指数：IRI（μU/ml）×100/（G − 30mg/dl）≥ 85μU/mg，支持胰岛素瘤诊断（正常 ≤ 50μU/mg）。G − 30mg/dl 是因为当血糖达 1.67mmol/L（30mg/dl）时胰岛素分泌暂时停止。

（3）高胰岛素血症也见于肥胖症、2 型糖尿病早期（肥胖者）、肢端肥大症、皮质醇增多症、妊娠后期等，故血糖及胰岛素需同时采血反复测定才有助鉴别。

（二）口服糖耐量试验（OGTT）

1. 原理　正常人一次食入大量葡萄糖后，血糖浓度一般不会超过 8.88mmol/L，于 2h 内恢复正常。延长 OGTT 主要用于发现餐后低血糖发生的时间和程度，如餐后早期（2 ~ 3h），还是后期（3 ~ 5h）。

2. 方法

（1）试验前一天早晨 8 时后不再进食，试验应于早晨 7 ~ 9 时开始。

（2）口服葡萄糖 82.5g（溶于 250 ~ 300ml 水中），3 ~ 5min 内服完。

（3）空腹（0min）及服糖后 30min、60min、120min、180min，共 5 次采血。

（4）延长试验者，于服糖后 4h 及 5h 取血测血糖。

3. 注意事项

（1）试验前 3d 正常饮食，每日糖类含量 200 ~ 300g。

（2）正常活动，非应激情况。

（3）试验过程中不应吸烟、饮水、进食及剧烈运动。

（4）FPG 明显高于正常值者不做此试验。

（5）若患者有胃肠功能障碍，可采用静脉法：用 50% 葡萄糖 50ml 静脉注射的，或按 20% 葡萄糖按葡萄糖 0.5g/kg 静脉滴注，30min 内注毕。

4. 结果评价　对餐后低血糖有鉴别意义。对确定是否为空腹低血糖，没有意义。

5. 临床意义

（1）胰岛素瘤多数为典型低扁平曲线：服糖后 1h 呈早期低血糖症者对本病诊断有助。但部分本病患者曲线属正常型或耐量减退型，这可能与胰岛素瘤分泌胰岛素的自主程度、分泌胰岛素的量、瘤外正常胰岛 B 细胞功能受抑制的程度有关。因此，在 OGIT 同时应测定血浆胰岛素及 C 肽（称胰岛素释放试验）。

（2）原因不明性、自发性、功能性低血糖症：此组低血糖症临床最常见（约占 70%），病因不明，多见于有神经质的中年女性，可能与自主神经功能紊乱、迷走神经兴奋性偏高有关。低血糖常于餐后 2 ~ 4h 发作，症状轻，以交感神经受刺激及肾上腺素分泌过多症群为主，脑神经缺糖症状少见。每次发作持续 15 ~ 20min，多自行恢复或稍进食即缓解。为预防发作常加餐，故患者多肥胖。病史长，但症状无进行性加重。空腹血糖正常，发作时血糖很少 <2.24mmol/L，糖耐量正常或在 2～4h 呈反应性低血糖。低血糖发作时（血糖 <1.67mmol/L 时）胰岛素分泌停止。胰岛素释放指数 <0.3，修正指数低于 50μU/mg。本症须与轻型胰岛素瘤鉴别。

（3）滋养性低血糖症：见于胃大部切除术、胃肠吻合术、伴有或不伴有迷走神经切断术的幽门成形术患者，进食后食物迅速进入小肠，导致食物快速吸收，尤其进食含糖流质后 30～60min 血糖达 11.1～16.65mmol/L（200～300mg/dl），刺激胰岛素大量分泌导致血糖下降，于餐后 2～4h 降至 2.78mmol/L（50mg/dl）以下，出现以肾上腺素分泌过多的症状。本症有胃肠手术史。餐后高血糖所致的高胰岛素血症。糖耐量空腹血糖正常，高峰迅即出现且高于正常，2～3h 出现低血糖反应。

（4）早期 2 型糖尿病性低血糖症：患者多肥胖，餐后刺激胰岛素释放延迟，血糖升高时才使胰岛素过量释放，导致低血糖发作。多于餐后 3～5h 发作。空腹血糖正常，糖耐量试验呈糖尿病曲线，于服糖后 3～5h 血糖下降至 2.50mmol/L（45mg/dl）以下，出现晚期低血糖反应。

（三）口服 75g 葡萄糖（或 25g 静脉注射）后做胰岛素释放试验（与 OGTT 同时做）

各次取血后同时测血糖及胰岛素，胰岛素瘤患者血糖呈低扁平曲线而胰岛素曲线相对较高，且高峰 >50mU/L，分析结果时应除外早期 2 型糖尿病及肝病。

（四）胰高血糖素－胰岛素－C 肽兴奋试验

1. 原理 胰高血糖素可使肝糖原分解、血糖升高，外源性胰高糖素还刺激胰岛 B 细胞分泌胰岛素。

2. 方法

（1）胰高血糖素肌内注射法：空腹时，肌内注射胰高血糖素 1mg，注射前和注射后的 15min、30min、60min、90min 和 120min 分别取静脉血测血糖、胰岛素和 C 肽。

（2）胰高血糖素静脉注射法：空腹时，静脉注射胰高血糖素 1mg，注射前和注射后的 6min 分别取静脉血测血糖、胰岛素和 C 肽。

3. 结果

（1）正常人肌内注射胰高血糖素后，血糖可升高 2.87～5.55mmol/L，高峰出现在 45min 左右，2h 血糖恢复正常，胰岛素原分泌高峰与血糖一致，峰值达 50～100mU/L。

（2）经静脉注射胰高血糖素后，C 肽值超过基础值 150%～300%。

（3）胰高血糖素刺激试验，对低血糖的敏感性较 I：G 比值、C 肽、胰岛素原测定等方法低。对胰岛素瘤者，58% 有胰高血糖素兴奋试验阳性。

4. 临床意义

（1）胰高血糖素 1mg 静脉注射，5～10min 血浆胰岛素 >150mU/L 支持胰岛素瘤诊断。

（2）糖原贮积症患者血糖不上升或上升很少。

（3）糖原贮积症及严重慢性肝病患者糖原贮备不足的低血糖症者胰岛素和 C 肽对刺激无反应。

（4）正常人及部分糖尿病者有时有假阳性反应，但大多数 <100mU/L。

（五）亮氨酸试验

静脉注射亮氨酸 150mg，血糖下降 1.4mmol/L（25mg/dl）以上，提示胰岛素瘤。口服 L-亮氨酸 200mg/kg，于口服前后 10min、20min、30min、40min、50min、60min 分别测血糖及胰岛素，服药后的 30～45min 血糖下降至 <2.78mmol/L（50mg/d），胰岛素 >40mU/L 为阳性，支持胰岛素瘤诊断。

（六）禁食试验

1. 原理　空腹及发作时血糖 >2.78mmol/L 又疑有胰岛素瘤者做本试验。一般禁食 24h 约 85% 的胰岛素瘤者有低血糖发作，禁食 48h 95% 有低血糖发作，另 5% 需禁食 72h。

2. 方法　禁食期间每 4 小时测定血糖、胰岛素、C 肽 1 次。血糖 <2.78mmol/L 每小时测定 1 次，直至血糖 <2.2mmol/L（40mg/dl）伴有神经缺糖症状出现，于采血后（测定血糖、胰岛素、C 肽）即刻给予葡萄糖静脉注射以终止试验。

3. 临床意义　正常人随禁食时间的延长，胰岛素及 C 肽水平逐渐降低。如血糖 <2.2mmol/L 伴神经缺糖症候群出现时，胰岛素及 C 肽水平较高可诊断为胰岛素瘤。

4. 注意事项　以往认为禁食 72h 无低血糖发作可除外胰岛素瘤，目前已有例外。有时于最后 2h 增加运动以激发低血糖发作，但此时已禁食 2～3d，患者已无力运动。对于高龄及伴有心血管病者更应慎重。禁食期间主要靠糖异生维持血糖稳定，应多饮水，预防高黏高脂血症及其并发症。有肝病及垂体-肾上腺皮质功能低下时，禁食也可导致低血糖症发作，应注意鉴别。

（七）C 肽抑制（胰岛素耐量）试验

胰岛素 0.1U/kg（体重）静脉滴注共 60min（空腹血糖 >2.78mmol/L）试验过程中如出现低血糖反应则随时终止试验。正常人血糖降至 2.2mmol/L（40mg/dl）以下，C 肽也降至 1.2μg/L（3ng/ml）以下。胰岛素瘤患者只有血糖下降而 C 肽仍维持在 3μg（ng/ml）的较高水平。用磺脲类引起的低血糖症患者 C 肽也不受抑制，注意鉴别。

（八）胰岛素抗体及胰岛素受体抗体

（1）原理：血浆中存在胰岛素抗体提示既往使用过胰岛素或自身免疫性胰岛素综合征。后者的特点是游离胰岛素浓度很低而胰岛素总量明显升高。抗胰岛素抗体可逆性地结合大量胰岛素，与抗体结合的胰岛素可逐渐解离出来发挥其生物活性，引起严重的低血糖症。胰岛素受体抗体，具有模拟胰岛素样作用，比胰岛素的降血糖作用强，引起严重低血糖症。

（2）方法：低血糖发作时同时测定血胰岛素抗体及胰岛素受体抗体。

（3）结果抗体滴度显著升高。

（4）临床意义：胰岛素自身免疫综合征诊断。在应用甲巯咪唑治疗的 Grave's 病患者和含巯基药物（如卡托普利、青霉胺等）等治疗者或合并其他自身免疫病，如类风湿关节炎、系统性红斑狼疮、多发性肌炎、肾炎、自身免疫性血小板减少、恶性贫血、萎缩性胃炎、黑棘皮病等患者，在餐后 3～4h 发生低血糖，发作不规律。在低血糖发作期间，血浆游离胰岛素明显升高，C 肽分泌受抑，血浆 C 肽水平下降。血浆胰岛素测定（放免法，IRI）时血浆总 IRI 明显升高，常在 1 000mU/L 以上，甚至超过 10 000mU/L。

（九）经动脉钙刺激肝静脉取血（ASVS）测定胰岛素

1. 原理　临床上常采用葡萄糖酸钙静脉滴注刺激胰岛素释放试验，每千克体重 10mg，静脉滴注2h，或每千克体重2mg于1min内静脉注射（快速刺激法），可使血浆胰岛素（放免法，IRI）明显上升。

2. 方法 于选择性腹腔动脉造影后，可行胃十二指肠动脉、肠系膜上动脉和脾动脉插管注射葡萄糖酸钙（Ca^{2+} 1mg/kg），于注射后30s、60s、120s时从肝静脉取血测胰岛素。

3. 结果 本法创伤较PTPC小，且阳性率高。正常人上升约1倍（从11mU/L+1mU/L至18mU/L+2mU/L）。

4. 临床意义 胰岛素瘤患者上升8~10倍（从36mU/L+6mU/L至312mU/L+67mU/L）。钙剂静脉滴注后血糖可稍降低，尤其快速法影响不大。

（赵 猛）

第四章

内分泌肿瘤

内分泌肿瘤是指来源于内分泌腺体和组织，或者某些产生激素的非内分泌组织的新生物。内分泌腺体来源的肿瘤较为常见，表现为典型的内分泌疾病。神经内分泌肿瘤，多内分泌腺瘤病和异位内分泌肿瘤，属于特殊类型的内分泌肿瘤，其临床表现往往多种多样。内分泌肿瘤除了具有细胞异常增殖的特性外，大都有激素的异常分泌，临床常常能被早期发现。本章将介绍内分泌肿瘤的发生学和一些特殊类型内分泌肿瘤的发生机制。

一、肿瘤发生学

内分泌肿瘤是一类基因缺陷性疾病，发生在生殖细胞和（或）体细胞水平的癌基因与抑癌基因突变是内分泌肿瘤形成的根本原因。生殖细胞某些关键基因的突变导致遗传性内分泌肿瘤的发生；而非遗传性或体细胞性内分泌肿瘤的形成则是由于环境因素的改变，导致体细胞癌基因或抑癌基因突变所致。内分泌肿瘤多同时具有细胞增殖和激素大量分泌两方面异常，提示抑癌基因和癌基因的突变不仅影响细胞增殖，还涉及激素的异常分泌。

内分泌肿瘤多为单克隆来源，即所有的肿瘤细胞都从一个祖细胞扩增而来。肿瘤细胞在扩增过程中，不断产生新的基因突变，以保持增殖优势。

（一）癌基因

原癌基因通过转位、突变等激活转变成癌基因。癌基因常常在调节区或编码区发生"功能获得性"突变，癌基因的一个等位基因突变（杂合性突变）便能激活参与细胞生长的信号分子，使细胞无限增殖。内分泌肿瘤相关的癌基因包括 RET、PRKARIA、GNAS 基因等。

1. RET 基因　体内绝大多数的信号转导途径需要蛋白激酶的介导，人类基因组约有 500 余种基因编码各类蛋白激酶（约占基因组的 1.7%）。其中，RET 原癌基因为一种酪氨酸激酶基因，位于 10 号染色体长臂，全长 60kb，含 21 个外显子，编码 1 100 个氨基酸的酪氨酸激酶受体超家族 RET 蛋白。酪氨酸激酶受体是一组跨膜受体，包含胞外区、跨膜区和胞内区。胞外部分包含 4 个类黏附素的重复片段，1 个钙结合区和 1 个富含半胱氨酸的结构区。胞内部分是一个含有酪氨酸激酶的结构区，其中酪氨酸残基在受体与配体结合后能自身磷酸化，激活下游信号途径。酪氨酸激酶受体缺陷与很多疾病的发生相关。

研究表明几乎所有的 MEN - 2 患者都与 RET 原癌基因的突变有关。迄今报道的 200 余种突变中，错义突变是最为常见的突变类型，常累及受体蛋白质胞外富含半胱氨酸的二聚体结构域（8 ~ 13 号外显子）和胞内酪氨酸激酶催化位点（15，16 号外显子）。MEN - 2A 和家族性甲状腺髓样癌（FMTC）一般发生 8～14 号外显子的突变，而 MEN－2B 一般发生 15～16 号外显子的突变。其中，8～11 号外显子突变导致受体自发形成二聚体，13～14 号外显子突变导致酶催化位点与底物异常结合，而 15～16 号外显子突变则使 RET 蛋自从一个膜受体变为细胞内受体，从而激活细胞内异常的信号传导途径。上海瑞金医院迄今收集到 20 个MEN－2 家系，共 47 例患者。其中 15 个为 MEN－2A 家系，5 个为 MEN－2B 家系，1 个FMTC 家系。通过对 RET 原癌基因检测，证实全部 MEN－2A 家系均为 634 位点突变，共有4 种不同的氨基酸替代类型，分别是 C634R/Y/G/W；全部 MEN－2B 均为 M918T 突变；FMTC 为 C634R 突变。分析表明 RET 基因突变和 MEN－2 的临床表型有非常好的相关性。

2. PRKARIA 基因　PRKARIA 基因位于染色体 17q23～q24，基因全长 20kb，含 11 个外显子，Boshart 于 1991 年克隆成功。PRKARIA 基因编码蛋白激酶 A（PKA）调节亚单位 RIα。PKA 有两种同工酶，其中 PKA－I 对 cAMP 的敏感性更高，所以大多数哺乳动物由 PKA－I 介导 cAMP 信号转导。PKA 的调节亚单位共有 4 种同工酶，RIα、RIβ、RIIα、RIIβ，其中 RIα 敲除的小鼠会发生胚胎期死亡，提示 RIα 的功能尤为重要。RIa 的高度表达能够导致肿瘤细胞增生和恶性转化，在视网膜母细胞瘤、肾癌、乳腺癌、恶性成骨细胞瘤等肿瘤细胞中均可见 RIa 的高度表达。应用反义寡核苷酸下调 RIα 的表达，可以使 EGFR、c－erbB－2 以及 c－erb 的表达下降，细胞生长停滞。cAMP/PKA 信号转导通路非常复杂，PRKARIA 基因的任何一个等位基因缺陷都会造成多种肿瘤综合征。

Carney 综合征（Carney complex，CNC）于 1985 年由 Carney 首次发现，CNC 可以累及多个内分泌腺体，所以也可将之视为多内分泌腺瘤病的另一种类型。原发性色素沉着性结节样肾上腺病（PPNAD）占所有 CNC 的 25%，是唯一可以遗传的 Cushing 综合征，也是 CNC最常累及的内分泌腺瘤病变。CNC 分为 I 型和 II 型，分别与染色体 17q 和 2p 相连锁。约半数的 CNC 以及原发性色素沉着性肾上腺结节样增生（PPNAD）的患者存在 17q 的 PRKARIA基因突变。PRKARIA 基因目前共有 32 种突变报道，大多数都导致 PRKARIA 基因的终止密码提前出现。CNC 最常见的突变位点是 PRKARIA 外显子 4B 的 c578delTG 移码突变；其他常见突变位点集中在 2 号和 6 号外显子。PPKARIA 基因突变导致 CNC 肿瘤组织中的 PKA 基础活性降低，cAMP 刺激后的活性升高。某些 CNC 患者存在 17q22－4 的杂合缺失，提示PRKARIA 癌基因在某、些组织可能表现为抑癌基因作用。上海瑞金医院共诊治 7 例原发性色素沉着性结节样肾上腺增生患者，其中 1 例为 PPKARIA 基因 S147N 位点替换突变。

3. GNAS 基因　GNAS 基因位于染色体 20q13.3，全长 71kb，含有 13～14 个外显子，于1986 年首先由 Bray 克隆。GNAS 基因有多个转录本，主要产物是 Gsα。Gsα 在体内广泛表达，主要功能是作为 7 穿膜受体信号转导通路中的信号分子，激活腺苷酸环化酶，使 cAMP水平升高。除此之外，Gsα 还可以直接作用于 Src 激酶和钙通道。Gsα 立于细胞内膜，具有组织特异的印记特性，在肾近曲小管、甲状腺、垂体和卵巢主要是母源等位基因表达。敲除GNAS 基因 2 号外显子母源等位基因的杂合子小鼠，表现为肥胖、代谢低下以及活动减少。而 GNAS 基因 2 号外显子父源等位基因敲除的杂合子小鼠，则表现为消瘦、代谢亢进和活动增多的表型。两者的胰岛素敏感性都升高。1 号外显子父源等位基因敲除的杂合子小鼠，与2 号外显子敲除的代谢表现恰好相反。

GNAS 基因已有近 100 种突变报道，产生激活型和失活型两种突变类型。GNAS 基因的Arg201 和 Gln227 两个位点对 GTPase 的催化活性非常重要，这两个位点发生错义突变（又称 gsp 突变），会影响内源性的 GTPase 活性，造成 Gsα 在信号通路没有激活的情况下，自发性地持续激活。40% 的生长激素肿瘤和部分甲状腺肿瘤都存在这种 Gsp 突变。胚胎发育早期的体细胞 Arg201 突变可以造成 McCune Albright 综合征（MAS），虽然 MAS 患者没有性别倾向，但很多单纯性的肢端肥大症以及 MAS 伴发肢端肥大症的患者都存在 GNAS 母源等位基因的活性突变。

Gsα 基因除外显子 3 外，其余 12 个外显子都存在影响表达的无义突变或者错义突变。这种杂合突变会导致某些组织中 50% 的 Gsα 功能丧失，从而发生遗传性骨营养不良（Alloright hereditary osteodystrophy，AHO），临床表现严重程度不一，有些突变的临床表型非常轻微。由于 Gsα 在肾脏近曲小管、甲状腺和卵巢只表达母源的等位基因，所以母源等位基因突变可以导致 PTH、TSH 和促性腺激素抵抗（PHPIA），Gsα 的父源等位基因突变只导致单纯的 AHO，又称假性甲旁减。Gsα 在其他激素的靶器官存在印记丢失现象，所以 PHPIA 患者没有 ACTH 和血管加压素的抵抗表现。除肾脏近曲小管、甲状腺和卵巢等组织外，Gsα 的两条等位基因都有表达，所以如果 GNAS 基因仅存在外显子 1A 的 DMR 区母源等位基因特异的甲基化状态改变，只会导致印记改变，这类患者没有 PHPIA 的 AHO 表型，只在肾脏产生 PTH 抵抗，这就是 PHPIB，半数 PHPIB 患者存在轻度的 TSH 抵抗。瑞金医院 2002 年报道一例 McCune Albright 综合征患者，基因检测在外周血 DNA 以及多发性骨纤维性发育不良的骨组织标本中发现 Gsα 基因 201Arg > His 突变，在多发性骨纤维性发育不良的骨组织标本中还存在 209Glu > Gly、210Thr > Ile 突变，为国际首次报道。

（二）抑癌基因

抑癌基因通过调控细胞周期和维持基因组稳定从而控制细胞生长。抑癌基因的突变为"功能丧失"性突变，通常为点突变和缺失突变，当一个等位基因发生突变时，一般不足以导致肿瘤形成。这种发生在生殖细胞的抑癌基因突变称为"第一次打击"，肿瘤形成往往需要体细胞发生第二个等位基因突变，称之为"第二次打击"。最常见的第二次打击为"杂合缺失（loss of heterozygosity，LOH）"，即抑癌基因对应的正常等位基因及其所在的染色体发生不同程度的缺失。内分泌肿瘤相关的抑癌基因有 MEN-1、SDHx、VHL 和 NF-1 基因。

1. MEN-1 基因　MEN-1 基因是多内分泌腺瘤病 1 型（MEN-1）的致病基因，位于染色体 11q13，全长 9kb，包含 10 个外显子，编码 610 个氨基酸蛋白质，称为 memn。MEN-1 基因的克隆受益于 Knudson 的"两次打击（two hits）"学说，研究者首先在一例 MEN-1 患者的胰岛细胞瘤组织中，发现 11 号染色体上肌糖原磷酸化酶基因（PYGM）附近染色体大片段缺失，从而推测 MEN-1 的致病基因位于 11 号染色体缺失部分。结合家系连锁分析，最终将 MEN-1 基因定位在染色体 11q13 的 PYGM 基因附近。自 MEN-1 基因被发现以来，在 MEN-1 患者中已发现了 400 余种 MEN-1 基因突变，其中 21% 为无义突变，44% 为移码突变，9% 为插入或者缺失，7% 为剪切位点突变，19% 为错义突变。另外，还发现 MEN-1 基因有 13 种多态性，其中 2 种改变氨基酸序列，且位于功能域。由于 MEN-1 基因突变分布广泛，尚未发现突变集中的热点，也未观察到基因突变类型与 MEN-1 临床表现类型之间的关系规律。

2. SDHx 基因　琥珀酸脱氢酶（SDH）基因包括 SDHA、SDHB、SDHC 和 SDHD 四个基因，共同编码线粒体复合物 Ⅱ，参与氧化呼吸链的电子传递以及三羧酸循环中琥珀酸脱氢酶的催化过程。其中，SDHB 基因位于染色体 1p35-36，长约 40kb，有 8 个外显子，编码 280 个氨基酸的铁硫蛋白亚单位；SDHC 基因位于 1q21，长约 50kb，有 6 个外显子，编码 169 个氨基酸的细胞色素 b 大亚单位（cybL）；SDHD 基因位于 11q23，有 4 个外显子，长约 19kb，编码 159 个氨基酸的细胞色素 b 小亚单位（cybS）。SDHD 基因首先是在一个家族性副神经节瘤家系中定位，并找到了基因突变位点，从而将线粒体复合物基因与肿瘤联系起来。随后在遗传性嗜铬细胞瘤中也发现了 SDHD 基因和 SDHB 基因的突变。另外还有 16.5% 的散发性嗜铬细胞瘤患者存在 SDHD 基因和 SDHB 基因突变。SDHD 基因突变多见于头颈部副神经节瘤或多发性嗜铬细胞瘤。SDHD 基因或 SDHB 基因突变的嗜铬细胞瘤组织，都存在等位基因的"杂合缺失"，导致线粒体复合物 II 催化活性完全丧失，从而引起细胞慢性缺氧，导致细胞发生增殖性改变。

3. VHL 基因　1993 年 Latif 等通过连锁分析将 Von Hippel – Lindau（VHL）综合征的致病基因定位于染色体 3p25 – 26，并成功地克隆了 VHL 基因。VHL 基因共有 3 个外显子，编码 pVHL19 和 pVHL30 两种蛋白质，是泛素连接酶的组分之一，在胎儿和成人组织中广泛表达。VHL 的编码蛋白（pVHL）在有氧情况下可以降解转录因子 HIF（hypoxia inducible factor），参与细胞外基质的形成和细胞周期的调控。还参与 RNA 多聚酶 II 的聚合作用和 mRNA 的稳定。VHL 基因是大鼠神经细胞分化和肾发生所必需的。

已报道的 VHL 基因突变共有 154 种，30% ~ 38% 为错义突变，23% ~ 27% 为无义或者移码突变，20% ~ 37% 为大片段或者部分缺失，10% ~ 20% 存在甲基化异常。VHL 综合征分为 1 型和 2 型，1 型没有嗜铬细胞瘤，2 型又根据肾细胞癌的发生频率高低以及是否为单纯嗜铬细胞瘤分为 2A、2B 和 2C 型，各种表现型和基因型之间存在明显的相关性。1 型的突变方式以 VHL 基因的全部和部分缺失为主，pVHL 功能损失明显；2 型以错义突变为主，只是单个氨基酸发生改变，对 pVHL 的功能影响较小。

pVHL 有两个亚型，VHL30 和 VHL19，氨基端的前 50 个氨基酸不同，两者都有抑癌基因活性，在细胞核和细胞质中转位。VHL30 主要在细胞质中，而 VHL19 主要在细胞核内。pVHL 在有氧存在的情况下可以泛素化 HIF 的 α – 亚单位，使其降解。所以，VEGF 和促红素等低氧相关基因表达上调是 pVHL 功能缺陷细胞的标志之一。除 HIF 外，VHL 还和非典型的蛋白激酶 C、VDU1 和 2（VHL 相互作用的去泛素化酶）、Rpb1（一种 RNA 聚合酶 II）的高度磷酸化形式以及 Jade – 1（植物的同源盒蛋白质）和 RHLaK（包含 KRAB – A 结构域的蛋白质）等相互作用，发挥多种目前未知的功能。另外，VHL 可以直接和纤连蛋白（fibronectin）相互作用，敲除 VHL 基因后细胞外基质功能失常，细胞的侵袭性增强，几种基质金属蛋白酶的水平升高，金属蛋白酶组织抑制剂（TIMP）水平降低。pVHL 还直接和微管结合，抑制微管解聚。另外，pVHL 还可以抑制细胞周期素 D1 和 TGFα，从而影响细胞周期。小鼠因为胎盘功能缺陷在胚胎发育早期死亡，小鼠发生肝脏的多发血管瘤，同时 HIF 的靶基因也上调。

4. NF – 1 基因　1990 年 NF – 1 基因定位克隆成功，NF – 1 基因位于 17q11.2，基因全长 290kb，包括 57 个外显子，编码 2 818 个氨基酸的神经纤维瘤蛋白，主要在神经元、施万细胞和肾上腺髓质表达，具有 Ras GTPase 激活蛋白（GTPase activating proteins，GAPs）结构域，可以水解 GTP，使 Ras 失活，从而抑制 Ras 介导的有丝分裂和细胞增殖。NF – 1 基因突变后水解 GTP 的作用消失，使 Ras 持续激活，导致细胞恶性增殖。

神经纤维瘤病 1 型（neurofibromatosis type – 1，NF – 1）是常染色体显性遗传性疾病，病变特征为皮肤色素斑和多发性神经纤维瘤。Schwann 细胞瘤是神经纤维瘤的主要细胞类型，当 Schwann 细胞的 NF-1 基因遭受二次打击，丢失另一条染色体上正常的 NF-1 等位基因时，RAS 被激活，使 PI3K、ERK 以及 JNK 信号转导通路活化，导致细胞恶性增殖和转化。体外研究进一步表明，仅仅是 NF-1 基因功能丧失不足以导致神经纤维瘤病的发生。

（三）杂合性缺失

一个突变的等位基因，如果它的正常等位基因发生缺失（hemizygous）或者突变称之为杂合性缺失（loss of heterozygosity，LOH）。根据 Knudson 的多次打击假说认为，肿瘤的形成是细胞内基因突变的累积过程。正是基于这种假说的基础，之后发现了许许多多的抑癌基因。当某一特定抑癌基因的一条等位基因发生突变尚不足以产生肿瘤细胞的恶性增殖，只有在另一条正常等位基因出于种种原因而发生了缺失，或者突变细胞就会恶性增殖，形成肿瘤。DNA 缺失的区域可以从几千个核苷酸至整条染色体不等。LOH 发生的机制有①缺失：正常等位基因缺失，正常等位基因所在的染色体臂缺失，正常等位基因所在的整条染色体丢失；②正常等位基因所在染色体缺失伴有突变等位基因所在染色体的复制；③重组：在有丝分裂过程中，突变等位基因偶尔发生交换，重组，使携带有两个突变等位基因的染色体被分配到一个子细胞中。通过比较癌旁组织（或其他部位的正常组织）和癌组织的特定的染色体区域，一旦有发现染色体片段的差异，即可确定 LOH 的发生，同时可以推测该部位有未知的抑癌基因存在。微卫星多态性标志物（STRs）常用来检测 LOH 的存在。首先用 PCR 方法扩增出选定染色体位点的 STRs，通过电泳鉴别 STRs 长度。如果癌组织的 STRs 的杂合性发生丢失，即可确定该位点发生了 LOH。通过选择 STRs 的数量和距离，从而确定 LOH 发生的范围。STRs 方法可以很好地分析出癌旁细胞和癌细胞染色体的缺失差异，但这个方法不能发现点突变导致的异常情况，如点突变后的基因不表达，表达异常或翻译后的蛋白质失去功能等。所幸的是，根据研究发现，绝大多数的癌症都是在"第二次打击"时发生了染色体的缺失，在这种情况下用 LOH 的分析方法就可以用来寻找重要的抑癌基因。目前已知肿瘤中 LOH 涉及范围很广，几乎覆盖所有染色体。

同样，许多内分泌肿瘤都存在 LOH 现象，MEN-1、SDHD、p53、RB、p16 等内分泌肿瘤相关的抑癌基因所在的染色体区域 11q13、11q23、17p13.1、13q14.1~q14.2、9p21 均可存在 LOH。本课题组用微卫星多态性标志物（STR）分析方法对 3 例 MEN-1 所涉及的肿瘤进行分析，发现 MEN-1 相关肿瘤组织中都存在 MEN-1 等位基因位点的 LOH。我们还对 26 例散发性嗜铬细胞瘤的组织标本进行 LOH 分析，发现 30.8% 的肿瘤组织存在 11q23 的 LOH，26.9% 的肿瘤组织存在 11q13 的 LOH。

（四）DNA 甲基化

现代肿瘤理论认为，肿瘤的形成包含两大机制：遗传学机制，即通过 DNA 核苷酸序列的改变，即基因突变；表观遗传学（epigenetic）机制，即 DNA 通过自身化学修饰方式从转录水平影响基因表达，调控 DNA 功能，但不涉及有关基因 DNA 序列的改变。表观遗传学包含 DNA 甲基化和组蛋白去乙酰化等。近年来，DNA 甲基化与肿瘤的相关性研究取得了巨大进展，研究结果表明 DNA 甲基化的异常与肿瘤的形成密切相关。甲基化后的胞嘧啶（C）很容易发生脱氨反应生成胸腺嘧啶（T），造成肿瘤相关基因的突变；而肿瘤在形成早期或者肿瘤结构形成之前，整个基因组的甲基化水平就降低，造成某些肿瘤相关基因的高水平表达以及整个染色体组的不稳定；另外，基因启动子区的高度甲基化是抑癌基因失活的原因之一，而印记中心甲基化的异常所导致的基因印记丢失现象，也参与了某些特殊类型肿瘤的发生。

DNA 甲基化参与抑制基因转录的可能机制如下：①甲基化 DNA 阻碍特定转录因子对各自识别位点的结合，如 AP－2、C－Mye/Myn、CREB、E2F 等转录因子的结合位点都含有 CpG 位点。②甲基化 DNA 直接结合转录抑制蛋白质，包括甲基化 CpG 位点结合蛋白 MeCP1、MeCP2 和 MBD1~4，从而阻断基因的转录。③甲基化后的 DNA 染色质结构发生改变，成为失活状态的染色质，其转录活性丢失。另外，甲基转移酶活性增加是几乎所有转化细胞的特征之一，甲基转移酶活性的增加能诱导细胞转化，这可能是 CpG 岛甲基化程度的提高使肿瘤抑制基因表达受抑制或影响了细胞周期，而与抑癌基因的表达无关。研究表明，多种内分泌肿瘤的发生都和相应基因 DNA 的异常甲基化相关，例如，导致非胰岛细胞肿瘤性低血糖的肿瘤组织中存在 IGF－2 的印记丢失现象，而由于 Gsα 在各种不同组织的不同印记状态，导致不同类型的假性甲旁减的临床表现。除此之外，VHL 基因在散发性的肾透明细胞癌是高度甲基化的；与胰腺的神经内分泌肿瘤相比，p14、p16、MGMT、THBS 和 RARβ 等 5 个基因的甲基化程度在肠道来源的神经内分泌肿瘤是升高的。除肿瘤的产生外，DNA 甲基化还参与某些激素的合成调节机制。

二、神经内分泌肿瘤

神经内分泌肿瘤（neuroendocrine tumor，NETs）起源于神经内分泌细胞，Langley 为神经内分泌细胞做了定义：能产生神经递质（neurotransmitter）、神经调质（neuromodulator）或者神经肽类激素，这些物质在外源性刺激下能够通过胞吐作用释放出来。神经内分泌细胞的胚胎起源包括胚胎神经脊、神经外胚层和内胚层中的内分泌细胞，所以 NETs 涉及多种器官和组织，但多数发生于胃肠和胰腺轴（gastroentero－pancreatic），即所谓的 GEPs。目前神经内分泌肿瘤的诊断主要依靠免疫组化所评价的细胞分化程度。通常采用的神经内分泌细胞的标记物包括嗜铬粒蛋白 A（chromogranin A）、SPC 和 NSE 等。

根据有无家族发病倾向，NETs 可分为遗传性和散发性两种。NETs 以单发肿瘤为主，除此之外，还可以多发性内分泌肿瘤的形式存在，其中 MEN－1，MEN－2，VHL 病，Carney 综合征和多发性神经纤维瘤，以及结节性硬化是最为常见的几种遗传性内分泌肿瘤综合征。研究表明，各类 NETs 的发病机制各异，涉及基因的点突变、缺失，DNA 甲基化，染色体缺失（loss）或者增益（gain），以及细胞凋亡和生长因子的异常改变等等。

根据胚胎起源，NETs 又分为前、中、后肠来源。前肠来源的 NETs 包括支气管、肺、胸腺、胃、第一段十二指肠和胰腺的 NETs。肺的 NETs 又根据恶性程度的高低分为典型类癌、非典型类癌、高分化癌以及小细胞肺癌。LOH 分析发现前肠来源的 NETs 常常在以下染色体出现杂合缺失：3p，5q21，9p，11q13（MEN－1 基因），13q13（RB 基因）和 17p13 等。比较基因组杂合研究（comparative genomic hybridization，CGH）还发现染色体 5、7、8、9q、14q、15q、16q、17、19 和 20q 的增益。其中染色体 3p 的杂合缺失最为常见，约 40% 的典型类癌，73% 的非典型类癌，83% 的高分化癌以及 85% 的小细胞肺癌均存在 3p 的杂合缺失。胰腺的 NETs（pancreas endocrine tumor，PET）常常有 11 号染色体的杂合缺失，此外，30% 家族性 PETs 还发生 3、6、8、10、18 和 21 号染色体的杂合缺失；50% 和 60% 的散发 PETs 存在 3 号和 6 号染色体的杂合缺失。来源于中肠的 NETs 银染阳性，可以分泌血清素，又被称为类癌。CGH 检测发现21% ~33% 中肠 NETs 有 9p、18p 和 18q 的缺失；57%有 17q 和 19p 的增益；88%有 18 号染色体的杂合缺失。另外，22%的回肠和十二指肠类癌有 11q 缺失。后肠 NETs 研究不多，迄今只在一个升结肠 NET 发现了 18 号染色体的杂合缺失。

VHL 综合征是一种常染色体显性遗传病，临床表现非常复杂多样，同一家族内不同成员常患有部位及组织学各不相同的肿瘤，三种最为主要的肿瘤包括视网膜血管母细胞瘤，中枢神经系统病变以及肾囊肿和肾细胞癌，发生率都在 70% 以上。根据临床表型，VHL 综合征分为 1 型（无嗜铬细胞瘤），2A 型（伴发嗜铬细胞瘤），2B 型（伴发嗜铬细胞瘤和肾细胞瘤）和 2C 型（单纯嗜铬细胞瘤）。1 型多见于 VHL 基因的大片段缺失或终止密码提前出现；2 型则以 VHL 基因的错义突变为主。在 VHL 的三种组成肿瘤中，成血管细胞瘤和肾肿瘤的发生都是在 VHL 基因突变后，pVHL 功能缺陷使 HIF 的靶基因包括 VEGF、PDGF 以及 TGF 与其受体表达上调相关，针对这些分子的药物有些已经在进行临床试验，目前已经有文献报道可以改善肿瘤的恶性生长和转移。但对于嗜铬细胞瘤，由于 VHL 的突变并不影响 pVHL 对 HIF 的作用，具体的发病机制目前仍然不清。

结节性硬化（Tuberous sclerosis complex，TSC）也是一种常染色体显性遗传病，病变特征为全身多处器官的错构瘤病。偶发嗜铬细胞瘤，原发性甲旁亢以及胰腺的生长抑素瘤和胰岛细胞瘤。TSC 的致病基因是 TSC1 和 TSC2，分别位于 9q34 和 16p13。TSC2 编码一个 GT-Pase 激活蛋白，称为 hamartin，TSCI 编码一个含有两个螺旋结构的新型蛋白质，称为薯球蛋白（tuberin），两个蛋白质形成复合体发挥作用，因而任何一个基因发生突变，导致的临床表型都是相同的。研究表明 TSC1 和 TSC2 复合物可以水解失活大脑中的 Ras 类似物 Rheb，抑制丝/苏氨酸激酶 TOR 的活性，从而对细胞的生长发挥负向调控作用。

三、多内分泌腺瘤病

多内分泌腺瘤病分为 1 型（MEN-1）和 2 型（MEN-2），其中 MEN-2 又可分为 MEN-2A、MEN-2B 和 FMTC。MEN-1 主要表现为甲状旁腺腺瘤、NETs（以胃泌素瘤和胰岛素瘤常见）和垂体前叶瘤（以催乳素瘤常见）；MEN-2A 主要表现为甲状腺髓样癌、嗜铬细胞瘤和甲状旁腺增生；MEN-2B 主要表现为甲状腺髓样癌、黏膜神经纤维瘤和嗜铬细胞瘤；FMTC 是家族性甲状腺髓样癌。1997 年，美国国立卫生研究院（NIH）和欧洲 MEN-1 研究联合体（ECMEN-1）成功地克隆到 MEN-1 的致病基因 MEN-1，之后，在绝大部分 MEN-1 家系患者中都发现了该基因的突变，从而确定 MEN-1 基因与 MEN-1 之间的因果关系。MEN-2 主要由原癌基因 RET 突变所致，基因型和表现型之间也有很好的相关性。

MEN-1 是一种常染色体显性遗传性肿瘤综合征，患病率为 1/50 000 ~1/30 000，外显率较高，除了常见的甲状旁腺瘤、NETs 和垂体瘤外，还有脂肪瘤、胸腺类癌、嗜铬细胞瘤、肾上腺瘤和卵巢肿瘤等。MEN-1 基因突变及杂合缺失是 MEN-1 内分泌肿瘤形成的重要机制。抑癌基因突变常常为杂合突变，也即两个等位基因中，一个发生突变，一个保持正常，这时细胞行为常常表现正常。一旦正常的等位基因发生丢失，细胞就向肿瘤细胞发展。这种正常等位基因的丢失即为杂合性缺失，可以是孤立的等位基因缺失，更多的则是基因所在的染色体大片段丢失，甚至整条染色体丢失。MEN-1 患者的许多内分泌腺瘤组织，包括胰岛素瘤、甲状旁腺瘤、垂体瘤组织等，都存在 MEN-1 基因所在的染色体区域 11q13 的杂合缺失。Menin 是 MEN-1 的基因编码产物，在进化过程中高度保守，人与小鼠的同源性 98%，与大鼠的同源性 97%，与斑马鱼的同源性 75%，与果蝇的同源性 47%。Menin 在胚胎早期就有表达，除内分泌组织外，成人的各种组织均有表达，但以一些增生活跃的组织如子宫内膜、消化道上皮等表达最多，提示 memn 的表达可能受细胞周期调控，但未在体外试验证实。Menin 在细胞内所处的位置也会影响它的表达。Menin 的 C 末端有两个核定位信号（NLS），所以 menin 主要位于核内。当细胞分裂时，在 HEK293、Hela 和 NIH3T3 细胞的胞质内也可观察到 memn，memn 在胞核和胞质之间转运的生物学意义目前并不十分清楚。但是，一旦缺失和插入突变使 MEN-1 基因的开放阅读框移码，出现提前终止密码，C 末端的 NLS 丢失，这时缺少 NLS 的 memn 蛋白不能转移到胞核，滞留在胞质内的 memn 很容易被降解而丧失功能。推测 MEN-1 的基因突变加上正常等位基因的杂合缺失，使 memn 蛋白表达缺失，从而丧失了 meenin 对细胞生长的抑制作用，导致肿瘤的发生。上海瑞金医院在收治的 3 例 MEN-1 家系患者的胃泌素瘤、甲状旁腺瘤和胰岛素瘤组织中，进行 LOH 分析，发现 11 号染色体的长臂全部发生杂合性丢失。进一步免疫组化证实肿瘤组织中 memn 染色阴性，表明肿瘤组织中 memn 缺失。

Menin 抑制细胞生长的分子机制尚不十分清楚，可能通过与其他转录因子的相互作用来完成。Menin 蛋白上存在三个 Jun D 结合位点（编码氨基酸分别为 1~40，139~242 和 323~428），MEN-1 基因 58% 的错义突变发生在 Jun D 结合位点，酵母双杂交试验提示 memn 与 Jun D 存在相互作用，可能会影响 AP-1 对细胞增生的促进作用。另外，Menin 还可以通过与 Smad1、3 和 5 相互作用，影响 TGF-β 的信号转导。其他与 menin 相互作用的蛋白质包括 NF-KB 家族的 p50、p52 和 p65 亚单位，Pem、nm23HI 等。除此之外，memn 还参与了端粒酶、催乳素和胰岛素的调节。虽然通过发现 memn 的相互作用分子对 memn 的生物学功能有了进一步的了解，但是，这些相互作用分子在 MEN-1 发生中所起的作用以及与各种病理类型之间的关系并不清楚。

MEN-2 也是一种常染色体显性遗传性肿瘤综合征，患病率在 1/30 000 左右。几乎所有的 MEN-2A 患者都有甲状腺髓样癌，50% 有嗜铬细胞瘤，15%~30% 有甲状旁腺增生。MEN-2B 除了有甲状腺髓样癌外，50% 表现为嗜铬细胞瘤。RET 原癌基因在调节区或编码区发生杂合性的"功能获得性"突变，导致 RET 酪氨酸受体激酶活化是 MEN-2 发生的主要原因。RET 酪氨酸激酶受体是由 RET 原癌基因编码的一个单跨膜片段的酪氨酸激酶受体，胶质细胞源性神经营养因子（GDNF）受体 [GFRa-（1-4）] 是 RET 酪氨酸激酶受体的共受体，两者结合后，可增加 GDNF、neuroturin（NRTN），artemm（ARTN）和 persephin（PSPN）等天然配体的结合激活能力。RET 共受体（GFRα）是一组通过糖磷脂酰肌醇（GPI）连接定位于细胞膜表面的蛋白，包括 GFRα-1、GFRα-2、GFRα-3 及 GFRα-4 四个亚型。配体先与共受体结合形成 GFL/GFRα 复合物，然后受体二聚化使两个 RET 蛋白质分子相互靠近，使胞质内的酪氨酸残基磷酸化，磷酸化的酪氨酸通过结合胞内带有 SH2 结构域的连接蛋白质，触发细胞内的信号级联反应，最终起到调控基因表达和生物效应的作用。RET 蛋白质胞内区至少存在 12 个自动磷酸化的位点，含有 SH2 区域的连接蛋白质可以识别并结合不同的磷酸化残基：Grb7/10 与 905 位酪氨酸残基（Y905），磷脂酶 C-γ（PLC-γ）与 Y1015，c-Src 与 Y981，Grb2 与 Y1096，Shc、ShcC、IRS1/2、FRS2 和 DOK1/4/5 与 Y1062 结合。其中，1062 位酪氨酸残基对 RET 蛋白的活化非常重要，因为磷酸化的 Y1062 可与 Shc 等信号分子结合，促使 Grb2/Grb1 和 Grb2-Sos 复合物的形成，激活 PI3K/AKT 和

RAS - ERK 通路。

RET 基因突变在多个方面增强了 RET 酪氨酸激酶的信号转导功能，也就是说，突变造成了激酶的活化和原癌基因的转化。RET 胞外区半胱氨酸的突变可以阻止分子间二硫键的形成，游离的半胱氨酸残基通过分子间键形成 RET 共价二聚体，从而自发启动胞内酪氨酸残基磷酸化，激活下游信号通路。MEN - 2B 中的 918 位点突变使胞内酪氨酸激酶的底物区发生改变，促使 RET 蛋白在不与配体结合的条件下即可被激活，并具有更强的转化能力，从而激活下游信号的一系列级联反应，使细胞过度增殖，异常分化，最终形成肿瘤。其中，PI3K/AKT 通路能介导多种细胞应答，另外 AKT 和 JNK 的磷酸化能显著提高 MEN - 2B 的转化力，而 JNK 通路对 MEN - 2B 的转移也有作用，提示 AKT 和 JNK 的高度活化可能是导致 MEN - 2B 肿瘤高侵袭力的原因。信号转化激活因子 3（STAT3）也是一个关键因子，它可以和 RET 蛋白的 Tyr752 和 Tyr928 结合，增加 RET - MEN - 2A 介导的细胞增殖和转化；还可以增加黏液素基因（MUC1，MUC4 和 MUC5B）表达，促进细胞的转移。MEN - 2B 患者转移的 MTC 组织中，可以检测到富集 STAT3 的胞核和 CXCR4 的表达升高。

四、伴瘤内分泌综合征

肿瘤除局部占位和远处转移引起的症状外，还可以分泌激素、生长因子、细胞因子以及自身抗体等其他物质，导致各种综合征，包括激素过多综合征，以及神经肌肉、血液、血管、肾脏等系统的疾病，称为伴瘤综合征（paraneoplastic syndrome）。1928 年，Brown 首次报道了一例伴糖尿病和多毛症的支气管肿瘤。1941 年 Fuller Albright 报道了一例高钙血症的骨肿瘤，并提出了非内分泌肿瘤分泌激素的概念。

"异位激素"或者"激素不正常分泌"曾经用于描述非内分泌细胞来源的肿瘤组织中过多的激素分泌，但随着检测手段的进步，发现很多非神经内分泌细胞在正常生理情况下都可以分泌激素，这些概念其实是不确切的。比如淋巴细胞可以分泌 ACTH、TSH、催乳素和促黑素；胸腺上皮细胞可以分泌血清素、促黑素和前列环素；内皮细胞可以分泌内皮素、NO 和 VNP（vascular natriuretic peptide），而视网膜细胞则可以分泌促黑素和生长抑素等等。这些非内分泌细胞产生的激素通过内分泌、神经分泌和旁分泌途径，参与内分泌 - 免疫 - 神经系统功能，协调整个机体的稳态平衡。

伴瘤内分泌综合征大都由肿瘤组织分泌的肽类激素所致，肿瘤组织缺乏完善的肽类激素生物合成和分泌途径，分泌的激素虽然具有免疫活性，但常缺乏生物活性，所以只有肿瘤组织分泌足够多的有生物学活性的激素，才会有相应的临床表现。

高钙血症是最为常见的伴瘤综合征，根据肿瘤分泌的激素以及患者的临床表型分为恶性肿瘤激素性高钙血症（humoralhypercalcemia of malignancy，HHM）和局部溶骨性高钙血症（localized osteolytic hypercalcemia，LOH）。HHM 是由肿瘤组织分泌的甲状旁腺激素相关肽（PTHrP）或者在很少情况下由甲状旁腺激素本身分泌过多，分泌入血造成的。因为 PTHrP 与 PTH 有很高的同源性，所以 PTHrP 可以与肾脏和骨骼组织中的 PTH 受体结合。PTHrP 基因位于 12 号染色体，编码的 PTHrP 蛋白经过内质网加工处理后形成 3 段：氨基末端 PTHrP1 - 36，中间肽和羧基末端。PTHrP1 - 36 可以与 PTH 受体以及其他受体结合发挥效应，而中间肽和羧基末端（osteostatin，107 - 139）则与其他特殊受体结合。PTHrP 还可以转移至核内，调控包括凋亡在内的许多生物过程。PTHrP 在许多正常组织均有表达，发挥广泛的生物学作用，包括促进软骨细胞的增殖，抑制软骨细胞转化和细胞凋亡，刺激或者抑制骨质吸收，诱导乳腺的分支形态形成等等。局部细胞因子、前列环素 E 以及活性维生素 D 则通过旁分泌刺激溶骨产生 LOH。IL－1、IL－6、TNF 等细胞因子共同作用于局部骨组织，促进破骨细胞的形成和分化，还促进 PTHrP 的作用。前列环素 E 也可以促进破骨细胞的骨吸收作用，但在肿瘤相关的高钙血症中的确切作用机制尚未清楚。某些血液系统肿瘤相关的高钙血症，与过多的 25－（OH）－D_3 在肾外组织转化成 1，25－（OH）－D_3 相关。

精氨酸加压素（AVP）的异常分泌是第二常见的伴瘤综合征，典型的临床表现包括低钠血症（＜130mmol/L）和尿渗透压升高（＞50～60mmol/L）。最为常见的原因是小细胞肺癌（15%），其次为头颈部肿瘤（3%）和非小细胞肺癌（0.7%）。另外，中枢神经系统、子宫、卵巢、乳腺、皮肤、胸腔和软组织肿瘤等都可以分泌 AVP。非肿瘤疾病引起的 AVP 增多包括中枢神经系统疾病、胸部感染、正压通气以及左心房压力降低等等。AVP 主要在下丘脑合成，肺部正常的神经内分泌细胞可以合成和储存 AVP。小细胞肺癌具有进行正常加工处理并分泌 AVP 的功能。因为 AVP 和催产素基因毗邻，所以这些小细胞肺癌通常会同时分泌 AVP 和催产素，两者都可以通过自分泌和旁分泌途径促进小细胞肺癌的生长。50% 的小细胞肺癌患者存在血清 AVP 水平升高，但只有 15% 有临床表现。20% 的小细胞肺癌患者有催产素水平的升高。虽然小细胞肺癌和下丘脑分泌 AVP 的神经元有相似之处，但调控 AVP 表达的因素并不完全相同。研究证实，在小细胞肺癌中，NRSF（neuronrestrictive silencer factor）与 AVP 启动子区的 NRSE（neuronrestrictive silencer element）结合，推测这种结合可以改变染色体的构型而启动 AVP 基因的转录；另外，USF（upstream stimulatory factors）则与 AVP 启动子区的 E－box 基序相互作用激活 AVP 的表达。cAMP 和渗透压间接激活 AVP 转录，而糖皮质激素和 AP－1 则间接抑制 AVP 转录。某些肿瘤分泌的心房利尿肽（ANP）也会造成低钠血症。AVP 和 ANP 可以由同一种细胞分泌。

异源 ACTH 综合征也是一类非常重要的伴瘤综合征，是由于垂体以外的肿瘤组织分泌过多的 ACTH，导致肾上腺产生大量的皮质醇所致。异位 ACTH 综合征占 Cushing 综合征的 10%～20%。ACTH 是由阿片促黑素细胞皮质素原（POMC）水解生成的，POMC 基因位于 2p23，具有生物活性的 mRNA，长约 1 200bp，其垂体特异性的启动子位于 1 号外显子的上游。POMC 基因的表达具有组织特异性，生理情况下只有垂体和下丘脑的 POMC 基因能够在垂体特异性的启动子作用下，编码具有生物活性的 POMC 蛋白质；而垂体外组织虽然存在 POMC 基因的转录，但通常由 POMC 基因第 3 号外显子下游的启动子激活，其 mRNA 为 800bp 的转录本，缺少信号肽序列，所以没有生物活性。垂体特异性的 POMC 启动子在垂体和下丘脑以外的组织被激活时，这些组织细胞便会产生具有生物活性的 POMC 蛋白质，从而发生异源 ACTH 综合征。POMC 在垂体外组织的异常表达除了与基因本身的修饰以及调控序列有关外，与组织细胞内异常表达的反式作用元件也有关。另外，神经内分泌转化因子可能也参与了 POMC 的异源表达。POMC 启动子 CpG 岛的去甲基化，Tpit 和 NeuroD1 两种特异性的细胞转录因子，Ptx1、Nurr77、E2F 等非特异性的细胞转录因子，以及 AVP 受体、hASH1 神经组织分化因子在垂体外组织的异常表达均与活性 POMC 蛋白的异源表达，进而与异源 ACTH 综合征的发病有关。上海瑞金医院对 5 例异位 ACTH 综合征的胸腺类癌组织的 ACTH 前体物质 POMC 基因启动子区进行了分析，发现 POMC 启动子区 －417bp 到 －260bp 范围内有多个 CpG 岛序列，进一步检测这些 CpG 岛的甲基化程度，发现胸腺类癌组织的

POMC 启动子区 CpG 岛高度去甲基化，而在正常胸腺则高度甲基化，提示 POMC 基因启动子区的甲基化程度与 POMC 基因的表达密切相关。另外，还有很少一部分 Cushing 综合征患者由下丘脑外的肿瘤分泌过量的 CRH 导致。这些肿瘤包括小细胞肺癌、类癌、甲状腺髓样癌、胰岛细胞瘤以及下丘脑神经节细胞瘤。某些肿瘤细胞可以同时分秘 CRH 和 ACTH。

低血糖症也常常由伴瘤综合征引起。1930 年 Doege 首次报道了一例由胸膜纤维肉瘤引起的低血糖症，并提出了非胰岛细胞肿瘤性低血糖（non - islet cell tumor - induced hypoglycemia，NICTH）的概念，此后陆续有不少报道。引起低血糖的胰外肿瘤，就肿瘤细胞起源和临床特点而言，大致分为间质组织肿瘤和上皮组织肿瘤。其中，起源于间质细胞的胸腹部巨大肿瘤引起的低血糖占半数（42%），包括间皮细胞瘤、纤维肉瘤、平滑肌肉瘤等，这类肿瘤体积大，恶性程度低，生长慢，多见于老年人。上皮组织肿瘤引起的低血糖多见于癌肿晚期，包括肝细胞癌（约占 22%）、肾上腺皮质癌（9%）、胰及胆管肿瘤（10%）等，以及肺支气管癌、卵巢癌、消化道类癌、血管外皮细胞瘤（17%）等。肿瘤发生的低血糖，血浆胰岛素水平一般降低，早期症状通常不是肿瘤本身造成的，而是由于低血糖引起的大脑功能紊乱。过去认为，NICTH 发生的主要原因是肿瘤消耗，在临床诊断中容易被忽视。近年来随分子生物学技术的不断发展，大量研究致力于探讨 NICTH 的发病机制，现已证实：患者血清以及肿瘤组织中存在高活性的 IGF - 2 及其 mRNA。因此目前认为肿瘤源性的胰岛素样生长因子 2（IGF - 2）与 NICTH 的发病机制密切相关。正常人血清中 70% ~ 80% 的 IGF - 2 与 IGF - 结合蛋白以三元复合物存在，由 IGF - 2、IGFBP - 3 或 IGFBP - 5、酸不稳定性蛋白亚单位（acid labile subunit，ALS）组成，这种 IGF2 - IGFBP - ALS 三元复合物的形成可以阻止 IGFs 穿过血管壁，阻断 IGFs 的内源性胰岛素样作用。而 NICTH 患者血清前 IGF - 2 - （E1 -21）水平增高，同时 IGFBP - 3、IGFBP - 5 和 ALS 生成减少而亲和力降低，造成二元复合物向三元复合物的转化能力下降，游离状态的 IGF - 2 或二元复合物容易穿过血管内皮，进入组织间隙，作用于胰岛素靶细胞，激活胰岛素受体或（和）IGF - 1 受体，发挥非特异性代谢作用，引起严重低血糖。IGF - 2 基因是一个母系印记基因，NICTH 患者肿瘤组织中 IGF - 2 基因发生印记丢失（loss of imprinting，LOI），导致父系及母系两条等位基因同时表达，而在肿瘤周围组织无类似发现。上海瑞金医院对 2 例 NICTH 患者血清中 IGF - 2 水平增高，IGF - 1、IGF 结合蛋白（BP）23，GH 水平受到抑制，IGF - 2/IGF - 1 异常增高，其中 1 例间质来源的肿瘤患者术后循环 GH - IGF 轴恢复至正常范围，表明循环 GH - IGF 轴改变在 NICTH 的定性诊断中具有重要价值，IGF - 2/IGF - 1 是敏感性较高的参数。

其他激素分泌异常的伴瘤综合征包括生长激素释放激素（GHRH）和生长激素（GH）的非下丘脑非垂体肿瘤；分泌 hCG 的非滋养细胞非生殖细胞肿瘤；分泌 LH、hPL、FGF23、肾素、催乳素、降钙素、GRP、VIP、促红细胞生成素、内皮素以及胰升糖素、肠升糖素等等，均比较罕见，临床表现取决于激素异常分泌的程度。

（赵　猛）

第五章

下丘脑-垂体疾病

第一节　下丘脑综合征

下丘脑综合征（hypothalamic syndrome）系由多种病因累及下丘脑所致的疾病，主要临床表现有内分泌代谢功能失调，自主神经功能紊乱，以及睡眠、体温调节和性功能障碍、尿崩症、多食肥胖或厌食消瘦、精神失常、癫痫等症群。

一、病因

有先天性和后天性，器质性和功能性等，可归纳如下：

1. 先天性或遗传因素　如 Kallmann 综合征（Kallmann syndrome）为一种家族性的单纯性促性腺激素缺乏症，伴有嗅觉丧失或减退，即性幼稚-嗅觉丧失症群；Laurence-Moon-Biedl 综合征，为一遗传性疾病，其特征为肥胖、视网膜色素变性、智力减退、性腺发育不良、多指（趾）或并指（趾）畸形，可伴有其他先天性异常。

2. 肿瘤　颅咽管瘤、星形细胞瘤、漏斗瘤、垂体瘤向鞍上生长、异位松果体瘤、脑室膜瘤、神经节细胞瘤、浆细胞瘤、神经纤维瘤、髓母细胞瘤、白血病、转移性肿瘤、外皮肉瘤、血管瘤、恶性血管内皮瘤、脉络丛囊肿、第三脑室囊肿、脂肪瘤、错构瘤、畸胎瘤、脑膜瘤等。

3. 肉芽肿　结核瘤、结节病、网状内皮细胞增生症、慢性多发性黄色瘤、嗜酸性肉芽肿。

4. 感染和炎症　结核性或化脓性脑膜炎、脑脓肿、病毒性脑炎、流行性脑炎、脑脊髓膜炎、天花、麻疹、水痘、狂犬病疫苗接种、组织胞浆菌病。

5. 退行性变　结节性硬化、脑软化、神经胶质增生。

6. 血管损害　脑动脉硬化、脑动脉瘤、脑出血、脑栓塞、系统性红斑狼疮和其他原因引起的脉管炎等。

7. 物理因素　颅脑外伤、脑外科手术，放射治疗（脑、脑垂体区）。

8. 脑代谢病　急性间歇发作性血卟啉病、二氧化碳中毒。

9. 药物　服抗精神病药物、抗高血压药物、多巴胺受体阻断药、避孕药等均可引起溢乳-闭经综合征。

10. 功能性障碍　因环境变迁、精神创伤等因素可发生闭经或阳痿伴甲状腺功能和（或）肾上腺皮质功能的减退，以及厌食消瘦等症状。

下丘脑综合征的病因与发病年龄相关（表 5 – 1）：

表 5 – 1　不同年龄阶段下丘脑综合征的常见病因

发病年龄	常见病因
早产儿和新生儿	脑室内出血
	细菌性脑膜炎
	肿瘤（神经胶质瘤、血管瘤）
	外伤
	脑积水、胆红素脑病
1 个月至 2 岁	肿瘤（胶质瘤、组织细胞增多症 X、血管瘤）
	脑积水
	脑膜炎
	家族性疾病（Laurence – Moon – Biedl 综合征；Prada – Willi 综合征等）
2 ~ 10 岁	肿瘤（颅咽管瘤、胶质瘤、无性细胞瘤、错构瘤、组织细胞增多症 X、白血病、神经节瘤、室管膜瘤、成神经管瘤）
	脑膜炎（细菌性、结核性）
	病毒性脑炎
	家族性尿崩症
	放疗
	糖尿病酮症
10 ~ 25 岁	肿瘤（颅咽管瘤、胶质瘤、无性细胞瘤、错构瘤、组织细胞增多症 X、白血病、皮样囊肿、脂肪瘤、神经母细胞瘤）
	外伤
	血管性（蛛网膜下腔出血、动脉瘤、动静脉畸形）
	炎症性疾病（脑膜炎、脑炎、结节病）
	慢性脑积水、颅内压增高
25 ~ 50 岁	营养性：Wernicke 脑病
	肿瘤（胶质瘤、淋巴瘤、脑膜瘤、颅咽管瘤、垂体瘤、血管瘤、浆细胞瘤、室管膜瘤、肉瘤、组织细胞增多症 X）
	炎症性疾病（结节病、结核、病毒性脑炎）
	血管性（蛛网膜下腔出血、动脉瘤、动静脉畸形）
	垂体放疗损害
>50 岁	营养性：Wernicke 脑病
	肿瘤（垂体瘤、肉瘤、成胶质细胞瘤、室管膜瘤、淋巴瘤）
	炎症性疾病（结节病、脑膜炎、脑炎）
	血管性（梗死、蛛网膜下腔出血、垂体卒中）
	垂体肿瘤及其他癌症放疗后损害

二、临床表现

由于下丘脑体积小，功能复杂，而且损害常不限于一个核群而累及多个生理调节中枢，因而下丘脑损害多表现为复杂的临床综合征。

（一）内分泌功能障碍

可引起内分泌功能亢进或减退，可造成一种或数种激素分泌异常。

1. 全部下丘脑释放激素缺乏　可引起全部腺垂体功能降低，造成性腺、甲状腺和肾上腺皮质功能等减退。

2. 促性腺激素释放激素分泌失常

（1）女性：亢进者性早熟，减退者神经源性闭经。

（2）男性：亢进者性早熟，减退者肥胖、生殖无能、营养不良症、性发育不全和嗅觉丧失症群。

3. 泌乳素释放抑制因子（或释放因子）分泌失常

（1）泌乳素过多：发生溢乳症或溢乳-闭经综合征。

（2）泌乳素缺乏症。

4. 促肾上腺皮质激素释放激素分泌失常　可引起肾上腺皮质增生型皮质醇增多症。

5. 促甲状腺激素释放激素分泌失常

（1）下丘脑性甲状腺功能亢进症。

（2）下丘脑性甲状腺功能减退症。

6. 生长激素释放激素（或抑制激素）分泌失常

（1）亢进者：在骨骺愈合前发病者表现为巨人症，在骨骺愈合后起病者表现为肢端肥大症。

（2）减退者：儿童起病者表现为侏儒症，成年后起病者为成人生长激素缺乏症。

7. 抗利尿激素分泌失常

（1）亢进者为抗利尿激素分泌过多症。

（2）减退者为尿崩症。

（二）神经系统表现

下丘脑病变如为局限性，可出现一些提示下丘脑损害部位的征象。如下丘脑病变为弥漫性，则往往缺乏定位体征。常见下丘脑症状如下：

1. 嗜睡和失眠　下丘脑后部、下丘脑外侧核及腹内侧核等处病变时，大多数患者表现嗜睡，少数患者有失眠。常见的嗜睡类型有：①发作性睡病（narcolepsy），患者不分场合，可随时睡眠，持续数分钟至数小时，为最常见的一种形式；②深睡眠症（parasomnia），发作时可持续性睡眠数天至数周，但睡眠发作期常可喊醒吃饭、小便等，过后又睡；③发作性嗜睡强食症（Kleine-Levin综合征），患者不可控制地出现发作性睡眠，每次睡眠持续数小时至数天，醒后暴饮暴食，食量较常量增加数倍甚至十倍，极易饥饿，患者多肥胖。

2. 多食肥胖或顽固性厌食消瘦　病变累及腹内侧核或结节部附近（饱食中枢），患者因多食而肥胖，常伴生殖器官发育不良（称肥胖生殖无能营养不良症，即Frohlich综合征）。为进行性肥胖，脂肪分布以面、颈及躯干部最显著，其次为肢体近端，皮肤细嫩，手指尖细，常伴骨骼过长现象，智力发育不全或减退，或为性早熟以及尿崩症。病变累及下丘脑外侧，腹外侧核（摄食中枢）时有厌食、体重下降、皮肤萎缩、毛发脱落、肌肉软弱、怕冷、心跳缓慢、基础代谢率降低等。当病变同时损害垂体时则出现垂体性恶病质，又称西蒙兹病（Simmonds disease），临床表现为腺垂体功能减退症。

（三）发热和体温过低

病变在下丘脑前部或后部时，可出现体温改变，体温变化表现为：①低热：一般在37.5℃左右；②体温过低：体温可降到36℃以下；③高热：可呈弛张型或不规则型，一天内体温多变，但高热时肢体冰冷，躯干温暖，有些患者甚至心率与呼吸可保持正常，高热时一般退热药无效。脑桥或中脑的病变，有时亦可表现为高热。

（四）精神障碍

当后腹外核及视前区有病变时常可产生精神症状，主要表现为过度兴奋，哭笑无常，定向力障碍，幻觉及激怒等症。

（五）其他

头痛是常见症状，患者常可出现多汗或汗闭，手足发绀，括约肌功能障碍，下丘脑性癫痫。当腹内侧部视交叉受损时可伴有视力减退、视野缺损或偏盲。血压忽高忽低，瞳孔散大、缩小或两侧不等。累及下丘脑前方及下行至延髓中的自主神经纤维时，可引起胃和十二指肠消化性溃疡或出血等表现。

其中以多饮、多尿、嗜睡及肥胖等最多见，头痛与视力减退虽也常见，但并非下丘脑综合征的特异性表现，也可能与颅内占位性病变引起的脑膜刺激、颅内压增高及视神经交叉受压等有关。

三、功能定位

下丘脑病变或损害部位与临床表现之间的关系大致为：①视前区受损，自主神经功能障碍；②下丘脑前部视前区受损，高热；③下丘脑前部受损，摄食障碍；④下丘脑前部、视上核、室旁核受损，中枢性特发性高钠血症、尿崩症、抗利尿激素分泌不适当综合征；⑤下丘脑腹内侧正中隆起受损，性功能低下，促肾上腺皮质激素、生长激素和泌乳素分泌异常，尿崩症等；⑥下丘脑中部外侧区受损，厌食、体重下降；⑦下丘脑腹内侧区受损，贪食，肥胖，性格改变；⑧下丘脑后部受损，意识改变，嗜睡，运动功能减退，低体温；⑨乳头体、第三脑室壁受损，精神错乱，严重记忆障碍。

四、诊断

引起下丘脑综合征的病因很多，临床症状在不同的患者中可十分不同，有时诊断比较困难，必须详问病史，联系下丘脑的生理，结合各种检查所得，综合分析后作出诊断。除诊断本症外，尚须进一步查明病因。

头颅 CT 或磁共振检查有助于明确颅内病变部位和性质。脑脊液检查除颅内占位病变有颅内压增高、炎症有白细胞升高外，一般均属正常。

脑电图检查可见 14Hz/s 的单向正相棘波弥漫性异常，阵发性发放，左右交替的高波幅放电可有助于诊断。

垂体及靶腺内分泌功能测定，必要时行相应的功能试验，有助于了解性腺、甲状腺和肾上腺皮质功能情况。丘脑肿块定性困难者可考虑行穿刺检查。

五、治疗

1. 病因治疗　对肿瘤可采取手术切除或放射治疗。对炎症则选用适当的抗生素，以控制感染。由药物引起者则应立即停用有关药物。精神因素引起者须进行精神治疗。

2. 内分泌治疗　有腺垂体功能减退者，则应根据靶腺受累的程度，予以相应激素补充替代治疗。有溢乳者可用溴隐亭 2.5～7.5mg/d，或 L－多巴 1～2g/d。

3. 对症治疗　发热者可用氯丙嗪、地西泮或苯巴比妥以及物理降温。

（赵　猛）

第二节　垂体瘤

一、概述

垂体瘤（pituitary tumors）是一组起源于腺垂体和神经垂体以及颅咽管残余鳞状上皮细胞的肿瘤。垂体瘤是中枢神经系统和内分泌系统常见的肿瘤，临床有明显症状的垂体腺瘤占所有颅内肿瘤的 10%，在尸解中，直径小于 10mm 的垂体意外瘤检出率高达四分之一，垂体影像学检查可在 10% 的正常个体中检出小的垂体病变。垂体瘤可发生于任何年龄，男性略多于女性。华山医院 1982—2006 年 3 375 例垂体瘤手术患者（华山组）年龄分布显示 31～40 岁组占 26.3%，41～50 岁及 21～30 岁组分别为 24.2%、17.8%，＞60 岁及 <10 岁组分别占 9.2%、0.5%。

垂体瘤绝大多数为良性肿瘤，垂体癌罕见。来源于腺垂体的垂体腺瘤占垂体瘤的绝大多数，是导致成人垂体激素分泌异常最常见的原因。

二、发病机制

迄今为止垂体瘤的确切发病机制尚未清楚。采用 X 染色体失活方法已证实垂体瘤系单克隆增殖，此提示垂体瘤是由于腺垂体单个细胞内的基因改变，从而导致细胞单克隆扩增所致。在生长激素（GH）瘤中大约 40% 的瘤组织存在刺激性 G 蛋白 α 亚基（Gsα）基因的突变，但对其他垂体瘤的发病机制了解甚少。一些研究发现，垂体瘤的发生主要与癌基因激活和抑癌基因缺失或失活有关。另外，垂体肿瘤转化基因（PTTG）及局部细胞生长因子异常也对垂体肿瘤的发生发展起重要作用。分别简述如下：

（一）癌基因

一些癌基因与垂体肿瘤发生有关，其中以 gsp 癌基因家族的研究最多。生长激素腺瘤存在膜结合刺激因子 GTP 结合蛋白的 α 亚单位（Gsα）基因突变，认为 Gsα 基因突变后导致其内在的 GTPase 丧失，持续激活腺苷酸环化酶，促进 cAMP 合成，增加细胞内 Ca^{2+} 和 cAMP 依赖蛋白激酶活性，促使调节 cAMP 转录作用的 cAMP 反应元件结合蛋白（CREB）磷酸化，造成细胞生长分化异常而引发肿瘤。垂体癌和 PRL 腺瘤存在 H－ras 基因突变，但在垂体肿瘤 ras 激活是一种晚期事件，大多数垂体肿瘤没有 ras 基因突变，认为 ras 基因突变只能作为垂体肿瘤具有高度侵袭性的一种生物学标记。

（二）抑癌基因

多发性内分泌腺瘤 1 型（MEN₁）基因，命名为 menin 基因，认为 menin 基因缺失与单克隆发生的垂体肿瘤有密切关系。随后许多研究证实它是大多数单克隆起源的垂体腺瘤的始发因素。p53 基因突变或缺失在人类肿瘤中十分常见，但在垂体肿瘤组织中 p53 基因异常的发生率低。此外观察到 p21、p27 及 p57 抑制细胞周期素依赖激酶（CDK）；p16、p18、p15 及 p19 则特异性抑制 CDK4 及 CDK6。其中 p16 基因主要作用是与细胞周期素 D（cyclin D）竞争性结合抑制 CDK 活性，阻止视网膜母细胞瘤易感基因（Rb 基因）磷酸化，防止细胞异常增殖。Rb 基因敲除会导致小鼠垂体中间部肿瘤发生，但在人垂体瘤的研究中并未经常发现 Rb 基因突变。

（三）垂体肿瘤转化基因（PTTG）

是一种强有力的肿瘤转化基因，在大鼠垂体瘤细胞、人垂体各种腺瘤尤其是泌乳素瘤中呈高水平表达，在侵袭性功能性垂体瘤中表达最高。作为一种转录启动子，能在体内和体外起到促进细胞转化的作用，功能涉及抑制细胞周期中的姐妹染色单体分离、染色体不稳定、通过调节基本成纤维细胞生长因子（bFGF，FGF-2）的生成进而促进血管的形成和有丝分裂等。

（四）其他促进因子

下丘脑激素如 GHRH 分泌过高会导致垂体生长激素细胞增殖，进而导致腺瘤的发生。但垂体瘤分泌激素常常呈自主性，不受下丘脑调控，手术全切肿瘤后往往可以治愈该疾病，此提示并不是由促进多克隆垂体细胞增殖的下丘脑激素刺激发生，不过下丘脑部分激素能促进并保持已转化的垂体细胞的增殖。能调节垂体细胞分泌和增殖的生长因子有成纤维细胞生长因子（FGF-2 和 FGF-4），在人垂体腺瘤组织中表达，参与了 PRL 的分泌、新生血管发生和泌乳素瘤的发生。受 hPTTG 调控的 FGF-2 是强有力的血管形成因子，与肿瘤的增长有关。转化生长因子-α（TGF-α）转基因小鼠会发生泌乳素瘤，反义抑制 TGF-α 的表达则抑制泌乳素细胞增殖，其机制可能与介导雌激素引起的泌乳素细胞增殖有关。雌激素能刺激泌乳素细胞和促性腺素细胞有丝分裂，其在泌乳素瘤细胞上的受体主要为 ERβ 基因所编码，表达丰富。大剂量的雌激素可以导致大鼠泌乳素细胞的增生和腺瘤的形成。泌乳素瘤在女性多见，且在怀孕期间瘤体积增大可以此来解释。此外，雌激素还能激活 PTTG、FGF-2 及其受体和 TGF-α、TGF-β。但使用大剂量雌激素的患者很少发生泌乳素瘤，因而雌激素与垂体瘤的关系尚需进一步研究。新近发现在垂体瘤组织中还富含 PPAR-γ，体外试验发现 PPAR-γ 的配体罗格列酮抑制垂体瘤细胞增殖，并促进其凋亡提示 PPAR-γ 参与了垂体瘤的发生。

三、病理

垂体瘤大多数为良性腺瘤，少数为增生，腺癌罕见。肿瘤的体积大小不一，嗜酸细胞性或嗜碱细胞性腺瘤体积往往较小，而嫌色细胞性腺瘤则常较大。小肿瘤生长在鞍内，大者往往向鞍外发展。小肿瘤常呈球形，表面有光滑的包膜，大者多数呈不规则的结节状，包膜完整，可压迫和侵蚀视交叉、下丘脑、第三脑室和附近的脑组织。第三脑室受压后可引起侧脑室扩大和积水。肿瘤偶尔也可侵蚀蝶骨并破坏骨质而长入鼻咽部。若为恶性肿瘤，则癌肿组织可浸润和破坏蝶鞍周围的结构。瘤内可出血、变性而形成囊肿。光镜下，嫌色细胞性腺瘤细胞呈多角形或梭形，呈片状或条索状排列，细胞核较小和轻度不规则，呈圆形或椭圆形，胞质染色淡，可含有细颗粒或不含颗粒而呈透亮状。间质为丰富的薄壁血窦，瘤细胞可沿血窦排列成假乳头状。常可见到出血、囊性和钙化等变化。嗜酸细胞性腺瘤的瘤细胞呈圆形或多角形，边界清楚，呈片状或丛状分布，细胞体积普遍较嫌色细胞者为大，核圆，有核仁，胞质丰富，内含许多较粗的颗粒，间质中血管较嫌色细胞者少。嗜碱细胞性腺瘤的瘤细胞为多角形或圆形，体积较大，细胞核圆形居中，胞质丰富，含有许多嗜碱性粗颗粒。间质中血管丰富，常呈玻璃样变性，部分腺瘤组织中可含一种以上的瘤细胞称为混合型腺瘤，常见的是嫌色细胞与嗜酸细胞的混合型。垂体腺癌或垂体瘤恶变时，常见瘤细胞较丰富、异形和核分裂，并见瘤细胞呈浸润性生长入蝶鞍周围组织，或有远处转移。电镜下发现生长激素腺瘤及泌乳素腺瘤细胞内颗粒较大，可分两种，一种为颗粒致密型，以泌乳素细胞内颗粒最大，平均直径大约 600nm，最大可达 1 200nm，伴错位胞溢，内质网明显，排列成同心轮（称 nebenkem）状。生长激素细胞内颗粒次之，直径多数为 350～450nm，两种细胞的粗面内质网与高尔基复合体均发达丰富。另一种为颗粒稀少型，颗粒小而稀，促肾上腺皮质激素腺瘤细胞呈球形或多角形，核圆形或卵圆形，胞质基质深，粗面内质网和核糖体皆丰富，高尔基复合体明显，内含致密型颗粒，圆形或不规则形，直径 250～450nm。促甲状腺激素腺瘤及促性腺激素腺瘤极罕见。前者颗粒最小，直径约 100～200nm，后者颗粒稀少，此两者以往均属嫌色细胞瘤。多形性腺瘤中以多种细胞同时存在为特征。用免疫组织化学法可识别不同细胞的分泌功能。

四、分类

Kovacs 五层次的分类法实用、经济、有效，并能促进病理与临床之间的相关性。主要内容如下：

（一）根据患者的临床表现和血中激素浓度分类

垂体腺瘤的功能分类：

1. 内分泌功能亢进

（1）肢端肥大症/巨人症，生长激素浓度增高。

（2）高泌乳素血症。

（3）库欣病，促肾上腺皮质激素和可的松血浓度增高。

（4）甲状腺功能亢进，伴不适当促甲状腺素过度分泌。

（5）促卵泡激素、黄体生成素和（或）α－亚单位的明显增高。

（6）多种激素过度产生。

2. 临床无功能

3. 功能状态不确定

4. 异位性内分泌功能亢进

（1）继发于异位的生长素释放因子过度产生的临床肢端肥大症（增生/腺瘤）。

（2）继发于异位的促皮质素释放因子过度产生的库欣病（增生/腺瘤）。

（二）根据来自神经影像学和手术中的信息，如肿瘤大小、扩展性和侵袭性等作分类

1. 根据部位

（1）鞍内。

（2）鞍外。

（3）异位（罕见）。

2. 根据大小

（1）微腺瘤（≤10mm）。

（2）大腺瘤（＞10mm）。

3. 根据生长类型

（1）扩张型。

（2）肉眼可见硬膜、骨、神经和脑的侵犯。

（3）转移（脑、脊髓或全身）。

（三）根据肿瘤切片在光学显微镜下的形态作分类

垂体腺瘤的组织学分类：

1. 腺瘤

（1）典型。

（2）不典型（多形性、核分裂多、高 MIB - 1 标记指数）。

2. 癌［转移和（或）侵犯脑］

3. 非腺瘤

（1）原发或继发于非腺垂体肿瘤。

（2）类似腺瘤的垂体增生。

五、临床表现

垂体瘤（尤其是微小腺瘤）早期临床表现很少。

（一）腺垂体本身受压症群

由于腺瘤体积增大，瘤以外的垂体组织受压而萎缩，造成其他垂体促激素的减少和相应周围靶腺体的萎缩。临床表现大多系复合性，有时以性腺功能低下为主；有时以继发性甲状腺功能减退为主；偶有继发性肾上腺皮质功能低下；有时肿瘤压迫神经垂体或下丘脑而产生尿崩症。

（二）垂体周围组织压迫症群

肿瘤较大压迫垂体周围组织时发生，除头痛外多属晚期表现。

1. 头痛　华山组69.1%患者诉头痛，以前额及双颞侧隐痛或胀痛伴阵发性剧痛为特征。头痛多由于硬脑膜受压紧张所致，或鞍内肿瘤向上生长时由于蝶鞍隔膜膨胀引起，如肿瘤生长到鞍外时，因颅底部脑膜及血管外膜如颈内动脉、大脑动脉、Willis 动脉环等均有痛觉纤维存在，垂体肿瘤可累及上述神经血管组织而引起头痛。

2. 视力减退、视野缺损和眼底改变　肿瘤向前上方生长，往往压迫视神经、视交叉，华山组66.7%患者产生不同程度的视力减退，59%患者视野缺损（偏盲）。视力减退可为单

侧或双侧，甚至双目失明；视野改变可有单侧或双颞侧的偏盲。少数亦可产生鼻侧视野缺损，视野向心性缩小往往是功能性的，临床定位意义不大；眼底可见进行性视神经色泽变淡，视神经乳头呈原发性程度不等的萎缩，少数有视盘水肿。

3. **下丘脑症群** 肿瘤向上生长可影响下丘脑功能和结构，发生下丘脑综合征。

4. **海绵窦综合征** 眼球运动障碍和突眼是肿瘤向侧方发展压迫和侵入海绵窦的后果。可使第Ⅲ、Ⅳ和Ⅵ对脑神经受损，产生相应症状。肿瘤向蝶鞍外侧生长累及麦氏囊使第Ⅴ脑神经受损，引起继发性三叉神经痛或面部麻木等功能障碍。

5. **脑脊液鼻漏** 少数患者肿瘤向下生长破坏鞍底及蝶窦，引起脑脊液鼻漏，还可并发脑膜炎，后果严重。

（三）腺垂体功能亢进症群

1. **巨人症与肢端肥大症** 由于垂体腺瘤分泌过多的生长激素所致。

2. **皮质醇增多症** 系垂体腺瘤分泌过多的促肾上腺皮质激素引起。

3. **溢乳－闭经症** 系垂体分泌过多的泌乳素所致，女性高达60%（华山组）。

4. **垂体性甲状腺功能亢进症** 极少数垂体腺瘤分泌过多的促甲状腺激素而发生甲状腺功能亢进症，其特点为血 TT_3、TT_4、FT_3、FT_4 和血 TSH 均明显升高，且不受 TRH 兴奋，亦不被 T_3 所抑制。抗甲状腺自身抗体阴性。有甲状腺功能亢进症群，一般不伴眼征，有头痛、视野缺损等症。

5. **Nelson 综合征** 由于双侧肾上腺被全切除后，垂体失去了肾上腺皮质激素的反馈抑制，原已存在的垂体瘤进行性增大，分泌大量促肾上腺皮质激素和（或）黑色素细胞刺激素（为 ACTH 与 β－LPH 的片段）。全身皮肤往往呈进行性发黑，以及垂体瘤逐渐增大而产生垂体的压迫症群。血浆 ACTH 及 MSH 测定明显升高。

6. **促性腺激素腺瘤** 并不少见，华山组72%的患者并有性欲减退，促性腺激素腺瘤者达7%。瘤细胞一般呈嫌色性，少数为嗜酸性。患者年龄发病高峰在50～60岁，男性显著多于女性。大多数患者因巨大腺瘤造成压迫症群。男性常表现阳痿、不育。FSH 虽升高但无活性，LH 高于正常者少见，α－亚单位、FSH 或 LH 亚单位升高，血睾酮正常或低于正常。

（四）垂体卒中

垂体卒中是指垂体突然出血或梗死而引起的综合征。多见于垂体瘤较大、生长迅速、放疗或服用溴隐亭后。临床表现为突发剧烈头痛、高热、眼肌麻痹、视力减退、视野缺损、恶心、呕吐、颈强直、神志模糊，甚至死亡。

六、影像学检查

影像学检查是诊断垂体瘤的重要方法之一，包括头颅平片、蝶鞍分层、磁共振、CT 扫描、正电子发射计算机体层扫描（PET）检查等。

（一）头颅平片及分层摄片

垂体瘤在鞍内生长，早期体积小者并不影响蝶鞍。此后，肿瘤继续增大，引起轻度局限性的骨质改变，于薄层分层片上可发现蝶鞍一小段骨壁轻微膨隆、吸收或破坏。

继之则呈典型鞍内占位性改变，蝶鞍前后径、深径、宽径和体积超过正常，蝶鞍扩大呈杯形、球形或扁平形。向鞍旁生长则呈鞍旁占位改变，鞍底呈双重轮廓，肿瘤巨大者可破坏鞍背和鞍底。垂体瘤出现病理钙化斑的占 1.2% ~6.0%。

（二）磁共振检查

MRI 敏感性较 CT 高，可发现 3mm 的微腺瘤。MRI 能提供肿瘤的确切形状、大小、生长方向、鞍上池、第三脑室受压及海绵窦侵犯情况。

（三）CT 扫描检查

平扫示—垂体瘤肿块的密度略高于脑质，周围脑池和脑室含低密度的脑脊液，均可被 CT 扫描所发现。肿瘤向上生长，突破鞍隔，则可见鞍上池变形乃至大部分闭塞，其中可见等密度或略高密度肿块，肿瘤中可见坏死或囊性低密度区；肿瘤可突入第三脑室前部和两侧脑室前角的下方，并有脑室积水表现；蝶鞍扩大，鞍背变薄、倾斜。肿瘤向下生长，膨入蝶窦内而于蝶窦内出现圆形软组织影。增强检查肿瘤呈均一或周边明显强化，边界更加清楚可见。

（四）正电子发射计算机体层扫描（PET）

PET 可以观察到垂体瘤的血流量、局部葡萄糖代谢、氨基酸代谢、蛋白质合成、受体密度和分布等生理和生化过程，能用于区别治疗中的肿瘤坏死和复发。[18]氟代葡萄糖（[18]F - FDG）PET 显像对垂体瘤的显示较 CT 好，与 MRI 相近，而 PET 与 CT 或 MRI 一起检查，可提高 15% ~20% 的阳性率。但昂贵的价格限制了 PET 用于垂体瘤的诊断。

七、鉴别诊断

（一）颅咽管瘤

各年龄组均可发生，但以儿童及青少年多见。儿童期肿瘤发生于鞍内常引起垂体功能低下、侏儒、性发育不全，向鞍上生长时可产生下丘脑症群（如 Frohlich 综合征、尿崩症、嗜睡等）及视神经交叉压迫症状，X 线示蝶鞍扩大。鞍上型的主要症状为第三脑室室间孔堵塞所产生的颅内压增高症；蝶鞍侧位片示蝶鞍压扁。颅平片侧位常示钙化点阴影。

（二）脑膜瘤

鞍结节脑膜瘤多见于成年女性，蝶鞍扩大，鞍结节或蝶骨平面部可有骨质增生，内分泌症状不明显，主要为头痛及视神经受压症状如视力减退及视野改变。嗅沟脑膜瘤如向后发展可压迫视交叉，而产生视力及视野改变，同时可有嗅觉障碍，有时可伴有颅内压增高症。脑血管造影可示大脑前动脉受压抬高、移位及肿瘤染色等典型改变。

（三）动脉瘤

颈内动脉瘤可压迫一侧视神经致视神经萎缩、视力减退及单侧鼻侧偏盲。同时可有动眼神经及三叉神经第一支受压的症状。一般无内分泌症状和蝶鞍改变，偶有蝶鞍扩大，需作脑血管造影明确诊断。

（四）颅压增高所致蝶鞍改变

蝶鞍可呈球形扩大，可伴鞍背破坏吸收，但交叉沟多平坦低下，前床突无变形，鞍背多不向后竖起，此外常伴有颅内压增高的其他征象。临床上有时可有轻度内分泌症状。

（五）颅底蛛网膜炎

常有颅内炎症、外伤、梅毒或结核等病史，临床上可有视力下降及视野缺损，但视野改变往往不典型，不对称，有时呈不规则的向心性缩小。一般无内分泌症状及蝶鞍改变。

（六）空泡蝶鞍

可有视交叉压迫症和轻度垂体功能低下，蝶鞍常扩大呈球形，尤其不易和球形扩大的垂体瘤鉴别。头颅 CT 扫描或磁共振检查有助于鉴别。

八、治疗

治疗应根据患者的具体病情而定，方法有：①手术治疗。②放射治疗。③药物治疗。

（一）手术治疗

1. 手术目的　通过切除肿瘤以解除腺瘤对视交叉及鞍区周围组织的压迫及破坏，减少或制止有功能性腺瘤分泌垂体促激素过多所产生的症状，并解除无功能性腺瘤压迫垂体所造成的垂体促激素不足，及相应周围腺体功能低下或萎缩所引起的临床症状。

2. 手术方法　目前有经蝶窦及经颅两种途径。

（1）经蝶窦手术：目前已是治疗垂体瘤的首选方法。手术指征：①腺瘤向鞍下生长至蝶窦内者最宜用此手术入路。②肿瘤向上轻度生长未影响下丘脑及第三脑室者。③垂体腺瘤伴有脑脊液鼻漏者。④有或无功能性垂体小腺瘤可用此入路作选择性肿瘤切除。⑤垂体卒中。⑥视交叉前固定，肿瘤向交叉后生长，临床常有旁中央暗点。⑦患者全身状况较差，不能耐受开颅手术者。⑧药物抵抗、不耐受药物瘤者。⑨患者个人选择、大腺瘤希望短期内怀孕。⑩需要组织学诊断等。

疗效：据报道术后视力与视野恢复或改善者占 70% 左右，对有功能的垂体腺瘤术后内分泌症状有明显好转甚至消失。华山组对小于 3.5cm 垂体瘤的全切除率高达 93%。常见的手术并发症有短期和远期并发症，短期并发症为尿崩症、脑脊液漏、SIADH、蛛网膜炎、脑膜炎、术后精神异常、局部血肿、动脉壁损伤、鼻出血、局部脓肿、肺栓塞、发作性睡眠等；远期并发症（不到 10%）有尿崩症、全或部分垂体功能减退、视力受损、SIADH、血管闭塞、CNS 损伤、鼻中隔穿孔等，手术死亡率不到 1%。术中越来越多采用内窥镜、神经导航系统（无框架立体定向设备）帮助提高肿瘤全切概率和手术安全性。

（2）经颅手术：方法中最常应用者为经额下入路（硬膜内或硬膜外），少数可用颞侧入路及经额经蝶窦入路。经颅手术优点是手术野显露清楚，尤适用于肿瘤明显向鞍上及鞍外生长者，缺点是手术并发症及病死率较高。手术指征：①肿瘤向鞍上生长引起视交叉受压，下丘脑及第三脑室受压引起脑积水等症状者。②肿瘤向鞍前生长达到颅前窝额底者。③垂体卒中。④放射治疗效果不满意或有恶化者。⑤有功能性或无功能性腺瘤产生临床垂体功能亢进或减退症状者。以上情况均应采用经额下入路。⑥肿瘤向鞍旁或鞍后生长者宜采用经颞侧入路（鞍后生长者可切开天幕手术）。⑦有人认为巨大肿瘤向上生长影响下丘脑者适用经额经蝶窦手术以增加全切除的机会及减少手术危险性。

疗效：国内 305 例经手术治疗后，视力恢复正常或进步者占 62.2%，视野恢复或进步者占 58.3%。术后内分泌症状有改善的则为数不多。

（二） 放射治疗

可分为外照射和内照射。外照射是国内常用的方法。近年来高能射线发展，已取代了常规 X 线治疗。内照射有放射性核素^{90}钇（^{90}YC）、^{198}金（^{198}Au）。

放射治疗指征：①诊断肯定而尚无手术指征者。②手术后辅助治疗。③手术后复发，肿瘤不大，暂不宜再行手术者。④单纯放射性治疗后复发病例，相隔至少一年后再放疗。但多次放疗可引起脑部并发症［累积剂量最好不超过 100Gy（10 000rad）］。

1. 外照射

（1） 高能射线治疗：国内外一般采用（^{60}Co）或加速器 6MV－X 外照射方法治疗垂体瘤。对小的肿瘤采用三野照射即两颞侧野加一前额野，大的肿瘤偶尔可用两颞侧野对穿照射。一般照射野 5cm×5cm，较大肿瘤可适当放大。每周 5 次，每次 200cGy，总剂量 45～55Gy，4.5～5.5 周完成。儿童照射总剂量 40～45Gy/4～5 周。照射可能发生的并发症有急性脑水肿、脑组织放射性损伤、肿瘤内出血、局部皮肤及骨骼损害、垂体恶变及空泡蝶鞍等。

（2） 重粒子放射治疗：α 粒子束、质子束、负 π 介子、快中子（fast neutron）等优点为发射出的照射剂量在射程过程中近于相同，而在达到末端时，照射剂量明显增高。①α 粒子束照射：总剂量为 35～80Gy（3 500～8 000rad），分 4 次照射，5d 内完成。②质子束照射：总剂量 35～100Gy（3 500～10 000rad），分 12 次照射，2 周左右完成。

（3） 立体定向放射神经外科治疗（γ－刀）：手术时先安装定位架行 CT 或 MRI 扫描，计算出靶点坐标，通过调整活动手术床位置，使靶点与射线聚焦点吻合，继而实施照射治疗。γ－刀有 201 个^{60}Co（^{60}钴）源，通过半球形头盔上的准直仪将射线集中到靶点上，使受照组织内达到较高剂量的射线，而周围组织射线剂量锐减，不至于产生损伤。通常照射剂量为 20～50Gy，照射时间为 10～20min，疗效约 80%～90%。

2. 内照射　即通过开颅手术（额路）或经鼻腔穿过蝶窦途径将放射性物质植入蝶鞍当中进行放射。①^{198}Au：剂量需限制在 15～20mCi。②^{90}YC：治疗剂量为 5～10mCi（相当于 50～100Gy）。

总体而言，放射治疗作为手术和药物治疗的辅助手段，针对手术无法全切或手术有禁忌的病例可以作为首选。伽马刀治疗的并发症主要有腺垂体功能减退，该情况多发生在放疗 10 年以后，故需要长期随访。放疗后可伴有持续性泌乳素升高，机制可能系放射线损伤下丘脑－垂体血管网络和部分损伤分泌多巴胺的神经元所致。照射剂量小于 10Gy 时极少对视神经产生影响，亦未见继发性脑瘤的发生。

（三） 药物治疗

按腺垂体功能情况，治疗上可分为两组。

1. 腺垂体功能减退者　根据靶腺受损的情况，给以适当的替代补充治疗。

2. 腺垂体功能亢进者

（1） 多巴胺激动剂：常见为溴隐亭（bromocriptine）、培高利特、喹高利特（quinagolide）和卡麦角林。多巴胺激动剂不仅抑制 PRL 的合成，而且抑制 PRL mRNA 和 DNA 的合成以及细胞增殖、肿瘤的生长，同时减少胞浆体积、导致细胞空泡形成和细胞破碎以及细胞凋亡。可以治疗高泌乳素血症中泌乳素瘤。多巴胺兴奋剂对 TSH 腺瘤患者也有一定的疗效。

溴隐亭虽能刺激正常垂体释放生长激素，但能抑制肢端肥大症中生长激素细胞分泌生长激素，可用于治疗，但剂量较大，约从 7.5mg/d 到 60mg/d 以上。近年来有多种新型的多巴胺兴奋剂如喹高利特（诺果宁，quinagolide）及长效溴隐亭（parlodel LAR）用于临床，疗效较溴隐亭佳、作用时间长、不良反应小。

（2）赛庚啶（cyproheptadine）：此药为血清素受体抑制剂，可抑制血清素刺激 ACTH 释放激素（CRH），对库欣病及 Nelson 病有效。一般每天 24～32mg，有嗜睡、多食等不良反应。

（3）生长抑素类似物：生长抑素（somatostatin，SS14）能抑制肢端肥大症 GH 分泌，但 SS 血中半衰期短，且有反跳现象，故无临床使用价值。近年来应用八肽类似物 Sandostatin（SMS201－995，即 SMS）又称奥曲肽（octreotide）及新长效型生长抑素类似物兰瑞肽治疗肢端肥大症获较好疗效。它对 TSH 腺瘤患者也有效，可使腺瘤缩小，视野缺损状况改善，TSH 与 T_4 下降。一般用于腺瘤手术和（或）放疗后。

（4）其他：PPAR－γ 配体罗格列酮能抑制垂体瘤细胞增殖并促进其凋亡，及显著抑制小鼠垂体瘤的生长。其机制为抑制细胞周期，阻止静止期细胞由 G_0 进入 G_1 期。因而罗格列酮可能成为治疗垂体瘤（尤其并发糖代谢紊乱）的一种新的方法。

（赵　猛）

第三节　垂体生长激素瘤

垂体长期过多分泌生长激素，在患者成年前引起巨人症，成年后引起肢端肥大症。导致这些疾病的原因，95% 以上是垂体生长激素瘤，仅极少数患者是由分泌生长激素释放激素的肿瘤，如肺部和胰腺的癌症，也有一些是其他疾病的一部分，如 Carney 综合征和多发性内分泌腺瘤病等。

一、病因

导致垂体生长激素细胞形成肿瘤的机制，如同其他大多数肿瘤一样，目前还不明确。肿瘤组织细胞内研究发现，40% 的生长激素瘤的 G 蛋白 α 亚单位基因有突变。正常情况下，G 蛋白 α 亚基与腺苷酸环化酶结合而使后者活化，利用 ATP 生成 cAMP；由于 α 亚单位有结合三磷酸鸟苷酸（GTP）部位，并具有 GTP 酶的活性，一段时间后 α 亚基上的 GTP 酶活性使结合的 GTP 水解为 GDP，亚基又恢复最初构象，从而与环化酶分离，环化酶活化终止。α 亚单位基因突变后，GTP 酶的活性丧失，因而细胞内 cAMP 生成过多，刺激细胞功能亢进。

二、临床表现

生长激素过多，导致患者出现比较明显的症状和（或）体征，一般需要多年的时间，患者就诊主诉主要还是肿瘤本身引起的症状如头痛、视野缺损，多伴有皮肤比较明显的异常，如手和足部类似海绵样肿胀、体毛增加、多汗、油性皮肤、皮赘数量增加、足跟下软组织垫增厚、指（趾）甲变硬变厚、面部特征较以往变粗、可以观察到粗大的毛孔、眼睑肿胀、鼻子增大、声音低沉有空谷回声、皮肤色素加深（尤其在臀间的区域）。

其他症状还包括乏力、背部和关节疼痛、手套和鞋子尺码不断增加、牙列逐渐稀疏，可伴下颌咬合为反颌，或咬合不足、性欲丧失和阳痿、多尿、多饮、虚弱、睡眠时严重打鼾、嗜睡、溢乳、女性月经不调或停经、抑郁、关节疼痛、肌肉无力和感觉异常。

体格检查：患者具有特殊的面容，称为肢端肥大症面容，典型情况下表现有头颅明显增大，头发粗黑，面容粗陋（眉弓前凸，鼻翼增厚肥大，嘴唇变厚，下颌骨前伸，形成反颌，耳朵肥大，牙列稀疏）。几乎所有的内脏都增大，但由于患者身体轮廓也增大，这些增大的内脏体格检查时不一定能发现。皮肤和手足部也都有比较特殊的临床表现。

肢端肥大症的主要体征：面部和四肢末端皮肤有揉面团样感觉，最早可能表现在足底和手掌部位；厚且硬的指（趾）甲；前额与鼻唇褶沟回加深；毛孔增大可见；眼睑肿厚；下唇肥大，鼻子增大呈三角架构；牙间隙增宽，下颌前突；回状头皮或称头皮松垂（头皮类似大脑沟回样改变）；皮肤表面小的有或无蒂纤维瘤，如皮赘；半数以上患者毛发增多，与多毛症不同，肢端肥大症患者前额毛发不增加；皮肤为油性，但痤疮少见；40%患者有皮肤色素沉着，一部分患者可有黑棘皮病样皮肤改变；外分泌腺功能旺盛，多汗；乳腺组织萎缩，少数患者可有溢乳；高血压；二尖瓣反流。

肢端肥大症可以与一些皮肤改变的综合征相关联，如 Carney 综合征、LAMB 综合征、McCune – Albright 综合征。另外，少数情况下，肢端肥大症可以单独是家族遗传性疾病。

由于骨和软组织增生，生长激素本身对抗胰岛素等作用，生长激素瘤常导致一系列并发症，如：10%～20%患者患糖尿病；19%～44%患者有高三酰甘油血症；患者肺活量男性增加81%、女性增加56%，小气道狭窄占36%，上呼吸道狭窄占26%；可发生急性呼吸困难和喘鸣；阻塞性睡眠呼吸暂停综合征；高血压；心肌肥厚，左心室体积增大，功能障碍；可以有高钙高磷血症；尿路结石；尽管肌肉容量增加，但患者仍感觉虚弱无力；神经根受压导致神经根病变；椎管狭窄；腕管综合征；结肠息肉和恶变（即结肠癌）。

三、辅助检查

（一）实验室检查

肢端肥大症患者在活动期的生长激素分泌过多，分泌节律异常。随机的生长激素测定的诊断价值有限，因为生长激素受生理和外界因素影响，分泌呈阵发性，并且它的半衰期短，一部分生长激素瘤患者随机血标本生长激素测定值与其他情况的数值有较多重叠。简单有效的诊断方法是在患者口服100g葡萄糖后1h采血测定生长激素。如果口服葡萄糖后生长激素明显升高（>10ng/mL），结合临床表现，可以明确肢端肥大症的诊断；如果口服葡萄糖后生长激素正常（<5ng/mL），则可以基本排除肢端肥大症。

只有很少一部分比例的怀疑肢端肥大症的患者，口服葡萄糖后的生长激素水平介于5～10ng/mL，对这一部分患者需要进行其他检查以确定体内生长激素水平分泌是否异常。

人体内胰岛素样生长因子－Ⅰ（IGF－Ⅰ）主要由生长激素刺激肝脏分泌，能反映生长激素分泌的整体水平，并且这种因子的半衰期长，因此它应该能较好地反映体内生长激素分泌水平。由于 IGF－Ⅰ随着年龄的变化在血液中的浓度有所不同，因此需要各实验室自己的各年龄段正常值进行判别；此外它还受饥饿、肥胖和糖尿病影响而减少，在妊娠时增加，这些在做结果分析时都应综合考虑到。

血液中 IGF－Ⅰ主要与胰岛素样因子结合球蛋白－3结合，它的测定值对肢端肥大症的诊断有较好的支持，同时也能反映在治疗过程中患者病情的活动性。

如果能测定生长激素释放激素，可能对一些特殊患者的诊断有帮助，如果血清中的浓

度 >300ng/mL，则高度提示是下丘脑之外来源的释放激素在发挥作用。如果是生长激素瘤，生长激素释放激素在血液中是正常或被抑制。

约20%的生长激素瘤同时分泌泌乳素，因此生长激素瘤患者在测定生长激素的同时，也应测定血液中泌乳素水平。患者泌乳素水平升高，有可能是肿瘤同步分泌，也可能是垂体柄受压所致，诊断时的区分有时比较困难。

较大的垂体瘤还需要测定其他垂体分泌的激素，因为肿瘤可能破坏垂体导致垂体其他促激素分泌减少，为明确这些促激素对靶腺影响，多需要同步测定肾上腺、甲状腺和性腺功能状态。

（二）影像学检查

1. 垂体 无明显临床功能的肿瘤发生率较高，影像学检查结果只在临床有关生长激素过多分泌的证据充分的情况下有指导意义。首先应扫描蝶鞍部位，绝大部分生长激素瘤来自垂体。建议使用 MRI，对垂体软组织，MRI 的敏感性要高于 CT，并能提供更多的有关垂体周围软组织的解剖情况，如视放射和海绵窦。

如果 MRI 未发现明显的占位，建议 CT 检查胸部，观察是否有可能是支气管源性分泌生长激素或生长激素释放激素的类癌。

2. X 线检查 肢端肥大症患者有下列征象：下颌骨长度和厚度增加前突，导致反咬合；颅骨增厚，头颅畸形；骨边缘和肌肉附着处增大；鼻旁窦和乳突增大；由于软骨结合部增生，肋骨延长生长，可形成宽大的桶状胸；椎骨骨膜下骨形成，使椎骨的关节边缘骨刺形成；喉软骨增生肥大；长骨骨皮质增厚。

（三）病理检查

1. 生长激素瘤的肿瘤细胞可以有多种组织学改变 如：分泌生长激素细胞内有致密分泌颗粒的腺瘤；分泌生长激素细胞内有稀疏分泌颗粒的腺瘤；生长激素和泌乳素混合细胞腺瘤；嗜酸性干细胞腺瘤；生长激素泌乳素细胞的祖细胞腺瘤；多激素分泌性垂体腺瘤；生长激素细胞癌；生长激素细胞增生；形态学不能确定的变化。

2. 皮肤组织活检组织学改变 表皮轻度变薄；真皮层乳头和上层网状水肿或黏液性改变，可观察到致密的葡胺聚糖沉积；胶原纤维分离；成纤维细胞数量轻度增加。

四、鉴别诊断

生长激素瘤临床鉴别主要分2种情况：在青春发育期，主要与体质性生长过快鉴别，可以通过激素测定得到区分；成人的肢端肥大主要与假性肢端肥大症和厚皮性骨膜病综合征相鉴别。

假性肢端肥大症的患者有一定的肢端肥大的临床表现，但体内生长激素和 IGF－Ⅰ并不升高，这些患者往往有严重的胰岛素抵抗。

厚皮性骨膜病综合征可以表现杵状指、四肢末端增大、皮肤增生性改变和骨膜下骨形成导致相应的临床类似肢端肥大症的表现。此病病因尚不清楚，患者体内生长激素和 IGF－Ⅰ水平不增加。

五、治疗

到目前为止，生长激素瘤仍需要综合治疗，任何一种治疗方法都不能解决患者所有的问题。一般推荐先进行手术治疗，然后再针对残留的肿瘤进行内科药物治疗，放射治疗现在多只用于对所有治疗没有反应的患者。针对性治疗的药物现在包括生长抑素、生长激素受体抑制剂和长效多巴胺类似物如溴隐亭。

分泌生长激素的垂体腺瘤导致的是一种慢性致残性疾病，常首选经蝶窦垂体手术治疗。这种手术可以迅速缓解由肿瘤侵犯导致的症状，显著降低或恢复生长激素/IGF－Ⅰ到正常水平。对垂体微腺瘤，手术的治愈率达80%～85%，对大腺瘤达50%～65%。手术后需要仔细随访垂体占位体积变化，即使观察到肿瘤复发的征象。在观察到肿瘤复发前，很多患者基础生长激素水平正常，因此需要评估肿瘤的生化活性：生长激素肿瘤生化治愈是指IGF－Ⅰ水平正常，同时葡萄糖抑制后生长激素水平＜1ng/mL，由很大一部分生长激素瘤患者手术后长期随访存在这些异常，并且多在手术后1年内出现。如果患者口服葡萄糖后生长激素水平和IGF－Ⅰ水平异常，手术后复发的可能增大。

由于手术治愈率仅60%左右，放射和药物治疗目前仍是很重要的手段。现在生长抑素缓释制剂被广泛应用，已有的资料显示疗效可以达到50%～60%，没有发现严重的不良反应。

由于生长抑素是生长激素的天然抑制剂，它的类似物奥曲肽现在在这方面应用最广泛。奥曲肽与生长抑素受体Ⅱ和Ⅴ结合，抑制生长激素分泌。持续用奥曲肽治疗能使65%的生长激素瘤患者血清生长激素水平降低到5ng/mL，使40%患者的降低到2ng/mL；使60%患者IGF－Ⅰ降低到正常水平；使20%～50%患者肿瘤体积缩小，这点对新诊断的生长激素瘤患者更明显。

溴隐亭能使75%的生长激素瘤患者血清生长激素水平下降，但只有20%的患者生长激素水平降低到正常值以内，后者在分泌生长激素和泌乳素混合瘤的患者中多见。溴隐亭治疗不能减小肿瘤体积。

随着时间的延长，生长激素瘤放射治疗后疗效增加，约60%的患者在10年后基础生长激素的水平＜5ng/mL，可惜发生全垂体功能低下的比例也与疗效相当。这些结果导致生长激素瘤放射治疗只作为肿瘤有较大范围侵犯的辅助治疗和有手术禁忌证时应用。还有研究显示放射治疗后继发肿瘤的可能性增大。

六、预后

早期诊断、早期治疗的预后良好，手术后对垂体的功能影响较小。由于肿瘤呈浸润性生长，手术范围应比肿瘤范围大，所以较大的垂体瘤手术多不易彻底切除，垂体前叶功能受损。生长抑素治疗疗效确切，但需要长期坚持治疗，停药后肿瘤可能会迅速复发。

（赵　猛）

第四节　空泡蝶鞍综合征

空泡蝶鞍综合征（empty－sella syndrome，ESS）系因鞍隔缺损或垂体萎缩，蛛网膜下腔在脑脊液压力下疝入鞍内，其中为脑脊液填充，致蝶鞍扩大、变形，垂体受压变平而产生的一系列临床表现。临床表现主要包括头痛、高血压、肥胖、内分泌功能紊乱、视力减退和视野缺损。部分患者可有脑脊液鼻漏。可分两类：发生在鞍内或鞍旁手术或放射治疗后者为"继发性空泡蝶鞍综合征"；非手术或放射治疗引起而无明显病因可寻者为"原发性空泡蝶鞍综合征"。原发性ESS很常见，尸体解剖的发现率在5%～25%之间。

一、病因和发病机制

（一）原发性空泡蝶鞍综合征

病因至今尚未完全阐明，可有下列数种因素：

1. 鞍隔的先天性发育缺陷　Buoch 尸检788 例中，发现仅有41.5% 鞍隔完整，21.5% 鞍隔为2mm 宽的环，5.1% 鞍隔完全缺如，而在该组中，因鞍隔缺损致原发性空泡蝶鞍的发病率为5.5%。鞍隔不完整或缺如，在搏动性脑脊液压力持续作用下使蛛网膜下腔疝入鞍内，以致蝶鞍扩大，骨质吸收、脱钙，垂体受压萎缩而成扁平状贴于鞍底。

2. 慢性颅内压增高　即使颅内压正常，也可因鞍隔缺损，正常搏动性脑脊液压力可传入鞍内，引起蝶鞍骨质的改变。Foley 认为慢性颅内压增高造成空泡蝶鞍的可能性最大。

3. 鞍区的蛛网膜粘连　是本病发生的重要因素之一，可能因鞍区局部粘连使脑脊液引流不畅，即在正常的搏动性脑脊液压力作用下，冲击鞍隔，逐渐使其下陷、变薄、开放，待鞍隔开放（缺损）达一定程度后，蛛网膜下腔及第三脑室的前下部可疝入鞍内。

4. 妊娠期垂体增生肥大　在妊娠期垂体呈生理性肥大，可增大2～3 倍，多胎妊娠时垂体继续增大，妊娠中垂体变化有可能把鞍隔孔及垂体窝撑大，于分娩后哺乳期垂体逐渐回缩，使鞍隔孔及垂体窝留下较大的空间，有利于蛛网膜下腔疝入鞍内。原发性空泡蝶鞍多见于多胎妊娠的中年妇女可能与此有关。有内分泌靶腺（性腺、甲状腺、肾上腺）功能减退或衰竭者垂体可增生肥大，用相应靶腺激素替代治疗后，可使增生的垂体回缩，从而产生空泡蝶鞍。

5 垂体病变　因垂体供血不足而引起垂体梗死而致本病。垂体瘤或颅咽管瘤发生囊性变，此囊可破裂与蛛网膜下腔交通而致空泡蝶鞍。此外，垂体瘤自发变性坏死可致鞍旁粘连或引起蛛网膜下腔疝入鞍内。多数原发性 ESS 患者存在垂体抗体，提示淋巴细胞性垂体炎可使垂体萎缩而形成 ESS。

6. 鞍内非肿瘤性囊肿　可由垂体中间部位雷斯克袋（Rathke pouch）的残留部钙化而来。

（二）继发性空泡蝶鞍综合征

因鞍内或鞍旁肿瘤，经放射治疗或手术后发生。

二、临床表现

（一）头痛和视野缺损

多见于女性（约占90%），尤以中年以上较胖的多胎产妇为多。头痛是最常见的症状，有时剧烈，但缺乏特征性，可有轻、中度高血压。少数患者有视力减退和视野缺损，可呈向心性缩小或颞侧偏盲。少数患者有良性颅内压增高（假性脑肿瘤），可伴有视盘水肿及脑脊液压力增高。部分患者有脑脊液鼻漏，发生原因可能是脑脊液压力短暂升高，引起蝶鞍和口腔之间胚胎期留下的通道开放。少数患者伴有垂体功能低下，可呈轻度性腺和甲状腺功能减退及高泌乳素血症。神经垂体功能一般正常，但在个别小儿中可出现尿崩症。儿童中可伴有骨骼发育不良综合征。国内报告的原发性空泡蝶鞍综合征中男性略多于女性，年龄在15～63 岁之间，以35 岁以上者居多，常见有头痛、肥胖、视力减退和视野缺损，伴颅压增高，少数患者有内分泌失调，以性功能减退为主。偶有出现下丘脑综合征者。

（二）垂体功能异常

由于 ESS 时垂体受压，可有不同程度的垂体功能受损。近年来报道在空泡蝶鞍综合征中进行全面的垂体激素测定及垂体储备功能试验发现在部分患者中显示一种或多种的分泌激素异常，其中有 ACTH、皮质醇、TSH、T₄、LH、FSH、T 或 CH（尤其在小孩中）的降低，而 PRL 升高。腺垂体储备功能试验可呈现多种腺垂体激素对下丘脑释放激素的刺激无反应。提示他们的腺垂体激素储备功能有缺陷。

（三）其他表现

肥胖、高血压在女性患者中多见，少数患者有甲状腺功能减退、性功能低下、精神异常如焦虑或抑郁伴行为异常等表现。

三、诊断和鉴别诊断

病史中注意询问有关造成空泡蝶鞍综合征的病因资料，结合临床表现和鞍区 CT、MRI 检查可明确诊断。

（1）头颅平片显示蝶鞍扩大，呈球形或卵圆形。大部分患者的蝶鞍骨质示有吸收，蝶鞍背后床突可近于消失，颅骨其他结构可有轻度骨吸收，此与慢性颅内压增高有关。

（2）CT 扫描可显示扩大的垂体窝，鞍内充满低密度的脑脊液，受压变扁的垂体呈新月状位于鞍窝后下部或消失不见，形成特征性的"漏斗征"（infundibulum）。

（3）磁共振检查：垂体组织受压变扁，紧贴于鞍底，鞍内充满水样信号之物质，垂体柄居中，鞍底明显下陷。

鉴别诊断需除外垂体肿瘤等引起的慢性颅内压增高症。空蝶鞍的 X 线平片表现很易与鞍内肿瘤或慢性颅内压增高引起的蝶鞍扩大相混淆。鞍内肿瘤蝶鞍扩大伴变形，呈杯形、球形或扁平形，鞍结节前移，鞍底下陷，鞍背后竖，故典型的鞍内肿瘤不难与本病区别，部分球形扩大的病例，则鉴别较难；慢性颅内压增高引起的蝶鞍扩大，常伴骨质吸收，亦难与本病区别，最后需经 CT 及磁共振等检查确诊。近年来，有人用放射免疫法测定血浆和脑脊液中的腺垂体激素和靶腺激素以助诊断，原发性空泡蝶鞍综合征患者的腺垂体功能多较正常，脑脊液中不能测出垂体激素。但垂体瘤不同，因其常向鞍上扩展，破坏血脑屏障，使腺垂体激素从血管进入脑脊液，因此脑脊液中垂体激素浓度升高。

（4）放射性核素造影：伴脑脊液鼻漏时，可行放射性核素脑池造影检查。

四、治疗

主要根据临床表现确定。一般认为如症状轻微勿需特殊处理，但如有视力明显障碍者应行手术探查，若系视神经周围粘连，行粘连松解术，可使视力有一定程度的改善。有人提议用人造鞍隔治疗。并发脑脊液鼻漏者，经蝶窦入路手术，用肌肉和移植骨片填塞垂体窝。对非肿瘤性囊肿，可将囊肿打开，部分切除囊肿包膜。如伴有内分泌功能低下，则酌情予以替代治疗。如腺垂体激素储备功能有缺陷者，尽管这些患者临床上无腺垂体功能减退的表现，亦应加强随访并及时进行激素的替代治疗。如 PRL 增高者，可用溴隐亭治疗。

（赵　猛）

第五节　巨人症和肢端肥大症

巨人症（gigantism）和肢端肥大症（acromegaly）系腺垂体生长激素细胞腺瘤或增生，分泌生长激素过多，引起软组织、骨骼及内脏的增生肥大及内分泌代谢紊乱。临床上以面貌粗陋、手足厚大、皮肤粗厚、头痛眩晕、蝶鞍增大、显著乏力等为特征。发病在青春期前，骺部未闭合者为巨人症；发病在青春期后，骺部已闭合者为肢端肥大症。巨人症患者有时在骨骺闭合后继续受生长激素过度刺激可发展为肢端肥大性巨人症。本病并不罕见，华山医院1982—2006 年 3 375 例垂体瘤手术患者 GH 瘤占 6%。男女之比为 1.1 : 1。发病年龄在肢端肥大症中以 31 ~ 40 岁组最多，21 ~ 30 岁、41 ~ 50 岁组次之。

一、病因和病理

巨人症患者垂体大多为生长激素细胞增生，少数为腺瘤；肢端肥大症患者垂体内大多为生长激素细胞腺瘤，少数为增生，腺癌罕见。近年发现，在约 40% GH 腺瘤细胞中，介导跨膜信息传递的兴奋性三磷酸鸟苷（GTP）结合蛋白 α 亚单位（Gsα）发生突变，使 GH 的合成和分泌增加，导致 GH 细胞的增生，久之形成肿瘤，发生 Gsα 突变的基因被称为生长刺激蛋白（gsp）癌基因。也有人认为肢端肥大症可能系下丘脑生长激素释放抑制激素不足或生长激素释放激素过多，使垂体生长激素细胞受到持久的刺激，形成肿瘤。垂体常肿大，引起蝶鞍扩大变形，鞍壁及前后床突受压迫与侵蚀；毗邻组织亦受压迫，尤其是垂体本身、视交叉及第三脑室底部下丘脑更为显著。腺瘤直径一般在 2cm 左右，大者可达 4 ~ 5cm，甚而引起颅内压增高。晚期肿瘤内有出血及囊样变化，使腺功能由亢进转为减退。

内分泌系统中，肾上腺、甲状腺、甲状旁腺都有增生和腺瘤，生殖腺早期增生，继以萎缩，晚期病例肾上腺和甲状腺亦萎缩，胸腺呈持久性增大。

内脏方面，心、肝、肺、胰、肾、脾皆巨大，肠增长，淋巴组织增生。

骨骼系统病变常颇明显，有下列特征：巨人症的长骨增长和增大，肢端肥大症的长骨骨骺部加宽，外生骨疣。颅骨方面的变化除两侧鼻窦皆增大外，巨人症患者仅见全面性增大；肢端肥大症患者头颅增大，骨板增厚，以板障为著，颧骨厚大，枕骨粗隆增粗突出，下颌骨向前下伸长，指（趾）端增粗而肥大。脊柱骨有多量软骨增生，骨膜骨化，骨质常明显疏松，引起脊柱骨楔状畸形，腰椎前凸与胸椎后凸而发生佝偻。

二、分类

根据临床表现及病理学特征可将垂体 GH 腺瘤分为两类：一类表现为瘤体小、生长慢、细胞分化好、细胞内颗粒多、临床过程隐匿，而对生长抑素的反应好，gsp 癌基因检测阳性率高；第二类表现为瘤体大、进展快、分化差、仅有散在颗粒及较易复发，GH 水平较高。

三、病理生理

本病主要病理由于生长激素分泌过多所致，正常成人血浆生长激素浓度基值为 3 ~ 5μg/L，而本病患者可高达 100 ~ 1 000μg/L。治疗后可下降至正常水平。过多的生长激素可促进机体蛋白质等合成性代谢，有氮、磷、钾的正平衡，钙的吸收增加，钠亦趋正平衡。表现为全身软组织、脏器及骨骼的增生肥大，其骨与软骨的改变主要由于 GH 诱导的类胰岛素生长因子 -1（IGF-1）所介导。血中的 IGF-1 主要来源于肝脏，GH 本身对各种组织的细胞分化也有刺激作用；糖代谢方面有致糖尿病倾向，降低胰岛素降血糖的敏感性，脂肪代谢方面有促进脂肪动员及分解作用以致血浆游离脂肪酸增高，生酮作用加强。此外，本症中尚有泌乳激素，促性腺激素等影响。早期垂体功能显著亢进，晚期部分激素分泌功能衰退，尤其是促性腺激素等衰退较明显，形成了本病的复杂症群。

四、临床表现

（一）巨人症

单纯的巨人症较少见，成年后半数以上继发肢端肥大症，临床表现可分两期。

1. 早期（形成期）　发病多在青少年期，可早至初生幼婴，本病特征为过度的生长发育，全身成比例地变得异常高大魁梧，远超过同年龄的身高与体重。躯干、内脏生长过速，发展至 10 岁左右已有成人样高大，且可继续生长达 30 岁左右，身高可达 210cm，肌肉发达、臂力过人，性器官发育较早，性欲强烈，此期基础代谢率较高，血糖偏高，糖耐量减低，少数患者有继发性糖尿病。

2. 晚期（衰退期）　当患者生长至最高峰后，逐渐开始衰退，表现精神不振，四肢无力，肌肉松弛，背部渐成佝偻，毛发渐渐脱落，性欲减退，外生殖器萎缩；患者常不生育，智力迟钝，体温下降，代谢率减低，心率缓慢，血糖降低，耐量增加。衰退期历时 4~5 年，患者一般早年夭折，平均寿限约 20 余岁。由于抵抗力降低，易死于继发感染。

（二）肢端肥大症

起病大多数缓慢，病程长。上海华山医院曾对 144 例本病患者进行临床分析，其中 98 例入院前病程平均 5.68 年，最长者 27 年，症状亦分两期：

1. 形成期　一般始自 20~30 岁，最早表现大多为手足厚大，面貌粗陋，头痛疲乏，腰背酸痛等症状，患者常诉鞋帽手套变小，必须时常更换。当症状发展明显时，有典型面貌。由于头面部软组织增生，头皮及脸部皮肤增粗增厚，额部多皱折，嘴唇增厚，耳鼻长大，舌大而厚，言语常模糊，音调较低沉。加以头部骨骼变化，有脸部增长，下颌增大，眼眶上嵴、前额骨、颧骨及颧骨弓均增大、突出，牙齿稀疏，有时下切牙处于上切牙前，容貌趋丑陋。四肢长骨虽不能增长，但见加粗，手指足趾粗而短，手背足背厚而宽。脊柱骨增宽，且因骨质疏松发生楔形而引起背部佝偻后凸、腰部前凸的畸形，患者易感背痛。皮肤粗糙增厚，多色素沉着，多皮脂溢出，多汗，毛发增多，呈现男性分布。男性患者性欲旺盛，睾丸胀大；女性经少或经闭、乳房较发达，泌乳期可延长至停止哺乳后数年之久，有时虽无妊娠亦现持续性自发泌乳，甚至见于男性患者。神经肌肉系统方面有不能安静、易怒、暴躁、头痛、失眠、神经紧张、肌肉酸痛等表现。头痛以前额部及双侧颞部为主。嗜睡，睡眠时间延长。约 30% 患者因软组织肿胀，压迫正中神经，引起腕管综合征。常伴有多发性神经炎病变。心血管疾病是肢端肥大症致死的主要原因之一，可有高血压、心脏肥大、左心室功能不全、心力衰竭、冠状动脉硬化性心脏病及心律不齐等。由于患者气管受阻，临床上可表现呼吸睡眠暂停综合征。内脏普遍肥大，胃肠道息肉和癌症发生率增加。糖尿病症群为本症中重要表现，称为继发性糖尿病，144 例中有糖尿病者占 24%，其中少数病例对胰岛素有抵抗性。甲状腺呈弥漫性或结节性增大，基础代谢率可增高达 +20% ~ +40%，但甲状腺功能大多正常，基础代谢率增高可能与生长激素分泌旺盛促进代谢有关。血胆固醇、游离脂肪酸常较高，血磷于活动期偏高，大多在 1.45 ~ 1.78mmol/L 之间，可能是生长激素加强肾小管对磷的重吸收所致，血钙与碱性磷酸酶常属正常。X 线检查示颅骨蝶鞍扩大及指端丛毛状等病变，磁共振示垂体瘤。病程较长，大多迁延十余年或二三十年之久。

2. 衰退期　当病理发展至衰退期时患者表现精神萎靡，易感疲乏，早期多健忘，终期多精神变态。皮肤、毛发、肌肉均发生衰变。腺瘤增大可产生腺垂体本身受压症群如性腺、甲状腺或肾上腺皮质功能低下；垂体周围组织受压症群如头痛、视野缺损、视力减退和眼底改变、下丘脑综合征、海绵窦综合征、脑脊液鼻漏、颅内压增高症等。

一般病例晚期因周围靶腺功能减退，代谢紊乱，抵抗力低，大多死于继发感染以及糖尿病并发症、心力衰竭及颅内肿瘤之发展。

五、诊断和鉴别诊断

（一）诊断

根据特殊的外貌，随机 GH 水平 >0.4μg/L 或口服葡萄糖抑制试验 GH 谷值 >1.0μg/L，影像学检查发现垂体占位，诊断本症并不困难。

1. 体征　典型面貌，肢端肥大等全身征象。

2. 内分泌检查

（1）血 GH 测定：明显升高，随机 GH >0.4μg/L。由于 GH 呈脉冲式分泌，波动范围大，可以低至测不出，或升高大于 30μg/L，单次血 GH 测定对本症诊断价值有限。24 小时血 GH 谱测定能很好地反映机体 GH 分泌情况，但测定复杂且患者难以接受，一般用于科研。

（2）血 IGF－1 测定：高于年龄和性别匹配的正常值范围。空腹血 IGF－1 与疾病活动度和 24 小时血 GH 整合值有很好的相关性，并较血 GH 测定更为稳定。临床怀疑肢端肥大症或巨人症的患者应首先测定血 IGF－1。血 IGF－1 是目前肢端肥大症与巨人症诊断、疾病活动度及疗效观察的重要指标。

（3）血 IGF 结合蛋白（IGF－BP）测定：主要是 IGF－BP3，明显升高，但诊断价值有限。

（4）口服葡萄糖抑制试验：目前临床最常用诊断 GH 瘤的试验。一般采用口服 75g 葡萄糖，分别于 0、30、60、90、120、180min 采血测定血 GH 水平。口服葡萄糖后，血清 GH 谷值在 1μg/L 以下，本症患者口服葡萄糖不能抑制 GH，GH 水平可以升高，无变化，或约有 1/3 的患者可有轻度下降。

（5）GHRH 兴奋实验和 TRH 兴奋试验：国外资料报道仅约 50% 患者有反应，临床很少使用。

（6）血 GHRH 测定：有助于诊断异位 GHRH 过度分泌导致的肢端肥大症和巨人症，准确性高。血浆 GHRH 水平在外周 GHRH 分泌肿瘤中升高，垂体瘤患者中则正常或偏低，下丘脑 GHRH 肿瘤患者血浆 GHRH 水平并不升高。此病因罕见，临床极少应用。

（7）钙磷测定：高血磷高尿钙提示疾病活动，高血钙低血磷须除外 MEN_1。

（8）其他垂体激素测定：肿瘤压迫发生腺垂体功能减退时可有相应垂体激素及其靶腺激素的降低。肿瘤压迫垂体柄或自身分泌 PRL 时可有 PRL 升高。

3. 影像学检查

（1）颅骨 X 线检查：肿瘤较大者可有蝶鞍扩大、鞍床被侵蚀的表现。由于 CT 和 MRI 的普及，目前已较少使用。

（2）CT 检查：垂体大腺瘤一般头颅 CT 平扫即可有阳性发现，微腺瘤须作冠状位薄层平扫及增强。CT 对垂体微腺瘤诊断价值有限，阴性结果亦不能完全排除垂体微腺瘤。但 CT 对骨质破坏及钙化灶的显示优于 MRI。

（3）MRI 检查：对垂体的分辨率优于 CT，有助于微腺瘤的诊断，并有助于了解垂体邻近结构受累情况或与其他病变相鉴别。一般采用冠状面或矢状面薄层成像。

（4）生长抑素受体显像：不仅可以用于 GH 瘤的诊断，还可以预测患者对生长抑素的治疗反应。

（5）其他部位 CT 检查：有助于诊断或除外垂体外肿瘤。

（二）鉴别诊断

1. 类肢端肥大症　体质性或家族性，本病从幼婴时开始，有面貌改变，体形高大类似肢端肥大症，但程度较轻，蝶鞍不扩大，血中 GH 水平正常。

2. 手足皮肤骨膜肥厚症　以手、足、颈、脸皮肤肥厚而多皱纹为特征，脸部多皮脂溢出、多汗，胫骨与桡骨等远端骨膜增厚引起踝、腕关节部显著肥大症，但无内分泌代谢紊乱，血中 GH 水平正常。蝶鞍不扩大，颅骨等骨骼变化不显著为重要鉴别依据。

此外，如空泡蝶鞍、类无睾症及异位生长素瘤亦需加以鉴别。

六、治疗

治疗目标是要降低疾病相关的致残率，使死亡率恢复到正常人群水平。即通过安全的治疗手段，减轻肿瘤造成的不良影响或消除肿瘤，GH 和 IGF - 1 恢复至正常，并避免垂体功能减退。目前公认的治愈标准为：①口服葡萄糖抑制试验 GH 谷值 < 1.0μg/L；②IGF - 1 恢复到与年龄和性别相匹配的正常范围内；③影像学检查肿瘤消失，无复发。目前主要治疗手段包括手术治疗、药物治疗和放疗。手术治疗是首选治疗，药物治疗与放疗一般作为辅助治疗。

（一）手术治疗

外科切除分泌 GH 的腺瘤是多数患者的首选治疗。主要包括经蝶垂体瘤摘除术和经额垂体瘤摘除术。微腺瘤的治愈率约 70%，大腺瘤的治愈率不到 50%。软组织肿胀在肿瘤切除后迅速得到改善。GH 水平在术后 1h 内即降到正常水平，IGF - 1 水平在 3 ~ 4 天内恢复正常。约 10% 的肢端肥大症患者在接受了成功的手术后数年后复发；垂体功能低下发生率高达 15%。术者的经验与手术的疗效和并发症的发生直接相关。手术并发症包括尿崩、脑脊液漏、出血、脑膜炎以及垂体功能减退。

（二）药物治疗

1. 生长抑素（SST）类似物　常用药物包括奥曲肽及其长效制剂以及兰瑞肽、SOM230 等。作用机制为结合 SST 受体（SSTR，以 SSTR2 和 SSTR5 为主），抑制细胞内腺苷酸环化酶，减少 cAMP 的产生，从而抑制 GH 的分泌和细胞增殖。其临床疗效包括抑制 GH 和 IGF - 1 水平，改善头痛和肢端肥大症状及缩小瘤体等。对这种类似物无效的患者不到 10%。疗效不佳（SST 抵抗）的原因可能是 SSTR 突变，有人发现在基因组和肿瘤 DNA 的 SSTR5

基因存在两处 C→T 突变，使 SST 无法发挥正常作用。

（1）奥曲肽长效制剂（octreotide LAR）：OctreotideLAR 作用时间较长，约 4 周。每次肌内注射 20mg，注射间隔一般为 28d，6 个月后 GH 水平由 27.6μg/L 降到（5.03±5.38）μg/L，IGF－1 由（889.55±167.29）μg/L 降到（483.00±239.71）μg/L（n＝9），66% 的患者肿瘤体积缩小。

（2）兰瑞肽：兰瑞肽作用时间稍短，约为 10d。每次 60mg，每月注射 3 次，如疗效不明显，可将注射间期缩短至 1 周。报道 92 例肢端肥大症患者应用兰瑞肽平均治疗 24 个月后，有 88% 患者的 GH、65% 患者的 IGF－1 降至正常范围，且 IGF－1 恢复正常的患者比例从第 1 年的 49% 逐渐增至第 3 年的 77%，近半数患者的瘤体积缩小。

（3）SOM230：SOM230 是一种新的 SST 类似物，半衰期 23h。其对 SSTR1、SSTR3、SSTR5 的结合力分别是奥曲肽的 30、35、40 倍，较奥曲肽对 GH/PRL 瘤和 PRL 细胞的抑制作用（主要通过 SSTR5 介导）更强。

生长抑素类似物在大多数患者耐受性良好。不良反应多是短期的，且多数与生长抑素抑制胃肠活动和分泌相关。恶心、腹部不适、脂肪吸收不良、腹泻和肠胃胀气发生于三分之一的患者，虽然这些症状多在 2 周内缓解。奥曲肽抑制餐后胆囊的收缩，延缓胆囊的排空，高达 30% 的患者长期治疗后发生胆囊泥沙样回声或无症状的胆囊胆固醇结石。

2. GH 受体拮抗剂　培维索孟（pegvisomant）是第一个用于临床的 GH 受体拮抗剂，它能阻断 GH 受体二聚体的形成，从而阻止 GH 的外周作用。还可使 IGF－1 水平降至正常，显著缓解症状和体征，纠正代谢紊乱，且不良反应轻微。但对肿瘤体积没有减少作用，应使用 IGF－1 作为疗效衡量指标。该药适用于对 SST 类似物抵抗或不耐受的患者。

3. 多巴胺激动剂　多巴胺激动剂一般用于伴高分泌 PRL 的垂体瘤，但对于 GH 的分泌也有一定抑制作用，溴隐亭可以抑制部分肢端肥大症患者的 GH 过度分泌，但剂量大（≥20mg/d），每日分 3～4 次服用。约 20% 的患者 GH 水平抑制到 5μg/L 以下，仅有 10% 的患者 IGF－1 水平恢复正常。卡麦角林（0.5mg/d）也抑制 GH 分泌，缩小肿瘤体积。多巴胺激动剂与 SST 类似物联合使用效果较佳。

（三）放射治疗

包括常规放疗、质子刀、X 刀和 γ 刀，表 5－2 概括了不同方法的优缺点。放射治疗常作为辅助治疗手段。放射治疗起效慢，50% 的患者需要至少 8 年才能使 GH 水平降到 5μg/L 以下；18 年后有 90% 的患者能够抑制到此水平，但是 GH 抑制欠佳。在放疗效果达到最大之前，患者可能需要数年的药物治疗。多数患者还可发生下丘脑－垂体损害，在治疗后 10 年内发生促性腺激素，ACTH 和（或）TSH 不足。有生育要求的患者不适用放射治疗。放射治疗的并发症主要包括脱发、脑神经麻痹、肿瘤坏死出血，垂体功能减退，偶尔可发生失明、垂体卒中和继发性肿瘤。

表 5－2　几种不同的垂体放射治疗的比较

放射治疗名称	优点	缺点
常规放疗	可用于邻近视交叉的肿瘤	治疗次数多，需 20～30 次
	达到缓解的时间长，10～20 年	
质子刀	单次或分次	配备的单位不多

续　表

放射治疗名称	优点	缺点
	肿瘤距视交叉必须大于5mm	
X刀	单次或分次	肿瘤距视交叉必须大于5mm
γ刀	单次，起效较快，1~3年	配备的单位不多
	肿瘤距视交叉必须大于5mm	

　　本症患者须长期随访。手术治疗后，患者应每3个月一次接受随访直到生化水平得到控制。其后，每半年进行一次激素评估。达到治愈标准的患者，每1~2年进行一次MRI检查。对于未能达到治愈标准的患者或需要激素替代的患者，应每半年进行一次视野检查和垂体储备功能检查，每年进行一次MRI检查，并对临床表现、内分泌代谢表现进行评估。对年龄超过50岁的患者和患有息肉病的患者应进行乳房检查和结肠镜检查。

　　垂体生长激素瘤治疗流程见图5-1。

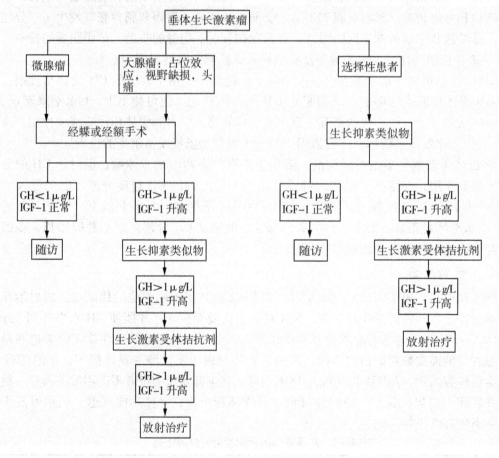

图5-1　垂体生长激素瘤治疗流程

（赵　猛）

第六节　高泌乳素血症和泌乳素瘤

一、高泌乳素血症

高泌乳素血症（hyperprolactinemia，HPRL）系指各种原因引起血清泌乳素（prolactin，PRL）水平持续显著高于正常值，并出现以性腺功能减退、泌乳与不育为主要临床表现的综合征。自1971年首次报道使用放射免疫方法检测人血清PRL以来，标记免疫检测技术的发展以及分子生物学技术的应用，有关HPRL的研究有了很大的提高。HPRL是临床上最常见的一种下丘脑－垂体轴紊乱的内分泌系统疾病，明显多见于女性，育龄妇女HPRL的发生率高达5%～17%。PRL是应激激素，正常人血中PRL水平不恒定，其血清水平在各种生理情况及各种应激时变化甚大，可以说是腺垂体激素中影响因素最多、血清水平波动最大的激素。PRL受下丘脑产生的多巴胺（DA）的张力性抑制，故其释放呈脉冲性。与其他腺垂体激素一样，呈现昼夜节律，随睡眠觉醒而周期性改变，入睡后逐渐升高，觉醒前1小时左右达高峰，醒后渐渐下降，下午2点降至一天中谷值，所以白天分泌低于夜间。

应用标记免疫分析测定PRL，正常值为女性1～25μg/L，男性1～20μg/L，不同的实验室略有差别。

（一）病因与发病机制

1. 病因　PRL分泌受下丘脑PRL释放因子（PRF）和PRL释放抑制因子（PIF）调节，正常时以下丘脑弓状核结节漏斗部肽能神经元DA释放为代表的PIF张力性抑制性调节占优势。任何干扰下丘脑DA合成与DA由垂体门脉系统向垂体输送，以及DA与PRL细胞DA受体（D_2）的结合（此种特异结合可抑制PRL的分泌与释放）的种种因素均可减弱抑制性调节而引起高PRL血症。其原因可归纳为生理性、病理性、药理性和特发性四类。

（1）生理性：很多生理因素可以引起PRL短暂升高：排卵期和妊娠时升高的雌激素水平抑制DA对PRL细胞的效应，妊娠后期再度增高的雌激素水平促使PRL细胞分泌大量泌乳素（可高于正常10倍以上），从而催乳；乳头神经受刺激（包括哺乳期）直接促使垂体PRL细胞分泌；此外，过度体力运动、低血糖、睡眠后期、精神创伤、新生儿期（出生后2～3月）等均可引起PRL生理性升高，大多数PRL轻度升高（≤100μg/L），并可恢复正常。

（2）药理性：增强PRF或拮抗PIF的物质可减弱DA的张力抑制，如雌激素（包括口服避孕药）（尤长期使用）、TRH与血管活性肠肽（VIP）；各种多巴胺拮抗剂如吩噻嗪类（如氯丙嗪、奋乃静）；丁酰苯类（如氟哌啶醇）等抗精神药；三环类（如丙米嗪、氯米帕明、阿米替林、阿莫沙平）与单胺氧化酶抑制剂（如苯乙肼）等抗抑郁药；西咪替丁等H_2受体阻断制剂静脉用药；维拉帕米（异搏停）、甲基多巴、利舍平（利血平）等心血管药，甘草、甲氧氯普胺（胃复安）与舒必利（sulpiride，即"止吐灵"）、阿片制剂以及某些影响PRL分泌尚不为人熟知的新药均可通过拮抗PIF与增强PRF或在DA受体水平加强DA类作用而促进PRL分泌。

（3）病理性：主要是各种引起下丘脑－垂体轴功能紊乱的疾病，包括下丘脑病变，各种垂体疾病如泌乳素瘤、GH瘤（肢端肥大症）、ATCH瘤（库欣氏病）、空蝶鞍综合征、垂体柄病变等，颅咽管瘤，脑脊髓辐射，原发性甲状腺功能减退，以及一些非内分泌疾病，如足以引起传入神经兴奋的胸壁病变与脊索疾病，慢性肾衰竭，严重肝病等。临床上在做出病理性高 PRL 血症诊断时必须除外引起 PRL 增高的其他原因。部分患者伴月经紊乱而 PRL 常高于 100μg/L，有的病程较长而临床症状不明显的患者，需警惕"潜隐性 PRL 微瘤"可能，经过随访可发现 PRL 渐升高，影像学复查出现阳性变化而得以明确诊断。

（4）特发性与巨 PRL 血症：不属于上述四类而原因未明者。有的患者经数年长期随访并无临床症状和影像学证据有可能为"特发性 HPRL"，PRL 多可下降。部分病例可能为巨 PRL 血症（macroprolactinemia）。人体血清中 PRL 存在多种形式，大量存在的是"小 PRL"（littlePRL），其分子量为 23kDa，并有少量"大 PRL"（big PRL）存在，分子量 50~60kDa，而 10%~26% HPRL 可为"大大 PRL"或"巨 PRL"（big big or macroprolactin），其分子量为 150~170kDa。巨 PRL 是由 PRL 单体与自身抗体形成的一种高分子量"PRL-IgG 免疫复合物"，其肾清除减少而在血中积聚形成巨泌乳素血症。这种复合物无 PRL 的生理活性，所以实际上是一种"假 HPRL"，其形成机制尚未完全明确。在临床上往往造成误诊和处理不当。当测定 PRL 水平增高而临床症状缺如（或不典型），怀疑巨泌乳素血症时，可同时测定聚乙醇处理前后的患者血清 PRL 水平，巨 PRL 血症标本经此处理后 PRL 水平下降达 40%。患者并无其他自身免疫表现，ANA、TPOAb、TGAb 等自身抗体在正常范围，但 CD_5^+ 淋巴细胞明显增高。日本学者报告用凝胶亲和层析和 SDS-PAGE 发现一种抗 PRL 的 IgG，后者可以和小 PRL 结合形成巨 PRL。

2. 发病机制　除上述药理部分已有阐述外，病理性 HPRL 发病机制可有下述数种：①下丘脑 PIF 不足或下达至垂体受阻，使垂体 PRL 细胞所受的正常性抑制性调节解除，见于下丘脑或垂体病变，常伴全腺垂体功能减退或垂体柄由于外伤或手术而受损。TRH 作为 PRF 在原发性甲状腺功能减退时可显著增高而消除多巴胺对 PRL 的抑制。②获得自主性高功能的 PRL 分泌细胞单克隆株，见于 PRL 瘤以及癌肿之异源 PRL 分泌，其分泌无脉冲性，正常的睡眠-觉醒周期、雌激素诱导等周期模式消失。③传入神经通过增强的刺激可加强 PRF 作用，见于各类胸壁炎症性、创伤性及肿瘤性疾病，以及脊索病变。④PRL 肾脏降解受损（见于肾衰），或肝性脑病时，假神经递质形成，从而 PIF 作用减弱（见于严重肝病）。

（二）临床表现

（1）溢乳、闭经、性腺功能减退与不育：HPRL 不管其病因如何，其典型的表现在育龄女性为溢乳、闭经（或少经）与不育。据统计，约 1/3 闭经病例是 HPRL 患者，闭经伴溢乳的患者中，HPRL 高达 70%，无排卵妇女 15% 为 HPRL，伴溢乳的无排卵者 43% 为 HPRL。高水平 PRL 可抑制卵巢颗粒细胞产生孕激素，同时也可促使下丘脑 DA 合成代偿性增加（特别是 PRL 瘤患者）而抑制 LRH 和 LH，从而抑制排卵。临床上轻度非持续性高 PRL 水平（PRL 常 ≤100μg/L）患者可因 LRH 的不同程度受抑制，虽有正常月经周期但无排卵；也可因黄体发育不良（黄体期短）而月经频繁（常无排卵，但偶有排卵）。随着 PRL 水平的显著升高，出现月经稀少与闭经。HPRL 除了能抑制 LH 和排卵，并竞争性抑制促性腺激素对卵巢 GnH 受体的作用，以致月经紊乱而闭经。PRL 瘤患者 90% 有溢乳，多为挤压性溢乳，可为暂时地或间歇地溢乳，少数为多量而自发溢出，可为双侧或单侧，乳汁呈白色或黄色。溢乳与闭经常是本症的主要表现和女性患者就诊的原因。溢乳需与乳腺管内乳头状瘤或癌所产生的乳头溢液鉴别。血 PRL 升高伴闭经但无溢乳者，则需考虑全腺垂体功能减

退或长期缺乏 E_2。垂体 PRL 瘤引起的 PRL 高度升高本身即可引起血清 E_2 低下,并可有相应症状(如阴道干燥、性交疼痛等)。少数(5%~7%)的 PRL 瘤患者表现为原发性闭经伴有血清去氢异雄酮(DHEA)增高的患者可有多毛症,水滞留,体重增加,焦虑与抑郁。其中 60% 患者有性欲减退或消失。

男性患者常有血清睾酮降低,精子数减低或消失而致不育,常有性欲减退或消失,可有不同程度的勃起功能障碍,常为患者与医生所忽略。1/3 男性患者可有少量挤压性溢乳。

青少年起病者可青春期延迟,如为大腺瘤则可影响生长。

(2)骨质疏松:不论男性或女性,HPRL 可使骨密度进行性减少,因而引起痛性骨质疏松,可随 PRL 与性激素水平正常而好转。

(3)占位征群:垂体大腺瘤引起的占位征群。

(4)相关的原发病症状与体征。

(三)诊断

1. 病史和体检 注意有关的特殊症状,如育龄女性出现闭经-溢乳不育三联症,青壮年男性出现性腺功能减退、勃起功能障碍和溢乳等,并需详细了解患者的月经史、生育史、哺乳史、药物服用史,以及神经系统症状(有无头痛、视力和视野改变)和疾病史;亦要注意除外生理性、药理性因素,以及其他现患病与 HPRL 的关系。体检要重点注意视野、视力、乳腺(是否有白色乳汁溢出,乳汁介于初乳与哺乳时乳汁之间,有时需挤压后才有乳汁溢出,少数患者可为单侧性)、胸壁、男性性腺等变化。

2. 内分泌学检查

(1)血清 PRL 测定及 PRL 动态试验:非泌乳素瘤所致的 HPRL,PRL 很少 $>100\mu g/L$,PRL $>100\mu g/L$ 者 PRL 瘤可能性很大,PRL 瘤越大,则 PRL 水平越高,$>200\mu g/L$ 者,常为大腺瘤($>10mm$)。轻度 PRL 增高($<60\mu g/L$)可能为应激或脉冲分泌峰值,为避免应激,可连续 3 天采血或同一天连续 3 次采血,每次相隔 1h,如此 3 次血清测定值可除外脉冲峰值,有利于 HPRL 的判断。兴奋 PRL 分泌的药物,如 TRH、甲氧氯普胺、氯丙嗪、西咪替丁、精氨酸或抑制 PRL 分泌的药物,如左旋多巴、溴隐亭等。可选择性地用以观察 PRL 的动态变化,PRL 瘤对上述兴奋剂与抑制剂无明显反应或反应减弱,有助于鉴别特发性 HPRL、生长激素瘤、ACTH 瘤与 PRL 瘤,但对特发性 HPRL 引起的 HPRL,其鉴别价值较小。

(2)其他内分泌功能检查:甲状腺功能测定、促性腺激素与 E_2 和睾酮测定、GH 与 ACTH 测定、DHEA 测定等,在不同情况应选择进行,以助病因与病情判断。

3. 影像学检查 MRI 或 CT 检查以了解下丘脑或垂体的病变。

(四)治疗

针对不同病因制定不同治疗措施:

(1)原发性甲状腺功能减退者需用 L-甲状腺素替代治疗;异源 HPRL 应针对原发癌肿。

(2)药源性者停用相关药物。

(3)HRPL 且性腺功能已减退达 1~2 年,而影像学检查未能做出肯定垂体病变诊断者可应用溴隐亭等治疗以抑制 PRL 分泌与恢复性腺功能。

(4)垂体大腺瘤患者常可引起腺垂体功能减退,需相应激素类制剂作替代治疗。

（5）其他女性患者怀疑 PRL 瘤者，禁用雌激素以免 PRL 瘤长大；口服避孕药后出现的 HPRL 如停药后仍然有临床症状，可使用促性腺素或氯米芬治疗，促使下丘脑－垂体－卵巢轴生理功能的完全恢复；产后泌乳伴闭经，而 PRL 有所增高者，可应用口服避孕药（按避孕用量，但不宜久服，以免口服避孕药本身的 PRL 释放作用）与维生素 B$_6$ 口服（200～600mg/d）（后者为多巴胺脱羧酶的辅酶，可使下丘脑肽能神经元多巴转化为 DA 增加）治疗；部分 HPRL 患者伴有 PCOS，经溴隐亭治疗 PRL 水平下降至正常后，可恢复排卵，约 3%～10% 仍无排卵者，可使用氯米芬（克罗米芬）治疗。"巨 PRL 血症"无须治疗。

二、泌乳素瘤

泌乳素瘤（prolactinoma）即 PRL 瘤，是最常见的功能性垂体瘤（约占半数），也是病理性高 PRL 血症最主要的原因。美国 NIH 一项研究表明美国人口 1/4 有垂体微腺瘤，其中 40% 为 PRL 瘤。伴有临床症状的垂体瘤约为 14/10 万人，如以其 1/2 估计，PRL 瘤患病率约 7/10 万人。PRL 瘤的大小与 PRL 分泌有关，通常肿瘤越大，PRL 水平越高。PRL 水平仅中等量增高（50～100ng/mL）的垂体瘤可能为 PRL 混合瘤，其内分泌症状不同于单克隆 PRL 瘤。随着血清 PRL 的标记免疫法测定以及 CT、MRI 等高分辨率影像学检查的广泛使用，临床上微 PRL 瘤确诊率已大为提高。

PRL 瘤的发病机制至今仍未完全阐明，除了 PRF 与 PIF 调节紊乱外，PRL 分泌细胞本身尚有何种功能缺陷，其影响因素如何等尚待明确。临床和动物实验均已证实雌激素可促进 PRL 细胞增生及 PRL 的合成与分泌。正常女性妊娠后，随着雌激素水平升高，PRL 细胞可增大、增生、垂体变大，PRL 分泌增加，妊娠不仅使原有 PRL 瘤增大，而且也是 PRL 瘤形成的一个促发因素（据统计约 10% PRL 瘤发生于妊娠后）。至于口服避孕药（CCP），因其具有一定雌激素活性，可以引起高 PRL 血症。但研究表明口服避孕药，特别是低雌激素活性的 CCP，与 PRL 瘤的发生并无关联；此外，PRL 瘤细胞内在的缺陷也被证实：①鼠 PRL 瘤与人微 PRL 瘤分泌对溴隐亭及多巴胺的抑制作用有抵抗性；②大部分 PRL 瘤患者在手术后重复多巴胺促效剂或拮抗剂或非特异的胰岛素低血糖刺激，其 PRL 分泌功能可以恢复正常，说明大部分 PRL 瘤患者的自主分泌源自内在缺陷，下丘脑调节功能紊乱呈继发性；③溴隐亭疗效与 PRL 瘤大小及原有 PRL 水平无关，一部分患者虽剂量加倍疗效仍不满意，说明这些患者对溴隐亭有抵抗性；④20 世纪 90 年代对 PRL 瘤 DNA 克隆分析表明，PRL 瘤细胞起源于单克隆，瘤体周边细胞完好无增生。肿瘤切除后，PRL 即可降至正常。PRL 瘤根据大小可分为微腺瘤（<10mm）与大腺瘤（≥10mm），两者的生物学行为有明显差别。

本病多见于 20～40 岁青壮年，女性显著多于男性。女性患者以微腺瘤常见，占 2/3，大腺瘤为 1/3，但绝经后女性患者以大腺瘤为主，男性患者几乎都是大腺瘤。PRL 瘤经长期药物治疗可明显钙化。PRL 瘤绝大多数为良性，PRL 细胞癌十分罕见，文献仅有数例报道。

（一）临床表现

可从毫无症状，偶然发现到垂体功能减退，甚至垂体卒中、失明等轻重不一。

1. 溢乳与性腺功能减退　育龄女性典型症状为闭经、溢乳、不育三联症，在男性则为性欲减退、阳痿与不育三联症。

2. 垂体瘤占位性症状　大 PRL 瘤可产生占位性神经症状与垂体功能减退症状。占位性神经症状主要为：①头痛：系肿瘤压迫鞍隔和血管所致。如持续头痛并伴恶心、呕吐，则表示有颅内压增高。②视野缺损、眼外肌麻痹、急性视力减退等，由于肿瘤自鞍隔孔向上扩展，压迫视交叉所致。③肿瘤从蝶鞍向两侧海绵窦方向扩展，可压迫第Ⅲ、Ⅳ、Ⅴ、Ⅵ脑神经，并产生上睑下垂、复视、面部疼痛、眼球运动障碍等相应症状。④瘤体偶有向大脑颞叶内侧扩展，引发癫痫。垂体功能减退系继发性，是肿瘤压迫垂体正常部分而引起，受累之靶腺功能减退症状较轻。

男性垂体 PRL 腺瘤患者，虽有 HPRL 相应症状，但常常被忽视，未能及时确诊，直至肿瘤体积增大，出现上述肿瘤压迫症状始获确诊者不在少数。

3. 其他症状

（1）急性垂体卒中：0.6% ~ 10% 垂体瘤可自发出血，一般见于大腺瘤，偶见于微腺瘤。主要表现为严重出血所致的脑膜刺激症状，以及周围组织的受压迫症状，以视力、视野损害及头痛为主，症状多不典型，头颅 CT、MRI 扫描有助于明确诊断。

（2）PRL 混合瘤的其他内分泌症状：PRL 瘤可与其他垂体激素腺瘤混合与同时发生，最常见为 GH 与 PRL 混合瘤，20% ~ 40% 肢端肥大病例血清 PRL 水平升高，可有闭经与溢乳（多为挤压性）。PRL 瘤与无功能性垂体瘤混合时，瘤体大而 PRL 仅轻微升高，溴隐亭治疗血清 PRL 很快下降而肿瘤无显著缩小。

（3）骨质疏松：慢性高 PRL 水平可促进骨质丢失，尤其 E_2 浓度极度降低的患者，其骨密度常低于绝经期妇女平均水平。

（4）青春期前 PRL 瘤：多为大腺瘤，患者发育停滞，身材矮小，溢乳，原发闭经。

（二）诊断

（1）除外生理性和药理性 HPRL。

（2）PRL 测定、PRL 动态试验：其他内分泌功能检查：怀疑混合瘤时常须作相应内分泌功能检查。

（3）影像学检查：蝶鞍 X 线平片或断层摄片，因其本身的低分辨和间接的影像效果，目前已不常规应用于 PRL 瘤的诊断。但因费用低廉，可用以观察蝶鞍有否扩大，可选择性地应用于临床上有占位性神经症状者。CT 与 MRI 因其高分辨与直接的肿瘤影像效果可发现 3 ~ 4mm 的微小腺瘤，特别对于治疗后复查随访有其优越性。但 CT 对于微腺瘤仍有一定的假阳性和假阴性率，MRI 因其对软组织分辨力高、解剖结构显示清楚，并能够反映垂体肿瘤组织向各个方向的生长情况，提供垂体腺瘤全面的影像学特征，判断海绵窦有无受侵犯，为手术方式的制定、防止和减少术中大出血等并发症具有重要意义，已成为诊断垂体瘤常用有效的检查方法。术前 MRI 检查可用于评估垂体腺瘤生长范围与方式以及估计肿瘤的质地，对手术方案的制订具有指导意义。但 MRI 不能区别骨及钙化组织，对肿瘤侵蚀鞍壁与扩展到鞍外的显示效果不及 CT，此外 MRI 也有其应用禁忌。对于垂体微腺瘤的诊断要注意与鞍内小囊肿，以及青春期女性经期和妊娠期间表现的生理性垂体轻度增大和信号不均匀等鉴别，避免误诊，可结合 PRL 测定作出鉴别，必要时可作动态 MRI 增强扫描。鞍内的其他常见病变如鞍内蛛网膜囊肿和 Rathke's 囊肿、空泡蝶鞍综合征（患者除闭经外，泌乳素可正常或稍高，常伴有头痛）等也需注意鉴别。

（三）治疗

针对 PRL 瘤的高 PRL 分泌和占位性神经症状与腺垂体功能减退，可视病情使用多巴胺激动剂治疗，并同时或择期进行手术切除或放射治疗，以改善临床症状，缩小乃至消除肿瘤，求得最佳效果。与大腺瘤不同，95%微腺瘤不会进行性生长，故抑制肿瘤生长不是治疗指征，微腺瘤治疗两大要点是针对不育和恢复月经、消除溢乳。对于不育应首选溴隐亭；对于抑制大腺瘤的生长，各种多巴胺激动剂并无多大差异。

1. 药物治疗

（1）多巴胺促效剂治疗

1）溴隐亭：是一种麦角类衍生物，作用为特异性多巴胺受体促效剂。溴隐亭抑制 PRL 分泌的作用是由于：直接兴奋垂体 PRL 细胞 D-2 受体而抑制 PRL 分泌，并间接兴奋下丘脑的 D-2 受体而增加 PIF 的释放。溴隐亭可特异性地抑制 PRL mRNA 和 PRL 的合成，导致胞质减少、细胞空泡形成、细胞破碎和凋亡，抑制 PRL 瘤生长，不损伤其他垂体细胞。并能抑制溢乳，恢复性腺功能和生育力。对于男性 PRL 大腺瘤患者，除肿瘤及其分泌受抑制外，血清睾酮水平与精子数可恢复正常。溴隐亭口服后迅速从肠中吸收，但吸收并不完全。半衰期约 3~4h，故每天剂量分 2~3 次服用。单一剂量摄入后，在 2~3h 达血浆峰值。溴隐亭经肝代谢，90%自粪便排出，10%从尿中排泄。由于其非亲水性脑浓度明显高于血清浓度。有效剂量个体差异很大，自 2.5~60mg/d 不等，为确定有效剂量，可在开始治疗时作一敏感试验，服溴隐亭 2.5mg，多数患者 6~8h 后血清 PRL 水平可下降50%以上，表示只需较小剂量（3.75~7.5mg/d）即可奏效；少数患者下降<50%，需剂量加倍但也有无效者。此种剂量差异可能取决于垂体 PRL 细胞 DA 受体对药物的反应性。起始剂量可为 0.625mg/d，晚餐后服，以后每周递增 1.25mg/d，分早晚两次服用。对于耐受良好者每日剂量一次给予，疗效相同。药物治疗期间，每 1~2 个月测定 PRL 和随访，及时调整剂量。有效剂量（恢复月经和 PRL 水平）通常为 5.0~7.5mg/d，大腺瘤可用到 7.5~10mg/d。80%大腺瘤治疗后可缩小，可早在治疗 4~6 周后，或数月后见瘤体有所缩小。治疗 24 个月以上再停药，25%患者可在停药后一直维持正常。长期药物治疗后大腺瘤可明显钙化。

经验表明，溴隐亭治疗82%患者 PRL 恢复正常，90%以上患者可恢复月经和生育力。故对于需要恢复排卵功能的患者溴隐亭为首选药物。希望怀孕的微腺瘤患者治疗开始初，应机械避孕 2~3 个月经周期，后停止避孕措施待出现停经时即停用溴隐亭，如经确定妊娠者应继续停止服药。如此可避免溴隐亭相关的流产、异位妊娠和婴儿生殖器官畸形。产后泌乳并不与微腺瘤生长相关，哺乳期需继续停药，一定时期哺乳后可作复查，如有必要应予溴隐亭继续治疗。女性大腺瘤患者妊娠期间瘤体长大概率为15%~35%，所以需在妊娠前进行手术，术后乃至妊娠期间需服用溴隐亭以防止瘤体长大。男性患者根据有无症状而选择不同方案，对于无症状的微腺瘤，可不予处理，定期随访。溴隐亭治疗 PRL 瘤疗效好、并发症少、垂体功能恢复较佳，故主张对于垂体 PRL 微腺瘤或大腺瘤而无鞍上发展或无视野缺损者首选药物治疗。

溴隐亭的不良反应与其对于 D-1 和 D-3 受体、肾上腺素能受体及血清素受体的活性作用有关，常见为对胃肠黏膜的刺激，出现恶心、呕吐、腹痛等。较大剂量可因内脏平滑肌松弛及交感神经活动受抑制而出现眩晕、头痛、嗜睡、便秘、直立性低血压等反应。大剂量治疗者偶有严重不良反应，需予警惕。小剂量溴隐亭的不良反应常短暂，餐后服用常可减轻。

耐药问题：约有 5%~18%患者对 DA 激动剂的治疗无反应，称为多巴胺抵抗，这与

PRL瘤DA受体的异质性有关而与PRL水平或肿瘤大小无关。对溴隐亭耐药的腺瘤患者可试用喹高利特（诺果亭），因该药对D-Z受体的亲和性更高。

2）卡麦角林（cabergoline）：是长效的麦角衍生物，最初用于治疗帕金森病。是PRL分泌细胞D-2受体高度选择性促效剂，因而比溴隐亭耐受性好。可降低PRL水平、恢复性功能和使肿瘤缩小。因其半衰期长达62~115h，故可每周一次给药0.5mg。也是治疗PRL瘤的二线药物，可用于对溴隐亭不耐受或抵抗者。严重心血管病、雷诺氏病、溃疡病、低血压等病患者须慎用，有报道报卡麦角林与病态赌博相关联的，此为其罕见不良反应。

3）喹高利特（quinagolides）：商品名有"诺果亭"（norprolac）等。这是一种新型非麦角类长效D-2受体选择性促效剂，其结构为八氢苄喹啉，对PRL的抑制作用是溴隐亭的35倍，消化道不良反应则较少。剂量为75~400μg/d（维持量为75~150μg），可使58%~91%的患者PRL降低，半数以上患者的腺瘤可缩小25%以上。本类药物是治疗PRL瘤的二线药，常用于对溴隐亭有抵抗或不耐受者。治疗开始可能由于多巴胺兴奋作用，会引起直立性低血压。因此，要根据PRL降低的效果和患者的耐受性选择起始剂量。有精神病史者需慎用。

（2）PPARγ促效剂：PPARγ（过氧化物酶体增殖激活受体γ）可在所有垂体瘤细胞表达，细胞生物学研究证实PPARγ配体-罗格列酮能抑制垂体瘤细胞增殖并促进其凋亡，其机制为阻止静止期细胞由G_0进入G_1期，减少进入S期的细胞数量，并抑制瘤细胞激素的分泌。动物实验也发现罗格列酮能显著抑制小鼠垂体GH、PRL和LH瘤的生长。罗格列酮作为高选择性PPARγ激动剂已在临床广泛应用于胰岛素抵抗，其抑制PRL瘤的作用可能成为治疗PRL瘤的一种新的选择。

2. 手术治疗　对于药物治疗不敏感（大瘤体缩减和PRL下降不明显），或不能坚持药物治疗者（如考虑妊娠等因素）可以选择手术治疗。已有鞍上累及者可予以药物和手术治疗同时进行。除传统的经额垂体瘤大部分切除视交叉减压术（适用于已向鞍上、鞍旁扩展的大腺瘤伴有视交叉或其他脑神经受压者）外，目前较多开展创伤较小的经蝶窦选择性垂体瘤切除术，除适于微腺瘤外，也应用于鞍上扩展视交叉受压不严重的病例。术后如有残余瘤存在，需继续药物治疗或辅以放射治疗。经蝶窦切除垂体瘤，肿瘤切除程度与肿瘤的质地关系密切。对于质地软的肿瘤，即使伴有鞍上、鞍旁发展，在切除鞍内肿瘤后，鞍上、鞍旁的肿瘤组织可以随脑血管搏动而逐渐降入鞍内，获得较满意的切除；但质地韧的肿瘤，鞍上、鞍旁部分难以降入鞍内。研究表明MRI可以粗略预测肿瘤的质地。外科手术术后可有感染、脑脊液漏和短暂的尿崩症等并发症。对微腺瘤的治愈率可达70%~75%，死亡率为0%~1%。

3. 放射治疗　常用在手术治疗后PRL水平未能降至正常水平，瘤组织有残余时。也可以对应用药物治疗已妊娠的患者予以放射治疗，以抑制垂体瘤在妊娠时的进展，并减少药物长期应用的剂量。单纯放射治疗或辅助手术治疗的放射治疗，GnH缺乏的发生率各为47%和70%，普通放疗因其反应迟缓及继发垂体功能低下的潜在倾向，故已放弃。[60]钴源的立体辐射即γ刀，优点为定位准确，对下丘脑与颅脑损伤少、疗程短。可选择性地用于边界清楚而不侵犯邻近结构的微腺瘤而不能耐受长期药物治疗者，以及手术有残留瘤组织或复发，或年老、有夹杂症等不能经受手术者均可考虑γ刀治疗。

治疗的选择：对于各种治疗方法的选择，应该根据患者病情、生育史和特殊的要求，依照循证医学原则作出计划，并充分尊重患者的意愿，作最后抉择。

女性泌乳素瘤治疗选择可参考表 5 - 3。

表 5 - 3　女性泌乳素瘤的处理纲要

高 PRL 血症：除外生理性和药理性后做 MRI 检查，区分微腺瘤与大腺瘤，根据不同情况予以不同处理

微腺瘤	1. 闭经多巴胺促效剂或雌激素加黄体酮治疗
	2. 不育溴隐亭治疗
	3. 正常月经不予治疗，随访观察（Schlechte J A 等报告经 3~7 年随访，此组患者 PRL 不增高，病情无进展）
大腺瘤	1. 鞍内
	A. 闭经：予以多巴胺促效剂
	B. 不育：首选溴隐亭治疗
	2. 鞍上
	A. 闭经：多巴胺促效剂，并结合手术
	B. 不育：药物治疗（首选溴隐亭），并结合手术

（赵　猛）

第七节　成年人腺垂体功能减退症

腺垂体功能减退症（pituitary deficiency）在 1914 年由西蒙氏首次描述，是指各种病因损伤下丘脑、下丘脑 - 垂体通路、垂体而引起单一（孤立）的、多种（部分）的或全部垂体激素［ACTH，TSH，FSH/LH（又称 Gn），GH，而 PRL 除外］分泌不足的疾病。它可见于儿童期和成年期。儿童期因产伤、发育不全引起者相对少见。成年期因肿瘤、创伤、手术而引起的，由于原发疾病的掩盖，垂体功能减退症易被疏忽，不仅影响了原发疾病的康复，而且容易在应激时出现危象而危及生命。近年来由于主动随访垂体激素水平，应用可靠的功能试验，发现了较少见的亚临床垂体功能减退症，尤其是在颅脑外伤、手术和放疗后。

一、病因及发病机制

正常人垂体约重 0.5g，腺垂体和神经垂体各有独立的血液供应。腺垂体主要由颈内动脉分支（垂体上动脉）供血，极少数还由垂体中动脉供血。垂体上动脉在下丘脑正中隆突区形成毛细血管丛，血流从这里经垂体门静脉穿过垂体柄到达腺垂体。神经垂体由垂体下动脉供血。正中隆突区无血脑屏障，腺垂体仅有正中隆突区内外静脉丛提供血液。完整的垂体柄才能保证 90% 腺垂体细胞的血供，切断垂体柄后 90% 腺垂体会坏死。垂体坏死 75% 以上才会出现临床症状，破坏 50% 以上仅处于无症状的亚临床期，破坏 95% 以上可危及生命。垂体激素不足，使靶腺体继发性萎缩，出现继发性靶腺体功能减退。下丘脑释放激素不足影响垂体，再影响靶腺体引起三相性靶腺体功能减退。常见的垂体功能减退症病因可分为：

（一）肿瘤

常见的有垂体瘤、鞍区肿瘤（脑膜瘤、生殖细胞瘤、室管膜瘤、胶质瘤）、Rathke's 囊肿、颅咽管瘤、下丘脑神经节细胞瘤、垂体转移性肿瘤（乳房、肺、结肠癌）、淋巴瘤、白血病等。垂体瘤是成年人最常见的脑部肿瘤（约占 10%），直径大于 1cm 的称大腺瘤，小于 1cm 的称微腺瘤，瘤细胞根据有无分泌功能分为有分泌性腺瘤（可出现相应的内分泌症状）和无功能性腺瘤。大腺瘤可有占位效应，压迫视神经影响视力、视野；压迫垂体引起垂体功

能减退（尤其是无功能性腺瘤）；牵引硬脑膜而增高颅内压出现头痛；压迫海绵窦引起第Ⅲ、Ⅳ、Ⅴ、Ⅵ脑神经损伤。除泌乳素瘤药物治疗有效外，首选手术（包括γ刀等）治疗。

（二）脑损伤

包括颅脑外伤（TBI）、蛛网膜下腔出血（SAH）、神经外科手术、放射治疗（RT）、脑卒中（出血和缺血）、希恩综合征等。

TBI在发达国家中是35岁以下男性常见的致死、致残原因，近年来女性发病也在稳步增多。2007年A Agha分析107例TBI者中，重度TBI格拉斯哥昏迷评分（GCS）在3/15～13/15，结果示受伤19个月时有11% GHD，13% ACTH不足，12% Gn不足，1% TSH不足，13%高PRL，28%是单种激素不足，仅1%是全垂体功能减退。Scheneider等报道77例TBI中有些病例在受伤3月时发现ACTH、TSH、FSH/LH不足，在受伤12个月时已恢复，而GHD仍不变，也有少数病例在受伤12个月时才发现ACTH不足。有文献报道3/4创伤后垂体功能减退（PTHP）在外伤1年内起病，15%在外伤后5年内确诊，还有2例分别在受伤36年和46年确诊。一般GCS评分低者PTHP发生率高。近年来文献报道20%退休拳击运动员也有慢性TBI并伴有运动认知和行为方面的异常。F. Tanriverdi等在2006年报道22例在职拳击手，有5例（22.7%）有GHD，2例（9.9%）有ACTH不足。

垂体瘤手术后垂体功能减退症的发生率与肿瘤的大小、年龄、手术方式等因素有关。以往大腺瘤手术后暂时性尿崩症和垂体功能减退症发生率高达20%，近年来，开展经蝶手术、经鼻三维内镜下手术后，该病的发生率明显减少。

鞍区放疗（RT）：以往报道手术后加常规放疗，放疗总量50Gy（500rad），10年内引起垂体功能减退（PD）的发生率高达50%，主要表现为GH、ACTH、TSH和Gn一到多项的不足。近年来采用立体定向放射手术（SRS，即伽马刀），单剂量9～30Gy（平均25Gy），视交叉、晶状体等敏感区照射量分别为≤8Gy，≤0.6Gy，3年内出现PD的发生率为5.7%，5年内为27.3%，放疗数年后PD增加的原因尚未明确，除肿瘤复发外，可能与RT引起门脉血管炎及无菌性炎症损伤有关。损伤与剂量、年龄、组织的易损性有关，一般儿童、青春期敏感，血管等组织也较敏感。

卒中，尤其是垂体卒中多因无功能的大垂体瘤瘤体内梗死或出血所致，也可发生在正常垂体内如妊娠妇女增生肥大的垂体，而产后大出血、DIC、未控制的糖尿病、抗凝治疗、气脑造影、机械通气、寒冷、疲劳、感染、手术、手术麻醉等诱使垂体卒中出现PD危象。危象时患者可有剧烈头痛（眶后）、恶心、呕吐、视力减退、视野缺失、复视、上睑下垂、瞳孔散大（第Ⅲ、Ⅳ、Ⅵ和第Ⅴ脑神经第一分支麻痹）、发热、神志不清、抽搐、血压下降、低体温、低血压、低血钠，如血液进入蛛网膜下腔则出现脑膜刺激症状，颅内压增高，惊厥，半身不遂等半球症状。冠状面CT检查可见垂体内有高密度出血灶，MRI示T_1加权高信号，宜立即钻洞减压，药物抢救。产后因垂体梗死或出血引起的PD又称希恩综合征，近年来已明显减少。

（三）浸润或炎症

淋巴细胞性垂体炎（lymphocytichypophysitis，LYH）、血色病、结节病、组织细胞增生症X、肉芽肿病性垂体炎、组织胞质菌、寄生虫（弓形体病）、结核杆菌、卡氏肺孢子虫病等。LYH又称自身免疫性垂体炎（AH），自1962年Goudie和Pinkerton首次报道AH，到

2004 年为止，国外共报道 AH379 例，国内报道 11 例。女性较多见（女：男约为 6：1），女性好发于妊娠后期或产后 1~2 个月，也有报道在更年期发病及同时伴有空泡蝶鞍者。病变可累及腺垂体、垂体柄、神经垂体及下丘脑。组织学上以淋巴细胞、浆细胞浸润为主，个别出现淋巴滤泡生发中心、灶性坏死和纤维化。仅少数病例血清中找到垂体分泌细胞（ACTH、TSH、Gn、GH）的抗体。患者有突发性的头痛、视力减退。内分泌功能受损顺序是 ACTH、TSH、Gn，而 GH 及 PRL 受累较少，垂体柄受累可出现高泌素血症，神经垂体受损出现垂体性尿崩症，而垂体瘤、脑外伤、放疗引起的 PD 常有 GHD，因此测定 GH 也有助于鉴别 AH。AH 还可合并自身免疫性甲状腺炎、卵巢炎、肾上腺炎、萎缩性胃炎、系统性红斑狼疮等。影像学上 AH 不易与垂体瘤鉴别，AH 的特征是 MRI 上见均质增强肿大的腺体，Gd – DTPA 示信号增强（因早期弥漫性摄取 Gd – DTPA 之故），不同于垂体瘤内有出血或缺血、囊性变等不均匀病灶；T_1 加权神经垂体高密度亮点（富有磷脂）消失；垂体柄增粗等。糖皮质激素如甲泼尼龙 120mg/d 冲击后，改用泼尼松 20~60mg/d 既能替代 ACTH 不足所致的肾上腺皮质功能减退症，也有利于抗炎、降低颅内压等，疗效尚在研究中。其他免疫抑制剂如硫唑嘌呤、甲氨蝶呤、环孢霉素疗效更不肯定。如有视力减退，不能排除肿瘤可能者主张经蝶三维内镜下手术，尚可活检明确诊断。结节病、血色病、组织细胞增生症 X 等累及全身脏器的疾病，也可以 PD 为首发症状，结节病与组织细胞增生症 X 常伴垂体性尿崩症，血色病较早出现性功能减退，继而出现 TSH、GH、ACTH 的不足。

（四）发育不良

转录因子缺陷，垂体发育不良/不发育，先天性中枢性占位，脑膨出，原发性空蝶鞍，先天性下丘脑疾病（膈 – 眼发育不良，Prade – Will 综合征，Laurence – Moon – Biedl 综合征，Kallman 综合征），产伤等。垂体由胚胎时鼻咽部的 Rathke's 袋发育而成，此袋有多能干细胞，pit – 1 结合于 GH、PRL、TSH 基因的调节元件上，也即结合于这些启动子的识别位点上，它决定了这些细胞株的分化和定向发育。促甲状腺胚胎因子（TET）诱导 TSH 表达，促性腺素细胞受固醇类因子（SF – 1）调控。胚胎发育最初 3 个月内基因突变，Rathke's 袋中线细胞移行不全，透明隔、胼胝体发育不全。分娩时产伤，包括颅内出血、窒息、臀位产等均可能引起 PD。

（五）原因不明

包括心理障碍、极度营养不良（神经性厌食，不适当减肥）、大脑皮层功能改变可影响下丘脑神经介质和细胞因子的释放，从而改变下丘脑垂体轴。

二、临床表现及诊断

垂体功能减退症伴随肿瘤、创伤、感染等时，原发疾病常掩盖了 PD 的临床表现，除应激时出现垂体危象外，疾病常呈慢性隐匿性起病，垂体受累的激素有单一的、部分的、全部的，甚至影响到后叶。靶腺受损程度轻重不一，因此该病的临床表现可以是非特异的，多样化的（表 5 – 4）。

表 5 – 4　垂体功能减退症的临床特征及实验室发现

受累激素	临床表现	实验室发现
ACTH	慢性：乏力，苍白，厌食，消瘦	低血糖，低血压，贫血，低钠血症

受累激素	临床表现	实验室发现
	急性：衰弱，眩晕，恶心，呕吐，虚脱，发热，休克	淋巴细胞，嗜酸性细胞增多
	儿童：青春发育延迟，生长缓慢	
TSH	疲劳，畏寒，便秘，毛发脱落，皮肤干燥，声音嘶哑，认识迟钝	体重增加，窦性心动过缓，低血压
Gn	女性：闭经，性欲丧失，性交困难，不育	女性：骨质疏松
	男性：性欲丧失，阳痿，早泄，情绪低落，性毛、胡须脱落，不育	男性：骨质疏松，肌肉不发达，贫血
	儿童：青春发育延迟	
GH	肌肉减少，无力，腹型肥胖，易疲劳，生活质量降低，注意力及记忆力衰退	血脂异常，动脉硬化
PRL	女性：闭经，溢乳	PRL 升高
	男性：乳房发育	
ADH	尿量 > 40mL/（kg·d）	尿渗透压 < 300mOsm/（kg·H$_2$O），高钠血症

三、功能试验

垂体激素的分泌均有生理节奏（昼夜曲线），如 ACTH 清晨水平最高，半夜最低；GH 入睡后最高。因此测定清晨一次基础值并不能反映该激素分泌细胞的储备能力。ACTH，GH 尚需做激发试验来协助诊断。

（一）ACTH

清晨 8 时测定靶激素血皮质醇（F）> 500nmol/L 可除外继发性皮质功能减退，< 100nmol/L 时宜作胰岛素低血糖激发试验（它是测定垂体－肾上腺轴的金标准）。静注短效胰岛素 0.1～0.2U/kg，血糖 < 2.2mmol/L（即有出汗、手抖、乏力、饥饿、心悸）提示试验成功，血 F > 500nmol/L 可除外此症。有心脏病、惊厥者不宜做此试验。ACTH 250μg/次，30min 后测血 F > 600nmol/L 可除外继发性皮质功能减退，≤ 500nmol/L 疑有此症。

（二）GH

除同时在清晨测定 IGF-1 外，也可做胰岛素低血糖激发试验。成年人低血糖时 GH ≤ 3μg/L，儿童 ≤ 10μg/L，青春前期 ≤ 5.0～6.1μg/L 为诊断 GH 不足的切割点。严重 PD 者不宜做此试验时可用 GHRH 1μg/kg 加 30g 精氨酸（静滴 30min），GH 高峰 < 9μg/L（BMI < 25 时）、< 8μg/L（BMI 25～30 时）、< 4.2μg/L（BMI > 30 时）为诊断 GHD 切割点。

（三）TSH

正常或偏低，而 FT$_3$、FT$_4$ 降低可确诊中枢性甲状腺功能减退，不需做 TRH 兴奋试验。

（四）LH/FSH 低

在除外高泌乳素血症时也可确诊继发性性功能减退。

四、影像学检查

（一）冠状面 CT

正常人垂体高度分别为：儿童 $\leqslant 6mm$，成人 $\leqslant 8mm$，孕期可达 $10 \sim 12mm$，垂体上缘扁平，如呈弧形要考虑垂体增大可能。大腺瘤有鞍背上翘，鞍底吸收。

（二）头颅 MRI

分辨率高，能更好显示软组织包括周围血管、视交叉、垂体柄。正常人垂体组织 T_1 加权信号同脑组织，也可稍有不均匀，小腺瘤直径小于 10mm，信号低，T_2 加权上腺瘤信号增强。大腺瘤可呈倒雪人状（肿瘤向鞍上生长）。

五、治疗

由垂体瘤引起的垂体功能减退症凡有视力减退及占位效应首先考虑手术。文献报道 720 例无功能垂体瘤经蝶经额手术后垂体功能恢复率分别为 50% 和 11%，恶化的分别有 2% 和 15%。泌乳素瘤多巴类药物治疗恢复垂体功能者有 60% ~ 75%。PD 患者有应激时促发危象危及生命的危险，宜随身携带治疗卡。

（一）替代治疗（replacement therapy）

1. 肾上腺皮质激素　如遇全垂体功能减退者首先宜补充肾上腺皮质激素，因甲状腺素的应用会加速皮质激素的代谢，而加重其不足。放射性核素研究示正常成年人可的松的每天分泌量是 $5.7mg/m^2$，而不是 $12 \sim 15mg/m^2$，考虑到肝脏的首过效应及生物利用度的差异，通常给醋酸可的松 25mg/d，或醋酸氢化可的松 20mg/d，根据激素的昼夜节律宜在早晨 8 时给药，如需要量增加时，早晨 8 时可给全日量的 2/3，下午 2 时给余下的 1/3。测定 24h 尿游离皮质醇（UFC）来调节替代剂量。一般不需补充盐类皮质激素，因醛固酮并不依赖 ACTH。皮质激素能提高集合管分泌 ADH 的阈值，即有水利尿作用，如病变累及下丘脑、垂体柄，皮质激素的替代会激发或加重垂体性尿崩症。

2. 甲状腺激素　垂体性甲状腺功能减退症较原发性甲状腺功能减退症轻，所需替代剂量也低些，常用的制剂有甲状腺干制剂 40mg/片，左甲状腺素 50μg/片，成年人如无缺血性心脏病可从每天半片开始，逐渐增加至最适当剂量。并随访心电图，定期检测血清甲状腺激素浓度。一般需要量不超过每天 2 ~ 3 片。

3. 性腺激素　女性生育年龄可用人工周期疗法，雌激素应用 21d，从月经第 5 天起，如无月经可从任何一天起，服药第 16 天或 21 天加用孕激素 5 天。常用的雌激素有乙烯雌酚 0.2mg/d，炔雌醇 25 ~ 50μg/d，结合雌激素（雌酮和马烯雌酮，倍美力）0.625 ~ 1.25mg/d，皮肤贴片有妇舒宁（17 - β 雌二醇）、得美素（雌二醇）等，分别有 25μg/片、50μg/片、100μg/片。雌激素的不良反应有乳房胀痛、肝损害、抑郁、头痛、皮肤过敏、血栓性静脉炎和静脉血栓形成，长期单用有致乳腺癌、子宫内膜癌之虞。应定期（6 个月一次）随访乳房钼靶摄片及子宫内膜厚度（阴道 B 超）。有文献提出更年期后不需替代雌激素。孕激素有甲羟孕酮（安宫黄体酮）2 ~ 4mg/d，甲地黄体酮 5 ~ 10mg/d，不良反应有水钠潴留、倦怠等。垂体性闭经，促排卵可用喜美康（人绝经后尿促性腺激素，humegon，HMG），含 FSH、LH 各 75IU/支，75 ~ 150IU/次，肌注，7 ~ 12d，然后肌注绒毛膜促性腺素（HCG）5 000 ~

10 000U/d（国外剂量较大，国内 3 000～5 000U/d）1～3d；或在 B 超监测卵泡成熟后用。不良反应有局部疼痛、皮疹、瘙痒，胃肠道反应如恶心、呕吐，头痛及多胎妊娠等。下丘脑性闭经如需生育者，有报道用戈那瑞林（gonadorelin），采用便携式输液泵模拟正常人 GnRH脉冲式释放，每次 25μg/kg（成人每次 5～25μg），每 2h 一次，静脉注射，昼夜不停，连续14d，治疗期间阴道 B 超监测卵泡发育情况，排卵后 2d 改用肌注 HCG 1 000U/次，每周 2次，共 3～4 次，支持黄体功能。用 6 个月或直至怀孕，排卵率约 90%，妊娠率约 50%～60%，也可用氯米芬（氯酚胺），含有顺式和反式旋光异构体，顺式有抗雌激素作用，反式保留部分雌激素作用，它与雌激素受体结合（下丘脑），使下丘脑释放 GnRH，使 FSH 释放而促排卵，月经第 5 天起，每天 50mg，共 5d 或逐渐增加到 150mg/d，不良反应有多胎妊娠、卵巢囊肿、血管舒缩、视力减退（出现闪光盲点时应停药）。

男性患者应用雄性激素可促进蛋白质合成，肌肉有力，精力充沛，常用肌注睾酮 50～100mg，每周 1～2 次；庚酸睾酮（巧理宝）250mg，每 1～4 周一次或口服十一酸睾酮（安雄，andriol）40～120mg/d，不良反应有痤疮、抑制精子形成、肝损害、前列腺增生等，后者因淋巴吸收肝损害少，对前列腺的影响亦小。睾酮的皮肤贴片（贴于阴囊皮肤或非阴囊皮肤），每天释出睾酮 4～6mg，但价钱较贵。阳痿者可在性活动前 0.5～1h 内服西地那非（万艾可）50mg/次，不良反应有头痛、鼻塞、面潮红、消化不良、视觉异常、皮疹等。不能与硝酸酯同时服用，有心绞痛、心力衰竭者禁用。

低促性腺激素的成年男性为维持正常的睾酮水平也可肌注 HCG，每周 1 000～3 000U。如需诱导生精可给 HCG 2 000U/次，每周 3 次，待睾酮达正常水平，睾丸容积达 8mL 时，加给 HMG 75IU/次，每周 3 次，需 12 个月以上。部分促性腺激素不足者因有 FSH 不需加用HMG，长时间应用 HMG 可产生抗体，影响疗效。氯米芬也有促使精子生成作用，适用于选择性 FSH 缺陷或特发性不育症，25～50mg/d，或 100mg 隔日一次，连服 3 个月，用药后应测定睾酮（T）和 FSH，检查精液。他莫昔芬（tamoxifen）作用同上，更适用于男性不育，每次 10～20mg，一日 2 次。戈那瑞林用法同上。青春期后发病，睾丸体积＞8mL，疗效较好，无精原细胞者治疗无效。

4. 生长激素　成人生长激素缺乏可使肌肉无力，脂肪堆积，红细胞生成减少，抵抗力减弱，血容量不足而出现直立性低血压，易出现低血糖等。这些均是非特异性的症状，以往容易被忽视，近有报道每周 r－hGH 0.125～0.25U/kg，肌注或皮下注射，1 个月后已使血清IGF－1 升高，体重增加，肌肉有力，腹部脂肪减少，伤口愈合加速，并有实验资料提示细胞免疫功能增强，如刺激单核细胞的移行，中性粒细胞和巨噬细胞产生超氧化离子、细胞因子等。GH 可能增加心肌收缩力、心搏出量，降低外周血管阻力，增加骨密度。但价格昂贵，对于肿瘤术后患者应用的安全性尚待研究。

（二）危象处理

为防止危象发生，凡有腺垂体功能减退危险者，宜及时检测激素水平并加做垂体功能试验，防止遗漏亚临床 PD。对于已确诊的 PD 患者在寒冷、感染、创伤、手术前需复查垂体功能，一般糖皮质激素的剂量宜加倍。感染发热时、手术前醋酸可的松 25mg，每天 3～4次，或肌注每 6h 一次；地塞米松 2mg，每 12h 一次；或氢化可的松 100mg/次，每天 2 次。危象时抢救：①快速静脉注射 50% 葡萄糖溶液 40～60mL 后，继以静脉滴注 5% 葡萄糖，每分钟 20～40 滴，不可骤停，宜防继发性低血糖。②补液中需加氢化可的松，每天 300mg 以上，或用地塞米松 2~5mg 静脉或肌内注射，每天 2~3 次，亦可加入补液中滴入。③若有周围循环衰竭、感染者，给予相应治疗。④低温者，可用电热毯等将患者体温回升至 35℃以上，并开始用小剂量甲状腺素制剂。⑤高热者，用物理和化学降温法，并及时去除诱发因素。⑥低钠血症，一般在补充糖皮质激素后能纠正，如系失盐性低钠血症补钠不宜过快，以防渗透压急剧升高引起脑桥脱髓鞘改变。水中毒者应记出入量，严格控制入液量，每天水平衡保持在负 1L 内。⑦去除诱因，如因垂体瘤卒中所致宜钻洞减压等。

（刘雪莲）

第八节 抗利尿激素分泌不当综合征

抗利尿激素分泌不当综合征（syndrome of inappropriate secretion of antidiuretic hormone，SIADH）系指体内抗利尿激素（ADH）分泌异常增多或其活性作用超常，并不受血容量所制约，从而导致水潴留、尿排钠增多以及稀释性低钠血症等综合征。此综合征由 Schwartz WB 和 Batter FC 等人于 1957 年首次报告，10 年后 Schwartz 和 Batter 两人首次命名该综合征为 SIADH 并提出诊断标准，故文献上又称之为 "Schwartz – Batter 综合征"。

SIADH 患者中，约 40% 患者 ADH 分泌完全不受渗透压或非渗透压因素所调节，血浆 ADH 水平波动甚大，常见于肺癌、中枢神经系统疾病患者；约 1/3 患者 ADH 释放阈值降低但仍受渗透压调节，见于某些原因引起的容量感受器和（或）渗透压感觉器调节障碍；约 1/5 患者血浆渗透压低于 270mOsm/（kg·H_2O）时 ADH 仍持续分泌（ADH 渗漏）。

一、病因和发病机制

（一）异源 ADH 分泌

下列病变组织实质细胞可以分泌 ADH 及其运载蛋白——神经垂体后叶素Ⅱ：

1. 恶性肿瘤　小细胞肺癌、胰腺癌、淋巴肉瘤、霍奇金病、网状细胞肉瘤、胸腺癌、十二指肠癌、膀胱癌、前列腺癌。

2. 肺部感染性疾病　肺炎、肺结核、肺脓肿、肺曲菌病。

（二）药物或疾病导致 ADH 释放过多

1. 中枢神经系统疾病　脑外伤、硬膜下血肿形成、蛛网膜下腔出血、脑血栓形成、脑脓肿、脑萎缩、脑部急性感染、结核性或其他脑膜炎、三相型尿崩症第二时相。

2. 促进 ADH 释放或增强其作用的药物　氯磺丙脲、氯贝丁酯、三环类抗抑郁剂（如卡马西平）、全身麻醉药、巴比妥类等药物可刺激 ADH 释放，氯磺丙脲尚可增加 ADH 的活性。噻嗪类利尿剂因其排钠利尿且造成肾小球滤过率（GFR）下降，同时触发 ADH 分泌，远曲小管对水分再吸收增加，自由水清除率明显下降。抗癌药物如长春新碱、环磷酰胺也可刺激 ADH 释放。

（三）其他

增强的生理性兴奋可引致 ADH 分泌过多，是为 "反应性 ADH 分泌过多症"，可见于二尖瓣狭窄分离术后，因左心房压力的骤减刺激容量感受器，可反射性地使 ADH 分泌增加；亦可见于肾上腺皮质功能减退、黏液水肿、腺垂体功能减退等内分泌疾病以及充血性心力衰竭、肝硬化腹水、肾病综合征等（由于低血容量或肾脏排自由水受损）；少数患者其 SIADH 不能与上述病因联系起来，可能肾小管对 ADH 的敏感性有所变化。这部分的病因严格地讲与真正意义上的 SIADH 不同（参见下文"鉴别诊断"）。

ADH 的分泌与病变范围也有关，一组统计表明肺癌超出半胸者，85% 可有水负荷试验异常，而病变限于半胸者仅 36% 水负荷试验异常。ADH 活性增加使远曲小管和集合管上皮细胞对水通透性增加，从而水的重吸收增加，尿量减少；同时因血容量增加造成稀释性低血钠，并使醛固酮分泌受抑制与第三因子释放，使肾小管钠与尿酸排出增加。

二、临床表现

临床症状的轻重固然与 ADH 分泌有关，但也取决于水负荷的程度。多数患者在限制水分时，可不表现典型症状。但如予以水负荷或水潴留药物则可出现水潴留及低钠血症表现，可有进行性软弱无力、倦息，血钠低于 120mmol/L 或急性发病时可出现脑水肿，表现为躁动、神志模糊，血钠进行性下降时，可有延髓麻痹，呈木僵状态，锥体束征阳性，甚至昏迷、抽搐，严重者可致死。患者体内水潴留于细胞内，一般不超过 3～4L，故虽有体重增加而无水肿。

三、实验室检查

（1）血浆渗透压（Posm）：≤270mOsm/（kg·H_2O）（随血钠下降而降低）。

（2）血钠：＜130mmol/L。

（3）尿钠：＞20mmol/L，可达 80mmol/L 或以上，尿渗透压升高。

（4）血清氯化物与 BUN、肌酐、尿酸、白蛋白降低，尿酸排出增加因而低尿酸血症常见，此有别于低血容量性低血钠，后者血尿酸常增加。

（5）肾素－血管紧张素系统抑制，尿醛固酮减少。

（6）心房利钠肽水平下降。

四、诊断与鉴别诊断

诊断主要依据临床和实验室发现，以下各点更为实用：①有关原发病或用药史；②低钠血症、血浆低渗透压；③尿钠增加（一般 30mmol/L 以上），高渗尿［尿渗透压＞100mOsm/（kg·H_2O）］；④低尿酸血症。

一般不需影像学检查，但疑有蛛网膜下腔出血或肺癌时需作相应的 MRI 与 CT 检查。

鉴别诊断：①与其他原因所致低血钠鉴别：充血性心力衰竭与肝硬化失代偿出现的腹水，除原发病表现外，可见尿钠低，尿醛固酮高，水肿明显，或有腹水，肝大。②慢性肾炎也可由于 GFR 减少出现高渗尿，但伴有氮质血症。③胃肠道失水失钠，可出现有效循环血容量减少，低血压，其脱水呈低渗性，并伴氮质血症。④慢性肾上腺皮质功能减退和失钠性肾炎，也可出现低血钠和高尿钠，但常有血容量不足和低血压等表现。选择性地进行有关的实验室检查可以进一步协助明确诊断。

五、治疗

（一）病因治疗

及早诊治原发病，药物引起者需立即停用。

（二）纠正水负荷过多和低钠血症

（1）限制水摄入：对控制症状十分重要，对于一般轻度的 SIADH，严格限制水摄入（每日给水 800~1 000mL），即可使症状消除。

（2）髓袢利尿剂——呋塞米或依他尼酸：此类利尿剂排水多于排钠，可用于已有明显水中毒症状者，可配合滴注高渗盐水（3% NaCl）0.1mL/（kg·min），以纠正血钠浓度和血浆渗透压，控制中枢神经系统症状。同时需严密注意防止肺水肿和维持电解质平衡，低钠的纠正切勿过快，静脉补充第一天内血钠升高不能超过 12mmol/L，以免发生渗透性脑桥脱髓鞘，后者可出现神志改变、呼吸障碍以及假性延髓麻痹。禁止应用 5% 葡萄糖溶液滴注。

（3）氟氢可的松（fludrocortisone）：每日 0.1~0.3mg，有滞钠作用，可配合呋塞米与氯化钠溶液静滴治疗。

（4）20% 甘露醇 250mL，每 4~6h 一次，利于水分排出，可酌情应用。

（5）尿素因其渗透性利尿和自由水清除作用，也可缓解 SIADH，取其 30mg 溶于 100mL 水中口服，为减轻其对胃黏膜的刺激可与氢氧化镁铝乳液同服。

（三）ADH 分泌抑制和（或）活性拮抗剂

地美环素（去甲金霉素，demeclocycline，declomycin），系抗生素，可抑制集合管上皮细胞 cAMP 的产生和活性干扰 ADH 作用，产生肾性尿崩，可用于癌肿等异源 ADH 分泌，600mg/d，分 2~4 次口服，可于 1~2 周内缓解低钠血症，其最大作用在两周后出现，故不适宜于低钠血症的紧急处理。此药有肝肾毒性，可产生光敏皮疹症与二重感染，必须警惕。碳酸锂有类似作用，但疗效不持久，并有严重不良反应。苯妥英钠等药可抑制下丘脑分泌 ADH，但疗效短暂，无实用价值。

（四）精氨酸血管加压素拮抗剂

考尼伐坦（conivaptan）在集合管拮抗 V_{1a}、V_2 受体，产生水利尿（自由水排出），几乎不引起电解质的排出。成人首剂 20mg 静脉滴注（30min 内），继以 24h 内滴注 20mg 作为维持，此后 1~3d 可予以 20mg/d 静脉滴注，视病情可加量至 40mg/d。禁用于对本药过敏者、低容量低钠血症患者，并禁止与 CYP3A4 抑制剂［如酮康唑、伊曲康唑、克拉霉素、利托那韦（ritonavir）、茚地那韦（indinavir）等］联合应用，与辛伐他汀、氨氯地平、地高辛等 CYP3A4 基质有药物交互作用。血钠水平的快速纠正可产生严重并发症（如脱髓鞘），并须注意治疗期间低血钾、头痛、呕吐以及本药肝损害作用和对注射部位组织的刺激。

（刘雪莲）

第六章
单纯性甲状腺肿

单纯性甲状腺肿具有甲状腺肿大和无毒性症状两个主要特征，故又称无毒性甲状腺肿，多系缺碘引起的代偿性甲状腺肿大。按其流行特点，可分为地方性和散发性两种。近年来陆续有高碘引起甲状腺肿的报道，故一并介绍于后。

一、地方性甲状腺肿

地方性甲状腺肿，又称缺碘性甲状腺肿或胶性甲状腺肿，主要由于人群长期生活在缺碘的环境中所致。根据有关规定，凡该地居民的甲状腺肿患病率超过3%或其中7～14岁儿童的甲状腺肿患病率超过20%者应视为地方性甲状腺肿流行区。

本病除海洋岛国之外，在世界各地均有流行，大部分在山区、丘陵地带。流行区大多远离河海的地方，如瑞士、挪威、印度、新西兰、阿根廷等山丘地带都是闻名的流行区，但在平原地区如美国大湖区和非洲的刚果盆地也有本病的流行。该病的发病率占世界人口的7%。我国地方性甲状腺肿的流行范围比较广泛，如云南、贵州、广西、四川、山西、河北、陕西、青海、甘肃、甚至山东、浙江、福建等省的山区都有流行。

（一）病因

碘是合成甲状腺激素的主要原料。在正常情况下每天需摄入碘量成人为70～100μg，青年为160～200μg，儿童为50μg，婴儿为20μg；而妊娠期和哺乳期的妇女所需摄碘量更多。已知本病流行区的土壤、饮水和食物中碘含量以及居民的尿碘量均较非流行区明显为低。居民长期处于缺碘环境，碘摄入量少，甲状腺中碘含量减少，不能分泌足够的甲状腺激素，其血中浓度降低，对脑垂体的反馈性抑制作用减弱，因而脑垂体前叶促甲状腺激素（TSH）分泌增加，甲状腺组织因之代偿性增生，以加强其摄碘功能，使甲状腺能在低碘状态下从血液摄取足够的碘。甲状腺通过优先分泌需碘量较少而活性较强的 T_3 来维持其正常的功能，这样既节约了碘，又使机体在 T_4 降低的情况下不致发生明显的甲状腺功能低下症状。这种代偿是由垂体－甲状腺轴系统的自身调节来实现的。当环境缺碘和血中无机碘浓度降低时，甲状腺对 TSH 的敏感度增高。在轻度缺碘时，甲状腺开始增生，摄碘功能增强，得以保证合成足够的甲状腺激素。当严重缺碘时，上述代偿不足以维持正常的甲状腺功能，T_4 合成减少，但 T_3 合成增多。T_4 是抑制垂体分泌 TSH 的主要因素，血中 T_4 浓度降低则使垂体增加 TSH 分泌，甲状腺又进一步增生。

在轻度缺碘时，患者的甲状腺呈弥漫性肿大，此时若能供应充分的碘，刺激因素消失，甲状腺肿逐渐消退，甲状腺滤泡复原。若长期缺碘或经反复多次的增生和复原，甲状腺不同部位的摄碘功能及其分泌速率出现差异,而且各滤泡的增生和复原也有不均衡而出现结节。此时已标志甲状腺肿进入难以逆转的阶段。

缺碘是引起甲状腺肿的一个主要原因。但并非所有流行区居民都有甲状腺肿,可能有个体差异,某些居民的甲状腺具有较强的摄碘能力,不需依靠甲状腺增生仍能获得所需的碘量。地方性甲状腺肿不一定完全由于缺碘所致,当长期摄入致甲状腺肿物质,也可造成甲状腺肿,或与缺碘因素起协同作用,甚至摄入碘量过多也可产生地方性甲状腺肿。

过多进服致甲状腺肿的食物如萝卜、木薯、卷心菜等,长期服用硫尿嘧啶、硫氰酸盐、对氨基水杨酸钠、硫胺、保泰松、过氯酸钾等也可能是发生甲状腺肿的原因。

某些元素对甲状腺肿的发生有一定的影响。饮水中锰、钙、镁、氟含量增高或钴含量缺乏时可引起甲状腺肿。硬水地区患大脖子多,生水中含有很多碳酸钙,钙和镁可以抑制碘的吸收;氟和碘在人体中有拮抗作用,锰可抑制碘在甲状腺中的蓄积,故上述元素均能促发甲状腺肿大。铜、铁、铝和锂也是致甲状腺肿物质,其机制很复杂,可能与抑制甲状腺激素分泌有关。

（二）病理

地方性甲状腺肿的病理变化可分为两种基本类型,即弥漫型和结节型。这两种类型实际上是甲状腺发病过程中的两个不同阶段。前者属于发病早期阶段的病理形态变化,而后者乃是前者进一步发展的结果。

1. 弥漫型甲状腺肿 呈均匀性肿大,左右两叶对称,有时右叶肿大较左叶更为明显,但质软,表面光滑。组织学上见甲状腺上皮细胞肥大增生,细胞由扁平变为立方形,部分呈柱状,有时呈高柱状,形成许多小乳头突入滤泡腔,腔内胶质少。滤泡间及小叶间的血管明显增多,管腔扩大、充血,小叶间纤维组织稍见增多,使小叶轮廓更加清晰可辨。如果病变进一步发展,甲状腺弥漫性肿大更加明显,其表面不像早期那样平滑,可有轻度隆起和粘连,切面可见纤维间隔中充满棕黄色或棕褐色半透明胶质,这是胶性甲状腺肿名称的由来。病变加重者则呈细小的蜂房样,但不见明显的结节形成。

2. 结节性甲状腺肿 多由弥漫性甲状腺肿演变而成,结节是复原反应不均衡的产物。结节可表现为多种形态,这与病变的性质、时间的长短以及继发性改变有关。按病理的性质,可将结节分为潴性和增生性（腺瘤样）结节两种,前者是由胶质潴使滤泡高度胀大所致,后者因压迫周围组织而形成不完整的包膜,有时与腺瘤难以区别。结节进一步发展,压迫结节间血管,使结节血供不足而发生变性、坏死、出血等病变,其组织进一步液化,潴的胶质变性,在结节中形成大小不等、形状不一的囊腔,这就是囊性变,如进一步互相融合,就形成囊肿。出血和坏死组织可逐渐纤维化,形成不规则瘢痕,其中可发生钙盐沉着,甚至可发生骨化,此时结节成为坚硬的结石样组织。

结节性甲状腺肿,大体标本可有单个结节、多个结节、腺瘤或囊肿等型。单个或多个结节型可为胎儿性或增生性,或两种混合存在。组织学上,增生结节又可分为胚胎型、胎儿型、滤泡型、透明细胞型和嗜酸细胞型结节等。增生性结节和甲状腺腺瘤的主要区别如下（表6-1）。

表 6-1 增生性结节与甲状腺腺瘤的鉴别

病种	包膜	结节周围的甲状腺组织	形态特征
增生性结节	不完整	呈弥漫性甲状腺肿表现	多为多个，组织学表现单一
腺瘤	完整，厚	萎缩	多为单个，组织学表现多样化

（三）临床表现

除生理性肿大外，正常人的甲状腺是看不见和摸不着的。地方性甲状腺肿只表现为甲状腺肿大而无全身症状，常在健康检查或到青春期、妊娠及哺乳期才被发现，这是由于需碘量增加易于造成相对缺碘状态的缘故。在严重流行地区，男女间的患病率大致相等，高的可达60%左右；在较轻流行地区，男女患病率之比一般为 1 ：2 ～1 ：3。早期甲状腺为弥漫性肿大，久之可出现结节。肿块随吞咽动作活动，质软，表面光滑，局部无血管杂音及震颤在甲状腺结节增大而压迫周围器官组织时，可出现下列症状：①呼吸困难，患者有明显的行动性气促症状，长期压迫可使气管弯曲、软化、狭窄、移位，有时伴有刺激性咳嗽，胸骨后甲状腺肿更易导致压迫，在颈过伸或仰卧时往往加重呼吸困难。②吞咽困难。③颈静脉、上腔静脉受压时，出现头面部及上肢瘀血浮肿。④神经受压，如压迫喉返神经引起声音嘶哑，颈交感神经受压引起霍纳综合征（horper syndrome）等。

根据食盐加碘防治地方性甲状腺肿专业会议所制定的分度标准，将甲状腺肿的程度分为四度：Ⅰ度是可看到甲状腺肿大；Ⅱ度是脖根粗；Ⅲ度是颈变形，并伴结节形成；Ⅳ度是甲状腺大于本人一拳头，多带有大小不等的结节。

甲状腺肿组织囊性变时，局部可有波动感，囊内容物可为淡黄色清液、酱样物质、胆汁样黏稠液体、黄褐色混浊液体，或呈胶冻状。穿刺抽出的液体有时可见油滴飘浮其中。

（四）诊断

具有地方性流行和甲状腺肿大的特点，诊断比较容易，可以没有症状，后期可出现邻近器官组织受压的现象。甲状腺质软，表面光滑，伴发的结节呈多个性，大小超过本人拇指末节。当甲状腺肿结节广泛钙化时，质地坚硬，但活动仍良好，这点有助于区别甲状腺癌。在诊断时除与其他甲状腺疾病相鉴别外，还要注意与颈部脂肪过多、黏液性水肿、颈淋巴结肿大和鳃裂囊肿等鉴别。

甲状腺功能检查在早期多属正常，可有 T_4 降低，但 T_3 值正常或相对较高，TSH 升高。失代偿时，T_3、T_4 和 TSH 值都降低。核素扫描示甲状腺增大或变形，放射性图像分布不均匀。甲状腺摄碘率较高，峰值多在 24～48h 出现，即所谓的"饥饿曲线"，但可被 T_3、T_4 所抑制。尿碘排出量低于 $50\mu g/g$ 肌酐。以上辅助检查对诊断有参考价值。X 线检查有助于了解有无气管狭窄和软化的病变。

（五）防治

地方性甲状腺肿主要由于缺碘引起，因此坚持长期补充碘，就能预防本病的发生。多年的实践证明，碘盐和碘化油基本上能起防治的作用，符合有效、经济安全、使用方便和不伤口味等要求：①碘化食盐：此法大大降低了地方性甲状腺肿的发病率。我国在这方面也积累了不少经验，建议碘盐中碘和盐的比例以 1 ：20 000 ～1 ：50 000 为宜。②碘化油：该法由Mc Cullau 在 1957 年首次应用于新几内亚，取得了明显的效果。碘油吸收缓慢，在体内形成一个碘库，可以长期供碘，方法简便而有效，适用于交通不便以及不能长期供应碘盐的地区。我国于 1965 年制成乙基碘油，每 3 ~ 5 年肌内注射 1ml，7 岁以下小儿每次 0.5ml。注射时防止碘油注入血管内。凡有碘过敏以及心、肝、肾疾病和结核病患者不宜采用。口服碘油比注射更为简单有效，但口服剂量较注射量大。③碘管法：一般在盛三担水的缸中，放入一个装有 3g 碘片的碘管，按每天饮用一缸水计算，可以维持有效期 3 年。海带、海鱼等海产品，含有大量碘，能为人体提供碘的来源。

一旦发生甲状腺肿，就要进行确实有效的治疗。

1. 碘化物口服法　适用于青少年甲状腺肿、成人的弥漫性甲状腺肿。此法对结节型甲状腺肿的效果不一定满意。其用法为每日服碘化钾 1 片，每片含碘 1mg，或每周服 2 ~ 3 次，直至甲状腺肿消退；或每周口服 1% 碘化钾溶液（约含碘 230μg）6 滴，连续 3 个月；或每天服复方碘溶液（含 5% 碘和 10% 碘化钾）1 ~ 2 滴，连服 2 ~ 3 周，停 30 ~ 40d 后再服用 2 ~ 3 周，可达半年；或每天服碘糖丸 1 ~ 6 丸，每丸含碘化钾 2mg，这对儿童尤为合适。以上治疗是一般剂量，作用慢，时间长。如欲增加碘摄入量，每天超过 5mg，甲状腺无法接受，不能明显提高疗效。

2. 碘化物注射法　0.6% ~ 1.0% 碘化钾肌内注射，每间隔 2d 注射 1 ~ 2ml，以 2 个月为一疗程，休息 10d 后重复另一疗程；碘化油注射，成人每次 1ml，每 3 年注射 1 次；0.66% 碘酊甲状腺结节内注射，每次 0.5 ~ 2ml，每周 1 次，以 5 ~ 10 次为一疗程，如未治愈，休息 1 个月后开始第二个疗程。

3. 甲状腺制剂疗法　甲状腺片，每天 60 ~ 180mg，连服 20d 为一疗程，休息 20d 后开始另一疗程，可连续重复半年至 1 年左右；左旋甲状腺素钠（L - T_4），每天口服 100 ~ 300μg；三碘甲状腺原谷氨酸钠（T_3），每天口服 25 ~ 100μg，其作用相当于 60 ~ 240mg 甲状腺片。

4. 中草药　有一定的疗效，柳叶制剂、柳海片、五海丸（海带、海藻、海昆布、海螵蛸、海浮石、夏枯草等）。也有用针刺治疗的报道。

5. 手术疗法　对药物治疗无效的甲状腺肿并伴压迫症状者，特别是结节性甲状腺肿出现严重病理组织学改变甚或恶变者，应采用手术治疗。异位甲状腺肿压迫肺组织造成肺不张或压迫气管引起哮鸣以及甲状腺肿伴有甲亢者，均需手术治疗。如甲状腺肿影响患者的生活、劳动和美观而患者迫切要求手术者，也可予考虑。但下列情况不宜手术：

（1）弥漫性甲状腺肿，无明显合并症者。

（2）儿童和青年期甲状腺肿，包括结节型和混合型在内。

（3）伴有严重慢性病如动脉硬化、高血压、糖尿病等。

（4）妊娠期。

（5）继发甲亢症状而未能控制者。

（6）年龄过大的结节型或混合型甲状腺肿，并无明显压迫症状者。

对于手术患者，术前要充分准备，手术时要充分止血，保护甲状旁腺和喉返神经。若术后由于环境缺碘因素未予纠正而致甲状腺肿复发者，应坚持补充碘盐。

二、散发性甲状腺肿

不呈地方性流行，而散发于个别人或个别家族的单纯性甲状腺肿称散发性甲状腺肿。

（一）病因

主要有三方面，其一是由于青春发育、妊娠、哺乳期或因寒冷、外伤等因素，机体对甲状腺激素的生理需要量增加，造成甲状腺激素相对不足，使甲状腺出现代偿性增生；其二是有些药物阻碍甲状腺激素的合成，如硫氰酸盐、硫脲类及碘化物、过氯酸盐、对氨水杨酸、钴盐等。长期服用这些药物会使甲状腺激素合成减少，TSH 分泌增加，刺激甲状腺增生肥大；其三是甲状腺激素先天性缺陷，缺乏必需的甲状腺激素合成酶，甲状腺激素或甲状腺球蛋白的生成发生障碍，因之发生甲状腺代偿性增生。

（二）临床表现

散发性甲状腺肿多发生在青春期、妊娠、哺乳期的妇女。国内资料表明：在 14～18 岁的女性中，有 42% 患有青春期甲状腺肿。多为轻度弥漫性肿大，很少有结节形成。甲状腺组织质软，无压痛，也很少发生压迫症状。甲状腺功能正常，但少数病例有甲状腺功能减退的倾向。

（三）诊断

在非地方性甲状腺肿流行地区，偶有无明显症状的弥漫性甲状腺肿患者，应考虑本病的可能。在病程早期，患者的血浆蛋白结合碘值降低，但由于对促甲状腺激素敏感性增加，不会出现甲状腺功能低下的表现；在病程晚期，T_3 分泌增多，严重病例可出现 T_3 增高的毒性症状，如怕热、多汗、心慌等。如为先天性碘摄取功能障碍者，甲状腺摄[131]碘率很低；过氧化酶功能不足者，甲状腺内往往有过多的碘离子，过氯酸钾排泄试验阳性。

在临床上，本病有时很难与自身免疫性甲状腺炎相鉴别，尤对绝经期前后的妇女需作甲状腺自身抗体测定，必要时做活组织检查，以助诊断。

（四）治疗

不论何种原因引起的散发性甲状腺肿，都是机体内 TSH 过高造成的。因此，补充一定量的甲状腺素就可以抑制 TSH 的分泌，使甲状腺缩小。成人每天口服甲状腺片 60～180mg 或 T_3 25～100μg。青春期、妊娠、哺乳期发生的甲状腺肿，可补充足量的碘，待上述特殊生理期过后，就不必继续补碘，甲状腺也会复原。凡属先天性甲状腺素合成缺陷者，除补充适量的甲状腺激素外，具有摄碘功能障碍和脱碘酶功能不足时还需补碘，如每日口服复方碘溶液（卢戈碘液）1～2 滴，以增加血中碘浓度而起代偿作用。药物引起甲状腺肿者，停用这些药物，甲状腺即自行缩小。

三、高碘性甲状腺肿

近年来陆续有高碘性甲状腺肿的报道。该病多发生在近海地区，主要为饮用含高量碘的水和食物所造成的，如沿海居民每日进食大量海带者患病率很高。深井水含碘量是浅井水的 20 多倍，饮用深井水居民的高碘性甲状腺肿患病率是饮用浅井水者的 3～4 倍。这说明碘过多可能抑制甲状腺内碘的有机化，使甲状腺激素的合成和释放反见减少，垂体分泌 TSH 增加，甲状腺因之增生肿大，从而甲状腺功能得以代偿。可见，高碘性甲状腺肿的病因虽与缺碘性者不同，两者的发生机制是相似的，其临床表现也大致相同。治疗应针对其病因进行处理。

（银　艳）

第七章

甲状腺炎

甲状腺炎（Thyroiditis）是指发生在甲状腺组织中的各种炎症改变引起的临床表现，包括了不同的病因、病理变化、临床特点和预后。各种病变相互之间没有内在的联系，命名和分类也很混乱，以下分类供参考（表7-1）。本章节重点讨论急性化脓性甲状腺炎、亚急性肉芽肿性甲状腺炎、自身免疫性甲状腺炎以及特发性甲状腺炎。

表7-1　甲状腺炎的分类

<u>感染性甲状腺炎</u>
急性甲状腺炎
急性化脓性甲状腺炎
急性病毒性甲状腺炎（如猫抓热病毒感染）
亚急性甲状腺炎
亚急性肉芽肿性甲状腺炎（De Quervain thyroiditis）
慢性甲状腺炎
结核性、梅毒性、真菌性、布氏杆菌性和寄生虫性甲状腺炎
<u>自身免疫性甲状腺炎</u>
慢性淋巴细胞性甲状腺炎
桥本甲状腺炎（Hashimoto thyroiditis）
慢性萎缩性甲状腺炎（Atrophic thyroiditis）
产后甲状腺炎（Postpartum thyroiditis，PPT）
<u>特发性甲状腺炎</u>
慢性侵袭性纤维性甲状腺炎（Riedel's thyroiditis）
<u>放射性甲状腺炎</u>
<u>药物及化学物诱导的甲状腺炎</u>
干扰素诱导的甲状腺炎
胺碘酮诱导的甲状腺炎
碘诱导的甲状腺炎
其他甲状腺炎
结节病、淀粉样变引起的甲状腺炎

第一节 急性化脓性甲状腺炎

一、病因学

化脓性甲状腺炎（Suppurative thyroiditis）是由于细菌或真菌感染引起。可表现为急性、亚急性或为慢性甲状腺感染。少见，但具有潜在的严重性。引起急性化脓性甲状腺炎的细菌多为葡萄球菌、溶血性链球菌，大肠埃希菌、肺炎球菌、沙门菌。类杆菌属也可见到，其他厌氧菌偶尔也可致病。

通常，甲状腺急性炎性病变是由附近感染的组织直接侵犯引起，也可以从远处部位血行播散而来。还见于淋巴管途径、直接创伤以及通过残留的甲状腺舌管的炎症发生，这是由于梨状隐窝瘘管易发生感染，继而扩散至甲状腺。相反，结核或梅毒感染以及真菌感染，典型的可引起比较慢性的无痛过程。

艾滋病患者中的甲状腺感染可由卡氏肺囊虫引起。此外，在弥漫性球孢子菌病中，由于患者的免疫功能受到抑制，可由于粗球孢子菌感染引起甲状腺炎。说明患有 HIV 和其他免疫力减低的人，可能易患少见的条件致病菌引起的各种甲状腺感染。

二、病理改变

甲状腺组织呈现急性炎症特征性改变。病变可为局限性或广泛性分布。初期大量多形核细胞和淋巴细胞浸润，伴组织坏死和脓肿形成。原有结节性甲状腺肿者易形成脓肿，甲状腺原为正常者，可能见有广泛的化脓灶形成。脓液可以渗入深部组织（如纵隔、破入食管、气管）。后期可见到大量纤维组织增生。脓肿以外的正常甲状腺组织的结构和功能是正常的。

三、临床表现

可发生于任何年龄。20～40 岁女性多见。化脓性甲状腺炎一般表现为甲状腺肿大和颈前部剧烈疼痛、触痛、畏寒、发热、心动过速、吞咽困难和吞咽时颈痛加重。甲状腺疼痛可放射至两侧枕部、耳部和下颌部。体检：甲状腺肿大可为单侧或双侧，质地很硬，触痛明显，结节部位发红，局部温度升高，颈部淋巴结肿大。脓肿形成时，甲状腺局部可有波动感。但是，由于抗生素的广泛使用，以上典型的甲状腺化脓性病变过程现已少见。结核性甲状腺炎可以引起甲状腺肿大，但可无明显疼痛及触痛。

四、辅助检查

化脓性甲状腺炎时，血清甲状腺素水平正常，极少情况下可出现暂时性的甲状腺毒血症，这是由于甲状腺组织坏死，大量甲状腺激素释放到血循环中引起。

甲状腺穿刺活检对诊断有帮助，如果在感染部位穿刺找到致病微生物就可获得特异性诊断。

WBC 升高，以中性粒细胞为主；血培养可能为阳性；ESR 加快。感染部位局限时，甲状腺摄^{131}I 率可在正常范围内；核素扫描可见局部有放射性减低区。反复发生本病者，可行食管吞钡或 CT 检查，以明确是否有来源于梨状隐窝窦道瘘。

五、诊断及鉴别诊断

根据临床表现及实验室检查一般可做出诊断。其依据主要为：急性起病，畏寒发热，白细胞计数及中性白细胞数增高，颈部可有化脓病灶，甲状腺肿大、局部皮温升高、红肿、疼痛、自痛或压痛。有时症状不典型，需要与亚甲炎相鉴别。

亚甲炎起病相对较缓，先前可有上感样症状。可有一过性甲亢症状及 T_3、T_4 升高表现，而甲状腺摄 ^{131}I 率减低。ESR 显著加快。甲状腺活检可见多核巨细胞形成或肉芽肿形成。糖皮质类固醇治疗可在数小时内迅速有效缓解症状。化脓性甲状腺炎用糖皮质类固醇治疗则不能有效缓解症状。使用有效抗生素，在 3～5 天内病情可缓解。

进行性甲状腺恶性肿瘤也可有局部坏死，有时表现类似化脓性甲状腺炎。对年龄较大、声音嘶哑、抗生素治疗无效者，伴贫血、甲状腺穿刺培养无细菌生长者要怀疑之。

六、治疗

卧床休息，局部热敷。部分患者使用抗生素治疗有效。最好根据甲状腺穿刺液培养的结果来选择抗生素。如单用抗生素无效，就需要外科治疗。一般做脓肿部位的切开引流。如果是在甲状腺瘤的基础上出现的炎症，可在炎症控制后行甲状腺部分切除。有梨状隐窝窦道瘘者，应行手术切除。

（吉书红）

第二节　亚急性甲状腺炎

亚急性甲状腺炎（Subacute thyroiditis），又称 De Quervain 甲状腺炎，肉芽肿性甲状腺炎，巨细胞性甲状腺炎。

一、病因学

一般认为亚急性甲状腺炎是由病毒感染引起的甲状腺炎性病变。提示病毒感染的依据有：①常在上呼吸道感染后或是在病毒流行期间发生；②患者血中病毒抗体的效价滴度增高，最常见的是柯萨奇病毒抗体，其次是腺病毒抗体，腮腺炎病毒抗体，流感病毒抗体等；③少数患者的甲状腺组织中培养出腮腺炎病毒；④感染期间，血中无白细胞增高；⑤疾病过程呈自限性。

现有证据多提示亚急性甲状腺炎不是自身免疫性疾病。但是，在疾病过程中可以出现一过性抗甲状腺抗体，只是其抗体的滴度水平低于在其他自身免疫性甲状腺炎时所见到的。在患者中还检出了 TSH－R 抗体和针对甲状腺抗原的致敏 T 淋巴细胞。该病是否为自身免疫性疾病，目前尚无定论。

此外，在中国人和日本人等的亚急性甲状腺炎，HLA－BW35 频率较高。提示对病毒感染有遗传易感性。但是，并非所有的该病患者都与 HLA－BW35 有关。

二、病理改变

甲状腺常为中度肿大，也可轻度肿大，明显肿大者少见。呈结节状，质地较硬，常不对称，病变可累及甲状腺的一侧或两侧，累及到两侧时可先后或同时发生。病变也可局限于甲状腺的一部分。切面仍然可见透明胶质，其中可见散在灰色病灶，边界清楚，包膜纤维组织增生，与周围组织有粘连。

显微镜下可见呈灶性分布的多个病灶，大小不一，而且各部分病灶处于不同的炎症阶段。早期可见滤泡结构、上皮细胞及基底膜破坏，类胶质减少甚至消失。滤泡内中性粒细胞浸润，约有一半的亚甲炎可以见到有微小脓肿形成。中期为组织细胞和多形核巨细胞进入滤泡内，围绕胶质形成肉芽肿。甲状腺滤泡组织为肉芽肿组织所替代，其中有大量慢性炎症细胞、组织细胞和吞有胶质颗粒的多形核巨细胞，表现与结核结节相似，因而有假性结核性甲状腺炎或肉芽肿性或巨细胞性甲状腺炎之称。间质水肿，有淋巴细胞、浆细胞以及嗜酸性粒细胞浸润。后期为纤维细胞增生所致的纤维化而痊愈。

近年来对亚急性甲状腺炎免疫组化的研究发现，肉芽肿形成可能与单核/巨噬细胞分泌的细胞因子有关，如血管内皮细胞生长因子（VEGF），碱性成纤维细胞生长因子（bFGF），血小板衍生生长因子（PDGF），转化生长因子-β（TGF-β）和上皮细胞生长因子（EGF）等。恢复期滤泡形成与EGF增加、TGF-β减少、血管形成与VEGF，bFGF升高有关。

三、临床表现

多见于中年女性，发病有季节性。夏季常是其发病的高峰。起病时常有上呼吸道感染，也有人将上呼吸道感染视为该病的前驱症状。在典型病例，整个病期可分为三期：早期伴甲状腺功能亢进症，中期伴甲状腺功能减退症和恢复期。

1. 早期 起病急，有发热、畏冷、寒战、乏力和食欲缺乏。前颈部疼痛和甲状腺部位触痛、压痛，并常向耳后、颌下、颈部或枕部放射，吞咽或咀嚼时加重。颈部淋巴结不肿大。甲状腺病变范围不一，受累腺体肿大，质地坚硬，压痛显著。疼痛与腺体肿大程度、质地硬度有一定的关系。可先从一叶开始，以后可扩大或转移到另一叶，局部疼痛可以自发缓解。但是整体甲状腺的疼痛将持续下去，除非药物干预或自然发展到恢复期，疼痛才可以逐渐消失。也有少数无甲状腺疼痛者。表现为无痛性结节、质硬、TSH被抑制，注意鉴别。由于甲状腺滤泡细胞破坏，甲状腺激素以及非激素碘化蛋白漏出，约在病后1周，部分患者还可以出现甲状腺功能亢进症的临床表现。通常持续2周后消失。

2. 中期 甲状腺滤泡由于病毒感染而破坏，甲状腺激素因漏出而发生耗竭。甲状腺滤泡细胞尚未修复前，血清甲状腺激素可降至甲状腺功能减退的水平。临床表现转变为甲减。但是，大部分的患者不出现甲减期，而是直接进入恢复期。

3. 恢复期 上述症状逐渐改善，甲状腺肿或结节渐渐消失，有的病例可遗留小结节在以后缓慢吸收。在判断病程时，对原有甲状腺肿大或结节者须注意鉴别。如果治疗及时，大多可完全恢复。个别患者由于甲状腺损害严重，甲状腺功能不能恢复，遗留永久的甲减。

在轻症或不典型病例，甲状腺轻度肿大，疼痛和压痛轻微，无发热及全身不适症状，甲亢或甲减的表现也不一定明显。本病病程一般为2~3个月，也可数周至半年以上。

四、辅助检查

1. 一般检查　白细胞计数可轻度升高，中性粒细胞正常或稍高。血沉明显增快（ESR ≥ 40mm/h）见于97%以上的患者，是亚甲炎急性期的重要特征之一。血清病毒抗体滴度增高，半年后逐渐消失。TG - Ab 和 TPO - Ab 等抗体滴度一过性轻度升高。甲状腺球蛋白水平显著升高。

2. 甲状腺功能检查　TT_3、TT_4、FT_3、FT_4 在甲亢期升高，TSH 分泌被抑制。甲状腺摄^{131}I率低（<1%）。呈现出"分离现象"。这是由于甲状腺为炎症所破坏致使摄碘功能降低以及 TSH 分泌被抑制对甲状腺刺激作用减弱所致。此点具有诊断及鉴别诊断意义。甲状腺摄^{131}I率低也可见于摄入过多甲状腺素片所致甲亢，此时测甲状腺球蛋白水平低下有助于鉴别。在甲减期，血清 TT_3、TT_4、FT_3、FT_4 减低，TSH 升高。而甲状腺摄^{131}I率反而升高。

3. 超声检查　在早期，超声可见甲状腺肿大，甲状腺呈现典型的片状（局限）或弥漫的回声低减区。彩色多普勒超声还可显示受累甲状腺组织血流减少。中期，可见回声低减区开始缩小。恢复期，回声低减区基本消失，代之以高回声光点。血流轻度增加。动态超声（B超或彩色多普勒）显示出回声低减区的变化与临床症状变化基本一致，直观反映了病理变化过程，可作为诊疗时无创快捷的检查手段。

4. 甲状腺同位素扫描　甲状腺扫描可见甲状腺病变区呈现放射稀疏区或图像残缺。

5. 甲状腺活检　可见特征性多核巨细胞或肉芽肿样改变。

五、诊断和鉴别诊断

依据典型临床表现和实验室检查，通常可以明确诊断。其依据为：①甲状腺肿大、疼痛及放射痛、质地硬、触压痛，常伴有上呼吸道感染症状和体征；②血沉加快，一过性甲亢；③甲状腺摄^{131}I率低；④TG - Ab 和 TPO - Ab 等抗甲状腺抗体滴度一过性轻度升高或正常；⑤甲状腺活检见特征性多核巨细胞或肉芽肿样改变。

前颈部肿块伴疼痛见于许多疾病，最常见为亚急性甲状腺炎以及甲状腺囊肿或腺瘤样结节急性出血。二者之和占全部病例的90%以上。后者常在用力活动后骤然出现疼痛，以后逐渐缓解。甲状腺质地较韧实，出血量较大时局部可有波动感，血沉和甲状腺功能正常，超声可见肿块内有液性暗区。其他需要鉴别的疾病为：①甲状腺癌急性出血：甲状腺质地坚硬，与亚急性甲状腺炎不易区别。后者疼痛可以自发缓解或向对侧迅速转移。泼尼松治疗可迅速有效地止痛。甲状腺穿刺活检可资鉴别；②桥本甲状腺炎：甲状腺慢性肿大，质地较韧实，甲状腺疼痛、触痛少见且轻微。TG - Ab 和 TPO - Ab 显著升高；③急性化脓性甲状腺炎：典型者甲状腺局部可有红、肿、热、痛，局部可有波动感。周围血象明显增高。抗生素治疗有效。不典型者有时难以鉴别。泼尼松治疗无效以及甲状腺穿刺活检可见有大量中性粒细胞可以鉴别；④侵袭性纤维性甲状腺炎以及甲状腺结核性肉芽肿可以通过病理检查来鉴别。甲状舌骨导管囊肿感染、支气管腮裂囊肿感染、颈前蜂窝织炎等也需要注意鉴别。

六、治疗

亚急性甲状腺炎没有特异性的治疗方法，治疗的目的在于消除症状和纠正甲状腺功能异常状态。因此，症状轻微者不需要特殊处理。症状较重者，适当休息，给予水杨酸类药物或非甾体消炎药口服治疗。阿司匹林0.5~1.0g或吲哚美辛（消炎痛）25mg，每日3~4次。通常，甲状腺疼痛完全缓解需3~4周，甲状腺肿大消失需7~10周。疼痛缓解后开始逐渐减量，具体疗程视疼痛和肿大是否缓解而定。在甲状腺触诊转为阴性，超声显示回声低减区基本消失时可以停药。也可以先用阿司匹林0.5~1.0g，每4小时1次，常可缓解颈部疼痛和触痛，48小时内无效，可给予非甾体消炎药。尚无证据证明非甾体消炎药的效果一定好于水杨酸。

全身症状较重，持续高热，甲状腺明显肿大，触压痛显著者，经水杨酸制剂或非甾体消炎药治疗24~48小时无效时，需要用皮质类固醇治疗。这类患者约占亚急性甲状腺炎的5%。泼尼松每天20~40mg，视病情和患者体重大小而定。健壮的男性所需要的剂量较大。常可在数小时内缓解疼痛症状。在减量过程中，减量过快常可使疼痛复发。可以按以下方法减少药量：甲状腺疼痛消失、触诊转变为阴性（此时，超声可显示受累甲状腺回声低减区缩小），可开始减少泼尼松5~10mg。以后如果无病情反复，可每周减少泼尼松2.5~5mg。维持2~3个月。超声复查显示回声低减区基本消失，代之以高回声光点时停药。也可以选择在甲状腺摄^{131}I率恢复正常时停药。

如果泼尼松治疗无效，就需要重新考虑诊断是否正确。

严重的反复发作疼痛的亚急性甲状腺炎，当其他治疗均无效时，偶尔可以考虑手术切除之。

甲亢症状突出者，应予以β-阻滞药治疗。此时，抗甲亢药或放射性碘治疗均无效且有可能会加重病情。甲减期短暂而且常无症状，通常不必要使用甲状腺激素替代治疗。此外，在甲减期内TSH升高可能有利于甲状腺功能的恢复。因此，除非患者甲减症状十分明显，否则，不应该使用甲状腺激素。也有人认为在甲减期使用甲状腺激素可消除甲状腺肿大和减轻甲状腺包膜张力。因此，关键是掌握好甲状腺激素替代治疗的时机。

七、预后

长期预后良好。复发很少见，每年大约2%，复发者甲状腺功能正常。甲状腺部位的不适可以持续数月。由亚急性甲状腺炎转变为持续甲减者很少见，在病前曾经做了甲状腺手术者或并存有自身免疫性甲状腺炎者有此种倾向。

（吉书红）

第三节　自身免疫性甲状腺炎

自身免疫性甲状腺炎是指一组由自身免疫功能紊乱引起的甲状腺疾病，包括桥本甲状腺炎、原发黏液性水肿、Graves病、产后甲状腺炎等，临床上表现出广泛的免疫功能紊乱，从TSAb引起的Graves甲状腺毒血症，到自身免疫反应损害甲状腺功能引起的桥本甲状腺炎（有甲状腺肿）和萎缩性淋巴细胞性甲状腺炎（无甲状腺肿，常称为原发性黏液性水肿），形成一系列相关的疾病谱（表7-2）。临床上看到，Graves病和桥本病可以在同一个家系里出现，并且有相同的HLA易感单倍型。Graves病可以发展为甲减，而桥本病可出现甲亢。在原发黏液性水肿中，可见到有些甲状腺萎缩的患者的血清中可检出TSH受体抗体，推测某种类型的TSH受体抗体可能作为阻断药参与了该病的发生。桥本病与Graves病患者血清中都存在有 TG – Ab、TPO – Ab 和 TSH 受体抗体。可见这些疾病是密切相关的。其共同的病理生理过程是自身免疫反应引起的甲状腺功能异常。在这些相关疾病中，由于形成了不同类型的抗甲状腺抗体，因而表现出了不同的临床现象，反映出这些疾病的变异性。例如，无甲状腺肿的自身免疫性甲状腺炎可能产生了阻断性抗体，抑制了 TSH 刺激甲状腺组织生长的作用。而在桥本甲状腺炎（有甲状腺肿）中可能缺乏这种抗体。

从病理的角度来看，甲状腺炎（Thyroiditis）是指同时存在淋巴细胞浸润和甲状腺滤泡破坏。然而从上述事实分析，将甲状腺炎定义为甲状腺内淋巴细胞浸润更合适，而不必强调要有甲状腺滤泡破坏。这样就可以把上述疾病都定义为甲状腺炎，从而用更准确的命名"自身免疫性甲状腺炎"（Autoimmune thyroiditis）来取代"自身免疫性甲状腺疾病"（Autoimmune thyroid disease）。

表 7 – 2　自身免疫性甲状腺炎的分类

1 型　自身免疫性甲状腺炎（桥本病 1 型）

　　1A 甲状腺肿大

　　1B 甲状腺不肿大

特征：甲状腺功能与 TSH 水平正常，TG – Ab 和 TPO – Ab 通常阳性

2 型　自身免疫性甲状腺炎（桥本病 2 型）

　　2A 甲状腺肿大（典型的桥本病）

　　2B 甲状腺不肿大（原发黏液水肿，萎缩性甲状腺炎）

特征：持久性甲减伴 TSH 水平升高，TG – Ab 和 TPO – Ab 通常阳性

部分 2B 型伴阻断型 TSHR 抗体

2C 暂时加重的甲状腺炎

特征：病初暂时甲亢（甲状腺激素升高，甲状腺摄^{131}I 率减低）。常伴随暂时性甲减

也可直接表现暂时性甲减。TG – Ab、TPO – Ab 阳性。例如：产后甲状腺炎

3 型自身免疫性甲状腺炎（Graves 病）

　　3A 甲状腺功能亢进 Graves 病

　　3B 甲状腺功能正常 Graves 病

特征：甲亢或甲状腺功能正常伴 TSH 减低。TR – Ab 阳性。TG – Ab、TPO – Ab 通常阳性

　　3C 甲状腺功能减低 Graves 病

特征：眼眶病变伴甲减。有诊断意义的阻断性或刺激性 TRAb。TG – Ab、TPO – Ab 通常阳性

一、桥本甲状腺炎（Hashimoto's thyroiditis）

桥本甲状腺炎（hashimoto thyroiditis，HT），又称为桥本病，近年来多使用慢性淋巴细胞性甲状腺炎（Chronic lymphocytic thyroiditis），是比较常见的自身免疫性甲状腺疾病，也是非缺碘地区引起甲状腺肿的甲状腺功能减低的最常见原因。确切的发病率还不清楚。据部分统计，该病在人群中的发病率从 0.3% ~10% 不等。女性发病率约为每年 3.5‰，男性约为 0.8‰。可见于任何年龄段。好发于 30 ~50 岁。发病年龄 3 ~75 岁。中年人多见，40 ~60 岁约占 56%，95% 见于女性。

（一）病因及发病机制

本病是由遗传因素与环境因素相互作用形成。有家族聚集性，在女性中多见，因而女性激素可能与该病的发生有关。桥本甲状腺炎具有多种临床特征，可能有多种基因参与了甲状

腺自身免疫过程。血清中抗甲状腺过氧化物酶抗体（TPO - Ab）和抗甲状腺球蛋白抗体（TG - Ab）滴度升高。TPO（甲状腺过氧化物酶）是甲状腺激素合成过程中的关键酶，是胞泌囊（Exocytotic vesicle）上的囊壁成分。囊内含有新合成的 TG。囊与腔面胞膜融合，TG 与 TPO 一起排泌到滤泡胶质中。TPO 将 TG 的酪氨酸碘化，合成 T_3 和 T_4。TPO - Ab 主要的目标是直接针对甲状腺过氧化物酶（TPO）。TPO - Ab 抑制 TPO 酶可能与甲减的出现有关。有人认为 TPO - Ab 和 TG - Ab 可能只是桥本甲状腺炎的一种血清标志物，对甲状腺结构的破坏并无重要的作用。患者及其亲属中可见到其他自身免疫性疾病，如阿迪森病、糖尿病、恶性贫血和重症肌无力等。随着年龄的增加，在一个个体身上可能相继出现一种或数种疾病的临床表现。

桥本甲状腺炎可能是以细胞介导为主的自身免疫性疾病，表现为抑制性 T 细胞功能的遗传性缺陷。由于抑制性 T 细胞缺陷，辅助 T 细胞（CD4$^+$）失去适当的抑制而被激活，并与某种 B 淋巴细胞协作。此外，CD4$^+$产生各种细胞因子，包括 INF - γ，可以诱导甲状腺滤泡细胞的表面表达 HLA - DR 抗原，并使之处于易感状态，容易受到免疫攻击。激活的 B 淋巴细胞产生抗体与甲状腺抗原起反应。此外，桥本甲状腺炎时还可能产生了一种阻断抗体，阻断了 TSH 依赖的环腺苷酸的产生，从而抑制甲状腺激素的产生。一项研究表明，桥本甲状腺炎引起的显著甲状腺功能减退中，阻断抗体的发现率高于亚临床甲减者。细胞毒 T 淋巴细胞也显示出变异性，可能参与了与桥本甲状腺炎有关的免疫杀伤过程。这些细胞与补体和杀伤（K）淋巴细胞一起行动导致淋巴细胞性甲状腺炎。

除自身免疫机制外，还有各种环境因素参与了甲状腺细胞的破坏。例如，碘摄入可能启动了自身免疫性甲状腺炎的发生。动物实验证实饮食中的碘化物和病毒感染是导致甲状腺炎发生的两个环境因素。流行病学研究发现过量投入碘化物可致甲状腺炎。使用粒细胞巨噬细胞集落刺激因子（CM - CSF）或 IL - 2 治疗可能诱导出暂时性甲状腺自身抗体形成和可逆性甲减。提示使用造血生长因子或细胞因子时应监测自身免疫性甲状腺炎或甲减的形成。

细胞凋亡（程序性细胞死亡）在桥本甲状腺炎大面积甲状腺细胞破坏中起了主要的作用。由于甲状腺细胞程序性死亡使激素合成障碍，通过高氯酸盐释放试验阳性，可见异常细胞表现出甲状腺碘化物有机结合缺陷。桥本甲状腺炎的组织免疫染色显示甲状腺滤泡上 Fas（CD95）表达增多，Bcl - 2 蛋白减少。可能是甲状腺内浸润的 T 细胞在接触甲状腺抗原（TSHR、TPO、TG）时，释放出各种细胞因子，使甲状腺细胞上表达 Fas，T 细胞带有 Fas 配体（FasL 或 CD95L），Fas 受体与 FasL 交叉连接诱导细胞凋亡，该过程可被原癌基因 Bcl - 2 抑制。也可能是被带有 FasL 的 Th1 细胞攻击而凋亡。其结果是甲状腺滤泡细胞破坏和 T 细胞增生。桥本炎患者的克隆 T 细胞能特异性的溶解自身的同源甲状腺细胞。

HLA 系统在桥本甲状腺炎发病机制中的作用仍然有争议。HLA 基因仅仅在一定程度上决定遗传易感性。在正常甲状腺细胞上并无 HLA - DR 抗原的表达。而在桥本甲状腺炎甲状腺滤泡细胞表面却可见有 HLA - DR 抗原的表达，可能是这些 HLA - DR 抗原的表达启动了自身免疫过程。桥本甲状腺炎伴有甲状腺肿者与 HLA - DR$_5$ 明显相关，原发性黏液水肿者与 HLA - DR$_3$ 明显相关，同时存在 GD 和桥本甲状腺炎的患者与 HLA - AW30 有关联，GD 多见为 HLA - DR$_3$ 而非 DR$_5$。提示自身免疫性甲状腺炎的遗传基础是不一样的。甲状腺自身抗体的形成具有孟德尔显性遗传特征，即与常染色体显性遗传有关，而不是原发于 HLA 相关的基因系统。

（二）病理改变

甲状腺多呈弥漫性肿大，包膜完整而增厚，质地坚韧，表面苍白，无坏死。切面均匀呈分叶状，灰白或灰黄色。也可形成结节，质坚硬。可见有滤泡破裂、缩小和纤维化，滤泡细胞及基底膜破坏，胶质减少，同时有淋巴滤泡及生发中心形成。成人甲状腺内可见特征性的大嗜酸性上皮细胞，称为 Hurthle 细胞或 Askanazy 细胞，为残存滤泡上皮细胞的胞浆嗜酸性变。该细胞对桥本甲状腺炎具有诊断意义。

甲状腺组织广泛淋巴细胞和浆细胞浸润为特征。在典型的桥本甲状腺炎可见到甲状腺中有 2 种形式的淋巴细胞浸润：①结构破坏性的淋巴细胞浸润，完整结构消失，代之以 CD4 和 CD8T 淋巴细胞、巨噬细胞、NK 细胞和一些 B 淋巴细胞组成的混合结构。在淋巴细胞浸润的破坏区可见 Fas 及其配体 FasL 阳性。FasL 是甲状腺细胞的组成部分，桥本甲状腺炎时，由于自身免疫性 T 淋巴细胞和 B 淋巴细胞的炎性反应，使 Fas 表达，导致淋巴细胞自杀或相互残杀；②局部淋巴细胞浸润，甲状腺组织结构基本完好，又称局部甲状腺炎。Graves 病也可见到这种现象。淋巴细胞的浸润表现为甲状腺内形成了类似于黏膜相关性淋巴样组织的结构。黏膜相关性淋巴样组织由 T 细胞带、B 细胞滤泡和浆细胞组成。可能与急性甲状腺自身免疫反应以及自身抗体的产生有关。

在桥本甲状腺炎的诊断中并不十分强调病理分型，以下病理分型有助于认识该病的主要特点（表 7 - 3）。

除了表 7 - 3 的病理分型外，也可按以下分型：①局灶型桥本甲状腺炎：局部有明显的淋巴细胞浸润区，病变周围或病变之间有成片正常甲状腺滤泡或甲状腺小叶结构。这种状况可能是桥本甲状腺炎的早期阶段。此时的淋巴细胞浸润程度与血清 TPO - Ab 和 TG - Ab 的水平有一定的相关性。也有可称之为"结节性桥本甲状腺炎"；②青少年型桥本甲状腺炎：甲状腺中通常没有淋巴样滤泡形成，病变发展很快；③萎缩型桥本甲状腺炎或纤维化型：主要见于成年人的甲状腺功能减低，以显著纤维化为主。浆细胞浸润明显。萎缩性甲状腺炎是甲状腺自身免疫性破坏的最终结果，但是，从甲状腺肿大型桥本甲状腺炎发展成为甲状腺不肿大型的萎缩性甲状腺炎的情况并不常见。

表 7 - 3　桥本甲状腺炎病理分型

	淋巴细胞型（lymphocytic type）	嗜酸细胞型（oxyphilic type）	纤维化型（fibrous type）
病理	中度淋巴细胞浸润	致密淋巴细胞浸润	浆细胞浸润
	显著的胶质吞噬	显著嗜酸性粒细胞	可见嗜酸性粒细胞
	无嗜酸性粒细胞	轻度纤维化	显著的纤维化
	灶性上皮增生	生发中心形成	
年龄	儿童、青少年	中年	中年、老年
功能	正常	正常或有甲减	常有甲减
抗体	微量、低或中滴度	中到高滴度	高滴度
外形	轻度肿大	中度肿大、形成速度快	中度肿大、质坚硬
	质软	中度硬、不规则	不对称或有结节

（三）临床表现

多见于中年女性，病程长，发病缓慢，甲状腺呈弥漫性、轻至中度肿大，质地坚韧，多无症状，疼痛少见，偶尔也可有轻度疼痛或触痛，见于甲状腺肿生长形成快、抗甲状腺抗体滴度明显升高者。可有咽部不适，甲状腺肿大引起的局部症状很少见，如颈部压迫感、吞咽困难等。无颈部淋巴结肿大。

甲状腺肿大具有特征性：弥漫性甲状腺肿大，或为多结节性甲状腺肿大，罕见单结节。如果甲状腺表现为单结节，则是由于甲状腺组织大部破坏而仅剩的甲状腺组织，并非真正的单结节。可以不对称，质地硬韧，表面常不光滑，有圆形突起状感，常可触及锥体叶为其特点之一。可随吞咽上下活动。

大多数的桥本甲状腺炎（75%～80%）的患者，甲状腺肿大而甲状腺功能正常。约25%表现为甲状腺萎缩，可有明显的临床甲状腺功能减退或表现为亚临床甲状腺功能减退。根据一项20年的随访观察，甲状腺抗体阳性和TSH升高者，每年分别有2.6%和2.1%进展为临床甲状腺功能减退。女性桥本甲状腺炎进展为临床甲状腺功能减退的速度是男性的5倍；年龄超过45岁以后以及病初期甲状腺抗体阳性和TSH升高者，进展到临床甲状腺功能减退的速度也比较快。

TSH轻度升高，T_3、T_4在正常范围内者，甲状腺功能可能在以后恢复正常，但是也可能此时为疾病早期阶段，以后进展到明显临床甲状腺功能减退伴T_3、T_4减低，需要用甲状腺激素替代治疗。表现为甲状腺功能亢进的患者不到5%。

桥本甲状腺炎可以有以下特殊临床表现。

桥本甲亢（Hashitoxicosis）：是指桥本甲状腺炎与GD合并存在，甲状腺同时有桥本甲状腺炎和GD的组织学改变。甲状腺毒血症与单纯GD时表现出的甲亢的临床症状和体征以及实验室检查特点一样。详见甲状腺功能亢进症。桥本甲亢可能源于两种原因：一是甲状腺激素因为甲状腺组织自身免疫性破坏而释放增多；二是因为存在TSAb（TSI）对甲状腺组织的刺激使得甲状腺激素增加。但是，由于甲状腺腺体存在不断地自身免疫性破坏以及可能有TIAb的影响，使甲亢自发缓解机会增加，也使得形成自发甲减的倾向加大。桥本甲亢一旦确诊，常需要使用抗甲状腺药物，但是与单纯GD的甲亢治疗相比，用药剂量宜小，定期观察的时间和疗程要适当缩短。如果出现甲状腺肿大加重，应及时加用甲状腺激素。

桥本甲状腺炎一过性甲亢：指桥本甲状腺炎发生早期出现的短时期甲状腺毒血症的表现，与单纯GD时的甲亢的临床症状相似，但是，甲状腺的肿大常表现出桥本甲状腺炎的特征，实验室检查：TSAb阴性，甲状腺^{131}I摄取率正常或减低。甲状腺活检时无GD组织学表现。一般在数周或数月内消失，不需要抗甲状腺药物治疗，或者给予小剂量普萘洛尔对症处理即可。桥本甲状腺炎一过性甲亢可能是由于甲状腺组织滤泡自身免疫性破坏，使得原来储存在滤泡腔内的甲状腺激素释放入血循环增多引起。

儿童桥本甲状腺炎：在儿童甲状腺肿大中约40%为桥本甲状腺炎所致。甲状腺质地坚硬度不如成人明显，结节性肿大较为少见。血清TPO‑Ab和TG‑Ab滴度较低，TPO‑Ab和TG‑Ab阴性者较多见。病理类型以淋巴细胞浸润型为主。儿童桥本甲状腺炎常在甲状腺明显肿大时才引起注意，而且容易误诊为单纯性甲状腺肿。甲状腺功能减退常导致儿童生长发育迟缓，甲减也可在数年后转变成甲亢。

桥本病合并甲状腺癌：桥本甲状腺炎可合并甲状腺乳头状癌、滤泡状癌、间变癌以及非霍奇金淋巴瘤。甲状腺髓样癌少见。桥本病时，甲状腺癌的发生率并不增加，但是，甲状腺淋巴瘤的发生率是增加的。国内一组95例经手术治疗的HT中发现同时并存甲状腺癌的6例

（6.3%），本院 45 例 HT 手术中发现有 5 例合并甲状腺癌。这种现象提示可能是由于 HT 与肿瘤的发生均与免疫缺陷有关。在以下情况要提高警惕：①甲状腺肿大明显增快或甲状腺激素治疗后甲状腺不缩小甚至增大者；②局部淋巴结肿大或有压迫症状；③声音嘶哑；④甲状腺疼痛较明显而且持续存在，经治疗无效者；⑤甲状腺内有单个结节，质硬，扫描可见冷结节。

我们在临床上曾经发现有 2 例甲状腺显著肿大伴中度发热的患者，后经手术病检证实为桥本甲状腺炎。

此外，桥本甲状腺炎还可并发寂静性甲状腺炎、局限性胫前黏液性水肿、浸润性突眼或为自身免疫性多内分泌腺病综合征 II 型（Addison 病、AITD、I 型糖尿病、性腺功能减退症）的表现之一。

（四）辅助检查

血清 T_3、T_4 以及 TSH 变化与临床甲状腺的功能状态有关。详见甲状腺实验室检查。

95% 以上桥本甲状腺炎患者的血清中 TPO - Ab 为阳性，50% ~ 80% 的患者 TG - Ab 呈阳性。因此，测定血清中 TPO - Ab 和 TG - Ab 可对桥本甲状腺炎做出免疫学诊断。尤其是 TPO 抗体对诊断桥本甲状腺炎最有价值。基因重组 TPO 及 TPO - Ab 分析提高了桥本甲状腺炎的血清诊断敏感性。TPO - Ab 的滴度与甲状腺内的淋巴细胞数量呈正相关，抗体滴度越高甲状腺自身免疫破坏越严重。北京协和医院采用放射免疫双抗体测定法，TPO - Ab 和 TG - Ab 滴度同时 >50% 有诊断意义。TPO - Ab 滴度 >60% 也有诊断意义。主要见于桥本甲状腺炎。TPO - Ab 和 TG - Ab 也可见于大多数特发性甲减、GD 患者以及产后甲状腺炎和非甲状腺疾病者，例如，在甲状腺癌，但是血清中自身抗体的水平较低。低滴度抗体也可能是一种对甲状腺组织损伤的非特异性反应。低滴度的甲状腺自身抗体也可见于在桥本甲状腺炎的早期阶段，此时尚未形成甲状腺肿或甲状腺功能的异常。TPO - Ab 和 TG - Ab 在血清中可以存在数年甚至十多年的时间。在许多老年患者中，可发现抗体却无该病的其他临床表现。抗体阴性并不能排除任何亚型的自身免疫性甲状腺炎。

桥本甲状腺炎时血清中甲状腺自身抗体也可为阴性，可能与其自身免疫疾病的器官限制性形成有关。此外，甲状腺自身抗体的形成还具有常染色体显性遗传的特征。

甲状腺核素扫描对诊疗并非是重要的检查项目。核素扫描表现为分布不规则的稀疏与浓集区，边界不清。桥本甲状腺炎中甲状腺结节的发生率约为 29%。甲状腺扫描可表现为温结节、冷结节或热结节，后者很少见。如见到冷结节，其恶性的可能性很大。

桥本甲状腺炎在超声检查上可见甲状腺回声减低。因而超声可能有助于预测甲状腺自身免疫性疾病。

甲状腺核素扫描和超声检查可了解甲状腺形态学改变，但是不能作定性描述，对诊断 HT 没有特异性。

甲状腺 ^{131}I 摄取率正常或减低。极少见到甲状腺 ^{131}I 摄取率升高。

FNAB 并非常规检查方法。甲状腺自身抗体阴性时 FNAB 有助于诊断。对单个结节 FNAB 有助于排除甲状腺恶性肿瘤。通过 FNAB 可看到甲状腺内有大量的淋巴细胞，滤泡上皮细胞多形性以及 Askanasy 细胞。

60% 高氯酸盐试验为阳性。但是 GD 者 ^{131}I 治疗后该试验也可为阳性。

（五）诊断

根据临床表现结合血清中高滴度甲状腺自身抗体水平可对典型病例作出诊断。近年来采用了以高纯度制剂代替过去不敏感的半定量方法测定甲状腺自身抗体水平，但是目前还没有看到用新方法测定甲状腺自身抗体诊断桥本炎的定量标准。北京协和医院结合病理和临床表现，利用放射免疫法测定法提出抗体检测对诊断的认识：①具有典型的临床表现，血清中 TPO–Ab 或 TG–Ab 阳性或升高就可以诊断；②临床表现不典型者，需要有高滴度的抗甲状腺抗体测定结果才能诊断，即两种抗体用放射免疫法测定，结果连续 2 次≥60% 以上；③同时有甲亢表现者，上述高滴度的抗体中至少有一种持续存在半年以上；④如临床疑有本病，而血中抗体滴度不高或阴性者，必要时应做组织病理学（针吸或活检）诊断。

　　有部分患者需要多次检查才能检出抗体滴度增高。对于血清抗体滴度始终不高又怀疑为本病者，需要考虑做细针穿刺或手术活检病理检查。本病与 Graves 病易于同时发生以下的自身免疫疾病，但有区别（表 7–4）。

表 7–4　桥本甲状腺炎与 Graves 病的区别

桥本甲状腺炎	Graves 病
肾上腺功能减退、糖尿病、恶性贫血、	重症肌无力、恶性贫血、白癜风、
重症肌无力、慢性活动性肝炎、	Addison 病、糖尿病、斑秃、
进行性系统硬化病、干燥综合征、斑秃、	类风湿关节炎、肾小球肾炎、
胆汁性肝硬化、甲状旁腺功能减退、	腹腔疾病、硬皮病、红斑狼疮、
类风湿关节炎、红斑狼疮、肾小管酸中毒	干燥综合征、特发性血小板减少性紫癜

（六）鉴别诊断

　　根据高滴度的甲状腺自身抗体，桥本甲状腺炎与其他甲状腺疾病的鉴别一般不困难。①非毒性甲状腺肿以及甲状腺肿瘤，甲状腺功能一般正常，而桥本病常有甲状腺功能减低；②弥漫性毒性甲状腺肿，有时甲状腺自身抗体的滴度也较高，鉴别常较为困难。Graves 病甲状腺肿大但质地较软，随着甲亢治疗好转，甲状腺自身抗体的水平逐渐下降。而桥本甲状腺炎的抗体水平持续升高，至少持续 6 个月以上。鉴别有困难时可做穿刺活检；③年轻的桥本患者与弥漫性非毒性甲状腺肿的鉴别十分困难，因为甲状腺的质地较软而且血清中是否有甲状腺自身抗体存在是未知的，甲状腺自身抗体的滴度也不像在成人中所见到的那样高；④桥本甲状腺炎可伴有淋巴瘤及乳头状癌，应注意鉴别。

（七）治疗

　　桥本甲状腺炎没有特异性治疗方法。多数患者不需要治疗。确诊后可以随访观察。有临床型或亚临床甲减者，主要针对甲减使用激素替代治疗，L–T$_4$ 片 50～100μg/d。老年患者或有慢性心功能不全者酌情减量。有学者认为仅有甲状腺肿大者，也可采用甲状腺激素替代治疗，这是由于甲状腺激素可减少甲状腺肿大或至少限制其生长。对于有局部压迫症状，如吞咽困难者可以改善其症状。其次，桥本甲状腺炎最终大多数发展成甲减，早期使用甲状腺激素是合理的。在临床上何时使用甲状腺素治疗可以根据具体情况来定，出现甲减时再用甲状腺激素也是合理的。

　　以往认为桥本甲状腺炎所致甲减是终身的，近来有证据表明，有些桥本甲状腺炎引起的甲减也可以是暂时性的。有近 20% 的桥本甲状腺炎的甲减，在使用甲状腺激素替代治疗期间，甲状腺功能自发恢复。其恢复机制可能是 TSH 阻断抗体的消失或是细胞毒作用停止或是锂盐、胺碘酮以及其他含碘物质的消失有关。

在少见的典型病例，甲状腺迅速增长而疼痛者，可用糖皮质类固醇以减轻症状。起始用量为泼尼松 20 ~ 30mg/d，症状缓解后逐渐减量，持续 4 ~ 6 周。

桥本甲状腺炎很少用外科治疗，如压迫症状重，或者使用甲状腺激素替代治疗后甲状腺肿大仍然明显者，可考虑手术治疗。

二、产后甲状腺炎 （Postpartum thyroiditis）

产后甲状腺炎（postpartum thyroiditis，PPT），是产后一年所发生的甲状腺功能异常综合征，可以为暂时性的也可以是永久性的。其病理基础是甲状腺自身免疫性炎症，是最常见而又最具有特征的产后自身免疫性甲状腺炎。妊娠 5 ~ 20 周流产后也可发生该病。产后甲状腺炎与产后甲状腺综合征是两种不同的概念。后者指原有或正在发生甲状腺疾病而在产后出现的甲状腺功能紊乱。

产后甲状腺炎曾有多种命名，这是与该病具有多种甲状腺疾病的特征有关。例如，产后无痛性甲状腺炎（postpartum painless thyroiditis，PPT）、寂静性甲状腺炎（silent thyroiditis，ST），即无疼痛的甲状腺炎、甲亢性甲状腺炎、无痛性亚急性甲状腺炎或不典型亚甲炎、淋巴细胞性甲状腺炎伴自发缓解的甲亢等。目前倾向于使用亚急性淋巴细胞性甲状腺炎（Subacute lymphocytic thyroiditis）。亚急性淋巴细胞性甲状腺炎有两种发病形式：散发型和产后发病型。

（一）病因及发病机制

根据比较系统的调查（调查覆盖率为 70%），产后甲状腺炎的发病率占分娩后妇女的 6.5% ~ 7.2%。1 型 DM 妇女尤其有出现产后甲状腺炎的倾向，患病率至少为 15%。在 30 ~ 50 岁年龄段的妊娠妇女中有 5% ~ 10% 可发生产后甲状腺炎。在碘供应充足地区，产后甲状腺炎发病率为 5% ~ 7%。

这些现象提示产后甲状腺炎的形成与自身免疫反应有关。因为在妊娠期存在有正常的免疫抑制作用，即妊娠期间免疫耐受性处于增强状态，使现存的甲状腺自身免疫反应得以改善。分娩后这种正常的免疫抑制作用消失。产后 1 ~ 2 个月是产后甲状腺炎好发时间，也正是产后自身免疫反应加重的反跳阶段，因而出现有明显临床症状的产后甲状腺炎。因此，认为产后甲状腺炎是指已现存的或正在发生的自身免疫性甲状腺炎在妊娠期得以缓解，而在产后出现的急性期表现。

甲状腺发生自身免疫反应是由于遗传易感性和环境因素造成的。产后甲状腺炎与 HLA - DR_3 和 HLA - DR_5 表达有关联。

产后甲状腺炎和 TPO - Ab 之间有密切的联系。在妊娠早期（前 3 个月），甲状腺自身抗体（TPO - Ab）阳性者，发生产后甲状腺炎的可能性为 33% ~ 70%（平均约为 50%）。50% ~ 70% 的产后甲状腺炎妇女血清中的 TPO - Ab 阳性。TPO - Ab 阳性妇女再次妊娠并发产后甲状腺炎的机会是 70%。无甲状腺功能异常史的 TPO - Ab 阳性妇女发生产后甲状腺炎的机会是 25%。TPO - Ab 和 TG - Ab 都存在阳性时，TPO - Ab 滴度要高于 TG - Ab。在产后甲状腺炎妇女中几乎未发现单独 TG - Ab 阳性者。这可能与发病机制有关，即只有 TPO - Ab 才可结合补体从而引起炎症反应。产后甲状腺炎的严重程度与 TPO - Ab 结合激活的补体系统的能力以及相互作用有关。有报道称：IgG1 TPO - Ab 滴度高的妇女可出现甲减。IgG2

TPO – Ab 和 IgG3 TPO – Ab 阳性者可能出现甲减或甲亢。有关结论尚未明确。

TPO – Ab 在产后甲状腺炎发病机制中的具体作用不清，因为：①TPO 仅在甲状腺滤泡细胞的顶端表达，如果滤泡完整，该部位是难以接触到循环抗体的；②连接补体的甲状腺细胞毒抗体与甲减之间没有明显关联；③母亲有慢性自身免疫性甲状腺炎及 TPO – Ab，而其婴儿甲状腺功能正常；④相当部分的老年妇女 TPO – Ab 阳性。

推测产后甲状腺炎的自身免疫发病机制：TPO – Ab 识别甲状腺细胞表面的靶抗原，通过 FC 受体激活补体或 NK 细胞。CD8$^+$细胞毒 T 细胞或 CD4$^+$辅助 T 细胞也可能参与识别靶抗原。CD4$^+$/CD8$^+$比例增高对产后甲状腺炎的形成可能起着关键作用，产生的 IFN – γ 和 IL – 2 可直接影响甲状腺细胞，IFN – γ 还可以激活巨噬细胞杀伤甲状腺细胞或产生 IL – 1 和 IL – 6 影响甲状腺细胞的生长代谢。TSH 受体抗体刺激或阻断 TSH 受体并且激活受体后第 2 信使系统。

如果将 TPO – Ab、补体、激活 T 细胞、细胞凋亡以及产后甲状腺炎的组织学改变结合起来看，至少部分产后甲状腺炎应该认为是正在进行的甲状腺自身免疫性反应加重，导致甲状腺的完整性破坏。至少存在两种形式的产后甲状腺炎：自身免疫型和非自身免疫型。自身免疫型发病率较低，具有 TPO – Ab 阳性和各种细胞介导的免疫功能紊乱的特征。非自身免疫型缺乏免疫学表现，而且甲状腺毒血症轻而短暂。

产后甲状腺炎甲状腺滤泡迅速破坏后常常又伴随甲状腺功能的恢复。其机制尚不清楚。自身免疫性甲状腺炎的发病机制是多基因、多因素疾病。产后甲状腺炎的恢复是否也有多种因素参与尚不清楚。

（二）病理改变

产后甲状腺炎的甲状腺组织学表现完全符合自身免疫性甲状腺炎的特征。产后甲状腺炎的组织学特征：甲状腺组织局部或弥漫性破坏，有广泛淋巴细胞浸润，滤泡溶解和破裂，与桥本甲状腺炎很相似，但是罕见多核巨细胞和特征性的生发中心，未见 Hurthle 细胞，偶可有淋巴样滤泡，局部淋巴细胞浸润时，只存在局部甲状腺炎而无甲状腺滤泡破坏，完整的滤泡显示轻度上皮细胞增生。组织化学发现甲状腺滤泡细胞上 MHC – Ⅱ 抗原表达明显增加，可能与局部炎性 T 细胞浸润并产生细胞因子 IFN – γ 上调了 MHC – Ⅱ 抗原的表达有关。

（三）临床表现

病前通常没有病毒感染史，主要表现为甲状腺功能异常。

症状：典型的产后甲状腺炎有 2 期经过：甲亢期和甲减期，也可以只出现甲亢或甲减的症状，有甲亢者较早出现甲减，只有甲减者其甲减的症状出现较晚。甲亢期可在产后的第一个月至第六个月发生，持续 1~2 个月，极少数患者的症状可持续 12 个月，症状较 Graves 病轻。与产后甲状腺功能正常的妇女比较，疲劳、心悸、体重下降、怕热及易激动更为常见，也可有精神异常、震颤和精神紧张。甲减期约在产后的第 4~8 个月发生，持续 4~6 个月。主要症状是疲劳、注意力不集中和便秘，此外，肌肉、关节的疼痛和僵硬也很常见。甲减发生率约为 6%。产后抑郁症是常见的严重并发症，可能导致产妇因情绪低落而自杀。产后抑郁症主要与产后甲状腺功能紊乱有关，包括甲亢和甲减。其机制可能与中枢神经系统 5 – 羟色胺的变化有关。产后甲状腺炎与 TPO – Ab 无关联。TPO – Ab 升高明显者，偶可发展成为持续性甲减。

体征：甲状腺肿大是否是产后甲状腺炎的体征尚有疑问，甲状腺肿大也并非常见，但是有关甲状腺肿大的报道却很多。据有的报道认为约50%的患者甲状腺肿大，甲状腺可正常大小，也可为轻度肿大，对称，质地硬韧，无结节。无疼痛和触痛。可出现 Graves 病时所见到的良性突眼征，如凝视和眼裂增宽，但是无浸润性突眼及局限性皮肤黏液水肿。

该病可与干燥综合征、系统性红斑狼疮、自身免疫性 Addison 病共同发生。50%产后甲状腺炎有 AITD 家族史。有些患者以前曾有 Graves 病或者桥本甲状腺炎的病史。

（四）辅助检查

WBC 正常，ESR 正常或轻度升高。

甲亢期间血清 T_3、T_4 增高，TSH 减低。TSH 抑制到可检出的最低限范围。TSH 刺激也不能使其增加。甲状腺摄 ^{131}I 率减低，对鉴别 GD 和 Plummer 病以及治疗有参考价值。

血清 TG 升高。血清 TPO – Ab 水平升高，但是其滴度相对于桥本甲状腺炎来说较低。

甲状腺穿刺活检：由于产后甲状腺炎时甲状腺仅轻度增大，穿刺操作有困难，一般不做甲状腺穿刺活检。必要时做出的结果有利于诊断和鉴别诊断。

（五）诊断

诊断产后甲状腺炎，关键是要提高对该病的临床警惕性。在产后第一年里，对有疲劳、心悸、情绪波动等非特异性症状或有甲状腺肿大体征者，都需要检查甲状腺功能。鉴别诊断主要与 Graves 病、亚急性肉芽肿性甲状腺炎等鉴别。根据各自的临床特征一般可做出正确的诊断。

甲状腺穿刺活检具有诊断和鉴别诊断价值。鉴别有困难时可测甲状腺摄 ^{131}I 率来确定是否产后甲状腺炎，应该注意的是测定甲状腺摄 ^{131}I 率 3 天后才可哺乳；^{99m}Tc（锝－99m）闪烁扫描后须停止哺乳 24 小时。甲状腺摄 ^{131}I 率低下还可见于亚甲炎、Graves 病近期摄入碘化物、毒性多结节甲状腺肿或毒性腺瘤、异位甲亢（卵巢甲状腺肿或功能性转移性甲状腺癌），分析结果时注意鉴别。

甲状腺 B 超在诊断产后甲状腺炎时有一定的作用，参见甲状腺 B 超检查。

（六）治疗

产后甲状腺功能异常多半是暂时的，但是自身免疫反应可以使胎儿自发性流产的可能性增加、甲状腺储备功能低下。妊娠期和产后出现的甲状腺功能减退会造成胎儿显著的神经精神发育障碍。可以使孕妇在分娩时感到疲乏无力、产后不能照顾婴儿甚至卧床不起。亚临床甲状腺功能减低还可导致心血管疾病。因此，尽管产后甲状腺炎症状轻或持续时间短，仍然需要治疗。

筛查产后甲状腺功能异常并加以克服可有助于改善产妇的生活质量。轻至中度的甲状腺功能异常只需要家庭的细心关照就可以，不必要用药物治疗。中度以上甲状腺功能异常，可用糖皮质类固醇 20~30mg/d 治疗，在 1 个月内减量并停药，可减少甲状腺功能的波动，使之基本稳定在正常范围。

产后甲状腺炎的甲亢期，可用普萘洛尔 10~40mg/d，分 3~4 次口服。有 10%~20%的产后甲状腺炎患者用普萘洛尔治疗无效。在这种情况下可用泼尼松 20~40mg/d，起效后逐步减量，于 4 周内减完。胺碘苯丙酸钠每日 500mg 可减少 T_4 向 T_3 的转换。胺碘苯丙酸钠可迅速有效地消除症状以及减低 T_3 水平。使用期为 2~6 周直至症状缓解。产后甲状腺炎偶有严重甲亢反复发作时，也可采用手术治疗。

甲减期如果维持时间短暂而且症状轻微，不需用 T_4 片，因为 TSH 升高有助于促进甲状腺功能恢复。如甲减症状重而且持续时间长需要治疗者，可用低于常规剂量的 T_4，让 TSH 仍然有轻度的升高，以利于甲状腺功能的恢复。$L-T_4$ 持续使用 6 个月左右（3~9 个月），然后逐步减量并确定甲状腺功能是否恢复。持续的 T_4 减低、TSH 升高、甲减症状持续 4~9 个月的患者有可能成为持续甲减，应考虑长期 T_4 治疗。

在非碘缺乏区应避免过多摄入含碘多的食物。

（七）预后

大多数产后甲状腺炎患者甲状腺功能可在数月内恢复正常，对其自然病程的观察发现约有 11% 的患者可复发。TPO-Ab 滴度持续升高者，有形成持续性甲减的倾向。TPO-Ab 阳性者，持续性甲减发病率为 12%~30%。TPO-Ab 阴性者，约有 1.4% 发展为持续性甲减。

（吉书红）

第八章

甲状腺肿瘤

第一节　甲状腺腺瘤

甲状腺腺瘤是起源于甲状腺滤泡细胞的良性肿瘤，临床上比较常见，好发于甲状腺功能活动期，常发生在 40 岁以下，以 20~40 岁最多见，男女发病率比例大约为 1：5。甲状腺腺瘤的病因未明，可能与性别、遗传因素、放射线接触、TSH 过度刺激等有关。

一、病理改变

甲状腺腺瘤大体形态上一般为单发的圆形或椭圆形肿块，包膜完整，表面光滑，质韧，多数直径在 1~5cm，大者可达 10cm，部分可呈囊性。切面因组织结构不同，而呈黄白色或黄褐色，瘤体可发生坏死、纤维化、钙化或囊性变。常有较薄且完整的包膜。镜下观察发现，由于甲状腺腺瘤组织学类型不同，可分为滤泡状腺瘤、乳头状腺瘤和不典型腺瘤。它们具有某些共同的组织学表现，又具有各自不同的病理特点。

1. 共同的组织学表现

（1）常为单个结节，有完整的纤维包膜。

（2）肿瘤的组织结构与周围甲状腺组织不同。

（3）瘤体内部结构具有相对一致性（变性所致改变除外）。

（4）对周围组织有挤压现象。

2. 各种腺瘤的组织学特点

（1）滤泡状腺瘤：滤泡状腺瘤是最常见的一种甲状腺良性肿瘤，根据肿瘤的组织形态又分为以下几种。

1）胚胎型腺瘤：由实体性细胞巢和细胞条索构成，无明显的滤泡和胶体形成。瘤细胞多为立方形，体积不大，细胞大小一致。胞质小，嗜碱性，边界不甚清晰；胞核大，染色质多，位于细胞中央。间质很少，多有水肿。包膜和血管不受侵犯。

2）胎儿型腺瘤：主要由体积较小而均匀一致的小滤泡构成。滤泡可含或不含胶质。滤泡细胞较小，呈立方形，胞核染色深，其形态、大小和染色可有变异。滤泡分散于疏松水肿的结缔组织中，间质有丰富的薄壁血管，常见出血和囊性变。

3）胶性腺瘤：又叫巨滤泡性腺瘤，最多见，瘤组织由成熟滤泡构成，其细胞形态和胶质含量皆和正常甲状腺相似。但滤泡大小悬殊，排列紧密，亦可融合成囊。

4）单纯性腺瘤：滤泡形态和胶质含量与正常甲状腺相似。但滤泡排列较紧密，亦可呈多角形，间质很少。

5）嗜酸细胞瘤：又称 Hürthle 细胞瘤。瘤细胞大，呈多角形，胞质内含嗜酸颗粒，排列成条或成簇，偶成滤泡或乳头状。

（2）乳头状腺瘤：良性乳头状腺瘤少见，多呈囊性，故又称乳头状囊腺瘤。乳头由单层立方或砥柱状细胞覆于血管及结缔组织构成。细胞形态和正常静止期的甲状腺上皮相似。乳头较短，分支较少，有时见乳头中含有胶质细胞。乳头突入大小不等的囊腔内，腔内有丰富的胶质。瘤细胞较小，形态一致，无明显多形性的核分裂象。甲状腺腺瘤中，具有乳头状结构者有较大的恶性倾向。

（3）不典型腺瘤：不典型腺瘤较少见。腺瘤包膜完整，质地坚韧，切面细腻而无胶质光泽。镜下细胞丰富，密集，常呈片块状，巢状排列，结构不规则，多不形成滤泡。间质甚少，细胞具有明显的异形性，形状、大小不一致，可呈长方形、梭形；胞核也不规则，染色较深，亦可见有丝分裂象，故常疑为癌变，但无包膜，血管及淋巴管浸润。

二、临床表现

病程缓慢，多数在数月到数年甚至更长时间，因稍有不适而发现或无任何症状而被发现颈部肿物。多数为单发，圆形或椭圆形，表面光滑，边界清楚，质地韧实，与周围组织无粘连，无压痛，可随吞咽上下移动。肿瘤直径一般在数厘米，巨大者少见。巨大瘤体可产生邻近器官受压征象，但不侵犯这些器官。有少数因瘤内出血瘤体会突然增大，伴胀痛；有些肿块会逐渐吸收而缩小；有些可发生囊性变，病史较长者，往往因钙化而使瘤体坚硬；有些可发展为功能自主性腺瘤，而引起甲状腺功能亢进。各项功能检查多正常，甲状腺同位素扫描多为温结节，也可以是热结节。颈部 X 线正侧位片，若瘤体较大，可见气管受压或移位，部分瘤体可见钙化影像，甲状腺淋巴管造影显示网状结构中有圆形充盈缺损，边缘规则，周围淋巴结显影完整。

部分甲状腺腺瘤可发生癌变，癌变率为 10% ~ 20%。具有下列情况者，应当考虑恶变的可能性。

（1）肿瘤近期迅速增大。

（2）瘤体活动受限或固定。

（3）出现声音嘶哑、呼吸困难等压迫症状。

（4）肿瘤硬实，表面粗糙不平。

（5）出现颈部淋巴结肿大。

三、诊断

甲状腺腺瘤的诊断可参考以下要点。

（1）颈前单发结节：少数亦可为多发的圆形或椭圆形结节，表面光滑，质韧，随吞咽活动，多无自觉症状。

（2）甲状腺功能检查正常。

（3）颈部淋巴结无肿大。

（4）服用甲状腺激素 3 ~ 6 个月后肿块不缩小或突出更明显。

四、鉴别诊断

甲状腺腺瘤主要与结节性甲状腺肿相鉴别。后者虽有单发结节但甲状腺多呈普遍肿大，在此情况下易于鉴别。一般来说，腺瘤的单发结节生长期间仍属单发，而结节性甲状腺肿，在非流行地区多考虑为甲状腺腺瘤。在病理上，甲状腺腺瘤的单发结节有完整包膜，界限清楚。而结节性甲状腺肿的单发结节无完整包膜，界限也不清楚。甲状腺腺瘤还应与甲状腺癌相鉴别，后者可表现为甲状腺质硬结节，表面凹凸不平，边界不清，颈淋巴结肿大，并可伴有声嘶，霍纳综合征等。

五、治疗

甲状腺腺瘤有癌变的可能，并可引起甲状腺功能亢进症，故应早期手术切除。手术是最有效的治疗方法。无论肿瘤大小，目前多主张做患侧腺叶切除术，而不宜行腺瘤摘除术。其原因是临床上甲状腺腺瘤和某些甲状腺癌，特别是和早期甲状腺癌难以区别，另外，约25%的甲状腺腺瘤为多发，临床上往往仅能查到较大的腺瘤，单纯腺瘤摘除会遗留小的腺瘤，日后造成复发。

（吉书红）

第二节　甲状腺癌

据我国1992年的资料，甲状腺癌约占全身全部癌肿的1.5%，占甲状腺全部肿瘤的2.7%~17.0%。在甲状腺恶性肿瘤中，腺癌占绝大多数。据上海医科大学附属中山、华山医院统计，两院于1975—1985年共收治甲状腺疾患6 432例，其中甲状腺肿瘤4 363例，甲状腺癌占435例，为甲状腺全部肿瘤的10.1%。

一、甲状腺乳头状癌

甲状腺乳头状癌（papillary thyroid carcinoma，PTC）是最常见的甲状腺恶性肿瘤，占甲状腺癌的50%~90%。在美国>1cm乳头状癌发病率为5/10万，<1cm的微小癌发病率为1/10万。世界不同地区尸检甲状腺乳头状癌发生率为4%~36%，我国微小癌多在因良性肿瘤手术或体检时偶然发现，表明甲状腺乳头状癌恶性程度低，可以长期处于隐匿状态，而不发展为临床肿瘤。

（一）临床表现

甲状腺乳头状癌患者以女性多见，男性与女性之比为1∶2.9，年龄6~72岁，中位年龄36岁，20岁以后患者明显增多，50岁以后患者明显减少，年轻女性患者预后明显好于年长者。

患者多以颈部无痛性肿块（甲状腺肿块或淋巴结肿大）就诊。由于甲状腺乳头状癌恶性程度低，肿块生长慢，多无不适。病史可数月至数年，甚至长达数十年。大多数肿瘤直径1~4cm，质硬，不规则，边界不清楚，无压痛，活动度尚好，少数与气管粘连固定。部分患者肿块呈囊性，易误诊为良性病变。乳头状癌多单发，少数呈多个病变，并可累及峡部或对侧。部分患者可以出现局部压迫和浸润现象，出现声嘶和（或）呼吸困难。1/3的患者存在颈淋巴结肿大。李树玲1992年对371例甲状腺乳头状癌行系统性病理检查，其淋巴结转移率约83.8%。一般年龄越小，原发灶越大，颈淋巴结转移率越高。颈淋巴结常见部位是同侧气管旁、颈深中、颈深下和颈深上区，晚期可至上纵隔。首次治疗时远处转移率为1%~7%。

详细的病史采集和体格检查对诊断有很大的帮助，在病史采集中需要和以下疾病鉴别：①桥本甲状腺炎：甲状腺多呈弥漫性、对称或不对称肿大，质地较硬；②亚急性甲状腺炎，多为一侧甲状腺肿块，质硬，伴疼痛和压痛。

甲状腺乳头状癌的临床分期除依据TNM外，还需依据患者年龄是否>45岁而定，因为年龄越大预后越差。当患者年龄<45岁，任何T，任何N，M_0时，为Ⅰ期；M_1时，为Ⅱ期。当患者年龄≥45岁，T_1、N_0、M_0时，为Ⅰ期；$T_{2~4}$、N_0、M_0时，为Ⅱ期；任何T，N_1、M_0时，为Ⅲ期。任何T，任何N，M_1时，为Ⅳ期。

（二）诊断方法

1. 细针吸取细胞学检查 常作为甲状腺结节鉴别诊断的首选方法，诊断的敏感性和特异性高达90%以上。操作简单、安全，并发症少。细胞学诊断的前提是要获取足够诊断性的细胞，对囊性或混合性肿块须穿刺于囊壁实性组织中，吸取细胞，也可用粗针抽净囊内液体，通过离心或纱布过滤收集其中组织细胞。有时也用传统带芯粗针穿刺活检以获取组织行病理检查，提高诊断的准确性，由于出血、喉返神经损伤和肿瘤播散等并发症较多，粗针穿刺活检运用受到限制。对那些诊断不明确的患者，应结合临床检查，对低危患者密切观察随访，对高危患者行术中快速病检。

2. 超声 超声检查简捷、方便、无损伤。乳头状癌有其特征性声像图，对有经验的超声诊断医师，诊断率可达80%。乳头状癌可表现为实性恶性病变，声像图呈现边界不清楚，形态不规则、回声不均质的肿块，可伴点状或颗粒状钙化斑，部分患者有小无回声液化区。囊性和实性的混合病变，可以是良性病变如腺瘤囊内出血和乳头状囊腺瘤，也可以是恶性病变，常见于甲状腺乳头状癌。后者常呈边界不清楚，形态不规则，一个或多个液化区，无回声区内有强回声突起，实性区不均质，可有微小钙化斑点。

甲状腺癌彩色多普勒血流成像表现形式多样，肿瘤周边见较丰富血流，可见小动脉血流进入肿瘤内。

3. 甲状腺影像学检查 甲状腺组织能特异摄取^{131}I及^{99m}Tc，通过单光子发射型计算机断层摄影术（SPECT）显示甲状腺的位置、形态大小以及甲状腺内放射性分布情况，判断甲状腺病变。由于甲状腺结节与周围正常甲状腺组织摄取放射性核素能力不同，甲状腺癌的摄取能力很低，通常表现为冷结节或凉结节。然而许多良性结节如甲状腺腺瘤囊性变、囊内出血和亚急性甲状腺炎急性期也可呈冷结节。因此，不能单纯根据甲状腺核素显影的结果判断甲状腺结节的性质。

4. 甲状腺功能检查 包括测定血清TSH、T_3和T_4。甲状腺癌的患者，很少有TSH、T_3和T_4异常，但TSH异常也不能完全排除甲状腺结节是癌的可能性。有时淋巴细胞性甲状腺炎表现为一侧甲状腺质硬肿块，易与甲状腺癌混淆。血TG和TM抗体水平检查有助于淋巴细胞性甲状腺炎的诊断。

5. 核素检查 滤泡细胞来源的甲状腺癌能产生过量的Tg并向血循环增加释放储存的Tg。但许多甲状腺良性肿瘤和疾病也有血清中Tg升高。所以Tg不能作为特异性肿瘤标志物用于甲状腺结节的定性诊断。Tg 主要用于滤泡和乳头状甲状腺癌全甲状腺切除术后的检查。通常甲状腺全切或残余腺体^{131}I 内切除后，甲状腺体已不存在，血清中不再出现 Tg，若测得 Tg 升高，表明体内癌复发或转移。如行^{131}I 全身显像检查为阴性，可进一步行 PET（正电子放射断层成像）检查，对 PET 阳性者转移灶须经 CT 或者 MRI 证实后给予外放疗。患者口服左甲状腺素时，测得 Tg 阴性，不能说明肿瘤不存在（因 TSH 的含量对 Tg 的测定有明显影响）。对腺叶切除的患者，动态观察 Tg，若逐渐上升，应警惕癌的复发或转移。

6. X 线、CT、磁共振检查　均有助于甲状腺癌的诊断以及详细了解肿瘤侵犯周围器官和远处转移的情况。

7. 病理活检　对诊断不明可切除的甲状腺结节，可行腺叶或部分腺叶切除，术中冷冻切片。有时也取颈部转移淋巴结和甲状腺外浸润的癌组织做冷冻切片，确定组织类型，判断原发部位。甲状腺肿块部分切除不宜采用，易发生出血和肿瘤播散，对巨大甲状腺肿块无呼吸困难者，可谨慎行针吸活检。

（三）治疗

甲状腺乳头状癌生长缓慢，但仍属致命性疾病，病变大多局限于颈部，治疗以手术为主。首次治疗恰当，可提高治愈率。

目前，对甲状腺乳头癌的手术范围仍存在争议。如全甲状腺切除或近全甲状腺切除和选择性颈淋巴清除适应证问题，影响其决定的因素有性别、年龄、病变大小及数目、部位、腺外侵犯程度等，现分别介绍原发癌及颈部淋巴结转移的外科治疗、^{131}I 治疗、外放射治疗及内分泌治疗。

1. 原发灶的外科治疗

（1）病变限于一侧腺体：目前争论的基本术式有：①一侧甲状腺腺叶切除合并峡部切除；②甲状腺全切或近全切除。

支持甲状腺全切或近全切除的理由是：①甲状腺乳头状癌经常是多中心，对侧腺叶切除标本常发现癌；②全甲状腺切除是较安全的，并发症少，永久性甲状腺功能低下发生率可少于 1%；③术后有利于^{131}I 治疗和甲状腺球蛋白测定；④能降低复发率及提高生存率。

赞同腺叶切除的依据有：①虽然病理检查甲状腺乳头状癌常见多灶性，但临床一侧腺叶切除后对侧复发并不多见；②这种亚临床多灶性癌可长期处于隐性状态，一旦出现，一般并不影响手术彻底性和预后；③全甲状腺切除发生永久性甲状腺功能低下的风险较大，约 3%，可给患者带来永久性痛苦；④腺叶切除与全甲状腺切除或近全切除的复发率和病死率，统计学无显著差异。如 Nguyen 研究结果显示在低危患者中，全甲状腺切除与一侧腺叶切除疗效相同。Wanebo 研究报告，所有高、中、低危患者的生存率与手术范围大小无关。

当前，多数学者赞同对一侧腺叶直径 <2cm 或冷冻切片肿瘤包膜完整者，特别是年轻的女性患者，可行腺叶合并峡部切除；对较大病灶（>2cm）、多发病灶、肿瘤侵犯甲状腺被膜旁组织、过去有颈部放射病史、伴有对侧甲状腺疾病以及有远处转移者可行全甲状腺或近全切除，术前超声和 CT 检查有助于做出治疗计划。

（2）肿瘤累及双侧腺体：甲状腺乳头状癌侵犯双侧甲状腺是全甲状腺或近全甲状腺切除的适应证。手术时在病变较轻侧甲状腺上极背面甲状旁腺区，可保留少许正常甲状腺组织及血供。下极紧贴甲状腺分离，也可保留少许下极正常甲状腺组织，防止甲状旁腺功能低下。

（3）肿瘤位于甲状腺峡部：通常行连同甲状腺峡部的双侧甲状腺部分切除（双侧腺叶前内侧部分，约占腺叶1/3）。也可将肿瘤偏向的一侧做腺叶切除，对侧行部分切除。对体积较大病变行近全甲状腺切除或全甲状腺切除。

（4）肿瘤侵犯腺外组织：甲状腺乳头状癌侵犯腺外组织并不少见，是影响预后因素之一。由于本病很少血行转移，如能将甲状腺连同受累组织一并彻底切除，患者可获较长期生存。

甲状腺与周围组织粘连有两种情况：一种是癌周纤维组织粘连，通过仔细分离，粘连器官多能保留；另一种是癌侵犯。此情况多需行连同粘连组织和器官的甲状腺全切或近全切除。

癌固定于气管较常见。多数是纤维组织粘连，可以从气管表面锐性分离开。少数侵犯气管壁者，可切除部分气管。缺损较小者，可用自身软骨或带状肌锁骨头骨膜等方法修复。缺损较大者，行气管永久造口术。

对侵犯一侧喉返神经严重，无法分离者，可将其切除。双侧喉返神经切除或受损伤，需行气管切开，预防呼吸困难。对甲状软骨严重侵犯者，可行全喉切除。

颈段食管受侵多在浅表肌层，可连同浅肌层切除。对穿透性小缺损可缝合数针关闭缺口，术后延迟进食。肿瘤与颈动脉粘连多可钝性分离开，如动脉壁明显受侵可行姑息切除，残留肿瘤术后给予放疗。

李树玲总结外科治疗1 001例乳头状中，49例未能将肿瘤完整切除，10年带瘤生存率为65.3%，可见对甲状腺乳头状癌，尽量切除肿瘤，患者可带瘤长期生存。

2. 颈淋巴结转移癌的外科治疗

（1）临床颈淋巴结阳性：临床已出现颈淋巴结转移而原发灶可以切除时，应行转移灶加原发灶的联合根治术，称为治疗性颈清扫术。颈部经病理证实为转移性甲状腺癌，即使甲状腺未发现结节，也应行同侧联合根治术。如为双侧颈淋巴结转移，可同时或分期行颈淋巴结清扫术，应保留一侧的颈内静脉，双侧颈内静脉损伤易发生颅内高压。甲状腺癌颈清范围为Ⅱ区（颈深上）、Ⅲ区（颈深中）、Ⅳ区（颈深下）、Ⅵ区（气管旁）和Ⅴ区（颈外侧）淋巴结。有时要行前上纵隔淋巴结清扫，扩大性颈清而不行Ⅰ区、颏下、颌下的淋巴结清扫，因甲状腺癌极少转移到Ⅰ区淋巴结。

据1991年美国头颈外科及肿瘤学会分类，颈清扫术分为以下几点：①根治性颈清扫术：即连同胸锁乳突肌、颈内静脉、副神经的颈大块切除术，主要用于头颈鳞癌（全颈清Ⅰ～Ⅴ区）。因甲状腺淋巴结转移癌较少穿破淋巴结包膜，颈淋巴结清扫术后较少复发，且患者常为年轻女性，为减少外形及功能的破坏，这种术式很少使用，除非转移癌广泛侵犯周围组织；②改良性功能性颈淋巴结清扫术：即在彻底清除转移癌的前提下，保留胸锁乳突肌、颈内静脉、副神经甚至颈丛神经等。这种术式的优点是术后头面部血运及淋巴回流不受影响，较少有头面部肿胀，不影响上臂的抬举，颈部外形改变不明显，且远期疗效不逊于根治性颈淋巴结清扫术。目前甲状腺癌颈淋巴结清扫术大多用此术式；③分区性颈淋巴结清扫术（Selective neck dissection）：可分四个亚区即肩胛舌骨肌上清扫术（Supraomohyoid ND Ⅰ～Ⅲ区）、侧颈清扫术（Lateral ND Ⅱ～Ⅳ区）、前颈清扫术（Anterior compartment ND Ⅵ区）、后侧颈清扫术（Posterolateral ND Ⅱ～Ⅴ区＋枕淋巴结）。甲状腺癌通常行前、侧颈清扫术。

（2）临床颈淋巴结阴性（cNo）：患者就诊时颈部没有肿大淋巴结，现有的诊断手段如有经验的医师触诊、B超、CT、RI及PET等检查均不能证实有淋巴结转移，临床颈淋巴结阴性的颈清称选择性颈清扫术（Elective ND），在这种情况下是否行颈淋巴结清扫仍有分歧。

1）有主张仅切除原发灶，待颈部出现肿大的淋巴结且疑为转移时，行颈淋巴结清扫术。主要根据：一是有资料认为本病发生颈淋巴结转移并不影响预后；二是临床颈淋巴结阴性者，以后出现颈淋巴结转移仅为7%~15%，出现后再手术对预后无明显影响。

2）主张常规行颈淋巴结清扫术的根据：一是淋巴结转移癌也是治疗失败的因素之一；二是本病较易发生颈淋巴结转移，cNo的患者中有46%~72%存在隐性淋巴结转移癌；三是仅做腺叶切除者，20%~24%将出现颈淋巴结转移；四是选择性颈清术疗效优于治疗性颈清术；五是有些转移癌可能发展成难以切除的转移癌，出现远处转移或转变成未分化癌。

3）20世纪90年代以后，头颈外科的肿瘤医师认为对cNo的患者也要进行必要的处理，以免漏掉那些亚临床转移或潜在转移的患者。目前的方法有：一是分区性颈淋巴结清扫术（Selective neck dissection）。甲状腺肿瘤的第一站淋巴结引流区Ⅵ区（喉返神经、气管前淋巴结）和Ⅲ区（颈内静脉中组淋巴结）比较肯定，在行原发灶手术时比较容易探寻，可以在原发灶手术时同时进行（局限性）分区性颈淋巴结清扫术，这被认为是一种根治性手术。即甲状腺癌患者作原发灶手术时，同时清除Ⅵ区淋巴结，如Ⅵ区淋巴结有转移，进行Ⅱ~Ⅳ区淋巴结清扫术。一般原发灶大，甲状腺外组织受侵，颈淋巴结转移率较高；二是前哨淋巴结检测（Sentinel nodebiopsy）。前哨淋巴结检测是为了确定第一站引流淋巴结情况，方法是在原发肿瘤周围注射核素或染料，手术寻找有放射性或有染料的淋巴结，取出做病检，观察有无转移。根据乳腺癌及一些头颈肿瘤患者做前哨淋巴结检测的经验来看，这对判断病例有无转移是一个比较理想的方法。但是也存在一些技术上的难点及仪器、费用的限制，而且术中探查前哨淋巴非常方便，因此临床较少运用此方法。

（3）改良性功能性颈淋巴结清扫术分为以下几个步骤：①单臂弧形切口：自乳头始沿斜方肌前缘垂直蛇形向锁骨上2cm横行至对侧锁骨上；②于颈阔肌下锐性分离皮瓣，上至下颌骨下方1cm（避开面神经下颌缘支），内至颈中线，下至锁骨上。在颌骨下和锁骨上结扎颈外静脉上下端；③保留副神经：在斜方肌前缘寻找副神经，沿其向内上方分离，近胸锁乳突肌发出分支，主干沿该肌深面上行，注意保护伴行血管。沿椎前筋膜由外向内清除锁骨上和颈外侧结缔组织和淋巴结（深面是斜角肌、提肩胛肌和头夹肌），保留颈横动脉，保护膈神经和臂丛神经；④保留胸锁乳突肌和颈内静脉，分2块切除颈淋巴结（范围由上至二腹肌后腹和颌下区，下至锁骨上，内至胸锁乳突肌前，外至斜方肌前缘）。第一是切开胸锁乳突肌前后缘，将其游离悬吊，拉向内侧。耳大神经根据情况给予保留。切开血管鞘，仔细分离颈内静脉，识别和保护内侧的颈动脉、深层的迷走神经和交感神经干。清除颈内静脉外侧的颈深中、下区和部分上区结缔组织和淋巴结，将其连同颈外侧区副神经旁结缔组织和淋巴结一并切除。清扫颈内静脉角淋巴结时，注意结扎胸导管或淋巴管。第二是将胸锁乳突肌拉向外侧，清除颈深上区颈内静脉旁以及颌下区组结缔组织和淋巴结，保留颌下腺，舌骨上区不做选择性清扫；⑤切除甲状腺和清扫气管旁和气管前淋巴结。切开颈白线至甲状腺包膜拉开带状肌，显露喉返神经，清除气管食管沟和气管前淋巴结，将其连同一侧甲状腺叶一并切除或分块切除（带状肌也可切除以便暴露气管旁淋巴结）；⑥仔细止血，检查有无淋巴液漏。锁骨上和气管旁置负压引流管，2层缝合切口，伤口适当加压包扎。

（4）术中并发症及其处理

1）颈内静脉损伤：静脉壁一般较薄，而转移淋巴结多位于颈内静脉周围，在剥离时易发生静脉撕裂。颈内静脉损伤后容易形成空气栓塞。应立即压迫止血，吸除积血，看清出血部位，尽量修复血管；一侧颈内静脉不能保留者可切除，双侧颈内静脉切断可引起颅内高压。

2）颈动脉损伤：动脉壁厚不易损伤。甲状腺乳头状癌侵犯动脉壁少见，多发生于晚期病变。当肿瘤与动脉严重粘连，强行分离时，撕破外膜和内膜引起大出血。一旦发生，保持镇静，先压迫止血，快速输液输血，待血压稳定后清除淤血，明视下钳夹止血，争取修复血管。在无法修复情况下才不得已进行结扎。结扎颈总动脉有时能造成偏瘫，甚至死亡。

3）神经损伤：一是迷走神经，迷走神经位于颈动脉鞘内，颈动脉和颈内静脉后方。该神经较大，损伤少见。多发生于肿瘤与血管粘连，在切除颈内静脉时，未将其充分游离，迷走神经显示不清，将其钳夹或切断。迷走神经损伤可引起循环和呼吸障碍。循环障碍表现为心动过速，心动过缓，甚至心脏停搏。呼吸障碍表现为胸闷或呼吸困难。双侧迷走神经切断，后果严重，甚至死亡。二是面神经下颌缘支，该神经自腮腺前下端穿出后，沿颈阔肌深面横行。一般在下颌骨下缘下方 1cm 处通过。分离皮瓣至颌下时，位置宜略深，以免损伤该神经。三是喉返神经，多在清除气管旁淋巴结和腺叶切除时发生。只要显露清楚，仔细操作，该神经损伤较少发生。四是副神经，该神经位于二腹肌深面和颈内静脉外侧，沿胸锁乳突肌深面下行分支支配该肌后，在该肌上中 1/3 处进入颈外侧后，再沿斜方肌前缘下行入斜方肌，一般在清除颈外侧区和颈深上区淋巴结时，需保护好该神经和血供。该神经损伤后表现为耸肩时，头转向对侧区。五是膈神经，由第 2、第 3、第 4 颈神经前支组成，在前斜角肌前椎前筋膜深面垂直下行。颈清时，沿椎前筋膜表面解剖不宜损伤。损伤一侧神经引起同侧膈肌麻痹，对呼吸不产生重大影响，对老年人要警惕坠积性肺炎发生。六是颈神经皮支在胸锁乳头肌后缘中点，穿出深筋膜分布于浅筋膜和皮肤，在清扫颈外侧区淋巴结时，常需将其切断，造成颈部皮肤感觉麻木。七是交感神经干，位于颈动脉鞘深面，在清扫动脉鞘深面淋巴结时易损伤。损伤后引起 Horner 综合征（同侧眼睑下垂、瞳孔缩小、眼球内陷和额部与胸壁无汗或少汗）。

4）胸导管损伤：胸导管从后纵隔沿锁骨下动脉上升至锁骨上 3 ~ 5cm 时，横过左颈动脉鞘后侧，在斜角肌内缘形成向内下弯曲的胸导管弓进入左锁骨下静脉与左颈内静脉交角。在清除颈根部颈动脉鞘后和颈静脉角处淋巴结时，易损伤胸导管，形成乳糜漏。主要发生于左侧，少数也可发生于右侧。预防方法是清除静脉角淋巴结时动作轻柔，先钳夹后切除。手术结束时仔细检查有无淋巴液流出，置负压引流。

（5）术后并发症及其处理

1）出血：多发生于术后 24 小时内，出血量较大时，可引起窒息，一般须进手术室清创止血。少量出血可通过伤口加压止血。

2）声门水肿：可发生于气管插管时损伤声门黏膜或术中损伤喉返神经，声门麻痹。声门水肿可导致窒息，表现为烦躁不安，呼吸困难，应给予地塞米松，氧气吸入，做气管切开准备。

3）乳糜瘘：多发生于术后 2 ~ 3 天，引流管内引流出乳白色液体，少则 100ml 以内，多则 4 000ml。若不及时治疗会造成大量淋巴液丢失，引起患者脱水、低钠、低氧、低蛋白血症及严重营养不良，甚至衰竭死亡。处理方法有：一是进食输液；二是每天肌内注射阿托品不超过 3mg；三是伤口加压包扎；四是负压引流；五是打开伤口重新结扎缝合；六是乳糜漏处填塞。

4）肩综合症状：多由于损伤副神经或该神经的血供，引起斜方肌瘫痪、萎缩，造成耸肩不能或耸肩无力，垂肩；肩部其他肌肉功能失调，产生肩部和上肢的疼痛、麻木，甚至有肩部僵直等一系列表现。部分患者甚至认为肩部后遗症比切除肿瘤本身更令人困扰。预防的方法是：手术时不要过度牵拉副神经，更不能分离过净，保护其血供，使神经不致缺血。术中将切断的神经行端端吻合。术后采用理疗，配合功能锻炼来改善肩部症状。

3. ^{131}I 治疗 摄碘是甲状腺组织特有的功能，通过甲状腺残留癌和（或）转移癌对 ^{131}I 的摄取，对癌细胞放射性杀伤，而对周围组织影响较小，达到其治疗目的。通常甲状腺癌组织并不像正常甲状腺组织有较强的摄碘功能，为了增强转移灶的聚碘能力，最有效的方法是行全甲状腺切除或近全切除，对残存的少量甲状腺组织可采用 ^{131}I 放射去除。在甲状腺功能低下状态下，滤泡癌和乳头状癌摄碘率增高。给予 ^{131}I 示踪量（3mCi），通过全身扫描以及尿中 ^{131}I 排泄率等剂量测定来了解转移灶对 ^{131}I 聚集力，用计算机制订治疗计划和用药剂量。治疗前需停用水溶性造影剂和左甲状腺素 6 周，停用三碘甲状腺原氨酸 2 周，禁用含碘食物和抗生素至少 1 周。

一般滤泡癌和乳头状癌摄碘率较高，髓样癌很差，未分化癌几乎不摄碘，而同一病理类型癌摄碘率也常有差异。临床上主要用于滤泡癌和乳头状癌转移灶的治疗。

^{131}I 治疗滤泡癌和乳头状癌在理论上是合理的。但治疗是否延长生存期，正反两方面的报道均有。由于治疗在成人中远期和近期并发症少，运用仍较普遍。常见并发症有：骨髓抑制、生殖功能抑制、涎腺肿胀，弥漫性肺转移者可出现放射性肺炎和肺纤维化，当累积量超过 0.5Ci 时，白血病发生率增加。

^{131}I 治疗对肺的小转移灶疗效较好，对体积较大的转移灶和骨转移者疗效差，后者常用手术或外放疗。^{131}I 对未分化癌、髓样癌和恶性淋巴瘤无效。

治疗期间患者需隔离至身体 ^{131}I 负荷减少。

无甲状腺残留的患者行 ^{131}I 治疗后，需对血清 Tg 和 TSH 进行监测。当 Tg 阴性说明身体无产生 Tg 的功能性癌组织。如果 Tg 出现，则意味着有转移灶形成，需进一步检查治疗。当患者口服左甲状腺素时，血清 Tg 阴性，并不能说明肿瘤组织不存在，只有当患者未口服左甲状腺素和 TSH 升高时，Tg 才是功能性肿瘤组织存在的敏感标志。

^{131}I 的重复治疗是否延长生存期仍无定论。^{131}I 累积剂量较大时的安全性也是影响重复治疗的因素。通常再次治疗需间隔至少半年。

4. 外放射治疗 甲状腺乳头状癌、滤泡癌和髓样癌均首选手术治疗。由于对放射线敏感性差，放射治疗效果差。对甲状腺乳头状癌和滤泡癌术后微小残留或复发转移灶可行 ^{131}I 治疗。但遇以下情况可考虑外放射治疗：①病变穿透被膜并侵及邻近器官，术后局部复发危险性大；②肿瘤肉眼残存明显，手术不能切除，单靠放射性核素治疗不能控制者；③术后残存病灶不吸碘，手术不能切除者。

放射靶区通常包括双颈部和上纵隔，放射剂量约 DT60～70Gy。由于颈部脊髓耐受量仅为 45Gy，如何避开颈髓使放疗变得复杂。较常采用照射技术有：①两前斜野交角楔形照射；②X 线与电子线混合照射，先用高能 X 线前后大野轮照或单前野 X 线照射，DT36Gy 时颈前中央挡铅继续 X 线照射，挡铅部分用合适能量的电子线照射，以保证靶区足够剂量，又使脊髓受量处于安全剂量范围；③小斗篷野照射，它是一种前后野对穿技术，均用高能 X 线，前野颈髓不挡铅，后野颈髓挡铅，两野每日均照，前后野剂量比例为 4 ∶ 1。剂量参考点选在颈椎体前缘。当 DT40Gy 时，将下界移至胸骨切迹，改为双侧水平对穿或两前斜野楔形照射。

5. 内分泌治疗　分化型甲状腺癌在 TSH 升高时，可生长、产生和分泌 Tg，并摄取更多的碘。相反对 TSH 抑制，可阻止肿瘤的生长和降低 Tg。有些报告提示，用左甲状腺素抑制 TSH 产生，能降低分化型甲状腺癌的术后复发率。通常给予左甲状腺素片 0.2～0.3mg/d 或甲状腺片 40mg/次，2～3 次/日。对血清 TSH 进行监测，以调节左甲状腺素剂量，使 TSH 稍低于正常值。

对那些手术和（或）^{131}I 治疗较彻底、无临床肿瘤残存证据、^{131}I 显像阴性和血清无 Tg 存在的患者，TSH 抑制治疗是否有益仍存在争议。治疗的不良反应有焦虑、烦躁、骨质疏松和心动过速等并发症。此治疗对未分化癌无效。

6. 化学治疗　化学治疗主要用于不可手术或远处转移的晚期患者，常用的方案有多柔比星（50mg/m^2）＋顺铂（80mg/m^2）联合化疗。美国东南癌症研究协作组 1986 年总结的 22 例甲状腺癌用此方案化疗，仅 2 例达临床 PR（Partial response），疗效差。

二、甲状腺滤泡癌

甲状腺滤泡癌（follicular thyroid carcinoma，FTC）较乳头状癌少见，占分化型甲状腺癌的 5%～10%。本病多见于碘缺乏地区，随着食物中供碘的改善、诊断标准的改变以及乳头状癌发病的增加，近年来滤泡癌有减少的趋势。

（一）临床表现

滤泡癌可以发生于任何年龄，以 50 岁左右居多，比乳头状癌发病年龄平均高 10 岁。男女之比为 1 ∶ 2.2，患者多以甲状腺无痛性肿块前来就诊。病史可达数月或数年，肿块生长慢，大小一般为数厘米，比乳头状癌稍大。除岛状癌外，颈部淋巴结转移少见，不足 5%。少数患者以肺或骨转移前来就诊。一般报告远处转移率为 15% 左右。

（二）诊断方法

穿刺细胞学检查不能鉴别滤泡腺瘤和高分化滤泡癌，诊断主要依靠病理检查确诊。超声和 ^{131}I 检查对较早期滤泡癌无特异性。^{131}I 检查主要用于术后了解残余甲状腺和转移灶摄碘情况，有助于 ^{131}I 的治疗。Tg 测定可用于术后随访，滤泡癌术后 Tg 应恢复正常，随访中当 Tg 出现升高，常提示癌转移或复发。广泛浸润型滤泡癌病理诊断并不难，对微小浸润型滤泡癌的诊断，则需在可疑肿瘤周边多取材，并仔细观察确定是否有血管侵犯及包膜是否完整。最近有人应用单克隆抗体 Mo－Ab47 对标本行甲状腺过氧化酶（TPO）免疫组化检查，有助于滤泡腺瘤和滤泡癌的鉴别。滤泡癌颈部淋巴结转移的诊断需排除滤泡型乳头状癌；勿误诊为异位滤泡腺瘤。

（三）治疗

原发灶的治疗基本上同乳头状癌。对于体积较大和伴血管侵犯的滤泡癌、嗜酸细胞型滤泡癌或岛状癌和年龄 >50 岁患者行近全甲状腺切除还是必要的，有利于 ^{131}I 治疗。

颈淋巴结的处理与乳头状癌不同，滤泡癌淋巴结转移少见（岛状癌除外），一般不做选择性颈清术，除非颈部出现淋巴结转移。

滤泡癌的^{131}I治疗、外放射治疗、内分泌治疗和化疗与乳头状癌基本相同。

三、甲状腺髓样癌

甲状腺髓样癌（medullary thyroid carcinoma，MTC）最早由 Hazard 于 1959 年所描述，源于甲状腺滤泡旁细胞即 C 细胞恶性肿瘤。C 细胞为神经内分泌细胞，属 APUD 细胞，其主要特征为分泌降钙素及多种物质包括癌胚抗原，并产生淀粉样物。甲状腺髓样癌较少见，占甲状腺癌的 3% ~ 10%，属中度恶性。

（一）分类和临床表现

本病除合并内分泌综合征者外，一般临床表现与其他甲状腺癌相似，表现为生长缓慢的颈部肿块，包括颈淋巴结的肿大和质硬的甲状腺肿块，有时以远处转移为首发症状。

根据临床特征，本病分为散发型和家族型两大类，后者又分多发性内分泌瘤 2A 型（Multiple endocrine neoplasm type 2A，MEN 2A）、MEN 2B 型及不伴多发性内分泌瘤的家族性甲状腺髓样癌。散发型占 80% ~ 90%，年龄在 50 岁左右，病变多为单发；10% ~ 20% 为家族型，大多年龄较小，在 20 岁左右，病变为两侧多发，诊断时颈淋巴结转移较少，且预后较好。肿瘤可侵犯甲状腺的其他部分及颈淋巴结转移，也可通过血液转移到肺、骨和肝脏。

1. MAN 2A 型　由 Simple 首次描述，较多合并单或双侧嗜铬细胞瘤及甲状旁腺功能亢进症，患者多有家族史，检测血清降钙素，在 C 细胞增生阶段就可早期检测到甲状腺髓样癌的存在。嗜铬细胞瘤常为双侧且分泌儿茶酚胺。在髓质细胞增生阶段较少出现临床症状，当儿茶酚胺分泌异常增高时，才会出现心悸、神经质症状发作、出汗、头痛等症状，伴肾上腺素分泌增多。甲状旁腺功能亢进 10% ~ 20% 有明显症状，较少形成腺瘤。本型可合并皮肤苔藓淀粉样变，多发于家族性患者，在出现甲状腺髓样癌之前，在患者背部皮肤发生苔藓淀粉样变，有痒感，可作为复发的标志。

2. MAN 2B 型　是 1966 年首先由 Williams 描述，为甲状腺髓样癌合并嗜铬细胞瘤及多发神经节瘤综合征，为常染色体显性遗传病。多发神经节瘤综合征包括舌背或眼结膜神经瘤、唇变厚、marfanoid 体型及胃肠道黏膜多发神经节瘤等。甲状腺髓样癌合并 MAN 2B 型，一般较 2A 者进展快，转移早，易扩展到颈部以外组织。病变组织中淀粉样沉积物较少。原发癌多为双侧，约半数并发双侧嗜铬细胞瘤。

除此之外，甲状腺髓样癌患者可见合并一些其他与内分泌有关的症状，如腹泻及库欣综合征等。有 20% ~ 30% 的本病患者有顽固性的腹泻，发生转移者则超过 40% 有腹泻，多为水样腹泻，每日数次乃至十余次，腹泻时伴面部潮红、心悸等。肠吸收功能一般不受影响。腹泻与肿瘤生长关系密切，肿瘤彻底切除后，腹泻消失，出现复发或转移时，腹泻又出现。甲状腺髓样癌合并库欣综合征较少见，其表现同其他 APUD 的异位肿瘤一样。腹泻可能由肿瘤分泌前列腺素、肠肽或 5 - 羟色胺引起。库欣综合征与肿瘤分泌 ACTH 有关。髓样癌细胞能产生降钙素，但血钙降低不甚明显，难以查出，为甲状旁腺代偿所致。

（二）诊断

临床所见病例大多数为散发型，合并内分泌综合征者属少数，多数病例在初诊时与其他类型甲状腺癌无明显差别，均需要术后病理检查才能确诊。

散发型与家族型甲状腺髓样癌的鉴别较为困难，应根据年龄、病变范围、是否并发内分泌综合征、基因检测和甲状腺髓样癌家族史等特点综合确定。患者有甲状腺癌家族史、高血压、甲状旁腺功能亢进症及泌尿道结石应怀疑 MAN 2A 综合征；MAN 2B 型髓样癌患者除有甲状腺癌家族史、高血压外，常伴多发神经节瘤综合征。

基因检测和降钙素的检测具有诊断意义？对临床考虑为本病和（或）伴有甲状腺髓样癌家族史者，应行基因检测和降钙素检测以尽早明确诊断。术后降钙素的监测对复发有重要参考意义。

1. 基因检测　在有家族型髓样癌或 MEN－2 家族史的患者中，超过 90% 存在 10 号染色体短臂的原癌基因（RET）突变，此项监测准确性高，并已应用于临床。RET 突变阴性可免行其他检查。文献报道对遗传型 MTC 家庭成员必须进行 DNA 检测，一旦 RET 有突变都必须及早行预防性手术，因为，有研究显示突变 RET 基因携带者预防性手术至少示 C 细胞增生（MTC 癌前病变）。至于突变 RET 基因携带者发展成 MTC 的年龄，比例有差异，多数研究认为突变基因携带者 95%～100% 将发展成 MTC，年龄一般在 30 岁以前，同时研究也认为散发型 MTC 中有 7%～20% 患者为遗传型 MTC，因此散发型 MTC 也应检测 RET 原癌基因。高危人群的基因测定能排除降钙素激发试验假阳性的干扰，确认降钙素不升高的 MTC 患者，克服降钙素测定在观察遗传型 MTC 亲属高危人群的局限性。

2. 血清降钙素测定　放免法测定血清降钙素值对诊断及随访甲状腺髓样癌非常重要。甲状腺髓样癌 1/3～2/3 的患者基础血清降钙素增高。激发测定可提高阳性率，用钙盐或五肽胃泌素静脉注入以激发降钙素的分泌，甲状腺髓样癌患者在 1～3 分钟内出现高峰。一般正常人血降钙素低于 0.1～0.2ng/ml，如超过 0.6ng/ml，则应考虑 C 细胞增生或甲状腺髓样癌。测定降钙素可以证实术前诊断，评估疾病预后以及肿瘤切除术后的残留和复发。所有临床上证实为散发性甲状腺髓样癌患者基础降钙素水平都升高。

3. 癌胚抗原测定　对甲状腺髓样癌无特异性，但 90% 的甲状腺髓样癌患者高于正常随着疾病的发展，癌胚抗原与降钙素不断增高。有报告术后癌胚抗原的水平比降钙素更能反映肿瘤残留和复发。所以 CEA 可以作为辅助诊断及观察治疗效果之用。

4. 影像学诊断

（1）颈胸部平片：能发现甲状腺肿块及受压迫的周围器官。可在原发肿瘤或转移灶如颈、纵隔淋巴结、肺、肝中看到不规则的钙化。

（2）核医学检查：^{99m}TcDMSA 是目前最广泛应用于显示隐匿性或转移性 MTC 的放射性同位素，它的敏感性各家报道不一，为 23%～95%。放射性碘标记扫描对早期病变的定位价值不明显，仅表现为低功能结节。如发现双侧或多个结节，应当注意有家族性甲状腺髓样癌的可能。扫描也可用于术后患者及术后血清降钙素仍升高者的检查。

（3）超声检查：能够发现许多 <1cm 的肿块。在超声检查发现有颈部转移患者中，仅有 30% 的患者可以触摸到。超声图像的特点是：在钙化及淀粉沉积的地方有明亮的回声，与周围组织相比，肿瘤组织呈低回声。

5. 细针穿刺细胞学检查　能触摸到或超声发现的肿瘤，可以用细针穿刺。MTC 的细胞学特征是以梭形细胞为主、有淀粉样变物质的存在，确诊率为 23%～77%。为了进一步提高细针穿刺细胞学检查的准确率，日本的 Takano 等将传统的肿瘤细针穿刺细胞学检查与基因诊断技术联合应用。他们用细针穿刺甲状腺肿瘤，取得的肿瘤组织送细胞学检查，再将针内残留的极少量组织利用反转录多聚酶链式反应技术（RT – PCR）检查 RET、降钙素和 CEA 基因的 mRNA，共计 35 例，其中 11 例同时检测到上述 3 种 mRNA，其他标本检查均为阴性。出现阳性结果的 11 例标本均被细胞学和病理学检查诊断为髓样癌，诊断正确率 100%。FNA 是术前诊断 MTC 的一种行之有效的方法，确诊率较高，若辅助以降钙素测定、免疫组化、电镜及 CEA、降钙素 mRNA 的测定，则将进一步提高术前诊断率。

（三）治疗

1. 外科治疗　甲状腺髓样癌以外科手术治疗为主。

（1）散发型甲状腺髓样癌的外科治疗：甲状腺髓样癌绝大多数是散发型，其中大多为单侧发生，双侧发生率为 5%～30%，可施行患侧甲状腺叶合并峡部切除术，但术中要探查对侧腺体，倘发现多癌灶，则行肿瘤与部分腺体一并切除。要注意保留甲状旁腺。如术中发现颈淋巴结转移，则行颈淋巴结清扫。

（2）家族性甲状腺髓样癌的外科治疗

1）预防性手术：遗传型 MTC 家属中 RET 原癌基因突变者，90% 以上以后要发展成 MTC，因此一旦检测 RET 阳性则需早期预防性手术以提高疗效。一般认为甲状腺无病灶，降钙素正常者在 6 岁时行全甲状腺切除术。当甲状腺有病灶，或有降钙素升高者或年龄 >10 岁时应行全甲状腺切除 + 中央区淋巴结清扫，不必行颈淋巴结清扫术，因为基因携带者在 10 岁前很少有颈淋巴结转移。自 15 岁起颈淋巴结转移率明显升高，因此当患者 >15 岁，有降钙素增高，或怀疑颈淋巴结转移者应行全甲状腺切除 + 中央区 + 双颈淋巴结清扫术。对于 MENIIb，已经发现有侵袭性 MTC 发生在初生婴儿，因此有研究认为不受年龄限制，一旦确诊尽早行全甲状腺切除术。

2）家族性甲状腺髓样癌患者几乎都是多中心和双侧的。如手术过于保守，则复发率很高。因此，国内外较多学者主张对甲状腺髓样癌患者应行全甲状腺切除或近全切除术。保留甲状旁腺。对家族性患者，即使对侧触不到肿块，也可能有 C 细胞增生，主张行患侧腺叶峡部及对侧甲状腺上 2/3 切除保留甲状旁腺。对家族性患者，术前应查明有无合并嗜铬细胞瘤，如有合并，应先予切除，再行甲状腺手术。家族性患者，即使术前未发现甲状旁腺功能亢进症状，术中也应探查双侧甲状旁腺，如发现肿大，应一并切除。如多个甲状旁腺均有肿大，可只留下一个的 1/4。

2. 颈淋巴结的外科处理　MTC 有早期区域淋巴结转移倾向，总转移率 50%，因此 MTC 区域淋巴结处理极为重要。本病颈淋巴结的外科处理，与分化型甲状腺癌的颈淋巴结处理原则相同。对颈淋巴结阴性者不一定行颈清扫术。国外学者认为，有颈淋巴结转移或原发灶 > 2cm 者则同侧改良性颈清扫，有纵隔转移则行纵隔清扫。

3. 肿瘤残余核复发的二次手术问题　术后随访已有颈淋巴结转移的 MTC 患者，若发现血清 CT 持续增高，提示 MTC 复发或有残留的肿瘤组织。因此，应强调术后监测血清 CT。虽同为甲状腺癌，但 MTC 不同于 PTC 和 FTC，后者有吸碘功能，对术后残留的 PTC 或 FTC 组织可用放射性内照射辅助治疗，而 MTC 则必须再次手术治疗。发现血清 CT 持续增高时，应行颈部影像学定位检查，以利再次手术。可选用 X 线、CT、MRI、B 超等影像学检查。当临床或影像学无明显可检测病灶时，对是否选择手术处理治疗存在争议。许多研究表明广泛区域再手术既不能彻底消除颈和纵隔的微灶转移，也不能消除远处隐匿性转移可能。1993

年 Moley 等研究显示这类患者再手术仅引起 1/3 患者降钙素降至正常，而 1995 年 Marzano 等报道首次手术后未生化治愈（降钙素未降至正常），即使再手术也不可能达到生化治愈。同时有许多研究表明 MTC 是发展缓慢的肿瘤，MTC 术后即使有降钙素增高但预后良好，他们认为术后仅有降钙素升高，无临床或影像学显示病灶者可采用观察保守处理。但另一些外科医生不支持这种观点，他们倡导广泛区域淋巴结清除以使降钙素降至正常水平，防止今后呼吸和吞咽功能障碍以提高生存质量。

4. 辅助治疗

（1）外放射治疗：过去认为 MTC 对放疗无效。近年来文献报道对术后残留、切缘阳性、广泛纵隔转移引起食管、气管侵犯者，术后补充放射虽不提高生存率，但能提高局控率，这对减少颈部复发引起的上消化道和气道梗阻，提高患者的生活质量有重要意义。外放射野从乳突到气管隆嵴，剂量 40Gy/20 次，采用 APPA 野，但疗效有争议。1996 年 Brierley 报道 40 例镜下或外科医生估计有镜下残留的甲状腺髓样癌患者，25 例接受术后补充放疗者 10 年局控率为 86%，而 15 例未接受术后补充放射者的 10 年局控率为 52%。由于各研究之间疗效差异大，加上权衡放疗后纤维化，再手术难度等，放疗在 MTC 治疗中的作用尚待进一步研究。

（2）化学治疗：MTC 是病程缓慢肿瘤，肝肺转移无全身治疗者能存活数年，因此化学治疗在 MTC 的早期治疗中无作用。多项研究中化疗仅用作快速进展的有远处转移 MTC 的姑息治疗。常用药物有多柔比星（ADM）、顺铂（DDP）、氟尿嘧啶（FU）、链佐星，药物单独运用或联合常用药物运用。1985 年 Skimooka 等报道单用阿霉素部分有效率不超过 15% ~ 20%，与顺铂或链佐星素联合应用也未见提高疗效。Schlumberger 等采用 FU 和达卡巴嗪与 FU 和链佐星交替使用治疗 20 例远处转移 MTC 患者，3 例部分有效（肿瘤退缩 50% 以上），11 例长期生存。化学治疗对晚期 MTC，尤其在无特殊有效控制手段情况下可作为一种姑息治疗方法。

（3）放射性核素治疗：与分化型甲状腺癌不同，[131]I 对 MTC 无治疗作用。文献报道用[186]Re（V）DMSA治疗后虽病灶或基础降钙素无明显变化，但患者腹泻次数不同程度的减少，也说明治疗后体内肿瘤负荷有所减少，同时治疗时肿瘤大小无变化，停止治疗后肿瘤增大明显，也说明[186]Re（V）DMSA 对 MTC 有抑制作用。关于[186]Re（V）DMSA 的运用前景有待进一步研究。

（吉书红）

第三节　甲状腺其他恶性肿瘤

一、甲状腺未分化癌

甲状腺未分化癌（anaplastic thyroid carcinoma，ATC）占甲状腺恶性肿瘤的 5% ~ 14%。该病多见于老年患者，肿块生长快，侵犯性强，恶性程度高、发展迅速，且易侵犯周围的组织器官，如食管、神经、血管等，甚至可侵犯至气管与食管间隙，严重者可导致呼吸或吞咽障碍，早期即可循血循环而发生远处转移。可能是在原有分化型甲状腺癌或结节性甲状腺肿基础上衍变而来。治疗效果差，预后差。

（一）病理改变

甲状腺未分化癌细胞来源于滤泡细胞。一般肿瘤体积较大，常累及双侧甲状腺及腺外组织，切面暗红色，无包膜，边缘不清，质脆，肉样伴明显出血和坏死。病理组织学类型有巨细胞、梭形细胞、多核细胞、透明细胞、多形细胞、圆形细胞等大细胞型，以巨细胞及梭形细胞占大多数。有人认为小细胞型不属于未分化癌，部分未分化癌可由分化型甲状腺癌转化而来，或在同一肿瘤中同时有分化型和未分化型存在。常见具有诊断意义的特征是坏死边缘呈栅栏状，肿瘤细胞易侵犯静脉壁，取代正常平滑肌。超微结构检查半数病例可显示上皮分化标志。用免疫组化鉴别，如瘤细胞显示角蛋白（Keratin）或癌胚抗原（CEA），则可确定其来源于上皮组织。免疫组化染色角蛋白最有价值，50%～100%呈阳性表达。许多未分化癌被认为是乳头状癌和滤泡癌去分化的最终状态。因为肿瘤细胞间可见分化好的乳头或滤泡残存。有明显乳头状癌、滤泡癌及未分化癌等多种成分同时存在的肿瘤应诊断为未分化癌。在分化较好的癌中出现局灶性未分化癌，预后要好于以一种成分的未分化癌为主者。p53基因与未分化癌关系特别密切，未分化癌中p53突变率很高，而残留的乳头状癌成分并不出现p53突变，提示p53基因突变发生在乳头状癌形成之后，可能对该肿瘤的进展起关键作用。

在未分化癌旧的分类中，常常将弥漫生长型和致密生长型小细胞肿瘤包括在内。现已明确，几乎全部弥漫型小细胞肿瘤事实上是恶性淋巴瘤，而大多数致密型小细胞肿瘤则属于髓样瘤的小细胞亚型或岛状癌。

（二）临床表现

本型多见于老年患者，天津李树玲报告87例患者中，中位年龄为50.9岁，与分化癌相比，男性相对多见，男与女之比1∶1.3。

通常表现为颈前区迅速增大的双侧甲状腺肿块，质硬、固定或者原先已经存在的甲状腺肿块突然急剧增大且肿块变硬，出现声嘶、呼吸、吞咽障碍。有因呼吸困难急诊入院的文献报道。患者可伴颈部淋巴结肿大，肿块广泛侵犯邻近组织，并发远处转移常见。对于既往有分化型甲状腺癌病史，未经治疗，在一段时间后，突然出现甲状腺迅速增大，伴有区域淋巴结肿大者要警惕甲状腺未分化癌的存在。X线、CT、MRI检查均可提示气管受压、移位、变窄和周围组织受侵。通常间变癌不聚碘，甲状腺功能减退罕见。

（三）治疗

ATC与其他类型TC相比，发展迅速，恶性度最高，预后极差，多数患者在早期死亡，患者就诊时，大多数已有甲状腺邻近组织广泛受侵或远处转移，手术切除甲状腺常常难以达到治疗目的，少数患者即使行全甲状腺切除和颈清术后，仍迅速复发，效果不佳。过去对未发生气道梗阻的ATC患者，一般都不采用外科手术治疗，外科治疗仅能使用去容积手术或气管切开术。但对很少一部分早期发现的还局限在甲状腺内的ATC，可考虑行全甲状腺切除术；或者先行放、化疗，使癌瘤缩小，再手术，再加放、化疗的方案。对呼吸困难的患者常需行气管切开术。

术后施行放疗合并化疗，化疗通常使用多柔比星$50mg/m^2$＋顺铂$80mg/m^2$。单一化疗药可选用ADM、MTX。联合化疗可用ADM＋DDP，BLM＋CTX＋FU。

另外，ATC摄取放射性碘极少，故用放射性碘治疗疗效不满意，通常采用外放射治疗。放射线$^{60}Co-\gamma$射线、4MV-X射线、6MV-X射线照射，照射部位包括原发灶、颈部、锁骨上及上纵隔。文献报道，放射治疗的有效率大约为50%。照射方法有常规分割照射及超分割照射。

最近 Nilson 等根据81例 ATC 的治疗经验，提出联合治疗方案，包括术前高能加速器治疗、柔红霉素化疗、术后化疗等，最终有8例生存期超过2年。

出现骨转移时，可应用小剂量放疗以减轻其骨疼痛；内脏转移或肺转移者，无论放疗或化疗效果均不佳。

本病预后极差，平均存活期约6个月，一经确诊常在12个月内死亡，5年生存率仅1%~7.1%。死亡原因常由于肿瘤的生长压迫气管窒息，纵然已行气管切开，肿瘤亦侵入气管，远处转移亦为其死亡的主要原因。

二、原发性甲状腺淋巴瘤

原发性甲状腺恶性淋巴瘤（Thyroid lymphoma）较少见，占甲状腺恶性肿瘤的0.6%~5%，好发于成年和老年女性患者。临床特点发病年龄16~98岁，60岁左右尤为多见。

（一）病因

1. 和自身免疫性疾病的关系 甲状腺原发性恶性淋巴瘤与 Hashimoto's 甲状腺炎有关。Hashimoto's 甲状腺炎患者发生淋巴瘤的危险性比正常人高40~80倍。Gregory 等报道，94%甲状腺淋巴瘤患者伴有淋巴细胞性甲状腺炎；Hashimoto's 等的统计资料提示，慢性甲状腺炎患者发展为甲状腺淋巴瘤的危险性比正常人高70~80倍；另有报道认为 Graves 病与甲状腺淋巴瘤有关，自身免疫性疾病发展为淋巴瘤的机制尚不清楚，可能在外来因素的参与下先转化为低度恶性淋巴瘤，然后向高度恶性转化。

2. 病毒感染 EBV 感染可能是甲状腺淋巴瘤致病因素之一。文献报道用免疫组化方法检测甲状腺淋巴瘤发现瘤细胞可表达 EBV 及 LMP1。甲状腺淋巴瘤患者血浆中 EBV 滴度升高已有报道。据推测，EBV 可能参与 Hashimoto's 甲状腺炎向甲状腺淋巴瘤转化过程。

另外，有报道颈部或甲状腺区外照射可引发甲状腺淋巴瘤。

（二）临床表现

临床多为迅速肿大的颈前包块，可出现1个或多个冷结节，甲状腺呈弥漫性增大，生长快，后期可侵出甲状腺包膜，可出现周围淋巴结肿大，需与系统性淋巴瘤鉴别。常伴呼吸和吞咽困难或声音改变。个别患者伴 Horner 综合征。患者可以发生甲状腺素升高或降低。检查发现甲状腺无痛性结节，质中，边界欠清，活动度差。放射性核素检查甲状腺为冷结节，CT 表现为甲状腺弥漫性肿大或一侧肿大，压迫气管，周围组织可受侵犯，但无未分化癌明显，肿块活检或穿刺细胞学检查结合免疫组化可明确诊断。

（三）病理表现

病理表现呈弥漫性，也可以呈结节性。除细胞小到中等大小外，可见浆细胞样分化，单核样细胞常见淋巴滤泡样结构和淋巴上皮病变。镜下，背景常并存淋巴细胞性甲状腺炎，瘤细胞弥漫性生长侵犯甲状腺滤泡，位于滤泡细胞间或滤泡内，绝大部分病例可见淋巴上皮病变；瘤细胞沿血管壁播散，一些位于内膜下使管腔狭窄，但不破坏血管腔是其重要特征。

免疫组化显示绝大部分为 B 细胞淋巴瘤，约占98%，在 B 细胞淋巴瘤中，绝大部分为弥漫性大 B 细胞淋巴瘤，少部分为 MALT 型边缘区 B 细胞淋巴瘤；部分弥漫性大 B 细胞淋巴瘤是由低度恶性的 MALT 型淋巴瘤转化而来，大多数为 B 细胞免疫表型；其次免疫母细胞型，也可出现由小到"中间细胞"组成的低度恶性淋巴瘤，后者在文献中常被归为黏膜相关性淋巴组织（MALT）淋巴瘤。目前，已确认 MALT 淋巴瘤来源于边缘带或称滤泡带淋巴细胞，而不是滤泡中心起源。

鉴别诊断主要与淋巴细胞性甲状腺炎区别。最重要的诊断依据是 MALT 淋巴瘤出现淋巴细胞浸入甲状腺滤泡上皮基膜内，而甲状腺炎通常不会出现。另外也可通过免疫组化证实为单克隆来源。鉴别诊断包括小细胞髓样癌和岛状癌，恶性淋巴瘤 LCA 免疫组化阳性有利于鉴别。

（四）诊断

诊断甲状腺原发性淋巴瘤，临床表现及 B 超、CT、X 线、同位素检查均无特征性。细针吸取细胞学检查对高度恶性大细胞淋巴瘤确诊率高，但要分辨低、中度恶性淋巴瘤，单从细针吸取细胞学检查是困难的。在细针吸取细胞学检查的材料上做进一步研究，如基因重排、DNA 流式细胞仪检查等，可大大减少甲状腺活检的需要。由于穿刺细胞学对淋巴瘤不能详细分类，因此对穿刺阳性患者，应予外科手术以获得足够的组织，进行详细的病理分类。

（五）鉴别诊断

1. 甲状腺未分化癌　在免疫组化尚未推广以前，甲状腺原发性恶性淋巴瘤常误诊为小细胞未分化癌。尤其是对间质硬化明显的弥漫性大 B 细胞淋巴瘤。淋巴瘤虽然有巢状分布的倾向，但其细胞巢内的细胞松散排列，无黏附性。而癌细胞巢内的细胞排列紧密，互相黏附，核不规则，染色质粗。免疫组化 CK、神经内分泌标志、B 细胞抗体标志、T 细胞抗体标志有助于区别小细胞癌与淋巴瘤。

2. 淋巴细胞性甲状腺炎　淋巴细胞性甲状腺炎中细胞成分复杂，细胞成熟，不浸润血管，整个甲状腺组织中淋巴细胞分布较一致。而淋巴肿瘤细胞有异形，肿瘤细胞较单一，呈膨胀性生长，浸润滤泡腔及管壁，肿瘤旁可见正常甲状腺组织。基因重排及流式细胞仪检查有助于鉴别诊断。

（六）治疗

对腺体内病变，可行甲状腺全切除或外放射治疗，辅以化疗。对病变累及甲状腺外的患者，大范围的手术切除易损伤周围重要结构，导致并发症的发生，如大出血、甲状旁腺功能低下、喉返神经损伤及食管瘘等。因此，对肿瘤侵及甲状腺外且经细针穿刺细胞学证实的患者宜行组织活检。而对未能证实者宜行术中快速冷冻，避免不必要的组织损伤，同时获得足够的肿瘤组织，以便对肿瘤详细分类，确定合理的治疗方案。对有呼吸困难者应以解除气管压迫为主，如腺叶切除、气管切开等。

甲状腺淋巴瘤的治疗通常是以放疗为主的综合治疗，放射野通常包括上纵隔和颈部。也可根据不同病理类型决定是否给予化疗，常用的化疗方案有 BACOP 和 CHOP。对低度恶性甲状腺淋巴瘤且肿瘤未侵及甲状腺外者，可行单纯放射治疗；若肿瘤侵及甲状腺外放疗后应辅以 4 ~ 6 周的化疗。对中高度恶性甲状腺淋巴瘤且肿瘤未侵及甲状腺外者，应选用放疗为主，放疗后给予 4 ~ 6 周的化疗；若肿瘤侵及甲状腺外应选用化疗为主，4 ~ 6 周的化疗后再给予放疗。

总之，外科手术在甲状腺淋巴瘤处理中仅起组织学诊断的作用，其治疗应综合，有目的的安排放疗和化疗，根据患者自身情况，不同的患者应有不同的处理计划。

（七）预后

甲状腺原发性淋巴瘤对放疗和化疗敏感，患者预后较好。文献报道，甲状腺原发性淋巴瘤 5 年生存率为 30% ~ 100%。

影响甲状腺原发性淋巴瘤的预后因素有：临床分期属 I E 期的预后好，II E 期以后的预后差；生长快、凋亡细胞多、血管浸润、核分裂多、浸润甲状腺周围软组织者预后差。免疫母细胞型预后较弥漫大细胞型差。

三、甲状腺转移癌

甲状腺转移性肿瘤（Thyroid metastases）临床较少见，文献报道，对死于恶性肿瘤的患者进行尸检，发现大约 9.5% 的患者存在甲状腺转移癌。甲状腺转移性肿瘤常见原发肿瘤是皮肤黑色素瘤、乳腺癌、肾细胞癌和肺癌。其中肾细胞癌是最常见的原发灶，肾细胞癌可在术后数年发生甲状腺转移。文献报道，在几乎所有的甲状腺转移癌患者中都合并有其他部位的转移，如腰椎等。

对于临床有甲状腺肿块，同时又有其他脏器恶性肿瘤病史的患者，需要考虑到甲状腺转移癌的可能。核素扫描大多数为冷结节。FNA 对于鉴别甲状腺转移癌有一定的意义，透明细胞癌提示肾细胞癌转移的可能，但是需要与具有透明细胞特点的甲状腺原发肿瘤相鉴别，具有透明细胞特点的甲状腺原发肿瘤也是一种甲状腺滤泡源性的甲状腺癌，油红或苏丹黑染色在肾细胞癌时为阳性，而在甲状腺癌中为阴性。晚期咽、喉、气管、食管癌和气管旁淋巴结转移癌可侵犯甲状腺，常见病理类型为鳞状细胞癌，临床上应注意勿将甲状腺转移性肿瘤当作原发癌治疗，FNA 检查有助于鉴别诊断。

甲状腺转移癌的治疗应该结合患者原发疾病的部位、组织学类型、分期、全身情况和转移癌大小，是否存在并发症等情况制定具体的治疗方案。一般可以采用甲状腺切除术，并行化疗。

（吉书红）

第四节 分化型甲状腺癌的术后辅助治疗、预后评估和监测

分化型甲状腺癌（differentiated thyroid carcinoma，DTC）包括甲状腺乳头状癌、滤泡状癌及髓样癌。甲状腺癌大多属此类型，约占甲状腺癌 90%。分化型甲状腺癌在人类所有的恶性肿瘤中不到 2%，病死率仅为 7%，大部分患者能得到治愈或者带瘤生存多年，被认为是一种恶性度较低，生长及远处转移亦较缓慢，大多数有较好的预后。初发肿瘤的外科治愈率为 10% ~ 35%，其中有一部分患者在多年后可再发。甲状腺癌的恶性潜能比其他任何人类恶性肿瘤都要复杂。各型甲状腺癌的临床表现和预后差别很大，就分化型甲状腺癌而言，患者的性别与年龄对预后产生很大的影响。

因为甲状腺癌发病率相对低，并且肿瘤病程较长，因此缺乏随机的、前瞻性的多中心临床资料，主要的文献资料都是来源于一些医学中心的回顾性分析。

对于确诊的 DTC，首选的治疗方法是手术治疗，再根据具体病情给予手术后辅助治疗。

选择手术后辅助治疗的原则：①尽可能降低病死率；②避免手术后复发。

一、分化型甲状腺癌的临床分期和风险评估

决定分化型甲状腺癌的术后辅助治疗的第一步是决定甲状腺癌的临床分期和进行风险评估。以建立针对每个患者的辅助治疗和术后评估体系。

（一）AJCC/IUCC 分期

通常肿瘤的组织学类型和预后关系密切，但是在分化型甲状腺癌中患者的年龄和预后密切相关，在美国、加拿大和大多数欧洲国家应用的甲状腺癌分期是在 TNM 基础上，结合考虑到患者的年龄、肿瘤的组织学类型、肿瘤大小和远处转移情况所制定的 AJCC/IUCC 分期系统，该分期系统由美国癌症联合会（american joint committee on Cancer，AJCC）和国际抗癌协会（international union against cancer，IUCC）共同制定。该分期系统中，根据原发甲状腺肿瘤的大小分为：T_1 为直径 $\leq 1cm$；T_2 为直径 $>1cm$，但是 $<4cm$；T_3 为直径 $>4cm$；T_4 为肿瘤侵犯到甲状腺外，已经穿透甲状腺包膜。根据淋巴结转移情况分为：N_0 为没有淋巴结转移，N_1 为存在淋巴结转移；根据是否存在远处转移分为：M_0 为没有远处转移，M_1 为存在远处转移（表 8-1）。

表 8-1　甲状腺癌 AJCC/IUCC 分期体系

肿瘤类型	分期	年龄	
		年龄 <45 岁	年龄 >45 岁
乳头状癌/滤泡状癌	I	M_0	T_1
	II	M_1	$T_{2\sim3}$
	III	–	T_4 或 N_1
	IV	–	M_1
		所有年龄	
髓样癌	I	T_1	
	II	$T_{2\sim4}$	
	III	N_1	
	IV	M_1	

上表可以看到，年龄 <45 岁的乳头状癌或者滤泡状癌不论肿瘤的大小，在没有转移的情况下，均为 I 期；有远处转移的为 II 期；年龄 >45 岁的乳头状癌或者滤泡状癌，当肿瘤直径在 1cm 以内时为 I 期，肿瘤直径在 1~4cm 为 II 期，有淋巴转移或肿瘤直径 >4cm 为 III 期，有远处转移为 IV 期。甲状腺髓样癌的分期和乳头状癌或者滤泡状癌（年龄 >45 岁）的分期类似。

AJCC 分期简单易行、方便，可为下一步治疗提供一定的依据。但是影响甲状腺癌的预后因素很多，因此临床上仍然有一些其他的分期方法在应用。

（二）预后及其影响因素

1. 病死率　大量文献资料显示，对分化型甲状腺癌中 AJCC 分期为 I 期和 II 期的患者手术后 5 年的病死率不到 1%；对于 >45 岁，伴有局部浸润和转移的患者，预后差；III 期患者

中乳头状癌的病死率为 6%，滤泡状癌的病死率为 18%；Ⅳ期的患者 5 年病死率达到 50%。

2. 复发率　复发于颈部的癌瘤通常累及颈部淋巴结和残留的甲状腺组织，少数（5%）累及气管或颈部肌肉，21% 患者为颈外复发，最常累及肺部（约占远处转移的 63%），约占全部死亡患者的 50%。发病年龄在 20 岁以下和 60 岁以上的患者复发率最高。儿童病情进展较成人快，确诊时已有肺转移者为成人的 2 倍。

3. 预后评估　在影响乳头状甲状腺癌和滤泡状甲状腺癌预后的诸多因素中，以确诊时患者的年龄、肿瘤大小、甲状腺外包膜是否侵犯和是否存在远处转移最为重要。在 AJCC 分期体系中已经包括了这些因素，淋巴结转移对病死率影响不大，但是会决定肿瘤局部复发的风险。

（1）年龄因素和性别因素：年龄比性别更有意义，多数学者认为患者的年龄超过 40 岁或 45 岁，其复发及病死率显著提高，其中 >45 岁的男性预后较差。虽然女性总体讲预后优于男性，但与年龄结合起来分析女性的优势便不再明显。

（2）组织类型：除分化型甲状腺癌中乳头状癌属于高分化，其预后最好。滤泡状和 Hürthle 细胞癌分化较差，预后不如乳头状癌外，如果有明显非典型细胞核者，则预后较差。有肿瘤坏死者，预后亦差。

（3）原发肿瘤的大小：依据 AJCC 分期中的 T 分期。肿瘤 >4cm、多灶性癌、癌肿突破腺体、有局部淋巴结转移及远处转移者预后差；病期为 Ⅰ、Ⅱ 期者预后相对较好；而 Ⅲ、Ⅳ 期者较差。多数学者认为肿瘤的大小、腺体内型或腺体外型与复发率和病死率有着明显的关系，若为隐匿型微小癌，肿瘤的直径 ≤1.5cm 伴或不伴局部转移的肿瘤，则其预后远优于另外两种，Mazzaferri 报道：>1.5cm 者复发率和病死率分别为 12.7% 和 2.1%，而 ≤1.5cm 者则为 4.8% 和 0%。其次若肿瘤侵犯喉、气管或食管，则生存率明显下降，但侵犯颈前肌和喉返神经对患者的生存率无影响。

（4）肿瘤包膜是否侵犯：甲状腺乳头状癌的病灶多无包膜或包膜不完整；而甲状腺滤泡状癌均有包膜，且包膜广泛侵犯的滤泡状癌患者的预后明显比包膜微小浸润者差。

（5）是否存在远处转移：是指在就诊当时检查是否有远处器官的转移，如肺、骨等。

（6）DNA 倍体含量：人体正常体细胞均为二倍体细胞，它是构成染色体的主要物质，与细胞的生长、分化及分裂密切相关。肿瘤细胞由于调节和生长控制系统障碍出现不成倍地复制。用流式细胞仪测定其 DNA 倍体含量，常用 DNA 指数表示（DI），是指样本中与正常组织中 G_0/G_1 期细胞群的峰道数比例，有助于了解甲状腺癌的预后。DNA 指数越大，预后就越坏，远处转移出现就越早，生存时间愈短。在术前进行甲状腺组织针吸细胞学涂片，测定 DNA 倍体，对评估预后有重要意义。

文献报道，甲状腺乳头状癌多数为二倍体，约 20% 属非整倍体或非二倍体，滤泡状癌约 60% 属非整倍体，Hürthle 细胞癌 20% ~ 50% 为非整倍体，非整倍体 DNA 在分化型甲状腺癌中更多见于老年患者。

（7）血管侵犯：文献报道，甲状腺内血管侵犯更倾向于远处复发和更多见的局部复发及更恶化的局部症状。术后病理检查提示血管侵犯者，应加强后期治疗。

（三）预后评分系统

为了规范分化型甲状腺癌的治疗方案。临床上确定很多有效的评分方法，以便确定预后。各种评分体系大多考虑到患者的年龄、肿瘤大小、肿瘤转移和组织病理学等情况。

下面我们就临床常用的几种预后评估体系加以介绍。

1. MACIS 方法 由 Mayo Clinic 提出，在美国应用较多，结合患者是否存在转移（Metastases），年龄（Age）、外科切除情况（Completeness of surgical excision），局部浸润（Local invasion）和肿瘤大小（Size）进行评分。评分标准，见表 8 - 2。

表 8 - 2 MACIS 评分标准

MACIS = 3.1（年龄 < 40 岁）
+ 0.3 × 肿瘤大小（cm）
+ 1.0（不完全肿瘤切除）
+ 1.0（存在局部浸润）
+ 3.0（存在远处转移）

文献报道，低于 6 分为低危组，甲状腺乳头状癌 20 年病死率 < 1%，6.0 ~ 6.9 分的 20 年病死率为 11%，7.0 ~ 7.9 分达到 44%，> 8 分的 20 年病死率高达 76%。

2. AGES 方法 由 Hay 等提出的一个根据公式计算"预后得分"来区分高危和低危患者的方法。Hay 提出根据年龄（Age）、肿瘤分级（Grade）、肿瘤范围（Extent）和肿瘤大小（Size）建立 AGES 评分系统。并在 1945—1985 年间对 1 500 例分化型甲状腺癌患者进行 AGES 评分，将他们分成 4 组，那些评分 > 3.99 者 20 年病死率只有 1%；在其余 3 组中随着分数的增加其病死率也相应地增加到 20%、67% 和 87%。具体如下。

A：代表年龄评分。若患者年龄 ≥ 40 岁，则 A = 0.05 × 年龄数；若患者年龄 < 40 岁，则 A = 0。

G：代表组织学评分。若该肿瘤的组织学分级（Broders 分级）≤ 2 级，则 G = 1，若组织学分级 ≥ 3 级，则 G = 3。

E：代表甲状腺包膜外侵犯评分。若肿瘤有腺外侵犯，则 E = 1；若肿瘤无侵犯，则 E = 0。

S：代表肿瘤大小评分。S = 肿瘤直径（cm）× 0.2。

总的"预后得分" = A + G + E + S。若该患者的得分 ≤ 4 分，则属于低危组患者，而"预后得分" > 4 分则属于高危组患者。

该预后评分方法是一种较为经典而合理的预后的分析方法，但其缺点是计算过于复杂，而且是一种回顾性的评估方法。

3. AMES 方法 是由 Lehey Clinic 的 Cady 和 Rossi 等提出的分组方案：其中 A 代表年龄，M 代表远处转移，E 代表原发肿瘤的累及程度，S 代表肿瘤大小。

低危组：①所有年龄符合男性 < 41 岁、女性 < 51 岁，且临床无远处转移者；②所有年龄符合男性 ≥ 41 岁、女性 ≥ 51 岁，且属于包膜微小浸润型滤泡状癌、原发肿瘤直径 < 5cm、无远处转移者。

高危组：①所有临床已有远处转移者；②临床虽没有远处转移，但患者年龄符合男性 ≥ 41 岁，女性 ≥ 51 岁，且属于包膜广泛侵犯型滤泡状癌，原发肿瘤 ≥ 5cm。

该方法更适合于术前及手术室中决定患者的处理方法。后来 Cady 提出一种简化的 AMES 评分系统：A 是年龄，M 是转移，E 是肿瘤范围，S 是肿瘤大小。同时认定高危组应附加男性在 40 岁以上，女性 > 50 岁，肿瘤 > 5cm。对低危组可采用保守的甲状腺切除，改良或有限的淋巴结清扫和甲状腺抑制。高危组则推荐双侧甲状腺切除，改良或有限淋巴结切除，术后服用甲状腺素片抑制 TSH 和进行放射性碘治疗。

以后 Pasidka 认为 DNA 倍体含量对患者预后有重要意义，将 AMES 评分系统改良为增加了 DNA 倍体含量的 DAMES 评分系统，对 DNA 非整倍体含量高者划入高危组。

4. EORTC 方法　是由欧洲癌症研究与治疗组织提出，其评分方法是以患者的年龄（岁数）为一个基本计分。凡符合以下条件者分别加上各自的得分：①如为男性，加 15 分；②如病理所见分化较差的滤泡结构者，加 10 分；③如为低分化的滤泡状癌，加 45 分；④T 分期为 T_3 以上者（且病变侵犯甲状腺包膜以外），加 10 分；⑤临床有单个远处转移灶，加 15 分；临床有多个转移灶，加 30 分。然后合计总分≥66 分者为高危组患者，＜66 分者为低危组患者，此方法多为欧洲的医疗机构所采用，应用时间较久，但使用亦较为复杂。

二、分化型甲状腺癌的术后辅助治疗

（一）分化型甲状腺癌术后内分泌治疗

1. 甲状腺癌的内分泌治疗（又称抑制疗法）　是甲状腺癌的重要的辅助治疗措施之一。分化型甲状腺癌对垂体分泌的 TSH 有依赖性，又称依 TSH 癌。实验证明，甲状腺激素的缺乏引致高 TSH 血症是发生甲状腺肿瘤的常见原因。甲状腺在 TSH 的刺激下，先是弥漫性肿大，而后形成结节、甲状腺癌。给动物喂适量的甲状腺激素，就能防止甲状腺肿瘤的发生。因此对该类肿瘤，在行甲状腺手术之后，应尽可能完全抑制机体内源性的 TSH 的产生，对预防肿瘤复发是具有一定意义的，减小甲状腺癌的发生率和复发率，使得转移灶缩小，手术到复发间期延长。

大宗甲状腺乳头状癌的回顾性研究显示，手术后没有用药的复发率在 37.5%，单纯用甲状腺素治疗的复发率为 11.2%。国内一组 268 例分化型甲状腺癌术后甲状腺激素抑制治疗结果显示，与化疗、放疗对比，抑制治疗能延长生存期、降低复发率（18%），放疗及化疗效果不佳（复发率分别为 100% 及 67%），分化性甲状腺癌术后辅以内分泌抑制治疗为最佳方案。

2. 外源性甲状腺素的用量　以基本完全阻断内源性 TSH 的产生为原则。而 TSH 的分泌有其周期性规律，早晨和夜晚患者血清值较一天其他任何时间都高，故晨起抽血检测时，若 TSH 不能检出者，即为完全阻止。这时患者常有不同程度的甲亢表现，部分患者不易耐受。在临床上应用干燥甲状腺制剂（甲状腺片），一般用量 80～160mg/d。近年来，大部分患者改用优甲乐（左甲状腺素片），用量为 100～150μg/d。检测均以早晨抽血查血清 TSH 和 FT_3、FT_4，若 FT_3 和 FT_4 为正常值的高限而 TSH 值在 0.2mU/L 以下，认为是较佳的治疗状态，此时的药物剂量为最佳剂量。因为此时患者体内已处于潜在性甲亢或亚临床甲亢状态，该状态能较大限度地控制甲状腺癌的生长和复发。

（二）放射治疗

1. [131]I 内放射治疗

（1）[131]I 内放射治疗适应证：分化性甲状腺癌来源于甲状腺滤泡上皮，多数具有促甲状腺激素受体（TSHR），其吸碘能力虽较正常甲状腺组织弱，但比非甲状腺组织仍高出 50～500 倍。[131]I 内放射治疗主要用于不能手术切除或者切除不彻底的原发癌和局部复发以及转移癌患者。癌细胞的摄碘能力是应用内放射治疗的主要条件。[131]I 内放射治疗主要用于分化型甲状腺癌的治疗，因为未分化型甲状腺癌、髓样癌等甲状腺恶性肿瘤不具备吸碘能力，因此治疗无效。

现已公认，^{131}I治疗对有吸碘功能的滤泡状癌和乳头状癌的远处转移或局部残留有很好的疗效，对那些复发或有远处转移而又不能手术切除的病灶，^{131}I内放射治疗后如果病灶仍未消失，可重复治疗。

（2）^{131}I内放射治疗的剂量：^{131}I的治疗剂量取决于癌组织的吸碘能力。若首次投药量不足，则肿瘤组织吸碘率下降，再次治疗相当困难，因而很强调1次给予足够治疗剂量的重要性。1996年Bal等人主张小剂量的^{131}I治疗，足以破坏小于2cm×3cm的甲状腺残余组织。大于500mCi的放射性碘治疗并不能提高成功率，相反会引起很多临床并发症（表8-3）。术后^{131}I治疗的同时，应予以适量的甲状腺素治疗，但DeGroot认为滤泡性甲状腺癌的低危组患者TSH抑制治疗并不需要，高危组患者则两者均考虑应用。

（3）^{131}I治疗的并发症见表8-3。

表8-3　^{131}I治疗的并发症

并发症	
唾液腺	口腔干燥症
肺部	肺炎
	肺纤维化
骨髓	骨髓抑制，甚至引起白血病
膀胱	膀胱癌

2. 分化型甲状腺癌术后外照射治疗　不同类型的甲状腺癌对放射线的敏感性差异很大，分化良好者敏感性差，对未分化癌敏感。对于分化型甲状腺癌，目前主要是^{60}Co及深度X线局部照射。外放射治疗适用于手术无法切除或已在X线片显示多发性骨转移灶的患者，除^{131}I治疗外应加用外放射治疗，能解除疼痛，改善生存质量，是一种姑息性治疗。

一般甲状腺癌对外照射不敏感，放射剂量高达50Gy方能有效，控制局部病灶使用的外放射剂量高剂量的外照射，可导致甲状腺毁灭性的损伤，同时又有致癌性。据报道，甲状腺的切除、放疗等均可导致血清TSH值升高，这一现象能增加肿瘤的生长速度，加剧肿瘤所引起的症状，高TSH血症对肿瘤的持续刺激会使分化型甲状腺癌的生物学特性发生改变，以致成为恶性程度更高的低分化癌。文献指出，用^{131}I治疗，不仅同样会使分化型甲状腺癌向未分化癌转化，而且会引起白血病，甚至少数病例（有明显两肺转移者）会引起致死性肺纤维化。对高分化型甲状腺癌，不论是原发灶或转移灶，术后放疗意义不大，反而会增加第2次手术的困难，因此，对分化型甲状腺癌术后，除非其局部浸润较明显手术难以彻底切除或姑息性切除者外，一般不宜采用放疗。

（三）分化型甲状腺癌术后化疗

分化型甲状腺癌对化疗反应差，仅选择性和其他治疗方法联用，治疗一些晚期无法手术患者，或者远处转移的患者，以多柔比星最为有效，反应率可达30%~45%，可延长生命，甚至在癌灶无缩小时长期生存。相比而言，未分化癌对化疗则较敏感，多采用联合化疗，常用药物，多柔比星（ADM），环磷酰胺（CTX），丝裂霉素（MMC），长春新碱（VCR）。

三、术后随访和监测

(一) 随访

加强初期治疗和随访，可使近90%的患者长期存活。随访可分3期：第1期在首次术后近6周，^{131}I治疗尚未开始前，主要评价甲状腺切除是否充分、完全；第2期始于^{131}I治疗完成后，主要评价治疗效果，判断是否还有转移病灶、残留的癌瘤或甲状腺组织，若无异常发现即可结束第2期进入第3期；第3期为长期随访。根据疾病的严重程度和对治疗的反应，以不同的随访间隔进行长期随访。

(二) 手术后随诊期间的监测

1. 全身扫描　全身核素扫描，以便早期发现残余甲状腺腺体内的复发病灶以及全身其他脏器的转移病灶。

2. 监测指标　各随诊期的主要监测指标很多。在测定上述指标时，对第1期的患者需暂停甲状腺素治疗。对^{131}I治疗的患者除暂停甲状腺素治疗外，还应肌内注射重组人促甲状腺激素（rhTSH）。

(1) 血清甲状腺球蛋白（Tg）：由正常甲状腺组织及分化型滤泡型肿瘤（DTC）分泌，可作为全甲状腺切除后复发DTC的标志。Tg测定可以判断全甲状腺切除的彻底性和预测DTC复发的可能性。甲状腺球蛋白（Tg）是甲状腺细胞蛋白质中最重要的一种。它的主要作用在于甲状腺激素的合成、分泌和储存，该蛋白属于糖蛋白，位于甲状腺滤泡细胞内，只有当甲状腺滤泡细胞膜受损时，它才大量出现于周围循环内。对于分化型甲状腺癌患者术后（患者已行全甲状腺切除或已用放射性碘去除了正常的残余甲状腺组织）来讲，可应用血清Tg浓度的检测对患者进行随访观察，若随访中患者血清中Tg升高达正常以上者，则提示甲状腺癌已复发或出现了远处转移。

(2) 血管内皮生长因子（VEGF）：大多数恶性肿瘤中VEGF mRNA及蛋白质均呈过度表达，其表达强度与微血管密度（MVD）之间存在正相关。因此VEGF和MVD的检测可以作为判断甲癌预后的指标，上皮生长因子是一种多肽类物质，它参与调节细胞的增生和分化，EGF与其靶器官细胞膜上的特异受体相结合，并且EGFR的存在与肿瘤的发展和恶性程度相关，在正常甲状腺组织内和甲状腺肿瘤组织内也已证实存在EGFR。据研究，甲状腺组织内的EGFR是一种生长刺激激素，同时它亦抑制甲状腺组织的分化，在肿瘤组织中比正常组织含量高。虽然EGFR的含量不能确定肿瘤的恶性程度，但肿瘤内EGF结合的愈多，则该类肿瘤的预后就愈差。

(3) TSH受体：已知TSH是通过TSH-R（促甲状腺激素受体）腺苷环化酶系统起作用。研究证实，在人类甲状腺细胞培养中，TSH通过CAMP的作用可诱导甲状腺细胞的增生，正常甲状腺滤泡细胞的细胞膜上含有TSH-R，在分化型甲状腺癌的细胞膜上也证实有TSH-R，但未分化癌和髓样癌的癌细胞膜上缺乏TSH-R，分化型甲状腺癌对TSH刺激的反应非常显著。另外研究证实，良性甲状腺肿瘤用甲状腺激素治疗，约有一半肿瘤可明显缩小，一些分化型甲状腺癌用甲状腺激素治疗其原发和转移灶也能取得类似的疗效，如肿瘤不再增大，甲状腺癌术后复发少见及生存率延长，但分化型甲状腺癌患者术后，如标本检查中TSH-R为阴性或弱阳性，则提示患者易复发及预后不佳。

（4）白细胞抗原单克隆抗体系统（CD）和甲状腺过氧化物酶（TPO）：甲状腺癌组织中高水平 CD26 活性是由 CD26 mRNA 表达增强引起，某些 CD26 转录刺激因子可能在甲状腺癌发生中起作用，因此 CD26 可作为分化性甲状腺癌的标志物。正常甲状腺组织 CD97 呈阴性；分化性甲状腺癌中 CD97 呈弱表达或不表达；未分化性甲状腺癌呈强烈表达，为此 CD97 可以作为未分化甲状腺癌及伴有转移的预后标志物。分化型甲状腺癌细胞中没有 TPO 及其 mRNA 的表达，因此同时检测 TPO 和 CD26 可进一步提高诊断及预后判定的准确性。

（5）端粒酶：是一种 RNA 和蛋白质组成的核糖核蛋白酶，具有反转录酶的作用，其功能在于维持端粒的长度。文献报道，在恶性甲状腺肿瘤中阳性率高，良性肿瘤表达低，且可在甲状腺针吸细胞学中进行检测，是一项较有用的诊断和预后标志物。

（6）Ret/PTC 癌基因：在许多低分化及未分化的甲癌中，Ret/PTC 癌基因均为阴性。研究发现在甲状腺癌各种组织学类型中，Ret/PTC 癌基因的表达几乎只存在于甲状腺乳头状癌中，呈阳性的乳头状腺癌没有发展成侵袭性的倾向，不进展为未分化癌，因此 Ret/PTC 癌基因检测可作为乳头状癌的预后指标。

（7）p53 基因：是一种编码在染色体 17 短臂上有近 20 000 个碱基对的抑癌基因。它是细胞周期调控的一个重要因子，这种基因可以在人类多种癌瘤上突变，突变多发于 5 ~ 8 外显子区，如肺癌、结肠癌和乳腺癌等，在正常组织 p53 蛋白表达极低，通常难以检测到。研究表明，p53 基因在分化型甲状腺癌中也可突变，其 p53 蛋白有过度表达，约为 25%，但是未分化癌 p53 表达更高，在甲状腺肿瘤中 p53 基因突变几乎全部发生在恶性度极高的间变性癌或低分化癌中，说明 p53 突变是甲状腺肿瘤发生的晚期事件，其存在常预示预后差。

（8）ras 原癌基因：是一个编码广泛且包含有 H - ras、K - ras 和 N - ras 的蛋白质家族。在正常情况下，ras 蛋白参与细胞的信号传导、生长和分化过程，ras 点突变被认为是在肿瘤生成多步过程中的一个早期事件，它的点突变可导致其丧失 GTP 激酶活性，最终使细胞恶性转化。在人类多种肿瘤中，ras 点突变多发于第 12、第 13 和第 61 位密码子上。N - ras 蛋白在正常组织中仅低水平表达或不表达，其表达多见于肿瘤细胞，因而可将其看作肿瘤细胞所特有的抗原。近来研究表明有越来越多的实验检测支持分化型甲状腺癌的 ras 突变是发生在 N - ras 基因的第 61 位遗传密码子上。在 Hara 报告的一组 91 例分化型甲状腺癌中，有 43 例被认为只有完全腺内病变或仅有淋巴结转移的低危组患者中，他们的 N - ras 突变只有 2 例，占 4.7%；而剩下具有局部侵犯的 N - ras 突变率为 14%；具有远处转移者 N - ras 突变率为 28%。这些数据可以有力地说明 N - ras 点突变与分化型甲状腺癌的侵袭性直接相关。因此，可以把 N - ras 蛋白过度表达看作是分化型甲状腺癌具有侵袭性的一个独立预后因素，其过度表达说明肿瘤具有侵袭性，预后较差。

（9）Galectin - 3：是一种分子量为 31ku 的糖蛋白，亲和于 β - 半乳糖苷，在乳头状癌和滤泡状癌细胞中高度表达，而在滤泡状腺瘤中不表达，为较可靠的诊断和预后标志物，可在针吸细胞学中测定。

3. 分化型甲状腺癌^{131}I 治疗后随访的监测　分化型甲状腺癌术后和^{131}I 治疗后，终生随访有利于尽早发现复发或转移病灶，提高治愈率和生存率。对行^{131}I 治疗的患者，除了上述指标外，文献报道还可以将^{99m}Tc - MIBI 显像、^{131}I - WBS 和 HTG 联合应用进行临床评价。由于分化型甲状腺癌（DTC）复发或转移病灶大多数具有浓聚^{131}I 的能力，因此^{131}I - WBS 可用于诊断转移灶。但部分 DTC 呈低分化转移，不浓聚^{131}I，限制了^{131}I - WBS 的使用范围。

同时^{131}I – WBS 需患者停服甲状腺素，停药后的甲减状态造成血清 TSH 增高，会进一步刺激 DTC 复发或转移，对患者不利。HTG 测定是诊断 DTC 复发或转移的一种可靠简便的方法，正常残余甲状腺组织被去除后，HTG 水平再度增高是 DTC 复发或转移的标志，其增高往往与^{131}I – WBS 阳性相一致。^{99m}Tc – MIBI 为心肌灌注显像剂，能为多种肿瘤组织摄取，对诊断 DTC 复发或转移有高敏感性，^{99m}Tc – MIBI 显像的出现为 DTC 随访提供了一种新型检查方法，由于其较高的灵敏度，是对原有检查方法的一种有力补充。特别是对 HTG 增高而^{131}I – WBS 又阴性的转移病灶，起到确定转移部位和数量的作用，为临床确定治疗方案提供有用的信息。HTG 测定、^{99m}Tc – MIBI 显像和^{131}I – WBS 三者联合检查有助于明显提高诊断的灵敏度和准确性。

（吉书红）

第九章

甲状腺功能亢进

第一节　甲状腺实用解剖与生理

一、甲状腺实用解剖

甲状腺位于颈前区的舌骨下区，该区上为舌骨，下为胸骨柄上线，两侧为胸锁乳突肌前缘。

（一）甲状腺区前方的解剖层次

1. 皮肤　颈前外侧部的皮肤较薄，活动性较大，有横行的皮纹。颈部手术多采用横行切口，以减少切口愈合后的疤痕形成。

2. 浅筋膜　浅筋膜即皮下组织，含有脂肪组织，在颈前外侧脂肪的深面有菲薄的肌层，称为颈阔肌。浅筋膜中有颈浅血管和皮神经。其侧后方有颈外静脉，它们均走行于颈阔肌的深面。颈部手术游离皮瓣时，应在颈阔肌深面进行，缝合时应将其和皮肤分层缝合，有利于切口的愈合。

3. 颈深筋膜浅层　颈深筋膜浅层又称封套筋膜，呈圆桶状，环绕颈部。在后方附着于项韧带和 C_7 棘突，向两侧延伸，并分深、浅两层分别包绕斜方肌和胸锁乳突肌；在后者前缘融合为一层，覆盖舌骨下肌群，并延向中线，与对侧者交织融合构成颈白线。

4. 颈前肌群　颈前肌群又称舌骨下肌群，位于舌骨与胸骨之间，前正中线两侧，包括四对带状肌。分为深、浅两层，浅层为胸骨舌骨肌和肩胛舌骨肌；深层为胸骨甲状肌和甲状舌骨肌。甲状腺手术时，从颈白线分开两侧肌群，达甲状腺假被膜。必要时需将甲状腺前肌横断以增加显露。在颈前肌群的外后方是胸锁乳突肌，一般不应将其切断，因切断该肌引起肌肉萎缩，可能导致术后颈部畸形。

5. 颈深筋膜中层　颈深筋膜中层即气管前筋膜，位于舌骨下肌群深面，向上附着于环状软骨、甲状软骨及舌骨，并包绕甲状腺，构成甲状腺假被膜。此层筋膜与气管等周围的筋膜相连续，向下延至上纵隔。

（二）甲状腺解剖

1. 甲状腺解剖　甲状腺是人体内分泌腺之一，主要功能为摄取碘，合成、储存和分泌甲状腺激素。甲状腺由两个侧叶及连接两侧叶的峡部组成。侧叶呈锥状，位于 $C_5 \sim C_7$ 平面。峡部位于第 2～4 气管软骨环，少数可无峡部。部分人可有一锥状叶，向上延伸，它是胚胎发育时甲状腺舌管未能消失的残余。成人甲状腺重 20～30g，在青春期或妊娠期，由于激素的刺激甲状腺可有增大。

在甲状腺表面有两层纤维组织膜，紧贴腺体表面者称甲状腺真被膜，该膜的纤维束伸入腺体实质内；甲状腺真被膜的外面是甲状腺假被膜。真、假被膜之间，充填有疏松结缔组织。其中含有静脉丛及甲状旁腺。喉返神经行走于假被膜之外，所以在真、假被膜之间进行手术，可避免损伤喉返神经。外被膜在峡部和侧叶上方增厚成甲状腺悬韧带，把甲状腺固定于环状软骨和气管软骨上，所以甲状腺随吞咽上下移动。

2. 甲状腺的血液供应与淋巴回流　甲状腺的血液主要由甲状腺上动脉和甲状腺下动脉供应。甲状腺上动脉起自颈总动脉分叉处，或颈外动脉。动脉向前下方在颈总动脉和喉间下行，近甲状腺上极时分为前、后、内 3 支，分别走行于甲状腺体的前、后和峡部。其中，后支与喉上神经外支相接近，因而在远离甲状腺成束结扎甲状腺上动脉时易损伤喉上神经外侧支。甲状腺下动脉起自甲状颈干，到甲状腺后缘下部分成上、下两支。上支上行于甲状腺后方中、下 1/3 交界处，与甲状腺上动脉的后支吻合。下支走行于甲状腺腺叶下极，该动脉在接近腺体前和喉返神经相交叉。约有 10% 的人，尚有甲状腺最下动脉，来自主动脉弓的头臂干或乳房内动脉，不成对，走行于气管前至甲状腺峡部下缘进入腺体。

甲状腺血液回流主要有 3 对静脉。甲状腺上静脉自甲状腺上部发出，与甲状腺上动脉一起走行，汇入颈内静脉，也可汇入面总静脉；甲状腺中静脉常起自甲状腺侧叶的中、下 1/3 交界处，最后汇入颈内静脉；甲状腺下静脉自甲状腺腺叶下方走出，分别汇入左右无名静脉；峡部的静脉常和两叶的甲状腺下静脉在气管前互相吻合形成甲状腺奇静脉。

甲状腺的淋巴管网极为丰富，其引流淋巴结也较多。淋巴管网围绕着甲状腺滤泡、滤泡间组织（包括分泌降钙素的滤泡旁细胞），也与淋巴小管网有密切的联系。淋巴小管网逐步走向甲状腺被膜下，最后汇集于被膜内的一些集合管。其引流的方向大部分与回流静脉相平行。甲状腺的区域性淋巴结：喉前、气管前、气管旁的喉返神经组在内的甲状腺周围淋巴结，颈内静脉前面及侧面的上、中、下 3 组淋巴结，颈后三角、前上纵隔及颌下、颊下淋巴结属于第二级的淋巴结。

甲状腺淋巴回流的一般规律是，甲状腺的输出淋巴伴随甲状腺的血管分为上、中、下 3 个通路：上通路引流侧叶前、后部及邻近峡部的侧叶内侧壁；中通路或侧通路伴同甲状腺中静脉而行，经过颈动脉鞘的前方或后方，引流入颈内静脉中、下组淋巴结；下通路引流峡部的下部、侧叶的内后部及下极，这一通路的多数集合管分别导入气管前、气管旁和喉返神经组淋巴结。气管旁及喉返神经组淋巴结一方面与咽后和食管后淋巴网相通，另一方面也可能引流至上纵隔淋巴结。

3. 甲状腺的神经支配　甲状腺由来自自主神经系统的交感神经和副交感神经支配。前者由颈交感神经节发出，后者由迷走神经发出。这些自主神经纤维通过喉上神经的分支——甲状腺神经伴随甲状腺上动脉进入甲状腺后，有些神经纤维分布在小动脉壁上成为颈动脉神经丛的一部分，有些纤维则分布在甲状腺滤泡之间成为滤泡间神经丛，两者之间有丰富的吻合。甲状腺除接受上述自主神经纤维支配以外，在腺体内尚发现有散在的神经节细胞和真正的神经节。一般认为它们是副交感神经节，而分散的节细胞是一种感觉神经细胞。目前虽然在解剖上对甲状腺的神经支配有了比较明确的了解，但对其功能尚无统一认识，一般认为可能与甲状腺的内分泌及甲状腺的营养状态有关。

4. 甲状腺毗邻的神经 ①迷走神经：是第 11 对脑神经，自颈静脉孔出颅，在颈内静脉和颈总动脉之间的后部下行。经胸廓上口入胸腔，分散成神经丛，支配内脏器官。迷走神经在颈静脉孔下形成结状神经节，并发出咽支和喉上神经。迷走神经入胸腔后还分出喉返神经。②喉上神经：起自结状神经节，经颈内动脉后方斜向内下，在接近喉时分成内外两支。内支与甲状腺上动脉的喉支伴行，穿甲状舌骨膜入喉，支配声带以上喉黏膜感觉。外支与甲状腺上动脉及其分支伴行，至环甲肌，支配该肌运动，部分纤维随动脉分布至甲状腺实质。喉上神经内支损伤后导致同侧声带以上黏膜感觉丧失，患者易呛咳；外支损伤则环甲肌麻痹，使发音减弱易疲劳，声音低沉。③喉返神经：自迷走神经胸段发出，左侧在主动脉弓下缘发出，右侧在锁骨下动脉前方发出。两侧神经绕过血管向后向上，经气管食管间沟进入咽下缩肌下部入喉，支配声带以下的喉黏膜感觉及全部喉内肌肉，控制和调节声带运动。喉返神经潜入腺体后的部位与甲状腺下动脉的关系颇为密切和复杂。左喉返神经勾绕主动脉弓上升，位置较深，距正中线较近，其位于腺体后的部位多在气管食管沟内垂直上行，且多在动脉的后方。而右喉返神经勾绕右锁骨下动脉斜行向上，位置较表浅，距正中线较远，其位于腺体后的部位多在气管食管沟的前方，并多是斜行的，常位于动脉的前方。所以，右侧喉返神经较左侧更容易发生损伤。左、右喉返神经入喉以前，均经过环甲关节后方，且甲状软骨下角与喉返神经的解剖关系恒定，故甲状软骨下角是手术时寻找喉返神经的可靠标志。临床上将手术时最易发生喉返神经损伤的区域称为"甲状腺危险区"，即甲状腺背面，自喉返神经与甲状腺下动脉分支交叉处到甲状软骨下角喉返神经入喉处这一段，喉返神经在腺体后方常分为前、后两支，前支支配声带的内收肌，后支支配外展肌。前支损伤的结果是内收肌麻痹，声带在外展位，患者无呼吸困难，但有声音嘶哑，随着健侧声带的代偿性内收可使发音逐渐恢复。一侧后支损伤结果使外展肌麻痹，声带处于内收位，不仅发音无明显变化，且健侧声带的外展可供足够通气，呼吸一般也无困难，但如果双侧后支均损伤，则导致双侧声带内收，造成严重的呼吸困难甚至窒息，常需进行气管切开手术。如双侧主干均损伤，则将出现永久性声音嘶哑。

二、甲状腺生理功能

甲状腺是一个内分泌腺体，它分泌具有生理功能的甲状腺激素。甲状腺激素对机体的代谢、生长发育、神经系统、心血管及消化系统等具有重要的作用。甲状腺的功能受多种因素的调节。甲状腺激素分泌增加或减少导致甲状腺功能的失调、内分泌代谢紊乱，因此掌握甲状腺的生理学对甲状腺疾病的发生、发展、诊断及治疗具有重要的意义。

甲状腺内具有生物活性的甲状腺激素有甲状腺激素又称四碘甲状腺原氨酸（T_4）和三碘甲状腺原氨酸（T_3）2 种。此外，还有不具生物活性含碘的化合物，如一碘酪氨酸（MIT）、二碘酪氨酸（DIT）和逆 T_3（rT_3）等，它们是合成甲状腺激素的前身物和代谢产物。从甲状腺释放的激素主要是 T_4。甲状腺释放激素量常受垂体 TSH 及食物中碘的含量所影响。

甲状球蛋白（TG）是一种巨大球状的糖蛋白分子，分子量为 660 000，沉降系数 16s。TG 由肽链亚单位和多糖亚单位组成。人的 TG 肽链有 4 条，其间以 2S 键相连，或每 2 条肽链为 2S 键连接，然后以非共价键相接，得以保持完整的四聚体结构，使某些酪氨酸残基具有一定的空间结构，为碘化和耦联作用提供必须的条件。TG 的肽链是在滤泡上皮粗面内质网的多核蛋白体合成的，在糖基转移酶作用下，各类糖分子先后附加到肽链上，然后通过内质网迁移到高尔基体时，再附加上唾液酸。最后从高尔基体外包单位膜分泌入胞浆，在 TG 内形成小滴，经滤泡上皮细胞的出胞作用，TG 储存在滤泡腔内。TG 本身无生物活性，但肩负着双重作用：一是作为碘化酪氨酸和激素合成的载体，二是作为激素的储存形式。

1. 甲状腺激素的合成 1927 年 Harington 等首先提出 DIT 是 T_4 的前体。1942 年 Johnson 等进一步说明，2 分子 DIT 耦联合成 1 分子 T_4 或 1 分子 MIT 和 1 分子 DIT 耦联合成 1 分子 T_3。分子内耦联是指在 TG 分子内通过 TPO 的作用生成游离的 DIT 分子，两个游离的 DIT 分子在同一 TG 分子中相耦联，产生对苯二酚醚中间物，然后对苯二酚醚裂解，再合成 T_4。分子间耦联较为复杂，它是指丙酮醇类似物和 DIT 分子间在 TG 的耦联。体外实验证明，游离的 DIT 分子，在酪氨酸转氨酶催化下，生成 3，5 - 二碘 - 4 - 羟苯丙酮酸（DIHPPA），在甲状腺互变异构酶作用下，DIHPPA 转化为烯醇型，后者在 TPO 和 H_2O_2 氧化作用下，成为活性的 DIHPPA 过氧化物；这是反应的中间产物，在适当的氧化条件下，与 TG 上的 DIT 分子耦联而合成 T_4，这种反应十分迅速。

2. 甲状腺激素的储存与释放 TG 上的酪氨酸被碘化和耦联后合成的激素排出到滤泡腔内，构成滤泡腔胶质的主要成分，也是甲状腺激素储存的主要形式。据认为滤泡腔内 TG 储存的甲状腺激素量，可供机体利用 50～120d。因此，临床上使用抗甲状腺药物治疗后，疗效出现也较慢。

在电镜和放射自显影的研究中观察到，注入促甲状腺激素（TSH）10min 内，滤泡顶膜向滤泡腔内伸出胞浆突，吞饮胶质，形成大吞饮泡；顶膜的微绒毛亦同时伸出伪足，形成胶质的小吞饮泡。在 TSH 急性刺激下，形成的大吞饮泡增多。新合成的 TG 一般储存在滤泡腔的周围，可暂时逃避伪足的吞饮。吞饮后的胶质，在滤泡上皮内形成胶质小滴，同时，在基底部的溶酶体向顶膜方向迁移，最后与胶质小滴发生质膜融合，胶质被蛋白酶消化，MIT、DIT、T_3 和 T_4 分别从 TG 分子上游离出来。T_3 和 T_4 通过细胞微管从基膜释放出滤泡外，经组织液弥散入血管；MIT 和 DIT 被滤泡内的脱碘酶迅速脱碘，脱下来的碘，一部分储存于甲状腺第二碘池内，供激素合成再利用，另一部分从滤泡上皮释出，漏出细胞外，即所谓的"碘漏"。T_3 和 T_4 对滤泡上皮内的脱碘酶不敏感，故以原形释出。此外，尚有微量的 rT_3、MIT、DIT 可以从甲状腺释放入血中。至于 TG 本身则被蛋白酶水解，通过还原谷胱甘肽（GSH）打开 2S 键，还原成巯基，为溶酶体的酸性蛋白酶和肽酶降解。

3. 甲状腺激素的运输 从甲状腺释放入血中的 T_3 和 T_4，以结合和游离两种形式进行运输。绝大部分的甲状腺激素与血浆蛋白结合，游离的甲状腺激素在血中含量甚微，然而正是这些微量的游离激素才能进入靶组织细胞发挥其生物学作用。结合型的甲状腺激素是没有生物学作用的。

（李晨惠）

第二节 实验室检查

随着现代医学科学的发展，甲状腺功能亢进的实验室检查种类已达数十种之多，根据检测手段及临床意义的差别，可分为甲状腺功能检查和免疫学检查。

（一）甲状腺激素的外周效应检测

对甲状腺功能亢进的诊断具有特异性的检查主要为基础代谢率：基础代谢率（BMR）测定是指机体在安静状态下维持其基本的生命活动、循环、呼吸、体温时的耗热量，即指每小时每单位体表面积的最低耗热量。在无基础代谢率测定装置时，临床常采用脉搏和血压大致推算出基础代谢率，可连续测算 3d，取其平均值。其公式常用有以下两种：BMR（%）＝（脉搏/min＋脉压）－111；BMR（%）＝0.75×（脉搏/min＋脉压）－72。

以上指标在要求空腹 12～16h，环境温度 16～20℃，睡眠 8h。清晨静卧 30min 后测定。公式法仅适用于轻、中度甲状腺功能亢进患者，伴严重心律不齐、高血压者不宜应用。一般轻度甲状腺功能亢进 BMR 为 15%～30%，中度甲状腺功能亢进为 30%～60%。重度甲状腺功能亢进在 60% 以上。

临床意义及其评价：主要用于甲状腺功能状态的诊断和疗效观察，可在短期内多次重复，不受含碘药物及抗甲状腺药物的影响。可借以估计甲状腺疾病的严重程度及疗效判断。但本方法特异性较差，正常范围大，影响因素较多，使用本法时应注意排除其他影响因素的干扰。

（二）实验室检查

常规甲状腺功能血清学检查包括甲状腺激素、垂体激素和自身免疫指标检查。

1. 甲状腺激素测定

（1）血清总甲状腺激素（TT_4）：甲状腺激素（T_4）是甲状腺滤泡细胞合成及分泌的激素，以游离形式释放入循环中，迅速与血浆中甲状腺结合球蛋白（TBG）、白蛋白（ALB）和甲状腺结合前白蛋白（TBPA）相结合，仅 0.04% 呈游离状态。TT_4 的测定方法目前基本使用竞争性蛋白质结合分析法（CPBA）及放射免疫分析法（RIA），CPBA 法是将患者血清中未经放射性核素标记的 T_4 换与 TBG 结合的放射性碘，再测定其放射量，即可推算出患者血清 T_4 的含量。其正常参照值（成人）为 52～168mmol/L。女性高于男性 6.5～12.9mmol/L。RIA 法正常参考值为 71～168mmol/L。应注意以上值仅作为参考，不同的实验方法及不同的实验室之间其测定值存在一定的差异。

血清 TT_4 测定结果不受含碘的食物及药物的影响，同时体外实验对患者无辐射危害。除在某些特殊情况（如甲状腺功能亢进者准备 ^{131}I 治疗）外，血清 TT_4 可作为检测甲状腺功能试验的最基本筛选试验。在甲状腺功能亢进患者药物治疗中或治疗后病情随访中，T_4 对药物的反应最灵敏，当 T_4 已降至正常或偏低，而 T_3 及 TSH 没有相应降低或升高时，宜及时调整药量以免出现药物性甲状腺功能低下（简称甲状腺功能低下）。临床中需要注意单项 T_4 测定不能诊断 T_3 甲状腺功能亢进、低 T_3 综合征和 T_4 甲状腺功能亢进。

（2）血清三碘甲状腺原氨酸（T_3）：血清中的 T_3 主要是由外周组织中的 T_4 转换而来，正常人每天分泌的 T_4 中 35% 在外周组织中脱碘而成为 T_3，T_3 代谢速度较 T_4 快，在代谢与垂体的负反馈都比 T_4 更重要。目前 T_3 的测定方向主要为放射免疫分析法（RIA），其正常值多在 1.7～2.3nmol/L（成人）。

T_3 测定是诊断甲状腺功能亢进的灵敏指标，若患者 T_3 水平正常，且能否定伴有 TBG 容量减低者，则基本上可排除甲状腺功能亢进存在。同时 T_3 是诊断 T_3 甲状腺功能亢进的特异性指标。缺碘时血清 T_3 也可能升高，从而维持甲状腺功能是机体内环境调节机制所致。

（3）反三碘甲状腺原氨酸测定：主要来源是 T_4 在外周组织经与脱碘酶的作用，内环的第 5 位或第 3 位脱去 1 个碘原子而成。每天约有 55% T_4 转变为 rT_3，而 rT_3 的生物活性仅为 T_4 的 10%。在不同生理及病理状况下，血清 rT_3 含量有显著区别，对临床疾病诊断有一定的意义。

甲状腺功能亢进患者 rT_3 与 T_3、T_4 一样会明显升高，故血清 T_3 是诊断甲状腺功能亢进的敏感指标。抗甲状腺药物治疗过程中，rT_3 值一般随病程控制而降低，可作为甲状腺功能亢进治疗的随访资料。

（4）血清 TBG 浓度测定（RIA）：TBG 是一种重要的血浆甲状腺激素载体蛋白，血循环中 99.95% 的 T_4 及 99% 的 T_3 是血浆蛋白相结合状态，而其中 70% ~75% 与 TBG 结合。由于各单位采用的检测方法不同及 TBG 标准不同，所以其正常值相差悬殊，均值为 9.6 ~ 34mg/L，其确切的正常值应根据各实验室正常值及范围确定。

T_4/TBG 值测定：该值可作为血清 FT_4 水平的一个指标，较单纯测定 FT_4，T_4/TBG 值可纠正各种原因造成的 TBG 浓度改变对 TT_4 测定值的影响，提高甲状腺功能亢进和甲状腺功能低下的诊断符合率。同时对甲状腺功能亢进的治疗过程中随访疗效，该值比单项 TT_4 测定更加灵敏、可靠。

（5）血清游离甲状腺激素测定：血浆甲状腺激素测定受血浆 TBG 浓度的影响较大当 TBG 浓度升高时，结合容量加大，TT_4 值升高，游离 T_4 浓度降低，临床并没有甲状腺功能亢进症状。相反，当 TBG 浓度与 TT_4 二值同时降低时，游离 T_4 浓度升高，临床也无甲状腺功能低下表现。所以，由于 TBG 的影响，单纯测定 TT_4 水平并不能准确反映甲状腺功能。而血清游离甲状腺激素虽然含量极微，但与机体的代谢状态一致。其浓度测定不受血清 TBG 的影响，是反映甲状腺功能最灵敏的方法。

2. 血清 TSH 测定和 TRH 兴奋实验　甲状腺的功能活动在正常情况下是受垂体分泌的 TSH 所调控，TSH 又受下丘脑分泌的促甲状腺激素释放激素（TRH）的调节。血循环中 FT_3、FT_4 水平，又反馈性调节 TSH 及 TRH 的分泌，测定血清 TSH、TRH 浓度对甲状腺功能亢进的诊断有重要意义。

（1）血清促甲状腺激素测定：TSH 是垂体前叶腺细胞分泌的一种糖蛋白激素，其作用为结合甲状腺滤泡上皮细胞膜上的特异受体，促进甲状腺激素合成和分泌。甲状腺功能亢进患者由于甲状腺激素分泌过多，反馈抑制 TSH 的分泌，其值会明显降低，高敏感测定技术能更早发现甲状腺功能亢进。其测定方法不同正常值各单位间存在较大差异，一般范围：3.8 ~7.5mU/L（RIA 法）或 0.4 ~5.0mU/L（ICLA 法）。

（2）TRH 兴奋实验：TRH 为下丘脑分泌的激素，作用于垂体促进 TSH 的合成和释放。当注入 TRH 后，通过动态观察血清 TSH 浓度可以观察垂体和甲状腺的功能。此检查主要是用于甲状腺功能亢进的诊断甲状腺功能亢进时，由于血中 T_3、T_4 水平升高，能抑制垂体的分泌，阻断 TRH 对垂体的促进作用，所以血中 TSH 低于正常。注射 TRH 后，TSH 无增加反应，若有反应可排除甲状腺功能亢进。但应注意高功能甲状腺腺瘤和甲状腺功能正常的内分泌突眼患者对 TRH 也可无反应。在甲状腺功能亢进的诊断中，TRH 兴奋试验较甲状腺激素抑制试验简便、快速，不但可以免除服用 T_3、T_4 的不良反应，还可避免放射性损伤。

3. 甲状腺激素抑制试验　临床上大多数甲状腺功能亢进患者可以用甲状腺吸 ^{131}I 试验得到诊断，表现为 ^{131}I 摄取率升高，摄取高峰前移。但少数患者的吸 ^{131}I 曲线可以完全正常或仅 24h 吸 ^{131}I 率稍增高，同时部分非甲状腺功能亢进性疾病也会有吸 ^{131}I 率增高的现象。为了鉴别诊断可采用甲状腺激素抑制试验。其原理是根据在正常情况下，甲状腺摄取碘的功能与垂体前叶分泌的 TSH 之间有反馈调节的关系，即当血中甲状腺激素水平升高时，可抑制垂体前叶 TSH 的分泌，而甲状腺吸 ^{131}I 功能下降；甲状腺功能亢进时，由于体液内存在非垂体性的甲状腺刺激物质或甲状腺滤泡上皮细胞的功能自主性，甲状腺的吸 ^{131}I 功能可不受 TSH 的控制。本法为利用外源性甲状腺激素，用于抑制 TSH 的分泌，使甲状腺吸 ^{131}I 率下降，但甲状腺功能亢进时吸 ^{131}I 率不受其影响。甲状腺激素抑制试验阳性者，多为单纯性甲状腺肿；抑制试验呈阴性者，多为甲状腺功能亢进。在高功能甲状腺结节的诊断，首次甲状腺扫描图上为热结节，服用甲状腺激素后第 2 次扫描显示热结节不被抑制，但其他甲状腺组织受到抑制者，可考虑为功能自主性结节。同时该方法可用于判断甲状腺功能亢进治疗的效果和预后，若甲状腺功能亢进经治疗后吸 ^{131}I 功能受到抑制，说明已经治愈。

4. 一般实验检查

（1）血常规：红细胞多正常，部分患者红细胞数量多增加，30% 的患者患有恶性贫血，少数患者可有轻度低血色素性贫血。甲状腺功能亢进患者部分合并白细胞总数降低，中性粒细胞减少，淋巴细胞绝对计数正常或增加，血小板计数正常。

（2）血糖：由于糖吸收增加，患者耐量可不正常，表现为糖耐量低，严重时有糖尿病表现。

（3）血脂：血浆游离脂肪酸及甘油增加，血浆胆固醇水平降低。

（4）血电解质：少数患者可有血磷增加，血镁、血钾降低。血清甲状旁腺激素及 1，25 -（OH）$_2$ 维生素 D$_3$ 下降，尿钙增加。

（李晨惠）

第三节　病因

一、原发性甲状腺功能亢进的病因

虽然经过近几十年的临床与实验研究，对原发性甲状腺功能亢进（Graves 病）的病因尚不能完全肯定，但目前有一定的认识。

1. 遗传因素可能与该病的发生有关　临床观察到在同一家族中几人患病，或同一代人中不止一人患此病，且多为女性，故遗传性的内分泌功能异常可能是本病的一种病因。Graves 病患者家属有 50% 亲属体内存在甲状腺自身抗体。

2. 精神因素　由于不少患者是在精神、神经受到刺激后发病，因此都认为是中枢神经性的。因为下丘脑的长期兴奋，引起了垂体前叶 - 甲状腺之间动态平衡的失调，以致促甲状腺激素的分泌增加而致本病。但这一假说不能全面解释本病的发病机制，目前被许多学者否定。

3. 免疫系统异常　目前大部分学者普遍认为，原发性甲状腺功能亢进是一种自身免疫性疾病。许多研究发现，在 95% 的甲状腺功能亢进患者血液中有几种与促甲状腺激素类似的物质，不仅能促使动物和人甲状腺释放甲状腺激素，而且能激发甲状腺组织的各个活动环节，如碘的吸收、甲状腺细胞的增生和甲状腺激素的释放等，这些物质包括：长效甲状腺刺激素、甲状腺刺激性抗体，刺激甲状腺免疫球蛋白等，它们都属于 G 类免疫球蛋白，来自患者的淋巴细胞，能与甲状腺细胞膜上的促甲状腺激素受体相结合，激化 cAMP 途径，使甲状腺细胞增生，激活甲状腺细胞代谢，导致甲状腺分泌大量激素。这种自身抗体在 Graves 病患者血清中的阳性率为 83% ~ 100%。因此认为原发性甲状腺功能亢进是一种自身免疫性疾病。但是，自身免疫学说尚不能解释精神因素在本病发生中的作用，也不能说明甲状腺功能亢进与突眼的相互关系。由此可知原发性甲状腺功能亢进的发病机制是很复杂的。

二、其他甲状腺功能亢进病因

（一）继发性甲状腺功能亢进病因

继发性甲状腺功能亢进又称毒性结节性甲状腺肿，指患者先出现结节性甲状腺肿，然后逐渐出现功能亢进。多见于病程长的单纯性甲状腺肿患者。继发性甲状腺功能亢进的病因至今尚不明确，目前认为其发病是因为单纯性甲状腺肿结节本身自发的分泌紊乱所致，这种结节的功能性改变是自主的，其分泌功能与 TSH 的刺激无关，功能状态也不受垂体的控制调节。结节性甲状腺肿患者长期摄入大量碘剂后，可促进毒性结节形成，称为碘甲状腺功能亢进。

临床中应注意到结节自主性继发性甲状腺功能亢进与原发性甲状腺功能亢进的区别：结节性甲状腺肿患者有时可以并发原发性甲状腺功能亢进；另外原发性甲状腺功能亢进病程长者，在弥散性肿大的甲状腺内也可以出现结节，因此，结节自主性继发性甲状腺功能亢进病史上均应先有甲状腺的结节肿大，而且是结节本身发生病变，而结节周围的甲状腺组织仍属正常。

（二）高功能腺瘤的病因

高功能腺瘤又称毒性甲状腺腺瘤、功能自主性甲状腺腺瘤。为单个功能亢进的甲状腺结节，是继发性甲状腺功能亢进的一种特殊类型。发病原因未完全明确，与继发性甲状腺功能亢进病因相同，是结节本身自主的分泌，其功能状态也不受促甲状腺激素的调节，结节可以无抑制地分泌甲状腺激素，并反馈性抑制垂体前叶分泌 TSH，导致结节周围的甲状腺组织功能被抑制而呈萎缩状态。

（三）T_3 型甲状腺功能亢进

临床上有甲状腺功能亢进表现，血清 T_3 升高，但血清中 T_4 浓度不高。本病的病因可能与 T_3 合成与分泌超过 T_4 有关，而不是 T_4 在外周转化为 T_3 的过程加强。在缺碘的地方性甲状腺肿流行区，T_3 型甲状腺功能亢进较多，可能因为腺体适应碘的不足，机体自然产生的一种代偿，甲状腺以合成需碘较少的 T_3 为主。同时 T_3 型甲状腺功能亢进多见于弥散性甲状腺功能亢进患者，并在甲状腺功能亢进的治疗过程中或治疗后出现；一些 T_3 型甲状腺功能亢进未进行及时治疗，以后逐渐发展为明显的 T_4 浓度升高的甲状腺功能亢进，甲状腺功能亢进症状更加明显，所以也有学者认为 T_3 型甲状腺功能亢进为一般甲状腺功能亢进的前期表现。

（李晨惠）

第四节 临床表现

甲状腺功能亢进可发生于任何年龄，以女性多见，临床表现呈多样性表现，一部分患者甲状腺功能亢进持续存在，另一部分患者则为反复病程，其程度和间歇时间变化不定。本病除高代谢症群、眼征及甲状腺肿大等典型表现外，还可表现为精神神经、运动心血管、消化、生殖内分泌等多系统的非特异性表现。

一、原发性甲状腺功能亢进临床表现

（一）临床特点

1. 甲状腺高代谢症群　主要由于甲状腺激素分泌过多和交感神经兴奋增高，促进物质代谢，产热和散热增加。患者可出现怕热、多汗、皮肤温暖湿润；易饿，食欲增加，但体重减轻，易疲乏无力。

2. 神经精神系统　表现为过度兴奋状态，患者脾气急躁、易激动，精神紧张、多言好动，注意力分散、常失眠，情绪很不稳定，双手常有细微而迅速的颤动。当双臂向前平举，手指分开伸直时尤为显著。细颤也可见于舌、足和眼球。各种反射亢进也可同时存在，少数患者可伴有周期性瘫痪。极少数患者可出现躁狂、谵妄、幻觉、被害幻想等严重精神障碍，有学者认为甲状腺功能亢进可使有遗传背景或易感者出现精神症。

3. 心血管系统　由于高代谢状态以及交感神经过度兴奋，可使心动过速，脉率 100 次/min 以上，在睡眠时亦然。同时脉压增大，心悸，胸部不适感，气短，动脉持续有力，脉搏不齐，严重的患者可出现心房纤颤、心力衰竭。体检时可以发现患者心尖搏动增强，第一心音亢进；常有房性期前收缩、阵发性房性心动过速，可发生心房纤颤或心房扑动，晚期患者有心脏扩大，心尖部可听到舒张晚期或收缩早期吹风样。严重的患者还会出现二尖瓣脱垂的表现。

4. 消化系统　多食消瘦是甲状腺功能亢进的突出表现之一。由于胃肠蠕动加快，消化吸收不良而排便次数增多，部分患者可出现厌食甚至恶病质，大多见于老年人。偶见肝功能异常与顽固性的呕吐腹泻等表现。

5. 造血系统　由于甲状腺激素对骨髓的刺激作用，多数患者红细胞数量增加，但少数患者表现为恶性贫血，白细胞计数偏低。血小板计数及凝血机制正常。10% 的患者有脾肿大、胸腺和淋巴结增大，这些表现可能与自身免疫反应有关。

6. 内分泌代谢系统　过高甲状腺激素促进机体皮质醇激素的生成与降解的速度增加，血浆皮质浓度正常。幼年 Graves 病患者性成熟延迟，但生理发育多正常，骨骼生长加速。女性月经周期延长，月经量减少甚至停经，受孕率低，易流产。男性患者可有性功能障碍，血清游离睾丸酮数量下降。男性患者可有阳痿，少数出现乳房发育，该表现与雄激素转化为雌激素增加有关。

7. 营养代谢异常　蛋白合成及分解加速，表现体重减轻、消瘦及轻度低蛋白血症。由于胰岛素的抵抗和降解增加，表现有糖耐量的异常，部分患者有糖尿病的症状。

8. 肌肉骨骼系统　大部分患者有肌无力及肌肉萎缩，四肢远端消瘦明显，低钾性周期性瘫痪多见于青年男性患者，原因不明。

（二）Graves 病的特殊表现

1. 甲状腺肿大　患者常有甲状腺肿大，年龄越小的患者甲状腺肿大越为明显；自身抗体阳性与有否甲状腺肿大及其程度有关。甲状腺肿大多呈弥散性、对称性，肿大程度轻，一般不引起压迫症状，表面光滑而柔软。由于腺体的血管扩张和血流加速，扪诊时可感到震颤，听诊时 3/4 以上的患者可闻及血管杂音，尤其在甲状腺上动脉进入上极处最明显。甲状腺肿大也可以是不对称的，约 10% Graves 病患者甲状腺不肿大。

2. 眼部征象　Graves 病患者中，有 25% ～50% 伴有程度不同的眼征，突眼为较特异的体征之一。GD 眼征可分两种：①非浸润性突眼，又称良性突眼。是由于甲状腺功能亢进所致交感神经引起眼外肌、上睑肌和瞳孔开大肌过度兴奋，表现为上睑挛缩、眼裂增大、瞳孔扩大，巩膜外露，患者向下看时上睑下降迟于眼球，向上看时，眼球上升迟于上睑（睑延迟及眼球延迟）。眼球运动是快速的痉挛性的，轻微闭合的眼睑可有震颤。此型眼征在 Graves 病治愈后大多可恢复正常。②浸润性突眼，又称恶性突眼。这是一种与甲状腺激素密切相关的眼自身免疫性疾病。眼球突出明显，睡眠时眼睑不能闭合，眼肌麻痹引起向上凝视、聚合障碍及复视；有怕光、见风流泪等角膜刺激症状，严重的可发生角膜干燥甚至溃疡、感染，球结膜充血水肿。突眼多为双侧，但可不对称，多与甲状腺功能亢进同时发生，但亦可在甲状腺功能亢进症状出现前或治疗后出现。突眼的病理特征是眼球后脂肪组织和肌肉的水肿、肥厚，及有显著的淋巴细胞浸润和亲水性黏多糖沉积。突眼的机制尚不十分清楚，目前认为突眼的病理变化是由于 TSH 分泌增多所致。

3. 其他表现　由于多汗和皮肤血管扩张，甲状腺功能亢进患者皮肤温暖而潮湿，手掌常为红色。多数患者的头发细而柔软，指甲质地变软，远侧与甲床部分松离。5% ～10% 的患者发生皮肤病变，主要有皮肤和甲床色素沉着，具有特征性骨改变的指（趾）杵状变；30% 患者可有胫前黏液性水肿，表现为双侧小腿前方下段和足背的皮肤暗红色、粗糙、变韧，形成大小不同的片状结节，含有黏多糖沉积。偶尔皮肤损害可发展到面部、肘及手背部。

二、其他甲状腺功能亢进临床表现

（一）继发性甲状腺功能亢进临床表现

继发性甲状腺功能亢进与原发性甲状腺功能亢进的症状大致相似，包括代谢增强、脉率增快、食欲亢进、情绪激动等，但两者在发病原因上不同，临床表现也有一定的差异。

继发性甲状腺功能亢进好发年龄在 40～50 岁，男性的患病率较女性为低。单发结节相对较多发结节继发甲状腺功能亢进机会多，两者之比约为 3：2。在甲状腺肿流行区，结节直径 >3cm 者，只要有足够时间终将继发甲状腺功能亢进，故本病在地方性甲状腺肿的流行区发病率高于非流行区。

患者比较安静，少见易激动、手震颤，甲状腺功能亢进表现比原发性甲状腺功能亢进轻，但实际的 BMR 往往比估计的要高。本病主要危害心脏，常有心脏肥大、心律不齐、心房颤动甚至充血性心力衰竭等表现，有时心脏症状为本病的唯一表现。继发性甲状腺功能亢进很少有突眼症状。抗甲状腺药物对继发性甲状腺功能亢进治疗效果不如原发性甲状腺功能亢进有效。而手术切除效果较原发性甲状腺功能亢进为佳，手术后症状很少复发。继发性甲状腺功能亢进并发甲状腺癌的机会也较原发性甲状腺功能亢进多见，一般估计，在非地方性甲状腺肿流行区，原发性甲状腺功能亢进的癌变率仅为 0.1%，继发性甲状腺功能亢进的癌变率则为 0.9%，但在地方性甲状腺疾病的流行区，继发性甲状腺功能亢进的癌变率可高达 10%。

（二）高功能腺瘤的临床表现

本病好发于 40 岁以上的女性，男女之比为（1∶5）~（1∶10），患者往往有长期甲状腺结节病史，早期多无症状，或仅有轻微的心悸、消瘦、乏力。随着病情的进一步发展，逐渐出现不同程度的甲状腺高代谢症状，患者中具有甲状腺功能亢进症状者约占 50%，个别患者可以由无症状而突然发生甲状腺危象。患者一般无突眼表现。

（三）T_3 型甲状腺功能亢进临床表现

T_3 型甲状腺功能亢进多见于女性，男女比例约为 1∶9，发病年龄无明显差异。部分患者有甲状腺功能亢进症状，但表现均较轻。甲状腺多发生肿大，可伴有多发性结节或单一性甲状腺结节，也可为弥散性甲状腺肿大。患者可有突眼表现，并随病情进展加重。有时甲状腺癌也可引起 T_3 型甲状腺功能亢进。

（四）老年人甲状腺功能亢进临床表现

老年人甲状腺功能亢进占全部甲状腺功能亢进的 10%~17%，多缺乏典型临床表现，有些人甚至和成年人甲状腺功能亢进表现完全相反，常见类型为淡漠型。女性较男性多见，甲状腺多不肿大或仅有轻度肿大，肿大者仅占 1/3 左右。患者很少有突眼表现；老年人甲状腺功能亢进患者中约 80% 有不同程度的心血管异常，40 岁以上 1/3 的患者有甲状腺功能亢进心脏病，多伴有阵发性或持续性房颤，心律失常和心功能不全较多见。老年患者淡漠型甲状腺功能亢进较常见，占老年人甲状腺功能亢进的 20%，表现为表情淡漠、很少有神经过敏、易兴奋、畏热多汗等成人甲状腺功能亢进的典型表现，有的患者表现多疑或原发性精神病。老年人甲状腺功能亢进食欲亢进者少，表现厌食、消瘦者多，50%~60% 食欲不振，食欲亢进者仅占 9.5%，约有 30% 患者伴有腹泻、便秘等，易被误诊为消化系统疾病或肿瘤。

（五）儿童甲状腺功能亢进表现

多为慢性起病，一般病程 3~6 个月，常以记忆力差、学习成绩下降为首要症状，轻度情绪异常。往往双眼突出，甲状腺肿大时方来就诊。临床表现为基础代谢率增高，食欲亢进，易饥饿，大便次数增多，为每天 2~4 次；心悸，心率增快，脉压大，心脏轻中度增大，可闻及收缩期杂音，有时可有心律失常；情绪不稳定，兴奋，多语，脾气急躁，汗多；肌麻痹少见；多有轻中度突眼，很少恶性突眼；甲状腺多为轻中度弥散性肿大，质地柔软，表面光滑。新生儿甲状腺功能亢进是由于母亲患甲状腺功能亢进影响胎儿，多为暂时性，大多在 3 个月内缓解，可有突眼，甲状腺肿大，易激惹，皮肤潮红，心率增快，呼吸次数增多，血中 T_4 浓度增高等表现。

（李晨惠）

第五节　诊断与鉴别诊断

典型表现的患者，根据临床表现不难做出诊断。但对于甲状腺不肿大、无突眼症的早期患者，以及部分特殊类型的甲状腺功能亢进患者易引起误诊。因此，临床上常借助一些辅助检查方法来确定诊断，同时这些确诊方法也可以作为选择治疗方法和随访疗效的重要依据。

一般常用的测定甲状腺功能状态有 3 种方法，即基础代谢率、甲状腺吸^{131}I 率以及应用放射免疫法测定血清中 T_3、T_4 含量。彩色多普勒超声检查在甲状腺功能亢进时能观察到腺体呈弥散性肿大，有典型的"火海征"、甲状腺上动脉血流速度明显加快等表现。X 线平片检查主要帮助了解气管受压情况。CT、MRI 有助于了解甲状腺与血管、食管等周围结构的关系，给手术评估提供重要的影像资料。

经过病史分析、体格检查、实验室与其他辅助检查，甲状腺功能亢进的诊断多能明确。但应注意某些特殊的病例。

（一）继发性甲状腺功能亢进

1. 诊断　多见于中年人，临床上很少发生突眼表现，而心血管症状较为突出，甚至以其为主要表现。患者消耗和乏力较为明显。甲状腺有时并无明显肿大，但可扪及结节。甲状腺功能试验可在边界范围，有些患者的 T_3、T_4 值的升高均不明显，吸^{131}I 率亦可仅稍高于正常值。甲状腺 ECT 扫描时，如果放射线聚集在结节部位（热结节），即可确诊为继发性甲状腺功能亢进；如结节周围组织中的放射强度比结节为大（冷结节），则病变可能为结节性甲状腺肿合并原发性甲状腺功能亢进。

2. 鉴别诊断　患者甲状腺功能亢进早期或症状较轻患者，表现不典型时诊断较困难，易将多发结节误诊为单发结节，而多发的小结节又可能误诊为单纯的甲状腺肿，有心脏方面的突出症状者易被误诊为心脏病，究竟是甲状腺结节继发了甲状腺功能亢进，还是甲状腺结节伴发了原发性甲状腺功能亢进，病因的不同也影响到治疗方法的不同，因此需要明确诊断。继发性甲状腺功能亢进常需与下列情况相鉴别：

（1）原发性甲状腺功能亢进并发甲状腺结节的患者先是甲状腺功能亢进后有结节，甲状腺功能亢进病史较长的患者中有可能发生；结节性甲状腺肿患者结节周围组织发生了甲状腺功能亢进，这种患者是先有结节或腺瘤，数年后才发生甲状腺功能亢进，结节周围的组织同样呈高功能状态。甲状腺 ECT 显示结节间的组织呈高功能状态，结节本身多为冷结节；而自主功能性结节为热结节，结节周围组织几乎不吸^{131}I。

（2）单侧的甲状腺肿或甲状腺癌：在同位素扫描的检查中，甲状腺囊肿或甲状腺癌的一侧因无功能而不显影，而健侧显影，此时有可能将显影的一侧误诊为本病，而将无功能侧误诊为受到抑制。遇有这种情况应仔细查体即会发现不显影侧有结节或肿块的存在。同样由于一侧缺如而导致对侧甲状腺增生肿大，以致同位素扫描时缺如侧不显影，此时易与自主功能性腺瘤引起的对侧功能抑制相混淆。B 超可提供鉴别。

（二）高功能腺瘤

高功能腺瘤患者一般超过 40 岁，有一定的甲状腺功能亢进症状，但眼部方面症状少见，心房纤颤与心律失常等其他心脏病变多见。甲状腺 ECT 扫描显示自主性甲状腺腺瘤为唯一的热结节，结节以外的甲状腺组织相对萎缩而不显影，但用 TSH 兴奋试验后，受抑制的甲状腺组织可以恢复吸^{131}I 功能，重新扫描检查甲状腺可显影。代偿性自主性甲状腺结节为热结节，其余甲状腺组织也有放射性分布，甲状腺正常显影。但行甲状腺激素抑制试验后，结节外的甲状腺组织全受到抑制，再次扫描时只有腺瘤为热结节，其余甲状腺组织均不显影。甲状腺功能检查对本病诊断的可靠性不大，有些早期患者 T_3、T_4 值升高均不明显，甚至可以为正常值。

（三）老年人甲状腺功能亢进

根据老年人甲状腺功能亢进症状不典型的特点，特别要注意可能发生的甲状腺功能亢进征象而做出诊断。实验室检查不作为主要依据，只作为参考。老年患者药物治疗实验，对于临床表现和实验室检查均不典型者有诊断意义。注意老年患者淡漠型甲状腺功能亢进多见，必要时应做全面多项甲状腺功能测定，避免延误诊断。

老年患者应与以下几种疾病进行鉴别诊断：①心血管疾病，少数患者以心脏功能不全、心律失常表现突出，因此，不能解释的心血管疾病或房颤的患者，应排除是否存在甲状腺功能亢进。②神经官能症，神经官能症患者有许多症状与甲状腺功能亢进类似，如焦虑、心动过速、过分敏感、易兴奋失眠、体重减轻、乏力等，但缺乏甲状腺激素过多的其他表现。③恶性肿瘤，淋巴瘤可有颈部肿物、体重减轻等；消化道肿瘤有食欲减退、腹泻、体重减轻等表现，应与特殊类型的甲状腺功能亢进鉴别。④更年期综合征，更年期妇女常有情绪不稳定、焦虑失眠、阵发性出汗等与甲状腺功能亢进相似的症状。⑤内分泌细胞瘤，某些内分泌肿瘤可间断或持续分泌儿茶酚胺，表现有皮肤潮红、全身发热、出汗、心悸、体重减轻，应注意与甲状腺功能亢进鉴别。⑥突眼，突眼可见于甲状腺功能正常者，应注意鉴别。突眼也可见于某些全身疾病，如慢性阻塞性肺疾病、尿毒症、眼本身感染、出血、血液病（绿色瘤、黄色瘤）等。单侧或双侧眼病应排除其他原因，如眼球后肿瘤等。⑦慢性甲状腺功能亢进性肌病突出表现为骨骼肌受累，表现为肌无力、肌萎缩，应与多发性肌炎、进行性肌萎缩、重症肌无力相鉴别。

（四）亚急性无痛性甲状腺炎甲状腺功能亢进

亚急性无痛性甲状腺炎甲状腺功能亢进其特征为甲状腺一过性、无痛性肿大伴暂时性甲状腺功能异常，一些研究认为它是桥本甲状腺炎的一种类型，因为发现两者的组织学相似。另一些研究认为它是亚急性甲状腺炎的一种类型，因为少数证实为亚急性甲状腺炎的患者没有疼痛，且临床经过相似。对于疼痛不剧烈的亚急性甲状腺炎与无痛性甲状腺炎鉴别在于血沉及细胞学检测。

（李晨惠）

第六节　同位素治疗

20 世纪 40 年代初期，有报道使用放射性碘治疗甲状腺功能亢进，不久相继又有报道甲状腺的恶性肿瘤能浓聚放射性碘，为 ^{131}I 治疗甲状腺癌奠定了基础，经过 70 多年的探索与总结，甲状腺功能亢进的 ^{131}I 治疗已成为放射性核素治疗各种疾病中的经典方法。

甲状腺功能亢进是体内甲状腺激素相对过多而引起机体兴奋性增高和代谢亢进为主要表现的内分泌疾病。其中以 Graves 病（GD）最常见，近年研究提示其是一种器官特异性自身免疫性疾病，在治疗上以抑制甲状腺激素分泌，减少甲状腺组织来达到治疗目的。目前的治疗方法包括 ^{131}I、抗甲状腺药物和手术治疗。目前国内外大量的临床经验证实该方法安全简便、疗效确切、并发症少，可作为除手术治疗外的又一种治疗甲状腺功能亢进的方法。

（一）适应证与禁忌证

甲状腺高度选择性摄取无机碘以合成生理需要的甲状腺激素，甲状腺功能亢进时摄碘量明显增多，^{131}I 被摄入体内后在甲状腺内的有效半衰期为 3.5~4.5d，其衰变时产生的 β 射线平均射程为 1mm，几乎全部被甲状腺组织所吸收，适当剂量的 ^{131}I 可破坏功能亢进的甲状腺细胞，使部分细胞死亡、溶解，达到治疗的目的。

多年来，由于对用 ^{131}I 治疗甲状腺功能亢进的危险性如影响生育和导致遗传病变、诱发恶性肿瘤等方面的考虑，因而在适应证选择时对年轻的患者有着较严格的规定。但经过多年的大量病例的观察，至今尚未发现足够的证据证实用其治疗后患者甲状腺癌及其他癌变有所增加。

所以根据几十年的实践经验、文献报道及部分专家学者的意见等综合因素考虑，^{131}I 治疗甲状腺功能亢进的适应证和禁忌证如下：

1. 适应证 ①系统服用抗甲状腺药物无效、过敏或治疗后反复复发者。②有手术禁忌、不愿手术或术后复发者。③药物在甲状腺内有效半衰期 >3d 者。

2. 相对适应证 ①儿童期甲状腺功能亢进采用抗甲状腺药物治疗维持至其生长后甲状腺功能亢进尚未见根本好转，再行 ^{131}I 治疗或符合适应证①、②即可给予内放射治疗。②甲状腺功能亢进合并心脏病或肝病、肺结核、糖尿病等可先用相应药物对症治疗，控制症状，待合并疾病症状减轻后再用 ^{131}I 治疗。③甲状腺功能亢进伴有白细胞减少，如白细胞 ≥2.5×10^9/L，血小板 ≥5.0×10^9/L 时可考虑 ^{131}I 治疗，常规 ^{131}I 治疗骨髓的吸收剂量极少，不会引起血小板和白细胞的变化。甲状腺功能亢进患者的白细胞过低不适于用药物治疗时，尤其是抗甲状腺药物所致者，停用抗甲状腺药物及辅以升白细胞药物后，待白细胞上升后可用内放射治疗。④结节性甲状腺肿合并甲状腺功能亢进或巨大甲状腺肿。⑤甲状腺内 ^{131}I 的有效半衰期 <3d 者。

3. 禁忌证 ①妊娠期甲状腺功能亢进患者。②甲状腺功能亢进合并严重肝、肾功能不全或甲状腺功能亢进性心脏病、心力衰竭者。③甲状腺极度肿大并有压迫症状者。④甲状腺功能亢进合并急性心肌梗死。

（二）治疗方法

1. 治疗前准备 患者进行常规体检，进行必要检查如肝功能、心电图、血常规、尿常规、胸透等，进行甲状腺吸 ^{131}I 率检查及有效半衰期测定，估计甲状腺质量，测定血中甲状腺激素、抗甲状腺抗体及 TSH 浓度。患者禁用影响甲状腺摄 ^{131}I 功能的药物及食物，停用抗甲状腺药物及激素类药物 2~4 周，

2. 剂量确定 ^{131}I 治疗甲状腺功能亢进能否获得成功，合适而足够的剂量是关键，但如何准确掌握其治疗剂量是目前最困难问题之一。决定治疗剂量的方法较多，过去曾有采用固定剂量法，第 1 疗程一律给予 ^{131}I 111~185MBq（3~5mCi），3~4 个月后再视患者情况给予第 2 疗程。也有使用改良式固定剂量法：按病情轻、中、重度而分别给予 ^{131}I 111MBq、148MBq 或 185MBq（3mCi、4mCi、5mCi）。现在采用较多的是甲状腺质量吸收法。

甲状腺肿大程度对甲状腺功能亢进的治疗效果有重要影响，甲状腺质量小，每克甲状腺组织所用 ^{131}I 活度相对减少，质量大宜相应增大才能取得较好疗效，按照甲状腺的大小，为了达到治愈甲状腺功能亢进的目的，每克甲状腺 ^{131}I 的给予剂量可按表 9-1 计算。治疗剂量确定后不超过 555MBq（15mCi）时，可一次口服，若临床症状严重或总活度超过 555MBq（15mCi）的，可分次口服，一般先给总量的 2/3，间隔 4~7d 后无明显反应，再给予余下的1/3。除按上述公式计算外，^{131}I 剂量增减因素还需根据病例的不同情况进行改变，如病情严重程度、甲状腺大小、最高吸 ^{131}I 率、药物敏感性等。

表 9 - 1　甲状腺质量每 10g 分组相应¹³¹I 剂量

甲状腺质量（g）	¹³¹I 活度［MBq（μCi/g）］	平均吸收剂量（cGy）
10～20	1.480（40）	3 310
21～30	1.665（45）	3 720
31～40	1.850（50）	4 135
41～50	2.220（60）	4 960
51～60	2.590（70）	5 790
61～70	2.775（75）	6 200
71～80	2.960（80）	6 620
81～90	3.145（85）	7 030
91～100	3.330（90）	7 440
>100	3.700（100）	8 270

（三）临床评价

¹³¹I 治疗甲状腺功能亢进是放射性核素治疗中较为传统和经典的治疗方法，核医学界医师一致认同对于绝大多数甲状腺功能亢进患者来说这是最好的治疗方法。但大多数的内分泌医师和外科医师并不赞同，这主要是对核医学不了解的表现。

甲状腺功能亢进常用的手术、抗甲状腺药物和放射性¹³¹I 治疗 3 种方法比较，手术治疗效果最迅速，在切除大部分甲状腺组织后，病情迅速好转，时间短、见效快。但手术有其固有的缺陷性，如损伤颈部神经的可能性，有麻醉意外、伤口感染的危险性；同时手术切除范围过小，会使甲状腺功能亢进无法治愈或复发，但切除范围过大，又可导致甲状腺功能低下；遗留颈部瘢痕造成美容问题等。抗甲状腺药物治疗能控制症状，缓解病情；但用药时间长，可引起肝功能受损、白细胞减低等并发症；不能达到根治的效果，约 80% 的患者停药甚至减量后会出现病情加重或复发。而¹³¹I 治疗，疗效确切，治愈率高，仅一次服药 2～3 个月即能明显控制病情，安全可靠，简便易行，无创伤无痛苦，经济花费也少。

（四）并发症

1. 甲状腺功能低下　　¹³¹I 治疗的最常见并发症为甲状腺功能低下，在治疗后 2～6 个月发生的称为早发甲状腺功能低下，治疗后 1 年以上发生的称为晚发甲状腺功能低下。早发甲状腺功能低下发生率为 5%～44%，一般症状较轻或无症状的亚临床甲状腺功能低下，病程短暂，经 6～9 个月多自行康复，这可能是因为暂时受射线抑制的甲状腺细胞有所恢复或未受损伤的甲状腺组织代偿作用所致。晚发甲状腺功能低下多为持续性，可表现为终身甲状腺功能低下，现在公认它是甲状腺功能亢进¹³¹I 治疗后的主要并发症，发生率以每年 2.8%～5.0% 递增。目前认为发病机制不是射线对甲状腺组织的直接损伤，而是因为在治疗中甲状腺组织细胞释放的球蛋白抗原、微粒体抗原等增多，刺激产生相应的抗体，抗体对甲状腺的破坏作用，引起永久性甲状腺功能低下。

近年来倾向于采用适当剂量的¹³¹I 次治疗使甲状腺功能达到正常状态，使甲状腺功能低下发生率达到可接受水平。承认¹³¹I 治疗甲状腺功能亢进不可能不发生甲状腺功能低下，不是消极的观点，而是更加严格地要求做好¹³¹I 治疗前的准备和治疗后的随访观察，以降低甲状腺功能低下发生率。此外，甲状腺功能低下并不是^{131}I治疗所特有的，手术后的甲状腺功能低下甚至甲状旁腺功能低下并不少见，即使是抗甲药物，也同样有药物性甲状腺功能低下的发生。尽管如此，甲状腺功能亢进^{131}I治疗后的甲状腺功能低下仍是我们的工作重点，应致力于减少其发生。

2. 早期毒性反应

（1）全身反应：常表现为消化系统不适，在服药后当天出现厌食、恶心、呕吐，少数患者有皮肤瘙痒及皮疹等。可自行消失，必要时对症处理。

（2）甲状腺功能亢进症状加重：^{131}I治疗后2周内发生，表现为甲状腺功能亢进症状较治疗前明显，发生的主要原因是^{131}I进入甲状腺后，大量甲状腺细胞受到破坏，甲状腺激素迅速进入血液，导致症状加重。少数病情严重者可出现甲状腺危象表现，如烦躁不安、房颤、血压增高、高热出汗、腹泻等，可危及生命。必须立即给予相应处理，如注射和服用大量碘剂降低血中甲状腺激素水平，采用降温、人工冬眠、镇静剂、抗生素、激素等处理。

因此，对重度甲状腺功能亢进进行^{131}I治疗前，可先使用抗甲状腺药物治疗，控制甲状腺功能亢进症状后再用内放射治疗；也可采用分次给药法，如在第一次剂量服用后发生不良反应，则应暂停第2次剂量，观察一段时间，待不良反应改善后再给予第2次剂量。

（3）其他：少数患者在^{131}I治疗后表现为颈部疼痛压迫感、甲状腺疼痛等不适，持续数天至数周可自行减轻和消失，常无需特殊处理。主要原因为内放射导致甲状腺水肿及放射性甲状腺炎。个别患者使用较大剂量后出现暂时性白细胞减低，程度不重，一段时间后多能自行恢复正常。

3. 远期并发症

（1）甲状旁腺功能低下：极少数患者甲状旁腺完全埋在甲状腺组织中，有可能受到^{131}I的辐射损伤而导致甲状旁腺功能低下。经补充维生素和钙剂后，症状逐渐消失，血液检查也恢复正常。此外，甲状腺内的C细胞因与甲状腺滤泡邻近也可能受到辐射损害，导致降钙素浓度降低。

（2）甲状旁腺功能亢进：^{131}I治疗甲状腺功能亢进后引起甲状旁腺功能亢进已有相关报道，但与^{131}I治疗有多大关系、是否就一定是其引起，目前尚无肯定的结论，有待进一步研究。

（3）甲状腺癌、结节的发生：^{131}I治疗甲状腺功能亢进后有无致癌作用、是否会增加甲状腺瘤的发生率，一直受到人们的关注，但目前没有明确的证据支持。但问题的提出是因为动物实验中，一定剂量的^{131}I可导致甲状腺恶变；核事故地区居民甲状腺癌的发病率确有增高；儿童期颈部接受X线治疗者，甲状腺瘤的发生率高；^{131}I治疗后，有发生甲状腺癌的个别报道。但有学者认为，由于^{131}I治疗剂量给予甲状腺滤泡的破坏力较大，使甲状腺组织的增生能力下降，减低了致癌危险性。

（4）生育和遗传：研究表明用^{131}I治疗后不影响生育力，未见先天性畸形、早产或死胎的发生率有增加，不育症发生率也与普通人群无明显差别，同时女性患者原有内分泌紊乱不育者，甲状腺功能亢进治愈后也能恢复正常生育能力。

（李晨惠）

第七节　药物治疗

甲状腺功能亢进目前的治疗主要是以抑制高代谢状态、缓解甲状腺功能亢进复发为目的。常用的治疗方法包括抗甲状腺药物、放射性碘和外科手术治疗等。该3种方法各有其优缺点。治疗方法的选择主要依赖患者的年龄、性别、病因、对生活的影响、有无其他并发症或伴发病以及患者的意愿和医生的经验等多种因素。部分患者可通过药物治疗得到治愈，同时该治疗方法也是手术治疗的必要准备工作。其缺点是治疗与随访时间长，症状不易控制且可能复发。

（一）药物的选择

1. 抗甲状腺药物　抗甲状腺药物治疗目前是治疗甲状腺功能亢进的主要方法。它又分为硫脲类和咪唑类药物，前者包括甲硫氧嘧啶、丙硫氧嘧啶（PTU）；后者包括甲硫咪唑（他巴唑）、卡比马唑（甲状腺功能亢进平）等。其中他巴唑与甲状腺功能亢进平的作用效果比 PTU 强 10 倍。

该类药物口服后吸收迅速，20~30min 开始出现于血中，2h 达峰浓度。药物在体内分布较广，以甲状腺组织集中较多。主要在肝脏代谢，约 60% 被破坏，部分结合葡萄糖醛酸后排出，半衰期为 2h。

（1）药理作用与机制：硫脲类的作用机制是通过抑制甲状腺过氧化物酶介导的酪氨酸的碘化及耦联，使氧化碘不能结合到甲状腺球蛋白上，从而抑制甲状腺激素的生物合成。但因不影响碘的摄取，也不影响已合成的激素释放和发挥作用，故须待体内储存的激素消耗后才能显效，症状改善常须用药后 2~3 周，基础代谢率恢复须 1~2 个月；丙硫氧嘧啶能抑制外周组织的 T_4 转化为 T_3，迅速控制血清中生物活性较强的 T_3 水平，因此在重症甲状腺功能亢进、甲状腺功能亢进危象时该药可列为首选；轻度抑制免疫球蛋白的生成，使血液循环中甲状腺刺激性免疫球蛋白下降，对甲状腺功能亢进患者除能控制高代谢症状外，也有一定的对因治疗作用；此外该类药物还减弱 β - 受体介导的糖代谢活动，从而减轻高代谢表现。

（2）适应证：①病史短，病情轻，中小度甲状腺肿大。②儿童和 20 岁以下青少年及老年甲状腺功能亢进患者。③合并严重突眼者。④甲状腺功能亢进伴有心、肝、肾、血液系统疾病不能耐受手术的患者。⑤妊娠期甲状腺功能亢进症状较轻者。⑥手术治疗后复发又不适合于放射性碘治疗者。⑦手术前准备或放射碘辅助治疗者。

（3）禁忌证：①对抗甲状腺药物有严重过敏反应或毒性反应者。②用药后白细胞持续低于 $3×10^9$/L，且中性粒细胞低于 50%。③有严重肝肾疾病患者亦应慎用。④重度甲状腺功能亢进。⑤甲状腺 Ⅲ~Ⅳ 度肿大。

（4）相对禁忌证：哺乳期的甲状腺功能亢进患者，高功能腺瘤，药物治疗后又复发 2 次以上者，难以长期坚持服药和随访者。

（5）药物的剂量和疗程：常用的方法是长程疗法，总的用药时间多为 1.5~2 年，分为初始期、减量期、维持期。

1）初始期：开始剂量根据病情的程度而定，常用量为甲硫氧嘧啶或丙硫氧嘧啶 300mg/d，他巴唑 30mg/d，病情严重的患者可适当增大剂量。由于甲状腺内的药物浓度仅与每天服用的剂量有关，而与服药的次数无关，以上药物可经 1~3 次口服。儿童和青少年药物的剂量，建议每千克体重他巴唑 <0.5mg/d，丙硫氧嘧啶每千克体重 <5mg/d。

抗甲状腺药物治疗开始后半年内血清甲状腺激素水平应 4~6 周监测一次，通常 T_3 滞后于 T_4 恢复正常，而血清 TSH 在甲状腺功能恢复正常数周或数月甚至出现甲状腺功能低下时仍处于抑制状态，因而在抗甲状腺功能亢进治疗的早期阶段血清 TSH 的评估价值有限。

2）减量期：当甲状腺功能亢进症状基本缓解，心率降至 80 次/min 左右，血清 T_3、T_4 水平降至正常或接近正常，TSH 增高，可逐渐减少抗甲状腺药物剂量，此期一般为 2~3 个月。减量的幅度和速度不宜太快，要保持病情的相对稳定，一般 2~3 周减量一次，甲硫氧嘧啶或丙硫氧嘧啶每次减少 50~100mg，他巴唑每次减少 5~10mg。待症状完全消失，体征明显好转后过渡到维持期。

3）维持期：此期时间多为 12~24 个月，甲硫氧嘧啶或丙硫氧嘧啶 50~100mg/d，他巴唑 5~10mg/d。用药半年后，可再减剂量 1/2，继续用药半年左右即可停药。维持期间患者可每 3 个月随诊一次，监测血清甲状腺激素。血清甲状腺激素应保持在正常低水平。

在服药期间，除非有较严重反应被迫中止服药外，均应按规律服药。期间如出现感染、精神刺激等应激反应情况时，应酌情增加药物的剂量。

（6）停药指征：长疗程抗甲状腺药物停药指征取决于临床症状与体征的缓解，同时血清甲状腺激素的水平恢复正常，下丘脑 - 垂体 - 甲状腺轴功能稳定，甲状腺免疫学功能基本正常，T_3 抑制试验和 TRH 兴奋试验恢复正常。

然而至今仍没有完全明确的标准来指导停药，一般认为甲状腺无或仅轻度肿大、对药物反应迅速、顺应性好等患者可以或应该长期使用抗甲状腺药物治疗，此类患者常能自发缓解，该类患者如果行手术或放射性碘治疗，则发生甲状腺功能减低的机会大。相反，如甲状腺大或甲状腺肿进行性增大、甲状腺肿伴持续性血管震颤、治疗期间 T_3 下降不满意、TSH 受体抗体持续性阳性等患者应早期采用甲状腺切除或放射性碘治疗。

影响抗甲状腺药物治疗效果的重要原因之一为药物的剂量和疗程。目前主张先用较大剂量在短期内控制甲状腺功能亢进，然后逐渐减量至维持量继续治疗：疗程长短与缓解率有关，6 个月短程治疗的缓解率约为 25%，1.5~2 年的缓解率为 50% 左右，但 2 年以上的疗程并不明显增加长期缓解率。治疗过程中的甲状腺大小也影响疗效，治疗中甲状腺逐渐缩小，抗甲状腺药物的维持剂量小则缓解率高，否则缓解率低。一般来说，抗甲状腺药物治疗 12~18 个月后 1 年内 50%~70% 复发，停药 3 年后复发者则明显减少，30%~40% 的患者 10 年后获长期缓解。由于甲状腺功能亢进药物治疗后复发率较高，所以有必要对这些患者的甲状腺功能状态进行长期随访，当血清 TSH 低水平、T_3 升高是病情复发的早期信号，尽管此时血清 T_4 水平是正常的。

（7）不良反应与注意事项：根据临床统计，抗甲状腺药物的不良反应发生率为他巴唑 33%，丙硫氧嘧啶 6%，总不良反应的发生率 14.3%。不良反应中 50% 的症状可自行缓解或减量后消退，46.6% 的患者需终止治疗。不良反应的发生多在治疗开始阶段，50% 发生在治疗后第 1 个月，70% 在治疗后 3 个月内，90% 在治疗后 6 个月内。

1）过敏反应：以皮肤反应最常见，多为瘙痒、药疹等（5.6%），少数伴有发热，发生此类反应即应密切观察，多数情况下不需停药也可消失。

2）肝损害：抗甲状腺药物都可引起肝损害（0.8%）。由于甲状腺功能亢进本身可导致肝功能损害，故应与药物性肝损害相鉴别。在服药前，应行肝功能检查与肝炎等疾病的检测。

3）粒细胞缺乏症：为严重不良反应，发生率为 0.35%~0.5%。一般发生在治疗后的 2~3 个月内，故应定期检查血常规。患者多为粒细胞减少，而血小板与全血细胞减少少见。要注意与甲状腺功能亢进本身所引起的白细胞总数偏低相区别。若用药后出现咽痛或发热，应立即停药进行相应检查,如粒细胞计数在 $1.5 \times 10^9/L$ 以下中断治疗。处理方面可使用适当的抗生素、注射粒细胞集落刺激因子等。

4)消化道反应:有厌食、呕吐、腹痛、腹泻等。

5)甲状腺肿:本类药物长期应用后,可使血清甲状腺激素水平显著下降,反馈性增加 TSH 分泌而引起腺体代偿性增生,腺体增大、充血。

6)其他少见的不良反应:如关节痛、神经痛、味觉异常、狼疮样综合征、血管炎等表现。

因该类药物易进入乳汁和通过胎盘,妊娠时慎用或不用,哺乳妇女禁用:结节性甲状腺肿合并甲状腺功能亢进及甲状腺癌患者禁用。此外,磺胺类、对氨水杨酸、对氨苯甲酸、保泰松、巴比妥类、酚妥拉明、磺酰脲类等都能不同程度抑制甲状腺功能,如与硫脲类同用,可能增强抗甲状腺效应,应予注意。另外,碘剂可明显延缓硫脲类起效时间,一般不应同用。

2. 碘和碘化物 常用的有碘化钾、碘化钠和复方碘溶液等,都以碘化物形式从胃肠道吸收,以无机碘离子形式存在于血中。大剂量的碘是非常有效的抗甲状腺药物,作用快、效果强,用药后 $1 \sim 2d$ 出现疗效,$10 \sim 15d$ 疗效达到高峰。

(1)药理作用及机制:碘和碘化物是治疗甲状腺病最古老的药物,小剂量的碘可用于治疗单纯性甲状腺肿,大剂量碘化物对甲状腺功能亢进患者和正常人都能产生抗甲状腺作用,主要是抑制甲状腺激素的释放与合成,其作用迅速。但如用药 15d 后继续使用,反而使碘的摄取受抑制、胞内碘离子浓度下降,因此失去抑制激素合成的效应,甲状腺功能亢进的症状又可复发。大剂量碘剂还能抑制 TSH 使腺体增生的作用,腺体缩小变硬,血管减少,有利于手术进行。大剂量碘剂还能抑制谷胱甘肽还原酶,使蛋白水解酶失敏感。此外,大量碘化物能抑制提纯的甲状腺过氧化物酶,进而抑制酪氨酸碘化和 T_3、T_4 合成,又称 Wolff – Chaikoff 效应,但长期使用大剂量碘剂时 Wolff – Chaikoff 效应发生"脱逸"而不再有效。

常用的碘剂有 Lugol 液(复方碘溶液)、饱和碘化钾溶液、碘化钠等。小剂量碘剂临床用来防治单纯性甲状腺肿,在缺碘地区食盐中按(1 : 100 000)~(1 : 10 000)的比例加入碘化钾或碘化钠,可取得满意效果。预防剂量应视缺碘情况决定,一般每天用 100mg 即可。早期患者用碘化钾(10mg/d)或复方碘溶液($0.1 \sim 0.5mL/d$)疗效好,晚期病例疗效差。大剂量碘的应用只限于以下情况:①甲状腺功能亢进的手术前准备,一般在术前 2 周给予复方碘溶液(卢戈液,Lugol's solution)以使甲状腺组织退化、血管减少、腺体缩小,利于手术进行及减少出血;②甲状腺危象的治疗,可将碘化物加到 10% 葡萄糖溶液中静脉滴注,也可服用复方碘溶液,并在 2 周内逐渐停服,需同时配合服用硫脲类药物。

(2)不良反应:①急性反应,多于用药后立即或几小时后发生,主要表现为血管神经性水肿、上呼吸道水肿及严重喉头水肿。此时应立即停药,使用糖皮质激素等抗过敏及对症处理。故在使用碘剂前应仔细询问有无碘过敏史。②慢性碘中毒,表现为口腔及咽喉烧灼感、唾液分泌增多、眼刺激症状等。③诱发甲状腺功能紊乱,长期服用碘化物可诱发甲状腺功能亢进。碘还可进入乳汁并通过胎盘引起新生儿甲状腺肿,故孕妇及哺乳期妇女应慎用。目前认为碘化物有时可能对甲状腺功能产生严重影响,近年来几个国家相继报道了在不缺碘地区给甲状腺功能正常的人和非毒性结节性甲状腺肿患者应用碘化物后诱发甲状腺功能亢进的例子,引起了普遍重视。另外碘化物也可诱发甲状腺功能低下和甲状腺肿大。慢性阻塞性肺疾患者应用大剂量碘剂治疗时可发生伴有或不伴有甲状腺功能低下的甲状腺肿。④其他不良反应如上呼吸道刺激症状、皮疹、结膜炎、动脉周围炎血栓性血小板减少性紫癜等,停药后反应均可消失。

3. 锂 锂剂主要通过抑制甲状腺球蛋白的水解而抑制甲状腺激素的释放，同时还可抑制 T_4 在外周转化为 T_3，因此可用于治疗甲状腺功能亢进。但与其他药物相比，该药并无优点，故临床上已不作为常规的抗甲状腺药物使用，目前仅限于甲状腺功能亢进患者对硫脲类药物过敏或耐药、对碘剂过敏及某些伴有明显躁狂症的甲状腺功能亢进患者。

4. 糖皮质激素 对甲状腺的影响主要是抑制甲状腺对碘的摄取，加速碘的清除，抑制下丘脑中促甲状腺激素的合成和释放，减低脑垂体对 TRH 的反应，从而抑制甲状腺的功能。它还可直接作用于甲状腺，减少甲状腺激素的分泌，使血中的 T_3、T_4 水平下降，同时糖皮质激素还可以减少甲状腺自身抗体的产生。由于长期应用皮质激素会产生很多的不良反应，临床上不用于常规治疗甲状腺功能亢进。目前其主要用于治疗甲状腺功能亢进的恶性突眼及甲状腺危象，在硫脲类药物发生严重的白细胞减少和缺乏时也可应用，且采用短期疗法。

（二）β-受体拮抗药

β-受体拮抗药也是甲状腺功能亢进及甲状腺危象时有价值的辅助治疗药，用于不宜用抗甲状腺药、不宜手术及 [131]I 治疗的甲状腺功能亢进患者。β-受体拮抗药不干扰硫脲类药物对甲状腺的作用，且作用迅速，对甲状腺功能亢进所致的心率加快、心收缩力增强等交感神经活动增强的表现很有效，与硫脲类药物合用则疗效迅速而显著。研究表明甲状腺功能亢进患者的肾上腺素受体增加，所以虽然血儿茶酚胺水平正常，但应用 β-受体阻滞剂能迅速减轻心动过速、心悸、震颤、焦虑等症状。同时该药物也可以抑制外周 T_4 脱碘转变为 T_3，从而减轻甲状腺功能亢进症状。

普萘洛尔是最常用的，一般每次 10～20mg，6～8h 一次，使心率控制在 70～80 次/min 即可，如服药后症状改善不明显者剂量可增至每次 40mg。其他可选用的 β-受体阻滞剂还有美托洛尔、阿替洛尔、比索洛尔等。该类药物不良反应少，使用较安全，偶有恶心、头痛、失眠和抑郁，罕见有皮疹、发热、粒细胞缺乏症等表现。注意患哮喘、慢性肺疾病和支气管痉挛、Ⅱ度以上的房室传导阻滞、充血性心力衰竭的患者不宜使用普萘洛尔，属禁忌证。长期应用普萘洛尔的患者，尤其有严重的心肌缺血的患者，骤然停药，可诱发心肌梗死、窦性心动过速、严重心绞痛等并发症。

（李晨惠）

第八节 外科治疗

一、外科治疗原则

1. 适应证 临床上应根据患者的具体情况做出合理的治疗方案，甲状腺功能亢进外科手术指征：①患者长期药物治疗效果欠佳或反复发作，或出现严重药物不良反应而又不适合或不愿意行放射性 [131]I 治疗。②伴巨大甲状腺肿或有压迫表现或胸骨后甲状腺肿。③伴有甲状腺结节，疑有恶变。④碘甲状腺功能亢进，药物治疗效果欠佳，放射性 [131]I 治疗亦往往难以奏效。⑤伴重度甲状腺功能亢进眼病，甲状腺也较大。此时 [131]I 治疗可能加重甲状腺功能亢进眼病，故多数学者主张经抗甲状腺功能亢进药物控制症状后，采用手术治疗，认为甲状腺全切除优于甲状腺次全切除，因前者可避免甲状腺功能亢进复发。⑥对妊娠的甲状腺功能亢进患者，若较大剂量的抗甲状腺功能亢进药物（如 PTU＞400mg/d）方能维持甲状腺功能正常，则应于妊娠中期采取手术治疗。⑦甲状腺功能亢进合并原发性甲状旁腺功能亢进者，手术治疗可同时治愈甲状腺功能亢进及甲状旁腺功能亢进。

2. 禁忌证　在以下情况存在时应尽量避免外科手术：①既往曾行甲状腺手术（因再次手术产生并发症的危险性增大）。②青少年患者。③老年患者或伴有严重心、肺疾患。④恶性突眼者。⑤妊娠早期及晚期（因麻醉及手术可诱发流产或早产）。⑥当地缺乏有经验及技术熟练的甲状腺外科医生。

外科医生在决定甲状腺功能亢进患者的治疗方案时，必须综合考虑上述多方面的因素，以选择出最适合于患者的个体化治疗方案。

二、手术前的准备

充分做好术前准备，才能确保患者在术中、术后的安全。不论是何种原因引起的甲状腺功能亢进，术前均应行全身检查，包括心、肺、肾及血液检查，确定有无其他器官的疾病，绝对不能在甲状腺功能未恢复正常时进行手术，因为在高代谢的情况下施行手术是很危险的，发生甲状腺危象的可能性将会大大增加。

1. 术前检查

（1）基础代谢率（BMR）的测定：患者手术前做 BMR 的测定，以便了解患者甲状腺的功能状态。可根据脉压和脉率计算，或用基础代谢测定器测定。后者较可靠，前者简便易行。常用公式：基础代谢率（％）＝（脉率＋脉压）－111 或基础代谢率（％）＝（0.75×脉率＋0.74×脉压）－72。

（2）喉镜检查了解声带功能。

（3）颈部摄片了解气管有无移位或受压，还可以了解甲状腺的下界是否延伸入胸骨后。

（4）气管软化试验了解气管有无软化，判定术中、术后气管塌陷的可能性。

（5）心电图或心脏超声检查，了解有无心律失常或心力衰竭。

2. 思想准备　手术前患者往往存在各种思想顾虑，甲状腺功能亢进患者尤为突出，甲状腺功能亢进患者的情绪易波动，容易发怒、激动及吵架。因此，工作人员要对患者关心体贴与谅解，加强心理护理，多做解释说服工作，说明手术的目的，争取良好的配合，必要时给予镇静剂，以稳定情绪。想方设法为患者解除困难，避免各种不良刺激，使患者解除思想顾虑，并能积极配合治疗。

3. 药物准备　甲状腺功能亢进患者在高代谢情况下进行手术，危险性很大，有可能在术后发生难以控制的出血和重要组织的损伤，甚至发生甲状腺危象，造成术后死亡，故周到的术前准备、完全控制甲状腺功能亢进症状是保证手术顺利进行和预防并发症的关键。术前准备的方法有多种，基本药物是碘剂，可根据患者具体情况联合其他药物。术前的准备应达到以下条件：①血清检测证实甲状腺功能恢复正常。②患者情绪稳定，体重增加。③甲状腺缩小、变硬，杂音消失。④脉搏平稳，心率 80～90 次/min，脉压正常。⑤甲状腺彩色多普勒能量图上"火海征"减弱或消失。

甲状腺功能亢进患者甲状腺血运丰富，术中易造成大出血。目前多主张术前口服复方碘溶液，使甲状腺变硬和缩小，以便术中操作，减少术中出血及误伤。术前常用的口服剂为复方碘化钾溶液，即 Lugol 液，Lugol 液的配方为碘酊 5g，碘化钾 10g，加蒸馏水 100mL。术前 2～3 周开始服用，开始时每次 8 滴，每天 3 次，以后每天每次增加 1 滴，直至每次 15 滴，然后维持此剂量至手术日。也可开始时即每次 10 滴，每天 3 次，10~14 天后手术。由于碘剂抑制甲状腺激素释放的作用是暂时的，故服碘时间不能过长，时间过长时，储存在甲状腺内的甲状腺球蛋白可能大量分解，反而使甲状腺功能亢进症状再次出现，甚至更重，临床称之为"反跳现象"。如服碘后，未能按期手术，患者必须重新开始抗甲状腺药物治疗。

4. 甲状腺功能亢进手术前常用药物准备方法

（1）抗甲状腺药物加碘剂法：是目前应用最普遍的方法，特点是效果确切，安全性高；缺点是服药时间长。适用于抗甲状腺药物治疗有效并能耐受较长时间用药的甲状腺功能亢进患者。一般先在门诊或内科服用抗甲状腺药物 4~8 周，症状基本控制后，再行外科治疗，此时应继续服用抗甲状腺药物，同时加用碘剂。

（2）心得安加碘剂：近年来，对于常规应用碘剂或合并应用硫氧嘧啶类药物不能耐受或不起作用的病例，主张与碘剂合用或单用心得安做手术前准备。心得安是一种 β-受体阻滞剂，由于心得安能较快地控制甲状腺功能亢进患者心率和其他交感神经兴奋症状，所以可以用于快速术前准备的患者以及抗甲状腺药物治疗无效或不能耐受的患者。心得安的剂量随临床症状及心率而定。一般用 10~20mg/次，若有必要可增加至 20~40mg/次，每 6h 口服一次。要根据每天上午服药前脉率变化而改变心得安剂量。应用本方法前必须注意：有支气管哮喘、心肌病或有较严重的房室传导阻滞者忌用；用于甲状腺功能亢进时，所需要的剂量较用于其他疾病为大；不能口服者可给予静脉注射；手术后数天内，应继续服药，直至代谢恢复正常。心得安虽然使活动 T_3 降低，但是不能降至正常水平，手术时患者依然暴露于高循环浓度的甲状腺激素之中。这对突然而来的刺激，防护反应较差，而且甲状腺体积并不缩小，质地也不明显变硬，给手术操作带来困难。目前大多数学者认为，甲状腺功能亢进术前准备应用心得安外加服用复方碘溶液 10~14d，可使术中和术后的情况更加平稳。

5. 手术前 1 天的准备　甲状腺功能亢进手术中可能出血较多，故术前必须检查血型，进行交叉配血试验、做好输血准备。术前 6h 禁食、禁饮，避免麻醉时呕吐误吸，术前 1 天晚上，要保证患者充足的睡眠，一般睡前给安眠药或镇静剂。

三、麻醉

1. 麻醉前准备　甲状腺功能亢进患者择期手术的术前准备至关重要，主要目的在于控制甲状腺功能亢进的症状和体征，以防止术中术后甲状腺功能亢进危象的发生。

（1）术前抗甲状腺功能亢进药物的治疗：所用药物包括甲硫氧嘧啶、丙硫氧嘧啶、甲硫咪唑等，此类药物可抑制甲状腺激素的合成。一般术前先用抗甲状腺药物控制病情，再用碘剂减轻甲状腺肿胀和充血，为手术创造条件。

β-受体阻滞剂能降低儿茶酚胺的作用，降低血清中 T_3 浓度，使循环高动力学状态得以控制。常用药物有普萘洛尔。一般于术前 3~4 周至少用普萘洛尔 40mg，每天 3 次口服。心得安半衰期 3~6h，因此，最末一次口服心得安要在术前 1~2h；术前不用阿托品，以免心动过速。术后继续服心得安 4~7d。普萘洛尔属非选择性 β-受体阻滞剂，故慢性阻塞性肺病、哮喘、充血性心力衰竭、Ⅱ度以上房室传导阻滞等患者禁用此药。

对术前心室率超过 100 次/min 的心房纤颤或心力衰竭患者，一般主张经内科治疗心脏情况好转后再行手术。

（2）评价气道通畅程度：麻醉前访视患者时应详细询问患者有无气道受压情况及呼吸

困难的症状，体位改变能否加重或减轻呼吸困难症状，有无声嘶和喉返神经麻痹。检查甲状腺肿大程度，明确气管受压的程度及部位，有无胸骨后甲状腺肿大等，借以评估呼吸道的通气状态，从而为麻醉选择和麻醉管理提供重要依据。

（3）麻醉和手术时机：主要取决于术前准备程度。一般认为甲状腺功能亢进患者最佳手术时机为：经抗甲状腺药物等治疗后病情基本控制，全身症状明显改善，情绪稳定，体重有所增加；基础代谢率在 +20% 范围内；心率减慢，为 80 次/min 左右，脉压变小。

（4）术前用药：由于患者基础代谢率高，精神异常紧张，常量镇静药效果不佳，故应加大剂量。必要时术前晚肌内注射哌替啶 50mg 和异丙嗪 25mg，具有镇静、镇痛、降低代谢、预防心律失常的作用。为了减少呼吸道分泌物，术前 30min 肌内注射颠茄类药物，其中阿托品可使心率加快，抑制散热，一般多用东莨菪碱 0.3mg。对于有呼吸道梗阻症状者，镇静、镇痛药易减量，以免抑制呼吸，加重缺氧。

2. 麻醉选择　甲状腺功能亢进手术的麻醉主要有气管内全麻、颈部硬膜外阻滞和颈丛神经阻滞 3 种方法，气管内全麻是目前采用最广的方法。甲状腺功能亢进患者精神过度紧张，术中清醒对病情不利，全麻与局部阻滞结合可发挥各自的优点。颈丛神经阻滞或颈部硬膜外阻滞适用于平卧位头后仰无呼吸困难、气道梗阻的患者。基础代谢率 +20% 以下，脉率 <100 次/min 者。采用颈丛神经阻滞，术中牵拉甲状腺仍可有不适感，且麻醉作用时间有限。颈部硬膜外阻滞如操作得当，麻醉效果较好，其交感神经阻滞特别是心脏交感神经阻滞作用可以使心率保持平稳，更有利于防治术中甲状腺功能亢进危象的发生。麻醉期间应严密观察呼吸变化，加强呼吸管理。采用颈丛神经阻滞或硬膜外阻滞时，无论有无呼吸困难或呼吸抑制，都应常规面罩给氧，监测脉搏血氧饱和度。同时应有气管内插管、机械通气等应急设备随时可用。全麻适用于术前精神紧张、情绪不稳定、甲状腺功能亢进尚未完全控制、甲状腺较大或有胸骨后甲状腺肿大压迫气管征象的患者。全麻的优点在于足够的麻醉深度抑制了手术刺激引起的交感神经反应，消除了手术牵拉的不适感，气管内插管可保持术中呼吸道通畅，防止局麻下因用辅助药过多引起的呼吸道抑制或呼吸道梗阻，增加了麻醉和手术的安全性。

（1）颈丛神经阻滞或颈部硬膜外阻滞。

（2）全麻诱导：全麻诱导力求平稳，避免过度兴奋和憋气等不利反应，应时刻注意保持呼吸道通畅，充分给氧。插管时动作轻柔，切忌用暴力插管，插管后妥善固定，以免导管滑脱移位，引起声门喉头气管损伤、喉痉挛、喉头水肿等并发症，给呼吸管理带来困难。

硫喷妥钠、咪唑安定、异丙酚具有良好的镇静作用，诱导迅速、平稳，适合甲状腺功能亢进患者的麻醉诱导。肌松剂应选用心血管作用较小的药物，如琥珀胆碱、阿屈可林、维库溴铵。氯胺酮和潘库溴胺可明显增加患者心率，不宜使用。

（3）麻醉维持：一般选用安氟醚、异氟醚或七氟醚复合 N_2O 吸入维持，但氟烷可引起甲状腺激素增加和心律失常，应避免使用。神经安定镇痛术或静脉普鲁卡因复合全麻，对甲状腺激素及心血管的干扰小，麻醉稳定，可选用。

（4）残余肌松药的拮抗：有些甲状腺功能亢进患者可合并肌无力，故应选择中、短效药物。术中监测神经肌肉接头功能，术后使患者自动康复，避免肌松作用残余。确实需要拮抗者要避免使用阿托品而改用抗胆碱酯酶药复合胃长宁。

（5）加强对心血管功能的检测：特别注意心率、心律及血压的变化。为防治甲状腺功能亢进危象，术中体温检测应被列为常规检测项目。

3. 巨大甲状腺切除术的麻醉 巨大的甲状腺常压迫周围邻近的器官，并以压迫气管较常见。甲状腺位于第2、第3气管环的前面及两侧。如一侧压迫，可使气管向对侧移位或扭曲；如两侧压迫，则使气管内腔狭窄，气管呈扁平状。由于气管内腔变狭窄可致通气受阻，呼吸困难，气管壁因长期受压迫而软化，特别是全麻诱导或术后因气管塌陷很容易发生窒息。巨大的甲状腺还可以压迫血管、神经、深部大静脉，以致头颈部的静脉回流受阻，声带麻痹，声音嘶哑等，如两侧声带麻痹可造成失音及呼吸困难。对此类患者的麻醉要特别注意以下几个方面。

首先患者以气管插管全身麻醉最安全。麻醉诱导时以咽喉、气管上端充分表面麻醉下清醒插管为佳，或适量使用镇静催眠药后在半清醒下插管，可减轻插管反应，容易成功。对于不合作的患者或小儿，如果估计可以显露声门，亦可采用基础麻醉或全麻诱导下插管，但应避免应用肌松药后插管不成功导致危险发生。气管导管的长度和粗细可根据X线上所示的气管受压位置、管腔狭窄程度、扭曲情况选择质地富有弹性的合适导管。含有金属螺旋环的乳胶导管不易压扁，但插管较困难，需放置管芯插管。巨大甲状腺压迫气管无法移动甲状腺者，因显露困难，可借助纤维光导支气管镜作引导，经鼻腔或口腔插管。对于气管严重受压，管腔过度狭窄，常规导管插入困难者，可使用无套囊的细导管（经鼻或口腔），用高频喷射通气静脉复合麻醉维持。麻醉结束拔管时主要防止由于气管软化发生气管塌陷窒息。对怀疑有气管软化者，可较长时间地保留气管导管或行预防性气管切开。如在拔管过程中发生气管塌陷，可将退至声门的导管重新插入气管内保留或做气管切开术。如拔管后气道通气不畅、呼吸困难者可重新插入导管，保留导管送患者回麻醉苏醒室或病房，如长时间不能拔管者应行气管切开术。

4. 甲状腺功能亢进危象的治疗 甲状腺功能亢进危象高发于术后6~18h，极少数可以发生在分离挤压甲状腺时或甲状腺切除后不久。术前准备不充分是发生术后甲状腺功能亢进危象的最危险因素。临床表现为烦躁不安、精神激动、多汗、高热、心动过速（心率在120~140次/min或140次/min以上），可伴有各种心律失常及充血性心力衰竭。严重者呕吐、腹泻、黄疸、大汗淋漓、极度烦躁、虚脱、昏迷，最后可死于肺水肿、心力衰竭与水电解质紊乱。防治甲状腺危象的关键在于做好充分的术前准备，掌握最佳的麻醉与手术时机。其他预防性措施包括选用较大剂量的神经安定镇痛药物或冬眠合剂；不宜用阿托品；避免精神刺激与应激反应；麻醉诱导及维持力求平稳，保持足够的麻醉深度与良好的麻醉效果；维持呼吸道通畅，防止术中发生缺氧和二氧化碳蓄积；术中严密观察心率和体温的变化等。治疗以支持疗法、对症疗法为主，结合抗甲状腺功能亢进药物，包括静脉输液、物理降温、β-受体阻滞剂的应用及给予碘剂、硫氧嘧啶，肾上腺功能不全者可给予氢化可的松，及时纠正水、电解质及酸碱平衡失调，确保供氧充分。

四、手术

1. 手术范围的选择 无论何种类型的甲状腺功能亢进，手术的目的有二：一是切除足够的甲状腺组织，以缓解甲状腺功能亢进症状；二是解除甲状腺对周围组织器官的压迫。对后者而言，国内外学者均已达成共识，而对于前者，甲状腺功能亢进手术中甲状腺残留量的大小，始终是外科领域中探讨的问题。残留量过大，手术后势必会导致复发，反之，则甲状腺功能低下,需终生进行甲状腺激素替代疗法。两者皆会给患者带来继续治疗的经济及精神负担,而且也会影响患者的生活质量。残留量已经被认为是甲状腺功能亢进手术后密切相关的预后因子,并呈现出逐渐缩小的趋势。手术中甲状腺残留量的测定目前国内多采用体积测定法,即以患者或手术者手指大小为标准来判定残留量,也有应用厘米(cm)为单位表示甲状腺残留大小。因为甲状腺形状不规则,体积难以计算,用体积测定残留量实在难以保证准确性,所以几乎所有的教科书与甲状腺相关著作中甲状腺大小都是以质量(g)为单位。多数作者认为在避免并发症的前提下,应使甲状腺残留量尽量缩小,因为复发甲状腺功能亢进多数药物控制效果不佳,再次手术出现并发症的概率极高,主张甲状腺残留量控制在2g左右更为合适。术后如发生甲状腺功能不足,可以应用甲状腺激素替代疗法,目前人工合成的左旋甲状腺激素几乎无任何不良反应,每天仅需服用一次,极为方便。但随之而来的是90%的患者经手术治疗后由甲状腺功能亢进变成了甲状腺功能低下或潜在性功能低下。目前在我国,受经济及就医条件限制,并非每位患者手术后都能定期复查及检查甲状腺功能,而终生服药更难以被接受。因此,甲状腺残留量确定在5g左右,不但复发可能性小,而且可以维持甲状腺功能。当前在我国比较容易被患者接受。如果从病因学角度考虑,手术前应该做甲状腺受体抗体TRAb检查,术前TRAb高值患者的甲状腺残留量应尽量缩小,以避免手术后一段时期因TRAb持续刺激残存甲状腺组织而造成复发,如果甲状腺功能亢进并发甲状腺癌,治疗原则应与甲状腺癌的治疗相同,行甲状腺全切除或近全切除,淋巴结是否同期清除,可根据术中情况而定。

2. 甲状腺功能亢进的手术方法 传统手术即通过颈部低领状切口暴露甲状腺,再切除病变腺体。优点是显露清楚,可做整个腺体的探查,喉返神经损伤率较低,为1%~3%,适用于所有甲状腺疾病。自1997年Huscher报道首例腔镜甲状腺切除术以来,此类手术已有成功报道用于甲状腺功能亢进的治疗,其利用长柄状的腔镜手术器械能远离颈部操作的特点,将切口设计远离颈部,如前胸部、乳晕、腋下等,手术时采用4mmHg低压注入CO_2或皮肤提吊术,采用5mm的30°内镜提供视野,在皮下或肌肉下通道插入2~4个套管以置入分离器械。其主要的优势在于颈部无手术疤痕,有一定的美容价值。相比较而言,对甲状腺功能亢进患者腔镜下甲状腺切除术一直受到延缓和抵制,原因在于需要进行手术治疗的甲状腺功能亢进患者的甲状腺通常较大,并且有合并恶性病变的情况存在,而且传统手术本身创伤也不大。腔镜下甲状腺手术操作空间狭小,甲状腺周围血管神经较多,发生神经损伤的概率更大。此类手术除了有主观上的美容效果外,基本没有客观的优越性,从技术层面上看,分离的范围甚至超过了传统开放性手术。因此,腔镜手术尽管是安全可行的一种术式,然而应用这一术式时需仔细评估各种方法并客观比较所获得的良好疗效。

传统手术步骤如下:

(1)麻醉以后,患者取仰卧位,肩下垫枕头,使头部后仰,下颏前抬,突出颈前部,使手术野暴露,有助于手术操作。在准备手术野前,先给患者戴好无菌帽。消毒范围为上达下颌下缘和下唇,下达两肩和前胸乳头平面,继之将两包适宜大小的无菌敷料放置于颈部两侧,以吸附术中血液,保持术野清洁。根据切口的大小铺好小、中、大单。颈丛麻醉在切开皮肤之前应先测试一下麻醉的效果,简单的方法是用镊子轻夹或刀尖轻刺切口附近的皮肤,观察患者的反应。切口选择的最低点一般距胸骨柄上缘2横指,切口的两端应稍超过胸锁乳突肌外缘。切开皮肤、皮下组织及颈阔肌,在颈阔肌深面、疏松组织间隙进行分离,上至环状软骨，下达胸锁关节。此时操作应轻柔，避免伤及深部血管。游离完毕后将护皮巾与周围无菌敷料牵引缝合，以利术野显露（图9-1~图9-3）。

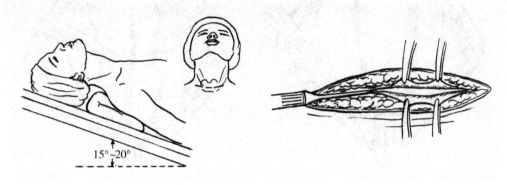

图9-1 体位与切口   图9-2 切口

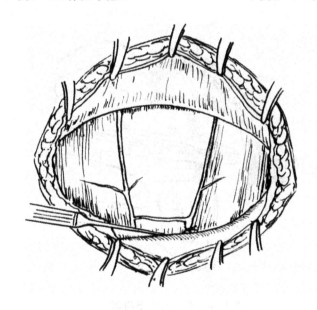

图9-3 游离皮瓣

　　（2）颈中线处纵行切开筋膜，将颈前肌群分离，深及甲状腺真被膜。甲状腺功能亢进患者，甲状腺表面血管迂曲扩张，壁薄而脆弱，在分离真被膜时，应小心慎重，仔细钝性分离，以免造成表面血管的出血影响手术操作。甲状腺肿大明显，显露困难时可横断颈前肌群，在预定切断颈前带状肌部位，缝扎颈前浅静脉，以减少出血（图9-4~图9-6）。

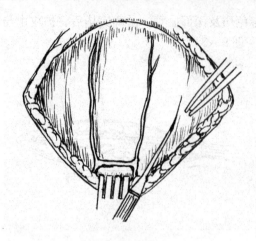

图 9 - 4　切开颈白线

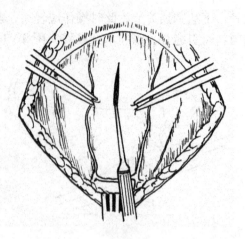

图 9 - 5　切开胸锁乳突肌前缘

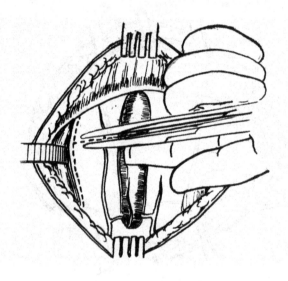

图 9 - 6　横断舌骨下肌群

（3）甲状腺的静脉解剖变异较多，但通常从甲状腺上极有一支小静脉，自甲状腺中部有 1~3 支静脉，而自甲状腺下极也经常有一支静脉汇入颈内静脉。手术时一般先解剖甲状腺外缘，可用纱布推向内侧或用甲状腺钳夹住甲状腺轻轻提起，并略向内翻，就可使甲状腺中静脉处于紧张状态，便于结扎和切断，这样整个甲状腺叶除其内侧部分外，已能从甲状腺床中提出，便于辨认甲状腺的上下极血管、喉返神经和甲状旁腺。钝性分离甲状腺被膜与喉头之间的疏松组织和悬韧带，解剖时尽量贴近甲状腺以免损伤喉上神经。贴近上极处理甲状腺上动、静脉。在假被膜处做双重结扎切断甲状腺上动脉，近心端再贯穿结扎一次，防止脱落出血。当上极位置较高，需用牵引线将上极向下牵引以有利于解剖分离，再贴近甲状腺真被膜，逐一切断各个分支（图 9-7，图 9-8）。

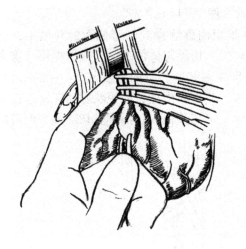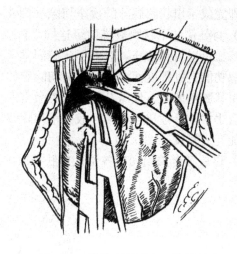

图9-7 分离甲状腺上血管　　　　　　　　图9-8 缝扎甲状腺上血管近断端

（4）处理甲状腺上极后，用手将已游离的甲状腺上极轻轻顶起，拉向内上方，一般即可显露甲状腺下动、静脉，处理下极血管的关键是避免损伤喉返神经。甲状腺功能亢进手术时喉返神经不需要常规显露（图9-9，图9-10）。

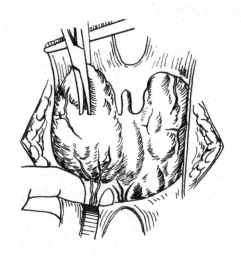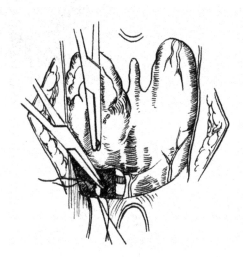

图9-9 分离甲状腺下血管　　　　　　　　图9-10 缝扎甲状腺下血管近断端

（5）将甲状腺峡部上下缘筋膜切开，用弯血管钳于峡部深面与气管之间做钝性分离。分离完毕，用两把直血管钳夹持，在两把血管钳间切断峡部，妥善进行止血（图9-11）。

（6）用组织钳夹住上极组织，向下拉，向内翻。甲状腺下极则向上向内翻转，暴露出甲状腺的外侧面。术者此时应拟定一条切除线。用若干把小血管钳夹住该切线上的一切小血管，这样不仅可使甲状腺切开时出血很少，而且由于喉返神经已被血管钳隔出在手术野之外，可以防止它在切除甲状腺时被误伤。术者在上述血管钳的前内侧进行切开，注意此外侧的切面应斜向内、后方，到腺体后面的手指感到残留的组织厚薄已恰当为止。然后就可转而将已离断的峡部提起，沿气管旁边将腺体的内侧予以切开，切面斜向外后方，直到两个切面会合，即完成了甲状腺腺叶的次全切除（图9-12~图9-14）。

（7）将外侧的甲状腺被膜切缘连同少许腺体组织内翻缝合到气管侧面的背膜上，一般的切面渗血可以自行停止。对侧甲状腺同样予以切除。切除腺体的多少，应根据甲状腺大小和甲状腺功能亢进程度而定，通常需切除腺体的80%~90%，以两侧残留3~5g组织为宜。考虑到甲状腺功能低下仅需补充甲状腺激素即可维持其正常生理，而甲状腺功能亢进复发却需要再次手术，处理比较麻烦，故手术切除腺体时宁可切除稍多，而不宜切除偏少而造成甲状腺功能亢进复发（图9-15）。

（8）逐层缝合关闭切口各层，皮肤予以皮内缝合（图9-16，图9-17）。

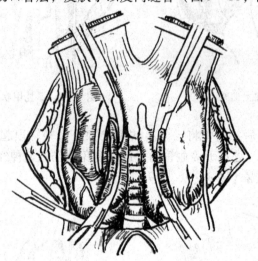

图9-11　峡部切断

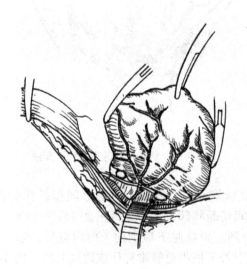

图9-12　切除线

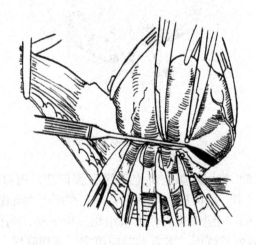

图9-13　切除甲状腺

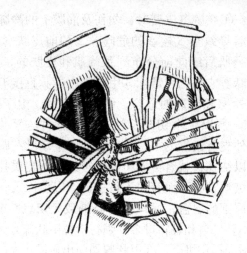

图 9-14　创面结扎止血

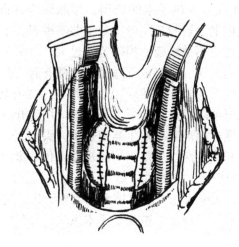

图 9-15　缝合甲状腺切面

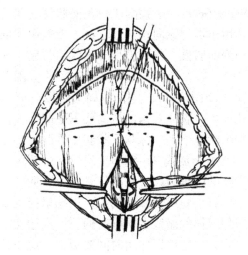

图 9-16　缝合舌骨下肌群

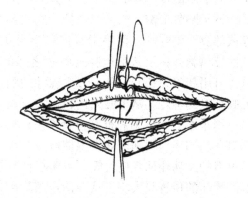

图 9-17　关闭切口各层

该手术主要注意点如下：①在游离皮瓣时，勿伤及筋膜上的静脉。因为颈下部和胸骨后的静脉呈负压，静脉的撕破有导致空气栓塞的危险。②颈前皮肤的感觉是来自颈$_2$~颈$_4$的神经前支，它们是从胸锁乳突肌后缘向前分布到颈阔肌和皮肤的，所以皮瓣两侧游离过度时，可能致术后颈前皮肤有麻痹或感觉异常。③甲状腺中静脉直接汇流入颈内静脉，静脉撕破或结扎脱落，有造成空气栓塞和出血的危险。结扎脱落后，由于静脉壁薄且弹性回缩作用，难于寻找，止血较困难。所以手术切断、结扎中静脉时应轻柔，保留端应双重结扎。④甲状腺上动脉与喉上神经外支有紧靠的平行关系，如将上动脉在距上极较远的地点连同周围组织，不加分别地一并予以结扎，就有可能将喉上神经的外支误扎在内，引起环甲肌的瘫痪，使声调降低。⑤分离下极血管时，血管钳不可过深，以免深入到腺叶的后内侧，而损伤喉返神经。⑥甲状腺下动脉周围的出血，操作应小心细致，切忌粗暴急躁和大块钳夹结扎。⑦保留甲状腺后背膜完整，不要游离和翻转过多。强行牵拉甲状腺叶向对侧，容易使喉返神经从正常的解剖位置移出，而增加损伤机会。⑧甲状腺切面出血需止血时，最好不要选用缝扎止血。即使钳夹止血效果不佳而使用缝扎止血时，缝针不宜过深且要沿气管纵轴的方向进行。

3. 超声刀在甲状腺功能亢进外科手术的应用　甲状腺为富血腺体，为缩短手术时间，以往的甲状腺手术中通常使用电刀切割与止血，效果并不理想。主要表现为腺体创面出血较多，且由于热传导，处理过程中不易精确，损伤范围过大，对于气管、喉返神经和甲状旁腺存在安全隐患；由于有电流的影响，电刀也不适用于佩戴有起搏器及金属异物的患者。

超声刀于 20 世纪 80 年代末在国外开始应用，其特点为具有切割速度快、止血效果好、不产生烟雾和焦痂及手术视野清晰等优点，所以被逐渐应用于开放手术中，并取得了较好的效果。超声刀的工作原理是通过超声频率发生器使金属刀头以 55.5kHz 的超声频率进行机械振动，使其将机械能转换成超声能而达到使组织的水分汽化、蛋白质氢键断裂、组织被凝固后切开，同时达到止血切割作用。使用时，超声刀刀头的温度 <80℃，周围传播距离 <5μm，极少产生烟雾、焦痂，无电火花，对机体无电生理干扰。超声刀在甲状腺手术中的应用在一定程度上降低了甲状腺手术难度、减少了手术风险，并且使术中出血极少、缩短手术时间而备受推崇。

手术方法与操作步骤：采用气管内麻醉，颈部横切口，位置在胸骨上窝上方 1~1.5cm，长度 3~5cm（以往没用超声刀甲状腺手术切口是 6~10cm），于颈阔肌与颈前肌群之间的疏松组织处上下游离皮瓣并缝于上、下方的布巾上，用超声刀纵向切开颈白线，上至甲状腺上极水平，下至胸骨上窝，用两把小拉钩向两侧牵开颈前肌群，超声刀切开甲状腺包膜，显露甲状腺峡部及双侧腺叶，用手指触摸观察甲状腺病变状况，进行初步判断病变的范围及性质，钝性分离腺叶在甲状腺包膜与腺叶之间的疏松组织内进行，过程中如遇难以分开的组织、血管可用超声刀切开，从而显露腺叶的侧方及下方，腺体背面的游离要紧贴腺体，保护甲状旁腺和喉返神经，从下开始用超声刀凝固切断甲状腺下动静脉与甲状腺中静脉，切断血管前最好用小血管钳分离和推开血管周围的组织，将血管游离 2~5mm，然后再用超声刀反复凝固血管。用超声刀切断峡部腺体以及与气管之间的纤维组织，显露气管前方，此时应注意用超声刀的无功能面朝向气管，以防损伤气管，接着切断甲状腺悬韧带，根据触摸观察决定保留的腺体的位置与大小，从而确定用超声刀切除腺体的路线，从腺叶的下方开始切割腺体，注意超声刀的功能杆朝向腺叶，无功能杆朝向后方，超声刀作用时间要短促，避免超声刀的热效应对甲状旁腺和喉返神经的损伤。最后切断甲状腺上动脉，切断甲状腺上动脉时最后保留部分腺体，这样凝固血管更加牢固，并减少了损伤喉上神经的机会，同时也使操作变得方便。取出标本送快速病理检查。腺体的创面缝合，置切口引流管，用吸收线间断缝合颈白线以及连续缝合颈阔肌和皮内，关闭切口。

应用超声刀行甲状腺手术具有如下特点：①止血确实、便捷，甲状腺腺体血供丰富，甲状腺手术的成功与否很大程度决定于术中止血的好坏、快慢以及术野的清晰程度。传统手术方式需要不断对血管进行钳夹和结扎，较费时；电凝止血则无法凝闭血管腔较大的血管。切割腺体时更是不能形成无血创面。超声刀理论上可以封闭 3mm 以下的血管，血管和腺体创面无需缝线结扎，省时且可靠。②减少创伤，超声刀可以止血切割一次完成，不需较大的操作空间，能明显缩短手术切口长度。③甲状腺术野内基本可以不留置缝线，减少了术后因异物存留导致感染的机会。④手术创面干净，减少了损伤喉返神经的概率。

超声刀使用要领：①血管处理：对于直径 2mm 以下的小血管可直接用超声刀完成分离、凝闭、切断，对于直径 2mm 以上的较粗血管应游离 1.0 ~ 1.5mm，游离后分次凝闭，低输出功率并轻微变动凝闭位置，先凝闭再凝断（而不是切断），血管直径 > 3mm 时宜结扎其近心端。②防止喉返神经和甲状旁腺损伤：超声刀热损伤较小，对周围组织的热传导 ≤ 3mm，当距离喉返神经或甲状旁腺 3mm 以内可能引起喉返神经暂时性麻痹或甲状旁腺功能暂时性/永久性低下。刀头非工作面朝向需保护的结构，每次凝切后应及时用湿纱为刀头降温，凝切处局部保持干燥，避免液体热传导损伤神经或甲状旁腺；喉返神经入喉点前方小动脉应钳夹结扎，而不用超声刀，以免喉返神经灼伤。

总之，超声刀操作简单，切割组织及凝血效果佳，可显著缩短手术时间，减少异物残留，是甲状腺手术的必备器械。

五、术后处理

（1）甲状腺手术后患者的体位，一般如血压平稳即可给予半卧位，以利于手术区引流通畅和改善呼吸和循环功能。全麻未清醒患者取平卧位，头转向一侧，清醒、血压平稳后，再改半卧位。甲状腺手术后，一般不严格控制饮食。在判定无喉上神经损伤后，当天或术后第 1 天起即可进流食或半流食，逐渐过渡为普食。若患者有呛咳，说明有喉上神经损伤，尽量不要给流食以免误吸，可以根据情况给予软食或半流食，如患者有低血钙表现，饮食中要适量限制肉类和蛋类，而鼓励多进食米类、水果和蔬菜。

（2）手术中选用光滑不易堵塞、质软的硅胶或橡胶引流管，从胸骨上窝上方戳孔引出。保持引流通畅是保证切口早期愈合及预防伤口感染的基础。如引流管内或敷料上引流物较少与病情不符，或有压迫症状者，都是引流不畅的特征性表现，需进一步检查原因。常见的引流不畅原因有：引流管血液凝块堵塞；引流处皮肤戳孔明显小于引流管管径，压迫引流管；引流管固定线过紧，压迫引流管造成管腔狭窄甚至闭塞；体位不当，以致引流物不能顺利排出等。引流方法可采用体位引流法和负压引流法，而以负压引流法较好。术后 1 ~ 2d 内应密切注意引流管的通畅情况及引流量。一般引流管在 24h 内拔除，如引流较多者，可适当地延长拔管时间。拔管时应自颈部双侧向中下方向轻轻挤压，以排除组织间隙内可能残留的积血和渗液，并将引流口边缘拉拢闭合，以促进愈合。

（3）监测患者的呼吸、体温、脉搏和血压，并注意患者的精神及一般状况的改变，随时观察出血、呼吸困难、甲状腺危象等并发症的发生，做到及时有效治疗。保持呼吸道通畅。甲状腺功能亢进患者术后要继续服用复方碘溶液，每天3次，每次10滴，共1周左右。对于术后伤口疼痛患者，可口服或肌内注射止痛剂。部分颈丛麻醉患者术后偏头痛，大部分是麻醉反应所造成，一般对症处理即可缓解。

六、常见的手术并发症

1. 术后呼吸困难和窒息　这是术后最危急的并发症，多发生在术后48h内。常见原因：①切口内出血压迫气管，主要是手术时止血不彻底，或因血管结扎线滑脱引起。②喉头水肿，主要是由于手术操作创伤或气管插管损伤所引起。③术后气管塌陷，是气管壁长期受压，发生软化，术后失去周围组织支撑所引起。临床表现为进行性呼吸困难、烦躁、发绀以至窒息。如因出血所引起者，尚有颈部肿胀、引流口渗出鲜血等。如发生上述情况，应立即在床旁拆除缝线，敞开伤口，去除血肿；如情况仍无改善，应立即做气管切开，待患者情况好转后，再送手术室做进一步检查处理。

2. 喉返神经损伤　主要是手术操作直接损伤引起，如切断、缝扎、挫夹或牵拉过度；少数是由于血肿压迫或疤痕组织牵拉而引起。前者在术中立即出现症状，后者在术后数天才出现症状。如完全切断或缝扎喉返神经，损伤是永久性的，挫夹、牵拉或血肿压迫所致的损伤多为暂时性，经针刺、理疗等治疗后，一般可在3~6个月内逐渐康复。一侧喉返神经损伤所引起的声嘶，可由声带过度地向患侧内收而好转，术后喉镜检查虽仍见患侧声带外展，但患者并无明显声嘶。两侧喉返神经损伤会发生两侧声带的麻痹，引起失音或呼吸困难，需做气管切开。甲状腺手术喉返神经的损伤率为2%~13%，可致患者声音嘶哑，严重者可致失音、呼吸困难或窒息。喉返神经损伤会对患者的心理和身体造成损害。因此，作为外科医师，必须重视甲状腺手术中喉返神经的保护以及损伤预防。预防主要有以下方面。

对于甲状腺病灶较大或甲状腺癌病例，尤其是术前已出现声嘶等症状或病灶侵犯范围较大而怀疑已有神经受累的患者，术前应常规进行间接喉镜等喉功能检查，为手术者提供必要的临床资料及对术后判断是否手术损伤神经提供依据，如术前常规检查声带以判断喉返神经情况。手术者在术前应熟悉喉返神经、喉上神经的正常解剖位置，注意甲状腺内外包膜、甲状腺上下动脉、甲状腺上下极等与神经的解剖关系。

甲状腺手术损伤神经的原因主要有术中大出血，盲目慌乱钳夹组织止血致神经损伤：神经变异而未加以注意；神经与周围组织粘连严重、解剖关系不清；操作粗暴、分离欠细致，大束血管神经一并结扎；过度牵拉腺体、翻动甲状腺腺体造成神经钝性损伤；腺体切除后，处理腺体残端时误缝误扎神经等。因此，要求手术者操作应规范，精细，耐心，术野应清晰，层次应清楚。少量渗血可填塞压迫，不要急于结扎止血。遇明显血管出血甚至大出血时，在负压吸引配合下看清出血点后钳夹止血，不要盲目钳夹或大块组织结扎。暴露腺体时，不宜过度牵拉甲状腺，以免神经被过度牵拉或被连同周围组织翻起误伤。行腺叶次全切除时，注意保留腺体背面的包膜，以保证操作在腺体组织内进行；残面止血时，避免过深钳夹或缝扎；腺叶全切时，宜在离断峡部后，由内侧向外侧紧贴真包膜剥离甲状腺背侧。游离甲状腺上端及离断血管时应贴近腺体，避免伤及甲状软骨下角及咽下缩肌下缘筋膜附近的喉返神经分支。

术中暴露、保护喉返神经至今尚存争议。提倡者认为暴露喉返神经可使其免受永久性损伤，术者能在直视下进行操作和止血，即使在术中发现声音变化，在确定神经完整或小分支损伤情况下，仍可按原定方案完成手术，且有的病例不存在喉返神经可能。反对者认为喉返神经变异较多，在分离显露神经的过程中有增加损伤机会的可能，暴露神经时的牵拉、刺激也可能损伤神经，主张采取保护局部区域的方法以避免损伤。多数作者主张根据不同情况区别对待：甲状腺良性疾病手术时，尽可能不暴露喉返神经，避免因暴露喉返神经而引起牵拉、刺激或出血、水肿，简化手术步骤，缩短手术时间，可减少损伤喉返神经机会。甲状腺癌等恶性疾病或其他疾病需行全甲状腺切除术时，应常规暴露喉返神经。肿瘤本身压迫、浸润可使喉返神经粘连、移位，为手术彻底性，甲状腺后包膜常不保留，如不暴露喉返神经则极易损伤。甲状腺二次手术或多次手术者，原有解剖层次破坏，瘢痕收缩，组织粘连，可致喉返神经走向改变，此时最好暴露神经后在直视下操作。

保护神经可靠的方法是在术中实时监测神经功能，根据监测情况进行手术操作。喉返神经的术中监测已在国外较广泛使用，近年也开始在国内开展，已证实是预防甲状腺手术损伤神经的有效方法。原理是手术解剖分离喉返神经后，依靠电极刺激神经记录喉部肌肉肌电图，从而判断神经功能，避免损伤。神经损伤的治疗目前效果仍然欠佳，所以应注意预防损伤。损伤后可应用维生素 B_1、维生素 B_{12}、烟酸、654–2 及神经生长因子等药物，对其修复有一定作用。对于单侧永久性麻痹，为矫正发音和保护下呼吸道，可施行声带内移术，甲状软骨成形术或患侧声带黏膜下注射术。双侧喉返神经损伤致双侧声带内收，发生呼吸困难或窒息，应立即行气管插管或气管切开。喉返神经修复是治疗喉返神经永久性损伤的直接有效的方法。如术中发现神经切断，应争取做一期缝合，可用 10–0 无创缝线行无张力端端吻合。当探查到有喉返神经断裂，在没有缺损时，即行喉返神经两断端无张力吻合。如断端缺损较多或远侧断端无法找到，可立即行选择性神经吻合术，即膈神经与喉返神经吻合（切断内收肌支）来选择性支配环杓后肌，使声带吸气时外展；同时用颈袢或其分支与内收肌支吻合来支配喉内收肌群，使声带发音或呼气时内收，此术式能有效地恢复声带生理性运动（内收及外展）功能，效果较佳。

3. 喉上神经损伤 多由于结扎、切断甲状腺上动静脉时，离开腺体上极较远，未加仔细分离，连同周围组织大束结扎所引起。若损伤喉上神经外支，会使环甲肌瘫痪，引起声带松弛，音调降低。分离向上延伸很高的甲状腺上极时，有时可损伤喉上神经的内支，由于喉黏膜的感觉丧失，患者失去喉部的反射性咳嗽，进食时，特别是饮水时，就可引起误咽而呛咳。一般经针刺、理疗等可自行康复。

4. 手足搐搦 手术时甲状旁腺误被一并切除，挫伤或其血液供应受累时，都可引起甲状旁腺功能不足，引起手足搐搦。症状多在手术后 1~2 天出现。轻者仅有面部或手足的强直感或麻木感，常伴心前区的重压感；重者发生面肌和手足的搐搦（一种带疼痛性的痉挛）。每天可发作数次，每次 10~20min，甚至数小时，严重病例还伴有喉和膈肌痉挛，可引起窒息而死亡。晚期常继发双眼白内障。在不出现搐搦的间歇期间，神经肌肉的应激性明显增高，如果在耳前叩击面神经，颜面肌肉即发生短促的痉挛（Chrostek 征）；如果用力压迫患者的上臂神经，即引起手的搐搦（Trousseau 征）。血钙多降低血磷则上升，同时尿中的钙、磷排出减少。

甲状旁腺功能低下有以下原因：在行甲状腺切除术时将位于甲状腺后被膜的甲状旁腺切除。如甲状旁腺出现解剖变异，异位于甲状腺实质内时，被误切的机会增加。手术中甲状旁腺可能被钳夹、缝合、结扎，引起甲状旁腺损伤。一般认为，只要保留 2 个功能正常的甲状旁腺，就可维持正常的功能。甲状腺手术时，因结扎甲状腺上、下动脉，同时甲状腺后被膜切除或游离过多，或完全切除甲状腺后被膜，即使未切除或损伤甲状旁腺，亦可引起甲状旁腺血供障碍，是造成术后甲状旁腺功能低下的重要原因。在行甲状腺手术时，应尽量保留甲状腺后被膜及邻近后被膜中上方部分甲状腺组织，以保护上方甲状旁腺免受损伤。同时需警惕可能有位置变异的甲状旁腺易于受到损伤或切除。术中游离甲状腺侧叶时，应仔细观察甲状腺侧叶前方和下极附近有无位置变异的甲状旁腺，行甲状腺部分切除或次全切除术时，尽可能保留甲状腺下动脉；需结扎甲状腺下动脉时应尽量靠近颈总动脉，以保存其与其他动脉的侧支吻合，保留甲状旁腺血供。

治疗：发作时立即静脉注射 10% 葡萄糖酸钙或氯化钙 10~20mL。口服葡萄糖酸钙或乳酸钙 2~4g，每天 3~4 次。同时加用维生素 D_2，每天 5 万~10 万 U，以促使其在肠道吸收。最有效的方法是口服二氢速固醇（AT10）油剂，有提高血钙的特殊作用，从而降低神经、肌肉的应激性。甲状旁腺移植治疗甲状旁腺功能低下，甲状旁腺移植包括自体移植和同种异体移植，自体移植由于不存在免疫排斥反应，在临床应用取得较好的效果。但是 HPT 患者出现症状多在手术后 24~48h，不容易在术后立即发现，其应用受到很大的限制。

5. 甲状腺危象　发病原因迄今尚未肯定。过去认为，甲状腺危象是手术时过度挤压了甲状腺组织，促使大量甲状腺激素突然进入血液中的结果。但是患者血液中的甲状腺激素含量并不一定高。因此，不能简单地认为甲状腺危象是单纯地由于甲状腺激素在血液中过多的结果。近年来则认为，甲状腺危象是由于肾上腺皮质激素分泌不足引起的，甲状腺功能亢进时肾上腺皮质激素的合成、分泌和分解代谢加速。久之，使肾上腺皮质功能减退，而手术创伤应激诱发危象。同时也由于术前准备不充分，甲状腺功能亢进症状未能很好控制所致。临床表现多于术后 12~36h 内发生高热，脉快而弱（>120 次/min），患者烦躁、谵妄，甚至昏迷，并常有呕吐和水泻。如不积极治疗，患者往往迅速死亡。故危象一旦发生，应及时予以抢救治疗。

治疗措施：①复方碘溶液 3~5mL，口服，紧急时可用 10% 碘化钠 5~10mL 加入 500mL 10% 葡萄糖液中静脉滴注，以减少甲状腺激素的释放。②用 β - 受体阻滞剂或抗交感神经药，常用的有心得安 5mg，加入 5% 葡萄糖液 100mL 静脉滴注，或口服 40~80mg，每 6h 一次。利血平 2mg 肌内注射，每 6h 一次。③氢化可的松，每天 200~400mg，分次静脉滴注。④镇静剂：常用鲁米那钠 100mg 或冬眠合剂 II 号半量，肌内注射，6~8h 一次。⑤降温：一般配合冬眠药物物理降温，使患者体温尽量保持在 37℃ 左右。⑥静脉输入大量葡萄糖液并保持水、电解质及酸碱平衡。⑦吸氧，以减轻组织的缺氧。⑧如有心力衰竭者可给予毛地黄制剂，如有肺水肿可给予速尿。

6. 术后复发　常见原因有未切除甲状腺峡部或锥体叶；或切除的腺体不够，致残留的腺体过多，或甲状腺下动脉未予结扎等。复发甲状腺的再次手术常常带来难以估计的困难，而且容易损伤喉返神经和甲状旁腺。因此，对复发的甲状腺功能亢进，一般以非手术治疗为主。

7. 甲状腺功能低下　由于腺体切除过多所引起。表现轻重不等的黏液性水肿；皮肤和皮下组织水肿，面部尤甚，按之不留凹痕，皮肤干燥，毛发疏落，患者常感疲乏，性情淡漠，智力较迟钝，动作缓慢，性欲减退。此外，脉率慢、体温低、基础代谢率降低。可以长期服用甲状腺干制剂或甲状腺激素，一般有较好疗效。

（李晨惠）

第十章

甲状腺功能减退症

第一节　成年型甲状腺功能减退症

成年型甲状腺功能减退是在成年期发生的甲状腺功能低下，又称黏液性水肿、Gull病。在临床上虽不如甲状腺功能亢进多见，但也并不罕见。黏液性水肿（Myxedema）一词与成年型甲状腺功能减退不能等同。成人甲状腺功能减退中仅部分（约<50%）严重甲状腺功能减退患者才有黏液性水肿的表现。成年型甲状腺功能减退多为后天性，多见于甲状腺手术后、[131]I 治疗后或药物治疗后，也可见于某些甲状腺疾病后。女性发病率较男性约高 4 倍。

一、病因

本病的基本病因是由于甲状腺功能不足。导致甲状腺功能不足的原因是多方面的，现归类如下：

1. 甲状腺组织的毁损

（1）甲状腺组织萎缩：自发性或原发性。

（2）甲状腺组织毁损

1）手术切除过多。

2）[131]I 治疗过度。

3）急性化脓性甲状腺炎。

4）甲状腺肿瘤、结核。

（3）甲状腺病变

1）慢性甲状腺炎。

2）产后甲状腺炎。

3）甲状腺肿晚期。

2. 甲状腺功能减退

（1）甲状腺素合成障碍

1）使用抗甲状腺药过量。

2）缺碘过度。

（2）垂体功能衰退

1）自发性甲状腺萎缩：多为自身免疫反应的结果，如亚急性甲状腺炎、淋巴细胞性甲状腺炎、产后甲状腺炎等未经治疗，任其发展，其终末状态则为甲状腺萎缩。甚至毒性甲状腺肿发展到晚期亦可出现甲状腺萎缩，最终形成黏液性水肿。应该指出的是，甲状腺萎缩仅指其形态和结构方面的相对状态而言，实际上不少萎缩的甲状腺仍可以扪及，甚至可以稍显肿大。切片可见若干滤泡仍属正常，但其功能则处于衰退或衰竭状态。

2）继发性甲状腺功能不足：常继发于甲状腺手术后、^{131}I 治疗后，由于甲状腺切除过多或^{131}I 治疗剂量过大所致。其病程进展较自发性萎缩为快，且多伴有肌肉疼痛和皮肤感觉异常。也可以由于甲状腺癌、甲状腺结核、甲状腺梅毒、甲状腺真菌病等，病变毁损甲状腺组织而导致甲状腺功能不足。结节性甲状腺肿的晚期常并发甲状腺功能减退。

3）药物性甲状腺功能不足：抗甲状腺药服用过量，或时间过长，可以形成甲状腺功能不足。长期服用大剂量碘剂能导致甲状腺肿及功能不足，因为高浓度碘反而能抑制甲状腺对碘的摄、储功能。长期缺碘也能引起甲状腺功能不足，甚至发生黏液性水肿。

4）垂体性甲状腺功能不足：不论何种原因引起的垂体毁损或萎缩，都会导致各个靶子内分泌腺的功能衰退，主要是甲状腺、肾上腺和性腺。其中甲状腺功能不足的表现往往最为突出，称"继发性（垂体性）黏液水肿"。这种患者除甲状腺功能不足症状外，在一定程度上尚有其他内分泌激素缺乏现象，可以推断其基本病变在垂体。偶尔垂体的病变也可能单纯导致 TSH 分泌不足，因而形成纯粹的甲状腺功能不足。

二、病理

本病的基础是黏液性水肿。可能是由于甲状腺激素减少，血液循环中甲状腺激素量降低，促甲状腺激素分泌量增多，因而导致黏多糖在组织中的沉积，有时也可引起轻度的眼球突出和眼睑水肿。成年型甲状腺功能减退如情况不严重者，可不形成黏液水肿，但各种组织仍有类似而较轻的病变。各种组织的典型病变如下：

1. 甲状腺　滤泡小而细胞呈扁平状，滤泡间有致密的纤维组织，并有局灶性的淋巴细胞和浆细胞浸润，有时可见多核巨细胞。散在或成团的甲状腺细胞也有所见，其中有些为嗜伊红性，形成 Hüthle 细胞，也有的呈上皮样组织转化。

2. 垂体　黏液性水肿患者的垂体切片中，常可见许多可用醛复红（Aldehde fuchsin）染色法辨认的特殊细胞，称"丫细胞"、"小颗粒嗜碱性细胞"或"双染（Amphophiles）细胞"。这种细胞可能源自嗜碱性细胞或拒染（Chromophobes）细胞，有活跃的促甲状腺激素分泌功能，而能分泌生长激素的嗜酸性细胞则同时减少。

3. 其他内分泌腺　肾上腺大致正常，或者偶尔有皮质萎缩现象，而肾上腺髓质则正常。甲状腺功能减退如同时伴有肾上腺皮质萎缩，称"Schmidt 综合征"。卵巢一般无明显变化，但可能有排卵障碍，因此绝经前的妇女其子宫内膜可能有增生或萎缩现象。男性患者，未成年者其输精管壁可有玻璃样变，管壁细胞退化，管周围纤维组织增生；而成年以后发病者其输精管变化多不显著，仅偶尔可见上述病变。甲状旁腺一般正常，偶尔可有增生现象。皮肤变化显著，汗腺和毛囊常因表皮过度角化而被阻塞，真皮水肿，胶原纤维显得肿胀、分离和破碎。细胞外的间质和黏多糖大量增加。皮下血管及其周围可能有少量的单核细胞浸润。

4. 骨骼和肌肉　骨骼较致密，骨骼肌肿胀、苍白。镜下可无明显变化，有时肌横纹消失，肌细胞退化灶、肌纤维彼此分离明显，其间有嗜碱性物质浸润。

5. 脑、心、肝、肠 脑细胞可能萎缩，神经胶质亦然，有退化灶可见。心脏可能肥厚而扩大，间质水肿，有时有纤维组织增多现象，心肌细胞的变化似骨骼肌。肝脏可能正常或者略有水肿。肠壁组织中常有主细胞增多现象，间质中有黏液积存，肠壁的平滑肌细胞也有骨骼肌相似的变化。

6. 浆膜腔 含较多体液，其蛋白质含量正常或增加。

三、临床表现

由于甲状腺的潜力很大，仅小部分组织就能产生足量的内分泌激素以维持其功能，所以临床上往往在甲状腺遭受损害以后间隔很长时间（若干月或年）才逐渐出现症状，患者往往不自觉。在甲状腺功能不足症状产生前，多数有先驱症状。但如系手术切除过多、^{131}I 治疗过量所致的甲状腺功能减退，则出现症状的时间较早。

一般基础代谢降至 −20% 左右则出现轻微症状。最普遍的症状是：出汗减少，不耐寒冷，喜居暖室，爱穿厚衣。性格习惯也有改变，患者显得性格柔和，智力迟钝，动作缓慢，身倦乏力，经常便秘或月经过多。耳朵失聪、头发易掉、语言粗重、面肿目眩、脸色苍白、体重增加都可能是起病初期的症状。

当基础代谢降至 −30% 以下时，体征和症状都将变得更加明显，其中最突出的是非凹陷性的黏液性水肿。黏液性水肿是甲状腺功能减退的典型症状，表示本病已发展到较重阶段。此时患者仍然可能自我感觉良好，脾气很好，从不发怒，不过精力减退，日常很少工作，喜居暖室，特别在冬天常整天蛰居火旁，在盛暑却反觉舒适。如未经及时治疗，可进入本病的终末期，所谓黏液性水肿恶病质期。此时不仅患者的一般症状和体征都更加明显，而且由于组织生长缓慢，出现一系列特殊体征，如舌头变得厚而肿，皮肤变得燥而粗，头发干枯，活动减少，反应迟钝。最终可因继发性感染（肺或肾），或衰竭过甚、昏迷而死亡。一般未经治疗的患者自症状开始至死亡可长达 10～15 年。不过，就目前医疗水平及医疗知识的普及，典型的自然过程已极为罕见。

成年型甲状腺功能减退在各系统、脏器的症状和体征表现如下：

1. 一般状貌 黏液性水肿多为颈项短粗而腹部膨隆的矮胖体型者，很少见到瘦长型的人。体重因体液增多而增加。头面部病变最为显著：面目水肿，形如满月，但不似肾炎患者明显。整个面部皮肤因水肿而显得厚实，又不像肢端肥大症那样肥厚。皮色苍白，略显微黄，呈老象牙色，面颊中部可呈粉红色。眼睑狭小，眼皮水肿，上睑下垂，下睑水肿似含有一包水样。眉毛外侧部分常稀疏。眼球可稍突出，但眼球运动一般无障碍。鼻子较阔，口唇较厚，耳垂较大，前额和鼻翼旁的皱纹较深。舌头明显肥大，常致运转不灵而言语不清，舌面光滑，舌色红润，与苍白的面色恰成对照。如患者贫血严重，舌色也可变白。

患者在静居时常面无表情，反应迟钝，动作缓慢，非常软弱，性格温婉，与人交谈常面露微笑，似小孩天真状。声音嘶哑、低沉，言语谨慎、缓慢，咬字不准、发音模糊，似醉汉，这多系舌头较大，口唇较厚，腭垂、鼻腔和咽喉的黏膜水肿所致。发音和语言方面的特殊表现，可视为本病特征。有经验的临床专家在听到患者讲话后，便能做出对本病的诊断。

2. 皮肤及其附件 皮肤寒冷而干燥，尤以四肢为明显。皮肤很少汗腺和皮脂腺的分泌，所以皮肤经常粗糙而有脱屑，并有细小皱纹。皮下组织很厚，皮肤移动度小，似有水肿而无压陷性，但下肢有时也可有压陷性水肿。皮下脂肪常有增加，甚至形成团块，尤以锁骨上部位为多。皮肤受伤后，愈合能力差。手足因黏液性水肿而显得特别宽阔，但骨骼并无增大而可与肢端肥大症相区别。指甲厚而脆，生长缓慢。毛发燥而少，易折断，男性胡须很少。

3. 骨骼和肌肉 早期，肌肉可略显僵硬，甚至强直，稍感疼痛，用甲状腺制剂治疗后可迅速恢复。黏液性水肿患者可有肌肉的普遍肥大，同时有动作迟慢和易感疲倦现象，称"Hoffmann 综合征"。但不像真正的肌僵直症那样有典型的肌电图变化。

关节一般无变化，偶尔可有增生性关节炎，有时则可因关节软骨萎缩而有萎缩性关节炎。偶尔可有关节僵化和运动不灵现象，在口服甲状腺制剂后可迅速恢复正常。

4. 精神和神经 患者常面呈微笑，表情似很得意。回答问题缓慢，但理解力正常，答语正常。记忆力减退，注意力和思考能力下降，情绪和应激性降低，反应时间明显延长。少数患者有神经过度和忧虑不安现象，在晚期病例可发生精神病态。

患者嗜睡，经常在火炉旁或暖室中瞌睡；易倦，往往常在不该睡的场合假寐。这表明黏液性水肿已达严重程度，或为黏液性昏迷的前兆，但真正昏迷者少见。

在神经方面，除软弱外，一般无典型的运动障碍，有时可出现共济失调、意向性震颤、眼球震颤以及更替性运动困难。也有小脑萎缩而致眩晕者。

感觉障碍少见。但麻木、刺感、异常的痛感较为普遍，特别在外科手术或 ^{131}I 治疗后的甲状腺功能减退患者较为常见，发病率可达 80%。由于皮下黏液水肿，可压迫周围神经发生麻痹现象，特别是腕部的正中神经压迫症状较为多见。可以发生耳聋或眩晕，但在应用甲状腺制剂治疗后可显著恢复。

5. 呼吸和循环 肺功能一般无明显减退，但每分钟呼吸和肺灌注量都减少，对 CO_2 的刺激反应减弱，可产生 CO_2 滞留黏液性水肿性昏迷也可能就是 CO_2 中毒现象。一般甲状腺功能减退患者常感气急，并常有明显循环减退现象：体温降低，神经应激性减弱，心率减慢，周围血流量减少。黏液性水肿本身不致引起心脏病变，也不会引起心力衰竭，但黏液性水肿患者的心脏变化与充血性心力衰竭相似，心脏扩大，心包、胸膜和腹膜腔有渗液，心率和周围循环缓慢，心排血量减少，而血压大致正常。近代研究认为，单纯甲状腺功能减退不致引起心力衰竭，因此甲状腺功能减退患者如伴有心力衰竭症状，应疑有其他心脏病变同时存在。此时对黏液性水肿的治疗应极为慎重，因为用甲状腺制剂治疗后，新陈代谢迅速增加，有可能导致严重的心力衰竭，也可伴发心肌梗死和脑梗死。黏液性水肿患者易致动脉粥样硬化，大多数见于 60 岁左右的病例。甲状腺制剂治疗时较易发作心绞痛，需对其剂量进行个体化给予，每个患者有自己的耐受量（药阈）。

6. 消化系统 严重黏液性水肿患者，消化道可有显著变化。牙齿和牙龈受影响，舌头干燥、肥厚，口、舌、咽的黏膜经常异常干燥。胃肠道黏膜萎缩，肠壁苍白肥厚，缺乏弹性，形如柔软的皮革。肠道常胀气，特别是结肠有时明显胀大，甚至有误诊为巨结肠症而行盲肠造瘘术者。消化功能常处于抑制状态。患者食欲不振，胆囊活动受抑制，可胀大。

7. 泌尿生殖系统 因通常饮水不多，故尿少。肾功能可出现某些异常，肾血流量和肾小球滤过功能减退。性功能减退，男性勃起功能障碍，女性月经失调。不论男女，因性欲减退常致不育。尚能怀孕分娩者，所生婴儿大都近于正常，有时骨骼发育仍较迟缓。成年以前，男性睾丸发育不全；成年以后，则睾丸的生精小管退化。女性患者绝经前月经过多，有时甚严重而屡屡需作刮宫手术。少数病可出现闭经，但在适当替代疗法后可恢复正常。

8. 血液系统 约半数的黏液性水肿患者可有贫血，为造血功能低下性贫血。但贫血程度不与基础代谢率成正比。其贫血的原因是由于代谢降低，血氧减少，骨髓受到抑制。少数黏液性水肿患者还可能并发 Addison 恶性贫血。

四、诊断

1. 病史 详细地询问病史有助于本病的诊断。如甲状腺手术、甲状腺功能亢进^{131}I 治疗；Graves 病、桥本甲状腺炎病史和家族史等。

2. 临床表现 本病发病隐匿，病程较长，不少患者缺乏特异症状和体征。症状主要表现以代谢率减低和交感神经兴奋性下降为主，病情轻的早期患者可以没有特异症状。典型患者畏寒、乏力、手足肿胀感、嗜睡、记忆力迟钝、声音嘶哑、听力障碍，面色苍白、颜面和（或）眼睑水肿、唇厚舌大、常有齿痕，皮肤干燥、粗糙、脱皮屑、皮肤温度低、水肿、手脚掌皮肤可呈姜黄色，毛发稀疏干燥，跟腱反射时间延长，脉率缓慢。少数病例出现胫前黏液性水肿。本病累及心脏可以出现心包积液和心力衰竭。重症患者可以发生黏液性水肿昏迷。

3. 实验室诊断 血清 TSH 和总 T_4（TT_4）、游离（FT_4）是诊断甲状腺功能减退的第一线指标。原发性甲状腺功能减退血清 TSH 增高，TT_4 和 FT_4 均降低。TSH 增高，TT_4 和 FT_4 降低的水平与病情程度相关。血清总 T_3（TT_3）早期正常，晚期减低。因为 T_3 主要来源于外周组织 T_4 的转换，所以不作为诊断原发性甲状腺功能减退的必备指标。亚临床甲状腺功能减退仅有 TSH 增高，TT_4 和 FT_4 正常。

甲状腺过氧化物酶抗体（TPOAb）、甲状腺球蛋白抗体（TgAb）是确定原发性甲状腺功能减退病因的重要指标和诊断自身免疫甲状腺炎（包括慢性淋巴细胞性甲状腺炎、萎缩性甲状腺炎）的主要指标。一般认为 TPOAb 的意义较为肯定。日本学者经甲状腺细针穿刺细胞学检查证实，TPOAb 阳性者的甲状腺均有淋巴细胞浸润。如果 TPOAb 阳性伴血清 TSH 水平增高，说明甲状腺细胞已经发生损伤。我国学者经过对甲状腺抗体阳性、甲状腺功能正常的个体随访 5 年发现，当初访时 TPOAb > 50IU/mL 和 TgAb > 40IU/mL 者，临床甲状腺功能减退和亚临床甲状腺功能减退的发生率显著增高。

4. 其他检查 轻、中度贫血，血清总胆固醇、心肌酶谱可以升高，部分病例血清催乳素升高、蝶鞍增大，需要与垂体催乳素瘤鉴别。

甲状腺功能减退的诊断思路如图 10 - 1 所示。

根据临床表现及实验室检查结果，可将甲状腺功能减退分为严重甲状腺功能减退（黏液性水肿）、轻度甲状腺功能减退及亚临床甲状腺功能减退 3 级（表 10 - 1）。

表 10 - 1 各级甲状腺功能减退的临床表现及实验室检查结果

	临床表现	血清 TSH	TRH 试验	抗甲状腺抗体	血清 T_4	血清胆固醇	心电图
严重	+ +	+ +	+ +	+ 或 0	+ +	+ +	+ +
轻度	+	+	+	+ 或 0	+ 或 0	+	+
亚临床	0	+	+	+ 或 0	0	+ 或 0	+ 或 0

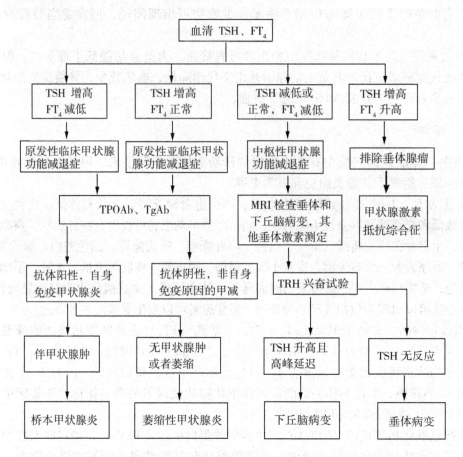

图 10 - 1 甲状腺功能减退诊断思路

TSH：促甲状腺素；FT_4：游离 T_4；TPOAb：甲状腺过氧化物酶抗体；TgAb：甲状腺球蛋白抗体；TRH：促甲状腺素释放激素

五、鉴别诊断

最难区分的并非是甲状腺功能减退而是神经质的患者。神经质者，一般都呈体态略胖的中年女子，经常有头晕、易倦、嗜睡、便秘、抑郁或神经质等表现，而在体格检查时不能发现任何甲状腺功能减退的典型症状。患者 BMR 可能偏低，但 PBI 浓度、摄^{131}I 率、T_3 及 T_4浓度仍属正常。其他如慢性肾炎、恶性贫血病者也应与甲状腺功能减退进行鉴别。肾性水肿是全身性的，其皮肤紧张而具压陷性，虽血清胆固醇浓度也可较高，BMR 和 PBI 也可能较低，但摄^{131}I 率正常甚至偏高。恶性贫血患者常有舌头痛、胃无酸现象。

继发性甲状腺功能减退与原发性甲状腺功能减退的鉴别诊断可以从以下几个方面考虑。

1. 病史　妇女的月经史非常重要。原发性甲状腺功能减退患者常月经过多。如青年妇女在分娩后不能泌乳，并随即有绝经现象（即所谓席汉综合征）是垂体损害的表现；如不伴一般的绝经期症状（面颊潮红、性情暴躁）者则更有可能；有难产产后大出血史，以后不能哺乳或伴有永久性停经、性欲减退现象者，也有垂体损害可能。不论男女，在头部受伤后有头痛、视力丧失者，表示蝶鞍有损伤可能，伤后有性欲减退亦是。黏液性水肿患者在施行甲状腺制剂替代治疗效果不显著或有不良反应者，也应疑为垂体性黏液性水肿。

2. 体格检查 垂体性黏液性水肿患者体重常有减轻。皮肤冷，但不干燥。颜面皱纹多，显得苍老。腋窝、阴部、颜面部毛发、眼睑毛掉光，但剩余毛发并不粗糙反而显纤软。舌头不大，声音不浊，心影常缩小。女性的乳房、阴道黏膜、子宫以及男性的睾丸常有萎缩。血压一般偏低。

3. 实验室检查 垂体性黏液性水肿的各种甲状腺功能检查与原发性甲状腺功能减退同样是明显降低，BMR、PBI、摄入 ^{131}I 率也均降低，故鉴别意义不大。但原发性甲状腺功能减退 TSH 值常明显升高，而垂体性黏液性水肿患者的 TSH 较正常值为低。血清胆固醇，原发性者常增高，而垂体性者常降低。血糖测定，原发性者罕见降低，而继发性者明显降低。肾上腺皮质激素测定和生殖腺功能测定对两者的鉴别也常有帮助。如为垂体性黏液性水肿，"水盐"内分泌测定及血清钠、氯浓度均较低，做 Kepler 利尿试验和 Cutler – Power – Wilder 禁盐试验不正常，常有肾上腺皮质功能衰退的典型表现，尿中 17 – 羟皮质素含量测定几乎为 0。胰岛素耐受试验时，垂体性黏液性水肿患者常有胰岛素过敏和低血糖现象，小剂量的胰岛素注射也能导致血糖迅速而持续地下降，甚至有发生胰岛素休克和昏迷的危险。此外，卵巢促卵泡激素的尿排出量有时对诊断也有帮助。

对少数患者根据病史、体格检查及上述实验室检查仍不能鉴别时，TSH 刺激试验可能提供帮助。垂体性黏液性水肿患者，一般在连续 3 天肌内注射 10U TSH 以后，应能使 ^{131}I 的吸收率恢复正常。而原发性甲状腺功能减退患者对此试验无反应。但值得注意的是，如垂体性甲状腺功能减退患者病期已久，其甲状腺已纤维化，TSH 试验可能无反应，而原发性甲状腺功能减退者有时也可能对 TSH 有反应，因其残余甲状腺组织可能尚有一定功能。

对垂体性黏液水肿患者与原发性黏液性水肿同时伴有肾上腺皮质功能不全者可通过做 ACTH 试验作鉴别。单纯性垂体性黏液性水肿患者，在 ACTH 注射后各种试验可发现其肾上腺皮质功能已有所改善，而同时伴有肾上腺皮质功能不全的原发性黏液性水肿患者则无任何反应。

六、治疗

1. 治疗目标 临床甲状腺功能减退症状和体征消失，TSH、TT$_4$、FT$_4$ 值维持在正常范围。左甲状腺素（L – T$_4$）是本病的主要替代治疗药物。一般需要终身替代；也有慢性淋巴细胞性甲状腺炎所致甲状腺功能减退自发缓解的报道。近年来一些学者提出应当将血清 TSH 的上限控制在 < 3.0mIU/L。继发于下丘脑和垂体的甲状腺功能减退，不能把 TSH 作为治疗指标，而是把血清 TT$_4$、FT$_4$ 达到正常范围作为治疗的目标。

2. 治疗剂量 治疗的剂量取决于患者的病情、年龄、体重和个体差异。成年患者 L – T$_4$ 替代剂量 50 ~ 200μg/d，平均 125μg/d。按照体重计算的剂量是 1.6 ~ 1.8μg/（kg·d）；儿童需要较高的剂量，大约 2.0μg/（kg·d）；老年患者则需要较低的剂量，大约 1.0μg/（kg·d）；妊娠时的替代剂量需要增加 30% ~ 50%；甲状腺癌术后的患者需要剂量约 2.2μg/（kg·d），以抑制 TSH 在防止肿瘤复发需要的水平。T$_4$ 的半衰期是 7d，所以可以每天早晨服药一次。甲状腺片是动物甲状腺的干制剂，因其甲状腺激素含量不稳定和 T$_3$ 含量过高已很少使用。

3. 服药方法 起始的剂量和达到完全替代剂量所需时间要根据年龄、体重和心脏状态确定。< 50 岁、既往无心脏病史患者可以尽快达到完全替代剂量；> 50 岁患者服用 L – T$_4$

前要常规检查心脏状态，一般从 $25 \sim 50\mu g/d$ 开始，每天一次口服，每 $1 \sim 2$ 周增加 $25\mu g$，直至达到治疗目标。患缺血性心脏病患者起始剂量宜小，调整剂量宜慢，防止诱发和加重心脏病。理想的 $L - T_4$ 服药方法是在饭前服用，与其他药物的服用间隔应当在 $4h$ 以上，因为有些药物和食物会影响 T_4 的吸收和代谢，如肠道吸收不良及氢氧化铝、碳酸钙、硫糖铝、硫酸亚铁、食物纤维添加剂等均可影响小肠对 $L - T_4$ 的吸收；苯巴比妥、苯妥英钠、卡马西平、利福平、异烟肼、洛伐他汀、胺碘酮、舍曲林、氯喹等药物可以加速 $L - T_4$ 的清除。甲状腺功能减退患者同时服用这些药物时，需要增加 $L - T_4$ 用量。

4. 监测指标　补充甲状腺激素，重新建立下丘脑 - 垂体 - 甲状腺轴的平衡一般需要 $4 \sim 6$ 周的时间，所以治疗初期，每间隔 $4 \sim 6$ 周测定相关激素指标。然后根据检查结果调整 $L - T_4$ 剂量，直到达到治疗目标。治疗达标后，需要每 $6 \sim 12$ 个月复查一次有关激素指标。

七、预防

碘摄入量与甲状腺功能减退的发生和发展显著相关。我国学者发现碘超足量［尿碘中位数（MUI）$200 \sim 299\mu g/L$］和碘过量（$MUI \geqslant 300\mu g/L$）可以导致自身免疫性甲状腺炎和亚临床甲状腺功能减退患病率和发病率的显著增加，促进甲状腺自身抗体阳性人群发生甲状腺功能减退；碘缺乏地区补碘至碘超足量可以促进亚临床甲状腺功能减退发展为临床甲状腺功能减退。所以，维持碘摄入量在尿碘 $100 \sim 199\mu g/L$ 安全范围是防治甲状腺功能减退的基础措施。特别是对于具有遗传背景、甲状腺自身抗体阳性和亚临床甲状腺功能减退等易感人群尤其重要。

掌握甲状腺手术中甲状腺的切除量是预防成人甲状腺功能减退的关键问题之一。一般而言，腺体增大越明显，保留的甲状腺组织可适当多一些；相反，甲状腺组织增大不明显而功能亢进症状又较严重者，保留的腺体要适当少一些。但切除量应个体化，这需要手术医师积累丰富的经验。甲状腺癌、结节性甲状腺手术时，要按甲状腺癌的术式原则进行，结节性甲状腺肿切除量亦比较多，故术后常规服用甲状腺片不仅可以预防复发，尚可预防术后甲状腺功能减退的主要措施，甲状腺癌术后须终身服用，除了预防甲状腺癌复发外，尚可预防术后甲状腺功能减退。结节性甲状腺肿的本质是甲状腺功能不足，故术后常规服用甲状腺片不仅可以预防复发，且可避免术后甲状腺功能减退。在施行 ^{131}I 治疗时，应按 ^{131}I 治疗操作常规，剂量要掌握准确。对使用药物治疗甲状腺功能亢进者，其药物剂量要进行个体化定量，特别是维持量的确定要准确；服药治疗的时间也要十分注意，适时而止，既可避免复发或治疗不彻底，又可防止后续的甲状腺功能减退出现。当甲状腺手术后、^{131}I 及药物治疗后患者有轻微的甲状腺功能减退表现，即应做 T_3、T_4 等有关检查，以便及时发现和治疗后续甲状腺功能减退，万不可等到患者发展到黏液性水肿方始治疗。

（李晨惠）

第二节　幼年型甲状腺功能减退症

发生在成熟前儿童期的甲状腺功能低下称"幼年型甲状腺功能减退症"。本病发病年龄越早越像克汀病，发病年龄晚则像成年型甲状腺功能减退。

幼年型甲状腺功能减退病因复杂，可能是散发性克汀病患者早期处于甲状腺功能代偿状态，随年龄增长，甲状腺功能失去代偿而发病。也可能成年型甲状腺功能减退发病较早，在儿童期发生所致。故其病因与成年型甲状腺功能减退的病因类似。

本病的临床表现与起病的年龄和发育情况有密切的关系，幼儿发病者除体格发育迟缓和面容改变不如克汀病显著外，其余均和克汀病类似，有较明显的神经系统发育障碍。其主要临床表现为：智力低下，生长发育迟缓，身材矮小，牙齿萌出及更换较晚，面容幼稚，表情呆滞，多毛，反应迟钝，少语、声细，少动，少食，怕凉，体重迅速增加，皮肤粗糙，脱屑，性腺发育迟缓等。

2～3岁后中枢神经系统基本发育成熟，此后到青春发育期发病，大多数似成年型甲状腺功能减退，但智力偏低，发病年龄低越早越明显，伴有不同程度的生长阻滞和青春期延迟，偶见性早熟和乳汁分泌，可能和TRH促进催乳素分泌有关。垂体性甲状腺功能减退，一般病情较轻，部分有性腺发育不良或不发育。幼年型甲状腺功能减退的实验检查方法和结果与克汀病及成年型甲状腺功能减退相同。

幼年型甲状腺功能减退也应强调早期诊断和早期治疗，以免影响儿童的发育，治疗原则如克汀病和黏液水肿相同，一般患者智力发育影响较小，长期服药体格和性腺均可得到正常发育，预后较佳。

其具体治疗方法主要是补充甲状腺激素，用法同克汀病。一般用药半个月后症状便可得到改善，但神经系统症状恢复较慢，坚持长期服药，可恢复正常的体格发育，性腺发育也可以恢复。但要注意用药不可过量。

（李晨惠）

第三节　克汀病

克汀病（Cretinism disease）是发生在胚胎期或新生儿期的甲状腺功能低下。因为此种患儿又矮又呆傻，又称呆小症，亦即Fagge病。此病分为地方性和散发性两种。地方性克汀病发生在地方性甲状腺肿的流行区，发生的主要原因是胚胎期和新生儿期严重缺碘。散发性克汀病发病地区是散发性的，主要原因是先天性甲状腺发育异常，多与遗传因素有关，有的是因为母亲妊娠期服用过多的抗甲状腺药或放射性碘，有的则是甲状腺本身病变所致。

一、临床表现

本病的典型表现是呆、小、聋、哑、瘫。克汀病患儿有一种特有的傻相：头大额低短，脸宽而苍白；眉间宽、眼裂狭窄，眼睛小；鼻梁下陷，鼻翼肥厚，鼻孔向前；唇厚，张口伸舌，舌体肥大，经常流涎；皮肤干燥，头发稀枯等。患儿智力发育障碍。轻者智力低下，仅能写简单数字，理解力差，动作迟钝，不能入学学习；再重者为痴呆，饮食、大小便能自理，但无语言表达及劳动能力；最重者为白痴，生活完全不能自理，饮食，大小便，穿衣等均需他人照顾。患儿发育迟缓；听力减退，半聋或全聋；声音嘶哑，言语不清，半哑或全哑；可有瘫痪，爬行、步态不稳，行走如鸭步。

二、实验室检查

摄取 ^{131}I 率低，呈"碘饥饿"状态；BMR 下降；血浆蛋白结合碘测定减少；T_4 偏低或降至正常以下；T_3 有的降低，有的正常，有的可有代偿性增高；TSH 一般增高，也可正常，当甲状腺功能减退明显时，血清 TSH 增高尤为明显。

三、诊断

在婴幼儿时期，本病诊断颇难，因各种症状不明显，各项检查也较为困难，故易漏诊。当年龄较大，临床表现典型者，则诊断并不困难。其诊断标准是：

1. 必备条件

（1）出生、居住于低碘地方性甲状腺肿流行地区。

（2）有精神发育不全，主要表现为不同程度的智力低下。

2. 辅助条件

（1）神经系统症状

1）不同程度的听力障碍。

2）不同程度的语言障碍。

3）不同程度的运动神经障碍。

（2）甲状腺功能减退症状

1）不同程度的身体发育障碍。

2）不同程度的克汀病形象：如傻相、面宽、眼距宽、鼻梁塌、腹部膨隆等。

3）不同程度的甲状腺功能减退表现：如黏液性水肿，皮肤、毛发干燥，X 线骨龄落后和骨骺愈合延迟，PBI 降低，血清 T_4 降低，TSH 增高。

有上述的必备条件，再具有辅助条件中神经系统症状或甲状腺功能低下症状任何一项或一项以上，而又可排除分娩损伤，脑炎、脑膜炎及药物中毒等病史者，即可诊为地方性克汀病；如有上述必备条件，但又不能排除引起类似本病症状的其他疾病者，可诊断为可疑患者。

地方性克汀病治疗越早，疗效越好，因而早期诊断特别在婴幼儿时期的早期诊断十分重要。若能密切细致地观察婴幼儿的行为，并结合必要的体格检查和实验室检查，常能发现克汀病患儿。下面提出早期的诊断要点。

行为：患儿常表现为异常安静，吸乳无力，笑声微弱、嘶哑，动作反应迟钝，不活泼，无表情，对周围事物淡漠，常有便秘。

体格检查：患儿的发育落后于实际年龄，如抬头、颈部运动、坐、站及走均晚；前囟门闭合迟，出牙迟；全身肌肉张力低，尤其是肩部肌肉松弛；腹部膨隆，有时有脐疝；皮肤粗糙，常呈灰白或黄色。有人提出跟腱反射的半松弛时间的延长，可作为甲状腺功能减退的早期诊断指标。

实验室检查：X 线骨龄检查，尤其是新生儿应该有股骨远端的骨骺出现，若无则对此病的早期诊断有很大的价值。最有诊断意义的检查是新生儿及婴幼儿血清 T_4 及 TSH 的测定。T_4 低于正常值、TSH 高于正常值，甲状腺功能减退诊断即可成立。

四、鉴别诊断

首先应注意与散发性克汀病进行鉴别。散发性克汀病又称先天性甲状腺功能减退，首先是发生在非地方性甲状腺肿流行区，但在地方性甲状腺肿流行区也可以发生，故应与地方性克汀病鉴别。散发性克汀病患者的甲状腺变小或缺乏，30%～70%为异位甲状腺。其原因可能是先天性或自身免疫抗体或某些毒性物质破坏甲状腺组织所致。这类患者有明显的甲状腺功能减退，甲状腺摄^{131}I率很低，甲状腺扫描甲状腺图形变小或缺如或有异位甲状腺。散发性克汀病智力低下不如地方性克汀病明显，甲状腺功能减退症状则明显，常有黏液性水肿，T_3、T_4、PBI明显降低，TSH增高；体格发育障碍，身体矮小，骨化中心生理迟缓，骨骺碎裂，骨骺延缓闭合等均明显；一般无聋哑，几乎没有地方性克汀病那些神经肌肉运动障碍。此外，尚须与Pendred综合征（先天性耳聋）、唐氏综合征、一般聋哑患者、垂体侏儒症、维生素D缺乏病（佝偻病）、苯丙酮尿症，Laurence－Moon－Biedl综合征以及Gargoylism病等相鉴别。

五、治疗

对克汀病应早期治疗，治疗越早，效果越好。延误治疗会使神经系统受到损害，体格发育受到影响。

1. 补碘　其方法同地方性甲状腺肿。
2. 口服甲状腺片　即替代疗法，其用法、用量见表10-2。

表10-2　克汀病甲状腺片（粉）常规用量

年龄	2个月	4个月	8个月	12个月	2岁	5岁	12岁	14岁	成人
甲状腺片用量（mg/d）	6	12	18	24～30	30～60	60～90	90～120	120～150	<240

开始用足量的1/3，后逐渐增大，每1～2周增加一次。1岁以下小儿每次增加6mg，1岁以上每次增加剂量以15mg为限，至症状显著改善。此剂量可为持续量长期服用，要注意剂量的个体化原则。

3. 左甲状腺素（Levothy toxin，LT_4）治疗　80% T_4被吸收，在外周组织中根据需要转化有代谢活性的三碘甲腺原氨酸（T_3）。T_4的生物半衰期约7d。2～3d才显示作用，作用持续4周。为了确保左甲状腺素（优甲乐）吸收理想，宜在早餐前约30min空腹服用。开始剂量25μg/d，以后增至100～200μg/d，作为长期治疗。如果单用左甲状腺素疗效不够，必要时可补充小剂量的L－T_3。80%～100%的T_3被吸收，收效较快，生物半衰期约1d，作用持续时间约10d。因为含T_3制剂导致血中非生理所需的T_3高浓度，所以现在只在例外情况下使用。通常替代疗法必须实施终身，原则上无禁忌证，预后极好。妊娠期机体对激素的需求增大40%，应对T_4剂量做相应调整。此外，妊娠期应补充碘100mg/d，以预防婴儿缺碘。

4. 其他治疗　对16岁以上的女性患者，应加服己烯雌酚，口服1～2mg/d，连服22d，停药1周，一般服用半年或1年，可使生殖腺发育成熟，月经来潮。对男性青年患者可用甲睾酮或丙酸睾酮，3次/日，口服5～10mg/次。此外，要注意增加营养，补充维生素A、维生素B、维生素C和钙剂，多吃含蛋白质丰富的食物，对儿童的体格和智力发育是有益的。

六、预防

（1）在地方性甲状腺肿流行区，长期食用碘盐，或者给予其他供碘措施。积极防治地方性甲状腺肿，以防止新的典型克汀病的发生。

（2）对流行区的孕妇及哺乳期妇女，可口服碘化钾，还可以补充一定量的甲状腺激素，如口服甲状腺片。从小剂量开始，先给全量的1/4，密切观察，若无不适症状，脉搏 <90 次/分，连日加量，于2周内达到 150~200mg/d。从怀孕开始服用，直到哺乳结束。

（3）给孕妇肌内注射碘油。在流行区，给孕妇一次性肌内注射碘油 2mL。碘供应的有效期为 3~5 年，这 2mL 碘油已足够怀孕期及哺乳期母亲以及胎儿、婴儿所需要的全部碘量。此法简便易行，特别适用于地广人稀的偏僻山区，是预防地方性克汀病的良好方法。

（李晨惠）

第十一章
甲状腺相关性眼病

甲状腺相关性眼病（thyroid – associated ophthalmopathy，TAO）是常见眼眶疾病，其患病率在成年人眼眶病中居首位，通常被认为是一种与甲状腺功能异常相关的器官特异性自身免疫性疾病，具体发病机制迄今尚不十分明确。Grave's 眼病（Grave's ophthalmopathy，GO）是指发生于曾经或现为 Grave's 病患者的眼病，是 TAO 的一种类型。由于 Grave's 眼病是最常见的 TAO，占其中的绝大多数，目前国内外文献对 TAO 与 Grave's 眼病倾向于不作区分，互相通用。严格意义上，TAO 除了发生于甲状腺功能亢进的 Grave's 病外，极少数也可发生于甲状腺功能减退（桥本甲状腺炎）和功能正常者，甚至甲状腺癌患者。本节涉及 TAO 时如没有特殊说明，均指 Grave's 眼病。

多数情况下，Grave's 眼病与甲状腺功能亢进同时或之后出现，但有 20% ~ 25% 的患者可早于甲状腺功能亢进之前出现。Grave's 眼病的病程分两个阶段：早期为活动期，主要表现为眼部淋巴细胞浸润、氨基葡聚糖沉积和水肿；后期则表现为眼球后组织纤维化和脂肪组织沉积。目前针对中重度 Grave's 眼患者的治疗主要包括糖皮质类固醇激素和球后放射治疗，其疗效与治疗方法和时机显著相关。因此，准确判断 Grave's 眼的病情分期及其活动程度，对治疗方法的选择和预后有重要意义。

一、流行病学

TAO 是最常见的眼眶疾病，累及 25% ~ 50% 的 Grave's 病患者，多见于男性。实际上，目前尚缺乏有关 TAO 流行病学权威的数据。国内外文献中有关 TAO 的患病率差异明显，主要与诊断标准尤其是突眼的判断标准不一致有关。最新研究发现，几乎所有 Grave's 病患者均伴有不同程度的 TAO，其中 25% ~ 50% 具有典型的 TAO 临床表现，包括眼睑退缩、结膜充血水肿、眼眶疼痛、眼球突出和（或）运动障碍、复视、暴露性角膜炎和视神经功能障碍等。少数病情严重者可因为暴露性角膜炎或视神经受累导致视力下降、视野缺损，甚至失明。在所有眼病中，约 5% 的患者仅有突眼而临床无甲状腺功能亢进表现，称为甲状腺功能正常的 Grave's 眼病；尽管临床上无甲状腺功能亢进表现，但有下丘脑 – 垂体 – 甲状腺轴的功能异常，表现有 TSH 水平低下或明显被抑制，说明其甲状腺功能处于自主性功能状态。

二、发病机制

Grave's 眼病的病因和发病机制尚不十分清楚。目前认为 Grave's 眼病是一种多因性疾病，其发病与遗传易感基因多态性、自身免疫、眶内成纤维细胞活性改变及多种环境因素如吸烟、性别等有关。大量临床和基础研究提示，Grave's 眼病是一种自身免疫性疾病，是由甲状腺上皮细胞、眼眶前脂肪细胞及成纤维细胞一起表达的共同抗原引发的以细胞免疫为主的位点特异性自身免疫疾病。Grave's 眼病患者循环活化的自身免疫性 T 淋巴细胞（CD_4^+）识别甲状腺、眶内组织及眼球外的自身抗原并与其受体结合而被激活，从而产生各种黏附分子和细胞因子（IFN - γ、IL -1、TNF - α 等）、并激活 CD_8^+ - T 淋巴细胞或 B 细胞，最终产生各种自身抗体。各种细胞因子又通过刺激成纤维细胞增生和释放糖胺聚糖（glycosam - ino-glycans，GAGs）引起眼眶局部的炎症，GAG 的亲水性导致球后组织及眼外肌的水肿、变性，表现出相应的临床症状。因此，淋巴细胞主要是 T 细胞参与了自身免疫过程，而各种细胞因子是自身免疫反应主要的调节因子，眼眶内成纤维细胞抗原的表达是 Grave's 眼病发病的关键因素。Grave's 眼病早期组织学变化为大量淋巴细胞和浆细胞在眼外肌结缔组织浸润、成纤维细胞活化分泌大量的氨基葡聚糖（GAG）和胶原，造成眼球后组织水肿。晚期则表现为受累的眼外肌胶原沉积引起成纤维细胞增殖、纤维增生和脂肪沉积，从而导致眼球后纤维组织增生和纤维化。

1. 甲状腺和眼眶组织的共同抗原学说　Grave's 病是自身免疫性疾病，可以不同程度地累及甲状腺、眼部及皮肤。促甲状腺激素受体（thyroid stimulating hormone receptor，TSHR）是甲状腺中重要的自身抗原之一，而 TSHR 抗体（TSH receptor antibody，TRAb）又是导致 Grave's 病的主要原因。Kriss 等于 20 世纪 60 年代率先提出在甲状腺和眼眶受累组织之间存在共同抗原，TSHR 是目前一致肯定的致 Grave's 眼病的交叉抗原。研究发现眼外肌膜上的成纤维细胞，球后脂肪组织的脂肪细胞和成纤维细胞膜上均有 TSH - R 的存在。有研究还发现 Grave's 眼病患者 TSHR 的 mRNA 水平与行眶减压术患者离体脂肪细胞 TSHR 表达的量及眼病活动度的评分成正比。

2. 胰岛素样生长因子 -1 受体（IGF - 1R）　1993 年 Weightman 等首先发现了 IGF - 1 结合位点对人眼眶成纤维细胞的高亲和性，人们开始注意到胰岛素样生长因子 - 1 受体（IGF - 1R）和受体自身抗体和 Grave's 眼病的联系。Grave's 病患者的 IgG 可以诱导 TAO 眶成纤维细胞表达 IL - 16 和 RANTES，而这些细胞因子在 TAO 患者的 T 细胞的趋化和活化上起到诱导作用，使得自身免疫反应可以持续进行；此外，Grave's 病的 IgG 还可以促进眶成纤维细胞透明质酸的合成，不仅可使透明质酸产生增加，亦释放出信号分子，刺激活性 T 细胞进入炎性区域浸润，IGF - 1R 介导了这一过程。Grave's 眼病患者循环中存在的 IGF - 1R 自身抗体作用于成纤维细胞，使其分泌更多的透明质酸或是向脂肪细胞分化，参与 Grave's 眼病的发病过程。

3. 遗传因素　有研究显示，Grave's 眼病患者 HLA 单倍体以 B8、DR3 多见，提示两者之间存在某种相关性。另有发现，Grave's 眼病患者与 P1（成纤维细胞表达 P 血型抗原）血型有关，Grave's 眼病患者中 P1 阳性者较 Grave's 病无眼病者多见。

4. 眼肌膜蛋白抗原　有研究表明有两种眼肌膜蛋白抗原：G2s 蛋白和黄素蛋白（Fp）也与 Grave's 眼病的发生有关。

5. 环境因素　目前认为吸烟是发生 Grave's 眼病的一个危险因素，83% Grave's 眼病患者吸烟，吸烟者眼病程度较非吸烟者严重。烟草中的尼古丁或焦油可刺激成纤维细胞 HLA - DR 抗原产生过多的黏多糖，并可导致可溶性 IL - 1 受体拮抗药（sIL - 1RA）减少使 IL - 1 作用增强而引起 Grave's 眼病。

三、临床表现及病理

1. 眼睑改变　眼睑挛缩表现为上或下眼睑挛缩、瞬目减少和眼裂宽度大于正常（若双眼平视时上下睑缘间的距离≥7.5mm 即为眼裂增宽，平视时显露角膜上缘和上部巩膜）。眼裂增宽可为单侧性或双侧性，双侧性者，其增宽程度可一致或不一致。甲状腺激素分泌过多使交感神经兴奋是其原因之一。组织学发现，提上睑肌及 Muller 肌存在纤维化、萎缩和瘢痕，这是导致上眼睑挛缩转为慢性的原因。一般认为眼裂增宽是评价眼病和眼球突出对治疗反应的较好指标。

上睑迟落又称 Von Grafe 征，是眼病常见的早期特异性临床体征，表现为双眼向下看时，上眼睑不能随眼球下落或下落滞后于眼球。

眼睑水肿表现为眼睑隆起，周围皮肤肿胀，眼不易睁开，呈下垂状态。甲状腺疾病所致的眼睑水肿多为对称性，晨间较午后或傍晚为轻。

眼睑充血表现为在自然光照下，眼睑皮肤或睑缘呈鲜红色或深紫色，压之褪色，与眼睑长期挛缩、眼球突出有关。

2. 球结膜水肿　球结膜充血和血管迂曲扩张，多在水平肌止端处。严重的结膜水肿可以突出于睑裂以外，呈半透明或浑浊状，导致睑裂闭合不全而继发角膜病变。

3. 眼球突出　Grave's 眼病患者最常见的体征，双眼突出占80% ~ 90%，单眼突出占20%，早期多为轴性突出。原因为球后脂肪的增生和结缔组织水肿、炎性细胞浸润、眼外肌肥厚，引起眶内容积增加。

4. 眼外肌病变　眼外肌是 Grave's 眼病的主要病变部位，可以有多条眼外肌程度不同的受累，以内直肌和下直肌为最早、最常见，表现为肥厚、增大，部分患者可出现眼肌麻痹的症状，出现眼球上转受限、斜视或复视。眼球上转受限是指眼球内转时不能上转，第一眼位时正位或轻度下斜。做被动牵拉试验时，眼球向内上转不能达到正常运动的范围，此可以评价眼外肌的活动度。斜视是指双目注视同一目标时，视轴呈分离状态，一眼的视线偏斜于目标的一侧。复视主要是由眼肌瘫痪所致，提示病情较重。病理改变为大量淋巴细胞散在或聚集沉积在肌纤维和肌膜上，伴有黏多糖的沉积。肌间质中的被激活的成纤维细胞导致组织水肿、疏松，若病变继续发展，成纤维细胞的活性增加，大量胶原形成，导致眼外肌的纤维化和瘢痕形成。

5. 视神经病变　国外报道有5% ~ 10% 的 Grave's 眼病患者发生视神经病变，其中30%可发生不可逆性的视功能丧失，以老年人、男性和吸烟者多见。原因是水肿肥厚的眶内组织和肌肉引起的眶内压升高，在眶尖部压迫视神经，引起视力下降和视野缺损（尤其是下方）。部分患者可出现眼压升高。

6. 角膜病变　由于眼睑改变和严重的眼球突出导致睑裂闭合不全，而发生暴露性角膜炎，早期为角膜下方点状上皮脱落，重者出现角膜溃疡甚至穿孔，严重损害视功能。

四、诊断及鉴别诊断

1. 眼病的临床表现　Grave's 病患者出现眼睑挛缩、眼睑迟落，不明原因的眼睑水肿，特异的结膜充血和血管扩张，单或双侧的眼球突出，以及眼外肌运动障碍、复视或斜视（尤其是下斜视），原因不明的视力下降或眼压升高，应考虑眼病的可能。

2. 眼球突出的测量和眼球运动与复视像的检查 Hertel 突眼计可以测定突眼度，此仪器由两个棱柱组成，在一个杆上装有标尺。两个棱柱放在眶脊的侧面，用标尺测量从眶脊到前角膜的距离，其正常值的上限按照种族的不同存在差异（不同种族的突眼度正常上限：白种人 18mm；亚洲人 18～20mm；黑种人 22mm。突眼度增加 3～4mm 为轻度受累；增加 5～7mm 为中度受累；增加 8mm 以上为重度受累）。使用突眼计检测时要注意，同一医生对同一患者，不同时间的测定结果可能会存在 2mm 差异。

Lancaster 屏可以评价眼球的活动，有助于了解眼外肌功能异常的程度。对于视力有改变的患者，即使未出现明显突眼，也应常规行视敏度及视野检查。

3. 医学影像学检查 眼眶内有丰富的脂肪组织，它与眶内的肌肉、神经和血管有一定的密度差，CT 能清晰地显示这些结构。CT 对眼眶的多种疾病，尤其是眼球突出的病因诊断有重要价值。评价有无突眼的简便方法是在校正位置的横轴位中部层面上，于两侧颧突之间作一直线，正常者眼球的 1/3 位于此线之后，如小于 1/3 提示为有意义的突眼。水平位扫描能显示水平直肌的形态及眼球突出的状态和视神经的变化。冠状位扫描能同时显示 4 条直肌厚度，尤其能较好显示下直肌的形态。其中眼外肌的肿胀呈两端细、中间粗的梭形肿胀是 Grave's 眼病的特异性表现，不足之处在于 CT 不能鉴别眼外肌的水肿和纤维化。

眼部 MRI 不仅能显示眶内形态，而且还能更清晰显示眶内多种软组织的结构和病变范围及眼外肌的病理变化，如肌肉的水肿、脂肪化和纤维化等，从而判断病情的活动性，弥补了 CT 检查的不足。

4. 甲状腺功能及抗体的检测 Grave's 眼病患者甲状腺功能检测常表现为血中甲状腺激素水平升高，促甲状腺激素（TSH）降低；也可以仅有血清 TSH 水平降低，甲状腺激素水平正常。甲状腺球蛋白抗体（TgAb）、甲状腺过氧化物酶抗体（TPOAb）及促甲状腺激素受体抗体（TRAb）常呈阳性。TRAb 是 Grave's 病最重要的标记物，其血清的滴度水平与 Grave's 眼病的活动性存在相关性，并可预测眼部病变的严重程度。

结合典型的甲状腺功能亢进症临床表现及眼部症状体征、影像学和实验室检查，诊断 Grave's 眼病并不困难。必须注意的是，Grave's 眼病的眼部表现并非绝对特异，应注意排除结膜炎、角膜炎等眼科疾病，特别是单眼或眼部不对称受侵时诊断更应谨慎，需要与眼眶内肿瘤、血管异常、眶内肌炎、炎性假瘤及各种眶内感染等相鉴别，此时影像学检查显得十分重要。

五、临床分级及活动度评估

一旦 Grave's 眼病诊断明确，则要对其病情进行正确评估，主要是针对病情的严重程度及病变的活动程度。

1. 临床分级

（1）美国甲状腺协会（ATA）制订的 NOSPECS 分级标准：此分级标准主要是用于描述眼部受累的程度，每一级别的首字母组成"NOSPECS"。第 1 级：上眼睑挛缩与活动性甲状腺毒症有关，通常甲状腺毒症得到适当控制后，其会自然消退；第 2～6 级代表波及眼眶肌肉和眼眶组织的真正的浸润性损伤；第 2 级：其特征是软组织受累，包括眶周水肿、结膜充血或发红和球结膜肿胀；第 3 级：突眼，突眼程度可用 Hertel 突眼计测量；第 4 级：眼外肌受累。最常受累的是下直肌，向上注视受限；其次是内直肌，侧方注视受限；第 5 级：角膜受累（角膜炎）；第6级：视神经受累，视力可丧失。

（2）欧洲 Grave's 眼病专家组（EUGOGO）制定的 Grave's 眼病严重程度分级

1）轻度 Grave's 眼病：患者常有以下1种或多种表现。轻度眼睑挛缩（<2mm）、轻度软组织损害、眼球突出度超出参考范围上限3mm之内、一过性或不存在复视及使用润滑型眼药有效的角膜暴露症状。

2）中至重度 Grave's 眼病：患者需要具备以下至少1项表现。眼睑挛缩2mm以上、中度或重度软组织损害、眼球突出度超过参考范围上限3mm以上及非持续或持续性复视。

3）极重度 Grave's 眼病（威胁视力的 Grave's 眼病）：伴有视神经病变和（或）伴角膜脱落者。

2. 临床活动度分级（CAS）（表11-1） 临床分级的诊断标准，虽然能区分病情的严重程度，却无法评估 Grave's 眼病是否处于活动状态。Grave's 眼病活动度决定了治疗方案和预期疗效。一般处于炎症活动期的 Grave's 眼病患者对治疗反应或放射治疗的反应较好，而长期、慢性 Grave's 眼病稳定的患者对内科治疗或放射治疗反应都很差，常需要眼科康复手术治疗。EUGOGO 建议在判断病情时使用基于炎症特征划分的活动度分级。活动性临床评分标准共7分，评分越高则活动度越高，分值≥3时即视为活动性 Grave's 眼病，积分越高，活动度越高，反之则为非活动性 Grave's 眼病。

表11-1　Grave's 眼病临床活动度分级标准

临床特点	评分
自发性眼球后疼痛	1
眼球运动时伴有疼痛	1
眼睑充血	1
眼睑水肿	1
结膜充血	1
球结膜水肿	1
眼阜水肿	1

六、治疗

Grave's 眼病的治疗目的是纠正甲状腺功能及垂体-甲状腺轴功能的异常，恢复眼肌协调功能，减轻突眼度，改善和保护视力。Grave's 眼病患者中2/3轻至中度病例可以自行缓解，20%病情稳定，14%病情加重，其中只有3%~5%的病情发展到极严重而威胁视力。因此，针对 Grave's 眼病的治疗应强调综合管理，有条件的医院应组建多学科的专科团队，根据患者眼部病变的轻重程度及其活动度确定最佳的治疗方案。

1. 轻度 Grave's 眼病的治疗 轻度 Grave's 眼病的患者病程常呈自限性，一般能在3~36个月中自发缓解，其症状和体征对生活影响较轻，主要以基础治疗为主。

（1）局部保护治疗：睡眠时抬高头部，减轻眶周水肿，应用利尿药意义不大。外出时佩戴墨镜可减少阳光暴露，防止灰尘和烟的刺激。人工泪液或眼膏可防眼球干燥和局部不适。若睡眠时眼睑闭合不全可涂眼膏，戴眼罩，以保护角膜。轻度复视可采用棱镜矫正。有效的局部保护可以缓解症状，减轻严重角膜损害的危险性。

（2）强制性戒烟：必须告知患者吸烟是发生 Grave's 眼病的主要危险因素而且会加快眼病的进展，降低治疗效果，所以必须戒烟。戒烟困难者应在戒烟门诊医师指导下尽快戒烟。

（3）甲状腺功能亢进的有效控制：大多数 Grave's 眼病患者伴有不同程度的甲状腺功能亢进症，可在其前、之后或同时发生。具有甲状腺功能亢进症和 Grave's 眼病恶化因素者，要立即控制甲状腺功能亢进症，并且使甲状腺功能维持在正常状态。甲状腺功能亢进症的治疗可以选择抗甲状腺药物治疗（ATD）、手术切除或同位素治疗。大量临床观察证实抗甲状腺药物治疗可以调节机体的免疫功能，可使 Grave's 眼病患者的眼征减轻，但药物治疗的疗程长，停药后易复发是应用 ATD 治疗的最大不足之处。同位素治疗可快速达到甲状腺功能亢进症的持久控制，但在治疗 Grave's 眼病患者时应比较慎重。许多研究发现，15% ~ 35% 的 Grave's 眼病患者同位素治疗后眼病加重，尤其是吸烟患者。一般认为，这是由于甲状腺抗原释放增加，使循环中甲状腺自身抗体增多的缘故，或者与血液中针对眼球后组织中抗原的其他自身抗体增加，诱发自身免疫反应。多数研究提示，无论是甲状腺次全切除还是全切除术，其对 Grave's 眼病均无显著影响，极少有引起突眼加重的报道。究竟采用何种治疗方法更好，目前尚无定论。需要注意的是，无论选择何种治疗方法，在治疗过程中要定期监测甲状腺功能以保持其稳定，出现甲状腺功能低下同样可以加重 Grave's 眼病且影响治疗效果。

关于 Grave's 眼病患者甲状腺功能亢进的治疗，最近美国甲状腺协会在有关甲状腺功能亢进的诊治指南中建议对仅有轻度活动期眼病且无其他危险因素的 GD 患者，放射性碘治疗可以和甲巯咪唑或手术治疗放在同等地位考虑；对仅有轻度活动期眼病且无其他危险因素的 GD 患者，在放射碘治疗时应该考虑同时使用糖皮质激素；对轻度活动期、吸烟（或有其他危险因素）的 Grave's 眼病患者，选用放射碘治疗的同时需接受糖皮质激素治疗预防 Grave's 眼病的恶化。

关于是否同时采用糖皮质激素，应权衡治疗的利弊（Grave's 眼病恶化的风险与糖皮质激素不良反应）。口服糖皮质激素的不良反应包括难治性高血糖、高血压、骨质疏松和感染。如果认为获益有限且吸烟的患者，应首先考虑甲巯咪唑或手术。除了吸烟，放射碘治疗后 Grave's 眼病恶化的危险因素还包括治疗前血清 T_3 水平高（≥325ng/dl 或≥5nmol/L），治疗前 3 个月有 Grave's 眼病病情活动或恶化，治疗前 TRAb 水平高（>50% TBII 抑制或TSI > 8.8U/L），以及放射碘治疗后甲状腺功能减低症。预防放射碘治疗后 Grave's 眼病恶化的糖皮质激素推荐用量为泼尼松 0.4 ~ 0.5mg/（kg·d），在放射碘治疗后 1 ~ 3d 开始并维持 1 个月，之后在 2 个月内逐渐减量直至停药。最近的一项回顾性队列研究认为，对初期无或仅有轻微眼部症状的患者，0.2mg/（kg·d）持续 6 周也可能达到同样的效果。

2. 中至重度 Grave's 眼病的治疗　除上述基础治疗外，中至重度或威胁视力的活动期 Grave's 眼病患者的甲状腺功能亢进症治疗最好选用甲巯咪唑或手术疗法。目前尚无有关中至重度或威胁视力的活动期 Grave's 眼病患者甲状腺功能亢进症的不同治疗方法对 Grave's 眼病转归的研究，但一项研究比较了甲状腺全切与部分切除对中至重度 Grave's 眼病患者 3 年内 Grave's 眼病的转归，结果显示所有患者 Grave's 眼病的转归与手术的方式无明显相关。另一项研究对 42 例进展期的 Grave's 眼病进行了甲状腺全切手术，术后 60% 的患者眼球突出无变化，其余均有所改善，提示手术并不会加重 Grave's 眼病，甚至在一些患者中能有助于 Grave's 眼病的改善。对此类患者最好不要用放射性碘疗法，如选用时必须同时使用糖皮质激素。

（1）糖皮质激素治疗：目前认为，糖皮质激素是免疫抑制药中治疗 Grave's 眼病疗效最为确切的一种，40 年来已为人们所接受，主要有口服、静脉和局部注射 3 种给药途径。激素的主要作用是抗炎及免疫抑制，干扰 T、B 淋巴细胞功能，减少中性粒细胞、单核细胞及巨噬细胞在炎症区域内的聚集，抑制补体功能，抑制炎症介质的释放。此外还可以减少眶内纤维母细胞合成与释放 GAG，从而明显改善患者的眼睑水肿、结膜充血症状，并能减轻突眼。

1）口服给药：口服给药主张大剂量长疗程，如泼尼松 1mg/（kg·d），症状缓解后逐渐减量（每 2～4 周减量 2.5～10mg/d），减至最小维持量，总疗程为 3～12 个月。治疗能有效改善症状和视神经功能，但对减轻眼外肌功能障碍，减轻突眼程度不甚满意。另外，长期应用糖皮质激素会带来一定的不良反应及并发症，如库欣综合征、糖尿病、高血压、骨质疏松等，而且激素停用后或减量过程中会出现 Grave's 眼病的复发。

2）静脉给药：静脉给药的方法有多种，目前常用的措施如下。a. 500～1 000mg 甲基泼尼松龙加入生理盐水中静脉输注冲击治疗，隔日一次，连用 3 次。b. 每周 1 次，连续 12 周的冲击治疗（前 6 周每周 500mg，后 6 周每周 250mg）。大剂量静脉冲击治疗能在短期内改善患者的结膜水肿、充血、眼睑水肿、流泪，而且对视神经病变也有较好疗效，眼球突出和眼肌病变也可得到暂时缓解。一般认为治疗效果与病程有关，初发活动性炎症期效果好，而长期眼部体征伴有广泛纤维化的反应不良。目前认为静脉给药的疗效优于口服给药，其优点在于疗效快、效果佳、不良反应少及不易复发。需要注意的是，一个疗程静脉冲击治疗的总用量不超过 6～8g，而且治疗前应排除肝功能损害、高血压、消化性溃疡、糖尿病和青光眼等疾病，治疗的过程中还应监测不良反应的情况，治疗期间建议使用抑制骨吸收药物。

3）球后、结膜下注射：眼科专家常用长效糖皮质激素进行局部注射（经球后或结膜下注射），每月注射 1 次，一般不超过 3 次。其优点是全身不良反应小，对于减轻眼病症状，稳定病情有效，近期效果较为满意，远期疗效尚在观察。特别是对于初发者的眼睑挛缩及肿胀效果较好，但对病程较长，病情较重者效果不满意。

（2）眼眶放射治疗：眼眶放射治疗主要是通过球后照射的非特异性抗炎作用和利用淋巴细胞对射线的高度敏感性取得疗效。低剂量的放射治疗即可抑制淋巴细胞，改变辅助性 T 细胞/抑制性 T 细胞比例，还可以减少成纤维细胞分泌黏多糖以达到治疗的目的。对于近期发生的软组织炎症和眼外肌功能障碍的 Grave's 眼病患者效果较好，而对伴有神经压迫和视野缺损者欠佳，对突眼更难奏效。常用总照射剂量为每只眼 20Gy，在 2 周内分 10 次完成。需要注意的是，不推荐累积照射量＞20Gy；糖尿病或高血压视网膜病变者禁忌。放射治疗过程中必须遮盖晶体和前房结构，注意避免发生放射性视网膜病变及放射线诱导肿瘤。

目前普遍认为眼眶放射治疗可以辅助静脉糖皮质激素治疗，合用的效果优于单独糖皮质激素治疗，这样既可减少单用放射治疗引起暂时性组织水肿的发生率，又可降低单用皮质激素治疗时停药后疾病反复的危险。

（3）眼眶减压术：眼眶减压术与糖皮质激素、眶内放射治疗一样，都是 Grave's 眼病治疗的里程碑。对于病情稳定 6 个月，无活动性的 Grave's 眼病患者，可考虑手术治疗。手术的目的在于通过去除眼眶的部分骨性结构或软组织，为增大的眶内容物提供更大的空间，从而达到长期眶内解压的效果。虽然它对眼病的致病因素无影响，但对改善眼球突出有效。手术治疗的通路有两种：一种是通过上颌窦的穿窦通路，除去眼眶底部和外侧壁；另一种前部通路是在球下进入眼眶，去除眼眶底部和眶壁的一部分，两种通路都非常有效，能使每只眼的眼球突出减少5~7mm。眼眶减压术可减轻Grave's眼病患者的多数症状、体征，对突眼及视神经病变疗效显著，但对复视、斜视无效。

（4）生长抑素类似物：生长抑素类似物奥曲肽（Octreotide）治疗Grave's眼病是近来研究中发现结果可信、疗效较为肯定的一种新治疗方法。活体奥曲肽扫描提示Grave's眼病患者眶内组织有生长抑素受体，活动性病变者其眶内摄取示踪剂也较非活动性病变者多。这类药物可以直接阻断IGF-1对组织的作用，也可通过减少血浆中生长激素浓度而直接抑制IGF-1作用，减少GAG的合成，还可抑制T细胞释放淋巴因子，抑制淋巴因子的作用。应用奥曲肽治疗Grave's眼病（0.3~0.6mg/d，共3个月）后，患者症状可有明显改善，尤其对减轻软组织炎症效果更佳，治疗后同时伴有血清中的ICAM-1浓度下降，提示纤维母细胞、内皮细胞活性下降。但是奥曲肽的半衰期短，需要每日重复注射。新的长效生长抑素类似物如兰瑞肽（Lanreotide）则克服了这一缺陷，应用兰瑞肽（30mg隔周一次，共3个月）治疗后，奥曲肽扫描阳性患者眼部情况均有改善，无明显不良反应，但该治疗价格昂贵。研究发现生长抑素类似物与安慰剂比较有显著差异，多在改变临床症状方面，但存在胃肠道不良反应，目前不推荐在临床常规使用。

（5）尚有争议的治疗

1）血浆置换：血浆置换适用于严重急性进展期的Grave's眼病患者，可以清除或减少与本病相关的免疫球蛋白、循环免疫复合物及某些细胞因子，而且还能影响血浆黏滞性及血浆内组成成分。由于其费用昂贵，而且疗效未能证实，不推荐常规使用。

2）静脉免疫球蛋白治疗：静脉给予大剂量免疫球蛋白（IVIG），可以通过抑制受体而对免疫活性细胞进行下调，抑制细胞因子的释放及其对细胞因子受体的调节，溶解免疫补体，有助于改善软组织受累症状，减轻眼外肌厚度和突眼程度。其疗效与口服糖皮质激素相近，而不良反应少。由于治疗费用昂贵，不推荐常规使用。因其为血液制品，使用过程中应注意HIV、肝炎传播的潜在危险。

3）环孢霉素：环孢霉素在治疗自身免疫性疾病中的作用和地位已得到证实，它可通过抑制细胞毒性T淋巴细胞活性、抑制单核细胞与巨噬细胞的抗原表达、诱导T辅助细胞活性、抑制细胞因子的产生而影响体液免疫与细胞免疫，有助于缩小肿大的眼外肌、减轻突眼、改善视敏度，但其治疗的总体效果尚有争议，而且存在较大不良反应如高血压、肝脏转氨酶升高、血肌酐水平升高等，故不推荐常规使用。其他免疫抑制药如环磷酰胺、甲氨蝶呤的疗效均未得到证实。

4）细胞因子拮抗药：目前，有关可溶性细胞受体、天然或合成的细胞因子拮抗药及抗炎细胞因子在治疗严重炎症性疾病中的作用的研究仍在进行中。有学者发现，IL-1受体和IL-1受体拮抗药（IL-1RA）能抑制IL-1刺激的GAG合成与分泌。己酮可可碱（一种细胞因子IL-1拮抗药）不仅可以显著抑制细胞因子的活性，而且可以抑制由IL-1、肿瘤坏死因子-α（TNF-α）、干扰素-γ（IFN-γ）介导的人白细胞抗原-DR（HLA-DR）表达及眶周成纤维母细胞中GAG的合成，其对改善软组织肿胀有效，但对突眼及眼外肌效果不佳。

3. 极重度Grave's眼病的治疗　对于威胁视力的Grave's眼病患者，不推荐放射治疗，眼眶减压术与静脉注射糖皮质激素均是有效的治疗方法。目前认为眼眶减压术的效果并不优于静脉注射糖皮质激素治疗，只是在患者激素治疗失败、治疗过程中出现了严重不良反应或不能耐受糖皮质激素治疗的情况下，可考虑使用减压术。

七、Grave's 眼病的预防

目前针对 Grave's 眼病的治疗（包括局部理疗、糖皮质激素、放射治疗和手术）不能明显改善所有患者的生活质量。因此，预防 GD 患者发生 Grave's 眼病和防止眼病恶化尤为重要。Grave's 眼病的危险因素包括甲状腺功能亢进症的放射性碘治疗、吸烟、治疗前血清高 T_3 水平（$\geqslant 325ng/dl$ 或 $\geqslant 5nmol/L$）、治疗前 TRAb 水平高（$>50\%$ TBII 抑制或 TSI $>8.8U/L$），以及放射碘治疗后甲状腺功能减低症。因此，应尽快将并发 Grave's 眼病或有其危险因素患者的甲状腺功能恢复正常并维持。另外，鉴于吸烟是目前所知最重要的 Grave's 眼病发生或恶化的危险因素，且与选用何种治疗方案无关，强烈建议 GD 患者停止吸烟，并向暴露于二手烟的患者交代其可能引发的不利影响。

（孙新宇）

第十二章
甲状旁腺功能亢进

第一节 病因和分类

根据病因的不同,甲状旁腺功能亢进可以分为原发性、继发性、三发性和假性(也称异位性)。

一、原发性甲状旁腺功能亢进

原发性甲状旁腺功能亢进(primary hyperparathyroidism,PHPT)是由于甲状旁腺本身的病变导致甲状旁腺激素分泌过多而引起严重的代谢紊乱,其病因尚不明确,最可能的是与基因突变有关,部分可表现为常染色体显性遗传倾向,此外,颈部放射线治疗也可能致病。PHPT的发病率存在明显的性别差异,女性发病率显著高于男性,为(2:1)~(4:1),最常见于成年女性,发病高峰在妇女绝经后,60岁以上女性明显高于其他年龄组。按病理表现的不同可将PHPT分为如下几类:①腺瘤,80%~90%的原发性甲状旁腺功能亢进是由腺瘤所致,且绝大多数为单发性腺瘤,多发性腺瘤极少见,腺瘤多有完整包膜,大小从数毫米至几厘米,并可发生出血、囊性变、坏死和钙化,无论是增生或腺瘤都是细胞成堆排列紧密,病理切片检查有时很难区别,但腺体大小超过2cm者腺瘤可能较大。②增生肥大,约占10%,常同时累及4个腺体,但各个腺体增生的程度不一定相同,可仅有个别腺体增生明显,故术中应仔细探查,以免遗漏病变腺体,增生肥大的腺体外形多不规则,无包膜,但由于局部增生可对周围组织压迫形成假包膜,故应与腺瘤鉴别。③腺癌,我国仅有不到3%的原发性甲状旁腺功能亢进是由甲状旁腺癌所致,肉眼见肿瘤组织色泽发白、质地偏硬、组织脆弱,并侵犯周围组织形成粘连,并有明显的恶性表现,出现淋巴结或远处转移,体检约有30%的患者可触及颈部肿块,实验室检测的典型表现为血钙异常增高,可达3.75mmol/L(15mg/dL)。

特殊类型的原发性甲状旁腺功能亢进:①遗传性甲状旁腺功能亢进,此型约占所有PHPT的10%,但其病因、临床表现等均与一般的PHPT不同,主要包括:多发性内分泌腺瘤综合征(MEN1及MEN2)、甲状旁腺功能亢进-颌骨肿瘤(HPT-JT)综合征、家族性甲状旁腺功能亢进。②甲状旁腺外组织分泌PTH类似物所致的甲状旁腺功能亢进或假性甲状旁腺功能亢进。

二、继发性甲状旁腺功能亢进

继发性甲状旁腺功能亢进（secondary hyperparathyroidism，SHPT）是由于各种继发性因素导致低血钙、低血镁或高血磷等刺激甲状旁腺增生、肥大，并分泌过多的甲状旁腺激素，代偿性维持血清钙、磷代谢平衡。常见的继发性因素有慢性肾功能衰竭、维生素 D 缺乏症、小肠吸收不良、骨软化症等。

1. 慢性肾功能衰竭　肾脏是维持机体钙、磷代谢的重要器官之一，慢性肾病的患者，肾脏重吸收钙、排泄磷的功能发生障碍，同时肾功能不全时可致维生素 D 活化障碍，使功能性的 1，25 - $(OH)_2$ 维生素 D_3 严重缺乏，促使胃肠道吸收钙的能力下降，以上原因共同导致血钙降低，血磷升高，刺激甲状旁腺激素过度分泌，促使甲状旁腺增生。

2. 消化系统疾病　胃肠道功能障碍（如胃切除术后、脂肪泻、肠吸收不良综合征）及肝、胆、胰慢性疾病时，可导致维生素 D 吸收及代谢过程发生障碍，引起血钙过低，刺激甲状旁腺增生。

3. 营养性维生素 D 缺乏症　当机体维生素 D 摄入不足或妊娠、哺乳期钙需要量增多时，肠道吸收钙的功能受到限制，可使血钙下降，从而导致 PTH 过度分泌。

4. 假性甲状旁腺功能低下　属遗传缺陷性疾病，是由于外周靶器官（肾和骨）组织细胞对 PTH 的刺激部分或完全失去反应，使血钙过低，血磷过高，进而刺激甲状旁腺增生。

5. 长期磷酸盐缺乏和低磷血症　如遗传性低磷血症、肾小管性酸中毒、长期服用氢氧化铝等均可刺激甲状旁腺分泌 PTH。

6. 药物因素　长期服用抗癫痫药物可导致肝内 25 - 羟化酶活性下降，导致体内维生素 D 活化障碍，肠钙吸收减少；长期服用缓泻剂或消胆胺可造成肠钙丢失；苯巴比妥可阻碍维生素 D 的活化。以上因素最终均可诱发甲状旁腺分泌过多的 PTH 而发生甲状旁腺功能亢进。

7. 其他　甲状腺髓样癌时体内降钙素过多，糖尿病、原发性皮质醇增多症，以及妊娠及哺乳期等均可刺激甲状旁腺增生。

三、三发性甲状旁腺功能亢进

三发性甲状旁腺功能亢进（tertiary hyperparathyroidism，THPT）是在继发性甲状旁腺功能亢进的基础上，甲状旁腺长期受到刺激并过度活跃，腺体不断肥大增生，导致部分腺体增生转变成为自主功能性腺瘤，即使在继发性因素去除后，甲状旁腺仍可不断分泌过多的 PTH，导致一系列的临床症状，常见于肾移植后的患者。

（徐雅倩）

第二节　代谢变化

由甲状旁腺分泌的甲状旁腺激素是维持人体钙、磷和维生素 D 代谢平衡的关键物质，对维护骨骼健康起着重要的作用。PTH 最初是在甲状旁腺的主细胞（chief cells）以前甲状腺激素原（pre - pro - PTH，115 个氨基酸）的形式产生，随后又在酶的作用下转变成甲状腺激素原（pro - PTH，90 个氨基酸）；并最终形成由 84 个氨基酸构成的多肽类激素 PTH（分子量为 9 500），储存在细胞内，在适宜的刺激下，PTH 即可释放入血发挥作用，其作用的靶器官为骨、肾脏和小肠。

机体 PTH 的正常分泌主要受到血清钙离子浓度的调节，通常情况下两者呈负相关，并通过以下几个途径实现其生物效应：①抑制肾近曲小管对磷的再吸收，并通过调节 $Na^+ - Ca^{2+}$ 交换的活性而减少尿钙的排泄，促进肾小管对钙的重吸收。②根据机体的需要，通过负反馈调节机制，即可促进破骨细胞的活动，使钙和磷酸盐从旧骨中释放出来，同时又可促进成骨细胞的活性增加新骨的形成，并实现两者的动态平衡。③PTH 作用于肾近曲小管细胞，促进羟化酶的活性，从而使低活性的 25 - （OH）维生素 D 转化为高活性的 1，25 - $(OH)_2$ 维生素 D，后者可促进肠道钙的吸收，维持血钙的稳定。

甲状旁腺功能亢进时，过多的甲状旁腺激素被释放到血液循环中，作用于骨骼使溶骨活性增强，骨中钙被大量动员到血液循环中，同时，肾小管和肠道吸收钙的能力均增强，引起高钙血症。开始时可仅有血钙的轻度升高（2.7~2.8mmol/L），随着病情的进展，甲状旁腺激素长期持续增多，可出现持续性高钙血症，尿磷排出增多和血磷降低，出现高尿磷、低血磷、血浆钙磷比值明显增大，使骨骼广泛脱钙，当血钙浓度超过肾阈值时，钙滤过负荷增高，由肾小球滤过的钙增多，尿钙排出增加，并远远大于远端肾小管对钙的重吸收能力，导致高尿钙。

甲状旁腺功能亢进患者产生过多的甲状旁腺激素可刺激破骨细胞和成骨细胞的活性，加快骨的吸收和破坏，血清碱性磷酸酶（ALP）可明显升高，并最终导致甲状旁腺功能亢进相关性代谢性骨病。当 PTH 轻度升高时，仅引起骨转换增加和皮质骨骨密度降低而不影响松质骨，当 PTH 严重升高时，则引起骨膜下骨吸收甚至髓质的纤维化和囊性变，临床上表现为"棕色瘤"和"纤维囊性骨病"。如果在饮食中补充足够的钙和磷，则可在一定时间内维持骨质吸收和形成，延缓明显骨改变的发生，而我国的甲状旁腺功能亢进患者由于多属晚期，病情多较重，且可能饮食中摄入钙含量较低，故骨骼病变普遍较为广泛而严重。甲状旁腺功能亢进的骨骼病变一般以骨吸收增加为主，也可呈现为骨质疏松或同时伴有骨质软化。

（徐雅倩）

第三节　临床表现

本病起病缓慢，早期常缺乏特异性症状，我国患者以中晚期居多，较多患者以尿路结石或关节疼痛、骨痛为首发症状，并收入泌尿外科、骨科等相关科室治疗，但由于根本病因并未去除，治疗效果常不理想，因此，临床医生只有对甲状旁腺功能亢进的临床表现有充分的认识，树立全局观念和增强思维能力，方能察觉该病的蛛丝马迹，及早诊治患者，减少漏诊和误诊。

一、隐匿性甲状旁腺功能亢进

亦称为无症状性甲状旁腺功能亢进（asymptomatic hyperparathyroidism，AHPT），早期甲状旁腺功能亢进的患者或轻度的甲状旁腺功能亢进可无明显症状及体征，而仅有高血钙和 PTH 升高，故命名之。然而，通过仔细询问病史，此类患者还是有疲乏、情绪易波动、性欲低下等表现，随着近年来诊断水平的提高，甲状旁腺功能亢进的检出率不断提高，此类患者的比例呈现逐年升高的趋势，在临床工作中应引起重视。

二、高血钙低磷血症

高血钙低磷血症可导致全身多系统的病变，并出现相应的临床表现，这也是导致甲状旁腺功能亢进易被误诊为其他疾病的主要原因。

1. 泌尿系统症状　由于高钙血症时大量的钙自尿液排出，尿钙明显升高，同时骨基质分解所致黏蛋白、羟脯氨酸等代谢产物随尿排出增多，上述物质可与草酸根、磷酸根等结合形成结石，沉积于肾盂或输尿管中，故甲状旁腺功能亢进患者尿路结石的发生率明显增高，可达60%～90%，而在所有患尿路结石的患者中，2%～5%是由甲状旁腺功能亢进所致，此类患者常以肾绞痛、血尿等主诉求治，其结石常具有双侧、多发、反复发作等特点，并有逐渐增多、变大等活动性表现，常可继发尿路感染，随着病情的发展，可出现慢性肾盂肾炎、肾积水，并逐渐加重对肾功能的损害，同时，由于钙盐在肾实质内沉积，最终将造成肾功能衰竭。

2. 肌肉系统症状　由于血钙升高，患者可出现四肢肌肉松弛、张力下降，并以近端肌肉为主，下肢先于并重于上肢，患者常诉疲乏、无力，严重者甚至出现肌痛、肌萎缩，活动受限，查体可有腱反射迟钝或消失。肌电图显示短时限、低振幅的去神经样多相电位图像，肌肉活检常提示第Ⅱ类肌纤维萎缩，均呈现肌源性损害，有助于诊断，本症状并不常见，且具有明显的可逆性，常在有效的手术治疗后即可消失，可与其他肌肉病变相鉴别。

3. 消化系统症状　可有纳差、恶心、呕吐、腹胀、便秘和胃肠蠕动减慢等症状，另外，据文献报道，甲状旁腺功能亢进的患者溃疡病的发病率高，可能与高血钙刺激胃泌素分泌增多，以及PTH直接刺激胃酸分泌增多有关，少数患者可同时伴有胰岛胃泌素瘤，分泌大量胃泌素引起消化道顽固性溃疡或胃十二指肠多发溃疡，称为 Zollinger - Ellison 综合征，是多发性内分泌腺瘤综合征的一种。偶有极少数患者以急性胰腺炎为首发症状起病，其原因可能与长期高钙血症所致胰管及胰腺内钙质沉积，并最终阻塞胰管而激活胰酶。在临床上，难治性溃疡和（或）慢性胰腺炎伴血钙增高是拟诊甲状旁腺功能亢进的重要线索。

4. 循环系统症状　可出现心动过缓、心律不齐等症状，心电图提示 Q - T 间期缩短，T波增宽，P - R 时间延长，伴房室传导阻滞或室性心律失常，易发生洋地黄中毒。患者还可有顽固性血压升高，其原因主要与甲状旁腺功能亢进所致的肾功能损害有关，并可能与甲状旁腺分泌的异常升压物质有关。

5. 关节和软组织　钙盐沉积于关节软骨、肌腱等处，可发生软骨钙化症、钙化性肌腱炎，出现关节疼痛，常累及手指关节，也可出现心、肺、肾、胸膜等脏器的异位钙化，导致上述器官的功能障碍。钙盐沉积在眼角膜时，可出现带状角膜炎，在裂隙灯下看见典型的角膜带状条纹即可诊断。此外，皮肤钙质沉积的患者可表现为皮肤瘙痒，亦有报道称血中PTH升高可促使皮肤中肥大细胞释放组胺而引起瘙痒。在极少数的甲状旁腺功能亢进患者可出现全身血管的广泛钙化即钙过敏综合征（calciphylaxis syndrome），表现为皮肤网状青斑、紫红色痛结或痂皮，与皮肤血管炎相似。

6. 其他　长期透析的继发性甲状旁腺功能亢进的患者可出现严重的血管病变，出现肢体的进行性缺血性坏疽；另外，继发性甲状旁腺功能亢进患者还可表现出与肾功能衰竭相关的症状，如皮肤黏膜苍白（肾性贫血）、颜面及下肢浮肿（低蛋白血症所致）等。

三、神经精神系统症状

甲状旁腺功能亢进的患者可出现记忆力下降、反应迟钝、失眠或嗜睡、嗅觉丧失等神经系统症状。部分患者早期可有性格改变、抑郁或焦虑等精神异常，严重者可出现幻觉、精神失常等，症状的程度常与血钙水平呈正相关。

四、甲状旁腺危象

甲状旁腺危象（parathyroid crisis）亦称为高血钙危象，见于严重高钙血症的患者，此类患者多因诊治延迟，在长期严重的甲状旁腺功能亢进和高钙血症的基础上，受到应激刺激后诱发症状加重所致，常见的诱因有感染、服用过量钙剂或维生素 D、外伤及手术应激等，此时患者血钙水平多在 3.8mmol/L（15.2mg/L）以上，临床常表现为乏力、纳差、恶心、呕吐、多尿等症状，进而出现脱水及神志改变，严重者甚至出现休克和昏迷，若救治不及时可导致死亡，需马上处理高钙血症并行手术治疗。实验室检查除血钙明显升高外，血清 PTH 常在正常上限值的 5～10 倍及 10 倍以上，尿素氮升高，并出现低钾低氯性碱中毒，心电图可见 T 波增宽，Q－T 间期缩短，P－R 时间延长，并可有室性心律失常。由于甲状旁腺功能亢进在我国的发病率较低，加上过去诊断手段缺乏，各级医务人员对本病缺乏了解，故确诊病例以晚期为主，导致甲状旁腺危象时有发生，但随着诊疗水平的提高和技术手段的更新，近年来，我国甲状旁腺功能亢进的患者在较早期即可获得明确的诊断和合理的治疗，甲状旁腺危象的发生率已大大降低。

五、代谢性骨病

由于 PTH 所致的破骨活动的增强，钙质逐渐由骨中释放出来，引起广泛的骨矿质吸收及纤维囊性骨炎，在早期即可出现骨骼疼痛，可伴有压痛，骨痛常起于腰背部，并逐渐累及髋部、肋骨及四肢，尤其以承重的下肢、腰椎及足底最为常见，活动时可加剧，以至于肢体负重不能，行走困难，此后将出现骨质疏松，病变部位易发生自发性病理性骨折，此种病理性骨折患者往往无明显的外伤史，仅轻微动作如穿衣、弯腰、下蹲、咳嗽等即可是骨折的原因，严重者可因多发性骨折而致残或导致畸形，如长骨或肋骨膨出、椎体变形引起驼背、胸廓塌陷导致鸡胸、局部骨质隆起、骨盆畸形等，以下肢、脊柱等负重骨骼明显，晚期患者常有身长缩短（严重者可缩短达数十厘米），下颌骨因骨吸收出现牙槽骨疏松及下颌骨痛，也是本病常见的早期病象之一，易误诊为牙科疾病。重症或久病患者常出现纤维性囊性骨炎，是骨受累较特异的表现，其病理特点为骨小梁数目减少，骨表面扇形区中出现较多的多核破骨细胞，正常的细胞核骨髓成分被纤维组织所取代；颌骨出现由破骨细胞、成骨细胞及纤维组织形成"棕色瘤"，因其常伴有陈旧性出血而呈棕黄色而得名；软骨下发生骨折导致侵蚀性损伤而引起关节痛，以及指关节广泛性疼痛，故易被误诊为类风湿性关节炎；软骨钙质沉着可引起假性痛风发作。若同时伴有钙及维生素 D 摄入不足者，则除出现骨质疏松外，常同时并发骨软化。典型的 X 线表现：全身骨骼弥散性脱钙，颅骨内外板影消失，颅骨斑点状脱钙呈毛玻璃样，指骨骨膜下皮质吸收和骨纤维囊性变等。

（徐雅倩）

第四节 实验室检查

1. 血钙浓度 血钙的正常值为 $2.25 \sim 2.75 mmol/L$（$9 \sim 11 mg/dl$），检测血钙水平是反映甲状旁腺功能的最基本方法，在甲状旁腺功能亢进的早期即可出现血钙升高，对诊断的价值极大。测定时，患者应空腹（禁食 $8 \sim 12h$），采集外周静脉血予以检测，由于血清钙浓度波动性较大，极少数"血钙正常性甲状旁腺功能亢进"实际上是血钙呈间歇性增高，故需反复多次测定（一般至少测 3 次）血钙浓度异常方可确定诊断，此外，由于 PTH 仅影响游离钙而对与血浆白蛋白结合的钙无影响，而一般生化法测得的血钙为离子钙与蛋白结合钙的总和，故只有在血浆蛋白正常的情况下测得血钙升高时方可诊断为甲状旁腺功能亢进，否则应对测得值进行相应的校正，一般以 $40g/L$ 白蛋白为基准，每变化（升高或降低）$10g/L$，血中总钙值就相应调整（减少或增加）$0.2mmol/L$。此外，当甲状旁腺功能亢进伴有肾功能不全、软骨病、维生素 D 缺乏、胰腺炎以及甲状旁腺腺瘤坏死出血时可无血钙升高。

2. 血清甲状旁腺激素 采取外周静脉血测定血清 PTH 水平是诊断甲状旁腺功能亢进的敏感指标和最可靠的直接证据。其与血钙浓度测定结合即可达到很好的诊断目的，若能结合定位诊断手段，其诊断的准确性将更加可靠。目前常用放射免疫法测定甲状旁腺激素，具有很高的灵敏度和特异性，通常可测定 PTH 的羧基端、中间段、氨基端和完整的 PTH，这些均与临床有良好的相关性。其中，PTH 的羧基端和中间段属非活性片段，经由肾脏代谢，故肾功能不全时，上述片段可在体内累积而使测定值升高，出现假阳性；而 PTH 全分子及氨基端片段则经由肝脏及外周组织代谢，受肾功能的影响较小，故目前在临床上应用较多。原发性甲状旁腺功能亢进时，PTH 升高的程度与病情轻重及血钙浓度相平行，但也应注意到某些药物及生理因素对 PTH 测定的影响（表 12 - 1），高钙血症伴 PTH 增高是诊断 PHPIT 的最重要的直接依据，而继发性甲状旁腺功能亢进时，血清 PTH 与血钙浓度呈负相关。另外，PTH 全分子具有非常短的半衰期（$2.5 \sim 4.5min$），基于此生理学特性发展起来的术中 PTH 检测（intraoperative PTH monitoring）技术近年来已成为甲状旁腺外科重要的辅助检查，尤其是对微创外科的发展具有强大的推动作用。

表 12 - 1 影响血 PTH 水平的因素

增加 PTH 分泌的因素	维生素 A、前列腺素 E、肾上腺素、乙醇等
降低 PTH 分泌的因素	$1, 25 - (OH)_2$ 维生素 D_3、低镁血症、心得安等

3. 血磷浓度 对甲状旁腺功能亢进的诊断价值不如血钙浓度，常需与血钙结果结合来评价甲状旁腺功能，血磷正常值为 $0.97 \sim 1.45mmol/L$，甲状旁腺功能亢进患者其值多低于 $1.0mmol/L$。由于高糖类饮食会使血磷降低，而高蛋白饮食则升高血磷水平，故测定血磷浓度需在空腹状态下进行。由于磷主要通过肾脏排泄，故晚期甲状旁腺功能亢进患者出现肾功能不全时，血磷浓度将升高，但血磷 $>1.83mmol/L$ 则不支持甲状旁腺功能亢进的诊断。高血钙伴低血磷更支持甲状旁腺功能亢进的诊断，并可据此与恶性肿瘤骨转移引起的高血钙伴血磷正常或增高相鉴别。

4. 血清碱性磷酸酶（ALP） 是反映骨骼有无病变的常用指标，其与骨转换的活跃程度有关，在甲状旁腺功能亢进的早期多无异常，当后期出现骨骼破坏时，患者血清 AIP 升高，可以间接反映甲状旁腺的功能，其水平的高低与疾病的严重程度无明显相关，但往往与甲状旁腺功能亢进的骨质破坏程度相平行。

5. 血浆 1, 25 - (OH)$_2$ 维生素 D 测定　由于 PTH 可刺激肾脏 1α - 羟化酶的活性，促进 25 - (OH) 维生素 D 转化成 1, 25 - (OH)$_2$ 维生素 D，甲状旁腺功能亢进时，过多的 PTH 可导致 1, 25 - (OH)$_2$ 维生素 D 的合成明显增加，故测定血浆 1, 25 - (OH)$_2$ 维生素 D 的浓度可以间接反映甲状旁腺的功能。但应注意，其结果同样会受到饮食及光照的影响。

6. 尿钙浓度　原发性、三发性和假性甲状旁腺功能亢进的患者尿钙浓度升高，继发性甲状旁腺功能亢进的患者则尿钙浓度正常或偏低。尿钙浓度测定应于低钙饮食 3 天后（每天摄钙量 <150mg）进行，正常人 24h 尿钙排泄量应 ≤37mmol/L（150mg），而甲状旁腺功能亢进的患者则通常 >50mmol/L（200mg）。值得注意的是，尿钙排泄量受到尿路结石、糖皮质激素、日光照射及维生素 D 摄入等因素的影响，此外，由于钙盐沉淀会影响结果准确性，故标本收集后应予以酸化处理。

7. 尿中环磷酸腺苷（cAMP）测定　正常尿中总 cAMP 为 18.3 ~ 45.5nmol/L，而 PTH 可与肾小管上皮细胞内的特异性受体结合，使 cAMP 的生成增多，故尿中 cAMP 升高可作为甲状旁腺功能亢进的间接诊断依据，与血钙及血 PTH 浓度相互印证，可为甲状旁腺功能亢进的诊断和鉴别诊断提供重要的参考价值。

8. 肾上腺皮质激素抑制试验　大剂量的糖皮质激素可抑制活性维生素 D 的合成及其作用，同时还能抑制肠道钙的吸收及骨质形成，并加快尿钙排泄，故可抑制由维生素 D 中毒、甲状腺功能亢进症、多发性骨髓瘤及骨转移癌等引起的高钙血症，但对由 PHPT 及 THPT 引起的高钙血症无影响。方法为先测 2 次血钙作为对照，然后口服泼尼松 12.5mg（或氢化可的松 50mg），每天 3 次，连服 10d，同时隔天测血钙一次，甲状旁腺功能亢进患者的血钙水平在服用糖皮质激素后无明显降低，而非甲状旁腺功能亢进所致的高钙血症在服用糖皮质激素后显著降低。

9. 钙耐量试验及钙抑制试验　方法是经静脉快速滴注钙 180mg，即相当于 10% 葡萄糖酸钙溶液 20mL，随后测定血清 PTH 水平，正常人在输注钙剂后，PTH 受到明显抑制，甚至测不出，尿中排磷减少，而甲状旁腺功能亢进患者由于其 PTH 多呈自主性分泌，故输注钙液后对 PTH 浓度影响较小，表现为 PTH 不下降或轻度下降，但其值始终在正常低限以上，且尿磷无明显下降（<20%）甚至仍继续上升。此项试验有助于发现轻型早期的 PHPT。

10. 低钙试验　甲状旁腺功能亢进患者在低钙饮食后，24h 尿钙排泄量仍 >50mmol（200mg）。

11. 限磷试验（磷剥夺试验）　正常人在行低磷饮食并同时服用氢氧化铝后，由于血磷降低而肠道钙吸收增多，故可抑制 PTH 的分泌，导致尿磷排泄减少，Up/Ucr 显著降低。而甲状旁腺功能亢进患者则表现为血钙明显增高而尿磷不降低，Up/Ucr 无明显变化，24h 尿钙排泄 >62.5mmol（250mg）。

12. 其他　血氯/血磷值、尿磷及尿羟脯氨酸排泄量和血抗酒石酸酸性磷酸酶等均有助于甲状旁腺功能的判断，在此不予赘述。

（徐雅倩）

第五节 非手术治疗

一、原发性甲状旁腺功能亢进的药物治疗

目前认为，并非所有的原发性甲状旁腺功能亢进都需要行手术治疗，对部分无症状的患者，如年龄>50岁，肾功能正常，血钙<3mmol/L，可考虑予以内科保守治疗，除嘱患者多饮水，适当运动，保持饮食中摄入适度的钙（1 000 ~ 1 200mg/d）和维生素 D（400 ~ 800IU/d），避免使用碱性药物和噻嗪类利尿剂外，还可使用以下药物治疗。

1. 磷酸盐制剂　磷酸盐可提高原发性甲状旁腺功能亢进患者的血磷水平，促进骨钙沉积，降低血钙，减少尿钙排泄，阻抑肾结石的发展，防止高钙血症对肾脏及其他器官的损害，最初 2 ~ 3 天宜给相当于 2g 元素磷的磷酸盐，分次口服，并逐渐减量至 1.0 ~ 1.5g/d，维持 1 年以上。常用的有 Na_2HPO_4/NaH_2PO_4（3.66 ：1）混合溶液（10mL，3 次/d）或帕米膦酸等新型二磷酸盐制剂，用药期间应密切监测血钙磷浓度，防止血钙过低，以免引起骨脱钙及并发转移性钙化，有肾功能损害者尤需防范，必要时可暂时加用普卡霉素 25 ~ 50μg/kg 静脉滴注，以阻抑骨吸收，但不宜反复多次使用，防止发生骨髓的毒副反应。

2. 雌激素替代疗法　适用于绝经后的妇女患者，可降低血钙，防止骨质丢失，但对 PTH 分泌物作用，远期疗效尚不明确。

3. 西咪替丁　可能具有抑制 PTH 合成和（或）分泌的作用，停药后可出现反跳，可用于慢性甲状旁腺功能亢进高钙血症的治疗，亦可作为甲状旁腺功能亢进患者术前准备药物，或不宜手术治疗的甲状旁腺增生的患者，或甲状旁腺癌已转移或复发的患者。常用西咪替丁 0.6 ~ 0.8g/d，分次口服。服用西咪替丁后可导致血浆肌酐上升，故肾功能不全或继发性甲状旁腺功能亢进的患者应慎用。

4. 普萘洛尔（心得安）　为 β - 受体阻滞剂，与甲状旁腺细胞肾上腺素能 β - 受体结合，可能有抑制 PTH 分泌的作用，由于不同个体的甲状旁腺细胞肾上腺素能 β - 受体对其反应性的差异，仅对部分患者有效。

5. 降钙素　可用于甲状旁腺功能亢进患者高钙血症的治疗及术前准备。如鲑鱼降钙素每千克体重4 ~ 8U，肌内注射，每6 ~ 12h 一次，可酌情增减剂量；另有人工合成的鲑鱼降钙素（商品名为密钙息），50 ~ 100U/次，肌内注射，每天或隔天一次；人工合成的鳗鱼降钙素（商品名为益盖宁），每周肌内注射一次即可有效抑制骨吸收，与二磷酸盐共用时还可快速降低血清钙。

目前，原发性甲状旁腺功能亢进的内科治疗效果尚不满意，对于行保守治疗的患者，需定期进行随访，内容主要为详细询问甲状旁腺功能亢进相关的症状和查体，一般每隔3 ~ 6 个月复查各项实验室指标，若随访过程中病情持续进展或出现以下情况，则应考虑改行手术治疗；出现高钙血症的临床症状；血钙 >3mmol/L；尿钙 >6mg/（kg·d）；肌酐清除率降低（小于正常的70%）；骨密度降低。

二、继发性甲状旁腺功能亢进的药物治疗

主要是针对不同的病因采用相应的药物治疗，以维持血钙磷的正常水平，消除各种继发

性因素对甲状旁腺的刺激，达到阻止甲状旁腺增生，防止血管钙化和维持正常骨代谢的目的。目前用于治疗继发性甲状旁腺功能亢进的药物主要有以下几类：

1. 钙制剂　对于血钙降低伴有低血钙症状的甲状旁腺功能亢进患者，应适量补充钙剂，以碳酸钙、醋酸钙较为常用，一般每天钙摄入量 1.0～1.5g 较为适宜，同时辅以维生素 D 治疗，可纠正机体缺钙状况并抑制甲状旁腺分泌 PTH，服用钙剂治疗过程中应注意监测血钙浓度（通常 2～4 周即测血钙一次），适时调整药物剂量，尽量维持血钙在正常值低限。

2. 维生素 D　尤其是活性维生素 D（即骨化三醇）是目前治疗继发性甲状旁腺功能亢进的一线药物，对于单纯由维生素 D 缺乏导致的 SHPT 或假性甲状旁腺功能低下，一般只需补充适量的维生素 D 即可维持血钙磷正常，抑制 PTH 的过度分泌，阻止甲状旁腺功能亢进的进展，而对于慢性肾功能不全的甲状旁腺功能亢进患者，由于维生素 D 不能在肾脏转化成活性形式，故只有使用骨化三醇才有效。开始时，可每天口服维生素 D 5 万～6 万 U，或骨化三醇 0.25～1.0μg，并逐渐增加剂量至维生素 D 40 万 U，使用过程中同样应注意监测血钙和血钙水平，对于血钙明显增高者应予停用。此外，由于甲状旁腺细胞对维生素 D 的抵抗作用，对甲状旁腺增生明显的患者，维生素 D 治疗往往是无效的。

3. 磷结合剂　继发于慢性肾功能衰竭的甲状旁腺功能亢进患者，其血磷常升高且较难控制，如果单纯通过限制饮食中磷的摄入往往难以达到理想的血磷水平，而且，过分限制饮食通常是以营养不良作为代价的，因此，在避免含磷食物摄入的同时，使用磷结合剂是目前较为理想的控制血磷的途径。常用的磷结合剂有氢氧化铝和碳酸铝，其主要作用在于能有效抑制胃肠道磷的吸收，由于食物中约 70% 的磷可经胃肠道被吸收，故磷结合剂的使用可以大大减少磷吸收，达到降低血磷水平的目的。由于上述磷结合剂均为含铝制剂，使用过程中应注意避免铝吸收过多而导致中毒，可致抗维生素 D 的骨软化，并加重骨对 PTH 的抵抗，故血铝浓度通常不应超过 100mg/L。此外，前面所提到的钙制剂也具有一定的降磷作用，但钙与磷的结合会受到 pH 的影响，其降磷效果常不如铝制剂。

4. 普卡霉素（光辉霉素）　为抗肿瘤药物，可通过减缓肠道钙吸收、抑制 PTH 对骨骼的溶解作用以及可能的抗肿瘤作用使血钙降低，常用量每千克体重 10～25μg 用适量生理盐水稀释后静脉滴注，若血钙在 36h 后无明显下降，可再次应用，每周 1～2 次，用药 2～5 天后血钙通常可降至正常水平。长期使用时，每周不应超过 2 次，必要时可与其他降钙药物同时使用。具有较大肝、肾及骨髓毒性，故需严格把握指征，谨慎使用，用药期间应严密检查血钙磷水平及肝肾功能。

5. 新型药物

（1）新型磷结合剂：为非磷非钙的磷结合剂，其疗效与含钙制剂相当，个别甚至可达到与含铝磷结合剂相近的水平，但可避免发生高钙血症及肾性骨病的风险，也不存在含铝磷结合剂导致中毒的危险，具有较高的实用价值，目前进入临床使用的主要有盐酸司维拉姆和镧制剂（碳酸镧）2 种。

（2）维生素 D 类似物：科学家们通过对骨化三醇侧链的各种不同的改造，开发出了一系列具有全新生物学效应的维生素 D 类似物制剂，如 paracalcitol［19 - nor - 1，25 - (OH)$_2$ 维生素 D$_2$］、alfacalcidol［1α - （OH）维生素 D$_2$］、doxercalciferol［1α - （OH）维生素 D$_2$］等，这些制剂对甲状旁腺具有更强的组织选择性及亲和力，在能够更好地控制甲状旁腺功能亢进症状的同时，可尽量减少对肠道钙磷吸收和骨代谢的影响。有研究表明，接受 paracalcitol 和 doxercalciferol 治疗的患者其病死率及住院率要比接受骨化三醇治疗者低。

（3）钙离子受体（CaR）激动剂：是甲状旁腺细胞上 CaR 的变构激动剂，可提高 CaR 对钙离子的敏感性，从而降低甲状旁腺细胞内的钙浓度，达到抑制 PTH 分泌的目的，同时还能降低血钙磷水平和钙磷乘积，有效改善矿物质代谢紊乱，其不仅可以在继发性甲状旁腺功能亢进的患者中使用，对于原发性甲状旁腺功能亢进的患者也同样有效。有研究表明，CaR 激动剂与维生素 D 制剂联用时可增强维生素 D 的作用，减少其使用剂量，此外，CaR 激动剂还能抑制甲状旁腺细胞的异常增殖，并降低甲状旁腺功能亢进患者的骨折风险和心血管病住院率。cinacalcet 是目前唯一被 FDA 批准用于临床的该类药物，相信随着研究的不断进展，必将有更多的 CaR 激动剂类药物出现，为甲状旁腺功能亢进的患者带来福音。

三、甲状旁腺功能危象的非手术治疗

甲状旁腺危象是危及患者生命的严重临床综合征，需要紧急抢救及手术治疗，其主要的处理原则是：纠正脱水状态；加速肾脏钙的排泄；抑制骨吸收；治疗原发病变。主要措施包括大量补液，利尿剂、降钙素（calcitonin）、破骨细胞抑制剂的使用等，以对抗高血钙对机体造成的严重伤害，为手术治疗争取宝贵时间，待术前准备完善后应急诊行手术治疗。

1. 大量补液　根据脱水情况经静脉大量补充生理盐水，纠正脱水，恢复循环血容量，同时可增加尿量，促进钙的排泄，这是首要的治疗。第 1h 补液量可达 1 000mL，此后每 2 ~ 4h 补充 2 000 ~ 4 000mL，12h 的总补液量为 4 000 ~ 6 000mL，并随时监测心肾功能，避免过度扩容和发生心力衰竭。

2. 利尿剂　在充分扩容的基础上，可静脉或口服利尿剂呋塞米（速尿），其主要作用于肾小管髓袢的升支，抑制钠及钙的重吸收，可促进尿钙排出而降低血钙，而噻嗪类利尿剂如氢氯噻嗪有减少尿钙排出的作用，故不宜使用。每次用量为 40 ~ 100mg，每隔 2 ~ 6h 使用一次（每天累积剂量不超过 1 000mg），治疗过程中注意维持电解质平衡，尤其是防止低钾和低镁，应根据生化结果适时予以补充，一般情况下，每排出尿量 1 000mL 须补充 20mmol 氯化钾和 500mmol 氯化钠。利尿仅能暂时性降低血钙，故应与其他治疗措施结合使用。

3. 降钙素　作用于破骨细胞受体以降低骨钙和羟磷灰石的释放，经皮下或肌内注射 4 ~ 8U/（kg·d），每 6 ~ 12h 一次，连用 2 ~ 3d，其作用迅速，通常在数分钟内起效，但持续时间较短，部分患者可有恶心、面部潮红等不良反应。

4. 帕米膦酸　为二磷酸盐制剂，可抑制破骨细胞介导的骨质吸收，促进钙质沉着，常以 30 ~ 90mg 静脉滴注，使用后血钙多于 3 ~ 7d 后降至正常，并可持续数周，肾功能衰竭和高血磷时禁用。

5. 乙二胺四乙酸二钠（EDTA – Na$_2$）　为钙离子螯合剂，可与离子钙结合成可溶性络合物而降低血钙浓度，常以 1 ~ 3g 加入 5% 葡萄糖液 500mL 中静脉滴注，紧急情况下可直接以 5% 的浓度静脉注射，因具有一定的肾毒性，应谨慎使用。

6. 透析疗法　血液透析或腹膜透析可迅速降低血钙浓度。

四、酒精注射坏死疗法

本法主要用于治疗甲状旁腺腺瘤，将酒精局部注射到甲状旁腺腺瘤处，使其凝固坏死而达到治疗甲状旁腺功能亢进的目的。具有操作简单，对机体影响较小等优点，其主要适用

于：年龄较大，有严重的心、肝、肾等基础病变而不能耐受手术治疗的甲状旁腺功能亢进患者；甲状旁腺功能亢进术后复发，再次手术在技术上难度较大，或双侧腺瘤的患者，由于行单侧探查术导致遗留病变者；腺瘤可以在 B 超下准确定位；患者同意施行此法。主要过程如下：在 B 超下定位后，用 2% 利多卡因行局部浸润麻醉至瘤体，使用 2mL 注射器抽取 95% 无水乙醇约 1mL，使用 25 号细针，在 B 超引导下穿刺进入瘤体，并将乙醇缓慢注入其内，在 B 超下可见乙醇在腺瘤内的分布情况，若使用多普勒超声进行定位，则可清楚显示腺瘤的血运情况，使定位更准确，注射完后即可见其血运消失，应尽量行多方位腺瘤内注射，以争取一次性使腺瘤全部坏死，无水乙醇的用量一般为 0.6mL，通常不应超过 1mL，以免对周围正常组织造成不必要的损伤。注射后腺瘤可能有坏死不完全的情况，边缘可能残留有腺瘤组织，可在几个月后再次注射。该法的主要缺陷是可导致喉返神经损伤，同时无水乙醇可引起炎症反应而导致局部组织粘连，严重影响日后手术的实施。

（徐雅倩）

第六节　外科治疗

一、手术适应证

（1）有症状的原发性甲状旁腺功能亢进，如出现反复发作的肾或输尿管结石、神经肌肉症状、精神异常、骨骼病变、胰腺炎、顽固性消化道溃疡等。

（2）无症状的原发性甲状旁腺功能亢进，如患者强烈要求行手术治疗，或符合以下各项之一也需行手术治疗。

1）血清钙浓度大于正常值上限 0.25mmol/L。

2）肌酐清除率降低到 60mL/min 以下。

3）任一部位骨密度下降幅度超过 2.5 个标准差和（或）既往病理性骨折史。

4）年龄 <50 岁。

5）长期随访有困难的患者。

（3）已明确诊断为多发性内分泌腺瘤综合征（MEN）者。

（4）继发性甲状旁腺功能亢进符合下列要求者，应考虑行甲状旁腺次全切除或全切除加前臂肌内自体移植。

1）出现肌肉骨骼系统并发症：如骨和关节疼痛，全身肌肉无力，连续监测发现骨密度进行性降低，或出现病理性骨折者。

2）出现广泛的软组织钙化和严重皮肤瘙痒者。

3）在内科治疗过程中特别是在停止使用钙剂和活性维生素 D 后仍出现血钙持续增高，提示疾病已向三发性甲状旁腺功能亢进转化者。

4）慢性肾功能不全或肾功能衰竭继发甲状旁腺功能亢进，拟施行肾移植术者，应在行肾移植的同时做甲状旁腺次全切除术。

（5）三发性甲状旁腺功能亢进者若有症状性高钙血症，或血钙 >3.0mmol/L 持续 1 年以上，或肾移植后即出现血钙 >3.13mmol/L 者，应行甲状旁腺探查和次全切除术。

（6）出现甲状旁腺危象者，应急诊行手术治疗。

（7）甲状旁腺癌有颈部淋巴结转移但尚未有远处转移者。

二、手术方式选择

（一）颈部探查术

双侧颈部探查术和单侧颈部探查术。

1. 双侧颈部探查术（bilateral neck exploration） 是甲状旁腺的传统术式，术中按照右下、左下、左上、右上的顺序在甲状腺深面依次探查 4 个甲状旁腺，并切除病变腺体，该方法具手术成功率高（通常在 95% 以上）、对术前定位要求低的优点，但手术创伤较大、耗时长、术后并发症多，故随着近年来术前定位诊断技术的发展，尤其是高频率超声和 ^{99m}Tc -MIBI 显像的应用，该术式已逐渐被其他创伤较小的术式取代，然而，该术式作为其他甲状旁腺手术方式的基础，对于多腺体病变，尤其在技术手段相对薄弱的基础医院或某些术前无法明确定位的病例，仍然具有重要的应用价值。

2. 单侧颈部探查术（unilateral neck exploration） 即术中只显露病变侧的甲状腺腺叶，探查确认病变属实并行病灶切除，该术式是在精确的术前定位手段支持下对传统双侧探查术的简化，如结合术中快速冰冻病理或术中 PTH 检测技术，可达到较为满意的手术成功率（达 90% 以上），同时其手术时间短、创伤小、术后并发症等优势较为明显，必要时还可随时转为双侧探查术，故具有较高的临床应用价值。

（二）微创甲状旁腺手术（minimally invasive parathyroidectomy）

随着科学技术的进步，甲状旁腺疾病的外科治疗也朝着微创时代发展，目前主要包括微创小切口甲状旁腺切除术和腔镜辅助下甲状旁腺切除术。

1. 微创小切口甲状旁腺切除术 指在局麻下取病灶表面小切口（2~4cm），逐层切开，直达病变腺体并予切除，并在 5~10min 后监测 PTH 值，若 PTH 较术前下降达 50% 或以上，则表明手术成功。该方法具有切口小、手术时间短、出血少、术后康复快等优点，对于以单发病变为主的甲状旁腺腺瘤具有较高的实用价值，并可以满足部分有特殊美容要求的女性患者。其主要适用于经明确定位的单发性甲状旁腺腺瘤及位于颈动脉鞘或上纵隔内的异位甲状旁腺腺瘤。但下列情况除外：①甲状旁腺癌。②伴有Ⅲ度以上结节性甲状腺的甲状旁腺腺瘤。③未能明确定位的甲状旁腺腺瘤。④多发性内分泌腺瘤或有类似家族史的患者。

2. 腔镜辅助下甲状旁腺切除术 是近年来新开展的一项术式，在术前准确定位的情况下，在腔镜下行甲状旁腺探查和切除术，结合术中 PTH 快速检测技术，可以达到很好的治疗效果，其具有小切口甲状旁腺切除术微创、术后康复快、美容效果明显等优点，在特定情况下还可行双侧甲状旁腺探查，以及切除位于前上纵隔的异位甲状旁腺病灶而无需劈开胸骨，但其对设备要求高、治疗费用高昂，故目前尚未能广泛开展，但不可否认，该方法必定是未来甲状旁腺外科发展的方向。该术式应用的指征：①术前明确定性定位的单发甲状旁腺病变，肿物直径在 1~4cm。②无伴发结节性甲状腺肿或甲状腺炎。③除外多发性内分泌腺瘤。④除外甲状旁腺癌者。⑤既往无颈部手术、外伤或放射治疗史。⑥无颈部骨骼或软组织严重畸形及病态肥胖。⑦除外其他不能耐受腔镜手术的严重全身性疾病。但随着目前腔镜技术的不断进步以及医师手术技巧的提高，腔镜在甲状旁腺手术当中的适用范围也在不断扩大，术者应根据实际情况加以权衡。

三、术前准备

（1）明确定位：由于术前定位准确与手术成功与否有很大的关系，并可直接影响术式的选择，故术前应充分利用各种定位诊断手段，尤其是影像学检查，如超声、放射性核素显像、CT等，尽量明确是单发病灶还是多发病灶、病灶的具体位置及其与周围结构的关系，以求在手术时可以做到有的放矢，保证手术的顺利进行。

（2）术前常规行生化检查，并针对异常结果做出相应的处理，包括控制高血钾、低血镁，处理高钙血症，改善低蛋白和贫血，同时评估心、肾、肺功能情况，出现心律失常者应在术前行相应的内科治疗，肾功能衰竭的继发性甲状旁腺功能亢进患者应常规透析至手术前1天、术后2天继续透析。

（3）应行喉镜检查以了解双侧声带情况，以及颈部X线摄片了解气管位置是否正常。

四、麻醉与体位

1. 麻醉方式　颈部探查术目前常用的麻醉方式主要有颈丛阻滞麻醉和气管内插管全身麻醉，可根据手术方式和患者的具体情况加以选择，颈丛阻滞麻醉时，采取用利多卡因阻滞一侧，而对侧用利多卡因行局部浸润的方式，可避免双侧喉返神经麻痹、声门关闭而导致气道阻塞。如需行全面的探查手术，则应考虑选择气管内插管全身麻醉。若行微创小切口甲状旁腺切除术，一般可采用局部麻醉或颈丛神经阻滞麻醉，儿童、不能配合者以及对局麻药物过敏者则应选用全麻。腔镜辅助下甲状旁腺切除术的麻醉方式可根据手术径路及手术空间的维持方式加以选择，对采用非颈部切口及气体灌注法进行手术时，应行气管内插管全身麻醉，如用颈部切口及颈阔肌悬吊法时可采用颈丛神经阻滞麻醉，但为确保手术的顺利进行，亦建议在全麻下进行手术。

2. 体位　取仰卧位，床头抬高15°，肩胛部以软枕垫高，使头部自然后仰，充分显露颈前区，同时应注意保护颈椎，防止损伤颈部脊髓（尤其是对少数出现严重骨质疏松或多发病理性骨折者）。若行腔镜下甲状旁腺手术，则还应将患者双腿分开，手术时术者立于患者右侧，操镜助手立于患者两腿之间。

五、手术步骤

（一）颈部探查术

（1）在胸骨切迹上两横指，顺皮纹方向做与甲状腺手术相似的低领弧形切口，两端达胸锁乳突肌外侧线，长度为5~8cm，以能够暴露双侧颈动脉鞘为佳。

（2）分别切开皮肤及皮下组织，离断颈阔肌，提起切口上下缘，在颈阔肌深面与颈深筋膜的疏松结构之间分离皮瓣，范围上至甲状软骨上缘，下至胸骨切迹。

（3）沿颈白线纵行切开颈深筋膜，并向两侧牵开舌骨下肌群，显露甲状腺侧叶。

（4）游离甲状腺侧叶，结扎并切断甲状腺中静脉和甲状腺下静脉。

（5）在甲状腺叶外侧上、中、下部分别缝粗线作为牵引，将腺体牵向内侧，暴露甲状腺侧叶背面并开始探查甲状旁腺。由于甲状旁腺腺瘤一般仅累及单个腺体，加上术前超声、^{99m}Tc - MIBI显像等辅助检查可提供较为明确的定位诊断，故目前主张可以仅行肿瘤侧探查，若同侧另一腺体已废用萎缩，则证实病变性质属腺瘤，行单纯腺瘤切除即可，如同侧另一腺体亦有肿大，则说明病变可能为增生，应加做对侧探查。甲状旁腺增生多同时累及4个腺体，故对甲状旁腺增生或术前定位困难的病例，应常规行双侧颈部探查（图12-1）。

（6）探查一般先由右侧开始，在甲状腺叶侧后方行钝性分离，通常需分离至食管和颈后肌群显露为止，由于多数腺瘤好发于右下甲状旁腺，故可由右甲状腺下动脉分支处（即甲状旁腺热区处）开始探查，但应注意，下甲状旁腺通常位于甲状腺侧叶下极后方、贴近甲状腺下动脉及喉返神经的前面，故需小心避免损伤喉返神经，如能将喉返神经事先分离并加以保护，则可最大限度地保证手术的安全进行。另外，在探查过程中应仔细解剖分离，动作轻柔，止血彻底，尽量保持术野无血染，以便结构可以清晰显露（图12-2，图12-3）。

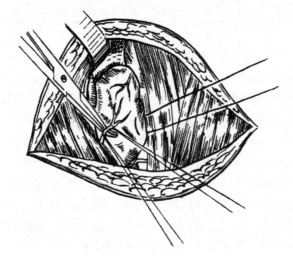

图 12-1　牵引甲状腺

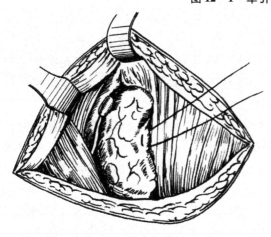

图 12-2　探查甲状旁腺

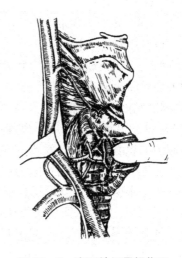

图 12-3　喉返神经易损伤区

（7）随后再探查甲状腺背面上极和上极上方甲状腺上动脉周围，上甲状旁腺位置较为恒定，多位于环状软骨下缘平面、甲状腺腺体与其包膜之间，与食管的后外侧缘相近，探寻较为容易。

（8）当常规探查未能发现病变的甲状旁腺时，应扩大手术范围行系统性的探查，这就要求术者对甲状旁腺常见的位置异常（表12-2）有较深入的了解，探查异位的上甲状旁腺时，应仔细检查甲状腺体及其假包膜，并可在距甲状腺下动脉上方约1cm处切开颈深筋膜的气管前层（即甲状腺的假包膜），手指伸入该筋膜后进行探查；对于异位的下甲状旁腺，通常可由甲状腺下极下方的前上纵隔探查至胸骨处，也可将手指深入后纵隔气管旁进行探查，必要时还可劈开胸骨，寻找纵隔胸腺内是否存在异位甲状旁腺。

表12-2 异位甲状旁腺的常见部位

腺体名称	异常部位
上甲状旁腺	食管后方或侧壁、甲状腺实质内、颈动脉血管鞘内、后纵隔
下甲状旁腺	气管前或气管旁、胸骨甲状肌内、前纵隔、胸腺内

（9）在探查过程中，应注意甲状旁腺与甲状腺结节、脂肪组织和淋巴结的区别：甲状腺结节不能在甲状腺内移动，而甲状旁腺多位于甲状腺真假包膜间，故可在甲状腺表面移动，异位腺体位于甲状腺实质内或难以鉴别时，可在术中行细针穿刺活检，并将所得组织送冰冻病理检查即可明确；脂肪组织通常无固定形态，表面色泽光亮，置入生理盐水中可上浮，而甲状旁腺则具有一定的形态，呈棕黄色，置入生理盐水中可下沉，另外，由于甲状旁腺有较丰富的血供，故其断面可见渗血；淋巴结质地较硬而不易变形，甲状旁腺质软而易变形。同时，也应能准确判断病变的甲状旁腺：典型的甲状旁腺腺瘤多呈红褐色样肿大，形状较圆，质地偏硬，比较容易辨认，必要时可行冰冻切片病理以明确；若腺体颜色正常，但较正常腺体增大且4个腺体大小不一者，则考虑为甲状旁腺增生；甲状旁腺癌则被膜多增厚呈灰白色，形状欠规则，切面呈分叶状，且与周围组织发生粘连。

（10）对于甲状旁腺增生者，应切除增生较明显的3个腺体以及1个最接近正常大小腺体的1/2~3/4，或行全甲状旁腺切除加部分甲状旁腺组织自体移植术，即切除全部4个甲状旁腺，取其中增生较轻者的1/2~1/4切成1mm左右的组织块，并移植到患者前臂肌肉或胸锁乳突肌内，保留或移植的甲状旁腺组织一般以50~70mg为宜，同时可在甲状旁腺残端或移植处放置小金属夹作为标记，以方便术后随访，为避免日后发生甲状旁腺功能低下，可将其余甲状旁腺组织冷冻保存备用（图12-4）。

（11）单发甲状旁腺瘤或多发腺瘤未累及全部腺体者，单纯性病变腺体切除即可；多发甲状旁腺瘤的患者且经探查发现4个甲状旁腺均有肿大者，应行甲状旁腺次全切除术（仅保留半个腺体）。Ⅰ型多发性内分泌腺瘤综合征（MEN）的患者，无论其余腺体是否正常，均应切除3个半腺体（图12-5）。

（12）若为甲状旁腺癌，应整块切除甲状旁腺肿瘤及其侵犯的邻近组织（如同侧甲状腺及峡部、气管周围淋巴组织、肌肉和颈动脉鞘等），由于其恶性程度较低，一般不必行根治性颈部淋巴结清扫，若有明确的区域颈淋巴结转移，可行联合根治术。

（13）术毕应常规留置负压引流，单纯甲状旁腺瘤切除者，可不放置引流，并依次缝合颈白线，间断缝合颈阔肌瓣和皮肤。

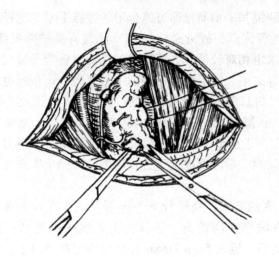

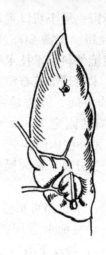
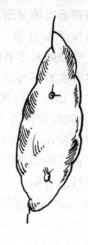

图 12 - 4　切除甲状旁腺　　　　　　　图 12 - 5　甲状旁腺次全切除

（二）微创小切口甲状旁腺切除术

（1）根据术前定位，若为下甲状旁腺病变，可在肿物上方切 3～4cm 的小型颈部切口；若为上甲状旁腺或以为病变者，则可在患侧颈前（沿胸锁乳突肌前缘）切横向或斜形小切口，具体长度可根据肿物大小加以选择，但应尽量保证微创及美观。

（2）依次切开皮肤，离断颈阔肌，向上下适当分离皮瓣，纵行切开颈前筋膜，牵开颈前肌，暴露颈中线 4～5cm，直至看见气管及甲状腺包膜。

（3）将带状肌向外侧牵拉，使甲状腺外缘显露，必要时可结扎并离断甲状腺中静脉。

（4）用甲状腺拉钩或组织钳将甲状腺拉向内侧，游离甲状腺下极后在甲状腺背面寻找甲状旁腺病灶，适当拉开并分离周围组织，显露病变部位。

（5）直视下由外向内、由上向下在甲状旁腺肿物包膜外行钝性分离，注意保护周围重要血管和神经，如可将喉返神经找出并加以保护，同时避免出血，必要时可将甲状腺下动、静脉分支予以结扎离断。

（6）将甲状旁腺肿物四周分离清楚后可予摘除，标本送冰冻病理切片检查以进一步明确病变性质，有条件者，建议行术中 PTH 检测，若术后 10min 内患者血清 PTH 水平角术前下降 50% 以上，说明手术成功。

（7）确认病变已完全切除后，可对创口进行彻底止血，同时放置引流条，如肿瘤体积较小，放置小胶片引流条即可，若肿物体积较大，术后残留较大死腔者，应予放置橡皮管引流，逐层缝合皮下各层及皮肤，无菌敷料覆盖伤口并加压包扎。

（三）腔镜辅助下甲状旁腺切除术

1. 手术径路选择　目前，根据术后颈部有无瘢痕可将腔镜辅助下甲状旁腺手术分为颈部小瘢痕径路和颈部无瘢痕径路，前者主要是指经胸骨切迹上径路，后者主要有胸前 - 乳晕径路、腋窝径路及锁骨下径路，选择何种径路进行手术，均应根据手术的实际情况及患者的要求来决定，并以保证手术的顺利完成和患者的安全为前提。

（1）胸骨切迹上径路：于胸骨切迹上方 1.5～2cm 处切一长 1.5～3.0cm 的切口，钝性分离至颈阔肌深面，用血管钳、刀柄等手术器械钝性分离颈阔肌下间隙到达甲状腺层面，用小拉钩提起皮瓣显露手术野，经小切口置入腔镜和手术器械即可施行甲状旁腺手术，此径路具有操作简单方便、路径短、无需 CO_2 注气等优点，故可避免与 CO_2 注气有关的并发症，此外，该径路对术者的腔镜外科手术技术要求也相对较低，必要时可延长切口转为开放式手术，但有术野显露较差、术后颈部留有瘢痕等缺陷。为了获得更好的手术视野，该径路也可采用注入 CO_2 来构建操作空间，方法是在颈阔肌深面潜行分离完成后，经切口置入 5mm Trocar，同时用线缝合切口并固定 Trocar（防止漏气），并向间隙内注入 CO_2 气体，通常使压力维持在 6 ~ 8mmHg，另外在患侧胸锁关节附近做 2 个小切口，用于置入腔镜及超声刀等器械，在腔镜监视下进一步分离，扩大操作间隙，最终形成上至舌骨附近，外侧至胸锁乳突肌内侧缘的空间。

（2）胸前 – 乳晕径路：该径路可根据患者的要求，在锁骨下 3cm 至双乳头连线的区域选择 3 个部位置入 Trocar，目前最常用的方法是在胸骨前、平双乳头连线中点处切一约 10mm 的小切口作为观察孔，经皮下潜行分离后，置入 5mm Trocar 并缝合固定在切口上，注入 CO_2 气体并维持压力在 6 ~ 8mmHg，同时在双侧乳晕内上缘分别做 0.5cm 和 1cm 的弧形切口作为操作孔，主操作口在右侧，分别置入 Trocar 后即可沿胸大肌筋膜浅层钝性分离至颈部，构成手术操作空间。该径路由于其切口远离颈部，颈部无瘢痕遗留，故美容效果较佳，且在必要情况下可同时处理双侧甲状旁腺病变，但其出现 CO_2 注入相关并发症的发生率相对较高，此外，由于该径路皮下分离范围较大，故有人对其是否符合微创原则尚存在异议，事实上，只要保证分离是在胸、颈部筋膜浅层之间潜行进行，由于此两层之间为疏松结缔组织，易于分离和推进，故对组织的创伤并不会太大，其他径路亦是如此，但如果分离操作在皮下而非在上述疏松间隙内进行，则有可能产生"巨创效应"，尤其值得注意的是，在胸骨上凹区域的深浅筋膜之间的组织较为致密，经由此区域进入颈部腔隙的过程中易发生"错层"，从而导致皮肤缺血坏死、皮肤穿孔、误伤颈前肌群和器官等严重并发症。

（3）腋窝径路：悬吊患侧上肢，充分显露腋窝，于腋窝前缘做一 15mm 切口，钝性分离胸大肌筋膜表面至颈阔肌下间隙，置入直径 10mm Trocar 并缝合固定，注入 CO_2 气体建立手术操作空间，在腔镜引导下，在第 1 个 Trocar 下方进行穿刺（也可将其中 1 个穿刺点置于其旁），分别置入 2 个直径 5mm 的 Trocar，用以置入抓钳、超声刀等腔镜器械，用超声刀锐性分离显露颈阔肌下间隙，建立皮下隧道至颈部。该方法将手术瘢痕置于更加隐蔽的部位，具有更加理想的美容效果，还可以充分游离出甲状腺上下极，清晰显露甲状腺上下极血管及喉返神经，距离病灶较乳晕径路短，游离皮瓣范围相对较小，创伤相对较轻。其主要缺点是处理对侧病灶（尤其是对侧甲状腺上极）较困难，故仅适用于单侧病变，其操作复杂且难度较大，相关并发症发生率也较高。

（4）锁骨下径路：于患侧锁骨下近胸锁关节处切一长 10 ~ 15mm 的小切口，沿胸大肌筋膜浅层分离至颈阔肌下，该处主要用于放置超声刀，插入 5mm Trocar 固定后注入 CO_2 气体，也可采用悬吊法构建人工空间，具体方法是于颈阔肌下穿过 2 根直径 1.2mm 的 Kirschner 钢丝，将钢丝悬吊固定于支架上，在颈阔肌下建立手术操作空间，另外分别在对侧锁骨下的相对应处及患侧的颈部分别切一约 0.5cm 切口，供抓钳和腔镜通过。

（5）其他径路：包括颏下径路、下颌下径路、腋窝乳晕径路、耳后径路等，临床上应用较少，方法与上述径路大致相同，但同样都具有切口瘢痕隐蔽、术后美容效果较好等优点。

2. 手术空间的构建和维持 颈部缺乏自然的腔隙，而腔镜手术通常需要在一定的操作空间内方可完成，以避免对周围组织的损伤和保证器械具有充足的活动度，故需构建和维持有效的操作空间才能使手术顺利进行。

（1）手术空间构建：目前常用的方法主要有2种，一种就是直接使用器械在皮下行钝性分离；另一种是用肾上腺素加生理盐水配置成"膨胀液"，在拟分离的皮下进行注射，随后行皮肤穿刺并注入 CO_2 气体，最后在腔镜直视下使用超声刀分离皮下间隙。

（2）手术空间的维持：常用的有气体灌注法和悬吊法2种。气体灌注法最常用的是向术腔内注入 CO_2 气体，并使压力维持在 $6 \sim 8mmHg$，此法的优点是手术空间开阔，便于腔镜下操作，主要缺点是 CO_2 气体易被组织吸收，可能导致高碳酸血症、室上性心动过速，故临床也有用 N_2、He 等气体代替 CO_2 者，此外，当注气压力过高时，还可导致脑血流及脑脊液回流障碍而发生脑水肿；悬吊法是在分离形成颈部人工空间后，在颈前皮下置入2根 $1.2mm$ 的 Kirschner 钢丝，并固定在 L 形支架上，由此构建形成一蓬式操作空间，该法既可维持一定的手术操作空间，同时又避免了注入 CO_2 气体所导致的并发症，不足在于其所构建的操作空间相对较小，术野暴露较差。

3. 解剖分离 在置入 Trocar 后，在内镜监视下进一步扩大操作空间，腔镜下用超声刀或电钩锐性分离颈阔肌下疏松组织，上达甲状软骨上缘，两侧达胸锁乳突肌内侧缘，切开颈白线，牵开带状肌，显露甲状腺腺体后，在术前定位的病变部位游离甲状腺上极或下极，用超声刀处理相关血管及止血，防止术野血染，将甲状腺外缘近上极或下极处提起牵向内侧，充分显露其背面，内镜寻找甲状旁腺肿物位置。

4. 肿物摘除 确定肿物位置后，用超声刀分离其周围疏松组织，应注意防止损失喉返神经，可将其分离后予以保护，然后再分离甲状旁腺肿物背面及内侧，直至将肿物完全游离，经切口放入小标本袋，将游离出来的肿物装入袋中，收紧袋口后将标本取出，送冰冻病理检查，同时行术中检测血清 PTH 浓度并与术前对照，进一步确认手术是否成功。

5. 处理创口 在镜下仔细检查手术野是否有出血，并用超声刀凝固止血，吸尽间隙内残留的 CO_2 气体，如为悬吊法则拔出钢丝，撤出内镜及相关器械，一般可不放置引流，若肿物较大或采用创面较大的径路，考虑术后渗出较多时，可放置橡皮引流管，缝合皮肤切口，局部加压包扎。

六、术中意外的应急处理

1. 颈部皮肤损伤及皮下出血瘀斑 常发生在腔镜手术建立操作空间时，如前所述，由于胸骨上凹区域的深浅筋膜间的组织较为致密，经胸前皮下间隙分离进入颈部颈阔肌下间隙时容易发生错层，分离过浅时可导致皮肤灼伤坏死，分离过深则导致颈浅静脉出血，皮下出现血肿或瘀斑而影响皮瓣分离。避免此种情况发生的关键在于术中应仔细辨认各层结构，小心向前推进。

2. 术中意外出血 其发生主要与术中误伤重要血管或组织有关，如甲状腺上、下动脉的误断及损伤甲状腺等，在开放手术中，可迅速予以压迫出血部位，同时仔细寻找出血点后，予以上钳结扎，由于颈部操作空间狭小，可用于显露术野的器械少等缺陷，腔镜下甲状旁腺切除术术中意外出血的发生率较高，多于分离皮下隧道及建立两侧乳晕通道时出血或甲状腺血管处理不当造成出血，一旦出血量较大时可使术野模糊而影响操作，故术中应注意操作细致，离断甲状腺周围血管时超声刀钳夹力量不宜太大，血管张力也应适度，以免止血效果不好，如发生出血，可在吸引器吸引下用超声刀止血，如未能止血，可用纱布压迫 5 ~ 10min 后再次止血，出血量大而难以控制时应果断中止开放手术。

3. 高血钙危象 对于部分年龄大、病程长、病情严重的患者，手术应激有可能诱发病情加重而出现高血钙危象，术中可表现为严重的心律失常，故此类患者在术前应积极行内科相关治疗，将血钙控制在相对安全的范围内，同时也要做好高血钙危象的抢救工作，术中进行血钙和心电监测，一旦发生高血钙危象，应给予充足的补液并使用各种降血钙药物。

七、术后处理

（1）术后患者取半卧位，并适当应用镇静剂、止痛剂，但应避免使用吗啡类药物，因其可引起 Oddi 括约肌痉挛而易诱发急性胰腺炎。

（2）由于全麻气管插管损伤及手术刺激，术后前几天患者咽喉部常可出现不同程度水肿，患者诉咽痛、咳嗽等不适，给予雾化吸入、吸氧等对症处理后多可缓解，严重时，可引起气道梗阻，出现吸气性呼吸困难、发绀、三凹征阳性等表现，故床边应常规配备气管切开包，出现上述情况应紧急行气管切开术。

（3）术后应常规监测血钙磷和尿钙磷情况，手术成功后，患者甲状旁腺功能亢进的相关症状迅速好转并可在术后 48h 内出现暂时性的甲状旁腺功能低下，通常在术后 6 ~ 12h 即可出现血钙下降，1 ~ 3 天内血钙可下降至正常水平以下，并在 1 ~ 2 周内恢复至正常水平。导致这种情况的原因有：骨饥饿综合征和骨修复；甲状旁腺异常组织长期处于高分泌状态，抑制其他正常的甲状旁腺功能；长期大量甲状旁腺激素的作用导致骨、肾等靶器官对甲状旁腺激素产生抵抗作用，一般术前 ALP 很高，且伴有纤维囊性骨炎的患者术后易出现严重的低钙血症，此时患者可出现口唇麻木和四肢抽搐等临床症状，重者有肌强直、癫痫样发作及精神障碍，查体主要表现为面神经征（Chvostek sign）及陶瑟征（Trousseau sign）阳性。由于术后低血钙可刺激甲状旁腺的分泌，促进正常甲状旁腺功能的恢复，故一般不主张长期补钙，补钙量以保持血钙水平达 2.12mmol/L（8.5mg/dL）即可，轻者可予口服相当于 1 ~ 3g 元素钙的乳酸钙 12 ~ 36 片 1d 或葡萄糖酸钙 10 ~ 30 片 1d，如血钙降低严重，出现抽搐时，可用 10% 葡萄糖酸钙 10mL 静脉推注以纠正低钙血症，同时应注意补充维生素 D，以促进钙剂的吸收和利用，也有人主张不宜过早使用维生素 D，因其作用可达数月至 1 年，可干扰血钙浓度而影响永久性甲状旁腺功能低下的诊断。如补钙后血钙正常但仍有抽搐，应考虑血镁下降所致，可用 10% 硫酸镁 10mL 肌内注射，每天 2 ~ 4 次，一般连用 3 ~ 4d 后即可纠正，治疗期间应注意监测血镁情况，防止出现镁中毒。若血钙长期持续降低，尤其是行甲状旁腺次全切除术者，考虑并发永久性甲状旁腺功能低下。

（4）术后住院时间应根据手术方式及患者病情程度决定，病情较重或行颈部探查术者，一般住院 5 ~ 7 天方可出院。如症状较轻、行微创小切口甲状旁腺切除术或腔镜辅助下甲状旁腺切除术且手术顺利者，住院时间可适当缩短，若术后血钙正常或无低血钙症状，一般观察 24 ~ 48h 后即可出院。

八、术后并发症防治

1. 术后出血 甲状旁腺位于甲状腺后方，其位置较深，术中暴露较为困难，故术中及术后均可发生出血，术后出血有2种情况：一是由于手术部位广泛渗血所致，这种出血进行较为缓慢，颈部逐渐肿胀伴皮肤瘀血，可能出现轻度的呼吸困难，在术中有放置引流管的患者此种情况较少出现，一旦发生，应部分拆除伤口缝线减压，并加强引流。二是由于甲状腺上动脉或甲状腺静脉结扎线脱落所致，在甲状腺背面探查前，应处理好甲状腺血管，如甲状腺中静脉较短且容易撕裂，故术中应在静脉充盈时分离，切实结扎后方予切断，必要时也可结扎切断甲状腺上下极血管，以充分显露甲状腺背侧面。

2. 神经损伤　甲状旁腺解剖复杂，位置多变，喉返神经在迷走神经发出后，交错于甲状腺下动脉的分支之间，上行于甲状腺背面气管食管沟内，到环状软骨下缘进入喉内，走行与甲状旁腺较近，故喉返神经损伤是甲状旁腺手术的常见并发症，多为手术中切断、结扎、牵拉等原因所致，可表现为声音嘶哑和饮水呛咳，纤维喉镜可见一侧声带运动障碍，一般无需特殊治疗，大部分患者可在1~3个月内恢复正常，若同时损伤双侧喉返神经，则可出现严重呼吸困难，需紧急行气管切开术。避免损伤的关键不仅要熟悉甲状旁腺的正常解剖位置，同时也应具备较好的病理解剖知识，以正确处理甲状旁腺异位的情况。手术中的过多解剖、分离也是造成神经损伤的重要原因，故手术操作应轻柔、细致，要保持手术野清晰无血染，不能盲目扪摸和钝性分离，尽量避免不必要的解剖。此外，在微创手术尤其是腔镜下甲状旁腺切除术中喉返神经损伤的发生率较高，可达2.0%~3.5%，其发生除前述解剖学上的因素外，还与腔镜手术的特殊性有关，一方面，腔镜下术野显露是通过器械牵拉组织来实现，易将附着在甲状腺背侧包膜上的疏松组织和喉返神经同时牵拉而引起误伤；另一方面，腔镜下进行组织分离、切割和止血均依赖于超声刀或电钩等，该类器械的热传导效应可能会对神经造成损伤，故术中应避免暴力牵拉组织和保证超声刀相对于喉返神经保持1mm以上的安全操作距离，以避免喉返神经损伤的发生。

3. 气管损伤　在解剖结构辨认不清的情况下盲目切割可伤及邻近器官，如因炎症或肿瘤浸润，甲状旁腺可与气管等粘连固定，强行分离可能损伤气管，另外，在行腔镜手术构建操作空间时，由于暴力分离或分离层次有误，容易导致气管损伤，有气管损伤时可酌情修复，必要时行气管切开术，如为腔镜手术，应考虑中转行开放手术。

4. 食管损伤　食管位于气管后方，通常不易损伤，但异位的甲状旁腺也可出现在食管附近，或沿食管向下至纵隔，在此区域寻找和切除甲状旁腺时有可能导致食管损伤，一般情况下，术中发现食管损伤只需行修补缝合即可，若能预先在食管内置入胃管供术中触摸判断，可帮助减少食管损伤的概率。

5. 永久性甲状旁腺功能低下　术后出现暂时性的甲状旁腺功能低下是手术成功的标志，此时低钙血症是暂时性的，一般术后4~5天即达到最低点，随后逐渐回升，但如果经2~3个月后血钙仍未升至正常，并出现皮肤干燥、色素沉着，毛发稀疏、脱落，反复肢体麻木，手足抽搐，以及陶瑟征和面神经征持续阳性等表现，则应考虑为永久性甲状旁腺功能低下，处理方法有：将术后冷冻保存的腺体行前臂肌肉内的自体移植术，可以较好恢复甲状旁腺功能，且不良反应小，否则将需要长期补充钙剂和维生素D。

6. 术后感染　一般情况下，甲状旁腺手术后发生伤口感染的概率较低，但对部分年老、合并糖尿病以及有慢性肾功能不全的继发性甲状旁腺功能亢进患者，其免疫功能较低，故感染的发生率明显增高，预防措施主要是术后加强对颈部切开的观察，并可预防性应用抗生素以避免感染的发生。

7. 术后皮肤感觉异常　见于腔镜下甲状旁腺切除术后，部分患者可出现颈胸部皮肤发紧不适等感觉异常，多由于术中皮下游离范围较大及分离层次不正确所致，故术中建立皮下操作空间时应掌握正确的解剖层面，分离应在浅、深筋膜之间进行，同时充分利用 Trocar 的长度及器械远端的活动范围，缩小皮下游离面积。一般无需特殊处理，3 个月后可逐渐消失。

8. 持续充气相关并发症　仅见于使用 CO_2 气体维持操作空间的腔镜甲状旁腺手术，由于粗糙的组织创面可大量吸收 CO_2 气体，当 CO_2 压力 >15mmHg 时，易造成严重的颅内压升高、皮下气肿、甚至纵隔气肿，进而影响呼吸、循环功能，导致酸中毒及高碳酸血症，如有大的血管损伤，还可引起气体栓塞。控制适当的 CO_2 灌装压是减少相关并发症的关键环节，其中高碳酸血症的发生取决于 CO_2 的压力和手术空间的大小，故术中 CO_2 的压力应控制在 5~8mmHg，同时尽量减小皮下游离范围，术后应将皮下残留的气体排尽，并常规拍片排出皮下及纵隔气肿，较少的积气可自行慢慢吸收，如出现影响呼吸和循环的情况，可予坐位吸氧，必要时行胸骨上窝穿刺排气等处理。

9. 皮瓣游离相关并发症　腔镜下甲状旁腺手术需游离皮瓣以建立手术操作空间，分离不当时可误入皮下脂肪层，损伤皮下血管甚至真皮层，导致术后发生皮肤瘀斑、红肿，脂肪液化，甚至皮瓣感染、坏死等，预防的关键在于游离皮瓣时在正确的层面进行，术中先使用分离棒行钝性分离，尽量少用超声刀直接分离，以减少脂肪液化的可能，如发生脂肪液化，可拆除胸骨前切口的缝线，使其自然引流，并应用抗生素预防感染，严重者可放置引流管引流；皮肤瘀斑多可自行消失，无需特殊处理，严重者可予冷（早期）、热敷（晚期）及活血化瘀等对症处理。

10. 术后复发　多见于非双侧探查的甲状旁腺腺瘤术后，一般术后 1 个月复查血钙及血 PTH 再次升高，行常规影像学检查可无阳性发现，如行放射性核素扫描有可能在原病灶外的区域发现异常浓聚灶，提示原病灶为高功能结节，其他较小的高功能甲状旁腺组织（多为腺瘤）可被暂时性抑制，当大的高功能结节被切除后，其他被抑制的高功能甲状旁腺组织可恢复 PTH 的合成及分泌功能，从而导致复发。视具体情况予以药物治疗或二次手术切除。

（徐雅倩）

第十三章

甲状旁腺功能低下

甲状旁腺功能低下（hypoparathyroidism），是由于甲状旁腺激素缺乏和（或）效应不足引起钙磷代谢异常的临床综合征。正常人的 PTH 能精确调控血钙，使其维持在一较窄的范围内，若 PTH 在合成、释放或与靶器官结合过程中的任一环节发生障碍均可导致甲状旁腺功能低下，其特征是低钙血症、高磷血症、神经肌肉兴奋性增高出现手足搐搦，甚至影响呼吸功能而威胁生命，长期口服钙剂和维生素 D 制剂可使病情得到控制。

第一节　病因和分类

一、病因

自甲状旁腺腺体至靶器官组织细胞之间的任一环节发生缺陷均可导致甲状旁腺功能低下，包括 PTH 生成减少、PTH 分泌障碍、PTH 作用障碍以及 PTH 结构异常而活性丧失。

1. 甲状旁腺先天发育不全　先天性甲状旁腺发育不全可导致甲状旁腺功能低下，通常在新生儿期发病，可表现为单纯性的甲状旁腺功能低下，也可同时伴发先天性心脏畸形或先天性胸腺萎缩并出现免疫功能缺陷。

2. 甲状旁腺损伤　亦称为获得性甲状旁腺功能低下，可分为暂时性和永久性甲状旁腺功能低下，多见于颈前部或甲状腺手术，以及甲状旁腺功能亢进手术切除腺体过多，由于切除或损伤过多的甲状旁腺组织，或过度分离影响甲状旁腺血液供应，引起甲状旁腺功能低下。手术后甲状旁腺功能低下可发生于术后近期，但部分可在相当长的时期内呈亚临床经过，但在某些诱因下可出现症状如感染高热之后、月经后、劳累、寒冷和情绪改变等，可诱发手足抽搐。极少数的患者是因接受颈部放射治疗后发生甲状旁腺功能低下。

3. 金属沉积　金属中毒及某些代谢性疾病，如血色病、地中海贫血、肝豆状核变性（Wilson 病）等可引起金属沉积于甲状旁腺组织，损伤腺体分泌功能而导致甲状旁腺功能低下。

4. 甲状旁腺浸润性疾病　结核病、淀粉样变、结节病、肉芽肿或恶性肿瘤（最常见的是甲状旁腺转移癌，原发肿瘤以乳腺癌多见）浸润可破坏甲状旁腺腺体，引起甲状旁腺激素分泌障碍出现甲状旁腺功能低下。

5. 特发性甲状旁腺功能低下　较少见，按发病方式可分为散发性和遗传性（家族性）。前者多为自身免疫性疾病，属多发性内分泌腺功能低下症，常同时合并 1 型糖尿病、慢性淋巴细胞性甲状腺炎、原发性性功能障碍及肾上腺皮质功能减退，还常有念珠菌病、恶性贫血、脱发及白斑（由于存在抗黑色素细胞抗体），部分患者血中可检测到抗甲状旁腺、甲状腺、肾上腺皮质和胃壁细胞的自身抗体；而遗传性甲状旁腺功能低下通常可表现为常染色体显性遗传、常染色体隐性遗传或 X - 性连锁性遗传等多种遗传方式，既可单纯表现为甲状旁腺功能低下而不伴有其他缺陷，也可同时合并出现其他器官异常，如线粒体病及先天性胸腺不发育 DiGeorge 征，后者是由于先天性第 III 和第 IV 腮囊发育障碍，导致胸腺及甲状旁腺缺如，患者多因严重的低血钙和感染于 1~2 岁内死亡。

6. 甲状旁腺激素分泌缺陷　甲状旁腺细胞上钙敏感性受体缺陷和 PTH 的基因异常，导致甲状旁腺激素分泌的调控及合成障碍。

7. 甲状旁腺激素分泌调节异常　常见于甲状旁腺功能亢进患者术后、母亲患甲状旁腺功能亢进的新生儿及低镁血症的患者，长期的负反馈抑制使甲状旁腺处于低分泌状态，导致暂时性甲状旁腺功能低下，其中低镁血症时既有 PTH 的合成和释放障碍，又有机体对 PTH 的反应性减弱，去除相关因素后甲状旁腺功能可逐步恢复。

8. 靶组织细胞对甲状旁腺激素作用抵抗　可原发于假性甲状旁腺功能低下或继发于低镁血症，导致靶细胞对 PTH 的生物学作用缺乏反应。

9. 假性甲状旁腺功能低下　是靶器官对 PTH 完全或部分抵抗，导致血钙降低、血磷升高、血中 PTH 代偿性分泌增多，并常伴有先天畸形的一种家族性疾病，包括假性甲状旁腺功能低下（Ia、Ib、Ic 型和 II 型）以及假 - 假性甲状旁腺功能低下，两者均为遗传缺陷性疾病，可表现出由于遗传缺陷所致的体态异常如圆脸、斜视、短指（趾）、掌骨畸形、身材矮小以及智力低下等，前者为充分发展的类型，常伴有周围靶组织（肾和骨）对甲状旁腺激素的生理作用部分或完全性抵抗，故其血生化（钙、磷等）改变与真性甲状旁腺功能低下相同，并可出现甲状旁腺组织增生，血 PTH 代偿性增高。其中，I 型患者的缺陷主要在于骨和肾细胞膜上的甲状旁腺激素受体，导致第二信使 cAMP 生成障碍，故表现为对 PTH 完全性无反应，而 II 型患者的缺陷则主要在于靶组织细胞对 cAMP 无反应，故只有在滴注外源性 PTH 的同时滴注钙剂才可出现尿磷增多的反应，据此可与真性甲状旁腺功能低下相鉴别。假 - 假性甲状旁腺功能低下又称为 Albright 骨营养不良症，可见于甲状旁腺功能低下的患者亲属中，通常仅表现为前述体态的异常，但无生化的改变。

10. 药物性甲状旁腺功能低下　某些肿瘤化疗药物如阿糖胞苷和盐酸阿霉素可抑制 PTH 的分泌，引起甲状旁腺功能低下，用丙硫氧嘧啶治疗甲状腺功能亢进时，也可导致 PTH 分泌减少及低钙血症。

二、分类

临床上，甲状旁腺功能低下按病情是否可逆分为永久性和暂时性甲状旁腺功能低下，根据血清免疫活性 PTH（iPTH）水平的高低，又可分为 iPTH 减少、正常和增多性甲状旁腺功能低下，其各自的特点如表 13 - 1 所示。

表 13 - 1 甲状旁腺功能低下的类型及其特点

类型	体态异常	低血钙高血磷	对外源性 PTH 反应性	
			尿磷升高	尿 cAMP 升高
（一）iPTH 正常性甲状旁腺功能低下	+	−	+	+
（二）iPTH 降低性甲状旁腺功能低下				
1. 继发性（手术、肿瘤）	−	+	+	+
2. 特发性				
①散发性	−	+	+	+
②家族性	−	+	+	+
3. 先天性胸腺不发育征	−	+	+	+
4. 高血钙孕母所产新生儿	−	+	+	+
（三）iPTH 增高性甲状旁腺功能低下				
1. 假性甲状旁腺功能低下 Ⅰa 型	+	+	−	−
2. 假性甲状旁腺功能低下 Ⅰb 型	±	+	−	−
3. 假性甲状旁腺功能低下 Ⅰc 型	+	+	−	−
4. 假性甲状旁腺功能低下 Ⅱ 型	±	+	+（滴钙后）	−

（徐雅倩）

第二节 代谢变化

　　各种病因引起的 PTH 缺乏或作用障碍最终导致血磷升高，血钙、尿钙及尿磷降低。高血磷是由于 PTH 作用不足时肾小管磷重吸收增多以及尿磷排出减少所致，而低血钙的原因主要有：破骨作用减弱，骨吸收降低，不能从骨库补充血液循环中的钙量；同时肾小管钙重吸收减少，尿钙排出增多；以及继发于 1，25 - $(OH)_2$ 维生素 D_3 减少所致的肠道钙吸收下降，出现低钙血症，而高磷血症则进一步加重低血钙。

　　高血磷可促进钙离子向骨及软组织中沉积，如在脑实质、血管壁及皮下均可有钙盐沉着，其中脑内钙质沉着与神经精神症状有一定的关系。部分患者可有骨密度增加，但因不是成骨细胞活性增加的骨生成，且骨转换减慢，故血清 ALP 正常。

　　由于神经肌肉的兴奋性与钙离子的浓度成反比，即钙离子低时兴奋性增高，故甲状旁腺功能低下患者的血钙低至一定程度时，神经肌肉的兴奋性增加，出现手足抽搐。

（徐雅倩）

第三节 临床表现

一、神经肌肉的应激性增高

　　低血钙使神经肌肉的兴奋阈值降低，导致其应激性增高。神经肌肉症状的轻重常取决于血钙（尤其是离子钙）下降的速率和持续的时间，故通常当血钙 ≥2.12mmol/L 时，患者可无症状或仅表现为轻度麻木感；血钙在 1.87～2.12mmol/L，者，易出现肢端麻木，临床上可无明显搐搦，称为隐性搐搦症，但若诱发血清游离钙降低或强刺激下是神经肌肉应激性增高时可发生手足搐搦症。可通过以下实验使隐性病情显性化：

1. 面神经叩击试验（Chvostek 征） 即以手指弹击耳前和颧弓下的面神经外表的皮肤，可引起同侧口角鼻翼及面肌的抽搐。但应注意部分正常人也可出现 Chvostek 征阳性。

2. 束臂加压试验（Trousseau 征） 将血压计袖带包绕于上臂，充气加压使其压力维持在舒张压与收缩压之间，使上臂静脉血回流减少甚至阻断，保持 2～3min 后，若出现局部手臂呈"助产士型"抽搐者即为阳性。由于 Trousseau 征在正常人中出现假阳性的情况较少，故其对低钙血症的诊断更为可靠。

3. 深呼吸减张试验 嘱患者深吸气 3～5min，由于过度通气引起碱中毒，血 pH 升高，使血中游离钙减少而诱发手足抽搐。

血钙在 1.62～1.87mmol/L 者，可表现为典型的手足搐搦症，发作时通常先出现肢端针刺感和（或）口周麻木感，以及蚁行感及肌肉痛等先兆症状，继之出现手足和（或）面部肌肉呈特征性的扭曲痉挛、强直收缩，即助产士型抽搐。拇指内收，其他手指并紧，掌指关节屈曲，指间关节伸展呈鹰爪样，腕和肘关节屈曲，上臂内收靠前胸，下肢也呈现类似的特征，全身骨骼肌僵直疼痛，发作时神志清醒伴有恐惧感。当血钙持续 <1.62mmol/L 时，可导致过度通气及哮喘样发作，过度通气所致的呼吸性碱中毒可使结合钙升高，而离子钙水平进一步降低，导致抽搐加重。严重的低钙血症更可导致内脏平滑肌痉挛、喉痉挛或癫痫样发作，膀胱痉挛引起尿急，小动脉痉挛引起偏头痛、心绞痛、手足雷诺氏现象。

二、外胚层组织营养变性

长期的甲状旁腺功能低下可引起皮肤干燥粗糙、鳞屑、色素沉着及毛发稀少，指（趾）甲干脆萎缩及横向生长，并可有横纹，严重者甚至脱落；眼内晶状体可发生白内障；牙病的症状取决于年龄，检查牙齿异常的情况有助于估计起病的时间，成人多表现为提早脱牙和龋齿，儿童期发病者常有牙齿钙化不全，牙釉质发育不良，呈黄点、横纹、小孔等病变，牙根钝及形成缺陷，出牙延迟，对儿童甲状旁腺功能低下具有重要诊断价值。

三、异常钙化症候群

甲状旁腺功能低下的低血钙和高血磷可促使钙离子向软组织及骨骼内沉积，多见于脑基底节区（苍白球、壳核和尾状核），常呈对称性分布。晶状体钙化引起白内障，但其病变部位往往局限于晶状体的某一部位或后晶状体，纠正低血钙后白内障难以逆转，但可阻抑其发展，白内障兼有脑基底节钙化是诊断甲状旁腺功能低下的重要线索，转移性钙化还可使部分患者出现骨密度增加以及皮下、肌腱、脊柱、脑松果体与脉络丛的钙化，头颅 X 线片见基底节钙化，骨质也较正常致密，儿童患者多表现为智力减退及脑电图异常改变，可出现癫痫样波（补钙后，癫痫样波可消失，据此可与原因不明性癫痫相鉴别）。

四、心血管异常

低血钙刺激迷走神经并影响心肌细胞的电生理特征，可引起心律失常，在罕见情况下可导致心肌痉挛而突然死亡。部分患者可表现为心动过速或心律不齐，心电图示 Q－T 间期延长、T波低平或倒置。新生儿患者可出现充血性心力衰竭，对洋地黄常不敏感，予补充钙剂后可使心功能得到改善。重症患者由于长期血钙降低可导致心肌收缩力严重受损，出现甲状旁腺功能低下性心肌病，心脏扩大并最终导致心力衰竭。

五、神经精神症状

1. 癫痫样发作　甲状旁腺功能低下的患者由于神经肌肉兴奋性增高可出现发作性四肢抽搐或单侧肢体抽搐，发作前可伴尖叫而酷似癫痫发作，但通常无癫痫大发作所表现的发绀、意识丧失、大小便失禁等。可表现为大发作、小发作、精神运动性发作和癫痫持续状态等各种类型的癫痫样发作。脑电图呈现一般节律慢波、爆发性慢波以及有尖波、棘波、癫痫样放电等改变。

2. 癔病样发作　多于疲劳或压力增大时出现，表现为口角和四肢抽动、舞蹈样不自主运动等。

3. 神经衰弱症状　患者有头晕、头痛、失眠、多梦、软弱无力、焦虑、定向失常、记忆力减退、喜静、对事物缺乏兴趣、性欲减退、抑郁、烦躁等神经衰弱症状。

4. 精神病样症状　低钙血症常可出现异常，如易怒、易激动、抑郁症等，尤其是低钙发作时可有恐惧、烦躁、偏执狂、幻觉、妄想、定向障碍、谵妄等精神症状而求治于精神科，精神症状可能与基底核钙化所致的功能障碍有关，脑电图可有非特异性的异常表现，最常见者为高压慢波伴间歇性速发波，血钙纠正后可恢复正常。

5. 末梢神经与肌肉症状　可有感觉过敏或减退，口周麻木，四肢酸胀、麻木、疼痛、肌痉挛等。

6. 中枢神经系统症状　由于脑组织钙化尤其是椎体外系的病变，故患者可出现帕金森病的症状和体征，如手足徐动、舞蹈症、扭转痉挛、不自主运动、震颤麻痹、小脑共济失调等，这些症状可被吩噻嗪类药物诱发，巴比妥类药物则可控制症状。约15%的患者有智力减退，少数患者还可有颅内压增高、视盘水肿以及类似脑瘤样的症状和体征，低钙血症纠正后，视盘水肿可在几周后消失。

六、胃肠道功能紊乱

长期低血钙时，由于自主神经功能失调可导致胃肠道功能紊乱，出现吞咽困难、肠道痉挛、肠蠕动加快或减弱等，表现为恶心、呕吐、腹痛、腹泻、便秘等，偶可出现脂肪泻。

七、体态异常

主要见于假性甲状旁腺功能低下及假-假性甲状旁腺功能低下的患者，大多在儿童时期即可出现。并有明确的家族史，其体态异常为遗传性骨病畸形的特征性表现，包括体型矮胖、颈短、盾状胸、短指（趾）畸形、桡骨弯曲等，尤以第4及第5掌（跖）骨缩短更具有诊断价值。

（徐雅倩）

第四节　实验室检查

1. 血钙降低　甲状旁腺功能低下时可使破骨细胞的作用减弱，骨钙动员减少，加上 1，25 - $(OH)_2$ 维生素 D_3 生成减少和肾小管对钙的重吸收减少，可导致患者出现低钙血症，血清钙多在 2mmol/L 以下，临床上按血钙水平可将甲状旁腺功能低下分为 5 级：I 级为无自发性低血钙；II 级为间歇性低血钙；III 级为血钙值在 1.88～2.13mmol/L（7.5～8.5mg/dL）；IV 级为血钙值在 1.63～1.88mmol/L（6.5～7.5mg/dL）；V 级为血钙值在 1.63mmol/L 以下。由于血清钙浓度值受到白蛋白含量的影响，故可将血清白蛋白 40g/L 作基数，其值每减少 1g，血钙测定值相应增加 0.2mmol/L。

2. 血磷增高　由于破骨增强及肾排磷减少，甲状旁腺功能亢进患者血磷多增高，常 > 2.0mmol/L，少数口服制酸剂和低磷饮食者血磷可正常。

3. 血 PTH 浓度　临床上绝大多数甲状旁腺功能低下是由于 PTH 分泌不足所致，故测得血中 PTH 低于正常水平，但部分患者也可维持在正常水平，这是由于低钙血症对甲状旁腺具有强烈的刺激作用，当血清总钙值低于 1.88mmol/L 时，血 PTH 值可增加 5～10 倍，故存在低钙血症时，虽然血 PTH 值仍在正常范围之内，仍提示甲状旁腺功能低下。此外，如甲状旁腺分泌物生物活性的 PTH 以及靶器官对 PTH 抵抗所致的甲状旁腺功能低下时（如假性甲状旁腺功能低下和特发性甲状旁腺功能低下的患者），PTH 可有代偿性分泌增多。因此，在测定血 PTH 时，应同时取血测定血钙，结合两者结果进行分析。

4. 血碱性磷酸酶　多正常或稍低，无骨质疏松者多数正常。

5. 血清维生素 D 测定　通常测定血清 1α, 25 - $(OH)_2$ 维生素 D_3 及 25 - (OH) 维生素 D_3 的水平，主要用于与佝偻病或骨软化症的鉴别。

6. 尿钙减少　继发于血钙下降时尿钙减少，其程度较软骨病的尿钙减少轻，主要是因为后者血 PTH 大多升高，可促使肾小管对钙的重吸。24h 尿钙正常范围是 2.5～7.5mmol，当血清钙 < 1.75mmol/L 时，24h 尿钙多在 0.5mmol 以下。

7. 尿磷减少　由于 PTH 可以抑制肾小管对磷的重吸收，故甲状旁腺功能低下时 PTH 不足可使尿磷重吸收增加而排磷减少。

8. 尿 cAMP 降低　尿中的 cAMP 是 PTH 的一项功能性指标，甲状旁腺功能低下患者尿中的 cAMP 水平大多低于正常。

9. Ellsworth - Howard 试验　肌内注射 PTH 200U，每 6h 一次，连续 3d，注射外源性 PTH 后，观察注射前、后尿中 cAMP 和尿磷的变化，正常人尿磷增加 5 倍以上，尿 cAMP 增加；甲状旁腺功能低下患者可表现为尿 cAMP 和尿磷显著增加，可达基础值的 10 倍以上，血钙磷可恢复正常；但在假性甲状旁腺功能低下 I 型的患者，其尿中 cAMP 和尿磷不增高，提示肾脏对 PTH 作用不敏感，血钙磷无变化；II 型患者尿中 cAMP 增高而尿磷无明显改变，提示患者肾脏中 cAMP 不能引起尿磷排泄增加，属于受体后缺陷。

10. 心电图　可显示 ST 段延长，Q - T 间期延长，T 波低平，可伴传导阻滞。

11. 脑电图　脑电图改变多于明显低钙血症时出现，主要呈阵发性慢波，单一或多发的棘波，也可两者同时出现，或爆发性慢波伴有尖波、癫痫样放电改变，随着低钙血症的纠正，脑电图异常改变可恢复正常。

12. 影像学检查

（1）X 线检查：多数甲状旁腺功能低下患者全身骨质可无异常改变，少数可出现骨质致密，头颅基底节可有钙化。X 线片亦可发现全身或局部骨密度增加，外生骨疣，长骨骨皮质增厚，颅骨骨板增宽，并可有颅内压增高的表现。偶可见骨密度减低，脊椎出现类风湿性关节炎样的改变，骨骺端可有不规则的骨密度增加，牙根变钝，牙槽骨牙硬板增厚。软组织出现钙化，包括皮下、韧带、关节周围、脑基底节、小脑齿状核皆可见钙化斑，病情严重者脑的额叶、顶叶等脑实质内也可见散在的钙化。

（2）CT 扫描：CT 检查比 X 线平片更敏感，能够更早地发现各处的钙化病灶，部分病史较长的甲状旁腺功能低下的患者，可发现颅内基底节、大脑半球及小脑齿状核等处多发、对称性、形态不规则的钙化灶。

（徐雅倩）

第五节 诊断与鉴别诊断

一、诊断

根据相关病史、临床表现、血清 PTH 及血钙水平，不难对甲状旁腺功能低下作出诊断，但由于甲状旁腺功能低下的病因较多，故相应的诊断依据也有所不同。

对于有颈部手术史、多腺性内分泌功能不全、慢性皮肤黏膜念珠菌病、白内障、手指麻木及紧缩感、面肌或手足有自发性及诱发性痉挛等症状者，均应警惕甲状旁腺功能低下的可能，可反复测定血钙及血磷。有典型的手足搐搦、低血钙、高血磷、尿中钙和磷均减少而无肾功能不全者，则强烈提示甲状旁腺功能低下的诊断。若患者有低钙血症引起的手足搐搦病史、Chvostek 征和（或）Trousseau 征阳性，且伴有低血钙、高血磷，而血清白蛋白、碱性磷酸酶、镁及 BUN 均正常，对外源性 PTH 有显著反应者，即可诊断为甲状旁腺功能低下。同时并有甲状腺或甲状旁腺等颈部手术史，颈部见手术瘢痕者，可诊断为获得性甲状旁腺功能低下。同时应正确评估其为暂时性还是永久性，以指导治疗、分析预后。通常认为，经治疗后缺钙症状无明显好转达 2 个月以上，血钙 <50mg/L，血清 PTH 极低或测不出者应诊断为永久性甲状旁腺功能低下。

特发性患者症状隐匿易被忽略，常被误认为神经症或癫痫者，若符合以下各项者，则应考虑诊断为特发性甲状旁腺功能低下：①既往无甲状腺、甲状旁腺或颈部手术史，无颈部放射性照射或浸润的情况；②有慢性手足搐搦史；③除外其他如慢性肾功能不全、慢性腹泻、脂肪泻或碱中毒等可引起低钙血症的因素；④血钙低，血磷正常或升高，血镁正常；⑤血清 PTH 显著降低；⑥血 ALP 正常；⑦甲状旁腺激素（PTH）负荷试验（Ellsworth－Howard 试验）结果阳性；⑧X 线片无佝偻病或骨软化症的表现；⑨无体态畸形，如身材矮小、指（趾）短而畸形或软骨发育障碍；⑩用大剂量维生素 D 和钙剂方可控制发作。

具有以下特点者，应考虑为假性甲状旁腺功能低下：①有特征性的异常体态；②靶器官对甲状旁腺激素反应部分或完全缺乏；③甲状旁腺激素分泌代偿性增高；④注射外源性甲状旁腺激素后不能纠正血尿的钙磷改变。

二、鉴别诊断

1. **骨软化症** 亦可出现低钙血症及手足搐搦，成人骨软化症多由维生素 D 缺乏所致，但其血磷降低或正常，一般不升高，骨骼 X 线片可见骨质软化的特征性改变。儿童患者则应考虑遗传性佝偻病/骨软化症可能，如 X - 连锁显性低血磷性佝偻病/骨软化症，常染色体显性遗传性低血磷性佝偻病/骨软化症和肿瘤所致的佝偻病/骨软化症。

2. **肾性骨病** 肾功能衰竭的患者可有低血钙和高血磷症，但根据病史，且其多伴有氮质血症和酸中毒，故不难与甲状旁腺功能低下相鉴别；肾小管性酸中毒的患者也有血钙降低，但血清磷多正常后降低，常伴酸中毒低血钾和尿液酸化能力减弱。肾性骨病患者虽然血钙降低，但由于酸中毒时游离钙接近正常水平，故很少发生手足搐搦。

3. **与血钙正常的手足搐搦相鉴别** 见于大量呕吐丢失胃酸或低血钾性碱中毒，起病较急，可根据原发病的表现和血钙磷正常与甲状旁腺功能低下区别。

4. **癫痫样发作与真性癫痫发作的鉴别** 甲状旁腺功能低下的癫痫样发作一般无真性癫痫的先兆症状，发作过程中无大小便失禁及意识障碍，脑电图大多呈非特异的高尖波及慢波增多，仅少数可有癫痫样放电的改变。此外，还可根据有无甲状旁腺功能低下的低血钙、高血磷及缺钙体征，如 Chvostek 征和（或）Trousseau 征阳性以资鉴别。

5. **特发性体质性易痉症** 该病较少见，但也需与特发性甲状旁腺功能低下相鉴别，这是一种慢性体质性神经 - 肌肉过度应激状态，伴失眠、蚁痒及疼痛等神经症表现，并可出现典型的手足搐搦症，但其血钙、镁浓度均正常，而红细胞内镁含量降低。

（徐雅倩）

第六节　非手术治疗

甲状旁腺功能低下的非手术治疗主要以控制和缓解低血钙的症状，延缓低钙血症所引起的相关病变如白内障、脑基底节钙化的发展为目的，治疗的目标是血钙达到正常值的低限即 2.0mmol/L，24h 尿钙 < 87.5mmol，但应避免过度升高血钙，如血钙 ≤ 2.65mmol/L，24h 尿钙 ≤ 100mmol，以防止引起高钙血症及肾结石。随着医学研究的不断深入，甲状旁腺功能低下的非手术治疗除传统的药物治疗手段（包括使用钙剂、镁剂、维生素 D 制剂和外源性 PTH 等）以外，基因治疗也有望在将来成为一种更为有效的治疗手段。

（一）急性低钙血症的治疗

当发生低钙血症所致的手足搐搦、喉痉挛、哮喘、惊厥或癫痫样发作时，立即予 10% 葡萄糖酸钙或 5% 氯化钙 10～20mL（2 种该溶液每 10mL 均含元素钙 90mg），10～15min 内经静脉缓慢推注，必要时 1～2h 后重复给药，可能时尽量改用口服，给予 10% 氯化钙溶液 10～15mL，每 2～6h 一次。若血钙仍低于 1.75mmol/L 或搐搦未获得持久缓解，可采用持续静脉滴注，将 10% 的葡萄糖酸钙 100mL 加入到 500～1 000mL 的生理盐水或 5% 的葡萄糖溶液中稀释后滴入，以每小时不超过元素钙 4mg/kg 为宜，每 4h 监测血钙及心电图一次，并使血钙水平维持在 2.12～2.25mmol/L，避免发生高钙血症，以免引起致死性心律失常或猝死。若患者在 3 周内曾用洋地黄制剂，则静脉注射钙剂时应谨慎，尽量使血钙保持在正常的低值水平，因为高钙血症使心脏对洋地黄的敏感性增加，从而增加心律失常发生的风险。必要时如严重发作伴精神症状者，可辅以镇静剂如苯巴比妥钠或苯妥英钠肌内注射，以迅速控制搐搦及痉挛。由于浓钙溶液对静脉有较大的刺激，若逸出静脉外可引起严重的炎症反应，故可将钙剂用葡萄糖溶液稀释后再经静脉注入。

（二）慢性低钙血症的治疗

1. 钙剂　应长期服用，治疗目的在于维持血钙的正常浓度，降低血磷，预防搐搦和异位钙化。根据病情轻重，钙剂每天应补充元素钙 $1 \sim 3g$，$1g$ 元素钙通常可使血钙升高 $0.12mmol/L$，血钙 $>1.87mmol/L$ 的轻症患者，可能单服钙剂即可奏效，可选择葡萄糖酸钙（$0.5g/$片，含元素钙 $45mg$）、乳酸钙（$0.65g/$片，含元素钙 $85mg$）、碳酸钙（$0.5g/$片，含元素钙 $200mg$），胃酸分泌不足者吸收不佳，钙片宜咬碎并分多次服用，效果更好，碳酸钙需在酸化的环境中吸收。当因情绪波动、呕吐、劳累、月经等因素而出现低钙血症症状时可适当增加钙剂量。

2. 维生素 D 及其活性代谢产物　维生素 D 及其活性代谢产物的疗效受到诸多因素的影响，维生素 D_2 和维生素 D_3 需在肝脏转化为 $25-(OH)$ 维生素 D_3，然后经肾脏 $1\alpha-$ 羟化酶的作用转变为 $1\alpha, 25-(OH)$ 维生素 D_3，故肝肾疾病患者维生素 D 的作用减弱。此外，$1\alpha-$ 羟化酶的作用依赖于 PTH，当 PTH 完全缺乏时，维生素 D 只能转变成 $25-(OH)$ 维生素 D_3，而不能产生 $1\alpha, 25-(OH)$ 维生素 D_3。维生素 D 及其代谢产物对钙磷代谢的作用强弱取决于肠道吸收功能、肾脏排泄功能和骨再吸收功能的总和，故其治疗剂量往往难以准确计算，需在使用过程中加强血钙磷浓度的监测，适时进行调整。维生素 D 可加速肠道钙吸收，维生素 D_2 或维生素 D_3 经口服后储存于脂肪组织和肝脏，缓慢释放而发生作用，且其需在体内转变为有活性的羟化物，经 $1 \sim 2$ 周或 2 周以上方可起效，半衰期很长，停药 $1 \sim 4$ 个月后方能失效，故每天剂量较大，一般为 5 万 $\sim$ 10 万 U/d（$1 \sim 2mg/h$），个别患者需要 20 万 U/d 或更大剂量，但一旦过量中毒则短期内难以解除，此外，由于甲状旁腺功能低下时 PTH 缺乏，血磷升高，导致 $25-(OH)$ 维生素 D_3 转换为 $1, 25-(OH)_2$ 维生素 D_3 减少，对维生素 D 的治疗表现为抵抗。故严重者需长期补充活性维生素 D，如双氢速甾醇（又称双氢速变醇，DHT 或 AT_{10}）、阿法骨三醇和骨化三醇等。AT_{10} 作用强，起效迅速，停药后作用消失的时间较短，故安全而有效。起始剂量每天 $0.8 \sim 2.4mg$，每天一次，数天后改为维持剂量，开始时需每周监测血钙和尿钙一次，并根据血钙水平酌情调整剂量，当血钙值达到 $2.0mmol/L$，肢体麻木和抽搐等症状消失时，以此作为维持量。重症患者可按 Parfitt 方案治疗：用 AT_{10} $1mg/d$ 连服 2d，再改为 $2mg/d$ 连服 2d，后改为 $1mg/d$，根据血钙调整剂量。阿法骨三醇［即 $1\alpha-(OH)$ 维生素 D_3］摄入体内后，还需经肝脏 $25-$ 羟化酶的作用形成 $1, 25-(OH)_2$ 维生素 D_3 才能发挥作用，故对肝功能不全的患者不宜选用，日需剂量为 $2 \sim 3\mu g$。骨化三醇本质为 $1, 25-(OH)_2$ 维生素 D_3，特性与 $1\alpha-(OH)$ 维生素 D_3 相似，但其起效更快，无明显蓄积作用，且对肝功能损害者也有效，日需要剂量一般为 $1 \sim 2\mu g$。维生素 D 及其活性代谢产物过量均可引起高钙血症，可导致异位钙化及损伤肾脏，故用药期间应注意监测血钙及尿钙变化，适当调整剂量。

3. 镁剂　部分患者经上述治疗后，血钙虽升高至正常水平，但仍出现搐搦症时则应考虑是否伴有低镁血症，可予应用镁剂，可以口服枸橼酸镁及氯化镁的混合物，也可口服硫酸镁，每天三次，每次 $5g$，必要时可用 50% 的硫酸镁溶液肌内注射，或 50% 硫酸镁 $10 \sim 20mL$ 加入 $500 \sim 1000mL$ 5% 葡萄糖溶液中静脉滴注，实际剂量应视血镁程度而定，治疗过程中应密切监测血镁浓度谨防过量中毒。

4. 驱磷治疗　甲状旁腺功能低下患者有高磷血症，故常需在饮食中限制磷的摄入，一般不需特殊药物治疗，待血钙回升后肾脏排磷的阈值降低，血磷即可逐步下降至正常水平，但必要时可口服氢氧化铝和噻嗪类利尿剂进行驱磷治疗。

5. PTH 替代治疗　理论上，该方法是甲状旁腺功能低下最理想的治疗方案，但由于目前相关的研究证据不够充分，故未能在临床上广泛使用，仅在部分治疗欠佳的甲状旁腺功能低下的患者中试用。有研究结果证明，长期应用 PTH 替代治疗是安全有效的，其推荐使用剂量 25～75μg/d，分 1～2 次皮下注射。目前，PTH 的使用还存在诸多问题，如其有诱发骨肉瘤的风险，故禁用于青少年患者；PTH 为肽类激素，只能注射不能口服，且价格昂贵；PTH 注射后半衰期仅有 5min，难以对机体维持 24h 的有效调节。

（三）假性甲状旁腺功能低下的治疗

与真性甲状旁腺功能低下相似，轻者予单纯补钙即可，若同时补充维生素 D 及其活性产物则更有效。由于该类患者存在 PTH 抵抗，其尿钙排出较高，故治疗过程中应密切监测血钙及尿钙，适时调整药物剂量，使血钙水平维持在 2～2.2mmol/L，防止高尿钙及肾结石的发生。假 - 假性甲状旁腺功能低下的患者无明显的生化异常，一般不需用药治疗，可定期随访血钙磷情况。

（四）甲状旁腺功能低下的基因治疗

自 1990 年世界上报道的首例基因治疗临床试验获得成功之后，基因治疗作为一种新的治疗手段为众多疾病的治疗带来新的思路，使甲状旁腺功能低下的患者体内自行产生足够的 PTH 是最理想的治疗方式，而基因治疗则为此提供了可能性，目前，基因治疗甲状旁腺功能低下仍处于动物实验研究阶段，但随着近年来基因工程技术的不断发展和日趋成熟，基因治疗极有可能在不久的将来被应用于甲状旁腺功能低下的临床治疗中。当前情况下，甲状旁腺功能低下基因治疗面临的主要任务是需要通过动物实验找到注射 PTH 基因质粒的最佳剂量和药效维持时间，以及验证甲状旁腺功能低下基因治疗的安全性问题。

（徐雅倩）

第七节　外科治疗

甲状旁腺功能低下的外科治疗主要是指甲状旁腺移植，是有望从根本上解决问题的方法之一，尤其是长期药物治疗效果不佳且症状反复而难以控制者，可考虑行甲状旁腺移植术，主要包括自体移植和异体移植。

一、甲状旁腺的自体移植

甲状旁腺自体移植常用于甲状旁腺增生引起的原发性甲状旁腺功能亢进行全甲状旁腺切除术后和全甲状腺切除术者，可于术中即实施移植，或将切下的甲状旁腺冷藏于 -170℃ 的液氮中，待日后出现甲状旁腺功能低下时再行移植。具体方法是将 1～2 枚甲状旁腺切成厚度为 1～2mm 的薄组织片（共约 60mg）后，再将其移植至颈部胸锁乳突肌内或前臂肌肉或体腔中，亦可将切下的甲状旁腺组织剪碎，用注射器分别注射到不同部位的肌肉组织中，术后测定血清 PTH 水平或行^{99m}Tc – MBI 放射性核素扫描证实其成活情况。本方法由于不存在免疫排斥反应，在临床应用取得较好的效果。

二、甲状旁腺的异体移植

甲状旁腺的异体移植尚处于试验阶段，包括同种异体移植和异种移植两种方式，移植物的来源主要有引产胎儿（以 5 个月以上胎龄的胎儿最好）、良性甲状旁腺腺瘤和异种来源等。

1. 同种异体移植　主要适应证为永久性甲状旁腺功能低下，经药物治疗症状难以控制，血清中 PTH 测不出、血钙 < 1.25mmol/L 且在术后持续一年以上者。主要方法有以下 3 种，一是带血管蒂甲状旁腺移植，一般以引产胎儿为供体，以腹腔和腹股沟区为移植区，该法短期疗效肯定，但由于存在较严重的排斥反应，长期效果不理想，为保证较为满意的手术成功率，常需满足以下 3 个条件：供体胎儿要 >6 个月，因为此时的甲状旁腺发育已较良好，血管口径较大，有利于吻合的顺利进行；移植的腺体需要有良好的血供，故术者需熟悉胎儿甲状旁腺的位置，以保证移植腺体血管蒂的完整；术后必须应用免疫抑制剂如硫唑嘌呤、泼尼松及环孢霉素 A 等。二是小薄片移植法，将异体甲状旁腺切成小薄片移植于前臂肌肉内。有研究表明，将异体甲状旁腺用^{60}Co 照射后，再移植至裸鼠肾包膜下过渡 10～30d，然后取出以小薄片移植于前臂肌肉内，临床试验证实此法疗效较好，可明显缩短术前、术后免疫抑制剂使用的时间，使用该方法时应注意：不能移植体积过大的甲状旁腺组织，否则其中心易发生坏死；移植床应有良好的血循环，腺体不能移植于脂肪组织内，并避免移植部位形成血肿、组织顿挫感染或瘢痕形成，以提高移植成功率。三是甲状旁腺细胞移植，主要方法是将人胚甲状旁腺细胞经体外培养后进行移植，该法的理论依据是：人胚甲状旁腺细胞具有分泌 PTH 的功能；受体对人胚甲状旁腺的排斥反应较轻；体外培养可进一步减轻移植物的免疫原性，延长存活时间，同时还可对培养的细胞进行免疫学处理，降低受体的免疫排斥反应，提高甲状旁腺细胞移植的成功率；培养的甲状旁腺细胞能选择其生长分泌的最佳时期将其冷冻保存，建立细胞库，以利于在最适宜的时机进行移植；细胞移植可反复多次进行，方法亦简单易行。

2. 异种移植　该法有望从根本上解决甲状旁腺治疗的移植物来源不足和排斥反应的双重问题，目前尚处于动物实验阶段，但已取得一些令人鼓舞的成果，最具代表性的是使用微囊化技术以保护移植物免受排斥反应，可以达到不使用免疫抑制剂而实现成功的甲状旁腺异种移植，目前已有在不用免疫抑制剂的情况下，将微囊化的人甲状旁腺组织处理后移植于小鼠及用微囊化新生猪甲状旁腺细胞移植治疗大鼠甲状旁腺功能低下获得成功的报道。

（徐雅倩）

第十四章
肾上腺皮质功能亢进

第一节 病因

肾上腺皮质功能亢进指由于机体长期处于过量皮质激素（糖皮质激素或盐皮质激素）的作用而出现一系列的综合病征。过量的糖皮质激素引起的称皮质醇症、库欣综合征（Cushing syndrome）；过量的盐皮质激素引起的称醛固酮增多症。

一、皮质醇增多症

皮质醇增多症（hypercortisolism）又称 Cushing 综合征，由 Harvey Cushing 首先在 1912 年报道。本征是由多种病因引起的以高皮质醇血症为特征的临床综合征，主要表现为满月脸、多血质外貌、向心性肥胖、痤疮、紫纹、高血压、继发性糖尿病和骨质疏松等。

（一）分类

根据导致皮质醇增多症的病因不同分：ACTH 依赖性和非 ACTH 依赖性两大类。

1. ACTH 依赖性肾上腺皮质功能亢进

（1）病变在垂体或下丘脑，占 70% ~ 80%，由于腺瘤或增生分泌过多的 ACTH 刺激肾上腺皮质增生。

（2）异位 ACTH 综合征（占 15%），是由于某些疾病如肺癌、胰腺癌、胸腺癌、支气管腺瘤等异位分泌过多的 ACTH 所致。

2. 非 ACTH 依赖性肾上腺皮质功能亢进　由于肾上腺皮质腺瘤或腺癌分泌大量的皮质醇所致。结节性肾上腺增生是一种特殊类型，机制未明。医源性 Cushing 综合征是由于长期使用糖皮质激素所致。

（二）发病机制

1. ACTH 依赖性 Cushing 综合征

（1）垂体性 Cushing 综合征：又名 Cushing 病，因垂体分泌过量 ACTH 引起。根据 Cushing 1912 年的定义，Cushing 病是指垂体病变引起的 Cushing 综合征，但现亦将下丘脑 - 垂体病变所致（ACTH 依赖性）Cushing 综合征笼统地称为 Cushing 病。以前所谓的皮质醇增多症是 Cushing 综合征的同名词，一般不用。Cushing 病占 Cushing 综合征患者总数的 65% ~ 75%，男女之比为（1∶3）~（1∶8），男女差别显著，原因未明。Cushing 病可发生于任何年龄，以 25 ~ 45 岁为多见；儿童少见，目前报道年龄最小者仅 7 个月。垂体分泌过量

ACTH 的原因未明，一些研究提示，垂体肿瘤的发生具有遗传背景。

1）垂体 ACTH 腺瘤：ACTH 腺瘤周围的正常垂体组织中的 ACTH 细胞透明变性（Crooke 细胞），外周血及脑脊液中 CRH 浓度低于正常，在垂体腺瘤摘除后 CRH 才恢复正常，说明腺瘤具有自主分泌 ACTH 的能力。垂体 ACTH 瘤可能存在若干不同的类型。来源于腺垂体 ACTH 细胞或来源于残存的垂体中叶细胞的 ACTH 瘤各有特点。

垂体 ACTH 瘤和其他细胞类型的垂体瘤不同，微腺瘤的比例高达 80% 以上，而且以直径≤5mm 的占多数，大腺瘤占 10%～20%，垂体大腺瘤罕见；垂体 ACTH 瘤的局部浸润倾向明显，可向邻近的海绵窦、蝶窦及鞍上池浸润。

2）垂体 ACTH 细胞癌：个别的垂体 ACTH 瘤为恶性腺癌，可向颅内其他部位及远处（如肝、肺等处）转移，恶性程度高，易侵犯周围组织，预后差。

3）垂体 ACTH 细胞增生：在 Cushing 病中的比例报告不一（0%～14%）。增生可为弥散性、局灶性或形成多个结节，有时可在增生的基础上形成腺瘤。可能由于下丘脑本身或更高级神经中枢的病变或功能障碍致下丘脑 CRH 分泌过多，刺激垂体 ACTH 细胞增生，ACTH 分泌增多。另外，有些垂体 ACTH 细胞增生是因为下丘脑以外的肿瘤异源分泌过量的 CRH 或 CRH 类似物所致，但至今仍有很多垂体 ACTH 细胞增生找不到肯定的原因。

4）鞍内神经节细胞瘤：极少数下丘脑神经细胞异位至蝶鞍内形成神经节细胞瘤（gangliocytoma），肿瘤细胞分泌 CRH 从而引起 Cushing 病。

5）异位垂体瘤：垂体组织可异位至鞍旁、鞍上池、海绵窦、蝶窦等部位。偶尔，异位垂体可形成肿瘤，过度分泌 ACTH 而引起类 Cushing 病或异源性 ACTH 综合征。当患者的激素水平（如皮质醇、ACTH 等）改变不典型，而又未发现垂体以外部位肿瘤时，应考虑此种可能。

（2）异源性 ACTH 综合征：该综合征是指垂体以外的肿瘤分泌大量 ACTH 或 ACTH 类似物，刺激肾上腺皮质增生，使之分泌过量皮质醇、盐皮质激素及性激素所引起的一系列症状，约占全部 Cushing 综合征的 15%。除腺垂体外，很多脏器及组织在正常情况下，能够合成和分泌少量 ACTH。还有证据表明，许多肿瘤都可以合成少量 ACTH 或其他多肽激素及它们的前体分子。因此，异源性 ACTH 综合征实际上不能确切表明疾病的病因和病变部位。

引起异源性 ACTH 综合征的最常见原因为肺癌（尤其是小细胞型肺癌，约占 50%），其次为胸腺瘤或胸腺类癌（10%）、胰岛肿瘤（10%）、支气管类癌（5%）、甲状腺髓样癌、嗜铬细胞瘤、神经节瘤（ganglioma）、神经母细胞瘤、胃肠道肿瘤、性腺肿瘤、前列腺癌及更少见的化学感受器瘤等。

异源分泌 ACTH 的肿瘤一般都具有自主性，不受 CRH 兴奋，也不被糖皮质激素 GC 抑制，故可用大剂量地塞米松（DXM）抑制试验联合 UFC 测定来鉴别垂体或异源性 ACTH 增加。但支气管类癌分泌 ACTH 较特殊，多数可被大剂量 DXM 抑制。有的支气管类癌除异源分泌 ACTH 外，还同时分泌 CRH。个别病例原发肿瘤不分泌 ACTH，而转移瘤却分泌 ACTH。

（3）异源性 CRH 综合征：肿瘤异源分泌 CRH 刺激垂体 ACTH 细胞增生，ACTH 分泌增加。有单纯分泌 CRH 者，也有 CRH 和 ACTH 同时分泌的现象。ACTH 依赖性 Cushing 综合征患者肾上腺皮质长期受 ACTH 刺激，呈弥散性增生。多数患者血 ACTH 为 11～44pmol/L（50～200pg/mL）。

2. ACTH 非依赖性 Cushing 综合征　是指肾上腺皮质肿瘤（腺瘤或腺癌）自主分泌过量的皮质醇，通常下丘脑的细胞 CRH 和垂体的 ACTH 细胞处于抑制状态，血 ACTH 水平降低或检测不到。

（1）肾上腺皮质腺瘤：由于腺瘤自主分泌皮质醇引起血皮质醇升高，反馈抑制下丘脑－垂体，故腺瘤以外同侧的肾上腺及对侧肾上腺皮质萎缩。腺瘤分泌皮质醇不受外源性 GC 抑制，对外源性 CRH、ACTH 一般无反应，但有时可有反应甚至达到肾上腺皮质增生时的水平。过去认为 ACTH 非依赖性肾上腺肿瘤是自主分泌的。但研究发现，不依赖 ACTH 的肾上腺肿瘤的发生可能与肾上腺组织存在异源的激素受体有关。

（2）肾上腺皮质癌：Cushing 综合征的表现可不典型，但女性患者男性化明显，因癌分泌大量的（弱）雄激素如去氢异雄酮及雄烯二酮所致，低血钾性碱中毒常见。

肾上腺意外瘤无症状，少数有 Cushing 综合征的实验室发现（如血皮质醇增高或皮质醇节律消失等），但临床上无 Cushing 综合征表现。

（3）肾上腺皮质结节样增生：原发性色素性结节性肾上腺皮质病或增生不良症（primary pigmented nodularadrenocortical disease/dysplasia，PPNAD）；肾上腺大结节性增生症（macronodular adrenal hyperplasia，MAH）中的 ACTH 非依赖性双侧性肾上腺大结节性增生（ACTH - independent bilateral macronodular adrenal hyperplasia，AIMAH），其中有一类为 GIP 依赖性 Cushing 综合征（GIP - dependent Cushing syndrome），亦称为进食相关性 Cushing 综合征（food - dependent Cushing syndrome）。另外，双侧肾上腺皮质增生也见于 McCune - Albright 综合征和Ⅰ型多发性内分泌腺瘤（multiple endocrine neoplasia - Ⅰ，MEN - Ⅰ），但不一定都伴有 Cushing 综合征的临床表现。

1）原发性色素性结节性肾上腺病或皮质增生不良症（PPNAD）：PPNAD 是皮质醇增多症的罕见类型之一，常见于青少年期发病，男女比例相近。以前认为 PPNAD 属于自身免疫性肾上腺皮质病变，在 PPNAD 患者血中发现肾上腺兴奋性免疫球蛋白（adrenal - stimulating immunoglobulin，ASI）。ASI 是一种自身抗体，其相应抗原与肾上腺皮质细胞上的 ACTH 受体结合，刺激肾上腺皮质细胞增生，合成皮质类固醇，从而导致肾上腺增生与结节形成，产生过量的皮质醇而导致 Cushing 综合征。由于最近已确证 Caney 综合征（Carney complex）基因定位于染色体 2p16，对肾上腺兴奋性免疫球蛋白假说提出了质疑。

2）大结节性肾上腺皮质增生（MAH）：其增生程度介于 ACTH 依赖与非依赖性 Cushing 综合征之间。20% ~40% 的垂体性 Cushing 综合征患者双侧肾上腺小结节样或大结节样增生，长期 ACTH 刺激可致肾上腺结节形成，一些结节可能变为自主性分泌。值得注意的是，肾上腺组织增生一般用 ACTH 或 GIP 过度敏感来解释，但 MAH 的肾上腺组织对 ACTH 更敏感。近来还有作者认为 GIP 与肾上腺的结节形成有关，肾上腺对 GIP 的异常敏感表现为进食引起的血皮质醇升高。

3）GIP 依赖性 Cushing 综合征：其皮质醇分泌不依赖于 ACTH，而呈进食依赖性。发病原因可能是肾上腺皮质细胞异源表达 GIP 受体所致。近年来有关 GIP 依赖性 Cushing 综合征的报道增多。GIP 依赖性 Cushing 综合征的一般特点是：肾上腺呈结节性增生，结节为多个，1.4 ~7.8cm；临床上有皮质醇增多症表现；基础皮质醇水平低或正常，傍晚升高，不能被 DXM 抑制；基础 ACTH 水平低，对 CRH 刺激无反应，ACTH 无法测出；进食引起皮质醇水平升高，静脉滴注葡萄糖等供能物质不引起此种变化；静脉滴注胃抑肽，血皮质醇水平升高的程度较滴注 ACTH 时升高程度明显；取肾上腺皮质细胞进行体外培养，于培养液中加入 CIP 或 ACTH，前者引起分泌皮质醇的反应较后者大；用^{131}I 胆固醇作肾上腺扫描检查，双侧肾上腺摄^{131}I 量相等；部分患者用奥曲肽治疗有效。

3. 其他特殊类型的 Cushing 综合征

（1）医源性 Cushing 综合征（类 Cushing 综合征）：使用外源性 GC 产生 Cushing 综合征与使用时间和剂量有关。GC 治疗达到足以抑制炎症反应的剂量即可引起 Cushing 综合征的症状。以泼尼松为例，给予 10mg/d，罕有 Cushing 综合征表现，引起类 Cushing 综合征剂量常需 30~40mg/d，持续 3~4 月。但甲低或肝病患者近乎正常人的半量即可产生类 Cushing 综合征（由于激素的代谢速度减低）。相当剂量的长效 GC（如 DXM 或倍他米松）更易引起类 Cushing 综合征。外源性 ACTH 所致 Cushing 综合征常有高血压、雄性化及向心性肥胖表现。类 Cushing 综合征根据不同制剂、剂量大小、持续时间长短，其临床表现有所差别。局部应用 DXM 亦可引起类 Cushing 综合征，如 DXM - 麻黄素滴鼻、局部涂擦含 DXM 的制剂、局部吸入倍他米松，DXM 灌肠或鞘内注射引起类 Cushing 综合征也有报道。

儿童的生长发育障碍（类 Cushing 综合征与 Cushing 综合征的不同在于其 GH 分泌正常），即使补充 GH，身高仍难以达正常高度。用曲安西龙（氟羟泼尼松龙，triamcinolone）亦可诱导类 Cushing 综合征，伴肝损害，血清转氨酶明显升高。

（2）周期性皮质醇增多症：皮质醇呈周期性分泌，每一病例大致有各自的固定分泌周期。但早期往往间歇时间较长，后期发作频繁，周期为 11~85 天。另一种类型为间歇性皮质醇增多症，无固定周期，缓解期临床症状消退，激素水平恢复正常，此时对小剂量 DXM 有正常抑制反应，但发作期不受 DXM、美替拉酮、左旋多巴（L - 多巴）等的影响，大剂量 DXM 抑制试验呈反常升高。发作期血、尿皮质醇较一般 Cushing 综合征高，往往同时伴有 ALD 增高。临床上一般要出现 2 个以上发作周期才可诊断。周期性变化是原发灶周期性分泌 ACTH 所致，病因可以是下丘脑病变、垂体微腺瘤、空泡蝶鞍、支气管小细胞型未分化癌或肾上腺癌、PPNAD 等。周期性 Cushing 综合征的发病机制尚不清楚。患者皮质醇分泌对 DXM 呈反常的兴奋反应。由此推测周期性皮质醇增多症发病机制可能是下丘脑 - 垂体 - 肾上腺轴调节紊乱所致，由于应激使皮质醇一过性增高（或外源性使用 DXM），在病理情况下不是抑制而是兴奋下丘脑 - 垂体 - 肾上腺轴，使皮质醇持续升高，促使一次周期发作，至于为什么出现正反馈机制尚待进一步阐明。

（3）异位肾上腺组织来源的肿瘤所致 Cushing 综合征：肾上腺皮质在胚胎发育时有一个迁徙的过程，少数肾上腺皮质细胞在此过程中会散落在各组织中，这些散落的肾上腺皮质细胞有可能发展为肿瘤。这些肿瘤的特性与肾上腺皮质肿瘤相同，但很难定位。

（4）儿童 Cushing 综合征：较为少见，男、女发病率相当，7 岁以上发病者多为双侧肾上腺增生，7 岁以内发病者以肿瘤多见，异源性 ACTH 分泌综合征儿童罕见。儿童垂体腺瘤常较大，除 Cushing 综合征临床表现外，常伴身材矮小，可有 GC 和雄激素过多体征，生长过速。儿童 Cushing 病首选放射治疗，缓解率可达 80%。腺瘤摘除术可引起垂体功能减退，影响性腺发育。

（5）应激性 Cushing 综合征：应激可以引起机体各种激素水平变化，皮质醇分泌增加。

（6）GC 受体（GR）增多性 Cushing 综合征：患者于青春期出现 Cushing 综合征样表现，但血皮质醇水平正常，淋巴细胞的 GR 亲和力正常而数目增加。最初皮质醇节律和垂体 - 肾上腺功能正常。

(7) GC 过敏感综合征：病因是由于 GC 敏感性升高，而为什么低皮质醇产生率和 ACTH 分泌抑制状态会导致 Cushing 综合征仍不明。

二、肾上腺盐皮质激素增多

过量的肾上腺盐皮质激素引起的综合征称醛固酮增多症，其中以原发性醛固酮增多症为最多见。

（一）肾上腺 ALD 瘤（aldosterone – producing adenoma, APA）

占原醛症的 70%~80%，以单侧肾上腺腺瘤最多见，双侧或多发性腺瘤较少，个别病例可为一侧腺瘤伴对侧增生。腺瘤同侧和对侧肾上腺组织可以正常、增生或伴结节形成，亦可发生萎缩。

（二）特发性 ALD 增多症（idiopathic hyperaldosteronism, IHA）

简称特醛症，占成人原醛症的 10%~20%，但在儿童原醛症中，以此型最常见。特醛症的病理变化为双侧肾上腺球状带增生，增生的皮质伴或不伴结节，增生病因不明，特醛症组织学上具有肾上腺被刺激的表现，而 ALD 合成酶基因并无突变，但该基因表达增多且酶活性增加，有学者认为，特醛症的发生可能是由异常促分泌因子增加或肾上腺对 AT – 2 过度敏感所致。

（三）GC 可抑制性 ALD 增多症（glucocorticoid – remediable aldosteronism, GRA）

CRA 是一种常染色体显性遗传病，本症特点是 GC 可抑制 ALD 过量分泌，且长期治疗能维持抑制效应，提示 ALD 分泌依赖于 ACTH。其特有的生化异常为 18 – 羟皮质醇和 18 – 氧皮质醇明显增多，这一现象在 ALD 瘤中亦可见到，但 ALD 瘤患者 18 – 氧皮质醇很少超过 ALD 含量，而在 GRA 中则数倍于 ALD 浓度。在该症中，男性患者的高血压较严重。

（四）原发性肾上腺皮质增生（primary adrenal hyperplasla, PAH）

约占原醛症的 1%，可为双侧或单侧增生，但生化特征与 ALD 瘤更相似，行肾上腺单侧或次全切除可纠正 ALD 过多的症状和生化异常。

（五）分泌醛固酮的肾上腺皮质癌（aldosterone – secreting adrenocortical carcinoma）

此型少见，少于 1% 的原醛症由肾上腺癌引起。癌肿往往同时分泌 GC、类固醇性性激素，亦有单纯分泌 ALD 的病例报道。

（六）家族性 ALD 增多症（familial hyperaldosteronlsm, FH）

FH 又分为两型（FH – Ⅰ和 FH – Ⅱ）。FH – Ⅰ即为 GC 可抑制性 ALD 增多症，病因已明确。FH – Ⅱ亦为家族性疾病，常染色体显性遗传，其 ALD 的高分泌既可由肾上腺皮质增生引起也可由 ALD 瘤引起，病因尚不完全清楚，与 FH – Ⅰ不同的是该型患者的 ALD 水平不能被 DXM 抑制，基因检测也未发现与 FH – Ⅰ有关的基因（CYP11B1/CYP11B2 嵌合基因）缺陷，连锁分析认为 ALD 合成酶基因 CYP11B2 与本型的发病关系不大。

（七）异位 ALD 分泌腺瘤和癌（ectopic aldosterone – producing adenoma and carcinoma）

少见，可发生于肾脏、肾上腺残余组织或卵巢。

（于静静）

第二节　临床表现

一、皮质醇增多症（Cushing 综合征）临床表现

主要是由于长期血皮质醇浓度升高所引起的蛋白质、脂肪、糖、电解质代谢严重紊乱，同时干扰了多种其他内分泌激素分泌，而且机体对感染抵抗力降低所引起。此外，ACTH 分泌过多及其他肾上腺皮质激素的过量分泌也会引起相应的临床表现，各种主要临床表现的出现频率见表 14 – 1。

表 14 – 1　Cushing 综合征的症状和体征

症状或体征	频率（%）	症状或体征	频率（%）
向心性肥胖	79～97	紫纹	51～71
多血质	50～94	水肿	28～60
糖耐量受损	39～90	背痛、病理性骨折	40～50
乏力及近端肌病	29～90	多饮、多尿	25～44
高血压	74～87	肾结石	15～19
心理改变	31～86	色素沉着	4～16
易瘀斑	23～84	头痛	0～47
女子多毛	64～81	突眼	0～33
月经稀少或闭经	55～80	皮肤真菌感染	0～30
阳痿	55～80	腹痛	0～21
痤疮、皮肤油腻	26～80		

1. 主要与皮质醇增多有关的临床表现

（1）脂代谢紊乱与向心性肥胖：Cushing 综合征患者多数为轻到中度肥胖，极少有重度肥胖。有的面部及躯干偏胖，但体重在正常范围。典型的向心性肥胖是指面部和躯干部脂肪沉积增多，由于面部和颈部脂肪堆积显得颈部变粗缩短，但四肢（包括臀部）正常或消瘦。满月脸（moon facies）、水牛背（buffalo hump）、悬垂腹（over – hanging abdomen）和锁骨上窝脂肪垫是 Cushing 综合征的较特征性临床表现。另有少数患者呈均匀性肥胖，需与单纯性肥胖鉴别。

向心性肥胖的原因尚不清楚。高蔗糖饮食、吸烟、饮酒等均与向心性肥胖形成有关，此外，发生胰岛素抵抗者出现糖、脂肪、蛋白质代谢异常也可以导致向心性肥胖。一般认为，Cushing 综合征患者肥胖主要由于血皮质醇水平升高引起脂肪代谢紊乱、体内胰岛素抵抗引起能量代谢异常、胰岛素敏感部位脂肪沉积。

（2）蛋白质代谢障碍：Cushing 综合征患者蛋白质分解加速，合成减少，因此机体长期处于负氮平衡状态，导致肌肉萎缩无力，以近端肌受累更为明显，有些患者就诊时仅以此为突出表现。皮肤变薄，皮下毛细血管清晰可见，皮肤弹力纤维断裂，形成宽大紫纹，加之皮肤毛细血管脆性增加，容易出现皮下青紫瘀斑，伤口不易愈合。患者多合并有骨质疏松，可致腰背疼痛，脊椎畸形，身材变矮。

（3）糖代谢异常：约半数 Cushing 综合征患者有糖耐量减低，约 20% 伴糖尿病。高皮质醇血症使糖异生作用增强，并可对抗胰岛素降血糖的作用，易发展成临床糖尿病（类固醇性糖尿病）。此外，Cushing 综合征可引起胰腺病变（如胰腺脂肪变），影响胰腺内分泌功能而加重糖代谢紊乱。

（4）高血压、低血钾与碱中毒：皮质醇有潴钠排钾作用。Cushing 综合征时，高水平的血皮质醇是高血压、低血钾的主要原因，加上有时去氧皮质酮及皮质酮等弱盐皮质激素的分泌增多，使机体总钠量明显增加，血容量扩张，血压上升并有轻度水肿。尿钾排泄量增加，导致低血钾和高尿钾，同时伴有氢离子的排泄增多而致代谢性碱中毒。Cushing 综合征的高血压一般为轻到中度，低血钾性碱中毒程度也较轻。但异源性 ACTH 综合征及肾上腺皮质癌患者由于皮质醇分泌显著增多，同时弱盐皮质激素分泌也增加，因而低血钾性碱中毒的程度常较严重，在 Cushing 病与异源性 ACTH 综合征鉴别时可作参考。如高血压长期得不到良好控制，常有动脉硬化和肾小动脉硬化，则 Cushing 综合征治愈后血压也很难降至正常。长期高血压可以并发左心室肥厚、心力衰竭和脑血管意外等。

（5）生长发育障碍：过量皮质醇抑制儿童 GH 的分泌及作用，抑制性腺发育，因而对生长发育有严重影响。少儿时期发病的 Cushing 综合征患者，生长停滞，青春期延迟，与同龄儿童比身材肥胖矮小，如伴脊椎压缩性骨折，身材更矮。Cushing 综合征生长发育障碍的原因可能与下列因素有关：①过量皮质醇抑制垂体前叶分泌 GH；②直接影响性腺以及抑制促性腺激素分泌而抑制性腺发育；③影响某些细胞因子的表达。如白血病抑制因子（leukemia inhibitory factor，LIF）可调节分化成熟的下丘脑－垂体－肾上腺轴功能，转基因鼠表达的 LIF 促进垂体 ACTH 细胞增生，而 CH 细胞和促性腺激素细胞受抑制。

（6）骨质疏松：长期慢性过量的 GC 具有降低骨胶原转换作用。因此，继发性骨质疏松是 Cushing 综合征常见的并发症。主要表现为腰背痛，易发生病理性骨折，骨折的好发部位是肋骨和胸腰椎，可以引起脊柱后凸畸形和身材变矮。骨骼的其他病变如非特异性炎症，常与长期药理剂量的 GC 导致肱骨头或股骨头无菌性坏死等有关，其他类型的 Cushing 综合征很少出现这种情况。

（7）性腺功能紊乱：Cushing 综合征患者性腺功能均明显减退。由于高皮质醇血症不仅直接影响性腺，还对下丘脑－垂体的促性腺激素分泌有抑制作用。女性表现为月经紊乱，继发闭经，极少有正常排卵，难以受孕。Lado－Abeal 等认为这些改变主要由于血皮质醇增多而不是雄激素升高所引起。在男性患者，睾酮生成减少，故主要表现为性功能减退、阳痿、阴茎萎缩、睾丸变软缩小。

除肾上腺皮质腺瘤外，由肾上腺增生所引起的 Cushing 综合征均有不同程度的肾上腺去氢异雄酮及雄烯二酮分泌增加，这些激素本身雄激素作用不强，但可在外周组织转化为睾酮，导致痤疮、多毛，甚至女性男性化表现，脱发、皮脂分泌增多。而这些弱雄激素可抑制下丘脑－垂体－性腺轴，也是引起性功能减退的另一原因。

（8）造血与血液系统改变：皮质醇刺激骨髓造血，红细胞计数和血红蛋白含量升高，加之患者皮肤变薄，故呈多血质外貌。大量皮质醇使白细胞总数及中性粒细胞增多，但促进淋巴细胞凋亡，淋巴细胞和嗜酸粒细胞的再分布，这两种细胞在外周血中的绝对值和白细胞分类中的百分率均减少。血液高凝状态可能与下列因素有关：①红细胞增多；②血管内皮细胞代谢增强；③血液中Ⅷ因子及VWF浓度升高，易形成血栓。

（9）感染：大量的皮质醇抑制机体的免疫功能，机体的中性粒细胞向血管外炎症区域的移行能力减弱，自然杀伤细胞数目减少，功能受抑制，患者容易合并各种感染，如皮肤毛囊炎、牙周炎、结核活动播散、泌尿系感染、甲癣、体癣等；感染不易局限，可发展为丹毒、丘疹样皮肤改变和败血症等，机会性感染增加。免疫功能受抑制，一旦合并感染，机体对感染难以产生相应反应，如严重感染时体温不一定升高，白细胞计数可正常，故不能用体温和白细胞计数等作为衡量感染严重程度的指标。

（10）精神障碍：约有半数Cushing综合征患者伴有精神状态改变。轻者可表现为欣快感，失眠、注意力不集中，情绪不稳定，少数可以表现为抑郁与躁狂交替发生；另还有少数出现类似躁狂抑郁或精神分裂症样表现或认知障碍。

（11）高尿钙与肾石病：高皮质醇血症影响小肠对钙的吸收，且骨钙动员，大量钙离子进入血液后从尿中排出。血钙虽在正常低限或低于正常，但尿钙排量增加，易并发肾石病（15%~19%）。

（12）高皮质醇血症掩盖合并的自身免疫性疾病：Kajita等报告的无症状的自身免疫性甲状腺疾病在经肾上腺切除治疗Cushing综合征后发展为毒性甲状腺肿（Graves病）。另有Cushing综合征致SLE症状完全缓解，当肾上腺切除术后SLE病情恶化的病例报道。

2. 其他表现

（1）雄激素增多的相关症状：痤疮、头面部皮肤油腻、头顶脱发但秃顶少见，女性多毛。多毛通常仅局限于面部，但少数也可表现为全身毛发增多。女性月经稀少，男女都有性欲减退；男性是由于皮质醇增多所致，女性则由于皮质醇和雄激素同时增加引起。

（2）眼部病变：患者常有结合膜水肿，约6%的Cushing综合征患者有轻度突眼，可能由于眶后脂肪沉积引起。早期症状不明显，可仅表现为眼部病变，如浆液性中心脉络膜视网膜病，仅24h UFC升高；高皮质醇血症还可加速青光眼和白内障的发展。偶尔，异源性ACTH综合征患者可以视力损害或眼内压升高为首发表现。极少数患者可有嗅觉减退。

（3）皮肤色素沉着：异源性ACTH综合征，因肿瘤产生大量ACTH、p-LPH和N-POMC等，故皮肤色素明显加深，具有鉴别意义。

3. 与异源性ACTH分泌肿瘤有关的表现　胸腺瘤可有上腔静脉阻塞综合征，恶性胸腺瘤可伴眼内压升高；胃泌素瘤所致Cushing综合征可引起难治性溃疡，高胃酸分泌和高胃泌素血症等（Zollinger-Ellison综合征）；胸腺神经内分泌肿瘤致Cushing综合征可以表达多种细胞因子，其分泌的异源激素有降钙素、生长抑素、胃泌素、胰多肽、VIP、胰高血糖素、人绒毛膜促性腺激素-β、α-胎儿蛋白（AFP）、α-亚基、特异性神经元烯醇化酶（NSE）、GHRH、CRH和癌胚抗原（CEA）等，并可引起相应的临床表现。此外，类癌标志物也有助于鉴定异源性ACTH分泌肿瘤的多激素分泌潜能，如嗜铬素A（chromogranin A）的表达增加可见于胃肠道、胰腺等神经内分泌瘤和类癌，但同时分泌过多的CRH/ACTH的情况十分罕见。

二、醛固酮增多症临床表现

醛固酮增多症（hyperaldosteronism）可分为原发性和继发性两类，前者是由于肾上腺皮质本身病变（肿瘤或增生），分泌过多的 ALD，导致水钠潴留、血容量扩张、肾素－血管紧张素系统活性受抑制，称原发性 ALD 增多症；后者则是肾上腺皮质以外的因素兴奋肾上腺皮质球状带，使 ALD 分泌增多，称继发性 ALD 增多症。后者按病因分为两大类：一类是使有效血容量减少的疾病，如肾动脉狭窄、充血性心力衰竭、肝硬化、失盐性肾病、特发性水肿、滥用利尿药等；另一类是肾素原发性增多，如肾素瘤、Bartter 综合征。本节重点介绍原发性 ALD 增多症（primary hyperaldosteronism，简称原醛症）。

原发性 ALD 增多症是 1955 年由 Conn 首先从大量原发性高血压患者中发现的一种内分泌性高血压类型。患者的主要临床特征为高血压、低血钾、肌无力、多尿、血浆肾素活性（PRA）受抑及 ALD 水平升高，又称为 Conn 综合征。文献报道的原醛症发病率差别较大，Conn 曾推测约 20% 高血压由原醛症所致，但目前多认为占高血压人群的 1% 左右。Lim 等从 465 例高血压患者中筛选出 43 例原醛症（占 9.2%），这些差异可能与局部地区发病率较高或筛查方法改进有关。该病的发病高峰为 30～50 岁，但新生儿亦可发病，女性多于男性，男女比约为 1：1.3。

醛固酮增多症的一系列临床表现均由过量分泌 ALD 所致，主要表现为高血压、低血钾性碱中毒、血浆 ALD 升高、肾素－血管紧张素系统受抑制等。

（一）高血压

高血压是最早且最常见的表现，随病程持续进展或略呈波动性上升，但一般呈良性经过，血压约 170/100mmHg，严重者可达 210/130mmHg，少数 ALD 瘤患者的血压在正常范围内，但术后患者发生低血压，说明术前仍存在相对性高血压。患者诉头昏、头痛，长期高血压可导致各种靶器官（心、脑、肾）损害。Nishimura 等发现脑血管意外发生率为 15.5%，蛋白尿和肾功能不全各为 21.4% 和 6.9%。另外，亦有原醛症长期血压未被控制引起冠状动脉瘤和主动脉夹层动脉瘤的报道。该病的高血压用一般降压药治疗，疗效差。原醛症的高血压为继发性高血压，但血压似乎仍存在昼夜节律，夜间血压较低。

（二）低血钾

大量 ALD 促进肾远曲小管内 $Na^+ - K^+$ 交换，这一过程受远曲小管内 Na^+ 浓度影响，其中钠浓度愈高，尿钾排泄愈多，反之则排出减少。

1. 肌无力及周期性瘫痪　低血钾使神经肌肉兴奋性降低，表现为肌无力或典型的周期性肌瘫痪。肌瘫痪通常先为双下肢受累，严重者可波及四肢，甚至发生呼吸肌瘫痪，危及生命。发作较轻的可自行缓解，较重者需经口服或静脉补钾治疗方可缓解。瘫痪的发作与血钾降低程度相关，但细胞内、外的钾离子浓度差及其他电解质浓度变化对症状的发生、对肌瘫痪起更重要的作用。肌瘫痪以夜间发作较多，劳累、寒冷、进食高糖食物、排钾利尿剂常为诱发因素。

2. 肢端麻木、手足搐搦　临床常可见原醛症患者发生肢端麻木、手足搐搦及肌痉挛，这是由于低钾引起代谢性碱中毒。碱血症使血中游离钙减少，加之 ALD 促进钙、镁排泄，造成了游离钙降低及低镁血症。

（三）肾脏表现

长期大量失钾，肾小管上皮发生空泡变性，肾浓缩功能减退，可引起多尿、夜尿增多，继而出现烦渴、多饮、尿比重低且对精氨酸加压素 AVP 不敏感。过多的 ALD 使尿钙及尿酸排泄增多，易并发肾石病及尿路感染。长期继发性高血压则可致肾动脉硬化引起蛋白尿和肾功能不全。

（四）心血管系统表现

1. 心肌肥厚　原醛症患者较原发性高血压更容易引起左心室肥厚，而且发生往往先于其他靶器官损害。左心室肥厚与患者年龄、平均血压及血 ALD 浓度相关；另有人发现原醛症患者血浆中内源性洋地黄样物质（EDLS）升高，而病因去除后，EDLS 恢复正常，心肌肥厚亦逐渐得到改善，因此认为 EDLS 可能亦与心肌肥厚有关。心肌肥厚使左心室舒张期充盈受限，心肌灌注亦减退，因此运动后原醛症患者较一般高血压患者更易诱发心肌缺血。

2. 心律失常　低血钾可引起程度不一的心律失常，以早搏、阵发性室上速较常见，严重者可诱发心室颤动。心电图可有典型的低血钾图形，如 Q－T 间期延长，T 波增宽或倒置，U 波明显，T－U 波融合成双峰。

3. 心肌纤维化和心力衰竭　ALD 在充血性心力衰竭的病理生理过程中起重要作用，它不仅引起电解质紊乱和高血压，许多体内、外试验结果提示，ALD 还促进心肌纤维化。动物试验发现心脏成纤维细胞有对 ALD 高亲和力的类固醇受体，ALD 能刺激心肌间质成纤维细胞中胶原合成和积聚，最终引起心肌纤维化、心脏扩大和顽固性心力衰竭，这一过程认为与细胞内钙信号系统有关，因为 ALD 拮抗剂和钙通道阻滞剂对心肌有保护效应。

（五）内分泌系统表现

缺钾可引起胰岛 B 细胞释放胰岛素减少，因此原醛症患者可出现糖耐量减低，亦有研究表明，ALD 过多可能直接影响胰岛素的活性作用，即使血钾正常，增高的 ALD 亦使胰岛素的敏感性降低；原醛症患者尿钙排泄增多，为了维持正常血钙水平，PTH 分泌增多；另外，ALD 瘤患者血浆瘦素水平低而肾上腺髓质素（AM）水平升高，后者的血浓度与肿瘤大小有关，术后可改善，其机制尚不明。

（于静静）

第三节　实验室检查

在临床上，下丘脑－垂体－肾上腺皮质轴（HPA）的相关激素及其代谢产物的测定是了解垂体和（或）肾上腺皮质功能的重要途径。HPA 的功能检查主要包括血、尿中皮质激素及其代谢产物的测定和 HPA 的动态试验，必要时还可借助影像学检查和病理学检查来协助诊断。

代谢产物的测定可采用化学法、RIA 或 ELISA 等法，主要测定尿中的每 24h 排出量，虽然敏感性和特异性不高，干扰因素多，但仍为 HPA 疾病的基本和主要诊断措施。

一、血浆激素测定

血浆中的 HPA 激素包括 CRH、ACTH、皮质醇等。因 CRH 含量低，所以临床上一般只测定 ACTH 和皮质醇水平。RAA 轴系统主要测定血浆肾素活性、AT－2 和 ALD。用间接的代谢产物或代谢表现也可反映 ALD 的分泌量或分泌速率（如立卧位试验、高钠试验、低钠试验等）。

（一）血浆 ACTH 测定

现已可用标记的单克隆抗体检测血浆中的 ACTH1－39、ACTH－N 或其他相关片断及大分子 ACTH 的前体物质。因使用的方法不同、各地的正常值范围有一定的差异。垂体的 ACTH 分泌受下丘脑 CRH 的影响，有明显的昼夜节律性。按规定，50 国际单位（IU）＝ 0.25mg 的 ACTH 活性肽，一般正常人的血浆 ACTH 浓度高峰在上午 6～10 时，正常值 12～ 60pg/mL。如 ACTH 水平明显升高，应做 ACTH 组分分析，确定是否有过多的无活性 ACTH 或 ACTH 前体物质（大分子 ACTH）。

血 ACTH 升高主要见于原发性肾上腺皮质功能减退、ACTH 依赖性肾上腺皮质功能亢进症（ACTH 瘤，Cushing 病）、异位 ACTH 分泌综合征等。

血浆 ACTH 降低主要见于垂体功能不全，非 ACTH 分泌性垂体瘤和长期应用 GC 的患者。

（二）血皮质醇和皮质醇节律测定

1. 血浆总皮质醇测定 正常人的血总皮质醇以上午最高，午夜最低，男女无显著性差异。在应激情况下，血浆皮质醇可比正常高 2～4 倍。Cushing 综合征时不但血浆总皮质醇增高，而且正常昼夜节律紊乱，其夜间水平亦较高。此外，肾上腺皮质腺瘤时，24h 内总皮质醇浓度波动范围极小，此对肿瘤和增生的鉴别有一定价值。

2. 血浆游离皮质醇测定 血浆游离皮质醇不受皮质醇结合球蛋白（CBG）影响，反映了直接发挥生理作用的皮质醇的量，故有较大临床意义。一般于早晨 8 时和下午 4 时采血测定，必要时午夜加测 1 次。血皮质醇、尿游离皮质醇、CRH 兴奋试验和胰岛素低血糖试验等对下丘脑－垂体疾病的诊断效率（阳性符合率）是：上午 8 时的血皮质醇 63.9%，下午 4 时血皮质醇 25.9%，24h 尿游离皮质醇 23.5%，CRH 兴奋试验 60.5%。

血浆游离皮质醇测定的意义同于总皮质醇，升高见于皮质醇增多症、CBG 增多症、各种应激状态等。血清游离皮质醇一般与血总皮质醇相平行，但在血 CBG 下降或大手术后（尤其是心脏手术后），血游离皮质醇可显著升高（术后血 CBG 明显下降）。盲人的皮质醇节律及褪黑素节律与常人有区别，不应视为异常。

3. 皮质醇昼夜节律测定 正常人 24h 血浆皮质醇浓度曲线可有多种类型和一定差异。每 20～30min 采血 1 次，血浆皮质醇的节律性较典型，但出现晨间峰值的时间并不一致（早晨 4～8 时），而下午 4 时前后似有一小的分泌峰。另有少数人的节律特点不及前述典型，但正常人入睡后的皮质醇水平均明显降低，而下午的血皮质醇平均值均低于上午的平均值。

如同时测定血 ACTH 和尿皮质醇，可见它们的浓度曲线亦有昼夜节律变化特点。HPA 的昼夜节律性活动来源于下丘脑 CRH 细胞的活动，与下丘脑视上核的生物时间"起搏点"作用有关，后者又与褪黑素的"生物钟"活动有关。在 Cushing 综合征的早期往往表现为 ACTH 及皮质醇昼夜节律的消失，故测定皮质醇的昼夜节律有早期诊断意义。

（三）血浆和脐血 CRH 测定

血浆 CRH 测定主要用于评价分娩的安全性，正常脐血 CRH 为（25.32±2.9）pmol/L

［（115 ±13）pg/mL］，胎盘静脉血为（31.93 ±4.0）pmol/L［（145 ±18）pg/mL］。非妊娠成年女性血浆 CRH 为（6.25 ±0.6）pmol/mL［（28.37 ±2.53）pg/mL］，妊娠期的血 CRH 逐渐升高，分娩时的峰值为（833.37 +43.4）pmol/L［（3 784.0 ±197.3）pg/mL］（伴有高血压）及（305.21 ±22.4）pmol/L［（1 386.0 +101.8）pg/mL］（正常妊娠），故 CRH 也是诊断妊娠性高血压的敏感指标。

（四）CRH 结合蛋白（CRH – BP）测定

CRH – BP 可用双位点 ELISA 法测定，可测范围为 2.7 ~ 8 000fmol（敏感性为 0.4fmol）。正常人血浆 CRH – BP 为（0.9 ±0.08）nmol/L，妊娠时 CRH – BP 升高。

（五）血浆肾素活性和 AT – 2 测定

1. 方法　检查前应停用对血浆肾素活性和血管紧张素水平有影响的药物（主要为 β – 受体阻滞剂、降压药、利尿药和甘草制剂等）1 ~ 2 周。试验前及试验中进普通饮食，钠的摄入量中等（3 ~ 4g/d），但必须于醒后卧位采血。

2. 正常范围　各地结果有一定差异。一般为 5 ~ 47.5pmol/（L·h）［0.2 ~ 1.9ng/（mL·h）］；口服速尿后的立位正常值为 37.5 ~ 172.5pmol/（L·h）［1.5 ~ 6.9ng/（mL·h）］。

3. 临床应用　肾素活性增高见于原发性高血压、肾性高血压、肾素瘤、肾功能不全、各种原因所致的继发性 ALD 增多症、嗜铬细胞瘤、Bartter 综合征、甲亢、脑血管病、肝功能衰竭及心功能衰竭等。口服避孕药、利尿剂、降压药等也常导致血浆肾素活性升高。

血浆肾素活性降低常见于原发性 ALD 增多症、CAH（11 – 羟化酶和 17 – 羟化酶缺乏）、异位 ACTH 综合征和低肾素性原发性高血压等。Liddle 综合征及一些慢性肾脏病变（如肾石病、肾盂肾炎等）、长期应用盐皮质激素、甲基多巴、可乐定、利血平等亦常伴血浆肾素活性下降。高钠摄入者的血浆肾素活性低于低钠摄入者。

（六）血浆 ALD 测定

血浆及 24h 尿 ALD 的浓度测定主要用于高血压的诊断和鉴别诊断。方法可分为立位或卧位取血法两种，基础值常以早晨 8 时卧位取血的测定值为标准。采血前 1 天留 24h 尿测尿 ALD。血、尿 ALD 增高多见于原发性或继发性 ALD 增多症、孕妇、应用雌激素、口服避孕药及某些利尿药物者。血、尿 ALD 降低见于选择性 ALD 减少症、垂体前叶功能减退症、Addison 病、Cushing 综合征以及 11 – 羟化酶、17 – 羟化酶、21 – 羟化酶缺陷所致的先天性肾上腺皮质增生的患者。有些药物（利血平、甲基多巴、普萘洛尔、可乐定、甘草等）也可致血、尿 ALD 降低。

常用正常值：卧位血 ALD 为（218.8 +94.18）pmol/L［（7.9 ±3.4）ng/mL］（男性）及（254.8 ±110.8）pmol/L［（9.2 ±4.0）ng/mL］（女性）；立位血 ALD 为（537.4 ± 177.28）pmol/L［（19.4 ±6.4）ng/mL］（男性）及（631.6 ±246.53）pmol/L［（22.8 ± 8.9）ng/mL］（女性）；24h 尿 ALD 为（80.3 ±38.78）pmol/L［（2.9 ±1.4）μg］（男性）及（69.3 ±36.01）pmol/L［（2.5 ±1.3）μg］（女性）。

二、尿中激素及其代谢产物测定

（一）尿游离皮质醇

1. 原理　尿游离皮质醇水平能较好地反映 HPA 的功能。现一般用放射免疫法或 HPLC

测定。Rao 等用固相提取 – 毛细管电泳法（solid – phase extraction – capillary electrophoresis, DPE – CE）在 10 ~ 15min 内完成皮质醇的提取，回收率 80% ~ 94%，可测定值为 10 ~ 500μg/L，而且不受 BSA 及皮质醇代谢产物的干扰。

2. 方法　不管用何种方法测定，均需考虑肾功能对尿皮质醇浓度的影响，如肾功能严重受损，肝酐清除率显著下降，尿游离皮质醇可低至不能测出（肾功能对血皮质醇的影响不明显）。

测定尿游离皮质醇的尿标本收集方法很多，一般主张收集 24h 的全部尿液，但如收集标本有困难时，可用过夜尿标本测定（尤其适用于门诊患者），其方法简单，但必须同时测定尿肌酐，用皮质醇/尿肌酐比值表示，此法用于 Cushing 综合征的筛选，其敏感性和特异性均较高，可满足临床诊断的一般需要。

3. 临床意义　如无 HPA 的器质性疾病，一般 24h 尿游离皮质醇浓度可作为应激指标。尿游离皮质醇增多见于感染、创伤、大型手术后、精神刺激、焦虑或失眠等，高血压和肥胖等许多情况亦使其升高。

（二）尿 ALD 测定

一般与血浆 ALD 测定同时进行，并分别采取卧、立位两种方法进行比较，见前述。

（三）尿 17 – 羟皮质类固醇（17 – OHCS）和 17 – 酮皮质类固醇（17 – KS）测定

1. 原理　肾上腺皮质分泌的皮质醇经肝脏降解后，大部分以四氢化合物葡萄糖醛酸酯或硫酸酯的形式自尿液排出，总称 17 – 羟皮质类固醇（17 – hydroxycorticosteroids，17 – OHCS），每天从尿中排出的总量为皮质醇分泌的 30% ~ 40%。尿中排出的 17 – 酮皮质类固醇（17 – ketosteroids，17 – KS）为雄性激素的代谢产物，包括雄酮、去氢异雄酮、雄烯二酮和雄烯二醇等。女性尿中的 17 – KS 可反映肾上腺皮质功能；在男性，约 2/3 的 17 – KS 来自肾上腺皮质，另 1/3 来自睾丸。17 – OHCS 及 17 – KS 的正常值范围较大，儿童随年龄而增高，老年人较中年人为低，肝病或消耗性疾病者亦常降低。单纯性肥胖者可偏高，肾上腺皮质癌则显著增高。肾上腺皮质及垂体功能低下者，尿 17 – OHCS，17 – KS 均下降。一般对诊断肾上腺皮质功能说来，17 – OHCS 比 17 – KS 的诊断价值大。

2. 正常参考范围　24h 尿 17 – OHCS：男性 138 ~ 414μmol［5 ~ 15mg（5 ~ 14.3）］，女性 110.4 ~ 276μmol（4 ~ 10mg）。24h 尿 17 – KS：男性 34.7 ~ 69.4pmol［10 ~ 20mg（7.6 ~ 12）］，女性 17.4 ~ 52.1pmol（5 ~ 15mg）。

3. 注意事项和临床意义　服用甲丙氨酯（眠尔通）时可使 17 – KS 显著下降，应用肾上腺皮质激素或睾酮时，17 – KS 测定值可明显升高。副醛、奎宁、秋水仙碱、碘化物、磺胺类、氯丙嗪等药物均可影响 17 – OHCS 结果。此外，由于每天尿 17 – OHCS 的排泄量有一定差异，故最好测定 2 ~ 3 次的 24h 内不同周期的尿标本，计算其平均值。

三、下丘脑 – 垂体 – 肾上腺轴动态试验

（一）ACTH 兴奋试验（ACTH stimulation test，ACTH 刺激试验）

1. 原理　利用外源性 ACTH 对肾上腺皮质的兴奋作用，从尿和血中肾上腺皮质激素及其代谢产物的变化以及外周血中嗜酸性 24h 尿细胞计数降低的程度来判定肾上腺皮质的最大反应能力（储备功能）。

2. 方法　本试验有多种方法（如肌内注射法、一次快速静脉注射法、静脉滴注法等），ACTH 的剂量、品种及试验时间的长短亦各异。目前应用较多的是 ACTH1-24，其副作用较小，用量低。传统的方法是连续留 4 天 24h 尿，测定尿 17-OHCS、17-KS（也可观察皮质醇）。第 1、2 天只留尿作为空白对照。第 3、4 天留 24h 尿，并于晨 8 时取血做嗜酸性细胞计数。传统的标准方法是用 ACTH 25U（0.125mg）稀释于 5% 葡萄糖溶液 500mL 中（如为 Addison 病，可用 5% 葡萄糖盐水或生理盐水稀释），持续静脉滴注，于 8h 内滴完。滴完后，再做嗜酸性细胞计数。

3. 结果分析和注意事项

（1）肾上腺皮质功能正常者在静脉滴注 ACTH 后，每天尿中 17-OHCS 应较对照增加 8~16mg（增加 1~2 倍），尿 17-KS 增加 4~8mg，血皮质醇呈进行性增高，尿游离皮质醇增加 2~5 倍，而嗜酸性细胞减少 80%~90%。

（2）肾上腺皮质功能减退者，滴注 ACTH 后，17-OHCS 不增多，嗜酸性细胞无明显下降，说明其肾上腺皮质分泌功能已达极限。必须注意，肾上腺皮质功能明显减退者做此试验有诱发急性肾上腺皮质危象可能。

（3）长期 ACTH 静脉滴注试验最常用的改良法是持续 48h 静脉滴注法：每 12h 静脉滴注 ACTH 40U（于 500mL 液体中），共 48h。此法可鉴别肾上腺皮质功能减退的病因，可将原发性肾上腺皮质功能减退与正常者分开，也可将原发性与继发性 ACI 分开。

（4）高度疑为继发性肾上腺皮质功能减退者，如用 72h 连续静脉滴注法则可较好地与原发者分开，因为继发性者在最初几天内的反应低下，而持续静脉滴注 5 天后，血皮质醇可升至正常水平。每天静脉滴注 ACTH 8h，连续 3 天，两者的重叠率约 20%；如静脉滴注 4 天，两者的重叠率约 8%，若静脉滴注 5 天，可基本消除重叠现象。

（5）为提高本试验的可重复性和准确性，应在应用 ACTH 前和应用 ACTH 后 20min 和 30min 分别采血测定血浆皮质醇（因为 2/3 者的 ACTH 高峰在 20min，而少部分人的高峰在 30min）。小剂量 ACTH 刺激可能主要适应于继发性肾上腺皮质功能不全者，怀疑有垂体损伤者不宜做此试验。

（二）CRH 兴奋试验

CRH 直接刺激垂体 ACTH 分泌。纳洛酮（naloxone，NAL）可促进下丘脑释放 CRH，间接引起垂体 ACTH 分泌，应用 ACTH 和 f 或 NAL 后，测定血浆 ACTH 可了解垂体的 ACTH 细胞储备量及肾上腺皮质对垂体和下丘脑的反馈关系。

（三）胰岛素低血糖试验

主要用于垂体功能测定（如 GH、PRL），亦可了解 ACTH 的储备功能。胰岛素引起低血糖性应激，诱发中枢交感神经兴奋，促使 ACTH 分泌。本试验成功的关键是要产生症状性低血糖症，否则易出现假阳性结果，如怀疑为垂体病变，应同时测定血糖、GH、PRL 和 ACTH。

正常人 ACTH 对胰岛素低血糖反应灵敏，血 ACTH 较基础值明显升高，男女性的反应无明显差别，月经周期对试验无干扰。由于本试验有一定危险性，故在可能的情况下，应尽量选用短程 synacthen 试验、小剂量（1μg）synacthen 试验、美替拉酮（甲吡酮）试验或胰高血糖素试验等。在这些试验中似乎以小剂量 synacthen 试验为优。

（四）DXM 抑制试验

1. 原理　GC 对垂体释放 ACTH 有抑制作用，从而使肾上腺皮质激素分泌减少，血、尿中的皮质醇降低，尿 17 - OHCS 和 17 - KS 减少。DXM 对 ACTH 分泌的抑制作用强，试验所需的 DXM 用量小，不影响常规类固醇的测定，对测定结果影响不大。

2. 方法及结果

（1）小剂量 DXM 抑制试验：先测定 24h 尿 17 - OHCS，连续 2 天作对照。每天口服 DXM 2mg（每 6h 0.5mg 或每 8h 0.75mg），连服 2 天，同时留尿测 24h 尿 17 - OHCS。正常人在服用 DXM 后，尿 17 - OHCS 明显降低，一般低于对照值的 50%。单纯性肥胖者尿 17 - OHCS 可偏高，小剂量 DXM 抑制后可同于正常人。Cushing 综合征患者（无论增生或腺瘤）的 24h 尿 17 - OHCS 不被抑制，仍高于对照值 50% 以上（＞4mg）。

（2）大剂量 DXM 抑制试验：如果小剂量法结果阴性（17 - OHCS 无明显下降），提示存在皮质醇增多症，应进一步鉴别其病因为增生或肿瘤。试验方法同前，仅将每天 DXM 剂量加至 8mg（每 6h 服 2mg），如为 0.75mg 片剂，可依 3、3、3、2（片）分次服用。如为肾上腺皮质增生，17 - OHCS 应下降到对照值的 50% 以下，如大剂量仍不能抑制，提示肾上腺有自主分泌的皮质腺瘤。另外，异位 ACTH 分泌综合征所致的 Cushing 综合征亦不被抑制。

（3）过夜 DXM 抑制试验（午夜一次法，overnight dexamethasone suppression test）：利用正常人皮质醇分泌自午夜以后上升的昼夜节律特点，在血皮质醇未开始升高前，先服用外源性 GC，达到最大抑制 ACTH 的目的。正常人的皮质醇自身分泌受抑制，而 Cushing 综合征患者的下丘脑 - 垂体对血中激素的反馈抑制阈值提高，DXM 不能抑制垂体异常的 ACTH 分泌，因而皮质醇的分泌无明显下降。

收集夜 12 时（第 1 夜）起至次夜 12 时（第 2 夜）的尿测尿 17 - OHCS 作对照。第 2 夜 12 时口服 DXM 0.75mg。收集第 2 夜 12 时起至第 3 夜 12 时尿再测 17 - OHCS。亦可于第 1 天 8 时测血浆皮质醇。第 1 夜 12 时服 DXM 0.75mg。第 2 天 8 时再测血浆皮质醇。判断结果时，一般以能否抑制到 50% 为标准，如抑制后血皮质醇（或尿 17 - OHCS）下降到对照值的 50% 以下，表示正常。如下降值不足 50%，提示为皮质醇增多症。

必须注意，少数单纯性肥胖患者抑制值也可在对照值以上，而少数皮质醇增多症患者，在疾病的早期抑制值可在对照值 50% 以下。如服 DXM1mg，约 30% 的 Cushing 综合征患者也可受抑制，与正常人相似。如服小剂量（0.5mg），虽能完全抑制正常人血浆皮质醇，但不能抑制 Cushing 综合征患者的血浆皮质醇，所以应结合临床表现来综合判断。

垂体 ACTH 依赖性 Cushing 综合征（Cushing 病），用大剂量 DXM 抑制试验和 CRH 兴奋试验的阳性符合率仅分别为 48% 和 70%，而双侧岩下窦取血采样（inferior petrosal sinus sampling，IPSS）加大剂量 DXM 试验和 CRH 兴奋试验可明确疑难病例的诊断。

（4）施行 DXM 抑制 - CRH 兴奋联合试验时，先做 DXM 抑制试验，然后用 CRH 兴奋 ACTH 的分泌。据报道，本试验可完全鉴别 ACTH 依赖性 Cushing 综合征和假性 Cushing 状态（psendo - Cushing states，PCS）。如静脉注射 CRH 后 15min，血 ACTH ＞38nmol/L 可排除所有类型的 PCS（包括神经性厌食）。本试验特别适宜于尿皮质醇排出量增多不明显的轻型 Cushing 综合征患者的病因鉴别。

（五）胰高血糖素试验（glucagon test）

肌内注射或皮下注射胰高血糖素可诱发 ACTH 和皮质醇分泌（静脉注射时无此作用，

静脉注射亦不能促进 GH 分泌），这种作用不是通过 CRH 或 AVP 促进 ACTH 分泌所致。胰高血糖素对 ACTH 的兴奋作用至少与 CRH 或 AVP 相当，而 CRH 和 AVP 对胰高血糖素的 ACTH 兴奋作用有相加效果。胰高血糖素用量为 0.017mg/kg。但服用硝苯地平（nifedipine）者可呈假阴性反应。

（六）美替拉酮（甲吡酮）试验（metopyrone test）

本试验用于估计 HPA 功能的完整性，在不能测定 ACTH 的情况下，用于估计垂体的储备功能。

1. 原理 美替拉酮（SU – 4885）为 DDT 的衍生物，能阻断 11β – 羟化酶，通过与细胞色素 P450 结合，阻碍 11 – 脱氧皮质醇转化为皮质醇。由于 11 – 脱氧皮质醇缺乏皮质醇所具有的负反馈作用，故 ACTH 分泌增加，11 – 脱氧皮质醇增高，其水平可从尿 17 – OHCS 的变化反映出来。

2. 方法与结果 经典的标准美替拉酮试验是于 24h 内每 4h 口服美替拉酮 750mg，以后有许多改良方法。目前一般用 500mg，每 6h 口服 1 次，共 4 次。

对美替拉酮反应的估价是基于在用药的当天以及第 2 天尿 17 – OHCS 的增加量。如果第 2 天的尿 17 – OHCS 增加值比基础值高 100% 以上，说明垂体的功能是正常的。

如用血皮质醇作指标，其方法是于第 1 天早上 8 时测血浆皮质醇，然后按常规服 4 次美替拉酮，第 2 天早晨 8 时再测血皮质醇，正常人应降低到基础值的 1/3 以下。如用静脉法给药，先留 2 次 24h 尿测尿 17 – OHCS 及 17 – KS 作对照，第 3 天将美替拉酮 30mg/kg 加入生理盐水 500mL 中避光静脉滴注 4h，静脉滴注当天及次日留尿测 17 – OHCS 及 17 – KS。正常人在静脉滴注当天或次日尿 17 – OHCS 较对照日至少增加 6 – 7mg（可提高 2 ~ 3 倍）。

3. 临床意义

（1）对照日尿 17 – OHCS、17 – KS 低于正常，试验日不升高者提示下丘脑分泌 CRH 和（或）垂体分泌 ACTH 功能减退。如对照日尿 17 – OHCS、17 – KS 高于正常，试验日升高甚微或不升高提示垂体存在分泌 ACTH 的肿瘤，因肿瘤持续大量分泌 ACTH，肾上腺已被 ACTH 过分刺激，因此不再有反应。或者由于某些肾上腺肿瘤不受 ACTH 的调控而无反应。如能测 ACTH，前者升高，后者降低可资鉴别。

（2）皮质醇增多症患者的尿 17 – OHCS 不受大剂量 DXM 抑制而对甲吡酮有反应提示其病因为增生，如患者对 ACTH 有反应而对美替拉酮无反应则提示为腺瘤。

（3）正常人服药日尿 17 – OHCS 至少较基础值增加 100%，血皮质醇降低至基础值的 1/3 以下。垂体功能减退及肾上腺皮质功能减退者均无反应，而 Cushing 综合征（增生者）尿 17 – OHCS 明显增加，腺瘤者通常无反应。

（4）该试验可出现恶心、呕吐、眩晕等副作用，一般较轻，可自行消失。

（七）DXM – ALD 抑制试验

GC 可治疗性 ALD 增多症（glucocorticoid – remediable aldosteronism，GRA，即 ACTH 依赖性 ALD 增多症）的病因与 CYP11B1 和 CYP11B2 两个基因形成的嵌合基因（chimeric gene）有关，这种基因受 ACTH 的调节可合成 ALD。GRA 应与其他类型的原发性 ALD 增多症鉴别，鉴别方法有 DXM – ALD 抑制试验、血浆 18 – 羟皮质醇测定和分子生物学方法鉴定嵌合基因等。

（八）血管紧张素转换酶抑制剂抑制试验

用卡托普利（开搏通）25mg 口服（取立位或卧位）后，每 30min 采血测定血浆肾素和 ALD，共 4h，并同时观察血压变化。正常人于服药后 3～4h，血 ALD 被抑制，于卧位时达到最大抑制，立位时血 ALD 亦被明显抑制。但 2h 后 ALD 水平可升高，肾素活性无变化（40%）或升高（60%），不发生体位性低血压。因此，用本试验可了解受试者的血 ALD 是否具有可抑制性（最大抑制发生于口服药后的 3～4h）。

（九）立卧位试验

1. 原理　特发性 ALD 增多症（即增生型）患者血 ALD 的基础值常轻度升高，立位后血 ALD 进一步升高，其程度明显超过正常人。因为这些患者在立位后，血浆肾素活性升高，同时患者对 AT-2 的敏感性也增强。而 ALD 瘤患者的血 ALD 基础值已升高，立位后血 ALD 反而下降。因为 ALD 瘤本身过度分泌的 ALD 对肾素－血管紧张素系统有强烈抑制作用，或由于这些患者 ALD 的分泌率部分受 ACTH 调节（正常时上午的血 ACTH 较低）造成。因此对直立位无反应。此试验主要用于鉴别腺瘤和增生。

2. 方法　患者于清晨起床前（卧位）及起床后（保持直立体位 4h）分别采血测定血 ALD。

3. 结果　正常人立位后血 ALD 水平上升，说明体位的作用超过 ACTH 的影响。特醛症患者 8～12am 直立体位后，血 ALD 明显升高。ALD 瘤患者血 ALD 于立位后下降。

（十）赛庚啶试验

1. 原理　抗 5-羟色胺和抗组织胺药赛庚啶（cyproheptadine）能使特醛症患者血 ALD 下降而对 ALD 瘤患者无作用，这是因为 5-羟色胺兴奋垂体分泌 ALD 兴奋因子（β-促脂素和 α-促黑素）的作用被对抗，同时也减弱了 5-羟色胺对肾上腺皮质的直接兴奋作用。

2. 方法　患者口服赛庚啶 8mg，于服药前（空腹）及服药后每 30min 采血 1 次，共 4 次（共 2h）分别测血浆 ALD。

3. 结果　大多数特醛症患者的血 ALD 下降 4ng/dL 以上或较基础值下降 30% 以上。大多数患者在服药后 1.5h 下降最明显（平均下降约 50%，临床上也可只取服药前及服药后 1.5h 的血进行测定），而 ALD 瘤患者服赛庚啶后血 ALD 无变化。此外，根据 Slavnov 等的报道，本试验和溴隐亭试验可将下丘脑综合征患者的药物敏感性分为多巴胺能神经敏感型和抗血清素能药物敏感型两类，为治疗的药物选择提供依据。

（十一）螺内酯（安体舒通）ALD 比率测定

1. 方法　在普通饮食的基础上，每天添加氯化钠（食盐）9g，连续 1 周。前 3 天作为基础对照，第 4 天开始留 24h 尿，测尿钾。第 5 天早晨取空腹血测血钾。第 5～7 天口服螺内酯（安体舒通），每天 3 次，每次 80mg。第 7 天再留 24h 尿测尿钾，次日晨空腹测血钾。根据上述结果，计算服用螺内酯前后钾的清除率及 ALD 比率。

2. 计算公式　24h 尿钾清除率 = 尿钾浓度（mmol/L）×24h 尿量（mL/min）/血钾（mmol/L）；ALD 比率为服药前钾清除率/服药后清除率。

3. 结果　正常人 ALD 比率应 <2，如比率 >2，有助于 ALD 增多症的诊断。

（十二）ALD/肾素比率测定

ALD/肾素比率测定为 ALD 不适当分泌的良好指标，主要用于在高血压人群中筛选原醛症患者。并可预计患者对螺内酯治疗的反应性。

螺内酯对 ALD/肾素比值升高的高血压患者有特效，如比值升高提示为原发性 ALD 增多症。凡发现比值升高者均应接受进一步的相关检查。不过，螺内酯可干扰 17α - 羟孕酮（17 – OHP）的测定（ELISA）结果，使 17 – OHP 呈假性升高（12%），可误诊为 CAH。

（十三）螺内酯（安体舒通）试验

1. 原理 螺内酯（spirolactone）可阻滞 ALD 在肾远曲小管对电解质的作用，从而纠正水盐代谢、降低血压、减轻患者症状。但尿中 ALD 的排出量仍明显升高。

2. 方法 螺内酯 60～80mg（微粒），每天 4 次，共 5 天。服药前钠、钾定量饮食 7 天。服药前 2 天取血测钾、钠、CO_2CP、pH，并留 24h 尿测尿钾、钠。服药后第 4～5 天，做同样化验，与服药前比较。

3. 结果 原醛症患者服用大量螺内酯后，可使尿钾排出减少，尿钠排出增加，血钾上升至正常，钾呈轻度正平衡，钠呈负平衡，代谢紊乱得到初步纠正。同时血压有不同程度的下降。本试验可作为门诊原醛症患者的筛选，但不能鉴别出原发性还是继发性 ALD 增多症。此外，对螺内酯的反应是非特异性的，因该药还拮抗其他盐皮质激素（包括去氧皮质酮、皮质酮、氟氢皮质酮和皮质醇等），对失钾性肾病（肾炎或肾盂肾炎）患者，服螺内酯后不受影响，可作为与 ALD 增多症的鉴别依据之一。

（十四）低钠试验

1. 原理 原醛症患者在低钠条件下，到达肾远曲小管的钠显著减少，虽 ALD 分泌增多，但钠、钾交换减少，使尿钾减少，血钾上升。而失钾性肾炎有大量的失钠、失水，继发 ALD 分泌增多，即使减少钠的摄入量，尿钠排出仍不减少，尿钾的减少也不明显。

2. 方法 限制患者每天钠的摄入量在 20mmol（1.2g 氯化钠）内，而 24h 钾的摄入量正常（60mmol）共 6 天。于试验前及试验的第 5、6 天留 24h 尿测钾、钠，同时采空腹血测钾、钠。

3. 结果 原醛症患者于第 5、6 天尿钠明显减少，甚至无钠排出，尿钾明显下降，血钾上升。正常人低钠饮食后血钾不上升。失钾性肾炎，低钠试验后，尿钠排出不减少。

（十五）高钠试验

1. 原理 正常人及一般高血压的患者，高钠饮食后，ALD 的分泌受到抑制，肾远曲管对钠的重吸收减少，而原醛症患者由于腺瘤能自主分泌 ALD，即使高钠摄入，肾小管对钠的重吸收仍很高，通过钠、钾交换使钾丢失，低血钾变得更明显。

2. 方法 高钠饮食（240mmol/d 或氯化钠 14g/d 或普通饮食加氯化钠 6g/d）连续 4～9 天。试验前及试验的第 5、6 天留 24h 尿测钾、钠，同时取空腹血测钾、钠。

3. 结果 原醛症患者血钾降至 3.5mmol/L 以下，原醛症的临床表现及生化检查变得明显，病情加重。正常人及一般高血压患者，血钾无改变。如原醛症的临床及生化表现很典型，禁止行此试验，因高钠后会加重症状。

四、肾上腺特殊检查

（一）肾上腺超声检查

1. 检查前注意点 检查前禁食 8～10h，肠气较多者，可用轻泻剂或口服活性炭减少肠气。怀疑为嗜铬细胞瘤者，应常规先行降压处理，以免诱发高血压危象。检查中尽量用高频探头，以提高分辨力。

2. 临床意义和注意事项　凡怀疑有肾上腺病变者均可作此项检查，可确定病变的大小、范围和基本性质，可发现"意外瘤"，了解肾上腺的血流情况，并为进一步的检查提供线索。

（二）肾上腺 CT 和 MRI 检查

一些肾上腺病变在 CT 或 MRI 图上有特殊表现，故可为诊断提供特有的依据，如肾上腺出血、钙化、囊肿、髓脂瘤（myelolipoma）等。CT 在 Addison 病伴肾上腺肉芽肿性病变时较 MRI 优越。在腺瘤和非腺瘤的鉴别方面，增强对照有重要意义。尤其是延迟增强 CT（delayed – enhanced CT）可明显提高鉴别的敏感性和特异性。肾上腺恶性肿瘤术后的随访和转移性癌的追踪观察也主要依赖于 CT 检查。由于 PET 具有显示体内生化过程的优点（生化显像技术），显然在肾上腺疾病的诊断和鉴别诊断中会越来越受到重视。用稳定核素标记技术可测定激素（如睾酮）的生成率和代谢清除率，或用^{123}I – MIBC（metaiodobenzylguanidine，可被浓集在肾上腺）协助嗜铬细胞瘤或神经母细胞瘤的定位。

经肾上腺影像学检查，有时意外发现存在结节性病变（肾上腺"意外瘤"）和垂体意外瘤一样，患者无任何临床表现，或因表现轻微，患者自己并无诉说。当发现这种意外瘤后，应引起医师和患者重视，尽管无症状也要排除肿瘤可能。

（三）组织病理学和分子生物学检查

肾上腺皮质的组织病理学检查缺乏特异性。先天性肾上腺皮质增生和一些肾上腺皮质功能不全与合成类固醇类激素的酶基因异常有关，对酶（如 11 – 羟化酶、17 – 羟化酶、21 – 羟化酶）基因进行分析可明确病因诊断。例如可用单链构象多态性（single strand conformation polymorphism，SSCP）分析来诊断 CYP11B1 或其他致病候选基因的突变（如 G267R、G267D、Q356X、R427H、C494F 等或 CYP11B1/CYP11B2 嵌合基因）。

近年发现一种 ACTH 过敏综合征（ACTH hypersensitivity syndrome），其临床表现缺乏特异性，患者血浆皮质醇水平正常，而 If 且 ACTH 很低（一般测不出），用 CRH 或 ACTH 兴奋后，血 ACTH 可有轻度上升，而皮质醇可显著升高，PCR 分析发现，ACTH 受体的 N 端和第 3 穿膜段存在有 Cys21Arg 和 Ser247gly 突变（活化型突变）。ACTH 过敏综合征的确诊（也包括 GC 抵抗综合征等）有赖于相关激素基因或激素受体基因的分子生物学鉴定。

（于静静）

第四节　诊断与鉴别诊断

一、皮质醇增多症诊断与鉴别诊断

Cushing 综合征的诊断原则与其他内分泌疾病相同，包括功能诊断即确定是否为皮质醇增多症；病因诊断即明确属于 ACTH 依赖性还是 ACTH 非依赖性 Cushing 综合征；定位诊断即明确病变部位是在垂体、垂体以外其他组织起源肿瘤还是肾上腺本身。

（一）早期诊断线索

在临床上，遇有下述表现者，应考虑到 Cushing 综合征的可能：①外貌及体形的改变，如肥胖，尤其是向心性肥胖；②高血压，尤其是伴有低血钾者；③IGT 或糖尿病；④不明原因的精神失常等表现；⑤多尿，尤其是伴尿钾排泄增多者；⑥血红蛋白升高，血细胞比积增加者；⑦高皮质醇血症者。

（二）高皮质醇血症的确定

1. 尿 17 - OHCS 测定　测定尿中 17 - OHCS 排泄量，可以估计肾上腺皮质功能状态。当 24h 排泄量 > 55.2μmol 提示肾上腺皮质分泌功能升高，尤其是 > 69μmol 更具有诊断意义。由于影响其测定结果因素很多，现一般用敏感性和特异性均较高的 24h UFC 替代。

2. 尿 17 - 成酮类固醇（17 - KGS）测定　尿 17 - KGS 的主要成分包括 17 - OHCS、可妥尔（皮五醇，cortols）和可妥龙（皮酮四醇，cotolones）。正常人 24h 尿 17 - KGS 排泄量波动于 21~69μmol，男女相同。过度肥胖者排泄增多，但可通过肌酐排泄率校正来表示。很多药物可以影响其结果，如青霉素可以升高 17 - KGS，而葡萄糖、甲丙氨酯、X 线造影剂（胆影葡胺、碘肽葡胺）使其降低。虽然 17 - KGS 测定可以检测更多的皮质醇代谢产物，但与 17 - OHCS 测定方法比较没有更多优势。

3. 尿游离皮质醇（UFC）测定　24h UFC 测定被广泛用于 Cushing 综合征的筛查。正常情况下，人体约有 10% 的皮质醇处于非结合状态，具有生物活性。正常游离皮质醇可通过肾小球滤过，大部分在肾小管被重吸收，而通过肾脏的排泄量较恒定。当血中过量的皮质醇使循环皮质醇结合蛋白处于饱和状态时，尿中游离皮质醇的排泄量即增加。

RIA 测定 24h UFC 可反映机体的皮质醇分泌状态，其升高程度与 Cushing 综合征病情平行。正常上限波动范围为 220~330nmol。当 24h 排泄量 > 304nmol 即可判断为升高。可通过测定尿肌酐排泄率来判断标本是否收集完全，从而排除假阴性结果。

一般留 2~3 次 24h 尿测 UFC 以增加诊断敏感性。如果几次 24h UFC（标本收齐的情况下）均正常，则 Cushing 综合征的诊断难以成立。但是，要注意患者肾功能情况，Issa 等报道 1 例重度肾功能受损患者，肌酐清除率为 21mL/min，血、唾液皮质醇浓度升高，且不能被 DXM 抑制，24h UFC 多次检测不到，最后确诊为垂体依赖性 Cushing 综合征。

此外，有些检测方法（如 RIA）在测定 24h UFC 时与外源性 GC 具有交叉反应，会影响其测定结果。HPLC 可将皮质醇与其他类固醇激素及其代谢产物分开，最近被用于皮质醇和可的松的测定，并用于内源性 Cushing 综合征和外源性 GC 过多所致 Cushing 综合征的鉴别。外源性 GC 所致 Cushing 综合征，机体皮质醇和可的松的生成受抑制，用 HPLC 法检测不到尿 UFC，而泼尼松和泼尼松龙则可以检测到，这样就可以克服 RIA 的交叉反应而影响结果判断。

4. 血、唾液皮质醇的测定及其昼夜节律变化　采血测定皮质醇浓度是确诊 Cushing 综合征的较简便方法。由于皮质醇呈脉冲式分泌，而且皮质醇水平极易受情绪、静脉穿刺是否顺利等因素影响，所以单次血皮质醇的测定对 Cushing 综合征诊断价值有限。1960 年，Doe 等首次报道 Cushing 综合征患者血皮质醇正常昼夜节律消失，表现为早晨血皮质醇水平正常或轻度升高，晚上入睡后 1h 水平升高且与早晨水平相当（即异常或缺乏正常节律）。故血皮质醇昼夜节律消失的诊断价值较单次皮质醇测定价值大。最近还有研究表明，Cushing 综合征患者午夜 0 时入睡状态的血皮质醇浓度明显升高，波动范围为（510 ± 230）nmol/L，确诊 Cushing 综合征的敏感性、特异性与 UFC 测定相当，略高于小剂量 DXM 抑制试验。但要注意避免下述容易引起假阳性结果的几种情况：①住院患者应在入院后 48h 或以后再采血；

②采血前不要通知患者，以防患者等待采血而未入睡，如午夜采血时患者未入睡，则此结果不具说服力；③必须在患者醒后 5～10min 完成采血；④心功能衰竭、感染等应激状态也会引起皮质醇浓度升高。

皮质醇节律紊乱还可见于抑郁症，尤其是对 DXM 试验无反应者。危重患者的皮质醇节律可能完全消失，要注意鉴别。

唾液中皮质醇的浓度与血游离皮质醇平行，且不受唾液分泌量的影响。而收集唾液为无创性方法，故测定午夜 0 时（谷）和早晨 8 时（峰）唾液中皮质醇浓度也可以用于 Cushing 综合征的诊断。午夜唾液皮质醇浓度增高，结合 24h UFC 排泄增加，其诊断 Cushing 综合征敏感性可达 100%。由于其诊断敏感性高及收集标本的无创性，在儿童和青少年 Cushing 综合征的诊断中应用较广。唾液皮质醇浓度诊断儿童 Cushing 综合征的标准为：午夜 >7.5nmol/L，清晨睡醒时 >27.6nmol/L。

（三）确定高血皮质醇血症对 ACTH 的依赖性

1. 小剂量 DXM 抑制试验（LDDST）

（1）标准小剂量 DXM 抑制试验：1960 年，由 Liddle 最初描述 2mg/d（0.5mg 每 6h 一次）的小剂量 DXM 抑制试验（持续 48h）来确定是否存在皮质醇高分泌状态，目前仍为确诊 Cushing 综合征的常用方法。服 DXM 导致下丘脑－垂体－肾上腺轴的抑制，故血、尿皮质醇水平下降，而 Cushing 综合征由于长期高皮质醇水平抑制下丘脑－垂体功能，故应用外源性 DXM 不出现反馈抑制。

不论肌酐排泄率高低（如低体重患者），正常人在应用 DXM 的第 2 天，24h 尿 17-OHCS 下降至 6.9μmol 以下，24h UFC 下降至 27nmol 以下。尽管在确诊 Cushing 综合征并不需要，但可将下述指标作为全面资料收集：血皮质醇 <140nmol/L，ACTHT 降至 2.2pmol/L 或 2.2pmol 以下，血 DXM 浓度为 5～17nmol/L。血皮质醇用于进一步验证 17-OHCS 结果；血 ACTH 测定可以帮助明确 Cushing 综合征的病因，通常在异源性 ACTH 综合征患者中升高，Cushing 病患者则正常，肾上腺肿瘤患者下降，甚至检测不到；测定 DXM 是为了证实患者确实服了药，且其 DXM 代谢速率处于正常范围。DXM 在很多的 RIA 中检测不出；在体内通过代谢以 17-OHCS 的形式于尿中排泄，但其浓度仅占总 17-OHCS 的 1/3 左右，对结果判定影响不大。

（2）午夜小剂量 DXM 抑制试验：在上述实验基础上发展了相对简单的午夜 DXM 抑制试验。由于实验操作简单，广泛用于门诊 Cushing 综合征患者的筛查。

如血皮质醇水平能被抑制到 140nmol/L 以下，则可排除 Cushing 综合征。实验敏感性高，但假阳性率为 12%～15%。若将判定标准升至 200nmol/L 时，假阳性率降至 7.3%。当结果为 140～275nmol/L，不能确诊时，应进一步作标准 LDDST。早晨 8 时血皮质醇 >275nmol/L 时，则 Cushing 综合征诊断可能成立，应进一步检查以明确病因。当应用肝脏酶系诱导剂如苯妥英钠（phenytoin）、苯巴比妥（phenobarbitone）、卡马西平（carbamazepine）诱导肝脏酶活性，加快 DXM 清除，可降低 DXM 的血药浓度而导致假阳性结果。雌激素可增加循环皮质醇结合蛋白浓度，而 RIA 测定的是总皮质醇的量，故当口服避孕药时，可出现 50% 假阳性率导致误诊为 Cushing 综合征。建议在条件允许时，尤其是病情较轻者，停口服含雌激素的药物 6 周待血皮质醇结合蛋白降至基础水平后，再行 LDDST。经皮给药（如皮埋剂、皮贴剂）时可不必停药等待。

2. 胰岛素低血糖试验 任何病因引起的 Cushing 综合征患者，约80%对胰岛素诱发的低血糖不会有皮质醇升高的反应；同时，在本试验中，Cushing 综合征患者 GH 升高的反应也是延迟的。单纯性肥胖患者也会出现类似延迟的 GH 升高反应。而抑郁症患者可有轻度的血皮质醇水平升高，但对低血糖应激会发生皮质醇升高反应，可作为两者鉴别试验。由于胰岛素低血糖试验存在一定的危险性，且对确诊 Cushing 综合征作用有限，一般不首选，当前述试验都不能确定皮质醇高分泌状态时才考虑此试验。

3. 米非司酮（mifepristone，RU486）试验 米非司酮是 GC 拮抗剂，在受体水平通过抑制靶细胞胞浆内 GR 的变构活化而阻断 GC 作用。正常人可降低皮质醇对 HPA 的负反馈抑制作用，引起血 ACTH 和皮质醇分泌增加，UFC 排泄增多，而 Cushing 综合征患者没有改变。

与基础值比较，血 ACTH 升高17%，皮质醇升高达到或超过30%，24h UFC 升高18%以上，可认为呈阳性反应，Cushing 综合征患者不出现上述反应，本试验可以用于皮质醇增多症的确诊。当 LDDST 无法鉴别时可以联合使用或适用于病情较重又未确诊 Cushing 综合征的疑诊患者（如伴有严重感染、异常精神症状者）。RU486 能够拮抗激素过高引起的一系列并发症状，不会导致诊断过程中病情进一步恶化。

有些分泌 ACTH 肿瘤呈间断性或周期性分泌特点，所引起的 Cushing 综合征患者血皮质醇也呈间歇性升高。如患者出现周期性焦虑与抑郁症，伴有影响血糖水平波动的因素或出现典型的 Cushing 综合征的症状和体征，血、唾液、尿皮质醇水平可能不高。此时，需要更仔细地询问病史，并长期门诊随诊，反复多次测定唾液皮质醇浓度或24hUFC 帮助确诊。

（四）Cushing 综合征的病因诊断

一旦高皮质醇血症诊断成立，必须进一步检查以明确 Cushing 综合征的病因。

1. ACTH 依赖性与 ACTH 非依赖性 Cushing 综合征的鉴别 首先确定血中 ACTH 水平能否检测到。传统 RIA 可检测 ACTH 的低限为2.2pmol/L，通常就将此定为区分 ACTH 依赖性与 ACTH 非依赖性 Cushing 综合征的标准。当 ACTH 高于此值时，则诊断为 ACTH 依赖性 Cushing 综合征；如果 ACTH 持续检测不到，则 ACHT 非依赖性 Cushing 综合征诊断成立，应对肾上腺作进一步的影像学检查，如 B 超、CT、MRI 和核素扫描。但有极少数垂体依赖性 Cushing 综合征（即 Cushing 病）偶尔出现 ACTH 降低，用传统 RIA 检测不到，为避免上述情况导致误诊。应反复多次测 ACTH 或进一步行 CRH 兴奋试验测 ACTH 和皮质醇。

用 IRMA 测定 ACTH 与传统 RIA 比较有如下优点：①速度快；②重复性好；③更敏感，可检测值低至1.1pmol/L。此法检查肾上腺腺瘤，自主性双侧肾上腺增生及应用外源性 GC 所致 Cushing 综合征的 ACTH 水平持续性＜1.1pmol/L，可确诊为 ACTH 非依赖性 Cushing 综合征；超过此值则判定为 ACTH 依赖性 Cushing 综合征。一般 Cushing 病患者 ACTH 正常或轻度升高，异源性 ACTH 综合征患者的 ACTH 水平明显升高，异源性 CRH 患者血 ACTH 水平亦可升高。

当用 ACTH 测定不能鉴别时，可进一步行 HDDST 或 CRH 兴奋试验。

2. ACTH 依赖性 Cushing 综合征 从前面 Cushing 综合征病因分类中得知，ACTH 依赖性 Cushing 综合征可分为垂体依赖性 Cushing 综合征（Cushing病）、异源性 ACTH 综合征和异源性 CRH 综合征3类。其鉴别诊断比前面 ACTH 依赖性与 ACTH 非依赖性 Cushing 综合征的鉴别诊断更复杂。

统计资料显示，Cushing 病占 ACTH 依赖性 Cushing 综合征病因的85%～90%，而异源分泌 ACTH 致 Cushing 综合征的肿瘤体积往往很小，难以与 Cushing 病鉴别，难以定位，故依赖于生化检查来指导影像学检查部位的选择。Cushing 病最佳治疗方法是垂体手术，而垂体术后可能出现垂体功能减退或障碍（儿童），最主要的是此手术方法无法改善异源分泌 ACTH 肿瘤患者的状况，并导致肿瘤转移。

（1）基础检查：几乎所有异源性 ACTH 综合征患者，血钾都低，可作为辅助的鉴别诊断指标。但约 10% Cushing 病患者也有低钾血症，注意鉴别。如同时测定肿瘤异源分泌的其他激素或多肽，可帮助确诊。另外，同时存在的多肽激素为异源性 ACTH 综合征提供有力证据，选择性静脉采样测定这些肿瘤标志物对肿瘤定位可能也有一定的帮助。可作为随访、判断治疗效果及预后的观察指标。有时，Cushing 病患者循环肾上腺髓质素（AM）明显升高，并且岩下窦采血标本中浓度高于外周血标本，经蝶手术术后血 AM 下降。

（2）大剂量 DXM 抑制试验（HDDST）：HDDST 在临床的应用已超过 30 年，目前仍作为鉴别 ACTH 依赖性 Cushing 综合征病因的重要试验。

（3）美替拉酮（甲吡酮，metyrapone）试验：正常 ACTH 的分泌受血皮质醇抑制，故主要用于判断垂体 ACTH 细胞储备功能，也用于鉴别原发性肾上腺病变和其他原因所致的 Cushing 综合征，近年来主要用于 ACTH 依赖性 Cushing 综合征的鉴别诊断。

（4）CRH 试验：将用 CRH 后血皮质醇较基础值升高达到或超过 20%，或 ACTH 较基础值升高达到或超过 35% 作为阳性。一般来说，绝大部分 Cushing 病患者在注射 CRH 后 10～15min 呈阳性反应；但有 7%～14% 的患者对 CRH 刺激无外周血皮质醇或 ACTH 升高反应，而岩下窦所采血标本中，ACTH 与外周血 ACTH 比例可升高 3 倍以上。绝大多数 Cushing 病患者对 CRH 无反应者可以被 HDDST 抑制，但也有少数异源性 ACTH 综合征（如支气管类癌）可被 HDDST 抑制且对 CRH 有反应，这种情况极少见，分析结果时应加以注意。结合 HDDST 和 CRH 兴奋试验一般能鉴别 ACTH 依赖性 Cushing 综合征的病因。

（5）血管加压素试验：肌内注射 10U 精氨酸加压素（AVP）后，Cushing 病患者 UFC 排泄量增加，但 Cushing 病患者静脉注射 10U 赖氨酸加压素（LVP）后，其血清皮质醇的变化程度小于静脉注射 CRH（100μg 时）的变化。值得注意的是，Cushing 病患者对肌内注射 10U AVP 反应的假阴性可达 27%。联合 CRH 和 AVP 试验时，多数患者呈协同作用，可增加所有 Cushing 病患者做 CRH 和 AVP 试验时 ACTH 升高的反应，提高试验准确性。

由于有些原发性肾上腺疾病致 Cushing 综合征或异源性 ACTH 综合征患者的 HPA 未被完全抑制，联合试验可有 ACTH 升高反应，所以该试验不能用于鉴别原发性肾上腺疾病致 Cushing 综合征和异源性 ACTH 综合征。

（6）去氨加压素（desmopressin，DDAVP）试验：加压素的长效作用类似物 DDAVP 与肾脏抗利尿激素受体（V2R）的作用有相对特异性，只有轻微的 VlR 调节的缩血管活性作用，因此建议将其作为 ACTH 依赖性 Cushing 综合征病因鉴别诊断的辅助方法。给男性注射 DDAVP 后，在体内无促进 ACTH 释放活性。目前尚不能确定其是否具特异性 V1b 受体活性。另有，静脉注射 5～10μg 去氨加压素使绝大部分 Cushing 病患者的血皮质醇水平较基值增加 4 倍以上（无反应者为分泌 ACTH 的嗜铬细胞瘤）。

静脉注射 10μg 去氨加压素后，血皮质醇升高达到或超过 20%，血 ACTH 升高达到或超过 35% 作为阳性。以此作为判断标准，诊断敏感性及特异性均不如 CRH 兴奋试验。由于其敏感性及特异性均不如 CRH 试验，一般不主张采用此实验来鉴别 ACTH 依赖性 Cushing 综合征。但由于有些 Cushing 病患者仅对其中某个肽类激素起反应，故在特定情况下，去氨加压素试验或许有助于 ACTH 依赖性 Cushing 综合征的鉴别。有报道，DDAVP 试验鉴别单纯性肥胖、隐性异源性 ACTH 综合征、肾上腺性 Cushing 综合征和 Cushing 病时，仅 Cushing 病患者呈阳性反应。

（7）激素联合试验：由于有 7% ~ 14% 的 Cushing 病患者对 CRH 无反应，故应结合其他肽类激素试验，并对结果进行综合分析来作出判断。Dickstein 等将静脉注射 10U AVP 和静脉注射 1μg/kg 体重的绵羊 CRH（ovine CRH，oCRH）联合应用，采血测血皮质醇和 ACTH，仍以血皮质醇升高达到或超过 20%，血 ACTH 升高达到或超过 35% 作为阳性判断指标。

（8）血管活性肠肽（VIP）和组氨酸 – 蛋氨酸肽（peptide histidine methionine）试验：在正常人中可诱导 ACTH 或皮质醇释放反应。在对 CRH 刺激有反应的 Cushing 病患者对此类试验也有升高反应，而 CRH 刺激无反应的 Cushing 病患者也无兴奋作用。

（9）ACTH 兴奋试验：观察患者对迅速升高的血 ACTH 有无皮质醇升高的反应。用 cosyntropin（人工合成的 ACTH1 – 24 肽）静脉注射或缓慢滴注后，Cushing 病患者出现与正常相似的血皮质醇升高和 UFC、17 – OHCS 排泄增多或较正常升高更明显，提示肾上腺既不处于过度刺激状态也无自主分泌功能，但该试验的鉴别意义不大。

（10）GH 释放肽（hexarelin）试验：hexarelin 为 GH 释放肽（growth hormone – releasing peptides，GHRPs）家族中的一个合成肽，近年应用于 Cushing 病的诊断，其促 ACTH 和皮质醇释放作用较 CRH 作用大得多。但在 1 例异源性 ACTH 综合征者也观察到皮质醇水平明显升高，程度甚至超过 Cushing 病患者组，可能因为肿瘤中存在异源性 GHRP 受体。因此，该试验在异源性 ACTH 综合征患者中的反应有待进一步观察。

（11）有创检查：从大规模实验和荟萃分析中得出，上述试验方法均无法做到 100% 确定升高的 ACTH 是来源于垂体还是肿瘤异源性分泌。有时必须进行进一步检查。

1）岩下窦采样（inferior petrosal venous sinus sampling，IPSS）测 ACTH：正常情况下，垂体静脉回流至海绵窦然后再到岩下窦，而正常岩下窦仅接受垂体静脉血液回流。因此，Cushing 病患者中枢血 ACTH 浓度明显高于外周血浓度，而异源性 ACTH 综合征患者无此变化。但由于 ACTH 是呈脉冲式分泌，在基础状态下测定这种差别可能并不明显，必须结合 CRH 试验，比较注射前后中枢与外周血 ACTH 浓度差别，则诊断 Cushing 病的准确性明显提高。一般情况下，垂体血液引流呈对称性，因此左右两侧 ACTH 浓度差还可提示肿瘤位于垂体哪一侧。

双侧股静脉插管至岩下窦（经 X 线造影确定），另外再置一外周静脉插管，3 个部位同时采血标本。在注射 oCRH 前采 2 ~ 3 次血测定 ACTH 作为基础值。然后每千克体重静脉注射 oCRH 1μg 或 100μg，注药后 2min、5min、10min、15min 同时采双侧岩下窦血标本（bilateral inferior petrosal venous smus sampling，BIPSS）及外周血测 ACTH（峰值一般在注射后 3 ~ 5min 出现）。注射 oCRH 后 IPSS/ACTH 外周血 ACTH≥3，则提示 Cushing 病。如先用美替拉酮处理再行 oCRH 刺激能更进一步增加 Cushing 病患者的中枢/外周血的 ACTH 浓度差，提示当单用 CRH 试验无法判断时可以考虑采用。

当岩下窦发育不良呈丛状时，IPSS 可能与外周血无明显差别而出现假阴性结果。由于 CT、MRI 对 Cushing 病肿瘤定位敏感性较低，有时呈假阴性，经对比发现，IPSS 术前定位与最终病理证实的诊断符合率超过 CT 和 MRI 的定位符合率。Tsagarakis 等报道，BIPSS 结合

CRH、DDAVP 试验是鉴别 ACTH 依赖性 Cushing 综合征的有效方法，能提高诊断准确性。IPSS 及外周血比较 ACTH 的浓度差，对判断中枢 ACTH 来源很有意义，但是否可以确定来源于哪一侧仍有待进一步证实。在出现 CRH 无反应的 IPSS 阴性结果时，仍不能完全排除 Cushing 病；仅双侧岩窦内 ACTH 浓度差不足以确定肿瘤位于垂体哪一侧。值得注意的是，IPSS 测定 ACTH 并不能鉴别轻度 Cushing 综合征、周期性 Cushing 综合征、假 Cushing 综合征和正常人。药物治疗可影响 IPSS 的正确定位，因此 IPSS 仅适于有明显临床生化异常且未经药物治疗的 ACTH 依赖性 Cushing 综合征患者的鉴别诊断。IPSS 的并发症主要有蛛网膜下静脉出血、下肢远端深静脉血栓栓塞、感染、脑干梗死、桥脑出血、垂体损伤等。Barbosa 报道 1 例 IPSS 致右侧垂体损伤，后经蝶窦手术，病理证实为垂体 ACTH 细胞增生。

2）海绵窦采血测 ACTH：用海绵窦直接采血（cavemous sinus sampling）来取代 IPSS 可增加诊断准确性，避免应用 CRHn。

（12）核素显像：由于很多神经内分泌肿瘤细胞表面都有生长抑素受体，故[111]I 标记的奥曲肽可用于受体阳性的异源分泌 ACTH 肿瘤的定位。

3. ACTH 非依赖性 Cushing 综合征

（1）肾上腺肿瘤（腺瘤或癌）：患者一般逐渐出现皮质醇增多的临床表现。两者中以肾上腺皮质癌患者起病较急、进展较快，在腹部可以触及癌肿或下移的左肾下极，还可出现腰背痛、腹痛和侧腹部疼痛等症状。无功能肾上腺肿块不引起任何症状，常被无意中发现，大部分为良性肿瘤。

分泌皮质醇的肾上腺肿瘤除有 Cushing 综合征症状外，可伴或不伴高血压和男性化表现。但有的肾上腺腺瘤只表现为男性化：肾上腺皮质癌只引起高血压、男性化和（或）女性化表现，而无内分泌症状。不分泌皮质醇的肿瘤患者其去氧皮质酮（DOC）、睾酮、雌二醇、雌酮或其他旁分泌激素水平升高，基础血 ACTH 和皮质醇浓度可正常。LDDST 时，其正常肾上腺皮质组织生成皮质醇可正常或受抑制。实验室检查结果的一般规律是：①肾上腺良、恶性肿瘤所致 Cushing 综合征，24h UFC、17-OHCS 轻度升高；②腺瘤患者血尿去氢异雄酮及尿 17-KS 可正常或升高，与皮质醇及 17-OHCS 水平平行，尿 17-KS 通常低于 20mg/d；③肾上腺皮质癌患者由于皮质醇前体物质的不适当升高，尿 17-KS 常超过 20mg/d 甚至更高；④有些"无功能"癌，测定类固醇、激素前体如孕三醇的浓度或计算 ALD 与其前体 18-羟去氧皮质类固醇比率可以帮助诊断；⑤清晨时皮质醇可正常，晚上却不适当升高；⑥血 ACTH 受抑制，低于 1pmol/L 或测不出；⑦基础皮质醇生成增加：基础血皮质醇测定值升高，但一天中可以有波动：UFC 或皮质醇代谢产物排泄量增加；⑧皮质醇分泌不依赖 ACTH 刺激；⑨GC 负反馈作用抵抗。高皮质醇血症抑制 ACTH 分泌，且 DXM 不影响肾上腺皮质醇的合成，HDDST 甚至极大剂量 DXM 无抑制作用。

如高度疑为肾上腺肿瘤应进行下列检查：①美替拉酮试验：检测其对血皮质醇下降有无反应，肾上腺肿瘤患者的垂体分泌 ACTH 处于抑制状态，约半数腺瘤患者和所有肾上腺皮质癌患者对 ACTH 升高无反应。美替拉酮不仅阻滞去氧皮质醇转化成皮质醇，也阻滞胆固醇转化生成孕烯醇酮，虽然有些患者的垂体功能未被完全抑制，当皮质醇浓度降低时，血 ACTH 有可能升高，去氧皮质醇无升高，且尿 17-OHCS 明显下降。②CRH 兴奋试验：由于垂体 ACTH 分泌受抑且高水平的血皮质醇水平阻滞垂体对 CRH 和 AVP 的反应，大多数肾上腺腺瘤患者对 CRH 无反应。但当试验时血皮质醇升高不明显或病程较危重，垂体未完全抑制时，可以有一定的反应。AVP 和 CRH 联合 AVP 试验结果不可靠。③ACTH 刺激试验：检查其对 ACTH 有无反应，肾上腺皮质肿瘤所致 Cushing 综合征全部是 ACTH 非依赖性，但约 60% 腺瘤对药理剂量的 ACTH 有反应，有时还呈过度反应。但残存正常肾上腺组织和所有的癌肿，对 ACTH 都无反应，部分腺瘤对 ACTH 有较小的反应。

（2）ACTH 非依赖性双侧肾上腺大结节性增生（AIMAH）：其特点是血尿类固醇类激素浓度升高，基础 ACTH 测不到，CRH 或美替拉酮刺激后血 ACTH 仍测不到；如果抑制，HDDST 时类固醇激素的产生受抑程度很小，通常对美替拉酮试验反应也小；当应用 cosyntropin（人工合成的 ACTH1-24 肽）后，血皮质醇升高；垂体 CT、MRI 正常；肾上腺质量通常 24~500g 或更大，包含多个直径 >5mm 的非色素性大结节；呈典型的良性肾上腺结节，结节内皮质无萎缩而是增生；双侧肾上腺全切可获治愈；发病机制不清，已发现 Cs 的 α 亚基突变，或应用 VAP 后血皮质醇上升（1 倍左右）。

（3）原发性色素性结节性肾上腺增生不良（PPNAD）：其特点是血皮质醇中度升高，昼夜节律性消失；血皮质醇前体物质测不到，但有时与皮质醇升高成比例；ACTH 低或测不到；GC 呈周期性产生或无任何规律；肾上腺核素扫描示肾上腺正常或轻度增大；双侧对称性摄取[131]I 标记的胆固醇；CT 或 MRI 一般正常；患者明显低骨量与高皮质醇血症程度不相符；和其他原发性肾上腺病变所致 Cushing 综合征一样，ACTH 呈抑制状态，LDDST、HDDST 均不能抑制；美替拉酮试验时，尿 17-OHCS 排泄下降，而血 11-去氧皮质醇不升高；对 ACTH 无反应，偶有反应者可能因为：①皮质类固醇的合成和分泌呈波动性；②萎缩的肾上腺皮质细胞对 ACTH 有反应而对 CRH 或 AVP 无 ACTH 分泌反应；结节很小，一般直径 <5mm，结节内可见色素；细胞胞浆内见脂褐质，胞核大，有时呈分裂象；结节间皮质细胞萎缩。

（五）影像学检查

1. 垂体　在 ACTH 依赖性 Cushing 综合征患者中，垂体影像检查的目的在于确定垂体腺瘤的位置和大小。目前蝶鞍侧位 X 线摄片和正侧位体层摄片列为 Cushing 综合征患者的常规检查。由于 80% 以上的垂体 ACTH 瘤均为微腺瘤，因此蝶鞍摄片很少发现垂体异常，只有大腺瘤时才有可能在 X 线片上发现蝶鞍体积增大，鞍底双边及鞍背直立等异常征象。

CT 扫描垂体瘤的发现率明显高于 X 线检查。可做蝶鞍部的 CT 冠状位扫捕，以 2mm 的薄层切面加造影剂增强及矢状位重建等方法检查垂体微腺瘤，可使 CT 扫描的敏感性提高 50% 左右。CT 成像常发现低密度灶，且不被增强。

MRI 在发现垂体 ACTH 微腺瘤时敏感性较 CT 稍高，为 50%~60%。要注意鞍区局部薄层扫捕以提高微腺瘤的发现率。在 MRI 上此种微腺瘤表现为低强度信号，不能被钆（gadolinium，Gad）增强。如果 MRI 能清晰发现肿瘤，则影像学定位与术中发现定位符合率为 75%~98%，与 BIPSS 定位法相似或略占优势。但 MRI 不可能在术前发现所有垂体微腺瘤并准确定位。选择性岩下窦采样测定 ACTH 有助于 Cushing 病及异位 ACTH 综合征的鉴别。此外，近年来发展了术中超声定位和术中分段采血测 ACTH 浓度以提高定位的准确性。用 [18]F 标记的脱氧葡萄糖（[18]F-DG）可测量脑的葡萄糖代谢状况，Cushing 病患者的脑葡萄糖代谢降低，但正电子发射断层扫描（PET）是否对本病有诊断和鉴别意义尚缺乏资料。但由于可能出现假阳性结果，任何影像学检查结果都必须与生化功能检查同时进行，综合分析。

2. 肾上腺　肾上腺影像学检查在诊断工作中占有很重要的地位，可选 B 超、CT、MRI

及核素扫描检查。B超对有肾上腺体积增大的Cushing综合征有定位诊断价值。一般肾上腺腺瘤直径>1.5cm，而皮质癌体积更大，均在B超敏感检出范围。此方法操作简便、价廉、无损伤，且在各级医院普及，作为首选的肾上腺影像学检查方法。但B超敏感性较低，未发现结节不能排除肾上腺病变。

绝大部分肾上腺肿瘤可在薄层CT扫描或MRI中发现。由于CT或MRI较^{131}I标记的胆固醇扫描费时少，费用低，故一般先选CT、MRI检查。

双侧肾上腺病变有时可以表现为肾上腺腺瘤样改变，CT、MRI等检查对避免仅表现为肾上腺腺瘤改变的双侧肾上腺病变的诊断有一定价值。极少数情况下，ACTH非依赖性广泛大结节性肾上腺增生（质量69～149g）可能在影像学上完全替代正常双侧肾上腺，而BIPSS缺乏中枢/外周血ACTH浓度显著差别，垂体MRI又未发现腺瘤时，此时则应考虑双侧肾上腺切除。而且肾上腺大结节性增生偶有可能发生在Cushing病患者，要注意全西检查，综合分析，避免误诊和漏诊。

所有ACTH依赖性Cushing综合征患者可以表现为双侧或单侧肾上腺增生，可伴或不伴结节。此时前面所述的仔细详尽的生化检查、功能评价则显得非常重要。据报道，定量CT测量发现肾上腺肢宽度与血皮质醇及ACTH水平正相关。

碘标记胆固醇肾上腺皮质核素扫描是通过向受检者静脉注入，^{131}I－6β－甲基降胆固醇（NP59）后对肾上腺区域进行扫描检查。当肾上腺皮质发生肿瘤时，合成皮质醇增多，^{131}I标记胆固醇可浓集于肾上腺肿瘤区域。核素扫描呈现高密度区域，可用于判断肾上腺皮质腺瘤或腺癌的准确部位及功能状态：一侧肾上腺发现肿瘤，对侧肾上腺往往不显影；两侧均有核素密集，则提示肾上腺双侧增生性改变。有的腺癌可双侧均不显影，可能因为肿瘤破坏了患病的肾上腺，使其丧失聚集放射性胆固醇的功能，而对侧肾上腺仍呈萎缩状态所致，故有可能造成肾上腺皮质癌的漏诊。

3. 骨骼系统　Cushing综合征患者应常规进行骨骼X线检查及双能X线骨密度测定，早期发现类固醇性骨质疏松症。

4. 异源性分泌ACTH肿瘤　对疑为异源性ACTH综合征的患者，应努力寻找原发肿瘤的位置。异源性分泌ACTH肿瘤位于胸腔的比例较高，最常见的是小细胞肺癌和支气管类癌。故常规行胸部正侧位X线片、胸部CT等检查。

（六）鉴别诊断

1. 假性Cushing状态　轻度Cushing综合征与假性Cushing状态很难鉴别。假性Cushing状态具有Cushing综合征的部分或全部临床特征，同时伴有高皮质醇血症，但去除引起Cushing样表现的原发病时，临床表现随之消失。常见于抑郁症患者和长期酗酒者。

（1）抑郁症：呈易激惹性格，表现为精神运动障碍和自主神经系统功能异常。典型表现为厌食、体重减轻，严重者可以出现极度消瘦并引起电解质紊乱。少数可以表现为进食增多、体重增加、性欲下降、月经稀少或闭经，故应与Cushing综合征鉴别；血皮质醇升高，尿17－OHCS、UFC排泄量增加；皮质醇昼夜节律消失；LDDST可无抑制反应。绝大多数抑郁症患者对低血糖刺激有皮质醇升高反应；对CRH兴奋试验常呈延迟反应与Cushing病的试验结果有较大范围重叠，鉴别较困难。

当Cushing样症状和生化改变都较轻微，不能鉴别时，最好的鉴别诊断方法就是治疗抑郁症，抑郁症患者的Cushing样表现经抗抑郁药治疗后可以完全恢复。

（2）乙醇相关性 Cushing 综合征（alcohol – related Cushing syndrome）：本征少见，高皮质醇血症与乙醇是否有直接关系尚不清楚，患者可有满月脸、多血质外貌、向心性肥胖及皮肤变薄等 Cushing 综合征样特征性改变。患者常有肝功能受损、酒精性肝病的表现。

本征实验室检查的特点是：①血皮质醇浓度升高以及 24h 尿 17 – OHCS、UFC 排泄增多，且不被小剂量 DXM 抑制；②皮质醇分泌缺乏正常的昼夜节律；③戒酒后 5 天内午夜入睡时血皮质醇浓度降至正常水平或测不到能排除 Cushing 综合征。Coiro 报告，用 DDAVP 联合合成 GH 释放肽（hexarelin，HEX）试验测 mACTH、皮质醇变化鉴别 Cushing 综合征与酗酒引起的假性 Cushing 综合征，Cushing 综合征血 ACTH、皮质醇水平明显升高，乙醇相关性 Cushing 综合征无改变。

2. 遗传性全身性 GC 不敏感综合征　遗传性全身性 GC 不敏感综合征（heritable generalized glucocorticoid resistance svndrome，GCIS）由 CR 的配体结合区突变引起的靶细胞对 GC 不敏感，导致机体血皮质醇升高，本征易与 Cushing 综合征混淆，由于 GC 的反馈作用消失，垂体分泌 ACTH 增多，刺激肾上腺皮质合成分泌皮质醇、11 – 去氧皮质醇和雄激素增多。但由于靶细胞 GC 不敏感，有些患者可能没有症状。有些患者则由于肾上腺分泌过多盐皮质激素，可能有不同程度的高血压和低钾血症。由于患者高 ACTH 血症可引起高雄激素血症，女性患者可表现为痤疮、多毛、月经稀少或闭经，这些表现也常见于 Cushing 综合征。但 GC 过量引起的外周靶器官变化（包括皮肤变薄、肌病、皮下瘀斑、青紫和早发骨质疏松），在此类患者中不常见，加上阳性家族史，可以帮助鉴别诊断。虽然该类患者对 DXM 抵抗，但是其皮质醇分泌的正常昼夜节律仍存在，只是各时间点激素水平均高，故观察其皮质醇的昼夜节律有助于鉴别诊断。

此综合征的病因为基因缺陷，故目前暂没有根治方法。根据其发病机制，用 DXM 抑制垂体 ACTH 分泌可以缓解症状。文献报告，长期用 DXM 治疗，患者的血压降至正常，女性患者的多毛、秃顶、月经不规则等雄激素升高的表现可明显好转，甚至恢复正常，血皮质醇、雄烯二酮、睾酮也降至正常。

3. 肥胖症　部分肥胖者可有类似 Cushing 综合征的一些表现，如高血压、糖耐量减低、月经稀少或闭经，可有痤疮、多毛，腹部可以出现条纹（大多数为白色，有时可为淡红色），而有些病程较短病情较轻的 Cushing 综合征患者，临床表现不典型时不易区分。多数肥胖患者 24h 尿 17 – OHCS、17 – KGS 排泄增加，但经肌酐排泄率纠正后多正常；且午夜血/唾液皮质醇不升高，血皮质醇仍保持正常的昼夜节律。

4. 2 型糖尿病　2 型糖尿病患者也常有高血压、肥胖、糖耐量减低及 24h 尿 17 – OHCS 轻度升高等表现，但没有典型的 Cushing 综合征的表现，血皮质醇节律正常。

5. 神经性厌食　神经性厌食有与 Cushing 综合征患者类似的肾上腺皮质功能改变，血游离皮质醇水平升高，UFC 排泄增加，但尿 17 – OHCS 和 17 – KGS 排泄量降低。皮质醇仍保留正常的脉冲式分泌和昼夜节律。ACTH 对外源性的 CRH 反应减弱，DXM 不能完全抑制其皮质醇的分泌和脑脊液中的 CRH 水平，但患者一般没有皮质醇增多的临床表现，且经治疗后异常的实验室指标均可以恢复正常。

6. 多囊卵巢综合征　此病患者的典型表现有闭经、多毛、肥胖，还可以表现为月经不规则、出血量多。多毛症多于青春期开始并随着年龄的增长而逐渐加重。由于肥胖还可以有高血压、糖耐量降低等，大多数患者有雄激素增多，表现如痤疮、多毛、皮肤油腻、秃顶等。Cushing 综合征患者也有这些表现，要注意鉴别。患者可有 24h 尿 17 - OHCS 及 UFC 升高，但血皮质醇一般不高，且保持正常的昼夜节律，对 LDDST 反应正常。

二、原发性醛固酮增多症诊断与鉴别诊断

（一）诊断标准

高血压及低血钾（肾性失钾）患者，伴有高醛固酮血症、尿醛同酮排量增多，血浆肾素活性、血管紧张素 II 降低，螺内酯可拮抗纠正低血钾及电解质紊乱，降低高血压，可以诊断为醛固酮增多症。必备条件：①低血钾伴肾性失钾；②血浆以及 24h 尿醛固酮水平增高且不能被抑制；③肾素活性及血管紧张素水平减低且不能被兴奋。

（二）诊断步骤

凡一般降压药物疗效不佳的高血压患者，特别是出现过自发性低血钾或用利尿药很易诱发低血钾的患者均须考虑原醛症的可能，需进一步检查，以明确诊断。诊断分为两个步骤：首先明确是否有高 ALD 血症；然后确定其病因类型。由于诊断过程中大多数检查项目结果受许多药物和激素影响，故检查前须停服所有药物，例如须停用螺内酯（安体舒通）和雌激素 6 周以上，停用赛庚啶、利尿药、吲哚美辛（消炎痛）2 周以上，停用扩血管药、钙通道阻断剂、拟交感神经药、E 能阻滞剂 1 周以上。

1. 高 ALD 血症的诊断　低钾血症和不适当的尿钾增多：大多数原醛症患者血钾 < 3.5mmol/L，一般为 2～3mmol/L，严重病例则更低，但 12% 肾上腺皮质腺瘤患者和 50% 双侧肾上腺皮质增生患者血钾水平可 > 3.5mmol/L，如将血钾筛选标准定在 < 4.0mmol/L，则可使诊断敏感性增至 100%，而特异性下降至 64%。原醛症患者钾代谢呈负平衡，如血钾 < 3.5mmol/L，24h 尿钾 > 30mmol（或血钾 < 3mmol/L，24h 尿钾 > 25mmol），提示患者有异常尿钾排出过多。

由于钠、钾代谢受盐摄入量、药物及疾病活动程度等多种因素的影响，因此在检测前必须停用 2～4 周利尿剂，并反复多次同步测定血、尿电解质及 pH。另外饮食中钠摄入量每天不应 < 100mmol，因为这样才能保证肾脏正常的钠、钾交换，并使碱性尿得以显现。当然在固定钠、钾饮食条件下观察钠、钾代谢情况，则结果更可靠，其间各观测指标可作为以后各功能试验的对照，并可据之选择进一步检查。如无明显低血钾，可选择高钠试验，如有明显低血钾，则选用低钠试验、钾负荷试验或螺内酯（安体舒通）试验。

（1）平衡餐试验：如前所述，典型原醛症患者有高血压、低血钾、不适当尿钾排泄增多、碱血症、反常性碱性尿及血、尿 ALD 水平增高。应注意，血钾过低（ < 3mmol/L）可抑制 ALD 分泌，使部分患者血、尿 ALD 增高表现不明显，应积极补钾至血钾 > 3mmol/L，再重新测定。

（2）高钠试验：原醛症患者 ALD 分泌呈自主性，不受高钠饮食的抑制，血、尿 ALD 仍维持高水平。在高钠饮食时，肾远曲小管钠离子浓度增高，对钠的重吸收随之增多，钠、钾交换进一步加强，尿钾排泌增多，血钾降低。因此高钠试验可使原醛症的症状和生化改变加重，对轻型原醛症而言，这是一种有用的激发试验。对已有严重低血钾的患者，不宜进行此试验。

正常人 24h 尿 ALD < 28nmol，血 ALD < 276.7pmol/L，血钾无明显变化：原醛症患者血、

尿 ALD 水平增高，且不受高钠抑制。口服钠盐负荷 3 天后尿 ALD 排泄 >39nmol/d 则有诊断意义。另外，尿钾增多，低血钾加重，常低于 3.5mmol/L。如高钠试验中，尿钠排泄 >250mmol/d，而血钾仍为正常水平，且无肾功能不全，则基本可排除原醛症。

（3）低钠试验：原醛症患者 ALD 分泌增多，肾素活性受抑制并对低钠饮食无兴奋反应。在低钠饮食时，肾远曲小管中钠离子浓度减少，钠、钾交换随之减少，钾排出亦减少，因而尿钠、钾降低，血钾上升。如低血钾由肾小管疾病引起，则限钠后，尿钾无明显减少，血钾亦不上升。正常人低钠饮食后血浆肾素活性增加，血钾不上升；原醛症患者血浆肾素活性受抑制，低钠饮食刺激亦无增加，而尿钠、钾排泄明显下降，血钾上升；失盐性肾病患者尿钠、钾排泄不降低，血钾无回升。

（4）钾负荷试验：ALD 具保钠排钾作用，给予原醛症患者口服补钾后，尿钾排泄增多，血钾难以上升，即对补钾存在抵抗性。原醛症患者血钾多低于正常，补钾后血钾升高仍不明显；因肾小管疾病及其他原因造成的低血钾，补钾后血钾可上升。

（5）螺内酯（安体舒通）试验：螺内酯为 ALD 受体拮抗剂，可对抗 ALD 的潴钠排钾作用，使 ALD 增多患者尿钾排出减少，血钾上升，同时高血压症状有不同程度改善，但不能区别 ALD 增多是原发性还是继发性。ALD 增多症患者用药后第 3~4 天，先有尿钾明显减少，继而血钾回升，碱血症可纠正，高血压下降通常需 2 周以上，但由于不同的病程、病因及血管合并症等因素，血压对螺内酯反应程度可能差别较大；失钾性肾病患者服药前后无变化。

2. 低肾素活性 ALD 分泌增多　ALD 分泌增高而肾素－血管紧张素系统受抑制是原醛症的特征，应检测血浆 ALD 和血浆肾素活性或收集 24h 尿测尿 ALD 水平。血浆 ALD 升高与肾素活性受抑并存则高度提示原醛症，因此血浆 ALD 浓度（ng/dL）与血浆肾素活性［ng/（mL·h）］的比值（A/PRA）可作为一项重要的诊断指标。单凭基础肾素活性或 A/PRA 的单次测定结果正常，仍不足以排除原醛症，须动态观察血浆肾素活性变化，可做低钠试验或体位试验，为原醛症的诊断提供依据。

（1）血浆肾素活性测定：肾素活性增高见于低钠饮食，原发性高血压（高肾素型），肾血管性高血压，失血、肝硬化腹水，心力衰竭，肾素瘤，Bartter 综合征，药物［利尿剂、硝普钠、口服避孕药、肼屈嗪（肼苯哒嗪）等］。肾素活性降低见于原醛症，原发性高血压（低肾素型），11β－羟化酶和 17α－羟化酶缺乏等，高钠饮食，药物［盐皮质激素、利血平、甘草、苷珀酸钠（苷琥酸钠、生胃酮）、甲基多巴等］。

（2）体位试验：立位及低钠（利尿剂）可刺激正常人肾素－血管紧张素－ALD 系统，使血浆肾素活性、AT－2 和 ALD 浓度上升；原醛症患者血 ALD 水平增高，血浆肾素－血管紧张素系统受抑，并且不受体位及低钠刺激。

原醛症患者卧位血浆 ALD 浓度升高，立位 4h 后血 ALD 水平在特醛症患者常进一步上升，多较卧位升高 33% 以上；在多数 ALD 瘤、GRA、原发性肾上腺增生患者则无明显升高或反而下降。而且肾素－血管紧张素系统活性受抑，在立位及低钠刺激后，血浆肾素活性及 AT－2 水平仍无显著上升。若基础血浆肾素活性、AT－2、ALD 均升高，则提示继发性 ALD 增多。

3. 不可抑制性 ALD 分泌增多　对伴有低血钾和（或）碱性尿或血浆 ALD/肾素活性比值升高的高血压患者要明确原醛症的诊断时，还必须确定其增高的血浆 ALD 浓度不能正常受抑制，可通过高钠试验，口服 9α – 氟氢可的松试验，盐水静脉滴注抑制试验和卡托普利抑制试验协助诊断。

（1）9α – 氟氢可的松试验：原醛症时 ALD 分泌呈自主性，不受血容量扩张所抑制。正常人服药后血、尿 ALD 水平显著降低，而原醛症患者则无显著变化。

（2）盐水静脉滴注抑制试验：原醛症患者 ALD 下降很少或不下降，血钾下降。大多数继发性 ALD 增多症者，能正常抑制。注意必须先将血钾补充至 3.5mmol/L 以上才能进行本试验；恶性高血压、充血性心力衰竭患者不宜进行此项试验。部分特醛症患者可出现假阴性结果。

（3）卡托普利（巯甲丙脯氨酸）抑制试验：卡托普利是血管紧张素转换酶抑制剂，可抑制 AT – 2 的产生，对 AT – 2 和 ALD 的影响的净效应与盐水静脉滴注抑制，才能得到正确的诊断。

（4）赛庚啶试验：特醛症的一个可能致病机制即为血清素能神经原活性增高，大多数患者服赛庚啶后血 ALD 下降 0.11nmol/L 以上，或较基础值下降 30% 以上，在服药后 90min 下降最明显。ALD 瘤患者血 ALD 浓度无明显变化。

（5）血 18 – 羟皮质酮和 18 – 氧皮质醇、18 – 羟皮质醇的测定：18 – 羟皮质醇和 18 – 氧皮质醇则是皮质醇经 C – 18 氧化途径形成的衍生物，在 GRA 患者血 18 – 羟皮质醇和 18 – 氧皮质醇显著升高，尤其后者常 3~4 倍于 ALD 含量。在 ALD 瘤和原发性肾上腺增生者亦有升高，但低于血 ALD 水平，而在特醛症者中则为正常水平。

（6）DXM 抑制试验：ALD 瘤和特醛症患者在服药后血 ALD 水平亦可呈一过性抑制，甚至可低于 0.055nmol/L，但服药 2 周后，ALD 的分泌不再被抑制又复升高，因此，DXM 抑制试验如观察时间过短则会导致对 GC 可治疗性 ALD 增多症（GRA）的错误诊断。

（7）基因检测：GRA 的发病机制已明确，是由 11β – 羟化酶/ALD 合成酶嵌合基因（CYP11B1/CYP11B2）形成所致，对 GRA 的确诊主要依靠 DXM 抑制试验阳性，血 18 – 羟皮质醇和 18 – 氧皮质醇含量升高和检测到异常的 CYP11B1/CYP11B2 嵌合基因，而以后者有最高的诊断价值。目前用长链 PCR 方法检测 CYP11B1/CYP11B2 基因，能快速、稳定、有效地诊断 GRA，且能对嵌合基因的嵌合位点定位。

（8）双侧肾上腺静脉插管分别采血测定 ALD：如果上述检查均不能确定原醛症病因时，可进行此项检查。若一侧肾上腺静脉血 ALD 水平较对侧高 10 倍以上，则高的一侧为腺瘤；若两侧血 ALD 水平都升高，相差 20%~50% 则可诊断特醛症。因本检查为有创性，且有引起肾上腺出血的危险性，技术难度较大，故不列为常规检查。

（三）影像学检查

1. 肾上腺 B 型超声波检查　为无创性检查，可检出直径 >1.3cm 的肿瘤，但对较小肿瘤和增生者难以明确。

2. 电子计算机体层摄影（CT）　肾上腺 CT 在对肾上腺病变的定位诊断中列为首选。

3. 核磁共振成像（MRI）　MRI 在对分泌 ALD 肿瘤和其他肾上腺肿瘤的分辨方面并不优于 CT。但有人认为 MRI 对 ALD 瘤的诊断特异性高，准确性约 85%。

4. 放射性碘化胆固醇肾上腺扫描　如果肾上腺 CT 正常，则放射性碘化胆固醇扫描也不会有很大帮助，所以此项检查通常在其他检查结果有矛盾时选用。

（四）醛固酮增多症的鉴别诊断

1. 原发性高血压　本病用排钾利尿剂治疗或伴腹泻、呕吐等情况时，也可出现低血钾，尤其是低肾素型患者应注意鉴别。但本病通常无血、尿 ALD 升高，普通降压药治疗有效，结合前述一些特殊检查可以鉴别。

2. 肾性高血压　肾动脉狭窄性高血压、恶性高血压，均由于肾缺血，刺激肾素－血管紧张素系统，导致继发性 ALD 增多而合并低血钾。但本病患者血压呈进行性升高，较短时间内即出现视网膜损害和肾功能损害，往往有氮质血症和酸中毒表现。肾动脉狭窄者在肾区可听到血管杂音，静脉肾盂造影，放射性肾图等可发现一侧肾功能减退，而肾动脉造影可确诊。另外根据患者肾素－血管紧张素系统活动增高，可与原醛症鉴别。但亦要警惕肾动脉狭窄合并原醛症以及终末期肾病合并原醛症的情况，两者都可能掩盖原醛症的表现而致漏诊。

3. 肾脏疾病

（1）Fanconi 综合征：此征是由于先天性或后天性原因引起近曲小管转运功能障碍，使一些正常情况下由肾小管重吸收物质，如葡萄糖、氨基酸、磷酸盐、重碳酸盐及其他电解质等，大量从尿中排出，因此也伴有尿钾排泄增多，尿酸化功能受损，低钾血症。但临床上还有生长迟缓、先天畸形、矮小、骨骼畸形、脱水、酸中毒、尿糖、氨基酸及其他电解质排泄增多等表现。

（2）Liddle 综合征：即假性 ALD 增多症，为一种家族性单基因遗传病，是由于编码远端肾小管上皮细胞钠通道蛋白 β 链或 γ 链的基因发生活化突变，使钠通道活性增高，钠重吸收增强，钠－钾、钠－氢交换过度加强，导致高血压、低血钾和碱血症，但尿酸化正常。肾素－血管紧张素－醛固酮系统受抑制，肾上腺影像学检查无异常，用螺内酯治疗无效，而用肾小管钠重吸收抑制剂氨苯蝶啶治疗反应良好，可与原醛症鉴别。目前已能通过分子生物学方法如基因直接测序法对该病进行分子诊断。

（3）失盐性肾病：常由慢性肾炎、慢性肾盂肾炎导致肾髓质高渗状态受损，肾脏潴钠功能障碍，引起低血钠和低血容量，继而引起继发性 ALD 增多。本病肾功能损害较严重，尿钠排泄增高，常伴脱水或酸中毒；低钠试验中尿钾不减少，血钾不升；螺内酯试验不能改善低血钾和高血压；肾素－血管紧张素系统活性增高可资鉴别。

（4）肾小管性酸中毒：是由于远端肾小管泌 H^+ 障碍或近端小管重吸收 HCO_3^- 障碍引起尿酸化失常、丢失碱储，导致慢性酸中毒和电解质平衡紊乱。可分为 4 型：Ⅰ 型，远端型肾小管性酸中毒；Ⅱ 型，近端型肾小管性酸中毒；Ⅲ 型，混合型；Ⅳ 型，高钾型肾小管性酸中毒。其中远端型因尿中丢失钠、钾盐，常伴有继发性 ALD 增多和明显低钾血症。实验室检查示高氯性酸中毒、尿酸化障碍、血钙磷偏低而碱性磷酸酶升高、氯化铵负荷试验阳性有助于诊断本病。

4. 肾素分泌瘤　该肿瘤起源于肾小球旁细胞，分泌大量肾素引起高血压、低血钾，发病年龄轻，高血压严重，血浆肾素活性很高，B 超、CT 或血管造影可显示肿瘤，手术切除肿瘤可治愈。

5. 11β－羟类固醇脱氢酶（11β－HSD）缺陷　11β－HSD 缺乏可分为遗传性和获得性两类。①遗传性 11β－HSD 缺陷：是一种临床少见的常染色体隐性遗传病，Ⅱ 型 11β－HSD 分布于肾远曲小管和集合管，由 16q22 上一基因编码，在对几个患病家族的研究中已发现了该基因的许多点突变，其中 R337C 突变使该酶催化皮质醇转化为皮质素的能力大大减弱。

②获得性11β – HSD 缺陷：原发性肾上腺皮质功能减退患者用甘草作盐皮质激素替代治疗时，仅在同时给予氢化可的松的情况下有效，这些均提示甘草次酸抑制了11β – HSD 活性，使 GC 通过与盐皮质激素受体结合发挥理盐作用。近期亦有报告发现肾小球肾炎患者的11β – HSD 活性减退，参与了疾病过程中的水钠潴留，但11β – HSD 活性下降的原因不明。

6. 其他肾上腺疾病　皮质醇增多症（尤其是肾上腺皮质癌和异位 ACTH 综合征）易发生明显的高血压、低血钾和碱血症，但患者有原发病的典型症状、体征，血、尿皮质醇及其代谢产物增多，而 ALD 分泌无增高，不难鉴别。分泌其他盐皮质激素（除 ALD 外）的肾上腺癌可分泌除 ALD 外其他盐皮质激素（如去氧皮质酮），亦可引起原醛症样表现，但肾上腺癌瘤体通常较大，常伴有性激素异常；另外，血浆肾素活性，血、尿 ALD 水平均低，而其他盐皮质激素水平升高可资鉴别。

7. Bartter 综合征　现在已知该综合征代表了以肾脏电解质转运异常为基础而分子机制各不相同的一组常染色体隐性遗传病，按遗传和临床特征至少可分为 3 种亚型：产前或新生儿 Bartter 综合征、经典 Bartter 综合征和 Gitelman 综合征。

8. 雌激素所致高血压　服用雌激素（如避孕药）可刺激肾素 – 血管紧张素 – ALD 系统，引起高血压、低血钾。鉴别主要根据服药史，停药后症状好转，以及血浆肾素、AT – 2 和 ALD 含量均升高进行判断。

9. 其他继发性 ALD 增多症　在充血性心力衰竭、肝硬化失代偿期、肾病综合征等与周围性水肿有关疾病状态下，由于有效血容量不足，刺激肾素 – 血管紧张素 – ALD 系统和（或）ALD 代谢清除减慢，产生继发性 ALD 增多。可根据基础疾病的存在、肾素 – 血管紧张素系统兴奋，以及肾上腺影像学检查正常等与原醛症鉴别。

（于静静）

第五节　药物治疗

一、Cushing 综合征的药物治疗

Cushing 综合征的治疗原则是去除病因，降低机体皮质醇水平，纠正各种物质代谢紊乱，避免长期用药或激素替代治疗，改善患者生活质量，防止复发，提高治愈率。

（一）药物治疗

Cushing 病的药物治疗包括两大类。一类是作用于下丘脑 – 垂体的神经递质；另一类是针对肾上腺皮质，通过阻断皮质醇生物合成的若干酶来减少皮质醇的合成，用于术前准备或联合治疗。

1. 影响神经递质和神经调质作用的药物　如赛庚啶、溴隐亭、奥曲肽等。

2. 皮质醇合成抑制剂　由于老年人身体功能状况难以耐受手术治疗，用皮质醇合成抑制药如酮康唑等为控制高皮质醇血症的有效选择。

（1）米托坦（密妥坦，邻对氯苯二氯乙烷，mitotane，O，P′ – DDD）：是一种毒性较小的 DDD 异构体，其活性比 DDD 大 20 倍。该药除抑制皮质醇合成的多种酶以外，还直接作用于肾上腺，使肾上腺发生出血、坏死或萎缩，尿 17 – OHCS、ALD、雌激素等排泄量减少。由于 O，P′ – DDD 诱导肾上腺皮质功能不全，于用药（每天 50 ~ 75mg/kg）的第 3 天要

补充 GC 和盐皮质激素。

（2）美替拉酮（metyrapone）：对皮质醇合成的多种酶有抑制作用，主要阻滞 11β – 羟化酶，抑制皮质醇合成反应的最后步骤。适于术前准备、危重患者无法手术者，帮助降低血皮质醇，减轻症状。每天 $1.0g$ 可使血皮质醇含量降低，症状缓解。此药副作用少，仅轻度头痛、头昏，有的患者有消化道症状、皮疹等，对肝脏、骨髓无毒性。观测疗效指标应为血皮质醇含量，测尿 17 – OHCS 无意义。

（3）酮康唑（ketoconazole）：抑制线粒体细胞色素 P450 依赖酶包括胆固醇碳链酶、11β – 羟化酶，从而阻断了皮质醇及 ALD 合成。剂量 $0.2 \sim 1.8g/d$，从小剂量开始，分次口服，维持量为 $0.6 \sim 0.8g/d$。副作用有消化道症状，恶心、发热、肝功能受损，治疗中需定期检查肝功能。

（4）氨鲁米特（氨基导眠能，aminoglutethimide）：为 3β – 羟脱氢酶及 11β – 羟化酶阻滞剂，抑制胆固醇向孕烯醇酮的转换。用于治疗 Cushing 综合征，剂量 $0.5 \sim 1.0g/d$，分次口服。副作用少，有食欲减退、发热、皮疹、嗜睡。由于其可阻滞碘代谢，故不能长期使用。

3. GR 拮抗剂　米非司酮（mifepristone，RU486）有拮抗 GC 的作用，研究还发现可抑制 21 – 羟化酶活性。适于无法手术患者，可以缓解 Cushing 综合征的一些症状（如精神分裂症、抑郁症），对垂体、肾上腺病变无作用或作用很小。每天 $5 \sim 22mg/kg$。长期应用可有血 ACTH 升高，而血皮质醇及 UFC 均有下降，少数患者还可能导致类 Addison 病样改变，可有头痛、乏力、厌食、恶心、肌肉和关节疼痛、体位性低血压等，经少量补充 GC 治疗即可消失。由于 Cushing 综合征患者的血皮质醇水平通常较高可以掩盖肾上腺皮质功能不足，故应注意密切观察患者的临床症状。由于 RU486 有拮抗雄激素的作用，男性患者还可以出现阳痿、乳腺发育，减少服药量或补充雄激素可消除。

（二）ACTH 非依赖性 Cushing 综合征的围手术期药物治疗

1. 治疗原则　如因肾上腺肿瘤（腺瘤或癌）引起 Cushing 综合征，不论肿瘤为单个，双侧或多发性，必须手术切除；肾上腺意外瘤如伴临床前期 Cushing 综合征，则应加强随访。肿瘤无法切除时，可以选用皮质醇合成抑制剂；皮质醇合成抑制剂还可作为辅助治疗方法。

2. 治疗方法

（1）肾上腺腺瘤：摘除腺瘤，保留已萎缩的腺瘤外肾上腺组织。术后为促进同侧或双侧萎缩的肾上腺组织较快恢复功能，在使用 GC 替代治疗同时，可每天肌内注射长效 ACTH $60 \sim 80U$，2 周后渐减量，每隔数天减 10U；如萎缩的肾上腺组织反应不良，则需长期用可的松（$25 \sim 37.5mg/d$）替代治疗，随肾上腺功能恢复而递减，大多数患者可在 3 个月至 1 年内渐停止替代治疗。

（2）肾上腺皮质癌：应尽早手术切除。术后肾上腺皮质功能低下患者的激素替代治疗方案基本同腺瘤切除术后。术后 $1 \sim 1.5$ 年功能尚不能恢复者，则可能需终身替代治疗。如不能根治或已有转移者，用皮质醇合成抑制药如米托坦（O，P′ – DDD）降低机体血皮质醇水平以缓解症状。

（3）不依赖 ACTH 的双侧肾上腺增生：应选择双侧肾上腺全切除术治疗，以防止残余肾上腺组织再次增生导致 Cushing 综合征，术后 GC 终身替代治疗。

（4）异源性 ACTH 综合征：明确 ACTH 起源，以治疗原发癌瘤为主，根据病情可选择手术、放疗、化疗或联合治疗。如能根治，则 Cushing 综合征症状可以缓解；如不能根治，则需用皮质醇合成抑制药减少皮质醇合成以减轻临床症状。

（5）其他类型的 Cushing 综合征：医源性 Cushing 综合征应去除皮质醇来源，改用其他免疫抑制剂治疗。应激所致者在应激状态解除后可自然消退。应适当联合上述各种方法治疗 Cushing 综合征。

（三）治疗注意事项

1. 围手术期的处理　肾上腺肿瘤或增生所致 Cushing 综合征患者术前必须充分做好准备，防止术后急性肾上腺皮质功能不全的发生。如完善术前准备，要纠正水、电解质、酸碱平衡，低钾碱中毒者，应补充氯化钾 3～6g/d。有糖代谢紊乱或糖尿病者，应予胰岛素治疗，将血糖控制在正常水平。负氮平衡者给予丙酸睾酮或苯丙酸诺龙治疗。合并感染者合理使用抗生素控制感染。详细检查心、肾等脏器功能，并针对高血压、心律失常等给予适当处理。术前 12h 及 2h 各肌内注射醋酸可的松 100mg（每侧臀部各 50mg），或术前 6～12h 开始给氢化可的松静脉滴注。

手术时给予氢化可的松 100～200mg，加入 5% 葡萄糖盐水 500～1 000mL 中缓慢静脉滴注；至肿瘤或肾上腺切除后加快滴注速度；如发生血压下降、休克或皮质危象等情况时，应及时给予对症及急救治疗，并立即加大皮质醇用量，按应激处理，直至病情好转。

术后第 1 天：①氢化可的松静脉滴注量共 200～300mg，有休克者常需加量至 300mg 以上；②同时肌内注射醋酸可的松 50mg，每 6h 一次，或 DXM 1.5mg，每 6h 一次。术后第 2、3 天：氢化可的松 100～200mg/d 静脉滴注，或 DXM 1.5mg 肌内注射，每 8h 一次，或醋酸可的松 50mg，肌内注射，每 8h 一次。术后第 4、5 天：氢化可的松 50～100mg/d 静脉滴注，或 DXM 1.5mg，肌内注射，每 12h 一次，或醋酸可的松 50mg，肌内注射，每 12h 一次。术后第 6、7 天及以后：GC 改为口服维持量，泼尼松 5mg，每天 3 次，以后逐渐减至维持量。

2. 糖皮质激素替代　对于肾上腺皮质增生次全切除患者，以后 GC 可缓慢减量，最后可停用。当减至维持量后，如尿 17-OHCS 或 UFC 仍明显升高，表示癌未彻底切除，宜加用化疗；否则，可继用维持量，并观察有无复发征象。

二、醛固酮增多症的药物治疗

确诊特醛症、GRA，以及手术治疗疗效不佳的患者宜采用药物治疗，而不愿手术或不能耐受手术的 ALD 腺瘤患者亦可用药物治疗，使症状得到控制。

1. ALD 拮抗剂　螺内酯仍是治疗原醛症的一线药物。初始剂量一般为 200～400mg/d，分 3～4 次口服，当血钾正常，血压下降后，剂量可逐渐减少；有些患者仅需 40mg/d 即可维持疗效，但双侧肾上腺增生的患者控制高血压常需加用其他降压药。螺内酯因可阻断睾酮合成及雄激素的外周作用，可引起女性月经紊乱和男性乳腺发育、阳痿、性欲减退等副作用。目前临床上已开始试用坎利酮（canrenone）的钾盐制剂和依普利酮（eplcrenone），前者为螺内酯的活性成分，因减少了螺内酯一些中间代谢产物的抗雄激素和抗孕激素作用而减少了副作用；后者为一种选择性 ALD 拮抗剂，对雄激素受体和孕激素受体的亲和力低，亦可减少抗雄激素和抗孕激素的副作用。

2. 阿米洛利（amiloride）和氨苯蝶啶　阿米洛利阻断肾远曲小管的钠通道，具有排钠潴钾作用。初始剂量为 10～20mg/d，必要时可增至 40mg/d，分次口服。服药后多能使血钾恢复正常，对特醛症患者难以良好控制血压，常需与其他降压药联合使用。氨苯蝶啶可减少远曲小管钠的重吸收，减少钠、钾交换，改善低血钾，但对血压控制无帮助。

3. 钙通道阻断剂　由于钙离子为多种调节因素刺激 ALD 产生的最后共同通道，钙通道阻断剂是原醛症药物治疗的一种合理途径。有报道，用硝苯地平、氨氯地平能有效改善原醛症的临床表现。

4. 血管紧张素转换酶抑制剂　可使特醛症患者 ALD 分泌减少，改善钾平衡和控制血压，常用卡托普利、依那普利等。

5. 赛庚啶　为血清素拮抗剂，可使特醛症患者 ALD 水平降低，但临床治疗疗效尚不肯定。

6. DXM　用于治疗 GRA 患者，起始剂量为 2mg/d，即睡前服 1.5mg，清晨服 0.5mg，症状及生化改变恢复正常后逐渐减量至 0.5mg/d，长期维持治疗。

7. 阻断 ALD 合成药　酮康唑，大剂量时可阻断几种细胞色素 P450 酶，干扰肾上腺皮质 11β-羟化酶和胆固醇链裂酶活性，可用于治疗原醛症。氨鲁米特（aminoglutethimide），可阻断胆固醇转变为孕烯醇酮，使肾上腺皮质激素合成受抑，亦可用于治疗原醛症，但两药均有较大副作用，长期应用的疗效尚待观察。

（于静静）

第十五章

肾上腺皮质功能低下

第一节 病因

肾上腺皮质功能低下又称肾上腺皮质功能减退症（adrenocortical insufficiency，ACI），按病因可分为原发性和继发性（secondary）。原发性者又称 Addison 病，其常见病因为肾上腺结核或自身免疫性肾上腺炎；少见的病因包括深部真菌感染、免疫缺陷、病毒感染、恶性肿瘤、肾上腺广泛出血手术切除肾上腺脑白质营养不良及 POEMS 病等。

Addison 病于 1856 年被命名，患病率不高，在美国为 39/100 万人，在英国和丹麦为 60/100 万人，由于获得性免疫缺陷综合征的流行和恶性肿瘤患者存活期的延长，Addison 病的发病率有抬头的趋势。继发性者最常见于长期应用超生理剂量的糖皮质激素，也可继发于下丘脑 - 垂体疾病，如鞍区肿瘤、自身免疫性垂体炎外伤、手术切除、产后大出血引起垂体大面积梗死、坏死等病变引起 ACTH 不足所致。ACI 可分为慢性和急性两种，慢性 ACI 多见于中年人，老年人和幼年者较少见，结核性者男性多于女性，自身免疫所致"特发性"者以女性多见，急性 ACI 多继发于 Sheehan 病，或在原有慢性功能不全基础上，遇有应激、手术、创伤、感染等情况而诱发。

病因与发病机制：原发性 ACI 的病理机制包括肾上腺皮质激素分泌不足和 ACTH 分泌增多。在典型的 Addison 病中，肾上腺破坏一般都在 90% 以上，而且不仅影响束状带和网状带，常累及球状带，伴 GC 和盐皮质激素同时缺乏。GC 缺乏表现为乏力、纳差、恶心和体重下降；糖异生减少，肝糖原消耗，对胰岛素敏感性增加，不耐饥饿，易出现低血糖症；免疫能力下降易患感冒和各种感染；垂体 ACTH 大量分泌引起皮肤黏膜色素沉着。盐皮质激素缺乏时，机体失钠增多，体液丢失、低钠血症和轻度代谢性酸中毒，加之 GC 对 CA 的"允许"作用减弱，心输出量和外周阻力下降，进一步加重体位性低血压；肾脏对水的清除能力减弱，易发生水中毒。

继发性 ACI 是由于下丘脑或垂体病变引起 CRH 或 ACTH 不足。生理情况下，ALD（aldosterone，ALD）主要受肾素 - 血管紧张素系统的调节，在继发性 ACI，ACTH 缺乏时主要导致 GC 缺乏，ALD 分泌较少受到影响。因此尽管皮质醇对 CA 的"允许"作用缺失，血压下降、血管加压素（AVP）分泌增多可造成稀释性低钠血症，但水盐代谢紊乱和低血压较原发性者要轻；同时也可伴随 GH 和甲状腺激素缺乏，使严重乏力和低血糖倾向更加明显；由于 ACTH 和黑色刺激素（MSH）分泌不足，患者无皮肤黏膜色素沉着（往往变浅）。肾上腺皮质危象是原有的慢性 ACI 加重或由于急性肾上腺皮质破坏（如急性出血、坏死和血栓形成）导致肾上腺皮质功能的急性衰竭。正常人在应激情况下，GC 分泌显著增多，以提高机体的应激能力。慢性 ACI 的患者，基础皮质醇分泌虽少，但一般可维持机体的基本需要，当遇到感染、创伤、外科手术和严重的精神创伤等应激情况时，由于肾上腺皮质激素储备不足，导致病情恶化，严重时危及生命。肾上腺出血、坏死和垂体卒中等急性疾病患者，可很快发生肾上腺皮质功能衰竭。

一、原发性 ACI

（一）自身免疫性肾上腺炎

在发达国家，随着生活水平和环境的改善，结核病得到控制，从 20 世纪 60 年代以来，Addison 病总的发病率下降，肾上腺结核在 Addison 病病因中的相对发生率也下降，而自身免疫性肾上腺炎已升为 Addison 病病因之首。自身免疫性肾上腺炎即特发性肾上腺皮质萎缩（idiopathic adrenal atrophy），"特发性"意指原因不明，但现在病因已基本明确，主要证据是：①肾上腺皮质萎缩，呈广泛透明样变性，常伴有大量淋巴细胞、浆细胞和单核细胞的浸润；②约半数以上患者血清中存在抗肾上腺皮质细胞的自身抗体；③常伴有其他脏器和其他内分泌腺体的自身免疫性疾病。

1. 体液免疫　用免疫荧光和放射标记技术分离出多种可与肾上腺皮质球状带、束状带和网状带反应的抗体。60% ~ 70% 自身免疫性原发性 ACI 患者血清中可以检出这些抗体，而在其他原因所致的 ACI 患者的直系亲属的血清中未发现这些抗体。血清抗肾上腺皮质细胞的自身抗体在妇女（特别是患自身免疫多腺体综合征，APS）中更常见。抗肾上腺抗体在ACI 发病前几年即可被发现。尽管抗肾上腺抗体阳性的患者早期可无肾上腺皮质功能减退，但其 ACI 的发病率随增龄以每年 19% 的速度递增。特发性 ACI 发病的第一个征象是血浆肾素活性增高，而血清 ALD 水平降低或正常，这表明肾上腺皮质球状带首先被累及。数月至数年后，肾上腺束状带功能开始减退，首先 ACTH 刺激血清皮质醇分泌反应水平下降，其后血浆 ACTH 基础值水平升高，最后血浆皮质醇基础值水平下降，并出现临床症状。

2. 细胞介导免疫　细胞介导免疫在 ACI 病程发展过程中可能更重要。研究发现，自身免疫性 ACI 患者抑制性 T 淋巴细胞（Ts 细胞）数减少或功能降低，Ⅰα - 阳性 T 淋巴细胞增加。

3. 自身免疫性内分泌疾病　针对其他内分泌腺的自身抗体在自身免疫性 ACI 患者中很常见，而正常人中几乎没有。60% 的患者有抗甲状腺过氧化物酶（TPO）抗体，大约 50% 的患者有明显的甲状腺功能低下症，更多的患者有亚临床型甲低（血清 TSH 增高，T_3、T_4 正常，TRH 反应过度），这些患者可进一步发展为临床型甲低。抗胃壁细胞抗体和抗内因子抗体阳性的恶性贫血和萎缩性胃炎发病率增高。卵巢功能早衰的妇女有抗卵巢组织抗体，而男性睾丸功能减退及抗性腺抗体较少见。相反，在没有 ACI 的自身免疫性内分泌疾病中，抗肾上腺抗体发现率很低（< 2%）。

4. 自身免疫性多内分泌腺病综合征（APS）　APS 可分为Ⅰ型和Ⅱ型。50% 自身免疫性 ACI 患者有一种以上的自身免疫性疾病，而 1 型糖尿病或甲状腺病变的患者并发 ACI 则较少。单独或作为Ⅰ型和Ⅱ型的一部分，自身免疫性肾上腺炎约占原发性 ACI 的 80%，肾上腺结核仅占 15% ~ 20%，其他约占 1%。

APS - Ⅰ型又称自身免疫性多内分泌病变 - 念珠菌病 - 外胚层发育不良（autoimmune

poly endocrinopathy – candidiasis – ectodermal dysplasia，APECED）综合征，与 HLA 无关联，同胞中可有多个受累。多在儿童期发病，平均发病年龄为 12 岁，女性发病率高出男性0.8～1.7 倍。常伴有皮肤黏膜念珠菌病（75%）、肾上腺皮质功能减退（60%）、原发性甲状旁腺功能低下（89%）、卵巢功能早衰（45%）、恶性贫血、慢性活动性肝炎、吸收不良综合征和脱发等。

APS－Ⅱ型又称 Schmidt 综合征，常在成年期起病，平均发病年龄为 24 岁。可伴有其他慢性淋巴细胞性甲状腺炎和 1 型糖尿病，卵巢功能早衰、恶性贫血、白癜风、脱发、热带性口炎性腹泻和重症肌无力等。APS－Ⅱ型与第 6 对染色体的基因突变有关。

5. 遗传　自身免疫性 ACI 可为家族性或非家族性（约 50% APS－Ⅰ型和 APS－Ⅱ型自身免疫性 ACI 患者有家族史），而散发的或无家族史的自身免疫性 ACI 患者仅占 1/3。APS－Ⅰ型具有隐性常染色体遗传特征，而 APS－Ⅱ型有常染色体显性或多基因遗传的多种可能。

（二）肾上腺结核

以往结核为本病最常见的病因，在结核病发病率仍高的国家和地区，肾上腺结核仍然是原发性 ACI 的重要原因。肾上腺结核是由血行播散所致，常伴有胸腹腔、盆腔淋巴结或泌尿系统结核。双侧肾上腺组织包括皮质和髓质破坏严重，常超过 90%。肾上腺皮质结构消失，代以大片的干酪样坏死、结核性肉芽肿和结核结节，残存的肾上腺皮质细胞呈簇状分布。约 50% 的患者有肾上腺钙化，肾上腺体积明显大于正常。

（三）深部真菌感染

尸检发现，死于组织胞浆菌病（histoplasmosis）的患者 1/3 有肾上腺真菌感染。其他真菌病如球孢子菌病（cryptococcosis）、芽生菌病（blastomycosis）、隐球菌病和酵母菌病也可引起肾上腺皮质功能减退。

（四）获得性免疫缺陷综合征（acquired immunodeficiency syndrome，AIDS）

HIV 阳性携带病毒者和 AIDS 患者常伴内分泌功能异常。常因巨细胞病毒（cytomegalovirus，CMV）感染引起坏死性肾上腺炎，分支杆菌、隐球菌感染或 Kaposi 肉瘤（Kaposi sarcoma）也易侵犯肾上腺。8%～14% AIDS 患者的快速 ACTH 兴奋试验示皮质醇反应降低，延长（3 天）的 ACTH 兴奋试验示肾上腺储备功能下降。一些 AIDS 患者有肾上腺皮质功能减退的临床症状，但血浆皮质醇浓度高于正常。这些患者可能由外周 GC 作用抵抗，GC 与 Ⅱ型 GR 的亲和力降低，血浆 ACTH 浓度正常或轻度升高，缺乏昼夜节律。对小剂量 DXM 抑制有抵抗，快速 ACTH 兴奋试验正常，对 CRH 的刺激反应降低。有外周 GC 作用抵抗患者出现严重的皮肤色素沉着不是 ACTH 所致，可能是干扰素－α（interferon－α，IFN－α）增高刺激黑色素受体表达和黑色素合成增加。

（五）转移癌

肾上腺转移癌较常见，但临床上仅约 20% 的患者出现肾上腺皮质功能减退，转移癌的原位癌主要是乳腺癌、肺癌、胃癌、结肠癌、黑色素瘤和淋巴瘤，60% 左右的播散性乳腺癌和肺癌发生肾上腺转移。

（六）脱髓鞘疾病

两种脱髓鞘疾病，即肾上腺脑白质营养不良（adrenoleucodystrophy，棕色 Schilder 病）

和肾上腺髓质神经病（adrenomyeloneuropathy，AMN）可有肾上腺皮质功能减退。两者都是性连锁隐性遗传性疾病，致病基因位于 X 染色体长臂（Xq28）。这是一种单基因突变引起的过氧化物酶膜蛋白缺陷病，使极长链脂肪酸（含 24 个碳原子以上）不能氧化，而在细胞内堆积致肾上腺和性腺细胞死亡。血中极长链脂肪酸水平升高。

（七）类固醇 21 - 羟化酶缺乏症

类固醇 21 - 羟化酶缺乏症是先天性家族性肾上腺皮质发育不全疾病。该病症能以以下 4 种先天性原发性 ACI 中的任何一种形式出现：①散发型，合并垂体发育不全；②常染色体隐性遗传型；③X - 连锁巨细胞型，合并促性腺激素缺乏性性腺功能低下症；④X - 连锁型，合并甘油激酶缺乏、精神运动障碍，大部分患者伴肌营养不良症。

（八）家族性 GC 缺乏症

少见，为 ACTH 受体基因突变所致，肾上腺对 ACTH 无反应，而对 AT - 2 有反应，ALD 正常。多有家族史（常染色体隐性遗传）。

（九）胆固醇代谢缺陷症

大部分皮质醇来源于肾上腺皮质代谢血液中低密度脂蛋白（LDL）产生的胆固醇。因此，缺乏 LDL 的患者（如先天性 β - 脂蛋白缺乏症）或 LDL 受体缺乏（如纯合子家族性高胆固醇血症）者，尽管基础皮质醇正常，无肾上腺皮质功能减退的临床表现，但 ACTH 兴奋试验示皮质醇反应减退。

（十）其他

先天性肾上腺皮质淀粉样变、血色病、肾上腺放疗和手术以及药物，如利福平、酮康唑、氨鲁米特（氨基导眠能）、米托坦（mitotane）等均可造成肾上腺皮质功能减退。

（十一）急性肾上腺皮质功能衰竭（肾上腺皮质危象）

急性肾上腺出血、坏死或栓塞可引起急性肾上腺皮质功能减退。Warter - House - Fri-derichsen 综合征是流行性脑膜炎引起的急性肾上腺皮质功能减退，现已很少见。由于影像学的进展，使一些抗磷脂综合征、抗凝治疗、高血压和手术后引发的急性肾上腺出血、坏死或栓塞能用 CT、MRI 检查获得早期诊断。

二、继发性 ACI

（一）垂体性 ACI

1. 全垂体功能减退症（panhypopituitarism）　任何引起 ACTH 分泌障碍的垂体病变皆可导致垂体性 ACI。巨大垂体肿瘤、颅咽管瘤、感染性疾病（结核、胞浆菌病）、淋巴细胞性垂体炎、脑外伤或巨大颅内动脉瘤都可破坏正常的垂体组织。尸检发现癌症患者中垂体转移癌约 5%。

2. 单一性 ACTH 缺乏（isolated ACTH insufficiencv）　少见。有人认为是自身免疫性垂体炎的后果，垂体对 CRH、AVP（ADH）或 ACTH 的分泌反应减低，也有人认为是先天性缺陷、产伤、妊娠期部分垂体卒中所致。

3. 急性垂体性肾上腺皮质功能衰竭（垂体危象）　Sheehan 病、垂体瘤卒中和垂体柄损伤可引起急性继发性 ACI。Cushing 综合征、垂体 ACTH 瘤和肾上腺皮质瘤，由于肿瘤分泌大量 GC，HPA 可被抑制，手术后需要半年至一年才能恢复。若不及时补充适量激素，则引起肾上腺皮质减退；如遇应激等情况，可诱发急性肾上腺皮质功能衰竭。

（二）下丘脑 CRH 分泌功能减退

结节病、肿瘤、头部放射性治疗等可引起下丘脑 CRH 分泌下降，造成继发性 ACI 及其他垂体激素不足表现。

（三）长期大量摄入外源糖皮质激素

长期大量应用外源性 GC 是最常见的继发性 ACI 病因，常在停药 48h 内出现症状。外源性 GC 抑制 HPA 功能，下丘脑 CRH 合成降低，从而继发垂体 ACTH 合成与分泌降低，导致肾上腺皮质功能减退。研究发现，每天服 1 次生理剂量的皮质醇，连续服 2 周左右可不抑制 HPA。外源性 GC 量不一定很大才抑制 HPA 功能，而每天 2 次，长期服用，则可抑制肾上腺皮质功能达 1 年以上。当然，如果长期大量应用，则对 HPA 的抑制更为明显。

（四）孤立性 ACTH 缺乏

少见，且病因不详。

（刘雪莲）

第二节　临床表现与代谢变化

肾上腺皮质功能低下能产生一系列临床症状及体内相应的代谢变化。原发性肾上腺皮质功能低下包括两方面病理生理因素：①肾上腺皮质激素分泌不足；②促肾上腺皮质激素（ACTH）及其相关肽如促黑素的分泌增多。典型的 Addison 病肾上腺破坏一般都在 90% 以上，而且不仅影响束状带和网状带，也影响球状带，肾上腺结核还影响髓质。因此，糖皮质激素、肾上腺性激素和盐皮质激素同时缺乏。糖皮质激素即皮质醇缺乏可引起乏力、倦怠、食欲减退、恶心和体重下降；可引起糖原异生能力减弱，肝糖原耗竭及对胰岛素敏感性增加，不耐饥饿易出现低血糖；应激能力下降易患感冒和其他感染。盐皮质激素缺乏可引起机体丢钠增多，体液丢失，血容量下降、体位性低血压、低血钠、高血钾和轻度代谢性酸中毒；加之糖皮质激素对儿茶酚胺"允许"作用减弱，心搏量和外周阻力下降，进一步加重体位性低血压；肾脏对自由水的消除能力减弱，易发生水中毒。肾上腺性激素主要是弱雄激素的缺乏在女性表现比较明显，为阴毛和腋毛的脱落和性欲下降。ACTH 和促黑素的分泌增多可引起皮肤黏膜色素沉着。继发性肾上腺皮质功能低下与原发性的病理生理改变有所不同。因为生理情况下醛固酮主要受肾素 - 血管紧张素的调节，在继发性肾上腺皮质功能低下 ACTH 缺乏时主要导致糖皮质激素缺乏，醛固酮分泌较少受到影响。因此，继发性肾上腺皮质功能低下尽管皮质醇对儿茶酚胺"允许"作用缺失使血压下降，血管加压素（AVP）分泌增多可造成稀释性低钠血症，但水盐代谢紊乱和低血压比原发性的要轻些；而同时存在的生长激素和甲状腺激素缺乏，使严重乏力和低血糖倾向更加明显；由于缺乏 ACTH 和黑色素细胞刺激素（MSH），患者无皮肤黏膜色素沉着。

一、慢性 ACI 临床表现

发病隐匿，病情逐渐加重，主要临床表现多数兼有 GC 及盐皮质激素分泌不足所致症候群，少数可仅有皮质醇或 ALD 分泌不足的表现。原发性和继发性 ACI 具有共同的临床表现，如乏力、倦怠、纳差、体重减轻、头晕和体位性低血压等。慢性原发性 ACI 最特征的表现是皮肤黏膜色素沉着，为棕褐色，有光泽，分布全身，但以暴露部位及易摩擦的部位（如面部、手部、掌纹、乳晕、甲床、足背、瘢痕和束腰带部位）更明显；在色素沉着的皮肤间可有白斑（白癜风）。齿龈、舌表面和颊黏膜也常有明显的色素沉着。在肾上腺脑白质营养不良症，可有中枢神经系统症状。继发性 ACI 肤色苍白。合并其他腺垂体功能低下时可有甲状腺和性腺功能低下，表现为不耐寒、便秘、闭经、腋毛和阴毛稀少、性欲下降、阳痿和睾丸细小，青少年患者常表现生长延缓和青春期发育延迟。下丘脑或垂体占位病变可有头痛、尿崩症、视力下降和视野缺损。原发性和继发性 ACI 临床表现有所不同。

一般来说，原发性和继发性 ACI 共有的表现：①乏力、虚弱和抑郁；②纳差和体重减轻；③头晕和体位性低血压；④恶心、呕吐和腹泻；⑤低钠血症和低镁血症；⑥轻度正细胞性贫血，淋巴细胞和嗜酸性白细胞增多。

原发性 ACI 特有的表现是：①皮肤色素沉着；②高钾血症；③皮肤白斑；④自身免疫性甲状腺炎；⑤肾上腺脑白质营养不良的中枢神经系统症状。

继发性 ACI 特有的表现：①无明显贫血但肤色苍白；②闭经、腋毛和阴毛稀少、性欲下降、阳痿和睾丸细小；③继发性甲状腺功能低下；④青春期前生长加速消失、青春期延迟；⑤头痛、尿崩症、视力下降和视野缺陷。

（一）皮质醇缺乏引起多系统的症状

（1）胃肠系：食欲减退，嗜咸食，体重减轻，恶心、呕吐，胃酸过少，消化不良，腹泻、腹胀及腹痛等。

（2）神经、精神系：易乏力疲劳、表情淡漠、嗜睡甚至精神失常等。

（3）心血管系：血压降低，心脏缩小，心音低钝，常有头昏、眼花或直立性昏厥（体位性低血压）。

（4）泌尿系：水排泄功能减弱，在大量饮水后可出现稀释性低钠性血症。GC 缺乏及血容量不足时，ADH 释放增多，也是造成低血钠的原因之一。

（5）代谢障碍：糖异生作用减弱，肝糖原耗损，可发生空腹低血糖症。储存脂肪消耗，脂肪的动员和利用皆减弱。

（6）由于对垂体 ACTH、MSH、促脂素（LPH）的反馈抑制作用减弱，此组激素的分泌增多，出现皮肤、黏膜色素沉着。

（7）对感染、外伤等各种应激能力减弱，在发生这些情况时，可出现急性肾上腺危象。

（8）生殖系：女性患者的阴毛和腋毛减少或脱落、月经失调或闭经，但病情较轻者仍可生育；男性常有性功能减退。

（二）ALD 缺乏临床表现

以厌食、无力、低血压、慢性失水和虚弱、消瘦最常见。血钠低，24h 尿钠排出量≥216mmol，导致严重负钠平衡。细胞外液容量缩小，血容量降低，心排血量减少，心脏体积缩小，加重低血压和直立性低血压。严重时发生昏厥、休克，肾血流量减少，肾小球滤过率下降，出现肾前性氮质血症。尿钾、氢离子排泄异常，肾脏排钾和氢离子减少，可致血钾升高和轻度代谢性酸中毒。

（三）并发症

病因为肾上腺结核病活动期或伴其他脏器活动性结核者，可呈现低热、盗汗等结核中毒症状；伴其他自身免疫性内分泌疾患时，可呈现自身免疫性多腺体功能衰竭综合征；合并全腺垂体功能减退时可有甲状腺和性腺功能低下，表现怕冷、便秘、闭经、腋毛及阴毛稀少、性欲下降、阳痿等；青少年患者常表现生长延缓和青春期延迟，下丘脑或垂体占位病变可有头痛、尿崩症、视力下降和视野缺陷。

二、肾上腺皮质危象

此为 ACI 急骤加重的表现，常发生于感染、创伤、手术、分娩、过度劳累、大量出汗、呕吐、腹泻、失水或突然中断治疗等应激情况时。

（一）原发性 ACI

原发性 ACI 出现危象时，病情危重。大多患者有发热，体温可达 40℃ 以上；体位性低血压，甚至为 CA 抵抗性低血容量休克，出现心动过速、四肢厥冷、紫绀虚脱；极度虚弱无力、萎靡淡漠和嗜睡；也可表现为烦躁不安和谵妄惊厥，甚至昏迷；消化功能障碍，厌食、恶心呕吐和腹泻；伴腹痛时可被误诊为急腹症，尽管可有肌紧张和深部压痛，但多缺乏特异性定位体征。肾上腺出血患者还可伴肋和胸背部疼痛或低血糖昏迷等。

（二）继发性 ACI

继发性 ACI 由于肾素 - 血管紧张素 - ALD 系统正常及低血容量少见，因而很少引发危象。其特点为低血糖昏迷较原发性者更常见；可有低钠血症，但无明显高钾血症；患者常伴其他垂体前叶激素缺乏的症状；若为垂体肿瘤致垂体卒中，患者有剧烈的头痛，可有急剧的视力下降和视野缺损。因为 GC 有维持外周血管对 CA 反应性的作用，如 ACTH 急剧下降，合并感染、创伤、手术等诱因，亦可出现低血压和休克。

（刘雪莲）

第三节　实验室检查

（一）一般检查

可有低血钠、高血钾。脱水严重者低血钠可不明显，高血钾一般不严重，如甚明显需考虑肾功能不良或其他原因；少数患者可有轻度或中度高血钙（GC 有促进肾、肠排钙作用），如有低血钙和低血磷，则提示合并有甲状旁腺功能低下；常有正细胞性、正色性贫血，少数患者合并有恶性贫血；白细胞分类示中性白细胞减少，淋巴细胞相对增多，嗜酸细胞明显增多；血糖和糖耐量试验可有空腹低血糖，口服糖耐量试验示低平曲线。

（二）心电图

可示低电压，T 波低平或倒置，P - R 间期与 Q - T 时间可延长。

（三）影像学检查

胸片检查可示心脏缩小（垂直），肾上腺区摄片及 CT 检查于结核病患者可示肾上腺增大及钙化阴影。其他感染、出血、转移性病变在 CT 扫描时也示肾上腺增大（肾上腺增大，一般病程多在2年以内）。自身免疫病因所致者肾上腺不增大。针对下丘脑和垂体占位病变，可做蝶鞍CT和MRI。B超或CT引导下肾上腺细针穿刺活检有助于肾上腺病因诊断。

（四）激素测定

1. 血浆皮质醇　一般认为，血浆总皮质醇基础值≤82.8nmol/L可确诊为肾上腺皮质低下，≥554nmol/L可排除本症。但对于急性危重患者，基础血浆总皮质醇在正常范围则不能排除肾上腺皮质功能低下。有学者提出，在脓毒血症和创伤患者基础血浆总皮质醇≥690nmol/L时才可排除肾上腺皮质功能不全。

2. 血浆ACTH　原发性ACI中血浆ACTH常升高值血浆总皮质醇在正常范围，血浆ACTH也常≥229mol/L。血浆ACTH正常，排除慢性原发性ACI，但不能排除轻度继发性ACI，因为目前测定方法不能区分血ACTH水平较低值和正常低限。

3. 血或尿ALD　血或尿ALD水平在原发性ACI可能为低值或正常低限，而血浆肾素活性（PRA）或浓度则升高；而在继发性ACI则血或尿ALD水平正常。其水平依据病变破坏的部位及范围而异，如肾上腺球状带破坏严重，则其含量可低于正常，如以束状带破坏为主者，则其含量可正常或接近正常。

4. 尿游离皮质醇　通常低于正常。

5. 尿17-OHCS和17-KS　一般多低于正常，少数患者可在正常范围内，应考虑部分性Addison病的可能，及部分病态的肾上腺皮质在ACTH刺激下，尚能分泌接近于正常或稍多于正常的类固醇激素。

（五）ACTH兴奋试验

1. ACTH兴奋试验　原发性ACI由于内源性ACTH已经最大限度地兴奋肾上腺分泌皮质醇，因此外源性ACTH不能进一步刺激皮质醇分泌，血浆总皮质醇基础值低于正常或在正常低限，刺激后血浆总皮质醇很少上升或不上升；长期和严重的继发性ACI者，血浆总皮质醇很少上升或不上升。但轻度或初期患者，如喷雾吸入GC的哮喘患者和Cushing综合征者在垂体、肾上腺瘤切除术后，即使此时已经有美替拉酮（甲吡酮）或胰岛素低血糖兴奋试验异常，但ACTH兴奋试验可以正常。

2. 小剂量快速ACTH兴奋试验　正常人的基础值或兴奋后血浆皮质醇≥496.8nmol/L，继发性ACI者血浆皮质醇不上升。应注意，当血浆皮质醇基础值为441.6nmol/L时，要进一步行美替拉酮或胰岛素低血糖兴奋试验。

3. 连续性ACTH兴奋试验　连续刺激3~5天后24h尿游离皮质醇或17-OHCS反应低下，分别<0.554μmol或<27.6μmol，则支持原发性慢性ACI；而继发性ACI尿游离皮质醇或17-OHCS呈低反应或延迟反应。

4. ACTH诊断治疗试验　此试验用于病情严重且高度疑诊本病者。同时给予DXM（静脉注射或静脉滴注）和ACTH，在用药前、后测血浆皮质醇，既有治疗作用又可作为诊断手段。

（六）胰岛素低血糖试验

正常反应为兴奋后血皮质醇≥550nmol/L。继发性肾上腺皮质低下者血ACTH和皮质醇不上升。

（七）简化美替拉酮（甲吡酮）试验

正常人血浆 11 - 去氧皮质醇应 ≤220.8nmol/L，以明确肾上腺皮质激素合成是否被抑制。正常反应为兴奋后血 11 - 去氧皮质醇上升 ≥193.2nmol/L，ACTH 一般 >33pmol/L；而继发性 ACI 血 11 - 去氧皮质醇和 ACTH 不上升。

（八）oCRH1 - 24 兴奋试验

正常反应为刺激后 ACTH 和皮质醇峰值比原基础值 ≥100%，继发性 ACI 刺激后 ACTH 和皮质醇上升不足。

（九）肾上腺自身抗体测定

测定自身抗体最经典的方法是用牛或人肾上腺切片作间接免疫荧光染色。

（刘雪莲）

第四节　诊断与鉴别诊断

肾上腺皮质功能低下典型的临床表现以及血尿常规和生化测定可为本病的诊断提供线索，结合依赖特殊的实验室和影像检查得到确诊。

一、早期诊断征象

在临床上，遇有下列情况时要想到 ACI 可能：①较长期的乏力、食欲减退和体重减轻；②血压降低或体位性低血压；③皮肤色素沉着或皮肤色素脱失；④不耐寒、便秘、闭经、腋毛和阴毛稀少；⑤性欲下降、阳痿和睾丸细小；⑥生长延缓和青春期发育延迟；⑦低血钠、高血钾；⑧空腹低血糖或 OGTT 示低平曲线。但即使靠临床表现疑及 ACI，确诊需要实验室激素及内分泌功能检查，还应以此做进一步的疾病分型及病因诊断（原发性或继发性），进一步指导治疗。

二、诊断依据

对具有典型肾上腺皮质危象临床表现的患者，结合实验室检查诊断并不困难。但若发病急剧，与其他疾病症状相似或合并出现，则不易正确判断。因此，在以下情况下应考虑肾上腺皮质危象的可能：①原有慢性原发性 ACI 患者，如出现发热、厌食、恶心呕吐和腹痛腹泻时，应警惕可能是肾上腺皮质危象的早期症状，如处理及时则病情得以及早控制；②对于不明原因的休克或昏迷患者，应注意询问有无肾上腺皮质功能低下的病史和检查有无色素沉着，并进行血电解质、血糖和皮质醇等测定。对于休克患者经过补充血容量、纠正电解质及其他抗休克治疗后，病情仍无好转时应考虑本病可能；③血栓性疾病、凝血机制障碍疾病和手术后患者，若病情急剧恶化，出现血压下降、休克和胸腹背痛时，应当考虑急性肾上腺皮质出血坏死可能。

（一）血尿皮质醇的基础水平

清晨血皮质醇值 <138nmol/L 为肾上腺皮质功能低下的诊断依据，而多次清晨血皮质醇测定值的平均值 <276nmol/L 则应进一步检查证实诊断；清晨血皮质醇值 ≥554nmol/L 可排除本症，但目前尚无绝对可靠的鉴别分界值。正常人晚间血皮质醇浓度较低，此时的皮质醇

浓度无诊断价值。尽管部分性肾上腺皮质功能低下患者清晨血皮质醇基础值正常，但是快速ACTH兴奋试验及胰岛素低血糖兴奋试验提示应激情况下肾上腺皮质储备功能下降。

血皮质醇（F）水平受很多因素影响，本身的波动很大。所以血F在82.8～554nmol/L时并不能排除肾上腺皮质功能低下的存在，24h尿游离皮质醇（UFC）或17-羟皮质类固醇（17-OHCS）可避免血F的昼夜节律及上下波动，更能反映肾上腺皮质功能的实际情况。本病患者的UFC或17-OHCS应明显低于正常。

严重的肾上腺皮质功能低下患者由于血F基础值明显降低，尿游离皮质醇及17-OHCS亦低于正常，然而部分性肾上腺皮质功能低下患者后两者也可在正常低限。

（二）血ACTH水平

原发性肾上腺皮质功能低下患者血ACTH水平应明显高于正常，至少在22pmol/L以上。多数患者血ACTH水平>220pmol/L。继发性肾上腺皮质功能低下者血ACTH水平应低于正常，但因现有ACTH测定方法的灵敏度不够高，血ACTH实际测定值可能在正常低限。

（三）血肾素活性、血管紧张素Ⅱ和醛固酮测定

原发性肾上腺皮质功能低下患者因球状带受累，因而血醛固酮水平低下，血肾素活性可升高或在正常范围，血管紧张素Ⅱ显著升高。继发性肾上腺皮质功能低下患者无此改变。

（四）ACTH兴奋试验

怀疑患ACI者都应行快速ACTH兴奋试验以确诊。用小剂量快速ACTH兴奋试验可诊断出快速ACTH兴奋试验正常的部分性ACI。若小剂量快速ACTH兴奋试验示肾上腺皮质储备功能受损，还应做其他试验确定疾病分型和病因。若行快速ACTH兴奋试验正常则可排除原发性ACI，但不能排除新近起病的继发性ACI（如垂体术后1～2周），在这种情况下仅胰岛素低血糖兴奋试验或美替拉酮试验有助于诊断。行快速ACTH兴奋试验时用DXM静脉注射或静脉滴注，如此既可开始治疗，又可同时进行诊断检查。

快速ACTH1-24兴奋试验结果判断：①正常反应，基础值或兴奋后554nmol/L（F≥20μg/dL）。②原发性肾上腺皮质功能低下，由于内源性ACTH已经最大限度地兴奋肾上腺分泌皮质醇，因此，外源性ACTH不能进一步刺激皮质醇分泌血F基础值低于正常或在正常低限，刺激后血F很少上升或不上升。③继发性肾上腺皮质功能低下，在长期和严重的继发性肾上腺皮质功能低下，血F呈低反应或无反应。如连续注射3～5天，则血F上升能逐渐改善，为迟发反应。但在轻度或初期的患者如吸入糖皮质激素治疗的哮喘患者和Cushing综合征垂体肾上腺瘤切除术后患者，即使此时已经有美替拉酮或胰岛素低血糖兴奋试验的不正常，ACTH1-24兴奋试验可以正常。因为在正常人，5～10μg ACTH就可以刺激肾上腺皮质接近最大量分泌，而试验所用的250μg ACTH远远超过此量由此，有作者提出用小剂量ACTH1-24兴奋试验检测轻度或初期的继发性肾上腺皮质功能低下。

小剂量快速ACTH1-24兴奋试验结果判断：①正常反应，基础值或兴奋后血F≥496.8nmol/L。②继发性肾上腺皮质低下，血F不上升。应注意轻度不正常，当血F基础值为441.6nmol/L或刺激后在469.2nmol/L时，要进一步行美替拉酮或胰岛素低血糖兴奋试验。

经典ACTH兴奋试验如连续刺激3～5天后UFC或17-OHCS反应低下，分别<0.554μmol/d或<27.6μmol/d则支持原发性慢性肾上腺皮质功能低下；而继发性肾上腺皮

质功能低下 UFC 或 17 - OHCS 呈低反应或延迟反应。由于 ACTH1 - 39 是从动物垂体中提取而得含杂蛋白较多，易有过敏反应；加之本试验方法繁琐，灵敏度较差，近年来已被快速ACTH1 - 24 兴奋试验代替。

（五）胰岛素低血糖兴奋试验（ITT）

结果判断：血糖应 < 2.2mmol/l。正常反应为兴奋后血 F ≥ 554nmol/L；在继发性肾上腺皮质低下，血 ACTH 和血 F 不上升。由于本试验对冠心病和癫痫患者不安全，因此，只在必要时才做此试验。

（六）简化美替拉酮试验

正常反应为兴奋后血 S 上升 ≥ 232nmol/L，ACTH 一般 > 33pmol/L；而在继发性肾上腺皮质功能低下，血 S 和血 ACTH 不上升。

（七）oCRH1 - 24 刺激试验

正常反应为刺激后 ACTH 和血 F 峰值比基础值增加 ≥ 100%，在垂体疾病造成的继发性肾上腺皮质功能低下刺激后，ACTH 和血 F 上升不足。

三、原发性、垂体性与下丘脑性 ACI 的鉴别

（一）血 ACTH 基础值

原发性 ACI 患者清晨（8 时）血 ACTH 基础值高于正常，有时可 > 880pmol/L。继发性 ACI 患者清晨血 ACTH 基础值可在正常低限或低于正常。检测 ACTH 的血标本必须在 GC 治疗之前或短效 GC 如氢化可的松治疗至少 24h 之后取样，否则 ACTH 水平可应 GC 负反馈抑制作用而降低。对于用 GC 长期治疗的患者，检测血 ACTH 基础值之前必须以氢化可的松替代治疗几天。如果在合适的时间抽取血标本以及 ACTH 测定方法可靠，血 ACTH 基础值可用来进行原发性与继发性 ACI 的鉴别。

（二）连续性 ACTH 兴奋试验

连续性 ACTH 兴奋试验亦可用来鉴别原发性与继发性 ACI。在连续性 ACTH 兴奋试验中，ACTH 连续缓慢刺激下，继发性 ACI 萎缩的肾上腺可恢复皮质醇分泌功能；而原发性 ACI 患者由于肾上腺被部分或完全破坏，继发性 ACTH 分泌已达最大值，因此对外源性 ACTH 刺激无反应；在连续性 ACTH 兴奋试验过程中或试验前至少 24h，GC 替代治疗可给予 DXM 0.5 ~ 1.0mg/d，这种治疗可不影响试验结果。继发性 ACI 皮质醇分泌逐日增加，而原发性慢性 ACI 无明显变化；短时间内鉴别原发性与继发性 ACI 首选行 48h 连续性 ACTH 兴奋试验。

四、垂体性与下丘脑性 ACI 的鉴别

用 CRH 兴奋试验可鉴别垂体性与下丘脑性 ACI，但对治疗指导意义不大。垂体性 ACI 患者 CRH 刺激下无明显 ACTH 反应，而下丘脑性 ACI 患者 ACTH 反应呈过度和延迟。

五、ACI 病因的鉴别

原发性和继发性 ACI 诊断后，还应确定其病因，以指导治疗。

1. 原发性 ACI 患者的年龄、有无长期大剂量的抗凝治疗病史或其他的自身免疫性内

分泌疾病等对于病因的鉴别有一定意义。肾上腺 CT 扫描有助于病因诊断，如有肾上腺增大或钙化点则提示肾上腺感染、出血、转移癌和少见的淋巴瘤侵犯，一般可排除自身免疫性肾上腺病变可能。但无肾上腺增大或钙化点病亦不能排除结核，结核致肾上腺皮质功能减退者通常有活动性结核症候群。胸片、尿结核分支杆菌培养和皮肤结核菌素试验有助于结核病的确诊。可进行组织胞浆菌补体结合试验检查是否有组织胞浆菌感染。检测抗肾上腺抗体可协助自身免疫性 ACI 的诊断。原发性自身免疫性 ACI 的其他内分泌腺功能障碍的诊断应依据血钙、血磷、血糖、FT$_3$、TSH 和甲状腺抗体来确定。如果发现血钙低，应进一步检测血 PTH 水平。若有月经稀少或闭经，应测定 FSH 和 LH。对增大的肾上腺行 CT 引导下经皮细针穿刺抽吸术可明确病因。怀疑 ALD/AMN 患者应检测血清极长链脂肪酸水平（血清极长链脂肪酸水平升高）。

2. 继发性 ACI　行垂体 CT 或 MRI 可明确垂体的病变性质和部位。

六、与其他疾病的鉴别

1. 慢性消瘦　慢性肝炎、肝硬化所致消瘦可检出肝炎病毒、肝功能异常等；结核病、恶性肿瘤有全身消瘦、恶病质等，并可找到原发病灶；甲亢是引起消瘦的最常见内分泌疾病之一，根据典型的症状和体征及 T$_3$、T$_4$ 可确诊；糖尿病致消瘦可根据"三多一少"症状及 FPG 和 OGTT 确诊；神经性厌食性消瘦无器质性病变。

2. 低血压　黏液性水肿性低血压根据 T$_3$、T$_4$、TSH 及 TRH 兴奋试验可确诊；嗜铬细胞瘤所致的低血压可表现为直立性低血压或高血压与低血压交替出现，血、尿 CA 及 VMA 异常，可有冷加压试验、胰高血糖激素试验异常，影像学检查可发现肾上腺疑质或肾上腺外肿瘤；糖尿病患者易出现体位性低血压。

3. 低血糖　应与胰岛素瘤性低血糖、肝源性低血糖、药源性低血糖等鉴别。

4. 慢性纤维性肌痛症（fibromyalgia）　慢性纤维性肌痛症是一种病因不明、常见于年轻妇女的肌肉骨骼疼痛病症，主要临床表现特点为广泛的肌肉骨骼疼痛、多发性压痛点、忧郁、疲乏和失眠、功能性致残（functional disability），须排除其他疾病所致上述症状才能确诊，且由于其症状普遍被人忽略和不被理解而易误诊。

5. 慢性虚弱综合征（chronic fatigue syndrome）　慢性虚弱综合征常见于 20～50 岁的妇女，以严重的乏力、肌痛、淋巴结病、关节痛、寒战、发热、运动后易疲乏为主要临床表现，其病因不明，可能和感染、免疫、神经及精神因素有关。具有遗传倾向，主要根据临床症状来诊断。

（刘雪莲）

第五节　药物治疗

肾上腺功能低下的治疗以药物治疗为主，如原发病需要手术治疗的则按原发病手术方法处理。

一、治疗原则

（1）基础治疗：患者教育、加强营养、纠正水电解质紊乱。

（2）皮质激素替代治疗。

（3）预防急性肾上腺皮质危象：若出现危象，应按照危象处理。

（4）针对病因治疗：如结核、感染、肿瘤、白血病等。同时积极防治继发感染。

二、一般治疗

进食高碳水化合物、高蛋白、富含维生素而易消化吸收的饮食。每天至少摄取 10g 食盐，如有大汗、腹泻等情况，应酌情增加。注意休息，防止过度劳累，预防感染或肾上腺危象的发生。

三、慢性原发性 ACI 治疗

（一）卫生保健教育

教育患者了解本病的性质，坚持终身激素替代治疗，包括长期生理剂量的替代和短期的应激替代治疗。平时采用补充适当的基础量生理需要量；如发生并发症或施行手术等应激状态时，为防止危象，必须增量 3~5 倍或更高剂量。教育患者应随身携带疾病卡片，注明姓名、年龄、联系地址及亲人姓名，表明本人患有 ACI，如被发现意识不清或病情危重，要求立即送往医院急救。此外，应随身携带皮质激素，以备必要时服用。

（二）替代治疗

应遵循以下原则：①长期坚持；②尽量替代个体化合适的激素用量，以达到缓解症状的目的，避免过度增重和骨质疏松等激素不良反应；③对原发性肾上腺皮质减退症患者必要时补充盐皮质激素；④应激时应增加激素剂量，有恶心、呕吐，12h 不能进食时应静脉给药。生理剂量替代治疗时，补充 GC 应模拟其昼夜分泌的生理规律，早晨服全天量的 2/3，下午服 1/3，并酌情补充盐类皮质激素。

1. GC　氢化可的松为生理激素，对维持糖代谢和防治危象有重要作用；氢化可的松需经肝脏转变为皮质醇才能发挥作用，肝功能障碍者疗效差。常用量氢化可的松 20~30mg/d（可的松 25~37.5m/d），模拟上述分泌周期给药。儿童患者用量不足时易发生危象，用量过大则引起发育延迟；一般开始量为每天 20mg/m² 体表面积，并按疗效加以调整。其潴钠作用较轻，重者需和盐皮质激素合用，补充适量食盐疗效更佳。日常生理替代用泼尼松为 5~7.5mg/d，即上午 8 时前 5mg，下午 3 时前 2.5mg。

判断 GC 替代治疗是否适当，相当程度上依靠患者的症状和体征。过量通常表现为体重过度增加；而剂量不足则表现乏力、皮肤色素沉着。血 ACTH 水平不能作为剂量合适的标志，当与利福平和巴比妥类药物合用时，由于后者能诱导肝微粒体酶的活性使氢化可的松代谢加快，而出现氢化可的松不足的表现。正常血压、血钾和血浆肾素活性提示盐皮质激素替代适量。过量则引起高血压和低血钾；而剂量不足则表现倦怠、体位性低血压、低血钠、高血钾和血浆肾素活性升高。

2. 盐皮质激素　如患者在服用适量的 GC 和充分摄取食盐后还是不能获得满意疗效，仍感头晕、乏力、血压偏低者，则需加用盐皮质激素。若盐皮质激素过量，患者可出现水肿、高血压，甚至发生心力衰竭。故肾炎、高血压、肝硬化和性功能不全者慎用。①9α-氟氢可的松：每天上午 8 时 1 次口服 0.05~0.15mg。②醋酸去氧皮质酮（DOCA）油剂：每天

1~2mg或隔天2.5~5.0mg肌内注射，适于不能口服的患者。根据疗效调整剂量，如有水肿、高血压、低血钾则减量，反之可适当增量。③去氧皮质酮缓释锭剂：每锭含DOCA 125mg，埋藏于腹壁皮下，每天可释放0.5mg，潴钠作用持续8个月至1年。④去氧皮质酮三甲基酸：每次25~50mg肌内注射，潴钠作用持续3~4周。⑤中药甘草流浸膏：20~40mL/d，稀释后口服，也有潴钠作用。无上述药物或病情较轻者可试用以此替代。

3. 雄激素　具有蛋白质同化作用，可改善周身倦怠、食欲不振和体重减轻等症。孕妇、充血性心力衰竭慎用。目前临床上应用较多的有：①苯丙酸诺龙：10~25mg/d，每周2~3次，肌内注射。②甲睾酮：5.0mg/次，每天2~3次，舌下含服。

4. ACI外科手术时的激素替代治疗　首先纠正脱水、电解质紊乱和低血压。其次，在进手术室以前应肌内注射氢化可的松100mg。在麻醉恢复时给予肌内注射或静脉滴注氢化可的松50mg，然后每6h注射1次至24h。如果病情控制满意，则减至每6h肌内注射或静脉滴注氢化可的松25mg，共24h；维持此剂量3~5天。当恢复口服用药时注意补充氟氢可的松。如果有发热、低血压或其他并发症出现，应增加氢化可的松剂量至200~400mg/d。

5. 孕妇的激素替代治疗　在GC替代治疗问世之前，患ACI的孕妇死亡率为35%~45%。现在在GC替代治疗情况下，孕妇可顺利妊娠和分娩。GC和盐皮质激素替代治疗剂量同于平常。但某些患者在妊娠晚期（后3个月）需适当增大激素剂量。分娩期间应维持水电解质平衡，可给予氢化可的松每6h静脉滴注25mg。若出现分娩时间延长，则应给予氢化可的松每6h持续静脉滴注100mg。分娩后3天激素可逐渐减至维持量。在妊娠早期有严重恶心和呕吐的患者，可能需要肌内注射DXM约1mg/d。若患者不能口服，应给予醋酸去氧皮质酮油剂（2mg/d）。

四、肾上腺危象的治疗

1. 补充皮质激素　当临床高度怀疑急性肾上腺危象时，在取血样送检ACTH和皮质醇后应立即开始治疗。包括静脉给予大剂量GC、纠正低血容量和电解质紊乱、全身支持疗法和去除或处理诱因等。可先静脉注射磷酸氢化可的松或琥珀酸氢化可的松100~200mg，然后每6h静脉滴注50~100mg，开始24h总量约400mg。在肾功能正常时，低血钠和高钾血症可望在24h内纠正。多数患者于24h内获得控制。第2天、第3天可将氢化可的松减至300mg，分次静脉滴注。如病情好转，继续减至200mg/d，继而100mg/d。若有严重的疾病同时存在，则氢化可的松每6h静脉滴注50~100mg，直至病情稳定后逐渐减量。呕吐停止，可进食者，可改为口服。为氢化可的松片剂20~40mg或泼尼松5~10mg，3~4次/d。注意病情反跳。当氢化可的松用量在50~60mg/d以下时常常需要盐皮质激素，口服9α-氟氢化可的松0.05~0.2mg/d。不主张用肌内注射醋酸氢化可的松，因作用缓慢，吸收不均匀，其血浓度比氢化可的松低。

2. 纠正脱水和电解质紊乱　一般认为肾上腺危象时总脱水量很少超过总体液量的10%，估计液体量的补充约为正常体重的6%。开始24h内可静脉补葡萄糖生理盐水2 000~3 000mL。补液量应根据失水程度、患者的年龄和心功能情况而定。注意观察电解质和血气指标的变化。必要时补充钾盐和碳酸氢钠。应同时注意预防和纠正低血糖症。

3. 病因及诱因的治疗和支持疗法　应积极控制感染，去除诱因。病情控制不满意者多半因为诱因未消除或伴有严重的脏器功能衰竭，或肾上腺皮质危象诊断不确切。同时应给予全身性的支持疗法。

五、病因治疗

因肾上腺结核所致的 Addison 病需要抗结核治疗。肾上腺结核可以是陈旧的，也可以是活动的，而且一般都伴有其他部位的结核病灶。特别是在 GC 治疗后可能使旧结核病灶活动或使活动结核扩散。因此在 Addison 病无活动结核者初诊时应常规用半年左右的抗结核治疗。自身免疫性肾上腺炎引起的 Addison 病如合并其他内分泌腺体或脏器受累时，应予以相应的治疗。

继发性 ACI 常常同时伴有其他腺垂体功能减退，如性功能和甲状腺功能低下，应予以相应的治疗。甲状腺激素的替代治疗应至少在 GC 治疗 2 周后开始，以免甲状腺激素加重 GC 缺乏而诱发肾上腺危象。

（刘雪莲）

现代临床内分泌学

（下）

吉书红等◎主编

吉林科学技术出版社

第十六章

肾上腺疾病

第一节　肾上腺激素

肾上腺激素可分为肾上腺皮质激素和肾上腺髓质激素。肾上腺皮质分泌的是类固醇类激素，其中最重要的是皮质醇、醛固酮和雄性类固醇激素。肾上腺髓质为神经内分泌组织，主要分泌儿茶酚胺（肾上腺素、NE 和 DA）。髓质的细胞类型和神经支配如同体内的其他 APUD 细胞一样，可合成和分泌多种肽类激素、胺类激素、生长因子、细胞因子和免疫因子等，通过旁分泌/自分泌方式调节局部的细胞功能。此外，经典的肾上腺皮质和髓质激素不只是在肾上腺内合成和分泌，肾上腺外的许多组织和细胞也具有表达激素基因和合成激素的能力，并在各组织构成独立于肾上腺的局部调节系统，参与组织重建、创伤修复、细胞凋亡等过程的调节，当其调节异常时可导致高血压、胰岛素抵抗、肥胖、免疫功能紊乱、纤维性肌痛症（fibromyalgia）和慢性虚弱综合征（chronic fatigue syndrome）等。

一、肾上腺皮质激素

（一）皮质激素的结构和种类

肾上腺皮质激素为甾体类激素。在酶的催化下，肾上腺皮质以胆固醇为原料，合成肾上腺皮质激素，因此被统称为类固醇类激素，其基本结构是环戊烷多氢菲核，该核由 3 个环己烷和 1 个环戊烷组成，依次称为 A、B、C、D 环。因 C10、C13、C17 位的附加基团不同而形成不同种类的肾上腺皮质激素的母体结构，分别为 18 碳的雌烷（estrane），19 碳的雄烷（androstane）和 21 碳的孕烷（pregnane）。

甾体激素主要根据国际化学联合会（International Union of Pure and Applied Chemistry，IUPAC）的系统和习惯命名法命名。系统命名法是用表示母体结构的字根加取代基（或功能基）的名称、数量、位置和构型，如皮质醇命名为：11，17α，21 - 三羟 - Δ4 - 孕烯 - 3，20 - 二酮。习惯命名法在临床上常用，如皮质醇、醛固酮；有时亦可用简称，如皮质醇可称为化合物 F，雌二醇被称为 E_2 等。

已知从肾上腺提取的类固醇物质超过 50 种，其中大部分不向腺外分泌。在肾上腺静脉血中可测到 18 种类固醇物质，即：①皮质醇（cortisol）；②皮质酮；③11 - 去氧皮质醇；④11 - 去氧皮质酮；⑤可的松（cortisone）；⑥醛固酮（aldosterone）；⑦18 - 羟 - 11 - 去氧皮质酮；⑧黄体酮；⑨17 - 羟 - 黄体酮；⑩11 - 羟 - 黄体酮；⑪11 - 酮 - 黄体酮；⑫孕烯醇酮；⑬17 - 羟 - 孕烯醇酮；⑭20α - 羟孕烯 - 3 - 酮；⑮Δ4 - 雄烯二酮；⑯11β - 羟 - Δ4 -

雄烯二酮；⑰去氢异雄酮（DHEA）；⑱硫酸去氢异雄酮（DHEAS）。

在肾上腺皮质激素中，具有较明显活性的激素主要有皮质醇、可的松、皮质酮、醛固酮、11 - 去氧皮质醇和11 - 去氧皮质酮。

（二）皮质激素的生物合成

肾上腺富含胆固醇（主要为酯化胆固醇）。用于类固醇激素合成的胆固醇主要（80%）来源于血浆中的 LDL 或 HDL，小部分在肾上腺皮质由乙酸或乙酸盐经甲基戊酸、鲨烯合成胆固醇，胆固醇酯在被用作合成类固醇激素的原料时，在细胞内再度被水解为游离胆固醇，然后进行转化。经一系列酶促反应，产生多种中间产物，最后形成皮质醇、醛固酮和少量性激素。反应在线粒体和滑面内质网中进行。

在人类，有两种细胞色素 P450 的同工酶具有 11β - 羟化酶活性，肾上腺皮质束状带主要表达 11β - 羟化酶（P450c11，CYP11B1），催化皮质醇的合成，并主要受 ACTH 的调节。在球状带主要表达醛固酮合成酶（P450c11Aldo，CYP11B2），催化醛固酮的合成，并主要受肾素 - 血管紧张素系统的调节：醛固酮合成酶包括 11β - 羟化酶、18 - 羟化酶和 18 - 氧化酶。CYP11B1 基因突变导致先天性肾上腺皮质增生（11β - 羟化酶缺陷），CYP11B2 基因突变导致先天性低醛固酮血症（醛固酮合成酶缺陷）。醛固酮合成酶缺陷分为两种，Ⅰ型是由于 18 - 羟化酶缺陷所致，而Ⅱ型是由于 18 - 氧化酶缺陷引起的。Mobus 等在 LLC - PK1 细胞株中还发现存在第 3 种同工酶（亚型），其意义不明。

胆固醇在线粒体内经类固醇生成酶（细胞色素 P450/P450scc 的一种，P450scc 因能在 450nm 处吸光而得名）作用，首先在 C20 和 C22 位羟化，在特异的碳链酶作用下，C22 以后的侧链和 C20 以前的主体断开，生成含 21 个碳原子的孕烯醇酮。孕烯醇酮被转运至滑面内质网，进一步的转化有三条途径：①盐皮质激素途径在球状带进行，终产物是醛固酮；②糖皮质激素途径在束状带进行，终产物是皮质醇；③性激素途径在束状带和网状带进行，终产物是睾酮和雌二醇。第三条途径只产生微量的睾酮和雌二醇，而其中间产物去氢异雄酮和雄烯二酮的分泌量相对较多。去氢异雄酮及其硫酸盐（硫酸去氢异雄酮）的分泌量为 15～20mg/24h，近似于同一时间的皮质醇分泌量；Δ4 - 雄烯二酮为 2mg/24h；11β - 羟 - Δ4 - 雄烯二酮约 4.5mg/24h。肾上腺皮质生成雌激素（雌酮、雌二醇）的量与卵巢的分泌量相比甚微，肾上腺皮质分泌的雌激素的大部分在周围组织（主要是脂肪和肌肉）中转化为雄烯二酮。主要合成过程及酶见图 16 - 1 和图 16 - 2。

在上述合成过程中，自孕烯醇酮到皮质醇有通过和不通过黄体酮的两条途径（前者是形成皮质醇的主要途径）。皮质醇在 17α - 羟化酶的作用下由 17α - 羟孕酮转化而成。球状带无 17α - 羟化酶，所以不产生皮质醇。束状带和网状带中均含高活性的 17 - 裂链酶，在 NADPH 及 O_2 者的参与下，使 17 羟化后的皮质类固醇在 17 位碳上断去支链，形成第 17 位上有酮基的 C19 类固醇（17 - 酮类固醇）。17 - 酮类固醇具有雄激素的活性，小部分在肾上腺内转化为睾酮，17 - 酮类固醇也是雌激素的前身。从肾上腺静脉血中能测到 4 种 17 - 酮类固醇（去氢异雄酮、硫酸去氢异雄酮、Δ4 - 雄烯二酮、11β - 羟 - Δ4 - 雄烯二酮）。睾丸、卵巢及胎盘都能产生性类固醇激素，但只有肾上腺皮质有 11β - 羟化酶，所以凡具有 11β - 羟基的类固醇物质都来源于肾上腺皮质。

肾上腺皮质激素的合成原始底物为胆固醇。醛固酮、皮质醇和性类固醇激素的合成主要涉及类固醇急性调节蛋白酶（StAR）、3β - 羟化酶、17α - 羟化酶、α₁ - 羟化酶和11β - 羟化酶。

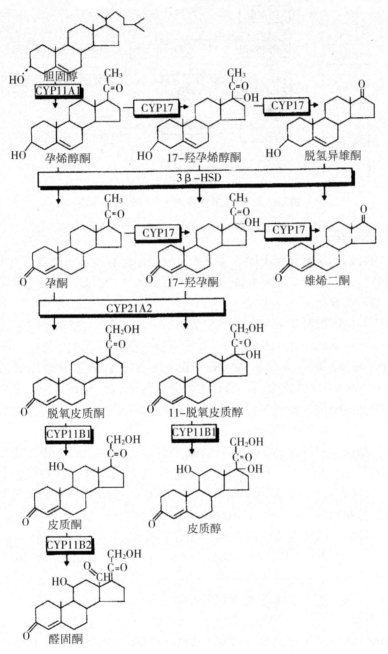

图 16 - 1　肾上腺皮质激素的合成途径

CYP11A1：11α1 - 羟化酶；CYP17：17 - 羟化酶；CYP11B2：11β2 - 羟化酶；CYP11A2：11α2 - 羟化酶；CYP21A2：21α2 - 羟化酶；3β - HSD：3β - 羟类固醇脱氢酶

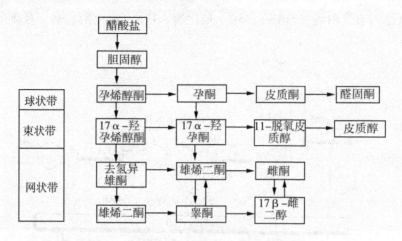

图 16 - 2　肾上腺皮质激素合成部位及途径

（三）分泌和转运

肾上腺皮质分泌的激素经肾上腺静脉进入血液循环而被输送到全身，进入相应的靶细胞而发挥其生理效应，同时也不断地被降解灭活而排出体外。因此，外周血中的激素浓度反映了分泌的和降解的激素间的动态平衡。

循环血液中的类固醇激素大部分与血浆蛋白结合。主要的结合蛋白有：①皮质类固醇结合球蛋白（corticosteroid binding globulin，CBG）或称皮质激素转运蛋白（transcortin）。②睾酮结合球蛋白（testosterone binding globulin，TeBG）或称性激素结合球蛋白（sex hormone binding globulin，SHBG）。③白蛋白。结合球蛋白具高亲和力和低结合容量特性，而白蛋白则相反。血浆白蛋白能结合各种类固醇激素，以皮质醇为例，白蛋白与之结合的亲和力低于CBG，但白蛋白的血浆浓度高，能结合皮质醇的最大容量远超过 CBG。

除肝脏外，胎盘和卵巢黄体细胞亦可合成 CBG。目前，在肝、肺、胰腺、肾上腺、垂体和肾脏均检测到 CBG mRNA，卵巢 CBG 和 SHBG 的合成受雌激素和孕激素的调节。在应激和禁食情况下，CBG 是调节到达免疫系统和创伤部位皮质醇浓度的主要调节因素，CBG为丝氨酸蛋白酶抑制剂及其底物（SERPINS）超家族的成员，故 CBG 可能参与了皮质醇靶细胞作用的调节过程，间接发挥着调节皮质醇效应的作用。当 CBG - 皮质醇复合物与细胞膜结合后，出现 AC 活性的变化，提示 CBG 还参与了糖皮质类固醇激素膜结合活性（非基因组作用）的调节过程。在垂体和下丘脑，CBG 与皮质醇互相作用，维持着皮质醇对垂体 ACTH 和下丘脑 CRH 细胞的低水平的负反馈抑制作用。

在 CBG 分子中有 6 个 N - 糖苷结合位点，Asn238 的糖基化是维持 CBG 结合类固醇活性所必需的，如糖苷链异常，可出现 CBG 分子的折叠与分子构象异常而影响其与糖皮质激素的结合活性。同样，CBG 基因突变（如 CBG - Lyon）使 CBG 的结合亲和力下降。

在生理状态下，89% 以上的循环血中的皮质醇与 CBG 和白蛋白相结合，其中大部分与CBG 结合，在能与 CBG 结合的类固醇激素中，以皮质醇与 CBG 的亲和力最高。结合达到动态平衡时，血浆游离皮质醇含量低于血浆皮质醇总量的 8%（37℃）。若血皮质醇超出 CBG的结合容量，就转与白蛋白结合。白蛋白结合的和游离的皮质醇相平衡后，游离皮质醇量相当于总皮质醇量的 35%，即血浆总皮质醇浓度越高，游离皮质醇就上升越多。

不同肾上腺皮质激素的血浆浓度及其与血浆蛋白的结合情况各不相同，见表 16－1。

表 16－1　肾上腺皮质激素的血浆浓度及其与血浆蛋白的结合

血浓度（nmol/L）	游离组分（%）	结合组分（%）		
		CBG	白蛋白	SHBG
皮质醇（cortisol）	400	3.9	89.5	6.6	0.1
可的松（cortisone）	76	16.2	38.0	45.3	0.5
皮质酮（corticosterone）	12	3.4	77.5	19.0	0.1
11－脱氧皮质醇（11－deoxycortisol）	1.4	3.4	77.1	18.9	0.7
17α－羟孕酮（17α－hydroxyprogesterone）	5.4	2.5	41.3	55.9	0.3
黄体酮（progesterone）	0.57	2.4	17.2	80.1	0.3
去氧皮质酮（deoxycorticosterone）	0.2	2.7	36.4	60.1	0.8
醛固酮（aldosterone）	0.35	37.1	21.2	41.6	0.1
去氢异雄酮（dehydroepiandrosterone）	24	4.1	<0.1	92.4	3.4
雄烯二酮（androstenedione）	4.1	7.9	1.4	88.0	2.8
睾酮（testosterone）	23	2.2	3.6	49.9	44.3
二氢睾酮（dihydro testosterone）	1.7	0.9	0.2	39.2	59.7
雌酮（estrone）	0.08	4.0	<0.1	88.6	7.4
雌二醇（estradiol）	0.08	2.3	<0.1	78.0	19.6
雌三醇（estrol）	0.04	8.2	<0.2	91.3	0.4

CBG 结合肾上腺皮质激素（主要是皮质醇）的作用相当于肾上腺皮质激素的流动储存库。CBG 是由 383 个氨基酸残基组成的糖基化 α_2 球蛋白（59kD），含己糖、己糖胺、岩藻糖和唾液酸。其基团结构和氨基酸序列与甲状腺激素结合球蛋白（TBG）、血管紧张素原和卵清白蛋白的丝氨酸蛋白酶抑制物高度同源，但该家族与性激素结合球蛋白（TeBG）和糖皮质激素受体家族不同源。CBG 主要由肝合成（但在肺、肾、睾丸和子宫内膜可检测到低水平的 CBG mRNA）。CBC 对内源性类固醇物质的四氢代谢产物几乎无亲和力，在正常血浆中，CBG 与皮质醇结合能力约为 690nmol/L（25mg/dl），正常血浆的 CBG 水平约为 700nmol/L（35～40μg/L），循环半衰期约 5d。血 CBG 水平无昼夜改变，无性别差异，不随月经周期而改变。

在通常血浆 CBG 浓度下，尽管血浆总皮质醇有所改变，游离皮质醇浓度仍能维持在正常范围内，例外的是在妊娠第 7～9 个月时血清游离皮质醇轻微升高。Cushing 综合征的 CBG 降低，但短期用治疗剂量的糖皮质激素或 ACTH 对 CBG 无明显影响。过多的甲状腺激素使血清

CBC 稍降低（同时伴 TBG 下降和 SHBG 升高）。

Panin 等证明，皮质酮和氢可的松（皮质醇，氢化可的松）与血清脂蛋白（VLDL、LDL 和 HDL）可发生特异性结合，不同的脂蛋白所含的结合位点数目不等（3～300）。

遗传性 CBG 异常较遗传性 TBG 异常少见，三种类型的家族性 CBG 异常是：①部分性 CBG 缺乏；②完全性 CBG 缺乏；③高 CBG 血症。部分性和完全性 CBG 缺乏均伴有 CBG 亲和力的降低。

（四）盐皮质激素

肾上腺皮质分泌的盐皮质激素主要包括醛固酮、11-去氧皮质酮和11-去氧皮质醇。醛固酮对水、盐代谢的作用最强，其次为去氧皮质酮。醛固酮保 Na^+ 排 K^+ 的作用是皮质醇的 500 倍，而对糖代谢的作用仅为皮质醇的 1/5-1/4。

1. 醛固酮的生物合成　醛固酮主要由肾上腺皮质的球状带细胞合成和分泌，属盐皮质激素。醛固酮的前体物质是黄体酮。胆固醇在线粒体内由胆固醇裂链酶（P450scc）催化转化为孕烯醇酮，新合成的孕烯醇酮转移到细胞质内，在内质网内一系列酶的作用下，经脱氢和双键移位而转化为黄体酮。在 3β-羟类固醇脱氢酶（3β-HSD）的作用下，孕烯醇酮的3β-羟基脱氢，形成 Δ5-孕烯-3β，20α-二酮；后在 Δ5-异构酶作用下，双键由 5，6 位移至 4，5 位而形成黄体酮。在球状带细胞内，黄体酮在 21-羟化酶（CYP21）作用下羟化形成 11-脱氧皮质酮，再经 11β-羟化酶（CYP11β）羟化形成皮质酮。由皮质酮氧化形成醛固酮是醛固酮合成过程的最后一步，此过程需皮质酮甲基氧化酶（CMO）的作用。CMO有Ⅰ型和Ⅱ型两种，CMO-Ⅰ即是 18-羟化酶，先使皮质酮在第 18 位上羟化成为 18-羟皮质酮，再由 CMO-Ⅱ（18-氧化酶）将 18-羟皮质酮在 18 位上氧化，最后合成醛固酮。人类肾上腺皮质有两种细胞色素 P450 的同工酶（CYP11B1 即 P450c11 和 CYP11B2 即 P450c11Aldo）具有 11β-羟化酶活性，两种同工酶均能使 11-去氧皮质酮和 11-去氧皮质醇发生 11β-羟化，分别催化皮质醇和皮质酮的合成。CYP11B1 基因编码 P450c11，其分子量约为 51kD，在束状带呈高水平表达，主要参与皮质醇的合成，受 ACTH 调节。CYP11B2 基因编码醛固酮合成酶（P450c11Aldo），其分子量为 49kD，主要在球状带表达，受肾素-血管紧张素系统调控，CYP11B2 具有 11β-羟化酶的活性，同时有 18-羟化酶和 18-氧化酶的活性，参与醛固酮的合成。CYP11B1 和 CYP11B2 均定位于 8 号染色体长臂 8q21-22上，其氨基酸序列有 95% 的同源性。CYP11B1 基因突变导致皮质醇合成的缺陷，并由于去氧皮质酮（DOC）的增多引起高血压等表现；CYP11B2 基因突变导致醛固酮合成的缺陷并引起失盐表现，而 CYP11B1 基因的启动子与 CYP11B2 的结构基因融合后产生一嵌合基因，该基因可引起醛固酮合成调控的改变，使球状带变得对 ACTH 敏感而不再受肾素-血管紧张素的调节。在 ACTH 作用下分泌过量的醛固酮及其前体 18-羟皮质醇和 18-氧皮质醇，从而引起糖皮质激素可抑制性醛固酮增多症。

2. 醛固酮的代谢　与皮质醇一样，醛固酮主要被 5β-还原酶和 3α-HSD 催化还原，还原产物是 3α，5β-四氢醛固酮，占尿的全部醛固酮代谢产物的 35%～40%。四氢醛固酮在 C21 脱氧，并进一步被还原成 20α 羟代谢物，20α 羟基与 C18 半醛缩醇聚合形成含双环的醛缩醇产物。

在肝脏，四氢醛固酮与葡萄糖醛酸结合，成为醛固酮在尿中的主要代谢物；另一种结合物是醛固酮-18-葡萄糖醛酸，由非还原的醛固酮与葡萄糖醛酸直接结合而成。因此葡萄糖醛酸的酸水解作用及非极性溶剂可使尿中未发生结构改变的醛固酮复原。与葡萄糖醛酸结合的醛固酮占代谢产物总量的 10% 左右。

肝硬化腹水患者的醛固酮合成速率和血浆醛固酮增高，肝脏代谢血浆醛固酮的能力明显下降，因此大量的醛固酮在肝外代谢。充血性心衰由于肝血流灌注不足也减少了醛固酮的清除。

3. 醛固酮的生理作用和作用机制　醛固酮是人体内最主要的盐皮质激素，主要作用于肾脏远曲小管和肾皮质集合管，增加钠的重吸收和促进钾的排泄；也作用于髓质集合管，促进 H^+ 排泄，酸化尿液；另外，还可作用于多种肾外组织，调节细胞内、外的离子交换。醛固酮通过与醛固酮受体结合而发挥生理作用。用放射标记的醛固酮发现肾脏内有两种可结合醛固酮的受体：高亲和力的 I 型受体和低亲和力的 II 型受体，I 型受体是盐皮质激素受体，II 型受体是糖皮质激素受体。比较两者的氨基酸顺序发现，盐皮质激素受体的 DNA 结合区、激素结合区与糖皮质激素相应区域分别有 94% 及 50% 的同源性，氨基端几乎没有同源性。盐皮质激素受体与糖皮质激素受体之间的显著同源性提示糖皮质激素可与盐皮质激素受体结合。

肾脏中糖皮质激素浓度是盐皮质激素的 100 ~ 1 000 倍。在盐皮质激素受体丰富的组织（如肾脏、胎盘、唾液腺、结肠等），盐皮质激素能专一性地与其受体结合，并发挥生物学效应，这是由于有 11β - 羟类固醇脱氢酶（11β - HSD）的作用所致。11β - HSD 是一种微粒体酶，有 11β - HSD1 和 11β - HSD2 两种同工酶。在肾脏等组织器官有高度密集的 11β - HSD，它能使皮质醇转变成可的松，后者与盐皮质激素受体的亲和力仅为皮质醇的 0.30%，而醛固酮结构上的半乙酰基结构避免了 11β - HSD 的作用，从而保证了醛固酮与其受体结合的专一性，使醛固酮受体免于与糖皮质激素结合，因此 11β - HSD 抑制糖皮质激素结合盐皮质激素受体有重要的生理意义。甘草和甘珀酸钠（生胃酮，carbenoxolone sodium）是 11β - HSD 的强力抑制剂，它以竞争抑制方式或在转录水平抑制该酶活性，因而消除了 11β - HSD 抑制糖皮质激素结合盐皮质激素受体的作用，故有致醛固酮增多的作用，可用来治疗醛固酮缺乏症。

醛固酮与盐皮质激素受体（MR）结合后，MR 被激活，一般表现为单向性经上皮细胞的钠转运增加，表现保钠作用。非上皮细胞中的 MR 被激活后的作用尚未完全阐明，一般表现为血压升高（如中枢神经系统）、细胞肥大及纤维化（如心肌）。MR 与糖皮质激素可能存在交叉结合特点，故糖皮质激素亦具有一定的盐皮质激素作用。生理浓度的糖皮质激素（主要为皮质醇）在上皮细胞中具有盐皮质激素作用，但在心肌中，糖皮质激素却可拮抗醛固酮的作用。

除肾上腺皮质外，心肌细胞和血管内皮细胞及平滑肌细胞可表达 CYP11B1 和 CYP11B2 基因，在局部分别合成 11β - 羟化酶和醛固醇合成酶，因而可合成皮质醇和醛固酮，而且其调节方式与肾上腺皮质相似，可能参与了细胞肥大、增生、血管硬化及组织修复与重建的调节过程，在心肌病变、高血压和动脉硬化的发生中有重要作用：醛固酮还可调节 AT - 2 的作用，调节凝血酶原活化抑制因子（PAI - 1）的表达。

盐皮质激素对血管张力也有作用。血管平滑肌细胞（为主）和内皮细胞（次要）可表达 I 型盐皮质激素受体（CYP11B2），AT - 2 可促进其表达，醛固酮可增加 3H - 亮氨酸掺入平滑肌细胞的量，而盐皮质激素受体拮抗剂（如 ZK91587）可抑制 CYP11B2 的表达，故有降压作用。

在普通人群中，有一部分人对摄入的氯化钠敏感（盐敏感性人群，salt - sensitive subjects，SSS），SSS 易于发生高血压；而另一部分人群对摄入的氯化钠存在一定的抵抗性（盐抵抗性人群，salt - resistant subjects，SRS），SRS 不易发生高血压。在肾脏 11β - HSD2 将 11 - 羟类固醇灭活，使肾小管上皮细胞的 MR 不与糖皮质激素结合。Lovati 等用多态微卫星标志技术鉴定 SSS 和 SRS 者的 HSD11B2 基因的第 3 号外显子的多态性，发现 SSS 者的糖皮质类固醇与 MR 的结合明显增多，并发现 12 个多态性位点，A7/A7 纯合子主要见于 SSS 人群（41% vs 28%），并伴有 11β – HSD2 活性下降，提示后者可能是盐依赖性高血压的重要原因。

类固酮类激素除通过其核受体（通过调节基因和蛋白质表达的经典途径）作用外，还发现所有的甾体激素（包括醛固酮）均存在非核受体的快作用途径。醛固酮的非经典性膜受体（nonciassic membrane receptor）与醛固酮可进行高亲和性结合，使胞质 [Ca^{2+}] 急速升高，肌醇磷酸水解和 cAMP 生成。醛固酮的核受体拮抗剂 canrenone 不能阻滞醛固酮的膜受体活性作用。

4. 醛固酮分泌的调控

（1）肾素 – 血管紧张素系统：肾素 – 血管紧张素系统是醛固酮合成调控的最重要因素。肾素是由肾小球旁器分泌的蛋白酶，催化血管紧张素原的水解，形成血管紧张素 – 1（AT – 1），后者在血管紧张素转换酶（ACE）的作用下，形成血管紧张素 – 2（AT – 2）和血管紧张素 – 3（AT – 3），两者在刺激醛固酮分泌方面作用相当。

肾素的分泌受多种因素的调节。肾小球旁器细胞本身是一压力感受器，可感知入球小动脉和肾实质的压力，调节肾素的分泌，致密斑则通过感受肾小管钠离子浓度来调节肾素的分泌。当血容量减低、肾动脉压下降、交感神经兴奋、致密斑的钠负荷减少、前列腺素增加以及低血钾时均可刺激肾小球旁器使肾素分泌增加，而 AT – 2 通过短环负反馈直接抑制肾素分泌；醛固酮则通过增加钠重吸收，扩张血容量，间接抑制肾素的分泌。

（2）电解质：K^+ 是调控醛固酮合成的另一重要因素。K^+ 可直接作用于球状带，增加醛固酮的合成，醛固酮也可通过刺激肾排泄 K^+ 来调节血钾浓度。而 Na^+ 主要是通过调节肾小球旁器细胞合成肾素来影响醛固酮的合成。

（3）其他：ACTH 可刺激醛固酮的分泌，但作用短暂。心房利钠肽（ANP）可直接抑制醛固酮的分泌。另外，AVP、DA、5 – HT，SS 也有微弱的调节作用。

以上因素在两个生物合成步骤上调节醛固酮的分泌，第一步骤是胆固醇向孕烯醇酮转化，另一步是皮质酮向醛固酮转化，该转化由单一的线粒体酶 CYP11B2 催化。

二、肾上腺髓质激素——儿茶酚胺

肾上腺髓质嗜铬细胞分泌肾上腺素（epinephrine，E 或 adrenaline）和去甲肾上腺素（norepinephrine，NE 或 noradrenaline，NA），它们均属于儿茶酚胺（catecholamine）类化合物。生物体内最重要的儿茶酚胺有肾上腺素、NE 和 DA。

哺乳动物每公斤组织约含儿茶酚胺量为 mmol 级浓度（或每克组织含数毫克）。肾上腺素是第一个被阐明化学结构的激素，肾上腺素主要由肾上腺髓质产生，在中枢或交感神经节含量较少。NE 分布广，主要分布于周围交感神经和中枢神经系统，在肾上腺髓质和肾上腺外嗜铬细胞也有少量 NE。NE 在组织的含量能反映该组织受交感神经支配的程度，如在心脏，NE 的含量为 5 ~ 10μmol/kg 心肌组织（1 ~ 2μg/g）；神经末梢为 5 ~ 50mmol/kg 胞质（1 ~ 10mg/g）；在脑组织中，NE 在下丘脑中的浓度最高。DA 在脑组织特别是基底节和正中隆突的浓度高，DA 也存在于中枢神经系统以外的交感神经节、神经元、颈动脉体和一些肠嗜铬细胞中，DA 在周围神经含量少。

儿茶酚胺与靶细胞膜上的受体结合后发挥作用，其作用范围之广，与甲状腺激素和糖皮质激素类似。与其他激素相比，儿茶酚胺的特殊之处在于不论是从肾上腺髓质或是从交感神经末梢分泌，均受中枢神经系统的直接控制。

尽管交感神经活性随机体的整体状况而不断变化，交感－肾上腺系统的儿茶酚胺浓度仍保持相对稳定，这种状态取决于儿茶酚胺的生物合成、储存、释放和再摄取各步骤间的精细调节。

（一）儿茶酚胺的生物合成

肾上腺髓质嗜铬细胞合成肾上腺素和 NE 的过程，与交感神经节后纤维合成 NE 的过程是一致的，它们都是以酪氨酸为原料，在一系列酶的作用下，主要经过酪氨酸、多巴、DA、NE 几个环节，最终生成肾上腺素。与交感神经节后纤维合成 NE 不同，嗜铬细胞的胞质中存在大量的苯乙醇胺氮位甲基转移酶（phenylethanolamine N – methyl – transferase，PNMT）和较高浓度的肾上腺糖皮质激素，可使 NE 甲基化而生成肾上腺素。酪氨酸来自食物或在肝脏内由苯丙氨酸转换而来。

儿茶酚胺的合成过程有四种合成酶参与。酪氨酸转变为多巴是合成儿茶酚胺的限速步骤，由酪氨酸羟化酶（TH）催化。TH 可能有四种同工酶，脑组织中以 TH1 和 TH2 为主。除儿茶酚胺本身外，α－甲基酪氨酸也能抑制 TH。

多巴转变为 DA 由多巴脱羧酶（芳香族左旋氨基酸脱羧酶，AADC）催化，此酶在全身各组织中均有分布，以肝、肾、脑及输精管的活性较高。在 AADC 的催化下，组织中的酪氨酸可生成 DA、NE 和肾上腺素。DA 和 NE 为神经递质或神经调质，因此，AADC 被认为是组织中广泛存在的一种神经传递功能的内源性调节物。AADC 基因还是许多神经精神性疾病的易感基因，例如，AADC 基因突变可能与双相情感性精神病有关。另一方面，约50%的Ⅰ型自身免疫性多内分泌腺病综合征（APS）患者的血清中存在抗 AADC 自身抗体，而在其他自身免疫性内分泌疾病（如Ⅰ型糖尿病、慢性淋巴细胞性甲状腺炎、Graves 病等）无AADC 抗体。AADC 抗体与 APS 患者的自身免疫性肝炎、白癜风及 Addison 病的发生有关。

一般认为，AADC 为非限速酶，但大量的资料提示 AADC 的活性是可调节的。例如，单胺氧化酶抑制剂可增加 AADC 的表达而具有神经保护作用；神经生长因子（NGF）可抑制AADC 表达，同时增加 TH 基因表达。NGF 和 AADC 基因表达的相互作用及活性比例可能是调节神经元退变和再生的重要途径。

儿茶酚胺合成的第三步由多巴胺 β－羟化酶（DBH）催化，使 DA 转变为 NE，此酶的活化需要有维生素 C 和氧的存在。

NE 在苯乙醇胺 N－甲基转移酶（PNMT）的催化下，由 S－腺苷蛋氨酸提供甲基，使NE 甲基化而成为肾上腺素。PNMT 的活化被高浓度的皮质醇（常需高于正常血浆的 100 倍以上）诱导，故凡能抑制 PNMT 本身或显著降低髓质皮质醇浓度的药物均有降压和降低血糖的作用。

催化 NE 转化为肾上腺素的 PNMT 需要高浓度的糖皮质激素使它激活。肾上腺素能神经元不同于肾上腺髓质，不具备较高浓度的肾上腺糖皮质激素。因此，肾上腺素能神经元的儿茶酚胺类终产物主要是 NE。

（二）儿茶酚胺的储存和释放

交感神经末梢与肾上腺髓质的儿茶酚胺的储存和释放情况相似，其运作机制也与其他神经和内分泌细胞大同小异。

1. 嗜铬颗粒 人肾上腺约有 6mg 儿茶酚胺储存在细胞的嗜铬颗粒内，每个嗜铬细胞含 10 000～30 000 个嗜铬颗粒。嗜铬颗粒直径 50～350nm，电子致密，囊泡有膜包裹，囊泡内含小分子物质和蛋白质。儿茶酚胺在囊泡内的含量最高，其次是 ATP、维生素 E 和 Ca^{2+}。90% 以上的维生素 E 以还原形式存在，其功能是抗氧化以维护儿茶酚胺的储存，同时也作为 DBH 酶促反应的电子供体。

嗜铬颗粒的蛋白部分包括可溶性和非可溶性两种，其中 80% 为可溶性，其余参与构成嗜铬颗粒的膜结构。DBH 是嗜铬颗粒膜的主要蛋白，分为可溶性和非可溶性两种状态。细胞色素 b－561 在膜蛋白中的量居第二位，与连接抗坏血酸环和 DBH 的膜电子传递有关。可溶性嗜铬颗粒蛋白还包括脑啡肽、嗜铬颗粒蛋白、NPY、神经降压素、P 物质和甘丙肽等。

2. 儿茶酚胺的摄取和储存 儿茶酚胺在嗜铬颗粒内不断地合成，由胞质主动摄取，其运作中的关键物质是 H^+－ATP 酶。该酶能维持较高的电化学质子梯度，借助嗜铬颗粒膜所具有的低离子渗透性特征，由 ATP 获能，每个 ATP 分子水解则有两个质子发生易位，颗粒内的酸性环境（pH 5.5）使儿茶酚胺保持离子化状态。嗜铬颗粒的胺摄取过程具空间特异性和可饱和性，且能被利舍平及其类似化合物抑制。除质子梯度外，胺摄取还取决于特异性转运蛋白，在大鼠已发现两种独特的囊泡单胺转运体，它们分别位于嗜铬颗粒（$VmAT_1$）和脑组织（$VmAT_2$）。在人类两种转运体基因定位于不同的染色体，但目前只证实与 $VmAT_2$ 类似的转运囊泡的单胺转运体与在微生物中发现的转运蛋白的序列同源，而且具有多种抗药性，这些囊泡的转运体类似于胞质膜中的神经递质转运蛋白。囊泡摄取所需的能量由氢离子转运体和渗透压差的嗜铬颗粒膜建立的质子梯度提供，这与穿膜神经递质的转运相反，后者为钠依赖性。在嗜铬颗粒中，氢离子沿其浓度梯度外流，并与胺摄取耦联。

在由 DA 合成 NE 的过程中，嗜铬颗粒的膜起着重要作用。NE 的合成速率取决于还原抗坏血酸盐的局部浓度（还原抗坏血酸盐是 DBH 的必需辅助因子）。在合成 NE 时，它被氧化成半脱氢抗坏血酸盐，颗粒中的可溶性 DBH 的活性决定于颗粒内还原抗坏血酸盐的浓度，而囊泡膜结合的 DBH 的活性决定于其在胞质中的浓度，颗粒内的还原抗坏血酸盐依靠穿膜电子梭再生。嗜铬颗粒对抗高浓度梯度而维持 ATP 和钙的水平。

合成肾上腺素需将 NE 由嗜铬颗粒转运到含有 PNMT 的胞质，然后嗜铬颗粒再摄取肾上腺素。细胞质肾上腺素的合成提示可能存在某种交换机制，NE 溢出和肾上腺素被摄取，且二者是偶联的。

3. 儿茶酚胺的释放 使肾上腺髓质嗜铬细胞释放儿茶酚胺的主要生理刺激是节前交感神经末梢释放的乙酰胆碱，后者作用于 N 受体使嗜铬细胞对 Ca^{2+} 的通透性增加，细胞内 Ca^{2+} 增加是触发儿茶酚胺分泌的原动力，嗜铬颗粒内的可溶性成分则被挤至细胞间。支持这一机制的依据是：①嗜铬颗粒内的主要可溶性大分子成分、ATP、嗜铬颗粒蛋白、DBH 和脑啡肽与儿茶酚胺按嗜铬颗粒内可溶性部分的各自浓度等比例释放；②嗜铬颗粒内的不溶性成分（膜）被保留在嗜铬颗粒内；③颗粒内某些成分接受特定挤压作用的现象已被电镜所证实；颗粒内可溶性成分通过细胞膜上的暂时性缺口被挤压出细胞，而颗粒内的结构成分则被颗粒滞留。

嗜铬细胞分泌 NE 和肾上腺素的特点：①对不同的刺激物，肾上腺素和 NE 的分泌反应不同；②乙酰胆碱、K^+、钙霉素（calcimycin），组胺和 AT－2 诱导的儿茶酚胺分泌以 NE

为主；③在 β－七叶皂甙可透过的细胞，Ca^{2+} 诱导的 NE 和肾上腺素分泌依赖于 Mg^{2+}ATP 酶的存在；Mg^{2+}－ATP 酶存在时，以分泌 NE 为主；④非 ATP 依赖性、Ca^{2+} 依赖性胞溢与乙酰胆碱、K^+、组胺和 AT－2 等与促进 NE 的优先释放有关。

4. 去甲肾上腺素的摄取、储存和释放　NE 还存在于不含嗜铬细胞的组织（交感神经末梢），NE 在受交感神经支配较明显的心脏浓度较高，在受交感神经影响较小的肝脏和骨骼肌含量仅为心脏的 1/10 左右。

（1）储存颗粒：交感神经元内有小致密核囊泡（SDVs），大致密核囊泡（LDVs）和小突触囊泡（SSVs）。现认为 NE 主要储存在直径为 50nm 的 SDVs 内。

（2）摄取和储存：交感神经末梢的突触囊泡与肾上腺髓质细胞的嗜铬颗粒类似，以载体作为中介的方式收集胺类物质。LDVs 和 SDVs 都具有摄取单胺的能力，胺在转运过程中所需的能量由囊泡的 H^+－ATP 酶所建立的质子梯度提供，每转运一个单胺阳离子则有两个 H^+ 参与交换，这意味着 15 单位的 pH 梯度和囊泡膜 50mV 的电位差构成了 10 000：1（由膜内向膜外）的单胺梯度。虽然胞质膜转运蛋白对 NE、DA 和血清素有特异性，突触囊泡上转运单胺阳离子的转运体之间并无差异，故多种羟基化苯乙醇胺可能被储存于颗粒内，而利血平、胍乙啶和一些拟交感胺可阻止囊泡的摄取过程。突触囊泡与嗜铬颗粒不同，在嗜铬颗粒内的儿茶酚胺以复合物形式储存，形成颗粒内的高浓度而维持其渗透压；而在突触囊泡内儿茶酚胺参与形成的渗透压与胞质平衡。

（3）释放：在交感神经末梢，轴突囊泡表面蛋白质磷酸化、钙内流和突触膜去极化形成动作电位而使 NE 释放。

神经刺激频率增加，囊泡 NE 释放也增加。在交感神经末梢，从膜去极化到 NE 释放的间隔时间很短（<1ms），而在嗜铬细胞，这一间隔时间则长达 50ms。两种细胞的胞溢作用存在差异：①交感神经释放 NE 的位置是突触前膜上的特定区域（动作区）；②NE 快速释放早期显示在动作区的释放部位，囊泡内的 NE 减少；③在持续刺激后 NE 进一步释放，很可能是储存囊泡向胞膜移动，然后发生胞溢作用。突触囊泡蛋白－突触素Ⅰ（synapsin Ⅰ）的磷酸化状态可能影响末梢近动作区的储存囊泡量。

（三）儿茶酚胺的代谢和灭活

1. 清除性摄取　交感神经末梢从细胞外液摄取胺有如下特点：①需耗能；②具有饱和性；③具有立体构型选择性（多为左旋同分异构体）；④依赖于钠、氯离子的存在；⑤能与多种胺类物质或药物竞争。

（1）神经元的再摄取：这种摄取方式至少具有两种重要的生理功能：①回收释放到局部的 NE。在神经冲动不断变化的情况下，维持一定量的储备递质；②从循环中或局部摄取的胺类物质由神经元储存或通过单胺氧化酶（MAO）代谢使之灭活。受神经支配越多的组织，这种再摄取的作用就越明显。可卡因、拟交感胺类物质、某些肾上腺素能拮抗剂（如苯氧基苯胺）、神经阻滞剂、三环类抗抑郁药等均可阻断神经元的再摄取过程。

（2）非神经元摄取：虽然儿茶酚胺的生理活性可因其本身与效应器官细胞膜上受体的相互作用而降低，儿茶酚胺在体内还能被神经细胞以外的多种细胞摄取。

2. 儿茶酚胺的代谢　NE 和肾上腺素的侧链在乙醛和乙醇脱氢酶的作用下，很快代谢成相应的酸和乙二醇，同时有酚的羟基与硫酸盐或葡萄糖醛酸结合。在左旋芳香氨基酸脱羧酶的作用下，多巴转变为 DA 或在儿茶酚 O－甲基转移酶（COMT）作用下转变为 3－O－甲基多巴。DA 脱氨基的产物是 3，4 - 二羟基苯基乙酸（DOPAC）。O - 甲基化脱氨基代谢产物是 3 - 甲基 - 4 - 羟基苯乙酸。

3. 儿茶酚胺代谢酶

（1）单胺氧化酶（MAO）：MAO 主要有两种同工酶 MAO - A 和 MAO - B，它们主要存在于肝脏，但在肝、肾、肠、胃的活性相同。MAO - A 亚型还存在于中枢含儿茶酚胺的神经元，与 NE 有较高的亲和力，能催化多种胺类氧化脱氨基而生成相应的醛。储存于囊泡内的 NE 不被 MAO 代谢，但胞质内的 DA 和 NE 是 MAO 的底物。因此，MAO 参与神经末梢 NE 储存的调节，当 MAO 被抑制时，胞质和颗粒内的 NE 储存增加。此外，MAO 还参与摄入食物中的胺类、循环中的儿茶酚胺及其甲基化产物的代谢。MAO - A 和 MAO - B 存在一定的交叉反应，交叉反应的程度与同工酶的活性及底物浓度有关。

吲哚 - 2，3 - 二酮（isatin）为应急和焦虑的内源性标志物，可抑制 MAO 的活性，增加 NE、5 - HT、乙酰胆碱和 DA 的释放。

（2）儿茶酚 O - 甲基转移酶（COMT）：COMT 在肝、肾的含量高，膜结合形式的 COMT 与儿茶酚胺的亲和力最高。在肝、肾的 COMT 参与血液循环中儿茶酚胺代谢，使 NE 转化为去甲间肾上腺素；肾上腺素转化为间肾上腺素；3，4 - 二羟基杏仁酸转化成 3 - 甲氧基 - 4 - 羟基苯乙醇酸（VMA）/3 - 甲氧基 - 4 - 羟基苯乙二醇；DA 转化成 3 - 甲氧基酪胺；3，4 - 二羟基苯乙酸转化成高香草酸（HVA）。

4. 代谢产物的结合反应　儿茶酚胺的酚羟基能与硫酸盐或葡萄糖醛酸结合，在人类以与硫酸盐结合为主。催化儿茶酚胺硫酸化反应的酶是硫基转移酶，该酶在血小板、脑组织、肝和肠的浓度较高。

5. 儿茶酚胺及其代谢物的排泄　肾小管能分泌未结合的肾上腺素和 NE，肝脏也能通过胆汁排泄儿茶酚胺及其代谢物。大多数儿茶酚胺以 VMA、HVA 等形式排出，少部分以原形或间甲肾上腺素的形式排出。与儿茶酚胺代谢物的排泄比较，未被代谢的儿茶酚胺的排泄能较好地反映交感 - 肾上腺系统的活性。

（四）儿茶酚胺的作用

儿茶酚胺影响体内几乎所有组织的多种功能。在绝大多数情况下，儿茶酚胺与其他内分泌腺和神经系统一道共同调节机体的多种生理过程。儿茶酚胺的分泌量既能保证各组织、器官执行正常功能的不同需要，又能维持一定量的储备。在复杂的调节过程中，根据机体整体的需要，交感 - 肾上腺髓质作为一个系统而发挥调节作用。

1. 心血管作用　交感神经通过对周围血管阻力的调节，保证重要脏器的血液灌注，使机体适应于内、外环境的变化。交感神经对心脏和血管的作用突出，而来源于肾上腺髓质的儿茶酚胺在交感神经被抑制或有缺陷时，可发挥补偿作用。

（1）传出通路：低压容量血管和高压阻力血管的牵张感受器是循环状态的感受器。这些牵张感受器受刺激后，冲动经第 9、10 两对颅神经传入，以抑制中枢交感神经冲动的传出。容量和阻力血管感受器是交感神经系统对循环血容量或压力或两者的改变作出相应反应的效应器。高压压力感受器和低压压力感受器两者互相配合，共同维持血压和组织灌注，静脉回流稍有减少将兴奋交感神经而抑制血压的下降。

（2）中枢联系：高压压力感受器传入纤维终止于孤束核，压力感受器的兴奋能刺激由孤束核至脑干交感中枢的抑制反射。抑制通路的信号传递与 α_2 - 肾上腺素能突触有关，有降压作用的中枢肾上腺素能激动剂可能增强压力感受器的抑制效应。起源于下丘脑腹外侧髓质顶部的兴奋性延髓通路和腹外侧髓质尾部的抑制性通路通过肾上腺素、NE 和血清素等调节心血管功能，而 P 物质和 NPY 只起协同作用。

（3）传出神经对心血管的作用：交感神经传出冲动经压力感受器反射的传出支传导至动脉、心脏、肾脏和静脉。α 受体兴奋可致皮下、黏膜、内脏和肾脏的血管床收缩，周围血管阻力增加。交感神经收缩冠脉和脑血管的作用微弱，保证了对这些区域的血液供应优先于其他血管床。

（4）血管反应：α_1 和 α_2 受体介导血管、淋巴管的收缩，动脉的 α 受体调节组织灌注，而静脉 α 受体则控制血浆容量。很多动、静脉血管床都有 α_1 和 α_2 受体，但同一血管床有不同的受体亚型，通常在大动脉以 α_1 受体占优势，而在静脉则以 α_2 受体占优势；α_1 和 α_2 受体的兴奋引起阻力血管收缩，α_2 受体还能通过抑制交感神经释放 NE 而间接调整血管张力。此外，交感神经释放的其他介质和神经肽，包括 ATP、NPY，甘丙肽和阿片肽，也能引起血管收缩。儿茶酚胺释放及交感神经兴奋也能导致血管扩张，循环中少量的肾上腺素可通过兴奋 β_2 受体而引起血管扩张，特别是骨骼肌血管。但动脉硬化时，β 受体兴奋使血管扩张的效应受损可能导致这种血管内皮功能失调。胆碱能促进内皮细胞生成 NO 而促使血管扩张。与 α_1 受体的作用相比，α_2 受体介导的血管收缩更易被缺氧和内毒素血症等因素所抑制。这种微循环的缩血管反应敏感性的差异有利于改变局部血流而不致发生总的外周阻力和血压改变。

（5）心脏作用：儿茶酚胺对心脏的直接作用是兴奋 β 受体，加快心率，增加心肌收缩力和加速兴奋传导，结果是心输出量增加。儿茶酚胺使静脉收缩而增加静脉血的回流，也加强心房肌收缩，但儿茶酚胺导致的心脏兴奋也增加了心肌的耗氧量。

心衰时，交感神经对心肌的作用增强，由于 β - 肾上腺素能神经兴奋可促进细胞凋亡，如 β_1 受体或 α_2 受体基因过度表达可使转基因小鼠心肌细胞凋亡增加，并发生扩张性心肌病。另一方面，心衰时的交感神经过度兴奋被认为是 β - 肾上腺素能受体抵抗所致（β_1 受体下调及抑制性 G 蛋白 α 亚基增多，抑制 AC 等），如用儿茶酚胺治疗可导致受体数目的进一步下降。

2. 内脏效应

（1）平滑肌：儿茶酚胺通过兴奋 β 受体而使平滑肌松弛，兴奋 α 受体使平滑肌收缩。交感神经兴奋时，肠道和膀胱的平滑肌张力降低，而相应的括约肌紧张，非典型 β 受体（可能是 β_3）与胃肠道或支气管平滑肌松弛有关，多巴胺能受体也能介导肠管和血管平滑肌的松弛。儿茶酚胺对肠道动力的抑制可能由 β 受体介导，也可能是 β 受体介导的抑制 ACTH（或 NO）释放的结果。支气管的副交感神经分布密集，而在调节气道阻力方面，交感神经所起的作用较小。儿茶酚胺对肺功能的影响主要由 β_2 肾上腺素能受体介导。

（2）液体和电解质转运：儿茶酚胺影响多部位的水和电解质的跨膜移动，包括小肠、胆囊、气管、角膜和肾小管上皮细胞，也能改变房水的形成，所以在治疗青光眼方面，α - 肾上腺素能激动剂和 β - 肾上腺素能拮抗剂两者都有效。α 受体兴奋促进小肠吸收钠和水，而多巴胺能受体激活则拮抗肠吸收钠和水。儿茶酚胺在肠道对水和电解质代谢的作用有利于维持细胞外液的平衡。腋部和生殖器区域汗腺分泌受儿茶酚胺作用的支配，而涉及体温调节的其他部位的皮肤的汗腺分泌则由交感胆碱能神经的节后纤维支配。

（3）外分泌腺分泌：儿茶酚胺能刺激肽类物质分泌入眼泪、唾液、胰液和前列腺液，也能促进胃黏膜和支气管上皮分泌黏液。

（4）细胞生长和分化：儿茶酚胺能刺激一系列组织的细胞生长和分化，这些组织包括腮腺和一些增殖迅速的细胞群（如小肠上皮细胞、骨髓幼红细胞、精细胞等）。儿茶酚胺也使心肌、骨骼肌和血管平滑肌细胞发生适应性肥大。棕色脂肪和前列腺的增生也与交感活动有关。通常，儿茶酚胺和其他神经递质介导的细胞增殖是 AC 被抑制所致，而 cAMP 增加则使细胞分化减少。

（5）止血：肾上腺素可增加血小板的数量，并通过兴奋 α_2 受体促进血小板聚集。肾上腺素还能使循环中的Ⅷ因子和组织纤溶酶原激活物水平上升，使血浆纤溶酶原激活抑制物水平下降，阻断 β - 肾上腺素能受体可减弱肾上腺素引起的Ⅷ因子增加。肾上腺素还促进肝纤维蛋白原的合成。

（6）免疫功能：交感神经纤维在脾和淋巴结分布密集，任何影响交感神经活性的因素（如情绪、营养状态和体力活动等）都可能影响免疫功能。

3. 代谢作用　儿茶酚胺使体内的储存能量物质分解成可利用的底物，儿茶酚胺的重要代谢功能之一是从肝脏、脂肪组织和骨骼肌快速动员产生能量的底物。底物的动员取决于底物的浓度、激素的水平、神经分布和储备组织的血流，儿茶酚胺、胰高血糖素和皮质醇的作用与胰岛素相拮抗。

自主神经通过直接作用和间接性体液因素调节糖和脂肪的代谢。交感神经兴奋释放 NE，促进骨骼肌和脂肪摄取葡萄糖，这种作用不依赖于胰岛素，在肝脏则以肾上腺素的作用为突出。肾上腺素增加肝糖异生，抑制胰岛素分泌和周围组织对糖的利用，儿茶酚胺有生热作用和脂解作用，中枢神经的活动和环境因素也改变胰岛、肝脏、肾上腺髓质和脂肪组织的糖代谢和脂肪代谢过程。另一方面，瘦素可提高中枢交感神经的兴奋性，瘦素和 β_3 受体作用障碍可引起肥胖和糖耐量异常。因此，肥胖和 2 型糖尿病的发生似乎也与交感神经系统的功能障碍有关。脂肪细胞的脂肪代谢功能由五种肾上腺素能受体亚型（β_1、β_2、β_3、α_2、α_1）调节，其中 α_2 受体拮抗 β_1、β_2 及 β_3 受体的脂解作用，α_1 受体主要调节糖原分解和乳酸生成。

（1）肝脏：儿茶酚胺通过激活肝糖原分解，促进糖异生和抑制糖原合成而使肝糖输出增加。β_2 受体兴奋，激活 AC，使 cAMP 增加，启动一系列 cAMP - 依赖性级联反应，使糖原磷酸化酶由非活性形式转化为活性形式。在离体肝细胞实验中，通过非 cAMP 机制，α_1 受体兴奋也能激活磷酸化酶，从而增加糖原分解和葡萄糖异生。α 受体激动剂促进肝摄取氨基酸（包括乳酸），增加糖异生的底物。儿茶酚胺抑制胰岛素分泌，胰高血糖素增强它们对肝糖异生的作用。在肝葡萄糖异生方面，不同的物种有不同的 α 和 β 受体的作用机制，在同一物种也有所不同。在大鼠，以 α 肾上腺素能效应占优势；在人类，则以 β 肾上腺素能效应占优势，虽然 α 肾上腺素能兴奋也能增加肝葡萄糖的输出。

肾上腺素和 NE 可减少而 DA 可增加肝血流。胰高血糖素可能降低儿茶酚胺导致的肝动脉收缩。儿茶酚胺通过增加外周组织游离脂肪酸的释放而刺激酮体生成，肝交感神经和循环血中儿茶酚胺都能刺激肝脏葡萄糖的输出。

（2）脂肪组织：机体的脂肪由两类不同形式的脂肪组织组成，其中白色脂肪组织构成体内储存脂肪的大部分（健康年轻人约 10~15kg），主要发挥能量储存功能，在代谢方面相对静止。另一类为棕色脂肪，存在于婴儿和很多其他物种中，其主要功能是产热。两类脂肪组织的生理功能相适应，神经、血管对棕色脂肪的支配超过其对白色脂肪的支配，生理水平的循环儿茶酚胺主要影响白色脂肪的代谢过程。

儿茶酚胺通过激活激素敏感性脂肪酶而刺激脂肪分解，使甘油三酯分解成脂肪酸和甘油，介导此反应的细胞过程涉及儿茶酚胺与 β 受体间的相互作用，激活 AC、PKA 和脂肪酶磷酸化。由胰岛素激活产生的去磷酸化作用使脂肪酶失活。由儿茶酚胺引起的 PKA 的激活也能促进脂肪细胞内其他调节蛋白的磷酸化，包括磷酸化酶激酶、糖原合成酶、葡萄糖载体 4（$GLUT_4$）和 β_1、β_2 受体等。

除 β 受体介导的脂肪分解外，儿茶酚胺还通过 α_2 受体抑制 AC 而发挥其抑制脂肪分解的效应。α 肾上腺素能的抑制作用可能在儿茶酚胺处于低浓度时明显，而 β 受体介导的脂肪分解则在儿茶酚胺处于高水平时占优势。α_2 受体兴奋，通过抗脂肪分解作用使脂肪细胞肥大。脂肪组织 α_2 受体对儿茶酚胺脂解作用的敏感性因物种而异，即使在同一个体的不同部位的脂肪细胞上，α 和 β 受体的比例也不同，对儿茶酚胺的脂肪分解作用的反应也各异。环境因素和不同的激素也能影响脂肪组织对儿茶酚胺的反应，例如胰岛素对儿茶酚胺介导的脂肪分解有很强的拮抗作用。

（3）肌肉组织：儿茶酚胺通过激活 β_2 受体刺激肌糖原分解，与肝脏和脂肪组织的情况不同，α 受体不影响此过程。肌肉缺乏葡萄糖 6-磷酸，由糖原分解产生的 6-磷酸葡萄糖被代谢为乳酸。儿茶酚胺对肌糖原的代谢作用需要糖皮质激素的参与，而受胰岛素的拮抗。儿茶酚胺能通过 β 受体动员甘油三酯，增加血中的游离脂肪酸，肌肉收缩也能增加肌糖原分解和能量的消耗。

肌肉蛋白构成储存燃料的大部分，一般只在长时间饥饿或严重创伤后才出现肌蛋白分解。儿茶酚胺在调节肌蛋白代谢方面的作用复杂，与其促进脂质和糖原动员的作用相反，儿茶酚胺通过 β 肾上腺素能途径抑制骨骼肌释放氨基酸。缓慢给予 β 肾上腺素能激动剂（特别是 β_2 激动剂）能增加动物骨骼肌蛋白。相反，去除肾上腺髓质，机体蛋白质含量减少。β 肾上腺素能激动剂的作用主要是减少蛋白质的分解，而不是增加蛋白质合成，其作用机制可能与 ATP-泛肽依赖性蛋白质分解通路被抑制有关。

（4）肾脏：当血浆肾上腺素水平在正常高值时，由肾进入体循环的葡萄糖增加 30%~40%。肾脏葡萄糖的生成主要反映肾近曲小管细胞的糖异生，在长时间禁食、糖尿病控制不佳及循环肾上腺素增加（如应激状态）时有重要意义。

由肾小管细胞生成的 DA 在调节肾脏的钠代谢中起着重要的作用。DA 抑制 Na^+-ATP 酶和 K^+-ATP 酶活性及钠通道的流量，具有钠利尿作用（在高钠饮食时更突出），NE 和 AT-2 可拮抗 DA 的这一作用。ANP 通过 DA 作用途径也可拮抗 NE 的作用，导致钠利尿。AVP（ADH）除了增加水的渗透性，具有水利尿作用外，也与醛固酮一同增加钠的重吸收，而儿茶酚胺可抑制（通过 α_2 受体）钠的重吸收，故 DA 的钠利尿作用至少一部分是通过抑制 AVP 依赖性 Na^+ 的重吸收所致，低肾素性钠依赖性高血压也可能与此有关。用核素平衡技术发现，肾脏的葡萄糖生成量占机体糖生成量的 25%。肾脏的糖生成被肾上腺素所刺激（受胰岛素抑制），糖异生的底物主要是乳酸、谷氨酸和甘油醇。

（5）葡萄糖转运：高于生理水平的肾上腺素可减弱细胞外液葡萄糖的清除，儿茶酚胺也可抑制胰岛素介导的葡萄糖摄取，儿茶酚胺的快速抑制作用由受体介导。在胰岛素处于低水平时，儿茶酚胺通过 β 和 α 受体促进葡萄糖向白色脂肪组织、棕色脂肪组织、心肌和骨骼肌的转运。如果肾上腺素能神经兴奋维持较长时间，组织对胰岛素的敏感性增加。β 受体效应对胰岛素作用的影响与受试者携带的 β_3 受体的等位基因对胰岛素的敏感性不同有关，长时间给予儿茶酚胺引起胰岛素敏感性增加可能是脂肪组织和骨骼肌中 $GLUT_4$ 或己糖激酶 II 表达增加的结果。

心肌缺血刺激 GLUT "转位"，Egert 等发现，缺血介导的 GLUT–1 和 GLUT–4 转位与 α 受体受刺激有关，α 受体促进缺血细胞对葡萄糖的摄取，β 受体无此作用或可拮抗此作用，但 NE 增加棕色脂肪组织的葡萄糖摄取不是 GLUT 转位引起的，可能是通过 cAMP 途径使 GLUT 活性增加所致。

（6）底物循环：储存燃料的分解使代谢底物向肝脏转运，而肝脏又生成葡萄糖再回到周围组织。儿茶酚胺加快葡萄糖在肝脏和周围组织之间的交换性循环，肾上腺素刺激肌肉释放乳酸，促进肝糖输出和葡萄糖–乳酸循环。一般由肾上腺素介导的葡萄糖–乳酸循环远超过肾上腺素增加葡萄糖或增加乳酸盐利用的单项效应。

（7）脂蛋白代谢：给动物输入儿茶酚胺，经 β 肾上腺素能途径使血浆总胆固醇增加。儿茶酚胺还兴奋肝脏3–羟基，3–甲基戊二酸单酰辅酶 A（HMG–CoA）还原酶，使胆固醇转变成胆酸。此外，儿茶酚胺通过减少低密度脂蛋白受体而减少脂蛋白的更新。胆固醇–脂蛋白代谢的改变也影响交感神经系统，如家族性高胆固醇血症患者伴交感活动增加。儿茶酚胺通过这几种方式影响循环中甘油三酯的水平：儿茶酚胺动员游离脂肪酸，作为肝脏合成甘油三酯的底物。儿茶酚胺抑制肝释放甘油三酯。重复应用 NE2 天以上，血浆甘油三酯、极低密度脂蛋白和低密度脂蛋白水平升高。儿茶酚胺降低脂肪组织中脂蛋白酯酶的活性，而增加肌肉中该酶的活性。由于儿茶酚胺在脂蛋白代谢中具有多种作用，肾上腺素能拮抗剂可能导致脂代谢紊乱。

（五）儿茶酚胺的作用机制——肾上腺素能受体

最初，Ahlquist 根据激动剂的作用不同，将其相应的受体分为 α 和 β 两种。Lands 等观察到胺类物质激发心跳加快和脂肪分解过程中的相应受体的结构与使支气管和血管扩张的受体不同，故又将 β 受体反应分为 β_1 和 β_2 两型。1974 年，Langer 提出交感神经末梢膜上有与突触前 NE 释放调节有关的 α_2 受体，以区别于突触后的 α_1 受体。20 世纪 80 年代初，用分子生物学技术证实有另一种 β_3–肾上腺素能反应。现证明，至少 BRL37344（或 CGP12177）的肠松弛作用是以 β_3 受体机制介导的，而脂肪细胞的 β_3 受体的作用是调节脂肪代谢。遗传性肥胖动物（包括人类）的病因与 β_3 受体缺陷有关。

DA 是 α 和 β 肾上腺素能受体的弱激动剂，DA 还能作用于某些独特的 DA 受体而发挥作用。中枢神经系统存在 D_{1A}、D_5/D_{1B}、D_2S、D_{2L}、D_3 和 D_4 等 DA 受体，周围组织的 DA 受体为 DA_1（位于非神经元的周围组织）和 DA_2（位于自主神经节和神经元突触前膜）。

周围组织 DA_1 受体与中枢神经系统的 D_{1A}、D_5/D_{1B} 受体大致相似；周围组织的 DA_2 受体则与中枢神经系统的 D_2 受体相似。在某些反应中，中枢和周围组织需要同时激活 DA_1 和 DA_2 两种受体。DA_1 受体介导肾、肠系膜、冠状动脉和脑血管床血管的扩张；DA_2 受体兴奋时，抑制交感神经节的传导、减少交感神经末梢 NE 的释放，抑制垂体释放 PRL，抑制肾上腺皮质分泌醛固酮，引起呕吐。

三、肾上腺的其他激素

（一）肾上腺性激素

体内肾上腺的类固醇物质的产生量最大，脱氢异雄酮（DHEA）和硫酸脱氢异雄酮（DHEAS）占 C19 雄激素类固醇的主要部分。大多数非结合类固醇由 3β-羟基氧化和 Δ5 双键至 Δ4 位的同分异构化作用转化为雄烯二酮。雄烯二酮被代谢生成雄酮和胆烷醇酮，后二者被 17β-还原，分别生成各自的乙二醇衍生物。DHEA 被直接排入尿液中，硫酸基团被水解后产生游离脱氢异雄酮。此外，这种全酯也可在 16 位或 7 位羟基化，或经可逆的 17β-还原途径生成硫酸雄烯二酮。与非硫酸化的类似物比较，DHEA 及其代谢物经肾脏的清除较慢。DHEA 及其代谢物比其他肾上腺类固醇物质从粪便中排出的量要多，放射核素标记的 DHEA 注入静脉后，其代谢产物的 30%～45% 可出现在大便中。由胆道排泄的 DHEA 及其代谢物仅占类固醇代谢物的 10% 以下。

（二）肾上腺髓质交感神经肽类激素

哺乳动物的肾上腺髓质存在多种肽类物质，它们存在于嗜铬细胞的嗜铬颗粒内和支配肾上腺髓质的神经元中。在肾上腺髓质功能方面，神经肽至少发挥三方面的作用：①刺激嗜铬细胞分泌儿茶酚胺；②间接调节肾上腺对乙酰胆碱的反应，如 NPY、脑啡肽能降低儿茶酚胺对 N 受体激活的反应，而 P 物质则能增加其反应性；③在少数情况下，由肾上腺髓质释放的肽类激素可发挥全身效应。如阿片肽可介导与应激有关的痛觉缺失，并调节脑组织血流和耗氧量。肾上腺髓质释放的 NPY 在内毒素血症时，有助于维持血压。

（三）肾上腺髓质素（adrenomedullin，AM）

AM 是 20 世纪 90 年代新发现的一种降压肽，由 52 个氨基酸残基组成。在其 16～21 位有一个由二硫键形成的 6 元环，N 端和 C 端的氨基酸序列是 AM 发挥血管效应的活性部位，环状结构和 C 端序列与 AM 发挥抗盐皮质激素作用有关。AM 的 C 端序列与 AM 结合到球状带细胞上相应受体有关，环状结构还与受体激活相关。

AM 最早从嗜铬细胞瘤细胞中发现，后证明 AM 广泛存在于体内不同的组织和器官，特别是神经垂体、肾上腺髓质、心血管、肺、肾和血液。人肾上腺皮质球状带细胞有 AM 受体。现发现一种由 20 个氨基酸残基组成的降压肽（PAMP，proadrenomedullin N-termina 20 peptide、前肾上腺髓质素 N 端 20 肽）。AM 和 PAMP 均来源于一个由 185 个氨基酸残基组成的前激素原（前肾上腺髓质素原）。除神经垂体、腺垂体中间叶含有 AM 外，垂体前叶还广泛分布有 PAMP 阳性物，但染色程度差异很大。有趣的是，AM 和 PAMP 的分布并不完全重叠。超微结构分析表明，FSH 细胞的分泌颗粒中含有大量的 PAMP，并与 FSH-同分泌，这提示 PAMP 可能还参与了性腺功能的调节。

PAMP 铃蟾肽（bombesin）有同源序列，可与促胃液素释放肽受体（gastrin-releasing-peptide receptor）及 neuromedin β 受体结合，PAMP 可引起高血糖，但可被 α-肾上腺素能拮抗剂或胰高血糖素阻滞，提示 PAMP 参与了糖代谢的调节。

AM 可激活 ATP 依赖性 K^+ 通道，使细胞膜超极化，导致血管扩张，而 PAMP 具有加压作用，其机制未明。此外，PAMP12-20 还有抑制 TSH 分泌的作用。

Ohta 等用放射免疫分析法测得健康受试者血浆总 AM 值为 9.00 ± 2.13 pmol/L。Elsasser

等用放射配体印迹法对不同物种进行检测后，发现一种能影响 AM 的生物活性和清除的特异性 AM 结合蛋白（AMBPs, specific AM binding proteins），[125]I 标记的 AM 与 AMBPs 结合形成 140kD 和（或）120kD 的复合物。

AM 具有多种生物学特性，其中对循环和体液容量调节的控制作用明显。快速大量输入 AM 引起血管扩张、心肌收缩减弱、利尿和醛固酮分泌抑制。持续小量输注（0.51μg/kg·h）引起血管扩张。在病理状态下（如充血性心衰、心肌梗死、高血压和肾脏疾病），AM 可能主要由血管内皮细胞、平滑肌细胞和心肌细胞释放，以拮抗血容量增加、血压升高和被激活的某些体液因素（如儿茶酚胺和肾素－血管紧张素系统）的作用。心血管组织和循环血中的 AM 增加可抵制机体内体液和循环容量调节系统出现的病理性偏差。有报道在低血糖状态、心脏移植术后 AM 明显增高。急性心肌梗死后，AM 的血浆浓度对判断患者预后有意义。由肾上腺髓质分泌的 AM 和血浆中的 AM 抑制肾上腺球状带醛固酮的分泌。

AM 的降压作用主要出现在肺循环，是调节肺血管压力的重要激素之一。血液中主要存在成熟型 AM 和含甘氨酸扩展肽的无活性 AM 两种分子形式，而肺是清除成熟型 AM 的主要部位，同时也降低了肺动脉压。

（吉书红）

第二节　皮质醇增多症

皮质醇增多症，也称库欣综合征（Cushing syndrome），是 1912 年由 Cushing 首先描述由于垂体肿瘤所致的肾上腺功能亢进患者的表现，并于 1932 年正式定名。1927 年，Hartman 对肾上腺皮质醇的产生进行研究，发展到现今，一直作为临床肾上腺疾病定位诊断的检测依据。皮质醇增多症是由于肾上腺皮质产生过量的糖皮质激素（主要是皮质醇）所致。皮质醇增多症可在任何年龄发病，但多发于 20~45 岁，女性多于男性，男女比例为 1 ：（3~8）。

一、病因

该病的病因分类，见表 16 - 2。

表 16 - 2　皮质醇增多症的病因

皮质醇增多症诊断	%
ACTH 依赖的皮质醇增多症	
库欣病	68
异位 ACTH 综合征	12
异位 CRH 综合征	< <1
ACTH 不依赖的皮质醇增多症	
肾上腺皮质腺瘤	10
肾上腺皮质癌	8
双侧小节结增生	1
大节结增生	< <1
假性皮质醇增多症	

皮质醇增多症诊断	%
抑郁型精神病	1
慢性酗酒	< <1

1. ACTH 依赖性皮质醇增多症 是由于下丘脑－垂体或垂体外的肿瘤组织分泌过量 ACTH 或促肾上腺皮质激素释放激素（CRH），刺激肾上腺皮质引起双侧肾上腺皮质增生并分泌过量的皮质醇。

（1）垂体 ACTH 瘤：经蝶行垂体探查手术发现，最常见的为垂体 ACTH 瘤，分泌过量 ACTH 引起的皮质醇分泌增多，又称为库欣病（Cushing disease），占皮质醇增多症的 68%。其中 80% 以上的垂体 ACTH 瘤为微腺瘤，多数肿瘤的直径 ≤0.5cm。10%～20% 为大腺瘤。极个别为恶性垂体 ACTH 癌。可向颅内邻近的组织，如海绵窦、蝶窦及鞍上池浸润，或向其他部位及远处转移。当 ACTH 腺瘤被切除后，80% 以上的患者可获得临床和内分泌功能的完全缓解，但也有部分患者会出现一过性的垂体－肾上腺皮质功能减低。

（2）垂体 ACTH 细胞增生：垂体 ACTH 细胞增生占库欣病病因的 8%～14%，增生可为弥漫性、簇状或多结节性，也可在增生的基础上形成腺瘤。垂体 ACTH 细胞增生的原因尚不清楚，可能为下丘脑自主分泌或为下丘脑以外的肿瘤异位分泌过量促肾上腺皮质激素释放激素（CRH）所致。

（3）异位 ACTH 综合征：Brown 于 1928 年报道第一例异位 ACTH 综合征。近年来，此类病例报道逐渐增多，占库欣综合征病因的 12%，该类型是由于腺垂体以外的肿瘤组织分泌有生物活性的 ACTH，刺激肾上腺皮质细胞，使其增生并分泌过量的皮质醇。其最常见的原因为小细胞性肺癌、胰腺癌、胸腺瘤、支气管腺瘤、嗜铬细胞瘤、甲状腺癌、结肠癌、卵巢癌、肝癌等，类癌、胸腺瘤等。

异位 ACTH 分泌瘤分为两种情况，一种为瘤体大而容易被发现，恶性程度高、病情发展快，且由于病程太短，临床上很少见到典型的库欣综合征的临床症状时，患者就因病情危重而死亡。第二种情况因瘤体小而不易被影像学检查所发现，但因其恶性程度低、发展缓慢、因此可有较长的时间内逐渐出现库欣综合征的典型临床症状和体征，须与库欣病进行鉴别。

2. 非 ACTH 依赖性皮质醇增多症 原发于肾上腺皮质的腺瘤及腺癌均可自主分泌过量皮质醇，而不受 ACTH 的调节，故称为非 ACTH 依赖性库欣综合征。由于高浓度的血浆皮质醇反馈抑制下丘脑 CRH 及垂体 ACTH 的分泌，而使下丘脑分泌 CRH 及垂体分泌 ACTH 的细胞处于被抑制状态，故肾上腺肿瘤以外的同侧和对侧肾上腺组织可呈现萎缩。

（1）肾上腺皮质腺瘤：分泌皮质醇的肾上腺皮质肿瘤多为良性腺瘤，占库欣综合征的 10%。腺瘤大多数直径为 2～4cm，呈圆形或椭圆形，有完整包膜，一般为单个，左右两侧的发病概率大致相等，偶有双侧腺瘤。

（2）肾上腺皮质腺癌：一般体积比较大，重量多超过 100g，最大可达 2 500g。腺癌的形状不规则，呈分叶状，可见出血、坏死及囊性变。肿瘤周围的包膜常有浸润，血管中常有瘤细胞栓子，并可有早期骨、肺、肝及淋巴结的转移。肾上腺癌在分泌大量的皮质激素外，同时还分泌雄性激素，也可能由于肾上腺癌不能将肾上腺类固醇前体充分转化为糖皮质激素所致。因此患者除皮质醇增多的症状外，还出现雄性激素增多的表现。这一特征成为库欣症腺癌与腺瘤的区别之一。

(3)双侧肾上腺皮质结节样增生：这种情况约占库欣综合征病因的2%，又称腺瘤样增生，一般为双侧，从小结节到大节结不等，常为多结节融合，其病因可能是垂体过量分泌ACTH，刺激肾上腺皮质增生，然后在增生的基础上形成结节。而这些结节又具有自主功能，所分泌的皮质醇，再反馈抑制垂体ACTH的分泌，自主的分泌也不能被外源性糖皮质激素的给予所抑制。

3.假性肾上腺皮质增多症 80%严重抑郁症患者和慢性酗酒者可引起假性库欣综合征，临床上应给予鉴别。

二、临床表现

本病的临床表现是由于体内皮质醇过多，引起糖、蛋白质、脂肪、电解质代谢紊乱及多种器官功能障碍所致。各系统的表现分述如下：

1.外貌 患者大多呈特征性外貌：高皮质醇血症使体内脂肪重新分布，导致满月脸，向心性肥胖，颈背部脂肪堆积、隆起，锁骨上窝脂肪垫丰满，腹部膨出，而四肢较细。发生率约为60%。有部分患者虽有不同程度的肥胖，但并不表现出典型的向心性，少数患者体态正常。

多血质貌，患者表现面部红润，皮脂溢出现象明显，这种现象出现的原因是蛋白质分解过度，皮肤变薄，血色易于显露。同时由于蛋白质分解导致毛细血管壁脆性增加，皮肤容易发生紫斑及瘀点。

紫纹是本病的特征性表现之一，发生在60%的患者，表现为中间宽、两端细，表皮变薄的紫红色或淡红色粗大裂纹，紫纹颜色越深、越宽，诊断意义越大。多发生于下腹部、大腿内外侧和臀部。形成的原因是局部脂肪沉淀后，皮肤受到机械性伸张，加上过度的蛋白质分解，弹力纤维变脆，在张力增高时发生撕裂，形成紫纹。

痤疮也是常见的表现，在患者面部、背部常出现痤疮，体毛增多增粗，女性会出现胡须。

2.高血压及低血钾 本病约80%患者有高血压，收缩压与舒张压均增高。高血压的发生与患病年龄无关。长期的高血压会导致心、肾、眼部的病理变化，动脉硬化的发生及严重性与病程长短有关。发生高血压的原因可能由于：①皮质醇加强了去甲肾上腺素对小动脉的收缩作用；②大量皮质醇可产生潴水、钠作用，总钠量显著增加，血容量增多，血压上升；③皮质醇可加强心肌收缩力，提高心排血量等。同时可有尿钾排量增加，而致高尿钾和低血钾，也可出现氢离子排泄增加而致的碱中毒。库欣综合征的血压增高一般为轻至中度，低血钾、碱中毒的程度也较轻，而异位ACTH综合征及肾上腺皮质癌患者由于大量分泌皮质醇，可造成较严重的低血钾、碱中毒。在经过有效治疗后，血压一般可降低，或完全恢复正常。但也有部分患者，长期高血压导致动脉硬化或肾脏病变，手术后血压也不能降到正常。

3.骨骼系统改变 蛋白质的过度消耗，血钾的丢失，患者会感到明显乏力，甚者不能进行体力劳动。骨骼系统的改变主要为骨质疏松，脱钙。约有70%的患者常诉腰背部疼痛，少数可出现脊椎压缩性骨折或其他部位的病理性骨折。骨质疏松的严重程度与病史的长短有关。其原因主要是糖皮质激素促进了蛋白质的分解代谢，使骨基质中蛋白质形成困难，钙盐不能向骨基质沉积，成骨障碍。

4. 葡萄糖代谢障碍 糖代谢紊乱为本病重要表现之一,约有70%的患者有不同程度的糖代谢紊乱,表现为糖耐量减低。20%的库欣综合征患者有糖尿病。高皮质醇血症可增强糖原异生,并对抗胰岛素的作用,使细胞对葡萄糖的利用减少,血糖升高。而这类糖尿病的特点是,无论糖尿病有多么严重,发生酮症者非常少。其次在治疗时,对胰岛素不敏感。但是在本病被控制后,糖尿病及糖代谢紊乱可自行缓解。

5. 其他

(1) 容易感染:由于皮质醇可抑制吞噬细胞的游走和吞噬作用,溶解淋巴细胞和抑制淋巴细胞增生和减少抗体产生等作用,使受伤创面不易愈合,同时易受感染,而感染一旦发生不易局限,扩散至全身,导致严重败血症和毒血症。

(2) 血液改变:皮质醇可刺激骨髓,使红细胞生成轻度增加。白细胞总数略有增多,主要是中性多形核细胞增多,而淋巴细胞及嗜酸细胞在大多数患者反见减少。凝血功能无异常,容易出血的倾向主要是因为血管壁抵抗力减弱之故。

(3) 性激素紊乱表现:由于肾上腺雄性激素分泌过多,女性可表现为月经紊乱、痤疮、多毛、乳房萎缩等。在男性,可能还由于大量的皮质醇抑制了垂体促性腺激素分泌。患者表现有性欲减退、阳痿、不育、睾丸变软、前列腺小于正常等症状。

(4) 精神情绪:皮质醇对大脑皮质有明显的兴奋作用,故患者表现为情绪不稳定。可有失眠、欣快感、神经过敏、烦躁不安等。

(5) 眼部表现:少数患者有眼部的症状,如视物模糊、复视、眼球疼痛。还常有眼部结膜水肿,有的还可能有轻度突眼。

三、实验室检查

1. 定性诊断 确定是否有高皮质醇血症。

(1) 血浆促肾上腺皮质激素及血浆皮质醇水平测定:由于ACTH及皮质醇呈脉冲式分泌,且血浆ACTH及皮质醇水平的测定极易受情绪、应激状态、静脉穿刺是否顺利等因素影响,故单次测定血浆ACTH及皮质醇水平对本病诊断的价值不大。而测定ACTH及皮质醇昼夜分泌节律的消失比清晨单次测定血浆皮质醇水平有意义。方法:于8:00、16:00、24:00分别抽血查血浆ACTH及皮质醇水平。

判断:①正常人皮质醇分泌节律为晨8:00最高,午夜最低。而库欣综合征的患者血浆皮质醇水平增高,昼夜节律变化消失。ACTH水平正常或减低。②库欣病的患者ACTH水平从轻度到重度增高,昼夜节律消失。③异位ACTH综合征的患者ACTH水平明显增高。血浆ACTH水平测定对鉴别ACTH的依赖性和非依赖性有肯定的诊断意义,但对鉴别是来源于垂体性还是异位的ACTH分泌增多却仅能作为参考。

(2) 尿游离皮质醇测定(UFC):体内结合型和游离型皮质激素以及代谢产物,90%以上从尿排出,其次是粪便,有微量自腺体和涎液排出。未被蛋白结合的部分包括葡萄糖醛酸苷、硫酸酯和游离的皮质醇都从尿中排出,即为尿游离皮质醇。测定UFC可避免血皮质醇的瞬时变化,也可避免受血中皮质类固醇结合球蛋白(CBG)浓度的影响,对库欣综合征的诊断有较大的价值,诊断符合率约为98%。

方法:准确留取24h尿量,记总量,混匀,留40ml送检。并且避免服用影响尿皮质醇测定的药物。

（3）24h 尿液 17 – 羟和 17 – 酮、血浆去氢异雄酮（DHEA）和去氢异雄酮的硫酸盐衍生物（DHEA – S）。肾上腺引起的男性化可测定血清肾上腺雄激素（DHEA 和 DHEA – S）和 24h 尿 17 – 酮，以明确临床诊断。

2. 病因诊断

（1）地塞米松抑制试验：小剂量地塞米松抑制试验：这是确诊库欣综合征的必需实验。不论是经典的 Liddle 法，还是简化的过夜法，其诊断符合率都在 90% 以上。也有不少文献报道用过夜法作为筛选试验。

方法：第 1 日留 24h 尿测定 UFC，并于晨 8：00 采血测定血浆 ACTH 和皮质醇作为对照。

午夜一片法：第 2 日 23：00 ~ 24：00 口服地塞米松 0.75mg。

小剂量法：第 2 日开始口服地塞米松 0.5mg。每 6h1 次，连服 2d。

午夜一片法在第 3 日 8：00 采血测定 ACTH 和皮质醇。小剂量法在第 3 日再次留 24h 尿测定 UFC，第 4 日 8：00 采血测定 ACTH 和皮质醇。

判断：正常人及单纯性肥胖人，试验呈阳性反应，即 ACTHA 及皮质醇血浆水平被抑制超过 50%，而库欣综合征及库欣病患者呈阴性反应，即两种物质的血浆水平被抑制 < 50%；假性库欣综合征抑制试验呈阴性反应。

大剂量地塞米松抑制试验：如小剂量抑制试验呈阳性结果的患者应继续大剂量地塞米松抑制试验。

方法：在留取尿 UFC 及和对照 ACTH、皮质醇水平的基础上进行。

第 2 日开始口服地塞米松 2mg，每 6h 1 次，连服 2d。第 3 天开始留取 24h 尿测定 UFC，第 4 日 8：00 采血测定 ACTH 和皮质醇。

判断：皮质醇能够被抑制 50% 以上，可诊为垂体性库欣病；如不能够被抑制 50%，则为肾上腺腺瘤、皮质癌或异位 ACTH 肿瘤。但须注意的是，血浆皮质醇值越高者对大剂量地塞米松试验反应越差，极少数患者对地塞米松抑制试验产生矛盾反应。

（2）甲吡酮（SU4885）试验：凡垂体 – 肾上腺皮质功能正常者，试验后 24h 尿 17 – 生酮 17 – 羟皮质类固醇比试验前增高 2 倍以上；肾上腺皮质增生者仍可有 2 倍于基值的增长以上；肾上腺皮质肿瘤为自主性，一般无反应；异源性 ACTH 综合征者部分可稍升高。

（3）CRH 兴奋试验：给垂体性库欣病患者静脉注射羊 CRH1 – 41（100μg 或 1μg/kg 体重）后，血 ACTH 及皮质醇水平均显著上升，其增高幅度较正常人明显；而大多数异位 ACTH 综合征患者却无反应。所以，对鉴别诊断有重要价值。

四、影像学检查

1. 肾上腺　近年来肾上腺 CT 扫描及 B 型超声波检查，已作为首选的肾上腺定位检查方法。肾上腺增生的 CT 表现为肾上腺内外支弥漫性增厚和拉长，10% ~ 20% 皮质结节增生表现为双侧肾上腺多发性结节。肾上腺腺瘤则表现为界限清晰、质地均匀的直径 2cm 的圆形实质肿块，常伴对侧肾上腺萎缩。应用 CT 对肾上腺部位行薄层扫描，其灵敏度很高，可发现肾上腺肿瘤、增生或大结节样增生。肾上腺皮质癌 CT 表现：①肾上腺区巨大分叶状肿块，>8cm；②等密度或低密度，中心坏死液化区呈更低密度；③少数瘤周或中心有散在钙化，呈高密度影。B 超可有效识别肾上腺肿块，但与超声专家的技术和患者身体状况有关。

诊断率可达87%，假阴性率为12%。

2.垂体　由于80%～90%的垂体ACTH瘤为微腺瘤，应首选蝶鞍磁共振（MRI）检查，目前认为此检查优于CT。而使用蝶鞍CT薄层扫描、冠状位、矢状位和（或）冠状位重建及注射造影剂进行增强扫描等方法，也可以提高垂体微腺瘤的检查发现率。但对垂体微腺瘤的发现率仅为60%。

3.其他　为发现异位ACTH分泌瘤，均应常规拍摄胸部X线片，如有可疑，则进一步做胸部体层像或CT扫描。为了解患者骨质疏松的情况，应做腰椎和肋骨等X线检查。如为恶性的肾上腺肿瘤或异位ACTH分泌瘤，还应注意是否有其他脏器的转移。

五、治疗

目前常用的治疗方法有手术、放疗和药物三方面。视不同的病因采取不同的治疗手段。皮质醇增多症治疗的目标有四个，首先是降低每天皮质醇分泌量至正常范围；二是治疗后尽可能的不导致永久性内分泌缺陷；三是切除任何有害健康的肿瘤；最后是避免长期用激素。

1.手术治疗

（1）术前准备：目标是有效纠正糖皮质激素过量分泌所致的损害，对重要脏器进行功能评估，调整机体内环境的恒定。术前准备主要注意以下几个方面。

1）术前应对心脏代偿功能进行确切的评估：及时应用有效降压药物，拮抗糖皮质激素，缩减血容量，减少心脏负荷，改善营养状况。

2）有效控制糖代谢异常：采取严格饮食控制、应用降糖药物或胰岛素，将血糖控制在良好的范围中，有效减少术后并发症。

3）预防感染：高皮质醇血症使机体免疫力低下，组织愈合能力差，术后易发生感染。因此，术前1～2d应常规预防性应用广谱抗生素。对体内已存在的感染灶必须彻底治愈后才能行肾上腺手术。

4）纠正水、电解质紊乱：术前应予纠正低钾、碱中毒、电解质失调和酸碱失衡，尤其是肾上腺皮质腺癌。

5）补充皮质激素：双侧肾上腺手术（腺体切除或腺瘤摘除术）后，会不可避免地出现短暂或永久的肾上腺皮质功能减退和不足。因此，术前1d就应该开始补充糖皮质激素，如果是双侧肾上腺全切除者，应终身补充。

（2）手术方法

1）肾上腺腺瘤：如系单个肿瘤，一般行单侧手术，双侧腺瘤或多发性细小腺瘤必须行双侧切除。腺瘤手术后大多预后良好，在手术后6～12个月，萎缩的肾上腺功能可得到功能上的补偿，如果患者虽经ACTH兴奋，仍不能恢复其必需的功能，则需长期用激素替代治疗。

2）肾上腺皮质腺癌：必须争取及早根治手术切除，一般情况下行肿瘤、肾上腺、同侧淋巴结切除。但多数患者在诊断时即有转移，难以根治，可采用化学疗法。

3）双侧肾上腺增生：一般原则为严重的一侧做全切除，另一侧部分切除。

目前对肾上腺增生或腺瘤的切除，可行腹腔镜下手术，这种手术具有创伤小、出血少、显露清晰、并发症低、恢复快等优点，已逐步代替开放手术。但对于肾上腺巨大原发肿瘤、转移性肿瘤、有粘连浸润的肿瘤仍需开放手术。

（3）术后处理：手术后应注意的情况。①术后要密切观察生命体征，尤其是呼吸、循环系统的监护；②注意肾上腺危象的发生，及时增加皮质激素的用量；③补充营养，预防感染，确保切口的愈合；④激素的使用。

（4）手术前后皮质激素的使用（表16-3）：对双侧肾上腺全切除的患者需要终身用激素替代治疗。

表16-3　皮质醇增多症患者肾上腺切除术前、后激素的应用

日序	肾上腺皮质激素	剂量（mg）	用法
手术前12h	氢化可的松注射液	50.0	加入液体中静滴
手术前2h	氢化可的松注射液	50.0	加入液体中静滴
术中	氢化可的松注射液	100~200	加入5%葡萄糖溶液500~1 000ml中缓慢滴注至肿瘤切除后加快滴注
术后第1天	氢化可的松注射液	100~200	加入液体中静滴
术后第2~4天	氢化可的松注射液	50~100	加入液体中静滴
术后第5~9天	可的松或泼尼松	25.5	口服，每日3次
以后	可的松或泼尼松	25.5	口服，每日3次

2. **药物治疗**　库欣综合征的药物治疗主要包括两大类：一类是作用于下丘脑-垂体的神经递质，如赛庚啶、溴隐亭、奥曲肽等；另一类作用于肾上腺皮质，通过阻断皮质醇合成的一些酶以减少皮质醇的生成，可用于术前准备或联合治疗。分述如下：

（1）影响神经递质的药物

1）血清素拮抗药：如赛庚啶、甲麦角林。

赛庚啶：为5-羟色胺拮抗药，有抗组胺、抗胆碱及抗多巴胺作用，对下丘脑-垂体功能紊乱所致的皮质醇增多症患者部分有效。剂量6mg，每日3~4次口服。

2）多巴胺受体激动药：如溴隐亭、甲麦角林（兼血清素拮抗药和多巴胺受体激动药）。

溴隐亭：可使下丘脑分泌促肾上腺皮质激素释放激素减少，从而减少ACTH的分泌，剂量每天7.5~10mg，分次口服。常用于库欣病的治疗。

3）生长抑素类似物，奥曲肽等：奥曲肽主要作用于腺垂体，其他药物主要作用于中枢。

4）去甲肾上腺素再摄取的阻滞药：如利舍平（利血平），也具有中枢神经递质的调节作用而影响皮质醇的产生。

（2）皮质醇合成的抑制剂：主要作用于肾上腺皮质，抑制皮质醇的合成。

1）11β-羟化酶的阻滞药：如氨鲁米特、甲吡酮、酮康唑、依托咪酯，后二者为细胞色素P450依赖性酶。

甲吡酮（SU4885）：此药主要作用是通过对11β-羟化物的抑制而减少皮质醇的合成。每日1~2g，分4次口服，可增加到4~6g。本品对肾上腺癌肿组织无破坏作用。

酮康唑为广谱抗真菌药，其作用抑制线粒体细胞色素P450依赖酶，包括11β-羟化酶和胆固醇碳链酶，从而阻断皮质醇和胆固醇的合成。应用时从小剂量开始，分次口服。剂量0.2~1.8g/d，维持量0.6~0.8g/d。长期使用应注意监测肝功能。

2）3β-脱氢酶阻滞药：如氨基导眠能、米托坦。

氨基导眠能的作用是抑制胆固醇向孕烯醇酮转换，减少皮质醇的合成。兼有3β-脱氢酶阻滞剂和 11β – 羟化酶的阻滞剂的作用，剂量 0.5 ~ 1.0g/d，分次口服。由于氨基导眠能具有阻断碘代谢的作用，故不可长期服用。

米托坦（密妥坦，OP – DDD）系毒性较小的 DDD 异构体，活性约为 DDD 的 20 倍，其作用除抑制皮质醇合成的多种酶之外，还可以引起肾上腺的出血、坏死，导致肾上腺皮质功能低下。用于不能切除的肾上腺皮质癌，已有转移，切除后复发，肾上腺癌切除后的辅助治疗。开始用量每天 3 ~6g，以后可增到 8 ~ 12g，分次口服，根据 24h 尿 17 – 羟皮质类固醇和 17 – 生酮高低判断效果，增或减药量。同时可配用少量糖皮质激素和盐皮质激素。

（3）糖皮质激素受体拮抗药：米非司酮（RU486）：抑制 21 – 羟化酶活性，拮抗糖皮质激素。此药还有拮抗雄激素的作用，可引起男性勃起功能障碍和乳腺发育。主要用于不能手术的库欣综合征或库欣病患者，剂量 0.3 ~ 1.2g/d，分次服用。

3. 放射治疗 本病由于下丘脑 – 垂体功能紊乱，分泌 ACTH 过多导致，所以对有些患者可首先选择垂体放射治疗。

（1）深度 X 线外照射垂体：总剂量 45 ~ 50Gy，分布于 35d 内连续或每周 6 日间歇照射。

（2）重粒子照射垂体：对 80% ~95% 患者有控制作用，但可能 1/3 患者发生垂体功能减退。

（3）放射性核素内照射垂体：放射性核素 ^{198}Au、^{90}Yb 埋入垂体做内照射，因操作困难，剂量难以控制，已较少应用。

六、其他少见类型的皮质醇增多症

（一）类库欣综合征

1. 医源性皮质醇增多症 这类患者均有长期大量使用类固醇激素类药物的历史，一旦停药反而会导致肾上腺皮质功能减退，发生肾上腺危象，这是由于长期使用皮质激素后使患者垂体 – 肾上腺轴受抑制所致。

2. 酒精性类库欣综合征 这类患者均有长期大量饮酒史，由于酒精性肝硬化，肝功能损害，肝脏对皮质醇的灭活能力减退，体内皮质醇蓄积所致。戒酒 1 周后，患者血生化异常即可恢复，患者的皮质醇增多症症状也可逐渐消失。

（二）亚临床皮质醇增多症

定义：由 Charbonnel 等首先描述。仅通过超声波和 CT 查出有肾上腺瘤的患者，而这些肾上腺瘤中约 20% 具有分泌糖皮质激素的能力。通常这些自主分泌糖皮质激素而没有典型库欣综合征临床表现的称为亚临床库欣综合征。这些患者体内的糖皮质激素分泌量较典型的库欣综合征少。仅表现体重增加、皮肤萎缩、脸部不断增大、高血压、肥胖等。

流行病学：亚临床库欣综合征要比典型库欣综合征发病率高。在偶然发现有肾上腺肿块的患者中，5% ~20% 可诊断为亚临床库欣综合征。

亚临床库欣综合征：①并不局限于被查出有肾上腺瘤的患者。②发现具有食物依赖性的亚临床库欣综合征患者，可能的发病机制是由肾上腺组织中有异位抑胃肽（GIP）所造成。被发现者双侧肾上腺均有巨大的结节状肿块，不依赖 ACTH，血浆中皮质醇浓度显著增加。③有报道在 1 型糖尿病患者 90 例血糖控制较差，HbA1c >9% 的患者中，用地塞米松抑制试验来筛选，共有 3 例（3.3%）患有亚临床库欣综合征，其中 2 例为垂体分泌 ACTH 的腺瘤引起的，另 1 例为单侧肾上腺瘤，这 3 例患者的皮质醇增多症均通过手术得以治愈。④在对 78 名患有原发椎骨骨质疏松症的女性和 149 名健康的绝经后女性筛查亚临床皮质醇增多症。患者中有 12 名（15.4%）皮质醇水平增加，其中 3 名通过肾上腺造影查出有单侧的 ACTH 非依赖性腺瘤。⑤亚临床库欣综合征也存在于诸如高血压和患功能性雄激素过多症的女性等。

诊断：地塞米松抑制试验是发现亚临床库欣综合征患者的最好方法。而且更倾向于大剂量地塞米松试验，以减少假阳性结果。同时行促肾上腺皮质激素释放激素（CRH）试验和对昼夜皮质醇节律的分析。①普查试验：午夜 3mg 地塞米松试验；②确认试验：通过大剂量（8mg）地塞米松抑制作用进行确认；③皮质醇增多症程度的评价：CRH 试验过程及皮质醇分泌的昼夜节律。

口服葡萄糖试验对诊断食物依赖性皮质醇增多症有意义，一些有肾上腺肿块的患者在口服葡萄糖后有异常的皮质醇反应，约占 30%。

治疗：对于有亚临床皮质醇增多症的患者进行手术存在争议，实施手术须谨慎。但对于血浆 ACTH 水平较低和尿中游离皮质醇水平升高的患者应考虑手术，这些患者发展成为典型皮质醇增多症的危险较大。具有正常血浆 ACTH 水平，并且尿游离皮质醇正常的患者若符合下列条件之一者，也应考虑实行肾上腺切除术：①年龄在 50 岁以下；②同时患有高血压、肥胖、糖尿病等代谢性疾病者；③有骨质疏松的表现。对于血浆 ACTH 浓度正常且无症状的患者和年龄 >75 岁者，不建议手术治疗。

（三）周期性皮质醇增多症

这一类型的皮质醇增多症较少见。临床特征是皮质醇增多症症状反复、周期性地出现。在发作一时后能自行缓解，以后再出现。周期长短不一。发作时除临床上出现皮质醇增多症的各种症状外，血、尿皮质醇水平增高，同时不受大剂量地塞米松抑制。

多数患者为垂体肿瘤，也可以是非内分泌腺部位的肿瘤或肾上腺具有分泌功能的肿瘤，具有周期性分泌的规律。一般要明确这种分泌规律，至少要有 2 次以上的间歇性周期性发作才能肯定。

每次发作时会出现向心性肥胖、多血质、高血压、水肿、痤疮、夜尿增多、失眠等症状。发作间歇期各种症状可逐渐消失。间歇期激素水平可恢复正常。多次发作后，患者腹部可出现紫纹，糖耐量减低。

（吉书红）

第三节　原发性醛固酮增多症

原发性醛固酮增多症（简称原醛症）是由肾上腺皮质分泌过多醛固酮所引起的综合征，1955 年由 Jerome W. Conn 首先定义并报道了该病（primary aldosteronism，PA），故又称 Conn 综合征。临床上主要表现为高血压，是继发性高血压的常见病因之一，占所有高血压人群的 0.5%~2%。但近年来其发病率显著升高，有国外学者提出已达 10%~15%。

一、病因及分类

1. 特发性醛固酮增多症［特醛症（idiopathic hyperaldosteronism，IHA）］　　其肾上腺病

变为双侧性球状带细胞增生，可伴小或大结节，结节和增生组织分泌过量的醛固酮。患者对肾素－血管紧张素的反应增强，醛固酮分泌不呈自主性。取站立位时，血肾素的轻微升高即可使血醛固酮增多。静脉滴注血管紧张素Ⅱ后，患者醛固酮分泌增多的反应较正常人和醛固酮瘤患者为强。既往认为 IHA 的患者只占原醛症的 20% ~ 30%，近 10 年来有明显的增加。1999 年 Mayo 医院在 120 例被诊断为原醛症的患者中，IHA 占 72%，而醛固酮瘤只占 28%。Stowasser 也报道 IHA 患者约占原醛患者的 2/3。

2. 肾上腺皮质醇瘤（醛固酮瘤、APA）　原认为该病因是原醛症最常见的一种，占原醛症的 70% ~ 90%，目前这种比例有所改变。瘤体包膜完整，富含脂质，切面呈金黄色，多为一侧单个腺瘤，双侧腺瘤者少见，直径通常 < 2cm。多为促肾上腺皮质激素（ACTH）反应型，少数为肾素反应型腺瘤（APRA）。APRA 患者取站立位后可引起血浆肾素变化，从而导致血醛固酮升高。

3. 肾上腺醛固酮癌　占原醛症的 1%，这一类型的肿瘤往往体积大，直径一般在 6cm 以上，切面可见出血、坏死。瘤体分泌大量的醛固酮，还同时分泌糖皮质激素和雄激素。在细胞学上常难以确定肿瘤的恶性性质，如出现转移病灶则可确诊。

4. 原发性肾上腺增生　病理变化为双侧肾上腺结节性增生，并常有一侧较大的结节。与 IHA 不同的是，患者取站立位后血醛固酮下降或不变，尿 18 - 羟皮质醇及 18 - 氧皮质醇升高。一侧肾上腺全部或部分切除可使患者的高血压、低血钾症状得以有效控制。

5. 异位醛固酮分泌肿瘤　极少见，发生于肾内的肾上腺残余肿瘤或卵巢肿瘤，也有发生于睾丸肿瘤的报道。瘤体除分泌大量的醛固酮外，还可分泌皮质醇等其他激素。

6. 家族性醛固酮增多症

（1）家族性醛固酮增多症Ⅰ型：1966 年由 Sutherland 首先报道，患者多为青年起病，肾上腺呈结节性增生，增生部位在球状带或束状带。又称为糖皮质激素可抑制性醛固酮增多症（GRA），既往还称为 ACTH 依赖性醛固酮增多症、地塞米松可抑制性醛固酮增多症。该症多为常染色体显性遗传疾病。发病机制为同源染色体间遗传物质发生不等交换，在第 8 号染色体上 11 - β 羟化酶基因和醛固酮合成酶基因形成一融合基因。融合基因的形成导致醛固酮合成酶在束状带异位表达，并受 ACTH 的调控，所以患者醛固酮分泌可被糖皮质激素抑制。

（2）家族性醛固酮增多症Ⅱ型：该型在 1992 年由 Stowasser 首先报道，病情程度不一。病理类型可为肾上腺腺瘤或增生，抑或同时存在。因此当一个家系中出现两个以上的确诊的原醛症患者，醛固酮不能被地塞米松抑制试验所抑制，且基因学检查无融合基因的存在，即可诊断为家族性醛固酮增多症Ⅱ型。

二、临床表现

1. 高血压　是本病的主要症状，也是最常最早出现的临床表现。血压一般波动在收缩压 150 ~ 240mmHg（20.0 ~ 32.0kPa），舒张压 90 ~ 130mmHg（12.0 ~ 17.3kPa）。高血压的原因主要是由于过量的醛固酮引起潴钠失钾。钠潴留导致血容量增多，血管壁内的钠离子增加，血管对去甲肾上腺素的反应性增强。患者可出现头痛、头晕、耳鸣、弱视等症状。少数表现为恶性高血压，也有极少数患者血压可完全正常。在原发性高血压患者中，原醛症的发生率为 5% ~ 13%，也有文献报道在难治性高血压患者中的发生率高达 20% ~ 40%。常规降压药物治疗降压效果不好，而用排钾利尿药又容易出现低血钾。患者很少出现水肿，这可能与钠离子的"脱逸"现象有关。病程长者可出现脏器的损害，如心、脑、肾等。

2. 低血钾 为本症的另一个特征。患者常常在起床时或久坐后忽感下肢不能自主移动，严重时四肢麻痹和呼吸肌麻痹，吞咽困难等。诱发因素有劳累、服失钾性利尿药［如氢氯噻嗪（双氢克尿塞）、呋塞米等］、受冷、紧张、腹泻、大汗等多种应激。当心肌受累时，常有期前收缩、心动过速等心律失常等症状，有时病情严重血压下降、心室颤动。低血钾往往出现在高血压发生几年后。在很长时间内，低钾血症曾经被认为是原醛症的一个诊断标准，只有当患者有高血压合并低钾时才会疑及原醛症。但实际上原醛症 20% 的患者血钾始终正常。一般认为出现低钾血症是原醛症后期的临床表现，因此，用血钾来判断原醛症的可能性，会出现漏诊。

基于上述的原因，有学者提示有下列情况者要进行原醛症方面的检查：①高血压伴低血钾；②顽固性高血压及高血压用一般降压药疗效不显著者；③儿童、青少年高血压患者；④高血压伴肾上腺偶发瘤；⑤左心室肥大的高血压患者。

3. 其他 多尿烦渴：尤以夜间多尿。由于长期大量失钾，肾小管上皮细胞空泡样变，影响肾小管功能，水重吸收能力降低。患者常诉说多尿、夜尿、烦渴、多饮，尿量可达 3 000ml/d 以上。

阵发性手足搐搦和肌肉痉挛：主要表现为手足搐搦发作与四肢麻痹交替出现，或上肢、下肢麻痹。表现特点是助产士样手、喉鸣、面部肌肉痉挛，严重时全身惊厥，意识丧失。可能的原因为血浆醛固酮升高时，血钾降低，在氢离子和钾离子竞争下钾离子分泌减少，氢离子分泌增多，导致氢离子过多丧失，引起代谢性碱中毒。

三、诊断步骤

目前，对于原发性醛固酮增多症的诊断分为三个步骤，一为筛查诊断；二为确诊诊断；三为分型诊断。

1. 筛查诊断

（1）尿钾测定：原醛症患者尿钾的排出量较大，24h 尿钾如果超过 25 ~ 30mmol/L 有临床意义。

（2）血钠、血钾测定：血钠在正常值范围内或略高于正常。多数患者血钾呈持续低血钾状态，测定值在低限或低于低限值，少数患者血钾可在正常范围内。

（3）血醛固酮和尿醛固酮测定：血醛固酮的分泌呈间歇性节律，故应多次测定。一般常测定 8：00、16：00 血中浓度。24h 尿醛固酮测定应在低血钾纠正后进行。

（4）肾素活性测定：应注意的是约有 30% 的原发性高血压的患者肾素活性低于正常。因此，低肾素活性并非是原醛症所独有。

（5）血浆醛固酮与肾素活性比值：这一方法筛查原醛症被临床普遍接受，比较简单，无须事先给钠负荷。直立位时，该比值 >30 须考虑原醛症。该检查结合血浆醛固酮浓度 > 554pmol/L，对诊断原醛症的敏感性和特异性分别为 90% 及 91%。

约 20% 的原发性高血压患者血浆肾素水平会降低，可导致假阳性结果。而低血钾会降低血浆醛固酮水平，因此需在实验前摄取足够的钾以避免假阴性。另外，试验还受 β 受体阻断药、噻嗪类利尿药、ACEI 以及患者的体位、不同的抽血时间、食盐的摄入量等因素的影响，因此为保证实验室测定结果的可靠性，应矫正低钾，检查前在保证患者安全的前提下，停用上述药物2~4周。另外，此方法个体内、个体间差异性较大，仅37%的患者结果保持恒定，因此，应当多次反复检查。

2. 确诊试验

（1）钠负荷试验：试验前留取24h尿测定醛固酮、钾、钠、肌酐、皮质醇，同时抽血查血钾、血醛固酮、皮质醇、肾素活性。每日进餐高钠饮食，钠负荷>200mg/d，钾的摄入量在60mmol/d，连续3d，后测定24h尿醛固酮量，同时测定24h尿钠和尿肌酐以确认摄入高钠和充足的尿样采集。高钠饮食后不能将尿醛固酮抑制到14μg/24h以下者可确诊原醛症。该实验对确诊原醛症的敏感性和特异性分别为96%及93%。

（2）静脉高钠试验：测基础醛固酮，然后静脉滴注0.9%氯化钠溶液500ml/h，4h后再测量血醛固酮。静滴氯化钠后不能将血醛固酮水平抑制到166.2pmol/L以下者，可确诊为原醛症。

（3）氟氢可的松抑制实验：每6h口服氟氢可的松0.1mg或每12h口服0.2mg，同时予高钠饮食，>200mg/d，连续4d，试验前后测血醛固酮。服药后血醛固酮未被抑制到138.5pmol/L以下者，可确诊为原醛症。

3. 分型试验　原醛症诊断确立后，应进一步区分原醛症的亚型，尤其是醛固酮瘤和特发性醛固酮增多症的鉴别十分重要。

（1）影像学检查：目前CT扫描和磁共振显像仍是原醛症患者术前鉴别诊断的主要手段，但对直径<0.5cm的肿瘤敏感性很低。特发性肾上腺皮质增生可显示双侧肾上腺增大或呈结节样改变。如发现直径>3cm的肾上腺肿块，边缘不光滑，形态呈浸润状，结合病史要考虑肾上腺癌的可能。一般认为，直径在1cm以上的醛固酮瘤，CT的检出率在90%以上。MRI对肾上腺瘤的检出率低于CT，但因MRI无放射性危害，故可用于孕妇的可疑病变诊断。

（2）肾上腺B超检查：简便易行，常用于定位诊断。但一般认为B超可以发现直径>1cm瘤体，对于<1cm者显示正确率不足50%。难以区别小结节与特发性增生之大结节。

（3）直、卧位血浆醛固酮浓度变化：该试验可以有效地区别醛固酮瘤和特发性醛固酮增多症。首先测量卧位血醛固酮水平，后取直立位4h后再测定。70%的特发性原醛症患者直立位后醛固酮浓度较基础值升高33%以上。而50%的醛固酮瘤患者直立位后血醛固酮水平无明显变化或较卧位值下降。

（4）肾上腺静脉导管术：1967年肾上腺静脉抽血检查（AVS）首次被用于醛固酮瘤与特发性醛固酮增多症的鉴别诊断，目前认为AVS是原醛定位诊断的金标准。在两侧肾上腺静脉直接取血能较精确地反映患者两侧肾上腺分泌醛固酮的量，但由于穿刺技术难度高，有创伤性，故一直不被用作常规检查，今后其诊断价值会随着穿刺技术水平的改善而增高。有学者提出，对于体位试验与CT结果不符，或CT阴性、可疑患者，都应进一步行AVS，甚至有条件可扩大至所有原醛症患者。

（5）地塞米松抑制试验：主要用来鉴别糖皮质激素可抑制性醛固酮增多症，受试者每6h口服地塞米松0.5mg，连续2~4d，如服药后血醛固酮水平被抑制，则可确诊为糖皮质激素可抑制性醛固酮增多症。

四、治疗

原醛症的治疗目标是使患者血压、血钾水平恢复正常，降低高血压、低血钾引起的并发症发生率和病死率；使循环中的醛固酮水平正常化，或者阻断醛固酮受体，抑制过量的醛固酮造成对心血管系统的负面效应。

1. 手术治疗

（1）腺瘤及原发性肾上腺增生患者应首选手术治疗；特醛症患者手术疗效欠佳，目前多用药物治疗；GRA 患者可用糖皮质激素治疗。

术前予螺内酯 100～500mg/d，以纠正低血钾，并减轻高血压，必要时可适当补钾。待血钾正常，血压下降，药物减至维持量时，即行手术。腺瘤患者行腺瘤摘除术，原发性肾上腺增生患者行肾上腺大部切除或单侧肾上腺切除术。术后电解质紊乱迅速得以纠正，多饮、多尿现象逐渐消失，血压呈不同程度下降。

目前，保留肾上腺组织的手术（ASS）得到许多学者的认同。推荐 ASS 的适应证是：①平扫 CT 值≤11HU，延迟增强 CT 值≤37HU；②肿瘤≤3cm；③位置不在肾上腺中央。ASS 的优点是可以保留足够多的正常组织及其血供，有研究证实，ASS 组和患侧肾上腺全切组总有效率差异无显著性意义，而保留较多肾上腺组织，对血管紧张素及儿茶酚胺反应与正常人相同。

1992 年加拿大的 Gagner 首次采用腹腔镜行肾上腺切除术，目前世界上很多临床中心腹腔镜手术已经成为手术治疗醛固酮瘤的金标准。与开放性手术相比，腹腔镜肾上腺切除术的优点是需要输血和术后止痛的患者少，术后患者能够早期活动和进食，但对增生者手术效果较差。1998 年又有创伤更小的针式腹腔镜运用于肾上腺切除术。

（2）围手术期处理：限钠补钾，每日给氯化钾 3～4g，钠 5g 以下；螺内酯每日 120～140mg，分次口服，以纠正电解质紊乱，使血压尽量降到正常或基本正常水平。

术后大多数患者血、尿醛固酮浓度迅速下降，电解质紊乱可在数日或数周之内得以恢复，由于患者肾脏潴钠功能较差，血压下降至正常，可能有的患者血压仍高，可用螺内酯治疗。

2. 药物治疗　药物治疗的适应证：①特发性醛固酮增多症；②糖皮质激素可治性的醛固酮增多症患者；③醛固酮腺瘤手术后患者，不能耐受手术或不愿接受手术治疗的患者。常用的药物分述如下：

（1）螺内酯：与醛固酮竞争性地结合盐皮质激素受体（MR），从而抑制醛固酮的作用，使过量醛固酮无法发挥作用，起到缓解病情的作用。原醛症患者接受螺内酯治疗，收缩压和舒张压可分别下降 40～60mmHg 和 10～20mmHg（1mmHg＝0.133kPa）。一般剂量为 180～240mg/d，分次口服，待症状好转后减为 40～80mg/d。螺内酯除与 MR 结合外，还与雄激素受体、黄体酮受体结合，引起男性乳房女性化、男性勃起功能障碍及女性月经紊乱。螺内酯引起的男性乳房女性化的发生率与剂量相关，当剂量低于 50mg/d 时，发生率为 6.9%；剂量 >150mg/d 时，发生率为 52%。10% 男性患者服用螺内酯后，可出现乳房女性化伴或伴有乳房疼痛。

（2）氨苯蝶啶：具有保钾利尿作用但并不竞争性拮抗醛固酮。与噻嗪类药物联合治疗，可以使血压从 168/101mmHg 降至 130/84mmHg。该联用方案有可能为无法耐受螺内酯的患者提供一种有效的治疗选择。

（3）阿米洛利：对于不能耐受醛固酮受体拮抗药的患者，可以考虑采用阿米洛利治疗。该药阻滞远曲小管和集合管的钠通道，从而促进钠的排出，并抑制钾的分泌，起到排钠、排尿、保钾的作用。但是，阿米洛利不能拮抗醛固酮对器官的损害效应，而且与螺内酯相比较，其针对原醛症的降压效果也显得逊色。如果高血压持续存在，则应增加噻嗪类利尿药。

（4）钙拮抗药：多种调节因素可以刺激醛固酮产生，钙离子是各条通路的最终交汇点，因而钙拮抗药治疗原醛症是合理可行的途径。它们不仅抑制醛固酮分泌，而且抑制血管平滑肌收缩，减小血管阻力，从而降低血压。

（5）ACEI 和血管紧张素受体阻断药：通过对血管紧张素转化酶的抑制，可以减少特醛症中醛固酮的产生。

（6）醛固酮增多症的手术治疗效果不佳，肾上腺次全切除并不能缓解症状，因此药物治疗成为该症的首选治疗。一般选用地塞米松 1~2mg/d 或泼尼松 7.5~12.5mg/d，儿童量减半。服药 2 周内即可完全缓解症状，然后根据个体差异选用最适的维持量，保证即可改善症状，又不出现医源性皮质醇增多症。

（吉书红）

第四节　继发性醛固酮增多症

继发性醛固酮增多症（继醛症）是由于肾上腺外的原因引起肾素—血管紧张素系统兴奋，肾素分泌增加，导致醛固酮继发性的分泌增多，并引起相应的临床症状，如高血压、低血钾和水肿等。

一、病因

1. 有效循环血量下降所致肾素活性增多的继醛症
（1）各种失盐性肾病：如多种肾小球肾炎、肾小管性酸中毒等。
（2）肾病综合征。
（3）肾动脉狭窄性高血压和恶性高血压。
（4）肝硬化合并腹水以及其他肝脏疾病。
（5）充血性心力衰竭。
（6）特发性水肿。
2. 肾素原发性分泌增多所致继醛症
（1）肾小球旁细胞增生（Bartter 综合征）Gitelman 综合征。
（2）肾素瘤（球旁细胞瘤）。
（3）血管周围细胞瘤。
（4）肾母细胞瘤。

二、病理生理特点

（1）肾病综合征、失盐性肾脏疾病，由于缺钠和低蛋白血症，有效循环血量减少，球旁细胞压力下降，使肾素 - 血管紧张素系统激活，导致肾上腺皮质球状带分泌醛固酮增加。

（2）肾动脉狭窄时，入球小动脉压力下降，刺激球旁细胞分泌肾素。

（3）醛固酮85%在肝脏代谢分解，当患有肝硬化时，对醛固酮的清除能力下降，血浆醛固酮半衰期延长，有30min延长至60~90min。同时由于腹水的存在，刺激球旁细胞肾素分泌增多，两者均可导致患者醛固酮水平明显增高。

（4）特发性水肿是由于不明原因的水盐代谢紊乱所致，水肿所产生的有效循环血量下降刺激肾素分泌增多，导致醛固酮水平增高。

（5）心衰可以使醛固酮的清除能力下降，且有效循环血量不足，均可兴奋肾素－血管紧张素系统，使醛固酮的分泌增加。

（6）Batter综合征（BS）：系常染色体显性遗传疾病，是Batter于1969年首次报道的一组综合征，主要表现为高血浆肾素活性，高血浆醛固酮水平，低血钾，低血压或正常血压，水肿，碱中毒等。病理显示患者的肾小球旁细胞明显增多，主要是肾近曲小管或髓襻升支对氯离子的吸收发生障碍，并伴有镁、钙的吸收障碍，使钠、钾离子重吸收被抑制，引起体液和钾离子丢失，导致肾素分泌增加和继发性醛固酮增多；前列腺素产生过盛；血管壁对血管紧张素II反应缺陷；肾源性失钠、失钾；血管活性激素失调。

目前临床上将BS分为3型。①经典型：幼年或儿童期发病，有多尿、烦渴、乏力、遗尿（夜尿增多），有呕吐、脱水、肌无力、肌肉痉挛，手足搐搦，生长发育障碍。不治疗者可出现身材矮小。尿钙正常或增高，肾脏无钙质沉着。②新生儿型：多发病于新生儿，也可在出生前被诊断。胎儿羊水过多，胎儿生长受限，大多婴儿为早产。出生后几周可有发热、脱水，严重时可危及生命。部分患儿伴有面部畸形，生长发育障碍，肌无力，癫痫，低血压、多饮、多尿。儿童早期被诊断前通常有严重的电解质紊乱和相应的症状。常因高尿钙，早期即有肾脏钙质沉着。③变异型：即Gitelman综合征（GS）。发病年龄较晚，多在青春期后或成年起病，症状轻。有肌无力，肌肉麻木，心悸，手足搐搦。生长发育不受影响。部分患者无症状，可有多饮、多尿症状，但不明显。部分患者有软骨钙质沉积，表现为受累关节肿胀疼痛。是BS的一个亚型，但目前也有人认为GS是一个独立的疾病。

（7）Gitelman综合征（GS）：1966年Gitelman等报道了3例不同于BS的生化特点的一种疾病，除了有低血钾性代谢性碱中毒等外，还伴有低血镁、低尿钙、高尿镁。血总钙和游离钙正常。尿钙肌酐比（尿钙/尿肌酐）≤0.12，而BS患者尿钙肌酐比>0.12。GS患者100%有低血镁，尿镁增多，绝大多数PGE_2GE_2为正常。

（8）肾素瘤：肿瘤起源于肾小球旁细胞，也称血管周细胞瘤。肿瘤分泌大量肾素，可引起高血压和低血钾。本病的特点：①患者年龄轻，但高血压严重；②有醛固酮增多症的表现，有低血钾；③肾素活性明显增加，尤其是肿瘤一侧肾静脉血中；④血管造影可显示肿瘤。

（9）药源性醛固酮增多症：甘草内含有甘草次酸，具有潴钠排钾作用。服用大量甘草者，可并发高血压，低血钾，血浆肾素低，醛固酮的分泌受抑制。

三、临床表现

继发性醛固酮症由多种疾病引起，各有其本身疾病的临床表现，下述为本症相关的表现：

（1）水肿：原有疾病无水肿，出现继醛症时一般不引起水肿，因为有钠代谢"脱逸"现象。原有疾病有水肿（如肝硬化），发生继醛症可使浮肿和钠潴留加重，因为这些患者钠代谢不出现"脱逸"现象。

（2）高血压：因各种原因引起肾缺血，导致肾素－血管紧张素－醛固酮增加，高血压发生。分泌肾素的肿瘤患者，血压高为主要的临床表现。而肾小球旁细胞增生的患者，血压不高为其特征。其他继醛症患者血压变化不恒定。

（3）低血钾继醛症的患者往往都有低血钾。

四、实验室检查与特殊检查

（1）血清钾为 $1.0 \sim 3.0mmol/L$，血浆肾素活性多数明显增高，在 $27.4 \sim 45.0ng/（dl \cdot h）$〔正常值 $1.02 \sim 1.75ng/（dl \cdot h）$〕；血浆醛固酮明显增高。

（2）24h 尿醛固酮增高。

（3）肾上腺动脉造影，目的是了解有否肿瘤压迫情况。

（4）B 型超声波探查对肾上腺增生或肿瘤有价值。

（5）肾上腺 CT 扫描，磁共振检查是目前较先进的方法，以了解肿瘤的部位及大小。

（6）肾穿刺，了解细胞形态，能确定诊断。

五、治疗

1. 手术治疗　手术切除肾素分泌瘤后，可使血浆高肾素活性、高醛固酮症、高血压和低血钾性碱中毒所致的临床症状恢复正常。

2. 药物治疗

（1）维持电解质的稳定：低钾的患者补充钾盐是简单易行的方法，口服或静脉输注或肛内注入。手足搐搦或肌肉痉挛者可给予补钙、补镁。

（2）抗醛固酮药物：螺内酯剂量根据病情调整，一般每天用量 $60 \sim 200mg$。螺内酯可以拮抗醛固酮作用，在远曲小管和集合管竞争抑制醛固酮受体，增加水和 Na^+、Cl^- 的排泌，从而减少 K^+、H^+ 的排出。

（3）血管紧张素转换酶抑制药：ACEI 应用较广，它可有效抑制肾素－血管紧张素－醛固酮系统，阻断 AT I 向 AT II 转化，有效抑制血管收缩，减少醛固酮分泌，帮助预防 K^+ 丢失。同时还可降低蛋白尿，降高血压等作用。

（4）非甾体类抗炎药：吲哚美辛应用较广，它可抑制 PG 的排泌，并有效抑制 PG 刺激的肾素增高，保持血压对血管紧张素的反应性。另外，还有改善患儿生长发育的作用。GS 患者因 PGE_2GE_2 为正常，故吲哚美辛 GS 无效。

六、预后

BS 和 GS 两者均不可治愈，多数患者预后较好，可正常生活，但需长期服药。

（吉书红）

第五节　原发性肾上腺皮质功能减退症

肾上腺皮质功能减退是由于双侧肾上腺破坏引起的肾上腺皮质功能减退。按病因可分为原发性与继发性两类，原发性者又称艾迪生病（Addison disease）。该病于 1856 年被命名，可以由于自身免疫、结核、真菌、艾滋病等感染或肿瘤转移、淋巴瘤/白血病浸润、淀粉样变、双侧肾上腺切除、长期应用肾上腺酶系抑制药或细胞毒药、血管栓塞等原因破坏双侧肾上腺的绝大部分（90%以上），引起肾上腺皮质激素分泌不足所致。Addison 病多见于成年人，老年人和幼年者较少见，患病率为每百万人口 40 110 人，在结核病发病率高的国家和地区，肾上腺结核仍是本病的首要原因，结核性者男多于女，而另一常见病因自身免疫所致"特发性"者，则女多于男。

一、病因

1. 特发性功能减退　是最常见的引起肾上腺皮质功能减退的原因，发生与自身免疫有关，自身免疫过程使两侧肾上腺皮质被毁，特点为肾上腺萎缩，皮质的三带结构消失，伴淋巴细胞浸润。患者血中可检出针对肾上腺的抗体，以及其他自身抗体，如胃壁细胞抗体、胰岛素自身抗体等。常伴有其他器官自身免疫性疾病，如特发性甲状腺功能减退等。

2. 肾上腺结核　占80%左右，随着结核病的控制其发病率也减少。结核侵犯到肾上腺组织，当皮质破坏达50%时才出现临床症状。一般来说，肾上腺结核病变发生在结核病感染的较后期，大多在初次感染5年以后，半数在初次感染10年以后。

3. 其他少见原因　恶性肿瘤、全身性真菌感染、全身淀粉样变性、先天性肾上腺发育不全等。

二、临床表现

Addison 病典型者诊断并不困难，临床上有乏力、食欲减退、体重减轻、血压降低、皮肤黏膜色素增加、低血钠、高血钾、血糖偏低、血与尿皮质醇降低、血浆 ACTH 明显增高。主要表现有以下几个方面：

1. 皮肤、黏膜色素沉着　为本病特征。发生在面部、四肢等暴露处，关节屈面，皱纹多受摩擦之处；牙龈、舌、口腔黏膜处；指（趾）甲根部、瘢痕、乳晕、外生殖器、肛门处。其产生原因为血皮质激素水平下降，对垂体释放的 ACTH 负反馈抑制减弱，使 ACTH 分泌增多，而 ACTH 前，13 个氨基酸与黑色素细胞刺激素（MSH）结构完全相同，故导致皮肤、黏膜黑色素沉着。

色素沉着是鉴别原发性和继发性肾上腺皮质功能减退症的主要依据之一。继发性者由于 ACTH 分泌减少，皮肤非但不会色素沉着，反而颜色会变淡。

2. 乏力　为本病早期出现的症状，虚弱无力，精力不充沛，思想不集中等。其发生原因是糖激素、盐激素等缺乏所致的蛋白质、糖代谢紊乱，电解质失调、脱水而引起。

3. 心血管症状　低血压和心脏缩小，经常头晕眼花，血压有时低于 80/50mmHg（10.7/6.7kPa）。心脏浊音界缩小，X 线显示心影缩小。

4. 消化道紊乱　消化道症状的出现表示病情比较严重，有食欲缺乏、恶心、呕吐、腹胀、腹泻、腹痛等胃肠功能紊乱症状。患者喜食咸食，有的患者因得不到钠的补充而出现肾上腺皮质功能危象。

5. 低血糖症状　在剧烈活动后易出现饥饿、心慌、软弱、出虚汗等，严重时视物模糊、复视、精神失常，甚至昏迷。

6. 体重进行性下降　体重的降低与病程和轻重程度有关。一般是由于消化道症状引起。

7. 神经系统症状　精神萎靡、淡漠、记忆力减退、失眠等。

8. 性功能紊乱　女性腋毛、阴毛稀少，月经失调、闭经；男性阳痿，毛发减少。

9. 长期激素分泌不足，抵抗力低下　表现在对各种刺激抵抗力减弱，特别在应激时，如感染、创伤等可诱发急性肾上腺皮质功能危象。

三、实验室检查

1. 血浆皮质醇测定　于晨8：00，16：00及24：00三次抽血检测皮质醇水平，呈低平曲线，血浆水平应低于正常或昼夜节律性消失。

2. 24h尿游离皮质醇　大多数患者常低于正常或正常低限，但也有部分患者可以为正常，但是对激发试验无反应。

3. 血浆ACTH测定　原发性者ACTH明显升高，继发于垂体功能低下者则低于正常。

4. 水负荷试验　正常人在20min内饮水1 000ml，在3h内几乎全部排出，每分钟最高排尿量>10ml；而本病患者<4ml。而给予泼尼松10mg后，尿量大增或接近正常水平。在试验中或后应密切观察，如出现水中毒的表现，立即给予糖皮质激素。在试验结束时如尿量很少，应给予泼尼松10mg。血钠过低者不宜行水负荷试验。

5. ACTH刺激试验　ACTH刺激肾上腺皮质激素分泌激素，是反映肾上腺皮质储备功能的方法，在原发性者连续刺激2~5d，无反应，轻者早期可有低反应。

6. 血象　血红细胞、血红蛋白、中性粒细胞、血小板轻度降低，是由于刺激骨髓造血作用减弱所致。

7. 电解质　血清钠、氯低于正常，血清钾增高。

8. 空腹血糖　低于正常，行75g葡萄糖耐量试验呈低平曲线。

四、治疗

1. 一般治疗　宜进富于营养易消化的饮食，特别是增加食盐的进量，每日10~15g。补充多种维生素，并维持水、电解质平衡，纠正脱水，必要时补充氯化钾溶液对恢复血容量和改善血循环功能有重要意义。

2. 基础激素替代治疗

（1）糖皮质激素替代治疗

1）氢化可的松（皮质醇）为首选药物，对保持糖代谢和防止危象有重要作用。剂量每日20~60mg，分别于早餐后给2/3量，午餐或晚餐后给1/3量。

2）可的松需经肝脏转化为氢化可的松，才能发挥生理作用。剂量：每日20~37.5mg，服用方法同上。

口服皮质醇或可的松的不足之处：一是血药浓度波动过大，口服30min后血药浓度很快达到高峰，随即下降，半衰期约为80min，导致夜间及次晨服药前血药浓度过低，不能真正模拟激素的生理作用模式；二是易出现乏力、恶心，对ACTH的负反馈抑制也不够充分，色素沉着消退不够满意，极少数患者尚可出现垂体ACTH细胞增生，甚至形成ACTH瘤。人工合成的中长效制剂血药浓度稳定，生理作用更平稳，近年有主张用中长效制剂，如泼尼松，取代短效的皮质醇或可的松，但缺点是潴钠作用较弱。如果采用，则必须补充足够食盐及加用盐皮质激素。此外，泼尼松在人体内必须经C1~2位加氢还原为皮质醇后才有活性，故在有肝病情况下使用时必须注意。

3）泼尼松龙（去氢氢化可的松）为皮质醇的衍化物，经肝脏转化为去氢氢化可的松，才能充分发挥生理效应，剂量：5~15mg/d。

糖皮质激素的给药方式一般模仿激素分泌周期，在8：00服皮质醇20mg（或可的松25mg），16：00服皮质醇10mg（或可的松12.5mg）。若采用泼尼松、泼尼松龙或地塞米松替代，则宜在睡前给药，用量为泼尼松或泼尼松龙5~7.5mg或地塞米松0.25~0.75mg。

（2）盐皮质激素替代治疗：盐皮质激素为生理性储钠激素。经糖皮质激素合并高盐饮食治疗不够满意时，可同时应用储钠激素。①9α-氟氢可的松：每天上午8：00 1次口服0.05~0.15mg，为首选药，也许是许多国家唯一使用的盐皮质激素；②醋酸去氧皮质酮（DOCA）油剂：每天1~2mg或隔天2.5~5.0mg肌内注射，可用于不能口服的患者；③三甲基醋酸去氧皮质酮：每次25~50mg肌内注射，潴钠作用可持续3~4周；④甘草流浸膏：每次3~5ml，每天2~3次，稀释后口服，有类似去氧皮质酮的作用，但作用较弱。

在盐皮质激素服用的过程中：①为避免盐皮质的副作用，开始宜用较小剂量，如每日口服9α-氟氢可的松0.05mg或肌注醋酸去氧皮质酮1mg，然后根据疗效调整。剂量不足时仍感乏力、低血压、高血钾和低血钠；剂量过大会出现水肿、高血压、低血钾，甚至发生心力衰竭。②有肾炎、高血压、肝硬化和心功能不全者用药须格外小心。如出现过量的表现，即应停药数天，限盐、补钾，必要时用利尿药，等体内水钠过多现象消失后，再用较小剂量的储钠激素。

3. 应激时的激素治疗　在应激时，需增加激素的补充量，否则易发生肾上腺皮质危象。

（1）轻度应激：如感冒、拔牙等。在基础皮质醇剂量上，每日增加50mg左右，应激过后，渐减至原来基础用量。发生胃肠道紊乱，伴有呕吐或腹泻时，应将口服制剂改为静脉滴注，剂量较基础增加50mg左右（可用皮质醇100mg）或地塞米松5mg，并静脉补充适量水及电解质。

（2）重度应激：如手术或严重感染，每日皮质醇总量不得少于300mg。①大手术前应使体内有皮质激素储备可在术前12h及2h时各肌注醋酸可的松100mg，或在手术前1h每8h肌注琥珀酸氢化可的松75mg。②手术时在静脉补液中加皮质醇100mg，如血压下降，应加快皮质醇滴速，并在100mg滴完后继续应用直到病情好转。③手术后第1日每6h肌注醋酸可的松50mg，第2、3日可每8h肌注1次，第4、5日每12h肌注1次，第6、7日如病情稳定，可改为口服，每8h服皮质醇20mg或可的松25mg，以后可递减至基础维持量。如发生手术并发症，激素剂量应在并发症好转后再逐步减少。

4. 其他情况发生时的激素替代治疗

（1）妊娠或分娩：在妊娠前3个月，如有呕吐等反应，不能口服激素时，可改用肌内注射，并注意维持水、电解质代谢的正常和补充葡萄糖。自妊娠2~3个月起直到分娩前，激素的需要量与妊娠前基本相同或略有增减。分娩开始后应给予氢化可的松200mg肌注。如为剖宫产就应该在术前8h起，每8h肌注氢化可的松100mg，术前再肌注100mg。

（2）伴发糖尿病：在糖尿病患者合并有肾上腺皮质功能减退后，对胰岛素的需要量减少，易出现低血糖，应减少胰岛素的用量，少食多餐。

（3）合并甲状腺功能减退：应首先使皮质激素替代完成，后再进行甲状腺功能的替代，避免诱发肾上腺皮质危象。同时采用甲状腺片或甲状腺素时，应从小剂量开始，逐渐地增加剂量。

（4）合并甲状腺功能亢进：甲亢时体内各种物质代谢加速，氢化可的松的分解也加速，会促使肾上腺皮质功能减退的症状恶化。在甲亢未控制时，患者对皮质激素的需求量增加2倍。随着甲亢的控制，皮质激素的需求量也会逐渐减少。如甲亢需手术治疗，则应按甲亢的术前处理原则进行，同时也要对肾上腺皮质功能减退症进行术前处理。

（5）合并结核：有结核活动时，皮质激素有可能促进结核的播散。但患者依然需要类固醇双倍的基础维持量。临床必须小心监护。待结核稳定后逐渐减量。同时进行积极的抗结核治疗。

（6）其他：溃疡病、精神病：应用糖皮质激素量应减少 1/4 ~ 1/3。黑色素沉着可给予大量维生素 C 长期治疗，黑色素沉着有望减退。用葡萄糖液加入维生素 C 1g，静滴每日 1 次，数周后也可渐见效。

五、部分艾迪生病

本病又称隐匿性艾迪生病，为相对性肾上腺功能不全。本病临床症状不明显，特征及实验室检查可正常或低下。

1. 临床特点　①皮肤和黏膜可有类似艾迪生病的色素沉着；②平时无任何症状，偶有疲乏；③有感染、手术、创伤、过劳时，出现肾上腺皮质功能不足的表现；④血浆皮质醇、尿 17 - 羟、17 - 酮类固醇可正常或减少。ACTH 兴奋试验，尿 17 - 羟、17 - 酮排泄和血浆皮质醇浓度均不增加。

2. 治疗　平时不需要激素治疗，在感染、创伤、手术等应激情况时，须适当使用糖皮质激素，并补充食盐等。

（银　艳）

第六节　肾上腺危象

肾上腺危象是指由各种原因导致急性肾上腺皮质激素分泌不足或缺如而引起的一系列临床症状，病情凶险，进展急剧，如不及时救治可致休克、昏迷、死亡。

一、病因

1. 原有慢性肾上腺皮质功能减退症加重　因感染、创伤、手术、胃肠紊乱、妊娠、分娩或停用激素等诱发原有的慢性肾上腺皮质功能减退症加重，诱发肾上腺危象。

2. 药物　长期（2 周以上）使用大剂量皮质激素治疗的患者，如泼尼松 20mg/d 或相当剂量的其他剂型。垂体 - 肾上腺皮质功能受到反馈抑制，导致继发性肾上腺皮质萎缩，ACTH 分泌减少。在突然中断用药、撤药过快或遇到严重应激情况而未及时增加皮质激素时，可使处于抑制状态的肾上腺皮质不能分泌足够的肾上腺可的松而诱发危象。此外，腺垂体功能减退患者在肾上腺皮质未替代完全时，使用甲状腺制剂，亦可诱发危象。

3. 急性肾上腺出血　①新生儿难产、窒息、剧烈复苏过程中，成人腹部手术致肾上腺创伤，肾上腺内充满大量血液。②严重败血症：主要为脑膜炎双球菌性败血症，致弥散性血管内凝血（DIC），多见于儿童。肾上腺内有大片出血或有许多小出血区。出血部位主要在髓质及皮质的网状带，同时有散在的多发性血栓形成。③双侧肾上腺静脉血栓形成：多见于成人，髓质部位的出血重于皮质，有时在皮质外周还有一圈正常组织。④肾上腺出血是全身出血性疾病如白血病、血小板减少性紫癜的表现之一。⑤心血管手术及器官移植手术中抗凝药物使用过多均可导致肾上腺出血而诱发危象。

4. 肾上腺切除术后　双侧切除或一侧因肾上腺肿瘤切除，而对侧肾上腺已萎缩，对ACTH的刺激不起反应，术后未及时进行激素的替代，均可引起急性肾上腺皮质功能衰竭。

5. 先天性肾上腺羟化酶缺陷　致皮质激素合成受阻。

二、临床表现

肾上腺危象的临床表现因病因不同而有各自的临床特点，也有共同的临床表现。一般分为两个方面，一为急性肾上腺皮质功能减退的临床表现。二为促发或导致急性肾上腺皮质功能减退的疾病的症状。全身症状表现为精神萎靡、乏力；出现中、重度脱水，口唇及皮肤干燥、弹性差；大多有高热，有时体温也可以正常或低于正常；原有肾上腺皮质功能减退的患者发生危象时皮肤黏膜色素沉着加深；症状大多为非特异性，起病数小时或 $1\sim3d$ 后病情急剧恶化。各系统主要表现如下。

1. 循环系统　由于水、钠大量丢失，血容量减少，表现为脉搏细弱、皮肤湿冷，四肢末梢冷而发绀，心率增快、心律失常，血压下降、直立性低血压，虚脱，严重时出现休克。

2. 消化系统　糖皮质激素缺乏致胃液分泌减少，胃酸和胃蛋白酶含量降低，肠吸收不良以及水、电解质失衡，表现为厌食、腹胀、恶心、呕吐、腹泻、腹痛等。肾上腺动、静脉血栓引起者，脐旁肋下 2 指处可突然出现绞痛，迅速加重，出现呕吐。白细胞多增高。

3. 神经系统　精神萎靡、烦躁不安或嗜睡、谵妄或神志模糊，重症者可昏迷。低血糖者表现为无力、出汗，视物不清、复视或出现低血糖昏迷。

4. 泌尿系统　由于血压下降，肾血流量减少，肾功能减退可出现尿少、氮质血症，严重者可表现为肾功能衰竭。

5. 其他　原发性疾病的表现。

三、实验室检查

可出现下列的改变：①低血糖；②血中尿素氮增高；③低血钠；④可有高血钾，也可以为正常或降低；⑤血浆氢可的松降低；⑥血常规及白细胞总数和中性粒细胞明显升高；⑦血小板计数减低，部分患者可出现凝血时间延长，凝血酶原时间延长。

临床上怀疑有急性肾上腺皮质功能减退时，应立即抢救，不要等实验室检查结果。

四、诊断及鉴别诊断

在原有慢性肾上腺皮质功能减退症基础上发生的危象诊断较容易。若既往无慢性肾上腺皮质功能减退症病史，诊断比较困难。临床上对于有下列表现的急症患者应考虑肾上腺危象的可能：①所患疾病并不严重而出现明显的循环衰竭以及不明原因的低血糖；②难以解释的恶心、呕吐；③体检发现皮肤、黏膜有色素沉着、体毛稀少、生殖器官发育差；④既往体质较差以及休克者经补充血容量和纠正酸碱平衡等常规抗休克治疗无效者。

本症应与感染性休克等内科急症进行鉴别。感染性休克常以严重感染为诱因，在毒血症或败血症的基础上伴有 DIC。有时二者在临床上难以区分，但治疗原则相似，鉴别困难时可不予严格区分，诊断和治疗同时进行，以期稳定病情，挽救生命。

五、临床治疗

治疗原则是补充肾上腺皮质激素，纠正水、电解质紊乱和维持酸碱平衡，并给予抗休克、抗感染等对症支持治疗。同时应积极地处理诱发疾病。

1. 积极补充肾上腺皮质激素

（1）糖皮质激素的补充

1）氢化可的松（皮质醇）：为治疗时的首选药物，对保持糖代谢和防止危象有重要作用。立即静注氢化可的松或琥珀酰氢化可的松 100mg，以后每 6h 静滴 100mg。第 1 天氢化可的松总量约 400mg，第 2、3 天可减至 300mg，分次静滴。如病情好转，继续减至每日 200mg，继而每日 100mg。待患者呕吐症状消失，全身状况好转可改为口服。当口服剂量减至每日 50～60mg 时可加用盐皮质激素。

2）可的松（可的松）需经肝脏转化为氢化可的松，才能发挥生理作用。每日维持补充剂量为 20～37.5mg。

3）泼尼松龙（去氢氢化可的松）：为皮质醇的衍化物，经肝脏转化为去氢氢化可的松，才能充分发挥生理效应，剂量：5～15mg/d。

（2）盐皮质激素的补充：为生理性储钠激素，经糖皮质激素合并高盐饮食治疗不够满意时，可同时应用储钠激素。

1）9α–氟氢可的松：每日 0.05～0.2mg，早晨 1 次口服，潴钠作用比氢化可的松强 100 倍。

2）醋酸去氧皮质酮油剂（DOCA 油剂），适用于低血压、低血钾和血容量减少的患者。每日或隔日肌注 2.5～5mg。

3）三甲基醋酸去氧皮质酮，每日肌注 25～50mg。

4）甘草流浸膏：有类似去氧皮质酮的作用，每日 10～15mg，分次口服，其作用较小，最好与 DOCA 合用。

2. 纠正水、电解质紊乱　补液量及性质视患者脱水、缺钠程度而定，如有恶心、呕吐、腹泻、大汗而脱水、缺钠较明显者，补液量及补钠量宜充分；相反，由于感染、外伤等原因，且急骤发病者，缺钠、脱水不至过多，宜少补盐水为妥。一般采用 5% 葡萄糖生理盐水，可同时纠正低血糖并补充水和钠。应视血压、尿量、心率等调整用量。还须注意钾和酸碱平衡。血钾在治疗后会出现急骤下降。

3. 对症治疗　降温、给氧，有低血糖时可静注高渗葡萄糖。补充皮质激素、补液后仍休克者应予以血管活性药物。有血容量不足者，可酌情输全血、血浆或人血白蛋白。因患者常合并感染，须用有效抗生素控制。

4. 治疗原发病　在救治肾上腺危象的同时要及时治疗原发疾病。对长期应用皮质激素的患者须考虑原发疾病的治疗，如有肾功能不全者应选用适当的抗生素并调整剂量。因脑膜炎双球菌败血症引起者，除抗感染外，还应针对 DIC 给予相应治疗。

（银　艳）

第七节　嗜铬细胞瘤

嗜铬细胞瘤是来源于肾上腺髓质和肾上腺外嗜铬组织的肿瘤，是内分泌性高血压的重要原因。嗜铬细胞瘤在高血压人群中的患病率约为 1.9%。由于嗜铬细胞瘤患者的临床表现错综复杂，多数患者表现为难治性高血压，并可以导致心、脑、肾血管系统的严重并发症，而造成巨大的社会经济负担。因此，早期发现及正确诊断、治疗嗜铬细胞瘤患者具有重要的意义。

一、病因、病理和发病机制

嗜铬细胞瘤作为一种神经内分泌肿瘤，其发病机制还知之甚少。它和家族性副神经节瘤都起源于胚胎神经嵴，为自主神经系统肿瘤，目前已经发现嗜铬细胞瘤患者存在多种遗传基因的异常。

85%~95%的嗜铬细胞瘤定位于肾上腺髓质。异位的嗜铬细胞瘤主要分布在腹膜后腹主动脉前、左右腰椎旁间隙、肠系膜下动脉开口处主动脉旁的嗜铬体。肿瘤的大小不一，直径由 1~2cm 至 20~25cm，肿瘤的重量变异较大，可从 2g 至 3kg，一般多为 20~100g。形状多为圆形或者椭圆形。肿瘤较大时瘤体内常有局灶性或者大片状出血、坏死、囊性变和（或）钙化。电子显微镜下可见肿瘤细胞内富含肾上腺素和去甲肾上腺素的分泌颗粒。恶性者细胞排列不规则，有细胞分裂象，包膜，肾上腺静脉中有瘤细胞浸润，有时有瘤栓，附近脏器组织也可有瘤细胞浸润。

这种起源于肾上腺髓质、交感神经节、旁交感神经节或其他部位的嗜铬组织的肿瘤。由于瘤组织可以阵发性或持续性地分泌多量去甲肾上腺素和肾上腺素，以及微量多巴胺，儿茶酚胺通过肾上腺素能受体对心血管系、平滑肌、神经内分泌系起广泛的生理作用，从而引起高儿茶酚胺血症的症候群。

二、临床表现

1. 高血压症候群　肾上腺素作用于心肌，心排血量增加，收缩压升高；去甲肾上腺素作用于周围血管引起其收缩，促使收缩压和舒张压均升高，此为本病的主要症候群。临床上根据血压发作方式，可分为阵发性和持续性两型。阵发性高血压的诱因包括精神刺激、弯腰、排尿、排便、触摸和肿瘤手术检查等血压骤然升高，收缩压最高可达到 300mmHg，舒张压可相应升高达 180mmHg。持续时间一般为数分钟，大多少于 15min，但是长者可达16~24h。患者如果不及时诊治，随着病情的发展，发作会越来越频繁，晚期动脉发生器质性病变，血压呈现持续性升高，但是仍可阵发性加剧。

嗜铬细胞瘤又有其特殊的临床症状，如高血压及同时有头痛、心悸、多汗三联症，此时嗜铬细胞瘤的诊断敏感性为 89%~91%，但特异性却为 67%~94%。头痛剧烈，呈炸裂样，心悸常伴胸闷、憋气、胸部压榨感，发作时常常大汗淋漓、面色苍白、四肢发凉等。

2. 代谢紊乱　儿茶酚胺升高可以使机体的代谢率升高，发作时体温升高、多汗、体重减轻主要是由于脂肪分解增加所导致。血糖升高，糖原分解增加，胰岛素作用拮抗等，患者表现为糖尿病病或者糖耐量低减。

3. 其他特殊临床表现

（1）低血压及休克：少数患者表现为发作性低血压甚至休克。原因包括：①肿瘤组织坏死出血，导致儿茶酚胺释放减少。②大量儿茶酚胺引起心肌炎症，心肌坏死，诱发心律失常，心力衰竭或心肌梗死，诱发心源性休克。③肿瘤分泌大量肾上腺素，引起周围血管扩张。④部分肿瘤分泌多量多巴胺，抵消了去甲肾上腺素的升压作用。⑤大量儿茶酚胺引起血管强烈收缩，微血管壁缺血缺氧，通透性增高，血浆渗出，有效血容量减少。

（2）腹部肿块：绝大多数情况下，肿瘤很难通过腹部触诊扪及。但是嗜铬细胞瘤体积很大时，可以在腹部触诊时扪及，但是有可能会诱发高血压发作。

（3）消化道症状：儿茶酚胺可以引起肠蠕动及张力减弱，可以引起便秘、腹胀、腹痛等。

（4）泌尿系症状：膀胱内肿瘤是异位嗜铬细胞瘤中发生率较高的一种。患者在憋尿、排尿或者排尿后刺激瘤体释放儿茶酚胺可以引起高血压发作。

4. 特殊类型嗜铬细胞瘤　特殊类型嗜铬细胞瘤症状不典型，表现复杂，涉及普外、儿科、妇科等相关科室，容易延误诊治，致残率和致死率较高。

（1）静止性嗜铬细胞瘤：静止型嗜铬细胞瘤是指平时未表现出高血压等征象，但在严重外伤、感染、手术等应激条件下血压可急骤上升的嗜铬细胞瘤。静止型嗜铬细胞瘤不产生临床症状，可能是：①瘤体不具有分泌功能或分泌功能低下。②大部分去甲肾上腺素分泌后储存在肿瘤内部，很少进入血液循环中。③肿瘤分泌较多的多巴及多巴胺抢占了受体，由于多巴具有降压作用，对抗了肾上腺素和去甲肾上腺素的作用而不发生高血压。④大的肿瘤虽然含有大量的儿茶酚胺类物质，但大多在肿瘤的内部代谢对于怀疑静止型嗜铬细胞瘤的患者，胰高血糖素刺激试验可以发现一些隐匿功能的嗜铬细胞瘤。

（2）复发性嗜铬细胞瘤：嗜铬细胞瘤的复发率为4.6%~10%。肾上腺外、儿童、多发嗜铬细胞瘤复发率较高。复发性嗜铬细胞瘤容易恶变。复发性嗜铬细胞瘤根据病史、内分泌和影像学检查不难作出诊断。

（3）多发性嗜铬细胞瘤：多发性嗜铬细胞瘤占嗜铬细胞瘤的10%左右。多发有两种形式：①肾上腺多发嗜铬细胞瘤，可以表现为双侧肾上腺肿瘤和一侧肾上腺多个肿瘤。②肾上腺外多发嗜铬细胞瘤，肿瘤都位于肾上腺外的嗜铬体中。儿童和肾上腺外嗜铬细胞瘤多发常见。术中切除肿瘤之后，血压下降不明显的情况下，应考虑到多发性嗜铬细胞瘤的可能，应该进行探查。

三、实验室和其他检查

1. 基础生化检查　包括24h尿儿茶酚胺及其代谢产物。从诊断的敏感性和特异性角度来讲，最为可靠的是测定血和尿中的儿茶酚胺。

（1）24h尿儿茶酚胺测定：血浆中的儿茶酚胺2%~5%经尿排出，其中80%为去甲肾上腺素，20%为肾上腺素。有时症状发作时间短，尿CA排出量短暂性升高，如果仍留24h尿则会被稀释，可以留取发作后4h的尿测定CA，并与其他不发作的时候的同时间段的尿CA进行比较。如果明显升高可做出确诊。

（2）24h尿3-甲氧基-4-羟基苦杏仁酸（VMA）：VMA为去甲肾上腺素和肾上腺素的最终代谢产物，能够反映体内儿茶酚胺的生成情况。发作后4h和24h的尿标本测定阳性率更高。

（3）血浆 CA 的测定：血浆儿茶酚胺包括肾上腺素、去甲肾上腺素和儿茶酚胺的总称。必须在清晨空腹状态安静状态下测定。在测定儿茶酚胺时候，尽量停用降压药物，避免饮茶、咖啡、可乐、水果等含有色素的物质，以免干扰化验结果。

2. 激发试验 激发试验常用于血压正常或者较低而高度怀疑嗜铬细胞瘤的患者。如果血压超过 170/110mmHg 则不宜采用。实验前先做冷水加压试验作对照。目前主要采用胰高血糖素试验：胰高血糖素可以刺激瘤体分泌儿茶酚胺。一次注射剂量为 0.5～1mg，采血测定刺激 0min 和 3min 的儿茶酚胺。注射后血浆儿茶酚胺浓度为注射前的 3 倍以上，或者注射后浓度高于 2 000pg/ml 可确诊。试验前应当准备酚妥拉明，血压升高过高的时候，需要静脉输注以控制血压。

3. 抑制试验 适用于血压持续升高，阵发性高血压的发作期。血压高于 170/110mmHg 的时候可以应用。目前主要采用酚妥拉明试验：酚妥拉明是一种短效的 α 肾上腺素能受体阻滞药，可以阻断 CA 在组织中的作用，因此可以鉴别高血压是会否因儿茶酚胺分泌过多所致。方法是酚妥拉明 5mg 缓慢静脉注射，然后观察血压的变化，如果注射 2min 后血压迅速下降，幅度超过 25～35mmHg 并且持续 3～5min，可判断为阳性。如果血压下降幅度过大，出现低血压休克时，应当迅速输液，尽快增加血容量，必要时应用去甲肾上腺素或者肾上腺素静脉滴注治疗。

激发试验和抑制试验都具有一定的风险，尤其是对于病史较长且已经出现动脉硬化等表现者，应当慎重进行。

四、诊断和鉴别诊断

1. 诊断 嗜铬细胞瘤常规诊断程序是以临床表现及体征为主导，先进行生化检查定性，然后进行影像学检查进行定位诊断。

（1）定性诊断：嗜铬细胞瘤有良性与恶性，其数有单发与多发，其部位有单侧与双侧、肾上腺内与肾上腺外，其血压类型有阵发性、持续性；其病史有家族性、非家族性；有合并内分泌腺瘤病（MEN）或非 MEN 等。因此，在临床上诊断嗜铬细胞瘤较困难。但嗜铬细胞瘤又有特殊的临床症状，如高血压及同时有头痛、心悸、多汗三联症。如果患者有高血压、同时有直立性低血压和头痛、心悸、多汗三联症，特异性则可高达 95%。在发生上述症状的同时测定血、尿儿茶酚胺及尿 VMA 等，如有明显升高可以确诊。对于高血压发作时可以进行酚妥拉明试验等抑制试验，对于血压不高者，可以进行激发试验来明确诊断。一般来讲，通过上述检查，可以做出定性诊断。

（2）定位诊断

1）常规定位检查方法：传统的定位方法主要有超声、CT、MRI 等。超声简易无创，对肾上腺内嗜铬细胞瘤的筛查有很大实用价值，但准确性不高。CT 和 MRI 虽然提供了良好的形态学影像，且在嗜铬细胞瘤的定位诊断中具有较高的敏感性，但两者的特异性均不佳。

2）核素扫描：核素成像方法的优点是能执行全身影像扫描，具有较高的敏感性和特异性，有助于发现 CT 和（或）MRI 未发现的微小病灶或者异位病灶。

a. ^{131}I－间碘苄胍扫描（MIBG）：MIBG 是一种肾上腺素能神经阻滞药，因为其结构与去甲肾上腺素类似，因此被瘤子组织的小囊泡摄取并储存。用放射性碘标记后，静脉注射，可以使嗜铬细胞瘤显像，尤其适用于肾上腺外、多发和恶性转移的定位。检查前 1 周应当停用影响有关的药物，并服用碘溶液阻断甲状腺对碘的摄取。

b. 正电子断层显像（PET）：PET 为正电子发射型电子计算机断层摄影。最常用的 PET 放射性示踪剂是 $^{18}F-FDG$。研究显示，采用 F-FDG-PET 扫描法的特异性和敏感性较高，适用于 MI-BG 结果阴性者，可以作为探查的二线方法之一。

c. 生长抑素（SMS）受体（SSR）显像：内分泌肿瘤细胞的表面，都有生长抑素受体的高表达。奥曲肽是人工合成的 SMS 类似物，它保留了对 SSR 高亲和力结合活性部分，而体内半衰期明显延长，因此核素标记后，广泛应用于 SSR 显像中，常规使用 ^{111}In-奥曲肽进行受体显像。有助于嗜铬细胞瘤显像。

2. 鉴别诊断

（1）甲状腺功能亢进症：甲状腺功能亢进症的患者有明显的高代谢症候群，并且也可以合并高血压，但是血压的升高幅度不大，并且以收缩压升高为主，舒张压升高不明显。多数甲亢患者还有许多特征性的表现，如突眼、颈粗、多汗、手抖等。嗜铬细胞瘤的患者血压波动性升高，并且幅度较高。检验血甲状腺功能水平可以鉴别。

（2）冠心病：冠心病患者心绞痛发作时，血压可以突然急剧升高，可伴有心悸、心动过速，大汗淋漓等交感神经兴奋症状。心电图可见特征性改变。含服硝酸甘油后数分钟内可以缓解，有助于两者的鉴别。

（3）围绝经期综合征：围绝经期综合征的女性会出现心悸、多汗、发作性潮热、血压波动等类似嗜铬细胞瘤的症状，但是血压波动幅度一般不大，可自行缓解。发作时无剧烈头痛等。仔细询问病史，特别是月经史，血压升高时化验血尿 CA 等可以进行鉴别。

五、治疗

嗜铬细胞瘤一经诊断即应进行药物治疗，待血压和临床症状控制后手术切除肿瘤。充分术前准备可使手术死亡率低于 1%，即使在一些紧急情况如肿瘤破裂或出血坏死引发休克时做出诊断者，也应做充分术前准备择期手术。

1. 内科治疗和术前准备　嗜铬细胞瘤手术死亡率高的主要原因是由于在麻醉诱导或挤压肿瘤时发生严重的高血压危象、心力衰竭甚至发生脑出血；在切除肿瘤后，发生难以控制的低血压，甚至休克。因此，近年来，术前采用 α 受体阻滞药阻断儿茶酚胺的外周血管收缩效应，降低血压，使微循环血管床扩张，血容量减少的病理生理变化得到调整与补充，在肿瘤切除后，血压平稳维持，避免难治性低血压性休克的发生。

（1）α 受体阻滞药：酚苄明为非竞争性 α 受体阻滞药，阻断 α_1 受体作用为 α_2 的作用的 100 倍。半衰期较长。不良反应为直立性低血压、鼻塞、心悸等。初始剂量 10mg，每日 1 次，渐渐增量至血压降至接近正常。一般要求血压控制在 120/80mmHg 左右。哌唑嗪为 α_1 受体选择性阻滞药，半衰期较短。初始剂量 1mg，每日 1 次，渐渐增加到 6~8mg/d。不良反应主要有直立性低血压、心动过速和鼻塞等。

（2）β 受体阻滞药：美托洛尔在 α 受体阻滞药用后出现心悸、心动过速的时应用。与 α 受体阻滞药的应用顺序不能颠倒，否则易诱发严重肺水肿。术前心率应当控制在 80/min 左右。

2. 手术　早期手术切除肿瘤是临床根治的唯一途径，常规手术方式是开腹手术，术中及时调节酚妥拉明静脉滴注速度，以便调整血压和血容量。在剥离肿瘤时候可以静脉推注酚妥拉明 $1\sim5mg$ 后缓慢静脉滴注，维持血压稳定。切除肿瘤后血压可能会出现急速下降，应当停用酚妥拉明静脉滴注，改为生理盐水，5%葡萄糖或代血浆等迅速输注，迅速补充血容量，升高血压。必要的时候，静脉滴注去甲肾上腺素 $4\sim8mg$ 入液 500ml 静脉滴注，术后病情稳定后逐渐停用。

近年来腹腔镜下肾上腺切除术得到了广泛应用。嗜铬细胞瘤局部无浸润或转移表现时，虽有恶性可能，腹腔镜手术仍是适应证。已有不少报道对肾上腺外和复发性嗜铬细胞瘤成功施行了腹腔镜下切除术。术中若发现局部浸润或转移灶，应改行开放性手术。腹腔镜手术优点是创伤小，出血量较少，术中血压波动幅度小。

3. 恶性嗜铬细胞瘤治疗　恶性嗜铬细胞瘤转移快，术后复发率高，5 年生存率低于40%。对于局部复发性嗜铬细胞瘤，仍可手术切除包括切除淋巴结转移灶。如果不能完整的切除病灶，一般采用 α 和 β 受体阻滞药治疗。大剂量 $^{131}I-MIBG$ 治疗恶性嗜铬细胞瘤是近几年发展起来的治疗方法，它可被嗜铬细胞选择性吸收，储存在癌细胞儿茶酚胺颗粒中，发出 β 射线作用于肿瘤细胞而达到治疗作用。抗肿瘤药物联合化疗：临床上常用 CVD 方案（环磷酰胺 + 达卡巴嗪 + 长春新碱），可使已转移的恶性嗜铬细胞瘤转移灶体积缩小。

六、高血压危象的处理

嗜铬细胞瘤患者术前发生高血压危象的诱因有情绪紧张、肿瘤区域受到不良刺激，如碰撞、挤压、体位不当、药物剂量不足，以及不恰当的护理操作，避免不良的机械刺激。高血压危象处理：①吸氧；②缓慢静脉注射酚妥拉明 $1\sim5mg$，同时密切观察血压，心率等，然后继续给予酚妥拉明缓慢静脉滴注维持；③及时处理其他心脑并发症。

（银　艳）

第八节　肾上腺性征异常症

肾上腺性征异常又称肾上腺性变态综合征，系肾上腺病变导致性激素分泌紊乱而发生的一组性征异常性疾病，表现为女性男性化或男性性早熟。其病理可概括为两大类：①肾上腺肿瘤；②肾上腺增生。肾上腺肿瘤是指分泌性激素为主的肿瘤。肾上腺增生系指先天性羟化酶缺乏所引起的性激素分泌紊乱，而此类患者的性染色体是正常的。由原发垂体病变分泌过多 ACTH 而致的肾上腺增生，虽有时也伴有性征异常，但不归入肾上腺性征异常的范畴。

一、先天性肾上腺皮质增生

（一）病因分类及临床表现

系常染色体隐性遗传性疾病，其根本病变系肾上腺皮质酶系统缺陷导致肾上腺皮质在合成皮质醇过程中出现障碍。大多数于胎儿期发病，根据不同的酶缺陷，结合临床表现可分六型。

1. 21-羟化酶缺乏　最常见，约占90%以上。定位在第 6 号染色体短臂上 HLA 位点的21-羟化酶基因突变，导致各种 21-羟化酶缺乏，黄体酮和 17-羟孕酮就不能被转化为11-脱氧皮质醇和 11-脱氧皮质酮，体内皮质醇和皮质酮减少。通过负反馈调节，垂体

ACTH 分泌增加。但由于 21 - 羟化酶缺乏，皮质醇和醛固酮的合成受阻，引起 ACTH 的持久长期过度刺激使双侧肾上腺皮质增生。在 ACTH 的作用下肾上腺皮质不能合成皮质醇，大量中间产物脱氢表雄酮和雄烯二酮的积聚，这些具有雄激素性能的中间产物导致患者产生性征异常。如果发生在女性，就是女性假两性畸形（或称为女性男性化），如果发生在男性则称为性早熟（或巨阴茎症）。

临床表现：女性假两性畸形，外生殖器异常，阴蒂肥大，尿道与阴道相通，呈尿阴道或类似第三度尿道下裂的阴茎，2~3 岁后可出现阴毛腋毛，青春期月经不来潮，身材矮小，但患儿内生殖器发育仍为女性。男性假性性早熟，大多数患儿在 1~2 岁后外生殖器开始过度发育，阴毛出现，生殖器发育较快，阴茎与前列腺很快达到成人大小，阴茎易勃起，但睾丸很小。

2. 11 - 羟化酶缺乏此型常称高血压型　此型的生化改变特点为：①由于氢可的松合成的障碍，氢可的松分泌减少，ACTH 分泌增多，氢可的松的前体 11 - 脱氧皮质醇大量产生，可导致水钠潴留，血压增高，醛固酮分泌量降低；②过量的 ACTH 刺激肾上腺分泌过的雄激素。

临床表现：高血压、皮肤色素沉着。女性男性化；男性性早熟。

3. 17α - 羟化酶缺乏　此酶缺乏时黄体酮不能转化为 17 - 羟孕酮，氢可的松产生不足，而黄体酮、皮质酮、脱氧皮质酮产生增多，也是产生高血压的原因。垂体 ACTH 分泌增多，FSH、LH 也偏高。潴钠作用导致醛固酮、肾素水平均降低。

临床表现：慢性肾上腺皮质功能不足，24h 尿和 17 - 羟皮质醇、17 - 酮类固醇皆低；男女性分化较差，女性胎儿期性器官生长受抑制，男性性器官亦受抑制，故男女分化均差；由于盐皮质激素促进钠潴留而引起高血压；黄体酮、脱氧皮质酮产生增加；抑制肾素、醛固酮分泌。

4. △^{5}-3β 羟类固醇脱氢酶缺乏　此酶缺乏使 △^{5} 孕烯醇酮不能转化为黄体酮、17 - 羟孕烯醇酮不能转化为 17 - 羟孕酮、脱氧表雄酮不能转化为 △^{4} 雄烯二酮及睾酮，使皮质醇、醛固酮、雄激素合成受阻。

临床表现：男性生殖器官分化发育不足，女性可有轻度男性化；男性肾上腺皮质功能减退表现；尿中 17 - 羟排出量增高，但孕二醇、孕三醇排出量均降低。

5. 20、22 裂链酶缺乏　此型也称类脂质肾上腺增生症。此酶缺乏时使皮质醇、醛固酮、性激素合成障碍，分泌不足，而胆固醇积聚。

临床表现：男性性分化异常，（假两性畸形）本型罕见，多早期死亡。

6. 18 - 羟化酶缺乏　此酶缺乏，使醛固酮形成减少，皮质酮增加。如果皮质酮的增多能够代偿醛固酮的缺乏，临床上可不出现失盐症状。而在不能代偿时，潴钠激素不足的症状即产生。但患者无性腺及性征异常，而也会由于本病常伴 17 - 羟化酶缺乏，出现性征异常改变。

（二）治疗

治疗的目的是通过补充生理剂量的皮质醇，抑制 ACTH 的过量产生，使肾上腺雄激素水平降至正常。

各型先天性肾上腺性征异常的治疗，可概括为以下几个方面。

（1）皮质激素替代抑制治疗：根据先天性酶缺乏的类型可分别选用不同制剂，如 21 -

羟化酶缺乏症，以氢化可的松为宜，而 11 - β 和 17α - 羟化酶缺乏则选用潴留作用轻微的泼尼松和地塞米松（氟美松）为宜。初期药量可大些，以尽快使血压恢复正常，电解质紊乱纠正；以后则根据血压、电解质及有关内分泌检查调整到最佳维持量。目前推荐每日维持量为氢化可的松 $10 \sim 15 mg/m^2$，地塞米松 $0.5 \sim 0.75 mg/m^2$，泼尼松 $2.5 \sim 3.5 mg/m^2$。切忌剂量过大，以免影响儿童的生长发育及产生对其他皮质激素的不良反应。遇有应激状态时可酌情增加药物剂量，必要时可静脉给药。

（2）17α - 羟化酶缺乏患者待进入青春期后，方可予以性激素替代治疗，切勿在青春期前滥用性激素，以免使骨骺过早闭合而影响身材发育。

（3）根据病变状况施行外阴成形术、阴蒂切除或部分切除术（保存阴蒂头）、隐睾切除术等。

（4）对伴有高血压者，如 11β - 羟化酶及 17β 羟化酶缺乏者，如果皮质激素治疗不能使血压在短期内下降，可适当加用降压药，其中以钙通道阻滞药最为适合。

二、后天性肾上腺性征异常症

（一）分期及临床表现

一般指肾上腺皮质肿瘤所致的性征异常，较为少见；部分为良性，都分为恶性。分为二期：

1. 小儿发育前期　临床表现：女孩肌肉发达、阴蒂肥大、阴毛分布如男性、无月经、乳房不发达；男孩外生殖器与第二性征过早发育，2～3 岁时阴茎粗大如成人，常勃起，但睾丸小，不发育，无精子产生。

2. 成年期　青春后期发病。

（1）肾上腺男性化：女性腋毛阴毛多，分布似男性，体毛增多，阴蒂肥大，声音低沉，肌肉发达，乳房萎缩，月经减少或闭经等一系列男性化表现。

（2）肾上腺女性化：为肾上腺肿瘤引起，极少见。男性患者早期常有乳房发育，大小不一多为双侧性，有时隐痛；男性化性征消失如性欲减退，睾丸缩小、肥胖、体形及毛发分布如女性；部分患者可出现高血压、水肿等。

（二）诊断依据

判断肾上腺肿瘤良、恶性，病理诊断难以明确，以下标准则可供参考：①性征异常越明显，血中性激素值越高，17 - 酮越高，则恶性可能性越大；②瘤体直径超过 6cm，重量超过 100g 者，恶性可能性增大；③CT 检查肿瘤密度不均，有钙化，增强后 CT 值 >20HU 者，应考虑恶性的可能；④同时合并皮质醇增多症，有明显低血钾和碱中毒者，有明显贫血者应考虑恶性可能；⑤手术发现有包膜外浸润者、有转移证据，如肝、肺、骨转移应疑为恶性。

（三）治疗

肾上腺皮质肿瘤所致的性征异常治疗以手术切除肿瘤为首选治疗手段。放疗只能起到姑息性治疗作用。药物治疗仍主要为 OP - DDD，能抑制类固醇的过度产生，但不能延长患者的存活时间。肾上腺皮质肿瘤所致的女性男性化和男性女性化均无绝对性，有先发生女性男性化后再表现为女性化肿瘤者。此外女性化肾上腺肿瘤亦可发生在女性，男性化肾上腺皮质肿瘤发生在男性，若不做仔细的内分泌和影像学检查就不容易诊断，更为罕见的是还存在异位的女性化肾上腺皮质肿瘤，如阴囊和骶前的部位。

（四）实验室检查

1. 激素测定

（1）24h 尿 17 - 酮类固醇：除 17 - 羟化酶、C_{20} 及 C_{22} 裂链酶缺乏外，其余类型均可明显增高。

（2）尿 17 - 羟类固醇：除 11 - 羟化酶缺乏与肾上腺男性化外均可偏低。

（3）尿孕三醇明显升高。

（4）雌激素于肾上腺女性化患者明显升高。

（5）血浆睾酮明显升高。

（6）中剂量地塞米松抑制试验：增生者可被抑制，肿瘤患者不被抑制。

2. 其他检查

（1）X 线检查：肾上腺断层摄片，可显示肾上腺病变。

（2）肾上腺 CT、磁共振检查：有助于发现肾上腺肿瘤。

（3）骨龄检查：较实际年龄大。

（4）睾丸活体组织检查：确定有否肿瘤。

（5）染色体及性染色质检查：有助于确定患者的遗传性别。

（6）子宫内膜和阴道涂片检查：可了解女性激素水平。

（银　艳）

第十七章

糖尿病

第一节　病因

　　糖尿病（diabetes mellitus）是一组由于胰岛素分泌异常伴有或不伴有胰岛素抵抗而导致的以慢性血葡萄糖水平增高为特征的代谢综合征。糖尿病所造成的代谢紊乱可以引起多系统的损害，导致众多组织器官的慢性进行性病变、功能减退甚至衰竭；应激或病情严重时可发生严重的急性代谢紊乱。随着社会经济的发展、人民生活水平的提高、人口的老龄化和生活方式的改变，糖尿病在全球呈迅猛增长的趋势。世界卫生组织（WHO）估计，全球糖尿病患者近2亿，预计到2025年糖尿病患者数量将高达3.33亿。2008年中华医学会糖尿病学分会报告我国20～70岁成人糖尿病患病率为9.7%。糖尿病前期患病率更是高达15.5%。糖尿病已经成为发达国家继心血管和肿瘤之后第三大非传染性疾病，给经济发展和家庭生活带来沉重的负担。

　　现在已经明确遗传和环境共同参与了糖尿病的发病，但其确切的病因则极其复杂，至今尚未完全阐明，不同类型的糖尿病病因不尽相同，同一类型的糖尿病病因也存在差异。为了更好地将病因和临床治疗相结合，目前国际上将糖尿病分为4型：1型糖尿病、2型糖尿病、妊娠期糖尿病和其他特殊类型糖尿病。糖尿病临床分期则是在糖尿病自然进程中，都会经历的几个阶段，而不论其病因如何。病因可能存在很长时间，但是血糖仍然正常，成为正常糖耐量（normal glucose tolerance，NGT），随着疾病的进展，血糖逐渐变化，首先是负荷后血糖升高，即糖耐量减低（impaired glucose tolerance，IGT），可伴有或不伴有空腹血糖的升高，即空腹血糖异常升高或空腹血糖调节受损（impaired fasting glucose，IFG），但未达到糖尿病，此时称为糖调节受损（impaired glucose regulation，IGR）。IGR是正常血糖到糖尿病的过渡状态，也称为"糖尿病前期"（pre - Pdiabetes），它包括单纯IGT、单纯IFG和IGT并IFG 3种。当达到诊断标准后，刚开始有些患者仅仅通过饮食、运动和改变生活方式即可以达到血糖的良好控制；以后则可能需要口服抗糖尿病药物才能控制血糖，但此时还不是必须使用胰岛素；随着病情继续进展，有些患者可能需要胰岛素才可以控制高血糖，起初并不需要胰岛素维持生命，最终由于胰岛B细胞损耗殆尽，则必须使用胰岛素方可维持生命。以上病程是无论何种类型的糖尿病都必然经历的过程，但其进展速度则因病因不同可有很大差异，如：1型糖尿病通常在很短的时间内即从正常血糖发展到需要胰岛素维持生命，2型糖尿病则可能需要十几年甚至几十年的时间才进展到必须使用胰岛素。一般认为1型糖尿病患者胰岛素分泌绝对不足，2型糖尿病为相对不足。胰岛素释放试验显示正常人空腹胰岛素浓度为 35～145pmol/L（5～20mU/L），无水葡萄糖口服后胰岛素水平 30～60min 达高峰，是基值的 5～10 倍，约 3h 后逐步恢复正常；1 型糖尿病患者胰岛素基值低于正常人，口服葡萄糖后高峰不明显，呈低平曲线；2 型糖尿病患者伴有肥胖者，胰岛素基值正常或高于正常人，葡萄糖口服后高峰后移，增加的幅度一般小于非糖尿病患者的增加幅度，绝对水平低于非糖尿病的肥胖人，但可以高于正常人；单独肥胖患者的胰岛素基值高于正常人，口服葡萄糖后约 45min 达高峰，远高于正常人和合并糖尿病的肥胖人，可以维持 3h 甚至更长（图 17－1）。

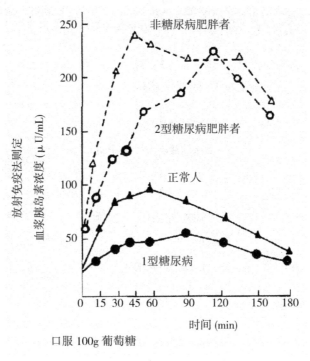

图 17－1　胰岛素释放试验

一般认为 1 型糖尿病是一种自身免疫性疾病，遗传和环境两者均参与了其发病过程：某些外界因素作用于具有遗传易感性的个体，激活 T 淋巴细胞介导的自身免疫，免疫细胞通过各种细胞因子或其他介质引起胰岛 B 细胞进行性破坏，当破坏达到一定数量时，残存的胰岛 B 细胞分泌的胰岛素不足以维持正常糖代谢，则开始出现临床糖尿病。1 型糖尿病的发生发展可以分为以下几个过程：①遗传易感性；②某些因素启动自身免疫；③出现免疫异常；④胰岛 B 细胞破坏，数目减少；⑤胰岛素分泌不足以维持糖耐量正常，需要胰岛素治疗；⑥胰岛 B 细胞几乎完全消失，需要胰岛素维持生命（图 17－2）。

2 型糖尿病也是遗传和环境共同作用的结果，但较之 1 型糖尿病更为复杂，对其病因认识很不足，一般认为可能是存在较大的异质性。2 型糖尿病的遗传特点是多基因参与，每一个基因只是影响个体的遗传易感性，不足以致病，也不一定是发病所必需的。环境因素则更为复杂，出生前的宫内环境、营养过剩、体力活动不足、老龄化等均和 2 型糖尿病发病相关。在 1 型糖尿病的发病机制中主要是胰岛 B 细胞功能不足甚至衰竭，在 2 型糖尿病中则是胰岛 B 细胞功能不足和胰岛素抵抗兼而有之，但在不同患者两者所占比重不同，同一患者在疾病的不同阶段两者的重要性也有差异。

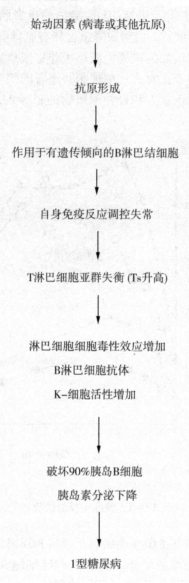

始动因素 (病毒或其他抗原)

↓

抗原形成

↓

作用于有遗传倾向的B淋巴结细胞

↓

自身免疫反应调控失常

↓

T淋巴细胞亚群失衡 (Ts升高)

↓

淋巴细胞细胞毒性效应增加

B淋巴细胞抗体

K–细胞活性增加

↓

破坏90%胰岛B细胞

胰岛素分泌下降

↓

1型糖尿病

图 17 - 2　1 型糖尿病发病机制

　　组织中胰岛素作用涉及胰岛素受体及其调节、受体后信息传递等一系列信号转导。当遗传和环境作用导致胰岛素信号转导途径受到抑制，在大体上表现为靶器官对胰岛素作用的敏感性下降，则为胰岛素抵抗。遗传因素中的基因突变或基因多态性均可以影响胰岛素抵抗，环境因素中主要是体力活动减少和营养过剩导致肥胖，引起代谢变化和细胞因子表达异常从而影响胰岛素抵抗的程度。2 型糖尿病的 B 细胞功能缺陷主要表现为胰岛素分泌量的绝对或相对减少以及分泌模式的异常，后者可以是脉冲式分泌削弱，第一时相分泌减弱、消失或早中期分泌延迟或胰岛素原比例增加等。2 型糖尿病的自然病程一般分为 4 个阶段：最初是遗传易感性，接着是胰岛素抵抗，然后是糖调节受损（包括空腹血糖异常增高和糖耐量减低），最后是出现临床糖尿病。早期的 2 型糖尿病并不一定需要胰岛素治疗（但新近的观点认为对于新诊断的 2 型糖尿病早期给予胰岛素强化治疗，可以在一定程度上延缓甚至逆转 B 细胞功能的衰竭），随着病情的进展，最终绝大多数患者也需要使用胰岛素来控制血糖甚至维持生命（图 17 – 3）。

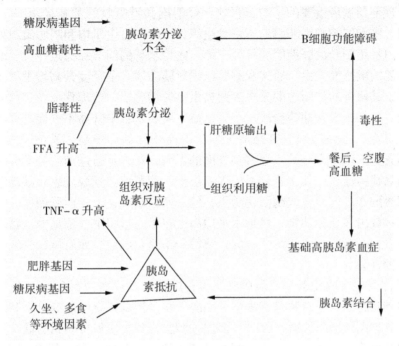

图 17 – 3 2 型糖尿病发病机制

（韩锡林）

第二节 代谢变化

糖尿病的代谢紊乱主要是由于胰岛素生物活性绝对或相对不足而引起，总体而言，糖尿病患者，肝、肌肉和脂肪组织利用葡萄糖减少而肝糖原输出增加；脂肪代谢则表现为游离脂肪酸、三酰甘油及酮体升高；蛋白质合成减少，分解加速，出现负氮平衡。

1. 糖代谢的变化 高血糖是糖尿病的主要特征，胰岛素相对或绝对缺乏则是糖尿病发病的内在机制。胰岛素缺乏的程度在一定程度上影响着代谢紊乱的程度，并发症也会对代谢紊乱产生影响，如感染、心肌梗死等比较严重的并发症能引起应激反应，使体内升高血糖的激素（如糖皮质激素、儿茶酚胺等）水平升高而加重糖尿病的代谢异常。同时糖尿病的代谢紊乱严重程度还随病情而异，轻者可能只有轻度高血糖，重者可以表现为三大营养物质的代谢全部紊乱，甚至可以出现酮症酸中毒。值得注意的是对糖尿病患者进行治疗，其血糖水平虽可降至正常或接近正常水平，但体内的许多代谢过程仍可异常，其对机体的损伤还可以继续存在。

胰岛素是糖类、脂类和蛋白质代谢的关键性调节因素，主要作用于肝脏、肌肉和脂肪组织，以促进组织合成代谢为主：在肝脏促进肝糖原合成和脂肪酸合成，抑制肝糖原分解、糖异生和酮体生成；在脂肪组织中则促进甘油合成、脂肪酸合成、三酰甘油合成和胆固醇合成，抑制脂肪分解；在肌肉组织中促进肌糖原合成、氨基酸摄取和蛋白质合成，抑制蛋白质分解代谢。

肝脏是处理葡萄糖最重要的组织，目前已经明确肠道吸收的葡萄糖 20%～25% 为脑和红细胞所利用，脑和红细胞为非胰岛素依赖组织，15% 左右由肌肉和脂肪组织处理，剩余的 60% 左右在肝内被用于合成肝糖原和甘油三酯。血糖水平的调节和稳定性主要取决于肝脏对小量胰岛素分泌的敏感性。由于肌肉和脂肪组织对胰岛素水平轻度升高较不敏感，因而不像肝脏那样重要，其两者的作用主要是在高胰岛素血症情况下，处理葡萄糖负荷有助于减轻血糖水平的波动。另外，摄食葡萄糖或进餐后，血浆胰岛素水平升高不仅促进肝脏摄取葡萄糖和合成肝糖原储存，也可抑制肝脏摄取糖异生的前体（如丙氨酸、乳酸、丙酮酸、甘油）而抑制葡萄糖异生。胰岛素对糖代谢有多方面的影响，首先是通过抑制糖原分解和糖异生从而抑制肝脏的葡萄糖输出，其次是刺激外周组织摄取葡萄糖。糖尿病患者胰岛素缺乏，在肝脏中，葡萄糖激酶和肝糖原合成酶活化受限，使肝糖原合成减少，而肝糖原分解增强和糖异生加强，使肝释放出多量葡萄糖，血糖水平增高；在肌肉组织中，葡萄糖、氨基酸和脂肪酸进入肌细胞减少，肝糖原合成酶活性减弱，致使肝糖原合成减少而肌糖原分解加强，肌糖原消失，加重血糖升高。

2. 脂类代谢变化　胰岛素一方面刺激脂蛋白酯酶，加速血液循环中三酰甘油清除，另一方面通过抑制脂肪细胞中对胰岛素敏感的酯酶活性而抑制三酰甘油的分解和游离脂肪酸的释放。胰岛素一方面抗脂肪分解，另一方面促进脂肪合成，使得机体脂肪储存量增加。胰岛素对酮体生成有显著的抑制作用，这主要通过其强烈的抗脂肪分解作用和刺激脂肪酸合成，并在肝细胞线粒体肉毒碱水平抑制脂肪酸氧化来实现的。糖尿病时，在脂肪组织，由于摄取葡萄糖受限，由葡萄糖代谢生成的乙酰 CoA、NADPH 减少，乙酰 CoA 羧化酶不被激活，所以脂肪酸和甘油三酯的形成都减少；又由于胰岛素/胰高血糖素的值降低，胰岛素的抗脂解作用减弱，使脂肪分解作用加强，而有较多的游离脂肪酸入血。来自脂肪组织的大量脂肪酸和甘油则进入肝脏。进入肝中的脂肪酸，一部分酯化成三酰甘油，并以极低密度脂蛋白胆固醇的形式释放入血，造成高极低密度脂蛋白胆固醇血症；此外糖尿病时胰岛素/胰高血糖素的值下降，脂蛋白酯酶活性降低，极低密度脂蛋白胆固醇和乳糜微粒难从血浆清除，因此还可以出现高乳糜微粒血症。另一部分脂肪酸氧化分解，使乙酰 CoA 增多，因其不能彻底氧化，进而合成胆固醇和酮体，导致胆固醇和酮体增多。

3. 蛋白质代谢　正常人在进食蛋白质后从肠道吸收的氨基酸经门静脉流过肝脏时，非支链氨基酸被肝脏摄取和利用，支链氨基酸则几乎未被肝脏摄取和利用而进入体循环，使循环血液中支链氨基酸浓度比基态增高 1 倍或更多。蛋白质餐后血液胰岛素水平升高使肌肉摄取氨基酸增加，特别是摄取支链氨基酸增加。肌肉摄取的支链氨基酸中小部分用于合成肌肉的结构成分，大部分被分解和氧化。在肌肉蛋白质净合成的同时，仍向血液不断释放出一定数量的丙氨酸和谷氨酰胺。丙氨酸可被肝脏用于糖异生，而谷氨酰胺为小肠和肾脏摄取氧化，或形成丙氨酸再被肝脏用于糖异生。在空腹或饥饿时肌肉蛋白质分解释出氨基酸，在肌肉中大多数氨基酸（生糖氨基酸）可通过转氨基作用形成酮酸，再经一系列代谢形成丙酮酸而释放入血液，再被肝脏用于糖异生；少数氨基酸（生酮氨基酸）可形成酮体。肝脏中蛋白质分解代谢形成的支链氨基酸，肝脏不能把它们作为糖异生的原料应用，需经血液运输到肌肉被利用。当胰岛素缺乏时，蛋白质分解代谢加强，生成较多的丙酮酸，使肝脏糖异生增加和肝脏葡萄糖输出增加，这也是高血糖的原因之一。糖尿病时由于胰岛素缺乏，肌肉蛋白质分解加强，导致体重下降；胰岛素和生长激素对促进蛋白质合成具有协同作用，而且生长激素促进合成代谢所需要的能量也依赖于胰岛素促进物质的氧化产生，因此缺乏胰岛素的糖尿病患儿，即使体内生长激素水平正常甚至较高，仍可见到生长迟缓的现象：由于胰岛素不足，细胞内钾释放增多，可加重肌肉的功能障碍，表现为肌无力。

综上所述，糖尿病时上述代谢变化反映在血液中表现为血糖浓度增高，超出肾糖阈时就出现糖尿；高脂血症为高三酰甘油、高胆固醇、高极低密度胆固醇血症，血中游离脂肪酸也增高，可出现酮症甚至酸中毒；负氮平衡，体重减轻，在儿童可表现为生长发育受阻；患者还可有高钾血症。

（韩锡林）

第三节　临床表现

糖尿病的临床表现可以分为典型临床表现、非典型临床表现以及并发症和（或）伴发症的临床表现。也有许多患者并无任何症状，是在健康体检或因其他疾病就诊时发现糖尿病的。

由于糖尿病引起的代谢紊乱，血糖升高后导致渗透性利尿引起多尿，继之出现口渴和多饮；机体对葡萄糖利用障碍，为了弥补糖的不足患者常易饥多食；由于葡萄糖利用不足，机体为维持正常的机体活动，除多食外还出现脂肪和蛋白分解增多，患者日渐消瘦，出现疲乏，儿童患者还会出现生长发育受阻。因此糖尿病典型的临床表现常被描述为"三多（多尿、多饮、多食）一少（体重减轻）"。

非典型的症状则有皮肤瘙痒，特别是外阴瘙痒，皮肤感觉异常，视物模糊，容易感染，伤口迁延不愈等。很多时候，这些非典型症状和糖尿病并发症的表现很难完全区分。

当血糖较高，并有脱水或其他诱因的存在的情况下，糖尿病患者很容易出现糖尿病酮症酸中毒（diabeticketoacidosis，DKA）和高血糖高渗状态（hyperglycemic hyperosmolar state，HHS）等急性并发症。如果患者不恰当地服用了双胍类药物，则有可能产生更严重的后果：乳酸性酸中毒。

1型糖尿病有自发DKA的倾向，2型糖尿病患者在感染、应激和胰岛素治疗不恰当中断等诱因下也可发生DKA，但有时也找不到明显诱因。DKA通常有一个逐渐进展的过程，早期是血酮升高，尿中出现酮体，此时称为糖尿病酮症；如果代谢紊乱得不到纠正，由于酮体中β-羟丁酸和乙酰乙酸是酸性物质，会消耗大量碱，当体内储备碱不足以代偿酸消耗时，则出现血pH下降，此时进入糖尿病酮症酸中毒阶段；如果病情还得不到有效控制，酸中毒加剧，则出现神志障碍，昏迷，进入糖尿病酮症酸中毒昏迷阶段。DKA的临床表现最初是"三多一少"症状加重，酸中毒失代偿后，病情迅速恶化，出现疲乏、食欲减退、恶心呕吐、头痛嗜睡、深大呼吸、呼气有烂苹果味；后期患者脱水严重，出现眼眶下陷、皮肤黏膜干燥、尿量减少、血压下降、心率加快、四肢厥冷，还可以有不同程度的意识障碍、反应迟钝、生理反射减弱甚至消失，值得警惕的是由于酸性物质刺激，有些患者可以表现为腹痛，容易误诊为急腹症。感染、应激等诱因的临床表现也可以被 DKA 的表现所掩盖。临床上糖尿病患者出现"三多一少"症状加重或恶心、呕吐、腹痛等胃肠道不适时应警惕 DKA，如果出现深大呼吸，有精神神经症状应立即行相关检查。

HHS 是糖尿病急性代谢紊乱的另外一种类型，多见于老年人，很多患者原来仅有轻度症状，甚至无糖尿病病史。诱因是一些引起血糖升高和脱水的因素，如：感染、外伤等应激，使用糖皮质激素、利尿剂等药物，静脉高营养、输入大量葡萄糖溶液等。本并发症以严重高血糖、高血浆渗透压和脱水为主要特点，可有不同程度的意识障碍，有些患者可能有轻微的酮症，但通常没有明显的酸中毒。本症和 DKA 相比，脱水更为严重，精神神经症状更为突出，病情更为危重，并发症更多，病死率更高。临床上原因不明的脱水、休克和意识障碍均应注意本病的可能，对于休克但尿量多者，无论有无糖尿病史，均应立即行本病的相关检查。

既往认为双胍类药物均有导致乳酸性酸中毒的风险，后来的研究表明二甲双胍并未显著增加乳酸性酸中毒的发生率。由于该病死亡率高，抢救成功率低，因此对于乳酸性酸中毒重在预防，强调严格把握双胍类药物的适应证。由于苯乙双胍或其复方制剂可能在我国极少数地方还有售卖，因此对于昏迷患者合并有难以纠正的酸中毒，应想到乳酸性酸中毒的可能，及早进行相关检查，并给予积极处理。

随着糖尿病患病率的增加和日益得到重视，胰岛素制剂和促胰岛素分泌剂的应用增多，特别是对于血糖控制的日趋严格，低血糖症也随之增多。对此应给予足够的重视。低血糖症是一组多种原因引起的以血浆葡萄糖浓度过低，临床上以交感神经兴奋和脑细胞缺糖为主要特征的综合征，诊断标准各个指南并不一致，一般以血浆葡萄糖浓度 <2.8mmol/L 作为低血糖症的诊断标准。为了提高对低血糖症的重视，美国糖尿病协会提出对糖尿病患者以3.9mmol/L 作为诊断标准。低血糖的临床表现可以归纳为两方面：脑功能障碍和交感神经过度，其严重程度和下述因素有关：低血糖的程度、低血糖发生的速度、低血糖持续的时间、机体对低血糖的反应性和年龄等。

脑功能障碍初期表现为精神不集中、思维和语言迟钝、头晕、嗜睡、视物不清、步态不稳。可有行为怪异、幻觉等精神症状。皮层下受到抑制可出现锥体束阳性、强直性惊厥等。进一步发展一旦波及延脑则进入昏迷状态，如果低血糖得不到纠正，会发生不可逆的损害。交感神经过度兴奋的表现主要为：出汗、颤抖、心率加快、饥饿感、焦虑、紧张、软弱无力、面色苍白、流涎、四肢冰凉、血压升高等。糖尿病患者如果血糖下降速度过快，即使血糖不低，也可以出现明显的交感神经兴奋的症状，称为"低血糖反应"（现在也有称为"相对性低血糖"）。有些患者（特别是一些老年患者或者经常发生低血糖的患者）虽然血糖低但并没有明显症状，称为"未察觉的低血糖"，这种情况极易进展成严重的低血糖，对此应给予足够重视。

糖尿病患者易发生感染性并发症，女性患者常发生肾盂肾炎、膀胱炎、巴氏腺炎和真菌性阴道炎等泌尿生殖系统感染。皮肤化脓性感染和真菌感染也不少见。糖尿病患者的肺结核多表现为渗出性，容易播散，形成空洞。

糖尿病的慢性并发症可以遍及到机体各个组织器官，发病机制非常复杂，尚未完全明了，一般认为是多因素互相影响的结果。各种并发症可以单独出现，也可以不同组合先后或同时出现。出现的时间也有很大差异，既可以在诊断糖尿病之前已经存在，也可以是病情控制不良很长时间才出现。

微血管并发症是糖尿病的特异性并发症，主要表现在肾脏、视网膜、神经和心肌组织，其中糖尿病肾病和糖尿病视网膜病变最为重要。

糖尿病肾病在发达国家已经成为终末期肾病的主要原因，在发展中国家则居第 2 位。糖尿病肾病是 1 型糖尿病的主要死亡原因，在 2 型糖尿病患者中，其严重性仅次于心脑血管疾病，一般将糖尿病肾病分为 5 期：Ⅰ期，多见于糖尿病初期，表现为肾脏体积增大，肾小球入球小动脉扩张，肾血浆流量增加，肾小球内压增加，肾小球滤过率（GFR）明显升高，此期通常需要肾脏穿刺方可确诊；Ⅱ期，GFR 轻度增高，尿白蛋白排泄率（UAER）间歇性增高；Ⅲ期，UAER 在 20～200μg/min，GFR 高于正常或在正常水平；Ⅳ期，UAER > 200μg/min，即 24h 尿白蛋白排出量 > 300mg，相当于 24h 尿白蛋白总量 > 500mg，GFR 下降；Ⅴ期，尿毒症期，UAER 降低，血肌酐升高，血压升高。由于留取 24h 的尿比较复杂，目前也有通过测定即时尿标本的白蛋白与肌酐的比率来筛查和诊断微量白蛋白尿，对此一般采用美国糖尿病协会推荐的诊断标准：< 30μg/mg 为正常，30～229μg/mg 为微量白蛋白尿，≥ 300μg/mg 为大量白蛋白尿。

糖尿病视网膜病变是失明的主要原因之一，可以分为两大类（非增殖性改变和增殖性改变）和 6 期：Ⅰ期，小出血点，微血管瘤；Ⅱ期，出现硬性渗出；Ⅲ期，出现软性渗出；Ⅳ期，新生血管形成，玻璃体出血；Ⅴ期，纤维血管增殖，玻璃体机化；Ⅵ期，视网膜剥脱。其中Ⅰ～Ⅲ期为非增殖性病变。Ⅳ～Ⅵ期为增殖性病变。糖尿病除导致特异性的视网膜改变外还可以引起视网膜黄斑病、白内障、青光眼、屈光不正和虹膜睫状体炎等眼部并发症。

糖尿病可以累及神经系统任何一部分，以周围神经病变最为常见，通常为对称性，下肢较上肢严重，远端较近端严重，通常描述为手套、袜子状感觉。病情进展缓慢，先是肢端感觉异常或感觉过敏，后期感觉减弱甚至缺失。如果运动神经受累，可出现肌力减弱甚至肌萎缩和瘫痪。自主神经病变也比较常见，在心血管系统表现为心动过速、心搏间距延长、体位性低血压等；在消化系统表现为胃排空延迟、腹泻或便秘或两者交替出现；泌尿生殖系统表现为残余尿增多、尿潴留、尿失禁和勃起功能障碍等；其他可以出现无汗、少汗或多汗、瞳孔不规则且缩小、对光反射减弱甚至消失。中枢神经系统则可以表现为缺血性脑血管意外、老年性痴呆风险增大、脑老化加速等，如果出现急性并发症，也可以出现相应的神经改变。

糖尿病足在许多国家已经成为截肢的主要原因，严重影响患者的日常生活。其发病机制和微血管、大血管以及神经病变均有关，轻者表现为足部畸形、皮肤干燥、发凉、胖胀，重者可以出现足部溃疡和坏疽。

大血管病变并不是糖尿病的特征性并发症，发病原因非常复杂，和遗传易感性、胰岛素抵抗、氧化应激等都有关，和肥胖、高血压、脂代谢异常等这些糖尿病患者群常伴有的疾病也相关。糖尿病患者群和非糖尿病患者群相比，动脉粥样硬化的发病年龄更小、进展更快，患病率更高。由于动脉粥样硬化侵犯冠状动脉、肾动脉、脑动脉、外周动脉等，可以引起冠心病、肾动脉硬化、脑血管疾病和肢体动脉硬化等。

糖尿病的皮肤病变也很常见，临床表现和自觉症状比较重，虽然绝大多数为非特异性，也有一些为糖尿病特异的。

（韩锡林）

第四节 实验室检查、诊断与鉴别诊断

（一）实验室检查

种类项目繁多，为了便于学习和记忆，可以将其分为 4 类：①用于疾病诊断及了解病情控制状况；②了解胰岛 B 细胞功能和胰岛素抵抗；③探讨病因和发病机制；④检查有无并发症。

1. 用于疾病诊断和了解病情控制状况

（1）血糖：血糖升高是糖尿病的特征，因此是糖尿病诊断的主要依据和判断病情和控制状况的主要指标。诊断糖尿病时必须使用静脉全血的血糖值，治疗过程中则可以采用微量血糖仪测定毛细血管血糖来监测病情。当即时血糖（空腹血糖和餐后 2h 血糖）高于正常标准而又达不到诊断标准时，应该进行口服葡萄糖耐量试验（oraiglucose tolerance test, OGTT）。OGTT 要求在进行该试验的前 3 天每天的糖类摄入量≥200g，试验前一天 20 时后不再摄入热量，空腹血糖必须在试验当天 9 时前取得。OGTT 应该在清晨空腹进行，受试者在 5~10min 内饮完葡萄糖水（75g 无水葡萄糖或 83.5g 含 1 个结晶水的葡萄糖溶于 250~300mL 水中），至少在空腹和开始饮葡萄糖水后 2h 测定静脉血浆葡萄糖。儿童服糖量按每千克体重 1.75g 计算，总量不超过 75g。

（2）尿糖：尿糖阳性是发现糖尿病的重要线索。尿糖除了和血糖有关外还和肾糖阈有关，正常人的肾糖阈是 8.9mmol/L，和目前糖尿病的诊断标准还有一定差距，因此尿糖阴性不能排除糖尿病的可能。妇女妊娠时肾糖阈降低，此时即使血糖正常也可能出现尿糖阳性；肾脏疾病时肾糖阈可能上升，即使血糖升高，尿糖也可能还是阴性。此外有些方法（如班氏试剂法）检测实质上是还原性物质，借此来反映尿糖，如果采用这种方法，则会受到维生素 C、阿司匹林等还原性药物的影响，在分析结果时应注意。

（3）糖化血红蛋白（GHbA1）：GHbA1 是葡萄糖或其他糖和血红蛋白的氨基发生非酶催化反应的产物，其量和血糖浓度呈正相关。GHbA1 有 a、b 和 c3 种，以 GHbA1c 为最主要。GHbA1c 反映患者近 2~3 个月的血糖水平，是糖尿病控制情况的主要监测指标之一。

（4）果糖胺和糖化血浆白蛋白：血浆蛋白（主要是白蛋白）也会和葡萄糖发生非酶催化反应而形成果糖胺，其量也和血糖浓度密切相关。果糖胺和糖化血浆白蛋白反映患者近 2~3 周的血糖水平，是糖尿病近期控制情况的重要监测指标。

2. 了解胰岛 B 细胞功能和胰岛素抵抗　评估胰岛 B 细胞功能和胰岛素抵抗的金指标是葡萄糖钳夹试验。但是该项检查需要特殊仪器，患者也要进行反复多次抽血，广泛开展有一定困难。临床上常用胰岛素释放试验、C-肽释放试验、葡萄糖-胰岛素释放试验和胰升糖素-C-肽刺激试验，甚至只用空腹胰岛素来直接简单评估或结合空腹血糖通过 HOMA 公式计算来间接反映胰岛 B 细胞功能和胰岛素抵抗。

3. 探讨病因和发病机制　目前对于糖尿病的发病机制尚未明确，因此对于 1 型糖尿病和 2 型糖尿病的鉴别也没有"金指标"，但是检测一些抗体和进行必要的基因分析，对于鉴别 1 型糖尿病和 2 型糖尿病，排除或诊断特殊类型糖尿病具有一定的价值。常用的抗体有胰岛素抗体、胰岛细胞抗体、谷氨酸脱羧酶抗体、蛋白酪氨酸磷酸酶 2β 抗体等。

4. 检查有无并发症　2 型糖尿病往往诊断时就已经有并发症，因此对于 2 型糖尿病患者，一旦诊断就应该进行有关并发症的筛查。血压、血脂、尿酸、肝肾功能、心脏功能、足部、眼底、神经系统应该作为常规检查项。对于以急性代谢紊乱就诊的患者，还要注意血尿酮体、水电解质和酸碱平衡等方面的检查。

（二）诊断

糖尿病的诊断本身并不困难，值得注意的是很多糖尿病患者，特别是 2 型糖尿病患者，在早期并没有明显的典型症状，在实际工作中要警惕一些不典型的表现，善于发现诊断线索。糖尿病的诊断不只是空腹血糖，单纯的空腹血糖正常并不能完全排除糖尿病的可能，应该加测餐后血糖，必要时进行 OGTT。

对于 30 岁以上人群进行体检或因各种原因住院治疗应常规检查血糖，排除糖尿病。对于以下高危人群，应特别给予重视：①有糖尿病或肥胖的家族史；②有发生妊娠期糖尿病或糖耐量减低或分娩巨大胎儿的妇女；③肥胖或超重者；④高血压、高血脂、冠心病或脑血管意外病史的患者；⑤年龄 >45 岁者；⑥曾经检查提示糖调节受损的患者。

对于有以下表现的患者应该进行糖尿病的相关检查：①有"三多一少"的表现；②反复发作皮肤感染、阴道炎、巴氏腺炎；③伤口迁延不愈、不明原因的皮肤瘙痒或感觉异常；④不明原因的昏迷、休克、酸中毒等。

目前对于糖尿病的诊断，一般采用世界卫生组织糖尿病专家委员会提出的诊断标准（1999）。具体如下：

（1）糖尿病的诊断是根据空腹血糖、任意时间血糖和 OGTT 中 2h 血糖。

（2）空腹血浆葡萄糖的分类：$3.9 \sim 6.0$mmol/L 正常，$6.1 \sim 6.9$mmol/L 空腹血糖过高，≥ 7.0mmol/L，考虑糖尿病。空腹是指至少 $8 \sim 10$h 没有热量摄入。

（3）OGTT 中 2h 血浆葡萄糖分类：< 7.7mmol/L 为正常糖耐量，$7.8 \sim 11.0$mmol/L 为糖耐量减低，≥ 11.1mmol/L 考虑糖尿病。

（4）糖尿病症状是指多尿、烦渴多饮和难以解释的体重减轻。

（5）糖尿病诊断标准为：糖尿病症状 + 任意时间血糖 ≥ 11.1mmol/L，或糖尿病症状 + FPG ≥ 7.0mmol/L，或糖尿病症状 + OGTT 中 2h 血浆葡萄糖 ≥ 11.1mmol/L。如果症状不典型，需另一天再次证实。任意时间是指一天中的任何时间，而不管上次进餐时间和摄入量。

在急性感染、创伤或各种应激状态下，也可能出现暂时性血糖升高，对此应强调追踪复查，不可立即下糖尿病的诊断。儿童的糖尿病诊断标准和成人相同。

（三）鉴别诊断

急性应激状态下，由于肾上腺皮质激素、儿茶酚胺等激素分泌的增加，可以出现一过性的血糖升高，但是应激过后，血糖可以恢复正常。

严重肝病患者，由于肝细胞破坏导致肝糖原储备减少以及葡萄糖转化为肝糖原的能力减弱，可以出现餐后 $0.5 \sim 1$h 血糖升高，但是餐后 2h 血糖正常甚至偏低，空腹血糖偏低或者正常，借此可以鉴别。

甲状腺功能亢进和胃空肠吻合术患者，因食物在肠道吸收增快，也可引起餐后 $0.5 \sim 1$h 血糖升高，但空腹和餐后 2h 血糖正常。

此外如果只是检测尿糖，要注意以下 2 点：①如果是用班氏试剂，则有些非葡萄糖的糖（如果糖），或一些还原性物质（如维生素 C）也可以出现尿糖阳性，但是改用葡萄糖氧化酶试剂则会呈现阴性。②尿糖是否阳性还和肾糖阈有关，肾糖阈上升，即使血糖达到糖尿病诊断标准，尿糖也可能还是阴性；肾糖阈降低，即使血糖正常也可能出现尿糖阳性；而且肾糖阈和糖尿病的诊断标准并不一致。因此应当尽量使用血糖作为监测的指标，少用尿糖来观察病情变化。

目前将糖尿病分为 4 型，在分型诊断上主要是 1 型和 2 型的鉴别。迄今并没有"金指标"能够确切区分 1 型或是 2 型，只能根据临床特点（发病年龄、起病急缓、症状轻重、体型、酮症倾向、对胰岛素是否敏感、是否依赖胰岛素等）、胰岛 B 细胞功能和免疫学指标（胰岛素抗体、胰岛细胞抗体、谷氨酸脱羧酶抗体、蛋白酪氨酸磷酸酶 2β 抗体等）综合分析判断。但是即使如此，还是有些患者一时无法明确归类，可以暂时给予一个分型，以后追踪随访再逐步进行修正。

（韩锡林）

第五节　饮食疗法

防治糖尿病是人类当前面临的一个重大健康课题，糖尿病综合防治主要包括五方面：即糖尿病教育，饮食治疗，体育锻炼，药物治疗（降糖药、胰岛素等）和血糖监测。如果把糖尿病的治疗比做五匹马拉一套车的话，那患者就是驾车的主人，糖尿病教育、饮食治疗、体育锻炼、药物治疗和血糖监测就是那五匹马，而饮食治疗就应该是驾辕之马。无论哪种糖尿病患者，在任何时候都要进行糖尿病饮食治疗。可以说没有饮食的控制就没有糖尿病的理想控制。唐·孙思邈《备急千金要方》明确地指出：消渴病患者，"所慎者三：一饮酒，二房事，三咸食及面"。同时代的王焘《外台秘要》更指出："此病特忌房事、热面并干脯、一切热肉、粳米饭、李子等。"孙思邈和王焘均强调，不节饮食，"纵有金丹亦不可救！"足见古代医家已充分认识到饮食治疗糖尿病的重要性。

一、饮食治疗的基本原则

糖尿病饮食治疗原则是：①合理控制总热量，热量摄入量以达到或维持理想体重为宜。②平衡膳食，选择多样化、营养合理的食物，合理安排各种营养物质在膳食中所占的比例。放宽对主食类食物的限制，减少单糖及双糖食物；限制脂肪摄入量；适量选择优质蛋白质。③增加膳食纤维摄入，多选择粗粮、蔬菜等；增加维生素、矿物质摄入。④提倡少食多餐，定时定量进餐。

（一）饮食量

指的是饮食摄入总热量的安排。量的原则是既要充分考虑减轻胰岛 B 细胞负担，又要保证机体正常生长发育的需要，以使体重保持在标准体重范围内。

（二）饮食结构

选择多样化、营养合理的食物，合理安排各种营养物质在膳食中所占的比例。大致概括为：较多的碳水化合物，占总热量的 60%，较低的脂肪，少于总热量的 30%，中等量的蛋白质，约占总热量的 10% ~20%，以及丰富的膳食纤维。

（三）进食方法

每天至少进食 3 餐，且定时定量。用胰岛素治疗的患者和易发生低血糖的患者，应在正餐之间加餐，加餐量应从原 3 餐定量中分出，不可另外加量。3 餐饮食均匀搭配。早、中、晚餐膳食可以按 1/5、2/5、2/5 分配或 1/3、1/3、1/3 分配。

（四）总热量计算

摄入食物量总热量的计算，应依据标准体重和机体状态（休息或活动）两个因素决定。40 岁以下者标准体重（kg）= 身高（cm）- 105；40 岁以上者标准体重（kg）为身高（cm）- 100，实际体重超过标准体重的 10% 为超重，超过 20% 为肥胖，实际体重低于标准体重的 10% 为体重不足，低于 20% 为消瘦。

提倡的科学饮食构成是，糖类占总热量的 50%～60%，蛋白质为 15%～20%，脂肪为 20%～25%。脂肪应以含多不饱和脂肪酸高的花生油、豆油为主，少食含饱和脂肪酸高的易致低密度脂蛋白、胆固醇升高的动物油，并将其热量控制为占总热量的 20%～25%。蛋白质的摄入，一般成人以每天每千克体重 0.8～1.2g 计算。

二、各种营养素与糖尿病的关系

（一）碳水化合物

碳水化合物是糖尿病患者能量供给的主要营养素。合理摄入碳水化合物是糖尿病营养治疗的关键。碳水化合物所供给的能量应占总能量的 50%～65%，它可以提高患者对葡萄糖的耐受性和对胰岛素的敏感性。全日碳水化合物供给量应保持基本恒定，患者一日三餐的碳水化合物及加餐量分配，应结合血糖、血脂、血压、工作量、生活规律及个人嗜好等全面考虑。

每日碳水化合物进量控制在 250～350g，约折合主食 300～400g。肥胖者酌情可控制在 150～200g，约折合主食 150～250g。蜂蜜、白糖和红糖等精制糖，因易吸收、升血糖作用快，故糖尿病患者应忌食。在患者发生低血糖时例外。另外，土豆、山药等块根类食物，因所含淀粉为多糖类，其含量在 2% 左右，可代替部分主食。水果类含糖量不同，含糖量在 10%～20% 的水果，因其吸收较快，对空腹血糖控制不理想者应忌食，对空腹血糖控制较好者应限制食用。对米、面等谷类，其含糖量约 80%，糖尿病患者按规定量食用。蔬菜类含少量碳水化合物，含纤维素较多，吸收缓慢，可适量多用。另外，对于部分患者如喜欢食甜者可选用甜叶菊、木糖醇、糖蛋白等。

（二）蛋白质

蛋白质是非常重要的营养素，是维持生命的物质基础，没有蛋白质就没有生命，但并不是说越多越好。过多会增加肾脏负担。有资料提示，糖尿病患者的蛋白质摄入过多可能是引发糖尿病肾病的一个原因。故主张对糖尿病患者的蛋白质供给量以每千克体重 0.8～1.2g 为宜，日总量为 50～70g。病情控制不好出现负氮平衡的可适当增加。每日所供能量应占总能量的 10%～20%，儿童、孕妇、乳母、营养不良及消耗性疾病患者，可酌情增加 20%。糖尿病肾病时，其蛋白质摄入量需明显减少，且需选用含必需氨基酸丰富的优质动物蛋白，如鱼类、蛋类，植物蛋白要限制摄入，以免导致或加重氮质血症。每日摄入蛋白质尽可能保证有 1/3 来自动物食物，因其含有丰富的必需氨基酸，可保证人体营养中蛋白质代谢的需要。

虽然乳、蛋、瘦肉、干豆及其制品含蛋白质较丰富，谷类含蛋白质 7% ~ 10%，但因每天用量较多，故也是提供蛋白质不可忽视的来源，如每天食谷类 300g，相当于摄入蛋白质 21 ~ 30g，占全日供量的 1/3 ~ 1/2。

（三）脂肪

脂肪是人体不可缺少的能量来源，食物中脂肪一般可分为动物性脂肪，如牛油、羊油、猪油及乳、蛋、肉，其中所含胆固醇有升高血脂的作用。二是植物性脂肪，如花生、核桃、榛子等硬果中所含油脂也不少，植物脂肪中含不饱和脂肪酸较多，且不含胆固醇，有降低血胆固醇的作用。

全日供能以占总能量的 20% ~ 30% 为宜。饱和脂肪酸所供能量应低于总能量的 10%，多不饱和脂肪酸也不应超过 10%，其余由单不饱和脂肪酸补足。且多数主张饱和脂肪酸、不饱和脂肪酸和单不饱和脂肪酸比值为 1：1：1。为防止或延缓糖尿病的心脑血管并发症，必须限制脂肪摄入。如肥胖患者伴血脂蛋白增高者，或者有冠心病等动脉粥样硬化者，脂肪摄入量宜控制在总热量的 30% 以下。血胆固醇与心血管疾病有密切关系，每日摄入量应低于 300mg。

（四）膳食纤维

膳食纤维是一种不产生热量的多糖。高纤维饮食可延缓胃排空，改变肠转运时间。可溶性纤维在肠内形成凝胶时，可减慢糖的吸收，从而降低空腹血糖和餐后血糖，改善葡萄糖耐量，还可通过减少肠激素，如胰高血糖素或抑胃肽的分泌，减少对 B 细胞的刺激，减少胰岛素释放与增高周围胰岛素受体的敏感性，加速葡萄糖代谢。膳食纤维的供给方式以进食天然食物为佳，纤维在蔬菜中的含量为 20% ~ 60%，在水果和谷类中含量为 10% 左右。可在正常膳食基础上选用富含食物纤维的食品，如燕麦、玉米皮、南瓜等，以利延缓肠道葡萄糖吸收及减少血糖上升的幅度。须注意在补充不溶性纤维时，用量不宜过多，否则会影响无机盐和维生素的吸收。最好食物纤维与碳水化合物混在一起食用以发挥作用。

（五）维生素

维生素是调节生理功能不可缺少的营养素，是糖尿病患者需重视补充的重要营养素，特别是存在急慢性并发症时，更应重视对维生素的合理补充。胡萝卜素有较强的抗氧化及调节免疫的作用。研究发现血浆类胡萝卜素低水平的人发生白内障的危险度是血浆类胡萝卜素中等水平人的 4 倍。维生素 B 族对糖代谢有重要作用，维生素 B_6 在代谢中起辅酶作用，是丙酮酸氧化脱羧必需的物质。维生素 B_6 不足可伴发葡萄糖耐量下降。动物、人胰岛素和胰高血糖素分泌受损，与色氨酸代谢作用有关。维生素 B_{12} 缺乏可导致神经细胞机能障碍，与多腺体自身免疫病和糖尿病神经病变有关。维生素 C 是人血浆中最有效的抗氧化剂，大剂量维生素 C 有降血糖作用。缺乏可引起微血管病变，与糖尿病发生中风有相关关系。在胰腺中发现维生素 D 受体和维生素 D 依赖性钙结合蛋白，并发现维生素 D 缺乏可引起胰岛素分泌减少。维生素 D 缺乏动物给予维生素 D 后可改善营养，增加血清钙水平，从而增加胰岛素分泌。维生素 E 是强抗氧化剂，长期补充能抑制氧化应激，有助于糖尿病控制，并能预防和延缓糖尿病并发症的发生；通过改善细胞膜对胰岛素的反应而明显增加胰岛素介导的葡萄糖非氧化消耗，使血糖下降；可抑制免疫反应对胰岛 B 细胞的损害，通过抑制脂质过氧化，促进前列环素（prostacyclin，PGI）合成而改善糖尿病患者的血液黏稠性，直接抑制胆固醇的生物合成。

（六）微量元素

微量元素对人体很重要，与胰岛功能有相关关系。锂能促进胰岛素的合成和分泌，能使B细胞有丝分裂过程中的DNA系列和细胞数目增多，能改善外周组织胰岛素敏感性。糖尿病及其并发症与锂缺乏有关。微量元素锌参与构成人体的新生细胞和蛋白质合成，能协助葡萄糖在细胞膜上转运，并与胰岛素活性有关。锌是体内多种酶的成分，帮助人体利用维生素A，维持正常免疫功能。糖尿病患者血锌低是因糖尿病高锌尿症所致。血锌低使淋巴细胞、粒细胞、血小板的锌含量也较低。锌缺乏常伴胰岛素分泌减少，组织对胰岛素作用的抗拒性增强。锌对胰岛素分泌影响是双向性的，血浆浓度极高或极低均损害胰岛素分泌，可导致葡萄糖耐量降低。临床实践表明补锌能加速愈合老年糖尿病患者的下肢溃疡。糖尿病患者出现尿糖或酮症酸中毒可使过量的镁从尿中丢失，导致低镁血症，引起胰岛素抵抗。镁缺乏导致2型糖尿病对胰岛素不敏感，在补充镁后胰岛素分泌能力得到改善。缺镁与部分糖尿病视网膜病和缺血性心脏病有关。锰代谢障碍可引起葡萄糖不耐受。缺锰的实验动物可致葡萄糖耐受性损害。糖尿病患者62%血清锰水平增高，7%血清锰水平下降。糖尿病患者头发铬和血铬均较低，及时纠正铬的不足，有利于糖尿病的防治。

此外，长期饮酒对肝脏有损害，而且容易引起高甘油三酯血症，对应用胰岛素治疗的患者易发生低血糖。糖尿病患者多数伴有高血压或肥胖症，应低钠饮食，每天钠摄入量以5~6g为宜。

三、饮食治疗的方法

饮食治疗是各型糖尿病的基本治疗方法，不论病情轻重或有无并发症，也不论是否应用药物治疗，均应长期坚持和严格执行。认真坚持饮食治疗可以"扶正祛邪"、"保其正气"，提高人体自身免疫功能，增强抗病能力及预防并发症的发生。

（一）合理安排餐次，灵活加餐

合理安排餐次是糖尿病营养治疗中不可忽视的问题，是控制好血糖的必要措施。对不应用胰岛素治疗的2型糖尿病患者，每天供给3餐，定时定量。三餐的主食量可按如下分配：早餐1/5，午餐2/5，晚餐2/5；或者各按1/3等量分配。对于使用胰岛素或口服降糖药物易出现低血糖患者，可适当加餐，除3次正餐外，应2或3次加餐。一般可在上午9：00~10：00时，下午3：00~4：00时，及晚上睡前加1次餐，可减少低血糖现象。加餐饮食的摄入量一定要算在全日总量之内。有的专家认为，即使对不应用胰岛素治疗的患者，如果每天主食超过300g，采用少食多餐的方法，使每正餐主食量不超过100g，多余部分作为加餐，对控制血糖也有好处。有些患者生活不规律，吃饭不定时（如出差、外出开会），易引起血糖变化，因此要随身携带一些方便食品，如方便面、咸饼干等，以便随时灵活加餐。

（二）科学制订食谱和使用食品交换份

1. 制订食谱　一个人每天吃多少食物才能保证身体健康并满足一天的工作学习的需要呢？营养学上是以一个人每天消耗多少热量（用千卡表示）来推算食物需要量的。如果每天吃的食物所提供的热量＞消耗量，久之就会变胖，反之变瘦，甚至营养不良。估计一个人每天所需的热量要根据年龄、性别、现实体重、劳动强度、季节等因素来计算，其中以体重和劳动强度为主。热量的供给以达到或维持理想体重为宜。糖尿病患者要控制饮食，先计算出每天所需的总热量，即可以按平衡合理的膳食原则将热量分配到各种食物中去。

肥胖者按总热量减少15%，偏瘦者、体重未达标准的营养不良者总热量应增加15%，正在发育期的儿童、妊娠期的妇女、哺乳期的妇女可按20%~30%提高总的热量。

2. 食品交换份　只要掌握好热量，糖尿病患者也可以吃和健康人相同的食品，为了使所选食物丰富多样而操作又不复杂，使用食品交换份是一个简单、准确方便的办法。

食品交换份是将食物按照来源、性质分成几大类，同类食物在一定重量内所含的蛋白质、脂肪、糖类和热量相似及不同类食物间所提供的热量也是相等的。糖尿病患者可以根据自己的饮食习惯、经济条件、季节、市场供应情况等选择食物，调剂一日三餐。在不超出或保证控制全天总热量，保证充足营养的前提下，糖尿病患者可以和正常人一样吃饭，使膳食丰富多彩。食品交换份将食物分成四大类（级分可分成八小类），每份食物所含热量大致相仿，约90kcal，同类食物可以任意互换。食物交换份的好处：易于达到膳食平衡；便于了解和控制总热量；做到食品多样化；利于灵活掌握。

（韩锡林）

第六节　运动疗法

运动治疗是指除了围绕生存、生活、工作的基本活动之外而特意设计的运动而言，是指在医师指导下长期坚持的体育锻炼。运动治疗是糖尿病的基本治疗方法之一，无论糖尿病病情轻重或是否接受药物治疗，均应坚持运动治疗。我国是世界上最早提出运动疗法治疗糖尿病（消渴病）的国家，早在一千三百多年前我国隋朝医学家巢元方就提出糖尿病患者应进行适当的运动锻炼。随后唐朝医学家王焘进一步提出散步和体力活动对治疗的重要性。1995年世界糖尿病日把饮食治疗、运动治疗、药物治疗、血糖监测及糖尿病教育作为现代糖尿病治疗的五个方面，现称为糖尿病治疗的5驾马车，每一个方面都很重要，缺一不可，不能相互取代，但相互之间可能有协同作用，达到更好的疗效。美国糖尿病协会（ADA）指出"运动对于2型糖尿病的益处十分明显"。运动作为糖尿病的治疗方法确实是便利而且有效的。

一、运动疗法的作用

（一）有利于控制血糖

运动的即时（急性运动）常能降低运动时和运动后的血糖水平，运动2h后可见2型糖尿病非胰岛素依赖组织的葡萄糖摄取增加，这一作用可持续数小时或数天，长期规律运动可使单次运动的效果累加，葡萄糖利用的改善可维持数月，糖化血红蛋白可下降1.0%~1.5%，从而使血糖长期得到控制。运动时肌肉的收缩需要能量，耗能增加7~40倍，最初运动所消耗的能量物质主要是血糖和内源性糖原，血糖随运动的持续而下降，要经过一定的运动时间后肝糖异生和脂肪分解才成为主要能量物质。运动时胰岛素分泌虽减少，但由于肌肉收缩其血流供应增加，血流增快及毛细血管普遍扩张，因此，到达肌肉组织的胰岛素并未减少。运动还可使胰岛素与肌细胞膜上的受体相结合，增加外周组织对胰岛素的敏感性。新近的研究还发现运动可促进肌肉的活动因子（一种类胰岛素结构的肽类，具有类胰岛素样作用）的释放，增强胰岛素的作用。

长期慢运动可使血浆去甲肾上腺素反应减弱，同时，增加对糖的利用和分解能力，有利控制血糖和改善代谢。长期运动锻炼可增加代谢中各种酶的活性，改善肌细胞对糖的氧代谢能力。研究表明，经 6 个月运动可使己糖激酶活性增加 35%，琥珀酸脱氢酶活性增加 75%。经长期运动，机体糖原合成酶活性提高，肌糖原的贮存能力增强，血糖波动减少。另一方面，维持血糖稳定的激素如儿茶酚胺变动较小，在运动时增加的幅度也较少，这样有利于维持糖代谢稳定。长期运动对糖耐量低减和具有一定胰岛功能的 2 型糖尿病（空腹血糖 ≤ 11.1mmol/L）以及伴有高胰岛素血症的 2 型糖尿病患者尤为有效，有改善其糖耐量的作用。运动不仅可降当时的血糖，而且运动结束后血糖还会持续下降，中等量运动的降糖作用可持续 12~17h。

（二）运动改善脂代谢

有氧运动可提高卵磷脂 - 胆固醇转酰基酶的活性，促进胆固醇转变成胆固醇酯，加速胆固醇的清除和排泄；运动还可提高肌肉脂蛋白酯酶的活性，加速极低密度脂蛋白（VLDL）的降解，使部分 VLDL 的密度达到高密度脂蛋白（HDL）水平，增加 HDL 含量，使低密度脂蛋白胆固醇和三酰甘油水平下降。因此长期有规律的运动可使血 HDL 含量明显增加，而 LDL 和 VLDL 含量下降，减少动脉粥样硬化、冠心病和周围血管病变的发生。

（三）运动增强胰岛素敏感性

胰岛素抵抗是 2 型糖尿病的主要特点之一，它贯穿于疾病的整个发生发展过程中。运动能增加胰岛素敏感性，特别是对参加运动的肌肉而言，运动使胰岛素与受体结合率增加，且使受体以后的代谢反应增快，从而降低血糖起到治疗作用。

有报道，6 周的有氧运动能显著增加肥胖妇女 INS 敏感性；运动后，空腹胰岛素水平下降 26%，利用葡萄糖钳夹技术发现葡萄糖利用率增加，胰岛素抵抗改善。临床随机试验发现，2 型糖尿病进行高强度的有氧运动每周 3 次，持续 2 个月，其胰岛素敏感性提高 46%。利用葡萄糖钳夹技术发现即使不伴体重下降，葡萄糖利用率、胰岛素与其受体结合率也会增加，胰岛素抵抗改善。耐力运动员与一般人群相比，其葡萄糖代谢清除率及 INS 与红细脑膜 INS 受体结合率明显提高。动物实验发现：糖尿病大鼠血糖浓度明显升高，血 INS 浓度显著下降，肝细胞膜胰岛素受体浓度显著增加；而糖尿病大鼠经过 6~7 周的运动训练后，血糖下降，肝细胞膜胰岛素受体亲和力和受体浓度降低，并趋向于正常。提示运动训练能恢复糖尿病时的肝细胞膜胰岛素受体的异常，降低周围组织 INS 抵抗，改善糖代谢紊乱。

就运动强度而言，即使是对最大摄氧量（VO_2max）不产生影响的轻度的身体锻炼，如果长期坚持，也能够改善个体的胰岛素感受性。有研究表明，葡萄糖代谢率的改善度（AMCR）与步数计所示的每日步数呈正相关。在以改善胰岛素感受性为中心的锻炼效果中，肌肉重量增大、糖酵解及三羧酸循环通路的酶活性的改变、葡萄糖转运蛋白 - 4（GLUT4）等受体后阶段的肌性因素起到很重要的作用。如果不实施运动疗法，即使体重减少也不能改善肥胖 2 型糖尿病的胰岛素敏感性低下。锻炼能减少体内脂肪量，使脂肪细胞体积缩小。随着脂肪组织量的减少，由脂肪组织分泌的肿瘤坏死因子（TNF - α）在血中的浓度也降低，也有可能帮助改善个体的胰岛素敏感性。

运动增加胰岛素敏感性的机制，目前主要认为是通过改善胰岛素受体功能和受体后缺陷，从而增加外周组织细胞对胰岛素的敏感性，减轻胰岛素抵抗。因为葡萄糖跨膜转运进入肌肉细胞是依赖于细胞膜上的 GLUT4 转运完成的，而这个步骤又是肌细胞摄取和利用葡萄糖的主要限速步骤，因此骨骼肌细胞膜上的 GLUT4 以及决定其转运率的转运蛋白信息核糖核酸（GLUT4 mRNA）的减少，是 2 型糖尿病胰岛素抵抗中的重要环节之一。运动能使糖尿病大鼠骨骼肌细胞内 GLUT4 mRNA 增多，从而 GLUT4 蛋白含量增加，运载葡萄糖的能力增强，肌肉摄取葡萄糖增加。对 2 型糖尿病患者的肌活检也发现，有氧运动可提高肌肉细胞内GLUT4 mRNA 的含量，以及细胞内 GLUT4 蛋白的含量。2 型糖尿病患者进行 45 ~ 60 分钟60% ~ 70% VO_2max 的运动后，骨骼肌肌膜上 GLUT4 增加 74%，糖运载能力增加，血糖下降。由此可见，运动锻炼加速肌细胞内 GLUT4 基因转录，增加细胞内 GLUT4 蛋白含量，加强了肌细胞对葡萄糖的摄取和利用。也有人认为，细胞内 GLUT4 含量糖尿病患者和非糖尿病患者无显著性差异，只是 2 型糖尿病患者肌膜上的 GLUT4 较少，即 2 型糖尿病患者GLUT4 存在转运障碍，影响糖的运载，但运动能改变细胞内机制，增加 GLUT4 向肌膜的转运。

值得注意的是，运动锻炼增加外周组织细胞对胰岛素的敏感性，减轻胰岛素抵抗，这种作用不但对糖尿病有治疗意义，而且对其他胰岛素抵抗综合征同样有防治意义。

（四）控制肥胖

肥胖是 2 型糖尿病发病的重要因素之一。40 岁以上的患者中有 2/3 的患者在病前体重超过 10%。据调查，超重 10% 者，糖尿病的发病率是正常体重人的 1.5 倍；超重 20% 者为3.2 倍；超重 25% 者为 8.3 倍。肥胖症发病前多食欲亢进，血糖升高，致使胰岛素分泌增加；或由于肥胖者周围组织的胰岛素受体减少，同时对胰岛素的敏感性减弱，机体必须分泌更多胰岛素才能满足需要，久而久之胰岛细胞功能损伤，分泌相对减少，从而导致糖尿病。

大部分 2 型糖尿病患者肥胖，与正常对照组相比，肥胖者有更明显的 INS 抵抗，中心型肥胖的危害更大。非裔美国女性的腰围显著增加，和非肥胖人相比，其 2 型糖尿病发病的危险性增加 23 倍。运动能使糖尿病患者腰臀比下降体重减轻，从而使 2 型糖尿病的发病率显著下降。肥胖者、肥胖型 2 型糖尿病患者，实施饮食限制和身体锻炼还可选择性地减少脂肪，从而减轻体重，改善其代谢控制情况，减少心血管疾病的危险因素，但在无脂肪体重（lean body mass，LBM）时则变化不大。低热饮食加运动训练能使 2 型糖尿病患者体重下降，糖代谢改善。

（五）运动改善心、肺、肾等器官功能

微血管和大血管并发症是 2 型糖尿病患者致残和死亡的主要原因，空腹或餐后血糖轻度升高是发生大血管并发症的驱动力，高血糖能加速动脉粥样硬化的形成。心血管功能与 2 型糖尿病的发病显著相关，与非糖尿病女性相比，糖尿病女性最大摄氧量降低。单纯控制血糖并不足以阻止 2 型糖尿病患者心血管疾病的发生，但运动却可直接改善心肺功能。老年 2 型糖尿病患者常伴有全身小动脉硬化，血管舒缩能力降低，运动疗法有明显的改善糖尿病患者血液流变学的作用，减少患者血管并发症的发生。

肺部微血管病变是影响弥散功能的因素之一，高血糖水平位肺组织胶原蛋白发生反应造成肺组织弹性减弱，可能与限制性肺通气功能障碍有关。国外有学者认为心肺功能与空腹葡萄糖低减（IFG）和 2 型糖尿病显著相关。

长期而有规律的运动可改善心、脑、肺功能，促进血液循环，增加冠脉供血量及血管弹性；运动还可通过上述降血压、降体重，增加胰岛素敏感性，防治"代谢综合征"，有利于防治糖尿病大血管及微血管病变的发生。

（六）运动影响新陈代谢

内环境的重要特征之一是它们的理化性质能保持相对恒定，以保证细胞的各种酶促反应和生理功能得以正常进行，这是维持整个机体生存的基本条件。细胞的正常代谢活动需要内环境理化因素的相对恒定，而代谢活动本身又经常造成内环境理化性质在一定的允许范围内波动。运动系统的活动必将影响人体的新陈代谢活动，从而影响机体内环境的稳态。

运动使代谢活动加强亦使波动范围增大，并可经过机体的各种调节机制进行不断地调整，如此反复进行，始终维持着相对恒定的动态平衡，在此过程中机体各系统各器官的调节能力不断得到协调和加强。然而，整个机体的生命活动正是在稳态不断受到破坏而又得到恢复的过程中进行，因此运动对整体功能的调整有着十分重要的意义。

（七）运动提高机体适应性

英国糖尿病前瞻性研究资料显示，运动能使毛细血管与肌纤维比值增加从而改善体力。从运动中获得的心理功能的改善可增加对日常活动的信心，消除紧张应激状态，积极改变不良的生活方式，增强社会适应能力。运动还可以陶冶情操，培养生活情趣，放松紧张情绪，提高生活质量。

（八）运动可以改善和预防骨质疏松症

老年人和更年期均易发生骨质疏松症，而糖尿病加重骨质疏松。适量的运动可以提高骨密度，促进钙质的吸收，改善骨的生物力学，从而起到防治骨质疏松症的作用。

二、运动的方法

运动治疗的疗效与运动方法的合理性和可行性有关，应因人而异，根据每个糖尿病患者具体情况设计具体方案，最好是根据患者的年龄、性别、体型、饮食习惯、从事的工作性质及劳动强度、病情、所用药物治疗方案、是否有并发症等方面制定具体运动项目、运动频率、运动强度和运动量。

（一）运动强度

运动疗法中运动强度决定运动的效果，运动强度太低只能起到安慰作用，但如果运动强度过大，无氧代谢增加，则易引起心血管负荷过度或运动器官损伤不利于治疗。

适当的强度为最大运动强度的60%~70%。

运动时脉率加快，根据脉率的快慢来判定运动强度的大小。

男子最大运动强度时的脉率=220－年龄（次/分钟），女子为男子的90%。如一个50岁的男性，达到最大运动强度时，脉率为220－50=170次/分钟，他运动强度适当时的心率=170×（60%~70%）=102~119次/分钟。

对于没有运动习惯、全身状况较差的患者，开始时运动强度再小些，以后渐加大。最重要的问题就是必须坚持。

（二）运动持续时间

运动时间长短是保证运动疗效和安全的关键，运动时间太短达不到体内代谢效应，运动时间过长，如再加上运动强度过大，易产生疲劳，诱发酮症，加重病情。一般主张每次10~20分钟，体力较好的可持续0.5~1小时，每日1~2次，或每周3~6次，每次训练达到适宜心率的时间须在5分钟以上。尚要做好运动前准备工作。

（三）运动频率

如果病情允许，糖尿病患者主张每天锻炼，每天运动的量可分2次或3次完成。一般安排在早、中、晚餐后一两小时进行。这样既有利于更好更平稳地控制血糖，又有利于预防低血糖的发生。

（四）运动方案

包括三部分：热身运动、锻炼部分和最后放松活动。准备活动是指每次运动开始时5~10min的四肢和全身活动，如步行、太极拳和各种保健操等，其作用在于逐步增加运动强度，以使心血管适应，并可提高和改善关节肌肉的活动效应。中断一段时间后运动或在寒冷天气下进行运动，准备活动的时间相应延长。

每次运动结束后应有放松活动5~10min，可以慢走、自我按摩或其他低强度运动。主要通过放松活动促进血液回流，防止突然停止运动造成的肢体淤血，回心血量下降引起昏厥或心律失常。放松运动最好是将脉率控制在安静脉率±10~15次/分钟，并维持5~10min。对老年患者每次活动结束的放松运动更显得重要，应给予重视，在长期的运动治疗中坚持执行。

运动锻炼是治疗糖尿病的重要组成部分。一般主张用于治疗糖尿病的运动最好是有氧运动（即耐力运动），此时机体大肌群参加持续的运动，能量代谢以有氧运动为主，无氧酵解提供能量所占比重很小。一般所采用的运动强度以最大耗氧量40%~60%，或达到靶心率为宜；运动持续时间可渐长至20~30min为合适。这样的运动对增加心血管功能和呼吸功能，改善血糖、血脂代谢都有明显作用。常用的有氧运动有：步行、慢跑、游泳、划船、骑自行车、做广播体操及各类健身操、球类、跳舞、上下楼梯、太极拳、跳绳、滑雪等，都是有氧运动锻炼方法，可根据个人的爱好和环境条件加以选择。一项好的运动方式应该是：强度易制订，有利于全身肌肉运动，不受时间、地点、设备等条件限制，符合自己的兴趣爱好，便于长期坚持。以下简单介绍各种运动治疗的具体方法。

1. 步行　步行是一种简便易行、经济、有效的运动疗法，它不受时间、地点、条件限制，可因地制宜，结合平时生活、工作习惯随时进行。同时步行运动强度较小，老少皆宜，比较安全，特别适合年龄较大、体弱的糖尿病患者。步行可结合工作和生活的具体情况灵活实施，可选择上下班路上，也可选择在公园、花园、林荫道等环境幽雅处进行，当然也可以选择住家附近、逛街途中，把运动治疗融入平时工作、娱乐中，使之在不知不觉的平时生活中获得有益的治疗效果。

步行的缺点是运动强度较小，要想取得运动治疗的效果，步行的运动量要达到一定的强度。步行的运动量由步行速度与步行时间决定。步行速度分快速步行、中速步行和慢速步行，每分钟90~100m步行速度为快速步行，每分钟70~90m为中速步行，每分钟40~70m为慢速步行。刚开始步行锻炼宜以慢速步行开始，适应后逐渐增加步行速度。步行的时间也可以从开始的10min，渐延长至30~60min，中间可以穿插一些爬坡或登台阶等，可根据个人实际运动能力，调整运动量。可根据步行或慢跑等的速度和时间推测其消耗能量，即可推算出其运动量。步行 30min 约耗能 418.4kJ（100kcal），快速步行 1h 可耗能 1 255.2kJ（300kcal），骑自行车与快速步行耗能相当，跳舞 1h 耗能 1 387.2kJ（330kcal），球类运动每 1h 耗能 1 673.6~209 210（400~500kcal），快速划船每 1h 耗能 4 184kJ（1 000kcal）。

2. 慢跑　慢跑是一种简单易行、较为轻松、不会出现明显气喘的锻炼方法。它也不受时间地点及条件限制，不需任何器械。其运动强度大于步行，属中等强度，运动效果较为明显，适合较年轻、身体条件较好、有一定锻炼基础的糖尿病患者。缺点是下肢关节受力较大，易引起膝关节或踝关节疼痛。对于缺乏锻炼基础的糖尿病患者，宜先步行，再过渡到走跑交替，使机体慢慢适应，最后进行慢跑锻炼。进行测算外，还可根据运动中脉搏数计算：能耗（kJ/min）=（0.2×脉搏−11.3）×4.184/2。

（1）间歇跑：是慢跑和步行相交替的一种过渡性练习。跑 30s，步行 30~60s，渐渐延长跑步时间，重复进行 10 次左右，总时间 10~30min，并根据体力情况逐步增加运动量。

（2）常规慢跑：从 50m 开始，渐渐增至 100m，200m，400m，速度一般为 100m/30s，每 5~7d 增加 1 次，距离达 1 000m 时不再增加，而以加快跑速来增加运动强度。上述慢跑宜每天或隔日进行 1 次，若间歇 4d 以上应从低一级重新开始。

3. 登楼梯　登楼梯也是一种有氧运动，在任何住处和工作场所均可进行。登楼梯运动可锻炼心肺功能，提高机体耐力，减少心血管疾病的发生。有人做过一项研究，发现每天登 5 层楼梯，坚持不懈，持之以恒，可使心脏病发生率比乘电梯的人减少 25%；每天登 6 层楼梯 3 次，其病死率比不运动者减少 1/3~1/4。

登楼梯的方法有走楼梯、跑楼梯和跳台阶三种形式，可根据患者体力选用。开始时先选走楼梯，当能在 1min 内走完 5~6 层楼梯时或能连续进行 6~7min 时，即可进行跑楼梯锻炼，但每次以不感明显劳累为度。登楼梯的能量消耗比静坐多 10 倍，比步行多 1.7 倍，下楼的能量消耗为上楼的 1/3。

运动治疗时其运动类型应选择有节奏的有氧运动，如上述慢跑、登楼梯等，抗力运动如举重等虽也能改善葡萄糖的利用和血浆脂蛋白质，但因其可能引起髋关节和肌肉损害，以及潜在的对血管的不良反应而不被推荐。同时进行运动治疗时应选择合适的锻炼时间，通常以餐后 30min 至 1~1.5h 为宜。正在应用胰岛素或口服降糖药治疗的患者应避开药物作用的高峰时间进行运动。当然更重要的是要想取得运动治疗成效，必须是长期的、有规律地进行，三天打鱼两天晒网是很难取得效果的。因此依从性是个重要问题，在制定运动方案前应考虑患者的依从性，应选择患者感兴趣的运动类型，并选择出几项运动类型可供更换调整。当然也应选择便利的场地进行运动，如尽量选择住所或工作地附近，更易于长期坚持；同时患者的行动应得到家庭及相关医务人员支持，一个人参加运动易感孤单，易中断，如组织数人一组的运动小组则更有利患者长期坚持运动。为鼓励患者并使患者得到运动带来的好处，可选用一些能反映运动带给机体好处的定量指标，如测心率、体重等，尽量不要制定难以达到的目标值。

三、运动注意事项

（一）适应证与禁忌证

1. 适应证　①肥胖型 NIDDM 患者；②稳定期的 NIDDM 患者；③血糖在 16~17mmol/L 以下的 NIDDM 患者；④无严重并发症的患者。

2. 禁忌证 血糖控制尚不稳定；有视网膜病变；糖尿病性肾病变；心肺功能不全，血压升高未控制；急性并发症期间或严重并发症者以及糖尿病妊娠期间。

糖尿病与运动量不足、能量蓄积密切相关。运动疗法作为糖尿病治疗基本疗法，更应引起专业工作者与患者的重视，制订糖尿病运动方案和方法，并切实落实到糖尿病的治疗实践中。

同时把运动疗法作为预防糖尿病的早期干预手段，推向易患人群及健康人群，减少糖尿病的患病率。

（二）运动前注意事项

运动疗法对 1 型和 2 型糖尿病患者都有治疗作用，但为了安全起见，运动前最好对将实施运动治疗的糖尿病患者进行全面体格检查，查清是否有各种并发症，根据检查结果选择适宜的运动项目。病情较重者应停止运动治疗。最好进行 1 次心电图运动负荷试验，以发现潜在的心血管疾病，判断患者心血管系统对运动的反应能力，以此作为判定运动方案的依据。运动量的判定应考虑运动的有效性和安全性。选择下肢运动应指导他们保护足部，选择合适的鞋，鞋底要厚些，要有较好的弹性，以减少下肢关节的撞击应力，避免在过热或过冷的气候或代谢控制较差时运动；对使用胰岛素或口服降糖药患者应注意监测血糖，并根据运动量适当减少或调整药物；如有较剧烈或较长时间的运动，可根据运动强度和时间以及运动前血糖水平等因素临时加餐，以防低血糖发生，如运动前血糖在 6mmol/L 以下，可适当进食 15～20g 糖类或半斤苹果；如运动前血糖在 6～8mmol/L，则应根据运动后血糖情况决定是否加餐。在运动前应适当喝些水，以防脱水。为防止低血糖应注意以下几点：运动宜在餐后 1h 左右进行，尽量不要空腹进行；长时间、中等强度以上运动，在运动前可适当进食，或减少药物剂量；随身携带含糖食品以备急用；运动时应随身携带糖尿病卡，卡上应有患者姓名、疾病名称、家庭电话及目前使用治疗药物名称和剂量，如出现意外，其他人发现后可帮助处理。

（三）运动中注意事项

运动量应循序渐进，由小到大，运动时间亦由短到长，逐步适应，逐渐提高运动能力。要坚持长期锻炼，持之以恒，不要随意中断，要经长期锻炼才会显效，运动锻炼越久，疗效越明显。运动必须持续长久，还要做到有规律和适度。同时要根据天气和自身情况灵活掌握运动时间，刚开始运动时，要注意自我感觉，以不疲劳、能适应为原则，尽量不要勉强。

（四）运动后注意事项

运动后应做放松运动，以加速代谢产物的清除，促进体力恢复。放松运动最好是将脉搏控制在平静心率 ±10～15 次/min，并维持 5～10min，运动后如出汗较多，不宜马上洗冷水澡或热水澡，应在运动后心率恢复正常后，擦干汗，再洗温水浴。每次运动后可根据自我感觉对运动方案进行调整。运动后心率在休息后 5～10min 内恢复，并自我感觉轻松愉快，虽有些疲乏，肌肉酸痛，但短时休息即可消失，次日体力充沛为运动量适宜。如运动后 10～20min 心率仍未恢复，且出现心慌、胸闷、气短，食欲睡眠不佳等状况，次日周身乏力，说明运动量过大，应减少运动量或暂停运动。如运动后周身无发热感，无汗，脉搏无明显变化或在 2min 内恢复，表明运动量过小。

运动疗法有可能使有糖尿病并发症病情加重。合并糖尿病肾病者，由于运动时肌肉血流量增加，肾血流量减少，毛细血管对蛋白通透性增加，可造成尿蛋白增加。合并增殖性视网膜病变的糖尿病患者，运动时血压可能升高，某些运动增加头部血管压力或头低位可引起眼底出血。下肢感觉减退的糖尿病患者，运动可能造成外伤。有合并冠心病者，运动过度可引起心绞痛或心肌梗死。因此对有严重高血糖及有严重急慢性并发症的糖尿病患者禁忌运动治疗。

在糖尿病的治疗中，运动疗法的必要性也已被大多数研究证实。运动疗法能够增加胰岛素敏感性，改善 2 型糖尿病患者糖脂代谢，减少降糖药物的用量，使血糖得到较好控制。对降低医疗费用开支，减少个人与社会的经济负担，起到积极的作用。运动疗法还能减少心血管系统的损害，增加心血管功能，在延缓或预防糖尿病并发症方面有重要意义。

（韩锡林）

第七节　糖尿病口服降糖药物治疗

一、磺脲类降糖药

磺脲类降糖药可以刺激胰岛 B 细胞产生胰岛素，使得胰岛素分泌水平升高，因而使血糖水平降低。同时研究还表明：磺脲类降糖药物还可以减缓肝脏葡萄糖向血液中的释放速率，并可增加细胞膜上胰岛素受体的数量，所以增加胰岛素作用强度，提高胰岛素敏感性。磺脲类药物的降糖特点是适合于较消瘦的 2 型糖尿病患者，降糖作用相对较强，容易发生低血糖，并可以发生继发性失效，即开始治疗 1 个月或更长时间有效，之后治疗效果减弱，最后失效。有时还可以出现过敏现象。

磺脲类（sulfonylureas，SUs）降糖药在结构上都有磺基、脲酰基及两个辅基。其中磺基和脲酰基为基本结构。由于两个辅基不同，而形成不同的磺脲类药物，也是决定药物作用强度、作用时间、代谢特点的基本结构。SUs 包括第 1 代的甲苯磺丁脲（tolbutamide）、氯磺丙脲（chlorpropamide）、妥拉磺脲（tolazamide）、醋磺已脲（acetohexamide），及第 2 代的格列本脲（glibenclamide）、格列齐特（gliclazide）、格列吡嗪（glipizide）、格列波脲（glibonuride）、格列喹酮（gliquidone）等。另有格列美脲（glimepiride），有人称之为第 3 代磺脲类降糖药。

（一）适应证

（1）2 型非肥胖型糖尿病，单纯非药物治疗病情控制不好者。

（2）用胰岛素治疗每天用量少于 20～30U 者。

（3）2 型肥胖型糖尿病在严格控制饮食的情况下也可选用，但一般应结合双胍类药物。

（4）用胰岛素治疗但对胰岛素不敏感的糖尿病患者可适当联合磺脲类药。

（二）不良反应

其中以低血糖和消化系统反应最常见，还可见皮肤、血液系统反应，神经症状及肝功能损害等。

1. 低血糖

（1）饮食不合理、运动过量、药物用量偏大又没能及时调整是老年人发生低血糖反应的常见诱因，有的可能在停药后仍反复发作，持续 2~3d。其中以格列本脲所致的低血糖反应最为常见，其他如格列齐特、格列吡嗪、甲苯磺丁脲也不少见。

（2）药物作用越强、半衰期越长，代谢产物有活性及排泄慢的药物引起的低血糖反应必然重。因此在药物性低血糖发生后应立即纠正，并宜连续观察 2~3d 以上，以确保安全。

（3）肾功能不全者慎用该类降糖药，因肾脏排泄障碍，药物易在体内蓄积，所诱发的低血糖反应也更严重，且不易纠正。

2. 胃肠道反应　主要是恶心、食欲减退、腹胀、腹泻，还可见腹痛，一般减量后症状可减轻或消失。服药时吃少量无糖食物或蔬菜可减轻胃肠道反应，但有少数患者必须停药。

3. 皮肤反应　包括瘙痒、红斑、荨麻疹样皮疹及斑丘疹等，减少用药量多可明显减轻并逐渐消退。但如持续不退，应停用该类药物。偶见发生严重的剥脱性皮炎，必须立即停药。极少数可引起光敏反应。

4. 血液系统改变　以白细胞减少较多见，尚有粒细胞缺乏、血小板减少、溶血性贫血、再生障碍性贫血等。

5. 肝功能损害　表现为谷丙转氨酶、碱性磷酸酶升高、胆汁淤积性黄疸等。

6. 神经症状　有嗜睡、眩晕、视力模糊、四肢震颤等。临床一旦发生应小心观察，必要时及时处理或停药。酸中毒、高渗性昏迷及乳酸性酸中毒。

（三）禁忌证

（1）所有 1 型糖尿病。

（2）低血糖。

（3）仅通过单纯饮食、运动和身心治疗血糖可以得到满意控制者。

（4）体形肥胖，空腹血糖 <11.1mmol/L（200mg/dl）者，一般宜首先选用双胍类药。

（5）严重肝、肾功能不全（如内生肌酐清除率 >60ml/min，使用胰岛素困难者可小心小剂量用格列本脲。内生肌酐清除率 <60ml/min 但 >30ml/min 者，可用格列喹酮）。

（6）糖尿病者在严重应激情况下如感染严重、大手术及大面积的烧烫伤等，宜用胰岛素治疗。

（7）糖尿病患者妊娠或妊娠糖尿病。

（8）处于哺乳期的糖尿病患者。

（9）出现急性并发症如糖尿病酮症。

（四）注意事项

1. 增加降糖效应的因素　某些药物因减弱糖异生，或降低磺脲类药物与血浆蛋白结合和改变其在肝、肾中的代谢，因而可增加磺脲类的降糖效应，如大量饮酒、水杨酸制剂、磺胺药、氨基比林、保泰松、氯贝丁酯、利血平、β 受体阻滞药、吗啡、异烟肼等，须小心低血糖。

2. 降低降糖效应的因素　部分药物因抑制胰岛素释放或拮抗胰岛素，可降低磺脲类的降糖效应，如利尿药、氯丙嗪、糖皮质激素、较大剂量的甲状腺素等，应及时调整磺脲类药物的用量。

3. 降糖药效果不理想　对应用磺脲类降糖药效果不理想者，首先应询问饮食是否合理控制，如是则考虑用量是否足够。在确保用法正确的情况下，该类药物的有效率约为 75%。

（1）部分无效者，即使严格控制饮食，药量用足，疗程超过 1 个月，仍不能显示出治疗效果，称为磺脲类药的原发失效，其机制尚不清楚，胰岛功能下降可能是其重要因素。

（2）另有部分患者，在开始治疗的1个月时间之内有效，之后疗效逐渐减弱，最后疗效丧失，称为继发失效，其原因一般有病例选择不当、饮食控制不力、肥胖体型没有得到控制、药量不足、暂时性应激等。一旦这些原因得到纠正，还会显示出治疗效果。

（3）原发失效者宜更换其他类药物或胰岛素治疗，继发失效者可继续予磺脲类药或合并其他类药治疗。

（五）常用磺脲类降糖药

1. 甲苯磺丁脲（tolbutamide，D_{860}）

（1）作用特点：在磺脲类降糖药中，作用强度最弱，作用时间短，可用于有适应证禁忌证的老年患者。

（2）用法用量：口服初始剂量从小剂量开始，血糖<11.1mmol/L及老年患者初始剂用0.125g，2次/d；血糖高者，可用0.25g，2次/d或3次/d。半个月后调整。最大剂量每天3g。维持剂量一般每天0.5～1g，但可因人而异。服药次数每天用量<0.5g者可早餐前1次服用；≥0.5g者宜分2或3次服用。

（3）不良反应：①少数患者有低血糖反应；②少数患者发生胃肠道反应，如厌食、上腹部不适；③个别患者出现药疹，如红斑、荨麻疹等；④长期使用，个别患者可能导致肝、肾功能异常。

（4）注意事项：①肾小球滤过率<60ml/min时，慎用此药；②注意避免低血糖反应。

2. 氯磺丙脲（chlorpropamide，P_{607}）

（1）作用特点：半衰期长，作用时间持久，停药后仍有持续的降糖作用。每天只需服1次。

（2）用法用量：宜小剂量开始，每天25mg，半个月调整1次用量。增加剂量宜缓慢，一般1次25～50mg。血糖升高显著者，也可从每天50～1mg开始。最大剂量因半衰期长，持续用药剂量不宜过大，以免蓄积发生低血糖。维持剂量每天0.1～0.5g，最多不超过0.5g。服药次数每天1次给药。

（3）不良反应：①部分患者可发生低血糖反应，且低血糖持续的时间长，不易纠正，有一定的危险性；②部分患者可出现粒细胞减少；③少数患者可引发对酒精的过敏，个别可出现胆汁淤积性黄疸。

（4）注意事项：①用药剂量不宜过大，预防因药物蓄积而引发的低血糖；②一旦发生低血糖，应积极抢救，连续观察5～7d；③慢性肾功能不全及老年糖尿病患者，应慎用此药。

3. 格列本脲（glibenclamide，优降糖）

（1）作用特点：降糖作用强，约为甲苯磺丁脲的250～500倍，有效作用时间也较长，没有明显蓄积作用。

（2）用法用量：开始剂量一般每天1.25～2.5mg，和早餐或第1次主餐一起服用，也可分别于早晚餐前服用。维持剂量以控制血糖为标准，1.25～20mg均可。如日用量≤2.5mg宜早餐前1次性服用，2.5～10mg宜分早、晚两次服用，10mg以上则宜分早、午、晚3次服用。增加剂量通常每周不超过1片，老年人则宜半片。但口服降糖药尤其磺脲类治疗较久者，往往对磺脲类药较不敏感。如果已经充分了解患者病情的个性特征，为了迅速控制血糖，也可以根据患者的具体情况，1 次性增加 2.5～5mg。最大剂量每天 ≤20mg。服药次数据量而定，宜同时吃少量无糖饮食或蔬菜，以减少对胃的刺激。

（3）不良反应：①少数患者可发生低血糖，尤其夜间低血糖；②过敏反应，有发热、皮疹等；③胃肠道反应有恶心、呕吐等。

（4）注意事项：①降糖作用强，半衰期长，宜用小剂量，早晨 1 次服用；②老年患者慎用；③因其代谢产物从肝、肾各排出 50%，故肝、肾功能不全，内生肌酐清除率＜60ml/min 时，应慎用；④近来研究发现，由于本药对磺脲类受体（SUR）的非选择性阻断，可能增加糖尿病患者心血管事件的危险性。

4. 格列喹酮（gliquidone，糖适平）

（1）作用特点：①主要在肝中代谢，代谢产物从胆汁排泄，对肾脏的损害小；②口服吸收快，代谢迅速，不易蓄积；③改善胰岛功能效果较好，不良反应较少。

（2）用法用量：①开始剂量：一般 15～30mg。②维持剂量：不固定，常 30～60mg 足以控制病情。③最大剂量：一般每天 120mg，但临床有用到 180mg/d 者。④服药次数：每天 15～30mg 者，于早餐前 1 次服下，＞30mg 则分早、晚两次服为宜。

（3）不良反应：①个别患者可发生低血糖，但较轻；②少数患者可有皮疹；③少数患者有胃肠道反应。

（4）注意事项：①严重的肝、肾功能不全，尤其肾小球滤过率＜30ml/min 者，仍应慎用；②肝功能不全者应慎用。

5. 格列齐特（gliclazideor Diamicron，达美康）

（1）作用特点：有抗血小板聚集功能，可降低血小板内物质释放速度，并可促进纤维蛋白溶解，改善微循环。本药对 SUR1 可能具有一定的选择性，因而可能对心血管系统的不良反应较小。

（2）用法用量：①初始剂量：多用 40～80mg。②最大剂量：每天 400mg，但一般不超过 240mg。③维持剂量：因人而异，一般 80～160mg。④服药次数：每天可 1 次（≤80mg/d）。如每天超过 80mg，宜分 2 次服用。

（3）不良反应：①偶有皮肤过敏、皮疹；②胃肠道反应，有恶心、呕吐、胃痛、腹泻、便秘；③少数患者可有血小板减少、粒细胞减少、贫血等血液系统反应；④部分患者也可出现低血糖反应。

（4）注意事项：①有磺胺过敏者，应慎用此药；②如有胃肠道反应，可餐后服药；③有肝、肾功能不全者慎用，肾小球滤过率＜60ml/min 者禁用。

6. 格列吡嗪（glipizide，美吡达、灭糖尿、瑞易宁、唐贝克）

（1）作用特点：①能抑制血小板聚集，提高纤维蛋白溶酶活性；②可能有降低血胆固醇及三酰甘油作用，提高高密度脂蛋白水平；③半衰期短，反复服用可能不易引起蓄积；④吸收和代谢不受食物的影响；⑤对 SUR1 可能具有一定的选择性，因而对心血管系统的不良反应可能较小。

（2）用法用量：①初始剂量：一般 5mg，老年患者或有肝脏病者用 2.5mg，早餐前半小时服药。需增加药量时，通常每次增加 2.5～5mg。②每天最大剂量 30mg。③维持剂量：不固定，以最低有效剂量维持，一般 5mg 即可。④服药次数：可根据血糖高峰出现的时间安排，小剂量（每天≤10mg）可安排一日服1次；如剂量较大（每天≥15mg），最好分为2或3次服用。⑤常用于控制餐后高血糖，服药时间根据具体情况安排在出现餐后高血糖的当餐之前。

（3）不良反应：①低血糖反应：少数患者可出现低血糖，主要见于肝、肾功能差及老年糖尿病患者。通常肾小球滤过率<60ml/min，禁用本品；②有一定的胃肠道反应，表现为恶心、呕吐、腹泻、腹痛等；③可见皮肤过敏反应，出现皮疹、皮肤瘙痒等；④罕见血液系统改变。

（4）注意事项：①凡服用格列吡嗪者均不宜饮酒，应嘱患者戒酒，以免产生戒酒硫样（antabuse - like）反应；②应严密观察，尤其是早晨服药而又没有早餐习惯或早餐进食过少者，小心发生低血糖；③有胃肠反应及皮肤过敏反应者，经对症处理可继续服用本品，有的可自行消失；严重者停药可消失。

7. 格列波脲（glibornuide，克糖利、糖克利）

（1）作用特点：降糖作用较强、多数认为没有明显不良反应、口服吸收迅速、完全。

用法用量：①初始剂量：一般12.5mg（半片），早餐前1次服。如效果不好，3~7d后可增加12.5~25mg。②最大剂量：每天75mg，如每天用量超过75mg，其疗效不再增加。③维持剂量：25mg，但可因人而异，以控制血糖为准。④服药次数每天用量少于50mg者，可于早餐前1次服用；每天用量>50mg者，宜早餐前服50mg，晚餐前服用剩下部分。

（2）不良反应：①个别人可发生低血糖；②少数患者可发生胃肠道反应，如恶心、呕吐；③偶有皮肤过敏反应。

（3）注意事项：①虽不良反应较少，但亦应注意低血糖的发生；②轻微的胃肠道反应或皮肤过敏反应可自行消失，重者必须停药。

8. 格列美脲（glimepiride，万苏平、亚莫利）

（1）作用特点：①其结构虽与格列本脲相似，但二者的作用位点不同，前者作用于65Kda亚单位磺脲类受体，而后者作用于140Kda亚单位磺脲类受体；②与SUR结合快，是格列本脲的2.5~3倍，解离也快，较格列本脲快8~9倍；③具有一定的胰外作用并强于格列本脲；④对SUR1具有一定的选择性，不增加心血管事件的危险性；⑤为目前最强大的磺脲类降糖药；⑥有人将其视为第3代磺脲类降糖药。

（2）用法用量：①初始剂量：根据空腹血糖而定，一般每天1~2mg。②最大剂量：一般6mg，极量不得超过8mg。③维持剂量：因人因血糖而定，一般不宜超过2~4mg，否则加用其他口服降糖药或改用胰岛素。④服用次数：每天4mg以下宜每天1次；如>4mg可分早晚两次服用，但没有必要每天3次服药。

（3）不良反应：低血糖，偶见头痛、头晕、恶心、呕吐、腹胀及过敏反应。

（4）注意事项：①初用本品者，降血糖效应似有逐步增加的趋势，因此加量时要稍慢一些；②所引发的低血糖与格列本脲相似，难以自行缓解，纠正较缓慢，应延长观察时间；③服药后出现头昏但血糖并不低者时而可遇到，但停药则恢复。

（六）临床应用

1. 基本结构特征 磺脲类降糖药（SUS）由于在结构上的共同性，决定了其药理作用和代谢具有一些共同特征。磺基及脲酰基的基本结构是该类药促进胰岛素释放的基础，也决定了其降血糖的基本特性必须是胰岛功能尚存。因此1型糖尿病是不适合磺脲类降糖药的。

一般 2 型糖尿病患者在被诊断时胰岛功能丧失大约 50% 左右，这时应用磺脲类效果最好。随着病情的进一步发展，当残存的胰岛功能下降至 30% 以下时，往往就会发生磺脲类药失效，进而需要胰岛素治疗。由于两个 R 基的不同，又使得这些共性产生一定的差异。如在作用强度上，格列美脲（2mg）最强，其他依次为格列本脲（2.5mg）、格列吡嗪（5mg）、格列波脲（25mg）、格列喹酮（30mg）、格列齐特（80mg）、甲苯磺丁脲（500mg）。可以看出这一排列顺序与规格剂量相关，每片药剂量较小者作用较强，剂量较大者作用较弱。根据笔者长期临床用药经验来看，格列齐特的片含量定得太大，宜以 60～75mg 为好。按此来看，以上药物每片的药效基本相同，临床在更替用药时可大致按 1 片对 1 片来进行。每种药最大用量为每天 6 片。但目前不主张用到最大剂量。因药物结构的共同性，在患者饮酒时该类药均可引起戒酒硫样反应，尤其是氯磺丙脲发生的机会高，格列吡嗪发生的机会也较其他药稍多一些。

2. 代谢及排泄特征　磺脲类降糖药血浆蛋白结合率高，可以和其他高结合率的药物发生竞争性拮抗；也有的药物可减弱糖异生，或降低药物在肝脏的代谢及从肾脏的排泄，从而促进血糖降低，在与磺脲类降糖药同用时有可能诱发低血糖。如水杨酸（包括阿司匹林等）及盐类、磺胺药、氨基比林、保泰松、双香豆素抗凝药、单胺氧化酶抑制药、胍乙啶、利血平、可乐定、氯贝丁酯、氯霉素。也有些药物可能因抑制胰岛素释放，或拮抗胰岛素的作用，或加速该类降糖药的降解等，可能使该类药的降糖作用减弱。如维拉帕米、硝苯地平等钙拮抗药、噻嗪类利尿药、呋塞米、利福平、糖皮质激素、苯巴比妥、苯妥英钠、口服避孕药、雌激素、降钙素、部分三环类抗抑郁药等。临床在使用时应加以考虑。

3. 作用时间与临床应用的关系　不同的磺脲类药的作用起效时间、高峰作用时间、半衰期及作用持续时间都不尽相同。临床通常要根据患者的血糖谱特点进行合理选择，发挥各药的自身优势，才能取得相对更好的血糖控制效果。第 1 代磺脲类降糖药除甲苯磺丁脲临床还有应用外，其余基本不用了，本处不作过多讨论。甲苯磺丁脲的作用时间与第 2 代磺脲类降糖药相似，起效时间都较快，一般口服后半小时起效。大多服药后 2h 达到药物作用高峰。但格列吡嗪达高峰作用时间快 1 倍，餐后血糖升高快者宜用本品；甲苯磺丁脲、格列本脲达高峰作用时间慢 1 倍，血糖高峰明显后延者用之最宜。半衰期格列喹酮、格列吡嗪最短；甲苯磺丁脲、格列美脲居中；格列本脲、格列齐特、格列波脲则较长。作用时间以格列美脲、格列本脲、格列齐特最长，达 24h 左右；甲苯磺丁脲、格列吡嗪、格列波脲、格列喹酮则较短。因此，一般格列喹酮、格列吡嗪、甲苯磺丁脲可三餐前服用，血糖轻度升高者也可每天服 2 次，甚或 1 次，宜用于餐后血糖升高更显著者；格列美脲、格列本脲、格列齐特、格列波脲则可每天服 1 次，较大剂量可每天服 2 次，足量也可分 3 次服用，宜用于基础血糖升高显著者。格列本脲引起延迟的单相胰岛素释放，使胰岛素峰值出现较晚并维持较长时间高水平，因而特别适合于近餐点血糖升高不突出，而远餐点尤其空腹血糖升高相对显著者。例如，某患者早晨空腹血糖为 6.2mmol/L，早餐后 2h 血糖为 16.2mmol/L，午餐前血糖为 11.3mmol/L，午餐后 2h 为 14.9mmol/L，晚餐前为 13.5mmol/L，晚餐后 2h 为 13.2mmol/L，22 点血糖为 10.7mmol/L。若单用磺脲类药，则宜选用格列吡嗪或格列喹酮，没有明显症状者残存的胰岛功能稍好一些，可三餐前各半片开始并逐步调整；症状显著者残存的胰岛功能更差一些，三餐前各 1 片开始以尽快控制症状。但如果患者空腹血糖为 9.5mmol/L，则宜选用格列齐特或格列本脲等，每天服 2 次，可早餐前 1 片半、晚餐前半片或 1 片开始。

4. 代谢产物排泄与临床应用的关系　药物的代谢及排泄主要涉及肝肾损害。凡使用磺脲类降糖药，都应当对患者当前的肝、肾功能有较好的了解。常用的几种磺脲类降糖药，格列齐特代谢产物肾排率最大，而且排出缓慢（24h小于5%），尤其应注意其肾损害，在肾小球滤过率<60ml/min时应视为禁用。如果根据下列简易公式计算：

男性内生肌酐清除率＝（140－年龄）×标准体重（kg）／〔72×血肌酐（μmol/l）〕×100%

女性内生肌酐清除率＝男性内生肌酐清除率×0.85

年龄60岁、标准体重55kg（身高160cm）的患者，当血肌酐超过101.85μmol/L（男）或86.57μmol/L（女）时，就应当停止使用格列齐特。这一点非糖尿病专科医师往往忽视，以为格列齐特改善微循环，反而在肾损害时用之。

格列吡嗪代谢物肾排率也达90%，排泄也缓慢，肾小球滤过率<60ml/min时也当禁用。格列本脲代谢物50%从肾排，50%从肝排，肾小球滤过率<60ml/min时，在没有更好条件的地方可考虑慎重小剂量使用。该药已有做成透皮贴剂的报道，其药效及药代动力学尚需进一步证实。格列美脲、甲苯磺丁脲与格列本脲排泄情况相似。甲苯磺丁脲排泄更快，在肾小球滤过率<60ml/min时可能比格列本脲稍安全一些，但仍应小心从小剂量开始。格列喹酮代谢产物肾排率低，并且排泄快，肾小球滤过率<60ml/min时可用之，但如肾小球滤过率<30ml/min也当慎用。

由于该类药都在肝脏代谢，肝功能受损者都当慎用，严重受损者禁用。代谢产物由肾排少者一般经肝由胆道排泄就较多，因此在肝功能受损时应更为谨慎或不用，如格列喹酮。

5. 特殊作用的临床选择　磺脲类降糖药除具有共同的降糖作用外，由于两个R基的不同，又各具有其特殊的作用即降糖之外的有益作用，这往往也是临床用药的考虑因素。例如，格列齐特具有一定抗血小板作用，可降低血小板内物质的释放，促进纤维蛋白的溶解，这一活性主要来源于其R_2位上的双环氮杂环结构。对合并早期糖尿病性微血管病变者，如不能接受胰岛素治疗，内生肌酐清除率在60%以上者，可优先考虑使用格列齐特，如糖尿病背景性视网膜病变。格列齐特减轻氧化应激，促进自由基清除，并减少肾NAD（P）H氧化酶的表达，并增加MnSOD和eNOS表达，对肾小球巨噬细胞的滤过和系膜的扩张有利。体外研究格列齐特还可直接作用于内皮细胞，阻止由高胰岛素血症导致中性粒细胞－内皮细胞黏附和细胞间黏附分子－1（ICAM－1）的表达，格列本脲、格列美脲、那格列奈等K（ATP）阻滞药没有此作用。氯磺丙脲具有直接抗利尿作用，而其他磺脲类降糖药主要通过影响血管升压素或血管升压素受体而发挥抗利尿作用。

近来研究发现格列本脲也有抗血小板黏附、聚集作用，并且可能减少慢性心力衰竭者室性心律失常。因为心肌细胞ATP敏感的钾通道〔K（ATP）〕开放诱导心律失常，而格列本脲阻断该通道。有人对207例失代偿慢性心衰（CHF）患者用24h Holter监测研究，证实磺脲类（如格列本脲）治疗对严重的CHF患者可减少复合性室性异位心率。但在动物实验中此作用有完全相反结论的报道。此外格列本脲可能直接增加肝脏抗氧化物酶（奥古蛋白SOD和过氧化氢酶CAT）的活性，对肝脏抗氧化损伤有利。

磺脲类降糖药有导致高胰岛素血症的趋势，并可能增加体重和胰岛素抵抗，但格列美脲可能例外。有人对66例服用格列本脲的2型糖尿病患者改服格列美脲。治疗6个月后观察到相对高胰岛素血症患者的空腹血浆IRI显著降低，伴随胰岛素抵抗者体重也减轻。提示格列美脲能改善格列本脲治疗的高胰岛素血症患者的胰岛素抵抗。因此格列美脲特别适合于格列本脲不能充分控制、超重又同时具有胰岛素抵抗的患者。

磺脲类降糖药对缺血预适应的损伤作用是近年来研究的热点，而这些结论主要是从动物实验中得到的，且并非所有的磺脲类降糖药都具有显著的缺血预适应损伤。如有人在试管及动物实验研究中发现，在急性缺血中格列本脲对缺血心肌的预适应（IPC）及心律失常的保护有损害作用；但格列美脲及格列齐特则似乎对缺血预适应没有影响。缺血预适应或预先用尼可地尔能明显缩小再发心肌梗死面积。在本动物实验中发现格列本脲可阻断缺血预适应或尼可地尔所带来的这种保护作用，格列齐特则无不良影响。尼可地尔引起线粒体膜电势部分去极化，格列本脲可阻断之，格列齐特则无阻断作用。然而临床研究结论并不支持上述观点。英国前瞻性糖尿病研究所（UKPDS）研究提示格列本脲与氯磺丙脲及胰岛素比较没有心血管损害，且有临床研究证实格列本脲可能降低失代偿性慢性心力衰竭患者的室性心律失常。通过对 562 例急性心肌梗死患者的研究，证实所有合并糖尿病的急性心肌梗死患者长期生存率都较非糖尿病者下降，用磺脲类（格列本脲）抗糖尿病治疗者、急性心肌梗死前有糖尿病但未用磺脲类药者、心肌梗死时新诊糖尿病者三组之间的长期生存率没有差异。提示关键在于发生急性心肌梗死时或后不宜用磺脲类药。

6. 妊娠糖尿病用药　妊娠糖尿病用胰岛素治疗在国内已是共识。但有部分患者坚持拒绝胰岛素治疗，如单纯饮食治疗不能有效控制血糖，不予药物治疗可能危害性更大。因此，国外研究了磺脲类降糖药治疗妊娠糖尿病的可行性。对于妊娠 3 个月以后的妊娠糖尿病患者，在单独饮食治疗失败后给予格列本脲。开始每天 2.5mg，以后根据具体情况可逐渐增加剂量直至每天 20mg。治疗目标是平均空腹血浆葡萄糖（FPG）≤5mmol/L，平均餐后 2h 血糖≤7.5mmol/L。不能达到上述目标者，改为每天 2 次胰岛素治疗。结果 197 例妊娠糖尿病患者中，124 例单独饮食控制达到了治疗目标，73 例用格列本脲治疗。73 例中的 59 例（81%）达到了治疗目标，59 例中的 44 例格列本脲用量不超过每天 7.5mg，11/59 生产了巨体婴儿；8/59 发生了与格列本脲有关的明显不良反应；仅 1 例中断妊娠。妊娠糖尿病药物治疗中最常见的危险是低血糖。临床研究发现妊娠糖尿病用胰岛素治疗者低血糖发生率为63%，且其中 84% 发生在夜间；格列本脲治疗者低血糖发生率为 28%，白天与夜间发生率相似；饮食治疗者无低血糖发生。提示妊娠糖尿病尽可能选用饮食控制以达标；如不能达标而又无更好的可行办法，适当使用格列本脲也可考虑。

7. 不良反应　格列本脲由于其在全球应用最为广泛，对其不良反应关注也较多，其中低血糖是较为突出的问题，尤其是自购药治疗或非糖尿病专科医师经治的糖尿病患者。有人经过 2 年观察了 124 例 80 岁或以上发生低血糖的糖尿病患者，74% 是服用格列本脲，不少是非专科医师治疗并没有得到有效血糖监测。用格列本脲者，使用氟喹诺酮类如环丙沙星可导致严重低血糖（持续 24h 以上），原因不明。有人通过对初诊 2 型糖尿病患者进行疗程为2 年的临床观察，证实与胰岛素治疗相比，格列本脲确实促进了胰岛功能的减退。部分原因可能与磺脲类药物促进胰岛淀粉样蛋白沉积有关。几项动物实验研究证实磺脲类治疗增加 β细胞自身抗体表达。对于缓慢进展的 1 型糖尿病或成人迟发自身免疫性糖尿病（LADA），这种情况对保护残存的 B 细胞功能不利。研究发现，对胰岛细胞抗体（ICA）及抗谷氨酸脱羧酶抗体（抗 - GAD 抗体）阳性的糖尿病患者，单独的胰岛素治疗可促使 ICA 的转阴，胰岛素加格列本脲治疗则无此作用。无论单独胰岛素治疗还是联用格列本脲，对抗 - GAD 抗体均无影响。另外有人证明格列本脲和格列美脲都有促进脂肪组织细胞肥大的效果，但格列本脲更为明显，从而促进 TNF - α 的表达，可能加重胰岛素抵抗。格列本脲可能恶化血压控制，可能与其增加胰岛素抵抗有关。给做冠脉搭桥术的糖尿病患者用挥发性麻醉剂异氟烷能获得明显的心脏保护作用，但这种保护作用可被口服降糖药格列本脲消除。如术前将格列本脲更换为胰岛素治疗则又可恢复使用异氟烷的获益。格列本脲的这些不良反应实际上多为磺脲类药所共有，但可能存在轻重程度的不同，临床使用时都应适当考虑。格列吡嗪与格列齐特由于代谢较慢，低血糖的危险性并不比格列本脲少见，老年人、合并显著自主神经病变者、使用 β 受体阻断剂者都当慎用；而格列喹酮、甲苯磺丁脲作用时间短、排泄快，发生低血糖的危险性相对小一些。此外，该类药都具有一定的消化道不良反应，但对临床应用的影响较小。

二、双胍类降糖药

双胍类降糖药包括二甲双胍、苯乙双胍等。苯乙双胍由于可能引发乳酸中毒等较严重不良反应，发达国家已经停止使用。但由于其价格低廉，国内一些偏远的地方仍应用于临床。而目前临床广泛使用的是二甲双胍。二甲双胍是含两个胍基的基本结构加上一个含两个甲基的侧链，其血浆半衰期约 1.5h，大部分以原形由尿排出。继 20 世纪 70 年代进入使用低潮后，1992 年以后认识到其在糖尿病防治中无可替代的作用而使用成倍增加。

（一）适应证

（1）因不增加甚至降低血清胰岛素浓度，故不刺激食欲，用于体形偏胖或肥胖的 2 型糖尿病患者较好。

（2）单用磺脲类药血糖控制不理想的病例，联用双胍类常可提高治疗效果。

（3）用胰岛素治疗的 2 型糖尿病患者，如无禁忌证，也可联合用双胍类药，尤其胰岛素用量较大、有胰岛素抵抗者。

（二）禁忌证

（1）对于有肾功能不全、严重肝功能损害及重度动脉硬化，或伴心、脑、眼底并发症者不宜用本类药。

（2）处于较强的应激状态或伴缺氧性疾病者，有诱发乳酸性酸中毒的危险，宜慎用或减量，重者不宜用。

（3）中重度贫血慎用或不用。

（4）伴充血性心力衰竭的患者、1 型糖尿病有酮症者。

（5）严重的呼吸系统疾病，尤甚严重缺氧者，不宜用本类药。

（三）不良反应

常见胃肠道不良反应，如恶心或呕吐、腹痛、腹胀、腹泻等，少数不得不减量或暂停使用。

（四）常用双胍类降糖药

1. 苯乙双胍（phenformin，降糖灵、苯乙福明）

（1）作用特点：①降血糖作用强；②对于肥胖的糖尿病患者，有一定的协助降低体重的作用；③有一定的抗胰岛素抵抗作用，能提高胰岛素与受体结合的敏感性。

（2）用法用量：①初始剂量：一般用 25mg，1 次/d，血糖较高的肥胖糖尿病患者可用

25mg，2 次/d。②最大剂量：一般每天用 50～75mg 已足，最大剂量每天 150mg。③维持剂量：每天多用 25～50mg，但可因人而异。④服药次数：多数认为与降糖效果没有明显关系，每天 1 次服用或分 2 或 3 次服用均可，但分次服用有可能减轻胃肠道不良反应。⑤服药时间：一般主张在餐后即服。

（3）不良反应：①肝、肾功能不全者，易诱发乳酸中毒；②心肺功能不全者，加重细胞内缺氧，亦易诱发乳酸中毒；③治疗剂量与中毒剂量较接近，宜严格控制最大剂量；④美国、德国医师认为本品对心血管有不良反应，使心血管疾病的病死率升高；⑤有外伤、感染、痈疮、溃疡等患者，应慎用，重者不宜用。

2. 二甲双胍（metformin，美迪康、格华止）

（1）作用特点：①有一定的降低体重的作用，可协助减肥；②有明显降低三酰甘油作用；③能改善胰岛素抵抗；④对预防血管并发症有一定的作用；⑤由于抑制肝糖的输出，对控制空腹血糖有较好效果；⑥可以人为分为快作用、慢作用、长期作用三个层面来理解，有利于指导临床用药。快作用即发生在服用后 4h（或 6h）以内所发生的降糖作用，效果主要来源于胃肠道作用；慢作用主要指发生在服药后 6～8h 或 10h 内发生的降糖作用，可能主要与抑制糖异生及肝糖的输出有关；长期作用主要指长时间持续服用本品所发挥的胰岛素增敏作用及由于减轻体重对糖尿病患者带来的益处。

（2）用法用量：①初始剂量：一般每天 0.5g，1 次或分 2 次服。②最大剂量：一般控制在每天 1.5g，特殊情况也不能超过每天 3.0g。③维持剂量：因人而异，通常 0.5～1.0g。④服药次数：一般 2 或 3 次分服，可减少胃肠道不良反应。⑤服药时间：普通片餐后即服可减少胃肠道副反应。

（3）不良反应：①肝、肾、心、肺功能不全者，可引发乳酸中毒，但较苯乙双胍轻；②胃肠道反应重于苯乙双胍，尤其恶心常见，腹胀也不少见；③可能抑制维生素 B_{12} 的吸收，导致维生素 B_{12} 缺乏症，应予注意，尤其长期服用本品的患者。可加服维生素 B_{12} 制剂或钙剂来防治。

（4）注意事项：①有缺氧性疾病的患者，服用本品要监测乳酸；②有维生素 B_{12} 缺乏者，注意补充维生素 B_{12}，重者宜停药；③对于每天 2 次预混胰岛素 30R 能良好控制三餐后及午、晚餐前血糖，但早晨空腹血糖难控制者，可于睡前加服适量二甲双胍，常能取得理想效果。

（五）临床应用

双胍类降糖药中主要以二甲双胍广泛应用于临床。二甲双胍不但能降低血糖，还能控制糖尿病的危险因素及因糖尿病而引发的临床不良事件。

1. 控制血糖

（1）作用机制：二甲双胍控制血糖的内在机制还不十分清楚，一般认为：①可延缓葡萄糖在消化道吸收；②促进肌肉等外周组织摄取葡萄糖；抑制糖异生和肝糖输出；③长期应用单向改善不良体质，增加胰岛素作用的敏感性。

（2）临床应用：临床可有条件地应用于糖尿病的二级预防和三级预防，尤其代谢综合征向糖尿病衍化及肥胖的 IGF 向糖尿病衍化。以二甲双胍降血糖可以从三个方面来考虑其使用：①控制餐后血糖：应选用速溶的普通二甲双胍片剂，餐前服用嚼咬更好。其缺点是易于产生消化道不良反应，尤其是有消化道出血史者应谨慎。②控制清晨空腹高血糖：如果用其他药物已经将午餐及晚餐前后、早餐后血糖控制理想，但清晨空腹血糖仍较高，在排除夜间低血糖的情况下，可于晚间 22：00 服用 0.25~0.5g 二甲双胍以使清晨空腹血糖得到良好控制。要注意是否合并胃轻瘫。③改善胰岛素抵抗和控制体重，有益于维持长期血糖控制，在无禁忌证的情况下长期服用二甲双胍。

其实，上述三种作用往往是同时发生的，只是因使用目的不同而临床应用指征的重点有细微差异。

另有部分患者血糖波动较大，血糖高峰值出现的时间摇摆不定，如能排除不定时进食原因，可能与肝糖输出异常有关，可试予缓释或控释二甲双胍制剂，常有助于稳定血糖。

2. 控制糖尿病危险因素

(1) 阻断葡萄糖耐量受损（IGT）或空腹葡萄糖受损（IFG）：IFG、IGT 是糖尿病的早期征兆。研究已经证实，生活干预（包括改变不良饮食习惯和增加运动）、二甲双胍干预均能有效减少糖尿病发病率（分别减少 20% 和 8%）。单纯生活模式改变不能很好控制糖尿病发病者，可及时加用二甲双胍。

(2) 调整糖尿病患者体质：二甲双胍不但能减轻体重，更重要的是能降低体脂重量，增加非脂体重；增加基础代谢率，减少热量的贮存。

(3) 改善胰岛素抵抗（IR）：二甲双胍除通过降低体重以间接改善 IR 外，本身也有直接的胰岛素增敏作用。如研究表明二甲双胍直接逆转 2 型糖尿病高危个体的胰岛素抵抗可能与调节 $TNF-\alpha$ 系统活性有关；并且能显著对抗急性脂质负荷所导致的胰岛素抵抗。对极端的 IR 如黑棘皮病亦有良效。

(4) 治疗代谢综合征（MS）：二甲双胍治疗 MS 具有治本和治标双重作用。治本即改善胰岛素抵抗，治标即减轻体重，升高有益因素如脂联素，并降低有害因子如同型半胱氨酸等，有利于血糖、血脂（包括餐后三酰甘油）、饮食的控制。这是目前其他药物无可比拟的。

(5) 对多囊卵巢综合征（PCOS）：IR 可能诱发糖尿病，同时也可导致高胰岛素血症。在高胰岛素环境中卵巢产生雄激素增加，为形成 PCOS 创造了条件。二甲双胍改善 IR、降低血浆胰岛素水平，对 PCOS 也有确切疗效。

3. 防治糖尿病并发症　作用机制：二甲双胍防治糖尿病并发症的机制是多途径的：①除降低血糖及：HbA1c 外，已经证实二甲双胍具有不依赖于降血糖作用的抗糖化效应，并抗血小板聚集。②可改善内皮功能，降低可溶性血管细胞黏附因子 -1、可溶性 E - 选择素、组织型纤溶酶原激活剂、纤溶酶原激活剂的阻滞药、血浆游走抑制因子（MIF）等血管炎性因子。③降低炎性标志物 C - 反应蛋白浓度。④具有确切的抗氧化作用：体外研究证实二甲双胍可剂量依赖性与羟自由基（·OH）发生反应。

通过上述作用，以达到抗动脉粥样硬化、降低冠心病发生率，减少心血管事件的效果。二甲双胍能降低 2 型糖尿病心血管病死率，可能与其阻止内皮细胞中高血糖诱导的 PKc - B2 易位（结构染色体畸变）有关。

4. 不良反应

(1) 消化道反应：凡服用二甲双胍后出现消化道症状，都要考虑可能与二甲双胍有关。如症状并不突出，继续服用或改为餐后即服，症状可逐渐自行缓解乃至消失。

(2) 维生素 B_{12} 及钙缺乏：长期服用二甲双胍可能因其抑制钙的吸收，因维生素 B_{12} 的吸收依赖于钙吸收，故可能导致维生素 B_{12} 及钙的缺乏，但对叶酸没有影响。因此，长期服用二甲双胍者可适当补充钙与维生素 B_{12}。

（3）乳酸性酸中毒：一般认为，这是二甲双胍较为严重的不良反应，它可影响二甲双胍的用量。但有随机平行对照研究显示，大剂量二甲双胍组（7 227 例）的严重不良事件与常规量治疗组（1 505 例）相似（10.3%，11.0%，P = 0.43），所有原因致死率为 1.1% : 1.3%，住院率为 9.4% : 10.4%，均无统计学差异，两组均没有乳酸中毒发生。提示临床使用二甲双胍是安全的。

三、α - 葡萄糖苷酶抑制药

最早的一种糖苷酶抑制药是由游动放线菌属菌株所产生的麦芽四糖类似物，称作阿卡波糖（acarbose）。另两种用于临床降血糖的是米格列醇（miglitol）和伏格列波糖（voglibose）。发现具有糖苷酶抑制作用的其他药物：①枯茗醛是 Cuminumcyminuml 种子中的成分，具有醛糖还原酶和 α - 葡萄糖苷酶双重抑制作用；②Konno 等通过对血、尿中淀粉酶活性测定，发现阿卡波糖代谢产物对淀粉酶的抑制作用较阿卡波糖更为显著；③鸭跖草煎剂或水提物在活体内或试管内都具有葡萄糖苷酶抑制活性，作用强度呈剂量依赖性，甚至较阿卡波糖作用更为显著。

（一）适应证

由以上分析可以看出，α - 葡萄糖苷酶抑制药的作用特点是抑制餐后血糖升高，并可能因此而间接降低胰岛素水平。

（1）主要适用于餐后高血糖及血糖轻度升高的糖尿病。

（2）单纯控制饮食，或单用磺脲类或双胍类或胰岛素血糖控制不理想者，可加用本类制剂。

（3）与磺脲类联用可减少磺脲类药的用量，因其不增加血中胰岛素的量，单用不会引起低血糖。

（二）禁忌证

（1）严重酮症、多种原因引起的昏迷或昏迷前患者，以及严重感染、创伤和对本类药过敏者。

（2）对手术前后、有腹部手术史或肠梗阻史、伴有消化或吸收障碍的慢性肠道疾病、Roem - held 综合征、重度疝、大肠狭窄、溃疡及肝、肾功能不全者，不宜用本类制剂。

（3）慎用于高龄及正在服用其他降糖药的患者。

（4）与双胍类药同用可显著增加胃肠道不良反应，对老年人二者不提倡联用。

（三）常用 α - 葡萄糖苷酶抑制药

1. 阿卡波糖（glucobay、acarbose，拜唐苹、阿卡波糖、卡博平）

（1）作用特点：①抑制食物多糖分解为单糖，使糖的吸收减慢；②控制餐后高血糖；③可使 1d 内血糖浓度趋于平稳，减少波动幅度。

（2）用法用量：①初始剂量：每次服 50mg 阿卡波糖，每天服 3 次。老年患者或已用其他降糖药者，宜从每次 25mg，每天服 3 次开始。服药 1 周后血糖控制不理想者可增加剂量，一般每次增加 25mg。也可根据三餐后血糖的具体情况，灵活调整当餐前的用量。②最大剂量：通常不宜超过每次服 200mg，每天服 3 次。③维持剂量：一般每天 150 ~ 300mg。④服药时间：宜在餐前，直接用液体吞服；也可与头几口饭一起嚼服。

（3）不良反应：①时常出现胀气、肠鸣，偶有腹泻和腹痛；②长期较大剂量服用，可使肠道内细菌大量繁殖，并随之产生其他不良反应，因此应随时注意；③部分患者有过敏反应；④极少为发生肝损害甚至肝坏死。

（4）注意事项：①如果不按糖尿病饮食进餐，肠道不良反应可能加重；如严格服用糖尿病饮食仍有严重不适，则应减少剂量；②因为本品对儿童和青少年的疗效及耐药性方面的有关资料还不全，所以不适用于 18 岁以下的患者；③患有 Roem - held 综合征、严重的疝气、肠梗阻和肠溃疡等的患者，因服本品引起肠胀气有可能恶化病情；④妇女怀孕期间应禁服本品；⑤建议妇女在哺乳期间不要服用本品；⑥本品虽不会引起低血糖，但如和其他降糖药联合使用，尤其是磺脲类，仍有发生低血糖的可能。这时服用普通食品不利于迅速缓解低血糖，而应用葡萄糖；⑦应避免与抗酸药、考来烯胺、肠道吸附剂和消化酶制品同时服用，因为这些药有可能降低阿卡波糖的作用。

2. 伏格列波糖（voglibose，倍欣）

（1）作用特点：①对 α - 葡萄糖苷酶的抑制作用较阿卡波糖强，对胰腺的 α - 淀粉酶的抑制作用弱；②由于服用本品后胰岛素的升高受到抑制，有利于控制高胰岛素血症；③由于持续抑制餐后高血糖而减少了胰岛素的需要量，因此减轻了胰岛 B 细胞的负荷，从而抑制了胰岛病变（纤维化）的发生。

（2）用法用量：①初始剂量：每天服 3 次，每次服 0.2mg；老年人应用 0.1mg，每天服 3 次开始。②最大剂量：未确立，但有每天用 0.9mg 的报道，有人提出可以用到 0.6mg，3 次/d，但剂量越大，消化道不良反应也越突出。③维持剂量：多每次服 0.2mg，每天服 3 次，但应因人而异，以患者能耐受的最小有效剂量维持。④服用方法：临餐以液体送服，也可饭中服用。

（3）不良反应：①与其他降糖药并用时，有时会出现低血糖；②有时出现腹部胀满、肠道排气增加等，由于肠内气体等的增加，偶尔出现肠梗阻症状；③偶尔出现伴随黄疸、GOT、GPT 上升等的严重肝功能障碍；④消化系统偶见腹胀、软便、腹鸣、腹痛、便秘、食欲缺乏、恶心、呕吐等；⑤偶见麻痹、颜面等处水肿、朦胧眼、出汗等。

（4）注意事项：①禁用于严重酮症、糖尿病昏迷或昏迷前的患者；②禁用于严重感染、手术前后或严重创伤的患者，以及对本品过敏者；③慎用于严重肝、肾功能障碍。有腹部手术史或肠梗阻史者，以及伴有消化和吸收障碍的慢性肠道疾病、Roem - held 综合征、重度疝、大肠狭窄、溃疡等患者；④只用于已明确诊断的糖尿病患者，对只能进行饮食与运动治疗的患者，只限于用在餐后 2h 血糖 >11.1mmol/L（200mg/dl）以上者；⑤对同时用口服降糖药或胰岛素制剂的患者，服用本品者血糖值须在 7.8mmol/L（140mg/dl）以上；⑥服用本品期间须定期监测血糖值。假如用药 2~3 个月后，控制餐后血糖的效果不满意，餐后 2h 静脉血浆血糖在 11.1mmol/L 以上，必须考虑换用其他更合适的治疗方法。如果餐后血糖得到充分控制，餐后 2h 静脉血浆血糖 <8.9mmol/L，饮食、运动疗法或并用口服降糖药或胰岛素制剂就能充分控制血糖时，应停止服用；⑦必须向患者说明，出现低血糖时首先考虑服用葡萄糖，而不是其他食品。

（四）临床应用

α - 糖苷酶抑制药（AGIs）临床主要用于控制餐后血糖及糖尿病的二级预防，尚兼有降低三酰甘油、抗动脉硬化及降低心梗病死率、防治肝性脑病、治疗餐后低血压、潜在抗肿瘤作用、治疗代谢综合征与克罗米酚抗的 PCOS 及获得性免疫缺陷综合征（AIDS），有的可能有抗血小板活性等。

1. 控制血糖　本类药的作用特点是抑制餐后血葡萄糖的迅速升高，使餐后血糖峰值降低，吸收时间延长。在糖类控制较严格的情况下（糖尿病患者往往属于这种情况），其作用效果是餐后近餐点血糖降低，而远餐点血糖变化不大。对空腹血糖的影响则因人而不同。胃肠排泄较快者，因未来得及分解吸收就被送入大肠的糖类增多，效果类似于进食减少，空腹血糖降低。胃肠排泄较慢或同时进食糖类量又较多者，如果糖类食物在胃及小肠滞留的时间超过药物有效作用时间（如糖尿病胃肠功能紊乱），则空腹血糖可能升高。这些情况在临床都可见到。由于本类药影响的是碳水化合物分解，其对以糖类为主食者方有效；对以蛋白质或脂肪食物为主食者不具有降血糖作用。

2. 糖尿病的二级预防　本类药可在高危人群尤其是 IGT、IFG 及肥胖者中应用以预防 2 型糖尿病。药物经济学也是 DM 预防领域研究的重要内容。据 DPP 资料，用米福明在 3 年内每预防 1 例新发糖尿病总花费为 69 122.95 元（皆为人民币），但用普通二甲双胍则需 21 666.63 元；在中止 2 型糖尿病（STOP – NIDDM）中用阿卡波糖在 3.3 年时间内每预防 1 例新发糖尿病所花费用为 154 116.05 元。而在上海平均治疗每例糖尿病患者的年花费为 9 143.70 元。加拿大生活干预花费更高，药物干预更经济。

有人对随机对照研究资料进行了文献荟萃分析，发现在为期 2.5～4 年的研究期中，预防或延缓糖尿病发生的药物，奥利司他相关系数（RR）为 0.63，95%CI 为 0.46～0.84，二甲双胍 0.60，0.57～0.83，阿卡波糖 0.75，0.63～0.90，曲格列酮 0.45，0.25～0.83。但实验结束后进行进一步跟踪随访发现其变化率为 43%～96%。这些药是阻止或是延缓糖尿病的发生尚不清楚。故提出目前没有一种药物可以肯定地推荐用来预防糖尿病。

3. 降低三酰甘油（TG）　血浆葡萄糖与三酰甘油之间关系密切，二者不但存在热量供给竞争，也存在相互间转化。在"糖脂病"概念提出后，二者之间的关系更受关注。阿卡波糖降低餐后血糖，是否也能影响 TG？Ogawa 将正常 TG（≤1.7mmol/L）的 2 型糖尿病者 60 例分为 A、B、C 三组，高 TG（>1.7mmol/L）的 2 型糖尿病作为 D 组。A 组为对照，B 组在 1 673.6kJ 平衡热量的膳食耐受试验（MTT）中观察每天 1 次阿卡波糖 100mg 对血脂水平的影响。C 组与 D 组分别给予每天 300mg 的阿卡波糖共 8 周，并作 1 次剂量的阿卡波糖 MTT 试验。结果阿卡波糖治疗降低血浆葡萄糖的水平和 INS 的分泌。在 A、B、C 三组之间比较，阿卡波糖显著降低了餐后血浆 TG 水平。D 组阿卡波糖治疗 8 周后，无论空腹还是餐后：FFA、TG、VLDL 水平都降低。同时餐后升高的乳糜微粒（CM）在 B、C、D 组均被阿卡波糖降低。说明 2 型糖尿病血 TG 和 CM 基础水平无论正常或升高，阿卡波糖均可使之降低。Mori 等观察到在蔗糖负荷实验中，伏格列波糖在降低餐后血糖的同时也能降低餐后门脉三酰甘油水平。Goke 的随机平行研究发现，吡格列酮（129 例）能降低 TG 2.1 ± 0.8mmol/L，伴 HDL 升高；阿卡波糖（136 例）能降低 TG 1.9 ± 0.4mmol/L，但伴 HDL 轻度降低。但 Mine 研究发现，伏格列波糖和格列本脲一样对降低餐后 TG 无效。另一项大型荟萃分析结果提示所有的 AGIs 对血脂都没有效果。

（五）不良反应

（1）肝损害：Kawakami 等报道 1 例 76 岁 DM 妇女接受 INS 治疗 9 年，加用伏格列波糖 39

个月。升高的血浆胆红素和转氨酶浓度在停伏格列波糖并加用氢化可的松治疗1周后恢复正常。体外周围血测试发现伏格列波糖激活淋巴细胞；肝活检提示为亚团块和带状坏死。1年后样本提示恢复正常。delaVega等报道1例57岁2型糖尿病妇女服用阿卡波糖100mg，3次/d，2个月后患上急性肝炎（ALT 2 300U/L），可排除其他肝损伤。停用阿卡波糖后3个月，所有实验室检查均恢复正常。3年后该妇女再次服用阿卡波糖100mg，3次/d，同时还服用格列本脲每天15mg。服用2周后又出现了急性肝炎（ALT 2778U/L）。再次停用阿卡波糖2个月后肝功能恢复正常。

（2）胃肠道反应：胃肠胀气发生率伏格列波糖为56.7%，阿卡波糖为90%；腹胀伏格列波糖发生率为10%，阿卡波糖为16.7%。腹泻、肠鸣也常见。

（3）消化性溃疡、梗阻、Roem-held综合征、吸收障碍的肠道疾病等，本类药可能使病情加重。

（4）低血糖：本类药单用不发生低血糖，但和其他降糖药联用可能发生低血糖。如服较大剂量本类药而发生较重的低血糖，进行口服食物纠正时，应用单糖食物如葡萄糖。

（5）过敏反应：少数患者可发生。

四、噻唑烷二酮类

核激素受体超家族配基依赖的转录因子，包括过氧化物酶增殖体活化受体γ（PPARγ）、PPARα、PPARδ等，对人体代谢具有重要调节作用。其中PPARγ激动增加胰岛素（INS）敏感性，决定对生长因子释放、细胞因子的产生、细胞增殖和迁移、细胞外基质的重塑和对细胞循环节数和分化的控制等的调节；PPARγ与PPARδ作用几乎相反；PPARα激动药主要用于降低血脂。噻唑烷二酮类（thiazolidinediones，TZDs）是PPARγ激动药，包括曲格列酮（troglitazone，TRO）、罗格列酮（rosiglitazone，ROS）、比格列酮（pioglitazone，PIO）、环格列酮（ciglitazone，CI）、达格列酮（darglitazone，DAR）。另有PPARγ与PPARα双激动药如ragaglitazar。

（一）适应证

（1）因仅改善胰岛素抵抗而并不提供或增加血中胰岛素，故重点适用于胰岛素相对不足的2型糖尿病患者。

（2）胰岛素绝对不足的2型糖尿病患者，联合使用其他降糖药尤其磺脲类与胰岛素，可提高治疗的效果。

（二）禁忌证

（1）不宜用于1型糖尿病或糖尿病酮症酸中毒的患者。

（2）持续使用，可能使患有多囊卵巢综合征的妇女或伴有胰岛素抵抗的绝经前和无排卵型妇女恢复排卵，应注意避孕。

（3）不宜用于有严重心功能不全的患者。

（4）原有肝功能异常者，可能加重肝损伤，但一般对肾脏是安全的。

（三）常用噻唑烷二酮类降糖药

1. 罗格列酮（avandia，rosiglitazone，马来酸罗格列酮、文迪雅）

（1）作用特点：①直接改善胰岛素抵抗；②可能有延缓糖尿病进程的潜在作用；③对

老年或肾损害的糖尿病患者无须特别调整剂量；④不伴有任何意义上的药物相互作用；⑤本身不会引起低血糖。

（2）用法用量：①初始剂量：单用本药或与磺脲类或二甲双胍联用时，每天服 1 次量 4mg。②最大剂量：未明确，一般 8mg，分 2 次或 1 次服用均可。③维持剂量：以理想控制血糖为标准，每天 4~8mg 均可。④服用方法：空腹或进餐时服用均可。

（3）不良反应：①可引起液体潴留，使血容量增加，产生轻、中度水肿，可能加重或引发充血性心衰或肺水肿；②轻度至中度贫血；③与二甲双胍合用，贫血的发生率高于单用本品或磺酰脲类药物合用；④有肾损害者禁忌与二甲双胍合用；⑤罕见的肝功能异常，主要为肝酶升高。如患者有活动性肝脏疾患的临床表现或血清转氨酶升高（ALT 超过正常上限 2.5 倍），不应服用本品；⑥可能发生过敏反应。

（4）注意事项：①使用本品应确定胰岛素抵抗的存在。不宜用于 1 型糖尿病或酮症酸中毒患者；②无排卵妇女应注意避孕；③与其他降糖药合用可能发生低血糖；④妊娠和哺乳期妇女应避免服药；⑤不推荐用于 18 岁以下的患者。

2. 吡格列酮（pioglitazone HCL，卡司平、艾汀、艾可拓）

（1）作用特点：同"罗格列酮"。

（2）用法用量：①初始剂量：一般为每天 1 次 15mg 或 30mg。②最大剂量：未明确，一般 45mg。③维持剂量：以患者能耐受的最小有效剂量维持，一般 15~30mg。④服用方法：服药与进食无关，每天服 1 次即可。

（3）不良反应：①少数患者可能出现过敏反应，应停止应用；②有活动性肝病的临床表现或血清转氨酶升高者，可能加重肝损害；③可能导致水钠潴留而不利于心衰及水肿患者；④和其他降糖药联用时，有发生低血糖的风险；⑤轻度贫血。

（4）注意事项：①不应用于 1 型糖尿病或糖尿病酮症酸中毒治疗；②有活动性肝病的临床表现或血清 ALT 超过正常上限 2.5 倍者，不应开始本品治疗。治疗中如患者 ALT 水平持续超过 3 倍正常上限或出现黄疸，应停药；③可能导致患多囊卵巢综合征的胰岛素抵抗患者重新排卵，应采取避孕措施；④按照纽约心脏病学协会（NYHA）标准评定心功能为 Ⅲ 级和 Ⅳ 级的患者，不宜使用。

（四）临床应用

TZDs 主要用于防治糖尿病，近来发现具有其他直接或间接作用，如心血管保护、治疗 PCOS、预防 2 型糖尿病、治疗非酒精性脂肪肝炎、增加骨密度、调整夜间血压、抗炎等。

1. INS 增敏　增敏作用是这类药基本的作用，通过激动 PPARY 来实现。但对其实现增敏的方式又有不同的认识。

（1）大量增加 HMW 脂联素多聚体，导致肝 INS 增敏。

（2）影响脂肪的分布，如降低肌肉脂肪，促进肌肉、内脏脂肪转移到皮下；缩小脂肪细胞容积，增加皮下小脂肪细胞的数量。

（3）降低高雄激素血症。

（4）改善：INS 和磷脂酰肌醇 -3，4，5 -（PO_4）激活蛋白激酶 C - zeta 的缺陷，从而改善 INS 对葡萄糖的转运等。不少研究证实了 TZDs 的增敏效果。

如对于具有显著的胰岛素抵抗（IR）而更易发生 2 型糖尿病的非洲美国人（AA），TRO 治疗 24 个月后增加了 AA 的 INS 敏感性；PIO 每天 45mg 治疗 10 周，可使 INS 敏感性增加

65%。DAR 治疗 14d，在降低 24h 血浆葡萄糖曲线下面积的同时，也使 24h 血浆。INS 曲线下面积降低。如果在格列本脲 10mg，2 次/d，治疗的 2 型糖尿病加用 TRO，并与加入二甲双胍对照，以高 INS 正葡萄糖钳铗试验测定胰岛素抵抗指数（II），则 TRO 组下降的幅度是二甲双胍组的 2 倍。ROS 每天 4mg 或 8mg 治疗 26 周，可分别降低 16.0% 或 24.6%。联用 ROS 和二甲双胍治疗 2 型糖尿病 550 例，以稳态模型（Homa model）评估 IR 和 B 细胞功能，则 ROS 4mg，4 次/d，能降低 IR 16%，增加 B 细胞功能 19%；8mg，4 次/d，能降低 IR 37%，增加 B 细胞功能 33%。但对 2 型糖尿病高危的西班牙青年妇女，TRO 没能显示出增敏效果。

2. 降低血糖　主要通过增加 INS 敏感性来实现，可使 INS 刺激的葡萄糖摄取增加和糖原合成增加。适量的 INS 和肯定的 IR 是 TZDs 发挥降糖作用的必备条件。当对胰岛功能和 IR 作适当评估，以利更好应用 TZDs。大庆研究提示，我国 1/3 IGT 没有明显 IR；日本研究发现 BMI≥27 的 2 型糖尿病 88% 有 IR，21.5～27 者 50% 有 IR，≤21.5 者仅 8% 有 IR。

3. 对心血管的影响　心血管事件对糖尿病患者具有重要意义。一宗研究涉及 137 例 2 型糖尿病的后代，伴随 IR 但糖耐量正常，随机分为 TRO 组（40 例，200mg/d）和安慰剂（PLA）组（97 例），疗程 24 个月。结果与基础比较，TRO 组脉搏波速率（PWV）明显增加（P<0.001），而 PLA 组没有变化。Satoh 等将 136 例 2 型糖尿病随机分为 PIO 组（30mg/d，70 例）和对照组（66 例），疗程 3 个月。结果与对照组比较，PIO 降低高血糖、高胰岛素和 HbA1c 水平，增加血浆脂联素浓度（P<0.001），同时显著增加 PWV。进一步分析显示，HbA1c 下降<1%组（30 例）和 HbA1c 下降>1%组（40 例），都具有明显的抗动脉粥样硬化效果，提示 TZDs 抗动脉硬化作用可能独立于降血糖。

4. 对多囊卵巢综合征（PCOS）的影响　血浆高 INS 浓度有利于类固醇向雄激素转化。TZDs 增加 INS 的敏感性可降低血浆 INS 水平，从而有利于 PCOS 的治疗。

5. 调脂作用　TZDs 大多对血脂有一定的影响，但各药的影响特点有一些区别。此外 TZD 由于增加脂肪酸流量，可对抗 INS 对脂肪酸流量的抑制。

6. 其他作用　预防 2 型糖尿病；治疗非酒精性脂肪肝病（NASH）；但有动物实验提示本类药可能增加骨质疏松的危险；抗炎症反应 ROS 可增加内皮依赖性血管扩张，快速降低 C 反应蛋白（CRP）、血浆淀粉状蛋白 A（SAA）、SE－选择素。ROS、CI 都可对抗角叉胶诱导的鼠爪炎症水肿，并可被糖皮质激素受体拮抗药 RU486 逆转。常见的不良事件为水肿、体重增加、白细胞减少、贫血。

五、格列奈类

格列奈类口服降糖药包括瑞格列奈、那格列奈、米格列奈（KAD－1229）、BTS67582，均为氯茴苯酸衍生物。

（一）适应证

适用于尚具有适当 B 细胞功能的 2 型糖尿病。

（二）禁忌证

严重的肾功能损害者应当慎用。虽然其发生低血糖的情况较磺脲类低，但仍具有导致低血糖危险性，尤其是餐前低血糖。

（三）常用的格列奈类降糖药

1. 瑞格列奈（novo Norm，repaglinide，诺和龙）

（1）作用特点：①为新型的短效口服促胰岛素分泌降糖药，有别于一般的磺脲类降糖药。②刺激胰腺释放胰岛素，使血糖水平快速地降低。此作用依赖于胰岛中有功能的 B 细胞。③诺和龙与其他促胰岛素分泌的口服降糖药的不同之处在于，其通过与不同的受体结合以关闭 B 细胞膜中 ATP - 依赖性钾通道。它使 B 细胞去极化，打开钙通道，使钙的流入增加。此过程诱导 B 细胞分泌胰岛素。④吸收快、排泄也快，模拟生理性胰岛素分泌，长于降低餐后高血糖。

（2）用法用量：①初始剂量：如尚未服其他降糖药，每次服 0.5mg，每天 3 次；如已用 α - 糖苷酶抑制药，停用后加诺和龙 0.5mg，每天 3 次；如已服磺脲类降糖药，停用后加诺和龙 0.5 ~ 1mg，每天 3 次。②最大剂量：一般每天 3g，如血糖控制不理想，加用其他降糖药尤其二甲双胍。如仍不理想，更换其他类型降糖药。③维持剂量：不定，以最小有效剂量维持。④服药方法：餐前进餐服药，不进餐不服药。

（3）不良反应：①一般认为无肾脏毒性作用或肾毒性很小，不损伤肾脏；②无明显肝脏毒性作用；③胃肠道反应罕见；④低血糖危险性低，不会引起严重低血糖；⑤可能不加速 B 细胞功能衰竭，但还需要更多证据；⑥有过敏可能。

（4）注意事项：①适用于饮食控制、降低体重及运动锻炼不能有效控制高血糖的 2 型糖尿病；②1 型糖尿病及 C - 肽水平低下的 2 型糖尿病患者，酮症酸中毒者禁用；③妊娠或哺乳期妇女、12 岁以下儿童禁用；④严重肝、肾功能不全者禁用；⑤不宜与 CYP_3A_4 抑制药或诱导剂合并应用。

2. 那格列奈（nateglinide，唐瑞、唐力）

（1）作用特点：①为餐时血糖调节药，起效快，可模拟初相胰岛素分泌；②作用时间短，清除快，对胰岛细胞影响小；③安全性和耐受性较好，引起低血糖少；④有组织选择性，与心肌、骨骼肌亲和力低；⑤可单独使用或与二甲双胍联用。

（2）用法用量：①初始剂量：小剂量开始，一般可每次 15 ~ 30mg。②最大剂量：通常成人每次服 60 ~ 120mg，每天服 3 次。如不能很好控制血糖则加二甲双胍，仍不行更换药物。③维持剂量：因人而异，宜小剂量。④服药方法：餐前 1 ~ 15min 内服用。

（3）不良反应：①可有过敏反应，皮疹、瘙痒和荨麻疹；②仍有导致低血糖的危险性；③极少出现一过性肝功能受损。

（4）注意事项：①过敏者忌用；②不用于妊娠及哺乳期妇女、12 岁以下儿童；③忌用于 1 型糖尿病或酮症酸中毒者；④对肝、肾功能影响小，轻中度肝、肾功能受损可正常使用，但严重肝、肾功能不全者不建议用；⑤不与磺酰脲类并用。降糖作用可被非甾体类抗炎药、水杨酸盐、单胺氧化酶抑制药和非选择性 β - 肾上腺素能阻滞剂加强；被噻嗪类、泼尼松、甲状腺制剂和类交感神经药削弱。

（四）临床应用

格列奈类口服降糖药控制餐后高血糖较好，并可能良性影响三酰甘油（TG）和具有抗氧化效果。

1. 控制餐后血糖　本类药被称为"餐时血糖调节药"，口服后胰岛素早相释放在 25min

之内显著增加，有人认为这是作为生理的方法恢复早相 INS 分泌，从而有效抑制肝糖输出和糖异生，降低餐后血糖升高的幅度。如那格列奈口服后在 0～30min 内快速吸收，与进餐同时服用其吸收快于食物的吸收。既然是以控制餐后血糖为其要点，因此主要适合于突出表现为餐后血糖升高的患者；如患者突出表现为空腹高血糖，则不是本类药的适应证。如空腹血糖与餐后血糖均高，本类药也不宜作首选，如选用也必须联合其他口服降糖药。瑞格列奈和那格列奈对餐后血糖控制效果相似；但对 HbA1c 及 FBG 的控制，瑞格列奈显著优于于那格列奈。

2. 服药期间的监测 本类药物以增加早相胰岛素释放，更有利于控制餐后血糖为特点，相对于磺脲类降糖药来讲，餐前较不易发生低血糖。因选用本类药患者，都突出表现为餐后高血糖。因此，用本类药应以监测餐后血糖为主，有助于迅速将显著增高的餐后血糖降下来。当餐后血糖控制到 7～9mmol/L 时，宜监测餐前及空腹血糖。其意义有两点：一是发现餐前高血糖。因本类药半衰期较长的瑞格列奈也仅为 1.3h（此为文献报道数据。生产商资料为 1h），对餐前血糖的作用较小。二是有利于预防餐前低血糖。虽本类药半衰期短，但仍为双相胰岛素促泌剂，即使餐后 2h 以后血浆胰岛素水平仍然是升高的，甚至对空腹血糖产生影响。

由于本类药促进胰岛素分泌的作用只与服药有关，而与是否进食无关。因此无论何时只要服药，在胰岛功能尚存的情况下就有相应强度的胰岛素分泌。如进餐时忘记服药，餐后是否补服则要根据具体情况来评估。如刚进完餐或不超过半小时，患者本身血糖也较高，作用更快更短的格列奈类，如那格列奈可以减量补服，减多少则必须根据具体血糖值来确定，并且及时监测餐前血糖。但如餐后时间已经较长，例如超过 3h，则即使是那格列奈类更短效格列奈类也不宜补服。

3. 对心血管的影响 对心血管的影响是糖尿病治疗实践中选药的重要依据。接受胰岛素促分泌药作用的磺脲类受体（SURs）属于 ATP 结合超家族成员，可感受细胞内 ATP/ADP 浓度的变化，细胞内 ATP 浓度升高时 KATP 关闭，ATP 浓度降低时 KATP 开放。胰岛素促泌剂通过作用于 SUR 以关闭 KATP 而发挥生物学作用。SUR 亚型不同决定 KATP 对 SU、ATP 的敏感性不同。SUR 有 SUR1 和 SUR2 两个亚型。其中 SUR1 位于胰岛 B 细胞，可调节胰岛素的分泌。胰岛素促泌剂通过关闭胰腺 B 细胞膜上 ATP 敏感的 K 通道（KATP）以增加 INS 的分泌。心血管细胞膜上是 SUR2，包括 SUR2A 和 SUR2B。SUR2A 位于心脏。心脏 KATP 通道有重要功能。首先，冠状肌细胞 KATP 通道控制休息和低氧状态下的冠状血流；其次，心肌细胞内膜的 KATP 通道（sarcKATP 通道）是心脏适应应激所必需的，并且 sarcKATP 通道和线粒体内膜 KATP 通道（mitoKATP 通道）开放在缺血预适应中起着中心作用。sarcK-ATP 通道的开放也是心电图 ST 段抬高的基础，后者是急性心肌梗死溶栓治疗开始的主要依据。因此 INS 促泌剂阻断心血管 KATP 通道被认为增加心血管危险。SUR2B 位于血管平滑肌，可调节血管的紧张度。不同的胰岛素促分泌药对不同亚型的 SUR 作用的敏感性不同，决定了其对心血管系统的影响不同。为了避免胰岛素促泌剂对心血管的负面影响，对于特定的病例如心血管事件高危患者、高血压难以控制的患者，宜选用对 SUR2 影响较小甚至不发生作用的促泌剂（高选择性）。根据电生理实验显示，促泌剂对胰腺和心血管 KATP 通道的选择性不同，可分为高选择性（大约 1 000x，包括那格列奈、米格列奈等短效磺脲类），中选择性（10～20x，包括格列本脲等长效磺脲类），非选择性（＜2x，如瑞格列奈）。

4. 餐后血糖调节药的选择　实际上，各种降糖药都可降低餐后血糖，空腹血糖的控制也有利于餐后血糖的调节。但由于各类药的侧重点不同，这里讨论主要用于控制餐后血糖的糖苷酶抑制药和格列奈类。已经知道，格列奈类主要通过刺激早相 INS 释放以降低餐后血糖，服用后血浆 INS 的浓度是增加，血糖的降低与 INS 的分泌量相关，进食的食物种类对其降糖效应影响不大。虽然半衰期一般在 1h 左右，但降糖效应一般可持续 3～4h。糖苷酶抑制药通过抑制糖类在肠道的分解从而阻碍糖类的吸收，适用于以糖类为主食的糖尿病患者。如患者主要吃动物性食物，则服用糖苷酶抑制药无效。糖苷酶抑制药作用特点是小剂量延缓糖类吸收而吸收的总量不减少，其效果是餐后血糖降低而餐前影响不大或可略有升高；大剂量减少吸收、增加糖类从消化道的排除，其效果相当于减少了进食量。可见其降糖效应与血浆 INS 浓度没有直接关系。

根据以上认识，可以看出这两类药虽均主要降低餐后血糖，但适应对象略有不同：格列奈类的适用对象必须要有残存的胰岛功能，患者在突出表现为餐后血糖升高的情况下，餐前血糖也稍有升高，这样既可使餐后血糖得到控制，又不至于餐前低血糖。就国内常用的那格列奈与瑞格列奈比较而言，后者较前者对餐前血糖的影响更大。米格列奈与那格列奈相似，BTS67582 与瑞格列奈相似。显著胰岛素抵抗者应同时注意改善胰岛素的敏感性。而对于餐后血糖轻度升高如 7.8～10mmol/L，餐前血糖正常者，小剂量的糖苷酶抑制如阿卡波糖当餐中服 25mg 就更为适合；如餐后血糖升高显著如 10～14mmol/L 或以上，而餐前血糖正常或接近正常低限，则可用较大剂量的糖苷酶抑制药如阿卡波糖 50～100mg。

5. 其他作用　可能有降低餐后 TG 的作用，其机制可能与促进早相 INS 分泌有关；对氧化应激与炎症有保护作用。

六、其他口服药物

现正在研发或初上市的口服抗糖尿病药物尚有以下几类。

1. 基于肠促胰素的降糖药物

（1）胰高血糖素样肽－1（glucagons－like peptide－1，GLP－1）受体激动剂和类似物：GLP－1 是一种强降血糖肽，是前胰高血糖素原的片段，由小肠上皮 L 细胞分泌。GLP－1 可刺激胰岛 B 细胞分泌胰岛素和抑制餐后胰高糖素过度分泌，减少肝糖生成，刺激胰岛 B 细胞增殖和分化，抑制食欲及摄食，增加饱食感，延缓胃内容物排空等。研究发现，2 型糖尿病患者持续皮下注射 6 周 GLP－1 能明显增加胰岛素的分泌。这种促胰岛素分泌作用是血糖依赖性的，即血糖浓度愈高作用愈强，低血糖发生少。短时间内使用 GLP－1 治疗 2 型糖尿病的价值和安全性已经得到证实，但是内源性 GLP－1 的血浆半衰期仅 1 分钟。Exendin－4，是一种源自毒蜥蜴唾液的类 GLP－1 物质，和人 GLP－1 有 53% 的同源性，具有极强的GLP－1 受体激动作用。由于其缺乏 DPP－4 酶解的位点，不是 DPP－4 的底物，能够对抗DPP－4 的降解，因而半衰期较长。Exenatide 是美国 Amylin 和礼来制药公司共同开发人工合成的 Exendin－4，商品名 Byetta，主要适用于 2 型糖尿病的治疗，其在体内的半衰期达到 4h左右，目前批准的制剂为皮下注射，每天两次。2 型糖尿病患者治疗后，能降低餐前、餐后血糖水平和 HbA1c 水平，对 B 细胞具有明显的保护作用。Exenatide 还能降低 B 细胞的凋亡率、增加胰岛素敏感性，并能延迟胃排空和抑制食欲，表明其治疗作用的多重性。目前研发并在临床使用的 GLP－1 类似物较多，诺和诺德公司研制的 Liraglutide，是一种酰胺化修饰的 GLP - 1 类似物。Liraglutide 经皮下注射后逐渐被机体吸收，在 9 ~ 12h 后达到峰值，其半衰期为 12h。LEAD 研究结果显示，每天一次注射，Liraglutide 具有优异的降糖效果，无论单独应用还是与其他口服降糖药联用，均能迅速、高效和持久地降低血糖及 HbA1c 水平。有研究表明在二甲双胍控制不佳的 2 型糖尿病患者，加用 Liraglutide 较加用西格列汀能更好地降低 HbA1c。此类药物目前临床已有长效剂型，如瑞士罗氏公司研制的长效 GLP - 1 类似物 Taspoglutide，每周使用一次，现已在国内进入Ⅲ期临床试验。加拿大 Coniuchem 公司研发的 CJC - 1131 也是 GLP - 1 化学修饰后的物质，其与白蛋白共价结合的共价复合物，既有与白蛋白同样的半衰期，也具有 GLP - 1 生理活性。GLP - 1 受体激动剂和 GLP - 1 类似物不良反应包括：注射部位反应、味觉改变、失眠、与华法令合用时国际正常化比值（INR）延长、过敏反应和胃肠道反应。

　　（2）二肽基肽酶 - Ⅳ抑制剂（DPP - 4）：GLP - 1 皮下注射后很快被 DPP - 4 降解，半衰期极短。DPP - 4 抑制剂则能抑制 GLP - 1 和 GLP 的降解，保护内源性 GLP - 1 免受 DPP - 4 的迅速破坏，从而使血清 GLP - 1 水平升高，致使葡萄糖刺激的胰岛素分泌增加。而且此类药物不增加糖尿病患者体重，刺激胰岛素的作用与血糖相关，致低血糖风险小，又能保护胰岛，促进胰岛再生。此类药物有 Sitagliptin（Januvia，西格列汀），Vildagliptin（维格列汀）和 Saxagliptin（沙格列汀）等。西格列汀为默克公司产品，于 2006 年 10 月和 2007 年 3 月相继获得美国食品与药品监督管理局（FDA）及欧洲药品管理局（EMEA）批准上市，2009 年 9 月，西格列汀单药治疗 2 型糖尿病获得中国国家食品药品监督管理局（SFDA）批准，成为首个登陆中国的口服 DPP - 4 抑制剂。西格列汀能够有效地降低血糖，没有水肿和体重增加的副作用。P. Aschner 等比较了西格列汀单药与二甲双胍单药治疗初治 2 型糖尿病患者的疗效和安全性，研究共纳入 1 050 例初治的 2 型糖尿病患者，发现西格列汀组 HbA1c 的改善水平同二甲双胍组相当，耐受良好，西格列汀组胃肠道相关不良反应发生率低。T. Seck 等对二甲双胍单药无效（≥1 500mg/d 持续 8 周以上）的 172 例 2 型糖尿病患者，随机双盲的接受西格列汀或格列吡嗪的 2 年研究观察，显示两组降糖效果相当，西格列汀组低血糖的发生更低，不增加体重，更好地保护 B 细胞功能。另有研究用于考察西格列汀和其他降血糖药（二甲双胍）联合用药，结果表明作为糖尿病的初始治疗二甲双胍和西格列汀联合同样有效。2007 年 3 月 30 日，西格列汀与二甲双胍复方制剂——Janumet 也通过了 FDA 的审批，成为第一个由 DPP - 4 抑制剂和其他降血糖药组成的复方制剂。诺华公司生产的维格列汀也在欧洲于 2007 年批准上市，临床研究表明其不仅可以有效降低空腹和餐后血糖、HbA1c，还可以显著下调空腹和餐后胰高血糖素的水平。该药耐受性良好，最常见不良反应是轻度头痛和鼻咽炎，无明显的低血糖产生，但在动物实验中出现皮肤坏死和肾损伤的副作用，而临床试验未观察到。百时美施贵宝与阿斯利康公司联合开发的 DPP - 4 抑制剂沙格列汀在美国已经批准上市，在亚洲（包括中国）已完成Ⅲ期临床研究。武田公司生产的 Alogliptin 和勃林格殷格翰开发的 Linagliptin（Ondero），临床试验进展顺利，已经向 FDA 提出审批申请。DPP - 4 除了降解 GLP - 1、GIP 和 PACAP 外，还可能降解其他肽类，如神经肽 Y、P 物质和趋化因子等。DPP - 4 抑制剂不良反应包括鼻塞、流涕、咽喉痛等上呼吸道感染样症状，腹泻、头晕、皮疹、血管性水肿、荨麻疹等，低血糖反应少见。1 型糖尿病患者和糖尿病酮症酸中毒时禁用此类药物。

　　2. 第二代胰岛素增敏剂　metaglidasen（Metadolex 公司）与第一代噻唑烷二酮类

（TZDs）不同，它是 PPAR 受体的选择性调节剂，而不像 TZDs 是 PPAR 全面的激动剂，met-aglidasen 和它的类似物能够直接调节与胰岛素敏感性相关的基因表达，因而不会出现增加体重和体液潴留。一般用量是 200～400mg/d。metaglidasen 的类似物有 MBX－044。

PPARα/γ 联合激动剂 tesaglitazar（Galida）：是一种全新的 PPAR 联合激动剂 glitazars 家族中的一员，其激活 PPAR－γ 降低血糖，同时激活 PPAR1 的作用降低甘油三酯，升高 HDL－C。

PPARα 激动剂会使体重增加，体液潴留。PPARα 激动剂的耐受性普遍较好，可致肝损害。

3. 高选择性二肽基肽酶Ⅳ（DPP－4）抑制剂　它是通过抑制 DPP－4 活性而升高血糖素样肽－1（GLP－1）的浓度及其活性，从而刺激胰岛素分泌。

神经肽－Y（NPY）是 DPP－4 最好的底物之一，可促进食欲的激素。NPY 不仅存在于脑脊液作为中枢传导的神经递质，血浆中也有低浓度的 NPY 存在。已经证实，人类脂肪细胞可分泌 NPY，并有其受体存在。NPY（1－36）可被 DPP－4 降解为 NPY（3－36），使之与受体的亲和力发生改变，与 NPY 受体 Y1（介导 NPY 发挥抗亲脂作用）亲和力减弱，与受体 Y4 和 Y5 亲和力增加。因此，2 型糖尿病患者应用 DPP－4 抑制剂（被用于降糖治疗），能影响 NPY 对脂代谢的调节作用。NPY 在腹部皮下组织的旁分泌研究显示：NPY 被脂肪组织衍生的。DPP－4 所调节，而之前一直认为 DPP－4 来源于血管内皮细胞。内源性腹部皮下组织衍生的 DPP－4 在肥胖受试者体内减少，提示 DPP－4 抑制剂可能会轻微减少腹部皮下组织的体积，这也解释了为什么 2 型糖尿病患者使用 DPP－4 抑制剂可以减轻体重。相反，体瘦受试者的脂肪蓄积通过 NPY 的抗亲脂作用有所增加，正如我们以前观察到 NPY 会在体内胰岛素治疗中增加，这对高胰岛素血症有实际的临床意义。

4. 阿那白滞素　该药是用于治疗风湿性关节炎的药物。白细胞介素－1B 可导致 2 型糖尿病。瑞士科学家研究发现，阿那白滞素属于白细胞介素－1 受体抑制剂，能阻止白细胞介素－1B 发挥作用。科学家发现服用阿那白滞素的患者血糖水平降低，胰岛素分泌增多，同时机体系统性炎症反应减少，而这正是糖尿病并发症的致病因子。瑞士科学家认为，该药是一种很有前景的新型糖尿病治疗药物，该药物有望在 3～5 年内投放市场用于治疗 2 型糖尿病。该药的不良反应很少。

5. 选择性大麻碱受体 CBI 阻滞剂　作用于内大麻素系统，能降低 HbA1c，调节异常血脂，控制高血压，减轻体重和腰围等。

6. 磷酸烯丙酮酸羧基酶　科学家发现该酶能抑制体内生成葡萄糖代谢通路的一个关键酶，避免葡萄糖生成过多，为治疗糖尿病另辟了一条途径。如果能研制一种改变这种关键酶活性的化合物，防止 2 型糖尿病患者肝脏中生成葡萄糖过多，从而达到治疗和控制 2 型糖尿病的目的。

7. 淀粉不溶素（amylin）类似物　人淀粉不溶素为人 37 个氨基酸组成的神经内分泌激素，与胰岛素一起由胰岛 B 细胞分泌，通过延缓胃排空、减少血浆胰高血糖素和增加饱食感影响糖代谢，降低餐后血糖。已上市的药物为普兰林肽（pramlintide），普兰林肽是 B 细胞激素胰淀素的合成类似物，目前普兰林肽获得作为胰岛素的辅助治疗在美国使用。普兰林肽在餐前皮下给药，可延缓胃排空，抑制血糖依赖型胰高血糖素的产生，且主要是降低餐后血糖。临床研究中发现普兰林肽可降低 HbA1c 约 0.5%～0.7%。由于是在餐前注射，其主要的临床副作用为胃肠道反应，试验中近 30% 的治疗者出现恶心，治疗 6 个月后伴体重下降1~1.5kg，体重下降的部分原因可能是胃肠道副作用。

8. PKCe 最近澳大利亚 Garvan 糖尿病联络部的 Trevor Biden 副教授和 Carsten Schmitz - Peiffer 博士发现了一种称为"PKCepsilon"（PKCe）的酶，该酶在有糖尿病和缺乏胰岛素时具有活性。缺乏 PKCe 可恢复胰腺生成胰岛素的能力，阻断 PKCe 虽不能阻止胰岛素抵抗的发生，但可通过恢复胰腺功能而加以弥补。通过这种方式调控胰岛素的生成是目前靶向胰腺的治疗药物的一大进展。在糖尿病研究领域，这是一项突破性的发现。

（韩锡林）

第八节　糖尿病的胰岛素治疗

补充胰岛素是治疗糖尿病的重要手段。近年来随着糖尿病及其并发症防治研究工作的不断深入，医学界对胰岛素的认识也在不断深化，强化胰岛素降糖疗法在糖尿病及其并发症防治中的作用，正日益受到重视。

一、胰岛素的生理作用

胰岛素是体内调节糖代谢的重要激素，对脂肪和蛋白质代谢也有调节作用，胰岛素对这些物质代谢的总和作用是促进这些代谢性营养物质以不同形式保存起来。胰岛素作用的主要靶器官是肝脏、脂肪组织和骨骼肌，促进每天摄入的三大营养物质储存在这三种组织中。

（一）对糖代谢的作用

1. 促进葡萄糖进入细胞内　血中葡萄糖只有进入细胞内才能被利用，机体不同组织的细胞膜对葡萄糖的通透性不同。肝细胞膜允许葡萄糖自由通过，但葡萄糖要通过肌细胞、脂肪细胞膜时则需要通过细胞膜上的运糖载体，胰岛素能增加葡萄糖载体的转运速度，促进葡萄糖进入这些组织，这一作用在注入胰岛素后2~3min 即出现。葡萄糖转运至细胞内的速度是这些组织利用糖的限速步骤，影响膜糖载体转运，就可影响糖代谢速度。胰岛素能促进葡萄糖转运至细胞内，这主要是由于胰岛素能促进葡萄糖转运体 mRNA 表达，使膜上运糖载体增多，胰岛素也能改变这些组织膜上的磷脂-蛋白质结构，使之活化，促进葡萄糖进入细胞内；同时进入细胞内的葡萄糖很快被磷酸化形成6-磷酸葡萄糖，后者不能出细胞，而易于被代谢消耗，所以使细胞外的葡萄糖迅速进入细胞内。绝大多数细胞从血中吸收糖的能力，在胰岛素作用下可显著增强，其骨骼肌和脂肪组织效应最强，而这两种组织占人体65%，故胰岛素能强有力地使血中葡萄糖转移到细胞内。生长激素、肾上腺皮质激素和脂肪酸均能降低这些细胞对胰岛素的敏感性，因此有升高血糖的作用。有人认为糖载体常处在不活化状态，这可能是受某些物质以特殊方式加以抑制；胰岛素可使这些抑制物暂时除去，从而使糖载体活化，加速葡萄糖进入细胞内速率。

2. 促进葡萄糖氧化供能　葡萄糖进入细胞后，在肝细胞内由葡萄糖激酶催化，而在肌肉和脂肪组织则由己糖激酶催化，产生6-磷酸葡萄糖。葡萄糖合成糖原或在细胞内氧化、酵解，都必须首先变成6-磷酸葡萄糖，这是一个限速步骤，然后才进行下一步反应。胰岛素能诱导葡萄糖激酶或己糖激酶的合成，并使其活性增高。在葡萄糖酵解或氧化途径中磷酸果糖激酶、丙酮酸激酶为限速酶，胰岛素能诱导这两种酶的合成。此外催化丙酮酸转化为乙酰辅酶 A 的丙酮酸脱氢酶，有脱磷酸活化与磷酸化的非活化型两种形式，磷酸酶起催化脱磷酸反应，而该酶的活化又取决于线粒体内游离钙离子的升高，胰岛素能增加线粒体内钙离子浓度，使该酶活化；胰岛素还能激活枸橼酸合成酶，促进乙酰辅酶 A 和草酰乙酸结合形成枸橼酸，从而推动了三羧酸循环。胰岛素不仅使细胞吸收葡萄糖的速率增加，而且使进入细胞内的葡萄糖氧化和利用也加快，促进葡萄糖进入细胞，并加速葡萄糖在细胞内的氧化，这是胰岛素降血糖的一个机制。

3. 促进糖原合成，抑制糖原分解　糖原合成酶有非活化型和活化型两种，在蛋白激酶催化下，活化型糖原合成酶磷酸化后而成非活化型。胰岛素可直接抑制蛋白激酶，促进活化型糖原合成酶的生成，增加糖原合成。分解糖原的酶是磷酸化酶，胰岛素使其活性降低，抑制糖原的分解。

4. 抑制糖异生作用　糖异生就是非糖物质（蛋白质、脂肪）在肝脏转变为糖的过程，是补充血糖的另一条途径，这一过程需要有磷酸烯醇式丙酮酸羧激酶的催化，胰岛素能使此酶活性降低，故减少糖异生作用。

总之胰岛素通过上述作用促进葡萄糖进入细胞内并促进它的氧化，促进糖原合成、抑制糖原分解，抑制糖异生等，起到降低血糖的作用。

（二）对脂肪代谢的作用

1. 促进脂肪合成　胰岛素能加速葡萄糖合成为脂肪酸，通过这个途径，把葡萄糖的能量以脂肪的形式贮存起来，这一过程是机体贮存糖的一个重要功能。胰岛素这一作用主要通过三条途径起作用：胰岛素可促进脂肪细胞中 6 – 磷酸葡萄糖的合成，经过氧化和磷酸戊糖途径生成乙酰辅酶 A 和还原型辅酶 Ⅱ，提供更多合成脂肪酸的原料；胰岛素可增加脂肪酸合成酶系的活性，使脂肪酸合成增多；胰岛素能促进糖的氧化，增加 2 – 磷酸甘油的合成，抑制脂酰辅酶 A 进入线粒体氧化；故有利于 2 – 磷酸甘油和脂酰辅酶 A 合成脂肪。

2. 抑制脂肪分解

（1）抑制脂肪酶活性：脂肪逐级水解所需要的酶总称为脂肪酶，脂肪酶有活化型和非活化型两种，cAMP 增加可激活使其变成活化型，促进脂肪分解。在脂肪酶中，三酰甘油脂肪酶是脂肪水解的限速酶。由于多种激素能影响其活性，故也称它是激素敏感性脂肪酶，胰岛素能抑制其活性，所以胰岛素能抑制脂肪的分解。胰岛素也可使脂肪细胞内 cAMP 浓度降低，从而抑制脂肪酶活性，使脂肪分解速度减慢。

（2）促进脂肪酸再酯化：脂肪酸可与 2 – 磷酸甘油合成为脂肪，而 2 – 磷酸甘油主要来自糖酵解。胰岛素能促进脂肪组织利用葡萄糖，供给 2 – 磷酸甘油，使脂肪酸再酯化的速度增加。

（3）促进脂肪组织从血中摄取脂肪酸：胰岛素能增加脂蛋白酯酶活性，使脂蛋白中的脂肪水解为脂肪酸，而脂肪酸被酯化为脂肪而贮存，因此胰岛素有降低血中脂肪酸作用。

（4）减少酮体生成肝脏在分解利用脂肪酸时产生酮体即乙酰乙酸、β – 羟丁酸和丙酮。胰岛素可抑制脂肪分解，抑制酮体的产生。

（三）对蛋白质代谢的作用

1. 促进蛋白质合成　胰岛素促进各种氨基酸通过细胞膜进入细胞内，为合成蛋白质提供原料；又可促进糖的氧化，使 ATP 生成增加，为合成蛋白质提供能量，也可促进各种RNA 的合成，特别是促进 mRNA 的合成，可为合成蛋白质提供更多的模板，胰岛素对蛋白质的转录和翻译过程均有促进作用。

2. 抑制蛋白质分解　糖异生时转氨酶活性也增强，转氨酶使氨基酸脱氨基变为酮酸，再变为酮体，这时蛋白质分解增强，胰岛素能抑制糖异生，抑制蛋白质分解。胰岛素还能稳定溶酶体中组织蛋白酶，从而减少组织蛋白的分解。生长激素、性激素促进蛋白质合成作用，只有在胰岛素存在的情况下才能表现出来。

二、胰岛素治疗的适应证

（1）1型糖尿病：患者多见于儿童、青少年及部分成年糖尿病患者。由于胰岛 B 细胞分泌胰岛素的功能减弱以致丧失，使体内胰岛素绝对不足，必须依赖外源性胰岛素。部分患者经治疗后，使残存的胰岛素分泌功能恢复，则进入蜜月期，可在 3~6 个月内，暂时不用胰岛素，改用口服降糖药。蜜月期过后仍然需要胰岛素治疗。

（2）糖尿病酮症酸中毒、高渗性昏迷及乳酸性酸中毒等急性并发症。

（3）2型糖尿病：患者在重症感染、大型手术、严重外伤、强烈精神刺激以及急性心肌梗死等应激情况下，应用胰岛素治疗，应激因素消除后，病情稳定则可改用口服降糖药。

（4）2型糖尿病患者经饮食控制，运动疗法和多种大剂量口服降糖药治疗后，病情未能得到满意控制，血糖持续在高水平，表明口服降糖药已发生继发性失效，则宜短期内应用胰岛素治疗。视病情好转，产生蜜月期时，可改用口服降糖药，此时降糖药剂量较用胰岛素前明显减少。应用胰岛素时，其剂量不宜过大，否则易发生肥胖，产生胰岛素抵抗。

（5）糖尿病并发血管、神经病变冠心病、心肌梗死、脑血管病、脑梗死、视网膜病变、眼底出血、糖尿病肾病、肾功能不全、肢体血管病变、下肢坏疽、糖尿病性神经病变以及肝脏病变等严重并发症者，宜用胰岛素治疗。

（6）糖尿病妇女妊娠，尤其已进入分娩期者希望生育，而多次流产或死胎的糖尿病妇女，可应用胰岛素治疗，以利于胎儿正常发育和正常受孕。

（7）2型糖尿病中营养不良，显著消瘦者；幼年型糖尿病生长发育迟缓者。

（8）糖尿病并发结核病患者，宜胰岛素与抗结核药联合应用，以利于结核、糖尿病病情得到控制。

（9）女性糖尿病有严重外阴瘙痒症，用其他方法治疗，症状未能得到缓解者。

（10）继发性糖尿病综合征、胰源性糖尿病、垂体瘤性糖尿病等需胰岛素治疗者。

三、胰岛素的分类

（一）按来源分类

胰岛素按其生产来源分为：动物胰岛素，部分合成人胰岛素、DNA 重组生物合成人胰岛素三大类。

1. 动物胰岛素　从猪或牛胰腺浸出物提取，早先将这种浸出物加氯化锌形成结晶沉淀物，经多次重结晶得到纯度较高的胰岛素制剂，起初为酸性（pH 2.5~3.5）溶液，以后改进为稳定的中性（pH 7.0~7.8）溶液，这就是所谓"传统胰岛素"。这种胰岛素含杂质较高，胰岛素原含量 >1 万 ppm，易引起过敏反应，90% 用药者可产生抗胰岛素抗体。用色谱法可纯化这种结晶胰岛素，得到高纯度胰岛素，其中单峰胰岛素纯度达 98%，胰岛素原 <50ppm，单组分胰岛素纯度达 99%，胰岛素原 <1ppm，使其免疫原性大为降低。

2. 部分合成人胰岛素　猪胰岛素与人胰岛素相差一个氨基酸，将猪胰岛素 β 链 30 位丙氨酸切去换上苏氨酸，即得到与人胰岛素氨基酸一致的部分合成人胰岛素。

3. DNA 重组生物合成人胰岛素（简称：人胰岛素）　利用 DNA 重组技术将人胰岛素基因片段插入大肠杆菌或酵母菌的细胞核或质粒中，在特定催化剂或操纵子的控制下表达出重组后的基因产物。人工生物合成人胰岛素目前有三种途径：一是先分别合成胰岛素 A 链和 B 链，然后加二硫键连接成胰岛素分子。二是先合成胰岛素原，然后再采用酶切技术分解为胰岛素分子，经纯化得到人胰岛素，合成的人胰岛素其氨基酸构成、理化性质与生理作用均与天然人胰岛素相同。目前有此特性生物合成的人胰岛素为美国 Lilly 公司生产的优泌林（Humalin）系列和丹麦 Novonordisk 公司生产的诺和灵（Novolin）系列。国内一些公司现也可生产人胰岛素。这些产品的纯度高，没有细菌蛋白，也没有胰腺其他的多肽或蛋白及胰岛素分解产物，应用人胰岛素后其用量可能减少，与免疫有关的不良反应大大减少，其在皮下的吸收可能比动物胰岛素快，持续时间较短。但有个缺点，有的患者应用胰岛素后，发生低血糖反应常无感觉，这易致延误治疗时机。

4. 胰岛素类似物　通过改变胰岛素肽链上氨基酸序列而得到胰岛素类似物系列，有优泌乐（lyspro）、诺和锐（aspart）、甘精胰岛素（glargine）和 detemir 等。

胰岛素中可含有许多杂质，如去胺胰岛素、胰岛素原、胰岛素与胰岛素原间的中间产物及两者的聚合物。因胰岛素原较易测定且含量相对较多，能反映杂质的量，故胰岛素溶液的杂质含量是以胰岛素原来表示的。

（二）按作用时间分类

加入碱性蛋白（如鱼精蛋白）或重金属（如锌）后，胰岛素在皮下组织的吸收明显减慢。据此可将胰岛素制成具有不同作用时间的制剂。根据各种胰岛素作用时间不同，将品种繁多的胰岛素制剂分为超短效、短效、中效和长效四大类。

1. 超短效胰岛素　主要是人胰岛素肽链结构氨基酸改造后形成人胰岛素类似物，如优泌乐、诺和锐。氨基酸序列改变后，结果胰岛素以单体形式存在，吸收快，作用时间更短。解决了目前短效胰岛素存在的问题，如皮下注射起效时间慢、作用时间长、需餐前 30 ~ 45min 注射，患者依从性差、早餐后高血糖和下一餐前的低血糖危险升高等。

2. 短效胰岛素　早先的短效胰岛素为锌结晶胰岛素的酸性溶液，目前临床上应用的短效胰岛素制剂多为中性（pH 7.2 ~ 7.4）透明溶液，性质稳定，无色无味，内含 1.4% ~ 1.8% 甘油和 0.1% ~ 0.25% 的酚及少量的锌。普通（正规）胰岛素每 100U 内含锌离子 10 ~ 40μg，可作皮下、肌肉或静脉注射，起效快，作用时间短。皮下注射一般在餐前 30min 注射，约 0.5h 起效，作用高峰时间 2 ~ 4h，持续 6 ~ 8h。短效胰岛素是唯一能静脉应用的胰岛素制剂，但血中半衰期仅 5 ~ 6min，静脉注射胰岛素能使血糖迅速下降，20 ~ 30min 降至最低点。半慢胰岛素（semilente insulin）吸收和代谢与胰岛素相似，但作用时间长，属短中效，现已少用。短效胰岛素国际通用的标志颜色为黄色。国内常用的短效胰岛素制剂有：

（1）普通（正规）胰岛素（regular insulin）：中国徐州、上海、武汉生产，来源为猪。

（2）单峰纯中性胰岛素（sing - peak neutral insulin）：为高纯度牛或猪胰岛素的中性溶液，具有局部组织反应及其他不良反应少的优点，中国徐州万邦生产。

（3）甘舒霖 R（gansulin R）：为人胰岛素，通化东宝生产。

（4）actrapid：丹麦 Novonordisk 公司生产，来源为牛、猪，有 40U/ml 和 100U/ml 两种

规格。

（5）诺和灵 R（novofin R，actrapid HM）：生物合成人胰岛素，有 40U/ml 和 100U/ml 两种，100U/ml 为诺和灵 R 笔芯，供诺和笔使用。国内现应用较多。

（6）velosulin human R：Novonordisk 公司生产，来源为猪或高纯化人胰岛素，国内少用。

（7）因苏林（iletin）：美国 Lilly 公司生产，为生物合成人胰岛素，现国内应用较多。

（8）优泌林 R（humulin R）：美国 Lilly 公司生产，为生物合成人胰岛素，现国内应用较多。

3. 低精蛋白胰岛素　为锌结晶胰岛素与鱼精蛋白中性无菌混悬液，含有等分子量的鱼精蛋白，呈絮状或牛奶样，每 100U 内含锌离子 $10 \sim 40\mu g$ 和 $0.15\% \sim 0.25\%$ 的磷酸二羧钠，$1.4\% \sim 1.8\%$ 的甘油，$0.15\% \sim 0.17\%$ 的亚甲酚和 $0.2\% \sim 0.25\%$ 的酚。低精蛋白胰岛素只能皮下注射，不能静脉注射或滴注，皮下注射吸收缓慢，1h 开始起作用，高峰时间 $6 \sim 12h$，持续 $18 \sim 24h$。生物合成的人中效胰岛素与猪低精蛋白胰岛素的药代动力学有所不同，前者比后者起效快，作用时间短，这可能是因人胰岛素具有亲水性，或两者与锌鱼精蛋白相互作用不同。低精蛋白胰岛素国际通用的颜色标志为绿色。临床上常用的低精蛋白胰岛素制剂有：

（1）中性鱼精蛋白胰岛素（neutral protamine hagedorn，NPH）：为 2 份胰岛素与 1 份鱼精蛋白锌胰岛素混合剂。

（2）诺和灵 N（novolin N）：丹麦 Novonordisk 公司产品，生物合成人胰岛素，有瓶装 40U/ml 和笔芯 100U/ml 两种规格。

（3）诺和灵 L（novofin L）：为丹麦 Novonordisk 公司产品，单组分人胰岛素锌悬液，内含 30% 无定形胰岛素和 70% 结晶胰岛素。

（4）iletin INPH：美国 Lilly 公司产品，牛或猪单峰胰岛素，规格有 40U/ml 和 100U/ml 两种。

（5）iletin IINPH：美国 Lilly 公司产品，生物合成人胰岛素，也有 40U/ml 和 100U/ml 两种规格。

（6）优泌林 N（humulin N）：美国 Lilly 公司产品，生物合成人胰岛素，有 40U/ml 和 100U/ml 两种规格。

（7）低精蛋白胰岛素（isophone insulin）：也称中性鱼精蛋白胰岛素，系胰岛素与适量的鱼精蛋白、氯化锌相结合而制成的中性灭菌混悬液，pH $7.1 \sim 7.4$，每 100U 胰岛素中含鱼精蛋白 $0.5 \sim 0.6mg$，氯化锌不超过 0.04mg，规格有 40U/ml 和 80U/ml 两种。

（8）球蛋白锌胰岛素（globinzinc insulin）：系胰岛素与适量牛血红蛋白中的球蛋白和氯化锌结合而制成的灭菌溶液。用法同低精蛋白胰岛素。

（9）甘舒霖 N：通化东宝产品，人胰岛素。

（10）万苏林：徐州万邦产品，来源为猪。

4. 精蛋白锌胰岛素　与低精蛋白胰岛素不同的是内含有过量的鱼精蛋白。生物合成人精蛋白锌胰岛素为絮状和牛奶样混悬液，加氯化锌呈直径 $10 \sim 40\mu m$ 的菱形结晶，另加氯化锌使锌浓度达每 100U $150 \sim 250\mu g$，还含有 0.16% 醋酸钠、0.7% 氧化钠和 0.19% 甲基对汞，pH $7.2 \sim 7.5$。精蛋白锌胰岛素由于其起作用时间减慢，持续时间长而难确定其满意剂量，动物精蛋白锌胰岛素比生物合成人精蛋白锌胰岛素作用时间更长。精蛋白锌胰岛素通用的标志颜色为蓝色。国内常用制剂有：

（1）鱼精蛋白锌胰岛素（protamine zinc insufin，PZI）：系含有鱼精蛋白和氯化锌的牛或猪胰岛素混悬液，上海生化制药厂产品，瓶装有 40U/ml 和 80U/ml。

（2）特慢胰岛素锌悬液（ultraiante insulin zinc suspension）：主要是丹麦、美国生产，来源有牛、猪或生物合成，瓶装有 40U/ml、80U/ml 和 100U/ml。

（3）精蛋白锌胰岛素类似物：甘精胰岛素（Glargine）和 Detemir 为慢作用精蛋白锌胰岛素类似物，临床用于提供基础胰岛素分泌，控制空腹血糖，多睡前注射，不易引起低血糖。

（4）其他：诺和灵 UL 和优泌林 UL。

5. 预混胰岛素　为临床患者联合使用中短效胰岛素方便，将胰岛素与 NPH 预先混合好的混合胰岛素制剂，预混胰岛素通用的标志颜色为棕色。常用制剂有：

（1）诺和灵 30R（novolin 30R）：丹麦 Novonordisk 公司产品，为 30% 可溶性人胰岛素（actrapid HM）与 70% 低精蛋白人胰岛素混合剂，有瓶装 40U/ml 和笔芯 100U/ml 两种规格。混合胰岛素只能皮下或肌注。

（2）诺和灵 50R：由 50% Actrapid HM 与 50% 低精蛋白人胰岛素混合而成。

（3）优泌林 70/30（Humulin 70/30）：为美国 Lilly 公司产品，由 30% 优泌林 R 和 70% 优泌林 N 混合，有瓶装 40U/ml 和 100U/ml 两种规格。

（4）优泌林 50/50：由 50% 优泌林 R 和 50% 优泌林 N 混合而成。

（5）万苏林 30R：将中性胰岛素与低精蛋白锌胰岛素按 3 ∶ 7 比例混合，有 40U/ml 和 100U/ml 两种规格。

四、胰岛素治疗的目的

（1）1 型糖尿病患者使用胰岛素治疗，可补充其分泌不足，以对抗体内拮抗胰岛素的激素，从而调整其代谢紊乱以及对多脏器和生长发育的影响。

（2）2 型糖尿病的基本发病机制是 B 细胞胰岛素分泌减少和细胞水平上胰岛素作用降低，而持续高血糖毒性作用将损害 B 细胞功能，因而用胰岛素治疗可消除葡萄糖毒性作用，保护剩余的 B 细胞功能。

（3）对妊娠期糖尿病及糖尿病妊娠患者应用胰岛素治疗，可较好地纠正代谢紊乱，有利于胎儿正常生长发育和分娩过程，减少或防止多种产妇及胎儿并发症。

（4）防治糖尿病慢性并发症，美国糖尿病学会糖尿病控制与并发症的临床试验（DCCT），通过美国和加拿大 29 个医学中心对 1 441 例 1 型糖尿病患者的前瞻性研究，结果表明，强化胰岛素治疗，严格控制血糖接近正常水平，对 1 型糖尿病患者能有效地延缓糖尿病视网膜病变、肾病和神经病变的发生与发展。英国前瞻性糖尿病研究（UKPDS）通过 23 个糖尿病中心 5 102 例 2 型糖尿病患者前瞻性研究，结果表明，严格控制血糖可使 2 型糖尿病微血管并发症危险性明显降低。

（5）胰岛素治疗糖尿病的目的，不仅仅是在急性代谢紊乱时短期有效地控制代谢紊乱，降低病死率，更重要的目的在于长期较好地控制血糖，阻止或延缓糖尿病慢性并发症的发生和发展，降低并发症的致死、致残率。

五、胰岛素制剂选择及使用原则和治疗方案

选择合适的胰岛素制剂时必须密切结合病情，使之能迅速而持久地消除过高血糖、酮尿等代谢紊乱，避免低血糖反应，促进机体利用糖类，保证营养；使血糖、血浆胰岛素浓度波动接近生理范围，即除维持血糖与胰岛素于基础水平外，尚有餐后的高峰值，也不宜有高血糖而过度刺激 B 细胞而造成高胰岛素血症。一般原则如下：①急需胰岛素治疗者用短效类，如糖尿病中酮症等各种急性并发症、急性感染、大手术前后、分娩前期及分娩期等。1 型或 2 型重症糖尿病患者初治阶段剂量未明时，为了摸索剂量和治疗方案，应采用短效类于餐前半小时注射，每日 3～4 次，剂量视病情轻重、尿糖血糖情况而定，一般采用皮下或肌内注射法，以模仿餐后胰岛素释放所致的血浆峰值。②可采用长效制剂于早餐前注射或中效制剂于晚 10 时睡前注射（同时进宵夜）以维持血浆胰岛素基础水平并使次晨血糖（黎明现象）较好控制。③为了减少注射次数可改用 PZI 及 RI 或 NPH 与锌结晶胰岛素（CZI）混合剂，每日早晚餐前两次，此种混合剂中短效与中效者的比值可灵活掌握，视血糖、尿糖控制情况而定。在制备混合剂时为了避免重精蛋白锌进入对瓶内，应先抽取 RI，然后抽取 PZI。④如病情严重伴循环衰竭、皮下吸收不良者或有抗药性需极大剂量时，常使用正规胰岛素或 CZI 静脉滴注。⑤采用高纯度新制剂时剂量应稍减少 20%～30%。⑥1 型糖尿病患者中血糖波动大、不易控制者或 1 型糖尿病患者中伴胰岛素抵抗性者有时可试用与口服药联合治疗。

（一）胰岛素初始剂量的确定

1. 1 型糖尿病

（1）10 岁以下糖尿病儿童，每 kg 体重每日 0.5～1.0U，全日剂量一般不超过 20U。

（2）11～18 岁新诊断的糖尿病患者，初始剂量每千克体重每日 1.0～1.5U，全日剂量一般不超过 40U。

胰岛素的分配比例如下：

1）每日注射量的 40%～50% 作为基础胰岛素。

2）15%～25% 在早餐前，15% 在午餐前，15%～20% 在晚餐前注射。

3）若患者有睡前加餐的必要或习惯，也需 10% 左右的胰岛素，于餐前 20～30 分钟皮下注射。

2. 2 型糖尿病　2 型糖尿病患者大多肥胖，对胰岛素的敏感性差，甚至存在胰岛素抵抗，因此在需用胰岛素治疗时，应在严格控制饮食、体重的基础上根据血糖水平确定胰岛素的初始剂量。

（1）若空腹血糖 < 11.1mmol/L（200mg/dl），餐后血糖 < 13.9mmol/L（250mg/dl），全日胰岛素剂量可给 20～30U。

（2）若空腹血糖 11.1～16.7mmol/L（300mg/dl），餐后血糖 > 16.7mmol/L（300mg/dl），全日胰岛素剂量 30～40U。

（3）对于 60 岁以上及有明显心脏病及肾病的糖尿病者，如没有酮症酸中毒，胰岛素初始剂量以偏小为好，以免发生低血糖。

（4）口服降糖药联合睡前 NPH 的方案中，NPH 的起始剂量为 6～8U。

（二）胰岛素注射剂量的调整

（1）上午或上午及下午血糖皆高，应首先增加早餐前普通胰岛素量；单纯下午血糖高，

应增加午餐前短效胰岛素量；晚餐后及夜间血糖高，应增加晚餐前胰岛素量，一般每次增加 2~4U。

（2）夜间血糖高，白天血糖控制良好，应首先除外晚餐后有低血糖发作，因低血糖后由于进食及体内抗胰岛素物质增加可引起高血糖和高尿糖。如晚餐后确无低血糖反应，则可睡前加 4U 短效胰岛素并睡前少许加餐，或加大晚餐前短效胰岛素的量并于晚 8~9 时加餐，或晚餐前加长效胰岛素 4~6U 与短效胰岛素混合使用。

（3）早餐后血糖高，上午 9~10 时后血糖下降，则将普通胰岛素于早餐前 45~60min 皮下注射。

（三）胰岛素注射次数的调整

（1）早餐前的剂量：把原来每日早餐前、午餐前 RI 的总量分为 4 等份，3 份为 RI 的量，1 份为 PZI 的量，如原来早、午餐前总量为 36U，转换后为 RI 27U 加 PZI 9U，混合于早餐前一次注射。早餐前 PZI 量一般为 8~12U。

（2）晚餐前的剂量：原来每日 3 次注射 RI 者，可保持原来晚餐前 RI 的量不变，也可减去 4~8U，加 PZI 4~8U，两者混合，于晚餐前一次注射。原来每日 4 次注射 RI 者，把晚餐前、晚间睡前的 RI 总量减去 4~8U，再加 PZI 4~8U 于晚餐前混合一次注射。

以上调整的剂量未必十分合适，以后可根据血糖进行调整，直至满意控制病情为止。

（四）胰岛素的注射工具及注射部位

1. 注射工具的选择

（1）普通注射器：价格便宜，但剂量换算比较复杂，目前较少使用，一般不推荐患者自行注射使用。

（2）胰岛素专用注射器：剂量标注比较清楚，但操作仍比较复杂，是目前医院中普遍采用的胰岛素注射工具。

（3）笔式胰岛素专用注射器：操作简便，剂量标注清楚，但价格比较昂贵，只能用于相配套的人胰岛素注射使用。

（4）无针胰岛素注射仪：优点同笔式胰岛素专用注射器，且没有针头，可以消除患者的恐惧感，但价格昂贵，目前国内临床使用较少。

（5）胰岛素泵（持续皮下胰岛素输注法，Continuous Subcutaneous Insulin Infusion，CSII）：是目前最理想的胰岛素注射工具，但价格昂贵，操作相对复杂。

2. 注射部位　除糖尿病急性并发症静脉给药外，一般采用皮下注射。注射部位一般选择在腹部、臀部、两上臂外侧、两大腿外侧。为防止出现局部反应，应轮流在上述部位进行注射，最好将身体上可注射的部位划为许多条线，每条线上可注射 4~7 次，两次注射点的距离最好是 2cm，沿注射线上顺序作皮下注射，这样每一点可以在相当长的时间以后才接受第二次注射，有利于胰岛素的吸收。

（五）胰岛素临床应用方案

1. 胰岛素补充治疗

（1）本方案适用于 2 型糖尿病患者服用口服降糖药血糖控制不满意者，在继续使用口服降糖药物的基础上在晚 10 点后使用中效或长效胰岛素。在 2 型糖尿病治疗中，睡前注射中效胰岛素能减少夜间肝糖异生，降低空腹血糖，且能避免出现夜间低血糖发生。FPG 控制满意后，白天餐后血糖可以明显改善。为改善晚餐后血糖，考虑早餐前 NPH 联合口服降糖药。中效胰岛素的最大活性是在睡前（10PM）用药后的 8 小时，正好抵消在 6：00 ~ 9：00 之间逐渐增加的胰岛素抵抗（黎明现象）。这一方案的优点是依从性好，操作简单、快捷。

（2）初始剂量为 0.1 ~ 0.2U/kg，监测血糖，3 日后调整剂量，每次调整量在 2 ~ 4IU，空腹血糖控制在 4 ~ 6mmol/L，但要注意个体化。

（3）每日大于 2 次胰岛素注射，可考虑停用胰岛素促分泌剂。

2. 胰岛素替代治疗　外源胰岛素用量接近生理剂量时改成替代治疗，停用口服降糖药。胰岛素替代后，如日剂量需求大（胰岛素抵抗状态）再联合口服药治疗，如增敏剂。

（1）每日 2 次注射：早晚餐前注射两次预混胰岛素或自己混合短效 + 中长效胰岛素。剂量分配为早餐前占 2/3，晚餐前占 1/3。本方案操作比较简便，但需注意以下几点：①早餐后 2 小时血糖满意时，11 时左右可能发生低血糖，而午饭后血糖控制可能不理想，可以考虑加用口服药，如 α - 葡萄糖苷酶抑制剂或二甲双胍；②晚餐前 NPH 用量过大，可能导致前半夜低血糖；③晚餐前 NPH 用量不足，可导致 FPG 控制不满意。

（2）每日 3 次注射：具体方案如下。

早餐前 午餐前 晚餐前
RI   RI   RI + NPH

本方案接近胰岛素生理分泌状态，但要注意晚餐前注射 NPH 量大时在 0 ~ 3 时易出现低血糖，NPH 量小时，血糖控制往往不理想。

（3）每日 4 次注射：本方案是目前临床上常使用的方案，胰岛素调整比较灵活，能符合大部分替代治疗

（4）每日 5 次注射：具体方案如下。

早餐前　8 时左右 午餐前 晚餐前 睡前
RI   NPH   RI   RI   NPH

本方案是皮下注射给药方式中最符合生理分泌模式的给药方式。其中两次 NPH 30% ~ 50% 日剂量，三次短效胰岛素占其余部分。

（5）胰岛素泵治疗。

3. 胰岛素强化治疗

（1）适应证：①1 型糖尿病；②妊娠糖尿病；③在理解力和自觉性高的 2 型糖尿病患者（当用相对简单的胰岛素治疗方案不能达到目的时，可考虑强化治疗）；④妊娠合并糖尿病。

（2）禁忌证：①有严重低血糖危险增加的患者，例如：最近有严重低血糖史者、对低血糖缺乏感知者、艾迪生病、β 受体阻滞剂治疗者、垂体功能低下者；②幼年和高年龄患者；③有糖尿病晚期并发症者（已行肾移植除外）；④有其他缩短预期寿命的疾病或医疗情况；⑤乙醇中毒和有药物成瘾者；⑥精神病或精神迟缓者。

（3）胰岛素强化治疗初始剂量的确定：全胰切除患者日需要 40 ~ 50U。1 型患者按 0.5 ~ 0.8U/kg 体重，不超过 1.0U/kg 体重，2 型初始剂量控 0.3 ~ 0.8U/kg 体重计算，大多数患者可以从每日 18 ~ 24U 开始。胰岛素一日量的分配原则为早餐前多，中餐前少，晚餐前适中，睡前的量要小，具体如下：早餐前 RI 25% ~ 30%，午餐前 RI 15% ~ 20%，晚餐前 RI 20% ~ 25%，睡前 NPH 20%。

（4）2 型糖尿病患者在短期胰岛素强化治疗后，可以考虑重新恢复口服药治疗。

换药的指征：全日胰岛素总量已减少到 30U 以下；空腹及餐后血糖达满意控制水平；空腹血浆 C 肽 >0.4nmol/L；餐后 C 肽 >0.8~1.0nmol/L；因感染、手术、外伤、妊娠等原因用胰岛素治疗，应激已消除。

4. 持续皮下胰岛素输注法（Continuous subcutaneous Insulin Infusion，CSII）　又称为胰岛素注射泵。CSII 的概念最早是在 1960 年提出的，70 年代后期进入临床，CSII 与血糖监测的结合体现了真正意义上的"胰岛素强化治疗"。从严格意义上说 CSII 是目前最符合生理状态的胰岛素输注方式，它可以使血糖控制到正常并保持稳定，减少严重低血糖的危险，对延迟和减少并发症的发生非常有效。

（1）CSII 的应用方法：胰岛素泵如 BP 机大小，重量约 100g，通过特定的微型管和软头与皮下连接，在必要时可以快速分离，具有防水、防跌功能。用可调程序的微型电子计算机控制胰岛素输注，模拟胰岛素的持续基础分泌（通常为 0.5~2U/h）和进餐时的脉冲式释放，胰岛素剂量和脉冲式注射时间均可通过计算机程序的调整来控制。严格的无菌技术，密切的自我监测血糖和正确与及时的程序调整是保持良好血糖控制的必备条件。

（2）CSII 的适应证：①1 型糖尿病患者；②严重胰岛素抵抗伴口服降糖药失效的 2 型糖尿病患者；③伴有严重并发症的 2 型糖尿病患者；④糖尿病急性并发症患者；⑤妊娠糖尿病患者。

（3）CSII 的胰岛素治疗剂量选择：可以从口服降糖药和皮下注射胰岛素直接向胰岛素泵转换。口服降糖药患者可根据每片降糖药对 4U 胰岛素计算胰岛素总量或根据体重计算。1 型糖尿病患者 0.3~0.5U/kg，2 型糖尿病患者 0.2~0.3U/kg，起始剂量为总剂量的 2/3，平分为基础量和餐前量，餐前量一般为三餐前平均分配剂量，也可以早餐前稍多一点，基础量分 3 个时间段分配：①日间量：8：00~24：00 通常按每小时 0.01U/kg 或基础量的 1/2 平均分配。②24：00~4：00，为防止夜间低血糖，适当减少剂量，通常比日间量稍小。③4：00~8：00，控制黎明现象。

在上述剂量的基础上，严格监测血糖，每日测 7 次血糖，根据血糖情况调整各时间所用药量。提倡患者尤其是孕妇睡前少量进餐，防止低血糖的发生。

（六）胰岛素调整的注意事项

（1）偶然出现血尿糖的增高应首先查找胰岛素以外的原因，是否有感染、进食及情绪变化等，在消除这些原因后，再调整胰岛素的用量和时间。

（2）RI 加 NPH（短效加中效）混合使用：这是目前比较通用的治疗方法，一般控制血糖较好。最常出现的问题是早晨空腹高血糖，它可能是夜间低血糖的反应（Somogyi 现象），应于凌晨 2~3 点测血糖，低血糖时应减少晚上的 NPH。但晚上 NPH 量不足又可于晨 5~9 点发生高血糖，即黎明现象，因晨间皮质醇等反向调节激素增高，产生胰岛素抵抗，解决方法是将患者晚餐时间后移，晚餐前胰岛素注射也后移，或将晚餐前 NPH 的半量移至睡前注射，后者效果更好。

（3）初治的 1 型糖尿病患儿：在治疗 2~4 周后，多数患者能出现缓解期（蜜月期），此时胰岛素每日需要量低于 0.2U/kg，可使用 NPH 于早餐前 1 次注射，若用量超过 0.3U/kg 时，则需分为早餐前及晚餐前 2 次注射，并改用 RI 加 NPH，缓解期间更应加强血糖尿糖的监测，以便在病情逐渐恶化时及时发现并调整治疗。

（4）合并有肾衰竭患者，胰岛素用量要适当减少。

（5）一般情况下儿童胰岛素选择同成人一样，但有时在婴儿睡眠时间较长，限制了其胰岛素的应用。中效胰岛素在儿童吸收较成人要快。

（6）伴有部分胰腺疾病的患者可采用每日 2 次注射胰岛素以控制血糖。疾病严重者可能要加用短效胰岛素，对于饮酒患者需注意鉴别低血糖与醉酒的症状。

（7）使用皮质激素或内源性皮质激素、生长激素、甲状腺激素水平过高的患者，对胰岛素不敏感，但内源性胰岛素分泌旺盛，需要大量的胰岛素，但停止应用激素或相关内分泌疾病治疗后，胰岛素敏感性和胰岛功能就会恢复正常，要注意防止出现低血糖。

（8）与应用激素的患者类似，中年肥胖糖尿病患者存在严重的胰岛素抵抗，这些患者需要大剂量的外源性胰岛素来控制血糖，并且会出现明显的体重增加。应告诉这些患者不要在餐间进食，以保持血糖的稳定和防止体重增加。

（9）每日 2 次胰岛素注射对于妊娠前的糖尿病患者血糖控制良好，而在妊娠期间胰岛素剂量需要增加，日间需要量增加更为明显。2 型糖尿病患者妊娠后可按 1 型糖尿病进行胰岛素治疗。如果妊娠时方诊断为糖尿病，可能不需要胰岛素治疗，但如果是糖尿病合并妊娠，则需要采取每日 2 次胰岛素注射的正规治疗，消瘦的女性应考虑是否为 1 型糖尿病。

（10）合并肝硬化的糖尿病患者白天胰岛素抵抗明显，而夜间却会发生低血糖。由于糖原的合成和储存障碍，患者进食后需要胰岛素，而在夜间却不需要，因此，餐前给予短效胰岛素即可。

（韩锡林）

第九节　胰腺和胰岛移植

糖尿病可导致肾脏、心脏、血管、眼、肢体、神经系统及免疫系统等多脏器和多系统功能损害，是糖尿病患者主要致死、致残的因素。虽然胰岛素及各种口服降血糖药物能有效地控制血糖，但超过半数以上的患者药物治疗并不能延缓或阻止糖尿病所致的上述系统并发症的发生，而对于胰岛素或降血糖药不能控制的患者，并发症的发生率则更高，这严重降低了患者的生存和生活质量。实验研究证明，胰腺或胰岛移植能恢复糖尿病的胰岛功能，有效纠正代谢异常，防止糖尿病慢性并发症的发生和发展，提高患者的生存质量，是一种理想的治疗方法。

一、胰腺移植

胰腺移植是指带血管的整块胰腺组织移植，从而获得胰腺的内分泌功能，包括自体移植和同种异体移植，目前临床上多采用同种异体移植。自 1966 年 Kelly 和 Lillehei 首次成功实施临床胰腺移植以来，胰腺移植在全球范围内得到了广泛的开展，尤其是 20 世纪 70 年代末以来，随着各种新型免疫制剂的开发和应用，胰腺移植的疗效不断提高。进入 80 年代中以后的发展，使得胰腺移植成为继肾、心、肝移植之后的第 4 个超过 1 000 例的大脏器移植。

（一）胰腺移植的适应证

1. 1 型糖尿病　1 型糖尿病是胰腺移植的最佳适应证，约占移植总数的 94%。从理论上讲，所有 1 型糖尿病患者均适宜于胰腺移植。但是，对于大多数 1 型糖尿病患者来说，胰岛素的疗效是确切的，患者在相当长的时间内可通过应用胰岛素来控制症状与疾病的发展。相比之下，接受胰腺移植的患者需要承担手术风险、巨额的手术费用和终身服用免疫抑制剂可能带来的毒副作用等。另外，胰腺移植与其他的大器官移植有别（前者着重改善患者的生活质量，后者则以挽救患者生命为目的）。因此，胰腺移植的指征一直控制较为严格，许多患者直到疾病的终末期或已出现多种并发症时，才考虑胰腺移植，但此时进行胰腺移植较难逆转糖尿病的并发症。随着胰腺移植技术的不断成熟和疗效的显著改善，多数学者认为，糖尿病患者胰腺移植实施得越早，移植术后并发症的发生率越低，生活质量越佳。因此，近年来愈来愈多的 1 型糖尿病患者接受了胰腺移植治疗。目前认为，当患者具有以下情况时即可考虑胰腺移植：①存在明确而严重的糖尿病并发症（如肾功能不全或衰竭、外周血管病变、视网膜病变、神经系统病变等）；②脆性糖尿病，血糖难以控制或反复出现低血糖伴意识障碍、严重酮症酸中毒等；③耐胰岛素治疗的患者。

2. 2 型糖尿病　既往对 2 型糖尿病患者多不考虑胰腺移植。但是，随着疾病的发展，2 型糖尿病晚期的药物疗效欠佳，而且又往往伴有一些严重的并发症，故近年来 2 型糖尿病接受胰腺移植的患者呈增多趋势。据美国 1996—2000 年统计，约 4% 的胰肾联合移植受体为 2 型糖尿病患者，移植后患者和移植物的存活率在 1 型和 2 型糖尿病受体间无明显差异。2 型糖尿病接受移植的指征与 1 型类似，一般选择有严重并发症或血糖难以控制的患者。

3. 其他　除糖尿病以外，因各种原因（如慢性胰腺炎、胰腺肿瘤、胰腺损伤等）行全胰切除术后的患者亦可考虑行胰腺移植，这种情况约占受体人群的 2%。

4. 是否联合肾脏移植　在糖尿病的主要并发症中，糖尿病肾病最为常见和严重。在胰腺移植中，大多数患者伴有肾功能不全或尿毒症。临床上胰腺移植按是否合并肾移植，可分为 3 种类型：①胰肾联合移植，包括分期胰肾移植和同期胰肾联合移植（SPK）；②肾移植后胰腺移植（PAK）；③单纯胰腺移植（PTA）。迄今为止，全世界已实施的胰腺移植中 90% 以上属于同期胰肾联合移植（SPK），但近年来单纯胰腺移植的数量呈逐年增加的趋势。临床上针对不同情况的患者究竟采用何种胰腺移植类型，一般参考下列指征选择：①SPK，当糖尿病患者出现肾功能衰竭（尿毒症）时是 SPK 的标准适应证。②PAK，已施行了单独肾移植的 1 型糖尿病患者，肾功能已恢复，需要加做胰腺移植来根治糖尿病，防止糖尿病并发症的发生或对移植肾的进一步损害。③PTA，糖尿病患者肾功能正常或肾功能损害尚未到尿毒症期，出现明确的糖尿病并发症（如肾功能损害至尿毒症前期、视网膜病变有失明的危险、严重神经性疼痛等）或糖尿病治疗上出现难以控制的状态（如高度不稳定性糖尿病、胰岛素不敏感等）。另外，全胰切除后也适宜单纯胰腺移植。

（二）移植方式

（1）成人胰腺移植的方式有胰尾节段移植、胰管阻塞式、胰液空肠或膀胱引流式全胰腺移植。部位多选择腹腔内右或左髂窝部，经右或左侧下腹部。L 形切口进入腹腔，游离髂总及髂外动静脉，以供血管吻合，供胰脾静脉或门静脉与髂静脉作端侧吻合，脾动脉或腹主动脉袖片与髂动脉作端侧吻合。如施行胰液膀胱内引流式和供胰相连的十二指肠节段与膀胱作侧端吻合。

（2）胰脾移植：在靠近胃窦部分离出胃网膜右血管约 3 厘米，切断，远端结扎，将胃网膜右静脉与供体脾静脉作端端间断吻合，然后将胃网膜右动脉和供体腹腔动脉作端端吻合，将胰腺用大网膜包裹，并将胰腺固定在胃下方。

（三）移植效果评定标准

（1）胰脾移植，有效指平均 FPG 低于 11.2mmol/L，每日胰岛素用量减少 25% 以上，低于此标准者为无效。

（2）成人胰腺移植：有效指术后移植胰立即发挥功能，主要表现为停用胰岛素 FPG 及 2HPG 恢复到正常，尿糖转阴，术后 OGTT 及胰岛素释放试验基本恢复正常；反之则为无效。

（四）免疫排斥的治疗与监测

免疫抑制剂的应用对防止胰腺移植后急性排斥反应具有重要意义。接受胰腺移植者术前应接受免疫抑制剂治疗 1~2 天，术后继续应用 1 年以上。常用免疫抑制剂有环孢霉素 A、硫唑嘌呤、类固醇激素等，可单独或联合应用，目前多主张环孢霉素 A 与其他免疫抑制剂联合使用。

早期发现移植排斥，及时采取抗排斥治疗，是器官移植的一个重要问题。提示排异的早期标志有：低尿淀粉酶，高血淀粉酶，高酯酶血症，难以解释的高血糖、发热或移植区压痛。在 1992 年以前证实排异主要靠移植区穿刺，以后随着超声技术的发展，在超声引导下经皮穿刺（PPB）逐渐成为常规。由于 PPB 仍存在出血、胰腺炎和肠梗阻等并发症，故近年来有人提出通过尿或血浆的无创指标来确定排异，如检测血/尿胰腺特异蛋白（P－PASU，U－PASP）、血尿 neoptein（S－NEOP，U－NEOP）、尿淀粉酶（U－AMLY）和淀粉样酶 A（SAA）等。其中 SAA 的准确率为 94%，P－PASP 和 U－PASP 的准确率分别为 81% 和 79%。胰腺移植外分泌引流入泌尿道，测定尿淀粉酶浓度可作为胰腺排斥的早期指标。血糖升高是排斥的晚期指标，表示不可逆的移植失败。单纯胰腺移植和胰肾二期移植，缺乏早期排斥的观察指标，是其成功率较低的一个重要原因。

（五）胰腺移植的效果及毒副作用

近年来由于手术方式的改进和免疫抑制剂的应用，胰腺移植的成功率有了明显的提高，有报道显示 1 年存活率达 91%，3 年存活率高达 85%，因此，胰腺移植的有效性得到充分肯定。一般单纯胰腺移植和肾移植后胰腺移植，移植物功能丧失大多发生在术后 1 年内，而胰肾一期移植则多发生在 6 个月内，渡过这一时期，移植物常可稳定存活 3 年以上。移植物功能丧失的主要原因是移植技术问题和急性排斥反应，其他原因还有慢性排斥反应、胰腺纤维化、环孢霉素毒性及类固醇激素引起的胰岛素抵抗等。

成功的胰腺移植患者，不使用外源性胰岛素，不限制饮食，血糖和 HbA1c 稳定在正常范围，糖耐量与胰岛素释放试验正常。患者某些慢性并发症停止发展，甚至逆转，但结论有争议。患者可恢复普通饮食，生活方式限制减少，因此，胰腺移植是很有发展前景的糖尿病治疗方法之一。胰腺移植术后常见并发症有：吻合口血栓形成、胰腺炎、胰瘘、腹膜炎和脓肿等，胰腺泌尿道引流者可出现膀胱糜烂、出血以及吻合口瘘等。其中血栓形成的发生率为 10%~15%，是胰腺移植手术早期失败的原因之一，因此术后需常规使用肝素。

二、胰岛移植

近年来胰岛移植的实验研究取得较大的进展，但临床胰岛移植发展缓慢，效果不理想，多数患者移植仅可减少胰岛素用量，且维持时间较短，极少数病例移植后变成非胰岛素依赖型糖尿病。胰岛移植根据细胞来源分为自体胰岛移植、同种异体胰岛移植、异种胰岛移植和胚胎干细胞移植。胰岛移植过程安全、简便，无严重不良反应，如能克服移植中某些障碍，可提高疗效，使糖尿病有希望得到治愈。

（一）胰岛的来源

从成年大鼠胰腺中分离胰岛，常采用胶原酶消化方法。胰岛的获得率较低，为5% ~ 10%，从单供者收获的胰岛量不足于逆转四氧嘧啶所致的糖尿病鼠模型。大动物和人胰腺含纤维组织丰富，采用胶原酶消化与密度梯度分离胰岛，其获得率更低。用已分离的成年胰岛进行移植，因其植入胰岛数量过少，且易发生排斥，效果较差。成年动物和人的胰岛来源困难，胰岛组织短期培养后存活率低。以上情况均影响临床胰岛移植。目前普遍采用胚胎胰腺作为胰岛的供体，其主要原因是：①胚胎胰腺内胰岛组织含量丰富，外分泌组织含量少，分化差，不进行胰岛分离纯化也可移植；②胚胎胰岛细胞发育不成熟，分化程度低，易耐受低温，可长期贮存，以保证一次植入足量的胰岛；③胚胎胰岛可在体外培养及移植宿主体内继续生长、增殖、分化，以及合成和分泌胰岛素；④胚胎胰岛发育不成熟，免疫原性低，移植后排斥反应弱，存活时间长；⑤胚胎胰较成年胰更易获得。

进行一次胰岛移植，至少需要5~6个供体胰才能获得足够的胰岛，因此，供体来源相当困难，特别是人胎胰。目前国内外热衷于异种胰岛移植的研究，一般认为供者和受者之间种属差异越大，则延长异种移植物的存活越困难。也有人认为由于人体免疫系统不适合于识别完全不同种属的抗原，移植物遭排斥的可能性更小，如皮肤异种移植缺少急性排斥，胰岛异种移植也有类似现象。目前认为猪胚胎胰岛最适合于作为糖尿病患者的供体，因为猪胰岛能在含新鲜人血清组织培养中存活、增生，猪胰岛素与人胰岛素的氨基酸排列最接近，且猪胚胎来源极丰富。异种移植中排斥问题的解决，也将解决供者来源不足的困难。胚胎干细胞有多向分化并不断增殖的能力，有人在小鼠胚胎干细胞中诱导分化出对糖刺激有胰岛素分泌的B样细胞，移植后可逆转鼠的糖尿病状态。但人类胚胎干细胞的临床应用还有待于进一步研究。

（二）胰岛的分离与纯化

1. 胰岛的分离　从胚胎中取出胰腺，去除胰腺包膜、脂肪、血管和周围组织，然后采用机械分离法和胶原酶消化法分离制备胰岛。

（1）机械分离法：即用锋利的剪刀将胰腺剪成约1mm³大小碎块，置RPMI – 1640培养液中培养。此方法简单、方便，但机械性剪切可损伤胰岛结构，且未能将内、外分泌腺分离和进一步纯化胰岛。

（2）胶原酶消化法：胰管内注入胶原酶后，或直接将胰腺剪碎成<1mm的碎块，漂洗后，加入一定浓度的胶原酶Hanks液，置于38℃水浴中振荡，然后用含1%白蛋白的Hanks液终止消化并清洗消化物，再用Ficoll密度梯度液离心，从而获得游离胰岛。此方法可比较彻底分离内外分泌腺，并可经纯化而获得纯度较高、质量较好的游离胰岛，但胰岛获得率较低，且消化酶可使胰岛活性下降。当前国际上多数胰岛移植中心采用Ricordi胰岛自动分离法进行胰岛分离，再进一步采用不连续密度梯度法进行纯化，其分离后胰岛的产量是手工分离法的3倍。

2. 胰岛纯化　经胶原酶消化分离制备的胰岛，可根据内外分泌腺密度不同，在不同密度的基质中分布。采用不连续密度梯度离心法，纯化胰岛，纯度可达30% ~ 90%。也可在立体显微镜下用特制吸管手工挑选出胰岛，但产量很低。因植物血凝素能与外分泌组织结合，因此，可用结合植物血凝素的磁化小球结合外分泌组织，从而纯化胰岛。当前胰岛纯化过程可造成部分胰岛细胞的损失，使胰岛获得率下降，影响移植效果。有证据表明，胚胎胰外分泌部分经培养和植入宿主体内后可发生萎缩而达到自我纯化的作用。因此，有人认为无需进行纯化，但有人认为未纯化的胰岛免疫原性较强，加重排斥反应，而且如植入血运丰富部位有引起休克甚至死亡的危险。

（三）胰岛培养

将机械分离的胰岛小碎片，置于 PRMI - 1640 培养液中，培养液内加有 10mmol/L 的 Hepes、20% 小牛血清与庆大霉素 50mg/L，pH 约 7.2，在含 95% 氧气和 5% 二氧化碳的培养器内，37℃ 恒温孵育。隔日更换培养液，培养过程中定期测定培养液中胰岛素和淀粉酶含量，进行胰岛素释放试验，倒置显微镜观测胰岛生长情况。实验研究发现，经上述方法培养，1～2 天后腺泡细胞变性坏死，第 3 天几乎完全消失，第 5 天淀粉酶测不出。而胰管上皮增生发芽产生胰岛，胰岛细胞增殖，胰岛细胞团增大，胰岛细胞亦有散在或呈条索状排列，4～10 天培养液中胰岛素含量逐渐减少，并保持一定的水平。由于人胚胎胰岛 B 细胞发育不成熟，早期对葡萄糖刺激的胰岛素释放反应不明显，第 10 天胰岛素释放试验显示胰岛细胞功能良好。表明胰岛细胞的培养能促进胰岛内分泌细胞的增殖和分化，促使外分泌细胞的退化、消失，达到胰岛纯化分离与分化增殖的目的。胰岛机械分离和培养是国内广泛应用于临床胰岛移植的移植物制备的方法。由于目前的培养基尚不能完全模拟活体胰岛生存条件，培养过程中，特别是较长时间的培养易造成胰岛细胞衰老死亡。胰岛细胞存活率在培养第 20 天减至 70%，第 40 天减至 45%，第 100 天几乎无存活的胰岛细胞。因此，胰岛细胞经 10～24 天培养，是进行胰岛移植的最佳时间。另外，胰岛细胞培养可明显减低胰岛的抗原性，延长移植后存活时间。

（四）移植部位及方法

移植部位的选择，最好是操作简单、安全可靠、便于接受、移植物易成活、能充分发挥胰岛功能且易长期存活的免疫豁免部位。目前常用的移植部位是：①腹腔内移植，临床上多采用大网膜夹层或小网膜腔内胰岛植入，尤以小网膜移植较理想。②肌内移植，包括经切口移植、经注射移植、经皮肝内注射移植。③脑内移植法，耳前发际内颞弓上直切口扩长 6cm，吹出直径 5.5cm 骨窗，瓣状切除基底向中线的硬脑膜，于颞中回前、中 1/3 交界处避开血管，切开皮质，钝性分离深达脑室颞角壁呈窦腔状，植入 7～10 个胎儿的胰腺组织。

（五）胰岛组织的保存及组织计量

完成一次移植需收集几个甚至十几个供者胚胎胰，极为困难，因而提出胰岛组织的保存问题。由于采用 RPMI - 1640 培养基进行胰岛细胞培养，80% 以上的胰岛细胞胰岛素分泌功能至少可维持 10 天，因此，短期内细胞培养是目前最常用的胰岛组织保存方法，但培养保存技术比较高，不易掌握。实验研究发现，应用含 1% PNS 的 RPMI - 1640 培养基，2～4℃ 保存整体胚胎胰腺可达 144 小时，胰岛细胞低温（4℃）培养可延长培养保存时间。目前正在研究 -196℃ 冷冻长期保存胰岛，建立胰岛库的方法，发现冷冻复温后再培养，有 80% 的胰岛细胞恢复活性，但对葡萄糖刺激反应明显下降。

供体胰岛的数量和质量与胰岛移植临床效果密切相关。正常人胰腺内约有 200 万个胰岛，一般损伤90%后方可发生糖尿病，故纠正糖尿病至少需要5万~10万个功能良好的胰岛。胰岛定量方法较多，表面活性染色排除试验是最常用的方法，用含0.04%曲利本蓝的等渗缓冲液，在室温下浸染胰岛细胞15分钟，再用克-林二氏碳酸氢盐缓冲液（KRB液）清洗数次，显微镜下观察计数未着色的细胞，即为活性细胞。通过计算可得知胰岛总量，另外可用卡巴棕胰岛染色法，也可通过测定锌含量或胰岛蛋白作为反映胰岛总量的指标。

（六）胰岛移植的免疫排斥

胰岛细胞对免疫排斥非常敏感，免疫排斥是导致临床胰岛移植失败的重要因素之一。为减少免疫排斥反应，人们研究了可能克服胰岛移植排斥的方法，如减少组织不相容性，减少供体组织的致免疫性，采用免疫豁免部位及免疫抑制剂等。目前广泛采用移植前处理胰岛组织，以降低其免疫原性。胰岛细胞培养，使胰岛外分泌部分萎缩，可减少移植物的免疫原性。另外，胰岛组织在高浓度氧、低温环境中培养，紫外线照射，加入特异性抗树突细胞抗体等，可减少胰岛组织中的过路血细胞，改变胰岛组织的免疫原性，对减轻免疫排斥反应、延长供体组织存活期均有一定效果。

免疫隔离技术是预防排斥反应的另一种方法，将胰岛细胞包裹在生物相容性半透膜容器内，允许胰岛素和营养物质自由通过，而阻止受者淋巴细胞及抗体对胰岛细胞的攻击，从而使供体胰岛长期存活。目前免疫隔离技术主要有弥散腔室、动静脉分流装置和微囊球。免疫隔离技术可能是防止移植被排斥的最佳方法，这种方法使异种移植成为可能，而无需使用免疫隔离抑制剂。但前者存在着管膜破裂和血管吻合口感染的问题，最近研究的热点是将微囊技术应用于胰岛移植。其原理是把有生物活性的组织或细胞包埋在一个与受体相容的微囊内，囊膜的孔径大小能阻止抗体、淋巴细胞等大分子免疫抗体进入囊内攻击植入的细胞，而营养物质及细胞分泌的活性物质如激素等则可自由透过。有人用海藻酸钠-聚赖氨酸-海藻酸钠作隔离膜制成微囊治疗糖尿病模型，结果延长了移植物的存活时间，但移植后囊周纤维化导致胰岛功能丧失，甚至导致胰岛细胞死亡。随后，许多学者对微囊材料进行改进，如琼脂糖胶等的应用，移植后效果不断提高，但此技术的临床应用仍有待于进一步深入研究解决。另外有人采用免疫抑制剂，如环孢霉素A、类固醇激素、单克隆抗体等单独或联合治疗，取得一定的效果，但不够理想，且有较大的毒副作用。目前研制的多种新型免疫移植剂如脱氧精胍菌素（15-deoxyspergualin，15-DSG）、来氟米特（Lefhmomide，FM）、雷帕霉素（Rapamycin）等具有安全、有效、不影响移植胰岛细胞的优点，因此，新型免疫移植剂的出现将有助于提高移植的成功率。

（叶春芳）

第十节　糖尿病的基因治疗

糖尿病（DM）有着明显而复杂的遗传基础，多个基因参与其中，破译致病基因及相关基因的遗传密码并针对性予以治疗可能成为该疾病的最终治疗措施。近年随着转基因技术的迅速发展和众多易感基因的逐步明确，DM基因治疗领域的研究工作已进入一个新阶段。

一、肝脏代胰岛合成胰岛素

人体是否可在胰岛失去正常分泌功能的基础上，重新修复胰岛细胞，在其他脏器重新建立代偿性胰岛素分泌场地呢？有人发现是可行的。

1. 修复　失活的胰岛细胞可在某种药物刺激下，重新修复并恢复其分泌胰岛素的功能。其分泌量足以达到降低高血糖治疗糖尿病的实际应用价值。此项研究包括了观察小白鼠 STZ 的残留胰岛细胞恢复过程。

2. 分泌　对胰腺失去分泌功能达85%的患者，在克糖药物诱导下，可产生出 9.51U 的胰岛素（用药 20 天后）。

（1）胰岛素是由 84 个氨基酸组成的多肽，在蛋白激酶 C 的作用脱下的 33 个氨基 C 肽与其成正比。在停止注射胰岛素的情况下，有些药物能使糖尿病患者胰岛素水平迅速上升，而与其成正比的 C 肽应该也上升，但反而迅速下降到 0.02 以下（并且血糖水平迅速恢复正常）。胰岛素的来源问题成了一个很好地说明问题的证据（因为只有外源的胰岛素才可与 C 肽不成比例）。

（2）摘除了胰腺的家犬用药诱导 4 天后，在其全血中仍查到胰岛素。

（3）根据 Scott 及 Fisber（P28）的胰腺摘除后糖尿病患者的胰岛需要反而减少的生物现象，机体内也一定存在着潜伏的分泌胰岛素的代偿系统。

（4）根据胰腺与肝脏的生化特点，共同存在着唯一的同工酶，又因为此酶主导着氧化与酵解途径，因而研究该酶将可能最终解开胰岛素代偿之谜。

总结以上 4 点的实际情况，并根据 STZ 后的小白鼠肝脏损害情况及降糖药物对 STZ 后的小白鼠肝脏酶系统的修复效果已超过或等于胰岛素对肝脏的作用，可以认识代偿场地应在肝脏，肝脏很可能是通过葡萄糖激酶的链式反应修复了一般认为的葡萄糖利用渠道，达到修复机体、降低血糖、治疗高血糖的目的。

二、1 型糖尿病的基因治疗

糖尿病的共同特点是维持正常血糖所需的精确的时限性的胰岛素释放缺陷。1、2 型胰岛素释放缺陷的发病基础完全不同，1 型涉及自身免疫介导的 B 细胞破坏；2 型表现为胰岛素抵抗和 B 细胞功能障碍的多基因疾病。糖尿病基因治疗包括 3 个主要方面：目的（外源）基因的获得，靶细胞的选择及有效目的基因转移手段。依靶细胞的不同可分为生殖细胞基因治疗和体细胞基因治疗。生殖细胞基因治疗目前主要治疗用于转基因动物模型的研究，迄今多数采用的属体细胞基因治疗。随着基因治疗在各个领域的应用，糖尿病的基因治疗研究也已兴起，并已取得了一些可喜的成就。

（一）基因工程细胞与 1 型糖尿病治疗

目前 1 型糖尿病的基因治疗领域取得众多进展，如转入凋亡基因异种胰岛细胞以阻断免疫反应，通过各种策略将内分泌细胞系、肝细胞及成纤维细胞等经基因工程构建成能分泌成熟胰岛素的细胞，其分泌作用需受正常调控。

（1）目前试图替代人 B 细胞，首先利用异种胰岛或 B 细胞系；其次是对非胰岛素的细胞必须具有下列特性：①表达 GK 和 Glut2。②低表达高亲和力的己糖激酶（HK）。③表达激素原转换酶 PC_2、PC_3，能有效加工胰岛素原成胰岛素。④将胰岛素释放到细胞外的分泌系统。然而仅 B 细胞具有所有这些特性，因而已探索对某些细胞进行改造。B 细胞一般不适合作为 1 型 DM 基因治疗的靶细胞，因为 B 细胞为自身免疫攻击的对象，1 型体内细胞数已明显减少。目前一般选用成纤维细胞、肝细胞、肌原细胞、皮肤角质细胞、内皮细胞和造血干细胞等作为靶细胞，因为这些细胞易于取出培养、转染和移植。此外，选择有利于胰岛素基因表达和具有加工胰岛素原为成熟胰岛素能力的组织特异性表达细胞。

（2）细胞的基因工程构建

1）异种胰岛细胞：胎猪胰岛移植用于1型糖尿病具有较好的疗效且取材便利，然而因排斥显著疗效难以持久。Fas-L受体表达在免疫细胞表面，Fas-L与Fas受体相互作用可诱导免疫细胞凋亡，故该作用在维持免疫系统稳态及免疫耐受中发挥重要作用。Lau研究显示，同时移植经基因工程处理能表达Fas配体（Fas-L）的肌纤维细胞，可明显延长移植胰岛细胞存活期。但半数以上的小鼠仍在80天内移植物失效，部分由于肌纤维细胞停止表达Fas-L，如何使Fas-L长期表达尚需进一步研究。

2）细胞株构建：B细胞类细胞系显然是一类较符合生理的胰岛替代物，经构建的细胞株可大量获得。在转基因小鼠胰岛细胞中定向表达SV410大T（SV40 largeT）抗原可导致胰岛素瘤，已作为细胞株的来源。这引起细胞对葡萄糖刺激的胰岛素反应存在缺陷，表现为反应减弱或过强，可能与葡萄糖感应器、葡萄糖磷酸化酶（GK）和葡萄糖转运体（Glut2）的表达异常有关。同时，未免疫隔离的细胞将被免疫系统杀灭，因此这种永生型细胞移植于人体需要微包囊化。

3）神经内分泌细胞：早在1983年有人曾对神经内分泌细胞株（一种分泌ACTH的细胞株，AtT20）做生物改造，用病毒启动子调控人胰岛素cDNA转录获得初步结果。在胰腺特异性启动子调控下GK基因可在AtT20表达，用表达载体转染后则表现出葡萄糖刺激的胰岛素释放。正常的葡萄糖感应不仅需要表达Glut2，而且需要类似于正常B细胞的GK/HK活性比值。最近有学者将胰岛素原表达载体直接导入NOD小鼠的垂体间叶POMC分泌细胞，能大量分泌成熟胰岛素，而这些细胞不受针对胰岛细胞的自身免疫破坏。将一定量的构建细胞移植于NOD糖尿病小鼠，高血糖及糖尿病症状完全恢复，与胰岛细胞自体移植相比，显示分泌活性更高，再血管化更明显。

4）肝细胞：经基因工程构建的外源型细胞株用于1型糖尿病存在各种障碍，已促使许多研究着眼于内源性细胞。除胰岛细胞外肝细胞是含有葡萄糖感应器（Glut2及GK）唯一的体细胞，许多肝脏特异性基因受生理性葡萄糖调控，故作为1型糖尿病基因治疗的靶细胞尤为引人关注。然而，肝细胞不具备有葡萄糖控制胞吐作用的分泌颗粒，也无贮存分泌性蛋白的隔离区。当血糖升高时，不会出现早期胰岛素分泌。肝细胞也不具有切除C肽所需的激素原转化酶（PC_2和PC_3），故不能加工胰岛素原分子。因而，针对肝细胞作为分泌胰岛素细胞存在上述缺陷，有关研究不断深入。Valera在磷酸烯醇式丙酮酸羧基酶（PEPCK）基因调控区控制下，得到表达人胰岛素原基因的转基因小鼠，从肝细胞分泌的胰岛素原具有生物活性，该动物呈现血糖正常且健康良好，经链脲佐菌素（STZ）处理转基因小鼠后，胰岛素mRNA水平较STZ处理的非转基因的对照鼠增加，且血中C肽增加，血糖水平下降达40%。

此外，肝肿瘤细胞亦可作为胰岛素表达载体转染的候选细胞。Gros等将融合胰岛素基因构建于哺乳细胞的表达载体，其中含有人胰岛素原基因（含有费林蛋白内切酶切点）及PEPCK基因的启动子片段，再转染到大鼠肝肿瘤细胞，后经Northern印迹、免疫组化及HPLC分析显示90%胰岛素原被加工成胰岛素。胰岛素分泌反应快速，经二丙基cAMP+地塞米松诱导15分钟，胰岛素分泌量明显增加，1小时内增加10倍，表现为内源性PEPCK基因表达受抑及葡萄糖摄取增加。若同时将人 Glut2 基因转染肝肿瘤细胞，胰岛素分泌可受葡萄糖浓度调控。

将人胰岛素 cDNA 和葡萄糖转运子插入人肝细胞 HEPG2 后，此细胞能合成、贮存、分泌胰岛素，调节血糖。其他肝细胞瘤细胞组 huhT 也有类似作用。

5）成纤维细胞及其他细胞：Taniguchi 用人胰岛素原 cDNA 转染成纤维细胞（LtK 细胞），人胰岛素原分泌量达 91ng/（24 小时·10^6 细胞）。这些细胞经半透膜（5% 琼脂糖胶）微囊化，体外研究显示 2×10^6 微囊化的转染细胞能稳定产生胰岛素原 80 余天［204.4 ± 5.2ng/（ml·d）］，若种植于 STZ 糖尿病小鼠腹腔内，血糖恢复正常达 30 天。另外，将表达胰岛素原的质粒转染成肌细胞，约 50% 胰岛素原转化为胰岛素，其分泌功能持续达 1 个月。Kuzume 用胰岛素原基因构建的腺病毒载体转染到 293 细胞，再植入胰腺全切的狗体内，与定期注射胰岛素组相比，血糖维持正常且生存期明显延长，即使口服 15g 葡萄糖后血糖仍维持正常。王执礼将修饰好的胰岛素基因直接注入实验鼠肌肉细胞内，并初步克服了稳定性差、效率低的缺陷。这一研究使糖尿病的基因治疗更简便、有效、易行。

6）K 细胞：一个由美国和加拿大科学家组成的研究小组在实验鼠体内，利用基因工程原理使被称作 K 细胞的内脏细胞产生了人体胰岛素。这一成功意味着从理论上讲，将能够利用基因疗法来解决存在于人类糖尿病背后的根本性的治疗。缺陷 K 细胞位于胃部和小肠，研究人员尝试了是否能够利用基因来赋予 K 细胞以生成胰岛素的功能。加拿大人阿伯塔大学的蒂莫斯 J·基弗尔博士主持了这一实验，研究人员从老鼠体内取出 K 细胞，并注入到人类胰岛素基因中，然后再将此基因注入老鼠的胚胎中，结果发现，培育成功的转基因鼠的胃细胞和小肠细胞都会产生胰岛素。此外，甚至在其能够产生胰岛素的 B 细胞被破坏之后，新的 K 细胞仍然能够防止实验鼠患上糖尿病。基弗尔博士说，K 细胞是替代糖尿病患者 B 细胞的极佳选择。因为 K 细胞早已具有存储和释放胰岛素的所需的机制，在进餐后，K 细胞能够立即自然地分泌一种称为 GIP 的激素，因此，如果能够通过基因工程，使这些 K 细胞产生胰岛素，它们就能事先制造并存放在细胞内，以备作为进食后的反应迅速地释放出来。对于实验鼠的这一研究结果只是说明，用基因疗法来治疗糖尿病是可行的，还有一系列问题仍未解决，包括如何使胰岛素基因进入人类 K 细胞等。新的基因疗法能治疗或治愈糖尿病，研究人员称这种 K 细胞基因疗法有望能制成基因治疗口服药来改变胆囊中的 K 细胞产生胰岛素，这种新的基因疗法将能治疗甚至治愈糖尿病。

7）细胞因子：TGF1 能降调许多免疫反应，故有学者将表达 TGF1 载体转染 NOD 小鼠，TGF1 水平较对照组增加，迟发型超敏反应受抑制能保护具有自身免疫反应倾向的 NOD 小鼠免于发生胰岛炎或糖尿病，相反转入干扰素的 NOD 小鼠早发糖尿病。此外，血管内皮细胞生长因子（VEGF）与新生血管形成有关，观察显示在糖尿病 NOD 小鼠的缺血部位 VEGF 水平下降，以致干扰侧支循环形成，肌内注射编码 VEGF 的腺病毒载体，可使 NOD 糖尿病小鼠的 VEGF 水平及新生血管形成作用恢复正常。

8）表达载体：腺病毒载体较适合体内基因转导，其特点是产生的梯度高，能有效地把基因转导入静止期细胞，遗传信息保持其独立可避免因插入性突变改变细胞基因型的危险。但可激发细胞免疫，甚至可针对导入基因，同时转入基因表达时间有限，故不适宜 1 型糖尿病治疗。缺陷型重组逆转录病毒载体导入细胞后具有自我更新的特性，可长期表达，但产生滴度较低，且细胞需处在增殖期，否则前病毒 DNA 不易整合到染色体 DNA。目前正研制新一代组合载体，可克服上述不足，该载体是来自不同病毒成分及特性组合体。Woo 用逆转录病毒将胰岛素素原基因导入大鼠肝脏，在病毒末端长重复序列的调控下，至少 5% ~ 15% 肝细胞被转染，持续达 6 个月。若用 STZ 处理大鼠，6 天后均死于酸中毒，而在转导 2 周后再用 STZ 处理转基因大鼠，部分大鼠存活长达 3 周，但血糖水平类似于对照鼠。提示来自于肝细胞表达的胰岛素原的活性可以防止肝糖原大量减少、脂肪蓄积及酮体产生，但其转染效率尚不能使血糖正常。

9）胰岛素原加工的改进：正常时胰岛素在 B 细胞分泌颗粒内加工为成熟胰岛素需要激素原转换酶 PC_2、PC_3，但肝细胞不能有效地加工胰岛素原，故产生的胰岛素原的生物活性较胰岛素低。另有一种富含于肝细胞的成对碱性氨基酸蛋白酶（亦称泛转换酶或费林蛋白酶，furin），仅能识别鼠类胰岛素原的 Argx – Lys – Arg 序列，不能有效加工导入的人胰岛素原。为此，将 furin 序列引入人胰岛素原 cDNA 的 G – C、C – A 结合点，再导入肝细胞即可分泌成熟胰岛素。因而，有学者将含有 furin 识别序列的人胰岛素原载体转基因到小鼠肝脏，经高效液相色谱（HPLC）分析显示胰岛素原能有效地加工成胰岛素分子。

10）转化效率：首先，Page 通过改进培养条件或加入肝细胞生长因子（HGF）能使 80% 小鼠肝细胞及 40% 人肝细胞被转导。其次，亦可改进载体本身，一种组合病毒颗粒含有慢病毒（lentivims，HIV_1）可将前病毒基因组整合到非分裂期细胞内，高滴度制备逆转录病毒载体，利用 VSV 包被蛋白作为病毒壳蛋白替代 Env 基因产物，可转导静止期肝细胞，极有可能成为 1 型糖尿病基因治疗的载体。

（二）动物实验方面基因治疗

据 Nature 杂志报道，对两种 1 型糖尿病啮齿类动物模型用单链胰岛素类似物进行基因治疗可控制高血糖。韩国汉城 Yonsei 大学医学院 Hyun Chul Lee 博士及其同事利用基因工程的方法培育出一种特别的重组腺相关病毒，并用这种病毒作为运载工具，在肝细胞特异性 L – 丙酮酸激酶（LPK）这种葡萄糖调节促进因子的控制下转运单链胰岛素类似物（SIA）的基因转移至患有糖尿病的老鼠肝脏中。其受体是链佐星诱导的糖尿病大鼠（SD 大鼠）或自身免疫性糖尿病小鼠（NOD 小鼠）。在这种基因疗法中，一种基因被送到肝细胞监测葡萄糖水平，另一种基因引起肝细胞生成这种类似胰岛素的物质。该基因能够监测葡萄糖水平，并介入、刺激形成修改过的胰岛素，后者在执行分解葡萄糖的作用。静脉注入基因载体（rAAV – LPK – SIA）后的 SD 大鼠血糖水平逐渐降低，1 周后血糖水平恢复正常并持续 8 个月以上。其糖尿病症状得到缓解，而且注射后没有明显的毒副作用。同样，注入 rAAV – LPK – SIA 的 NOD 小鼠 7 天后血糖水平恢复正常并持续 5 个月以上。研究者在两组动物体内均未检测到 SIA 抗体，并且 SIADNA 均整合入受体染色体 DNA 内。结果显示，尽管用载体治疗后的小鼠比野生型小鼠的胰岛素水平达到高峰的时间延迟，但是 SD 鼠 SIA 表达水平与血糖浓度密切相关。用 rAAV 表达的胰岛素类似物治疗化学物诱导的糖尿病大鼠及自身免疫性糖尿病 NOD 小鼠可永久治愈 1 型糖尿病，并且未发现对肝细胞有毒副作用。胰岛素抗体与单链胰岛素类似物有交叉反应，但亲和力很低。因此，用 SIA 进行基因治疗可用于有胰岛素抗体的糖尿病。这种新疗法看来克服了以往在尝试引入合成胰岛素基因时遇到的一些关键难题：引入的基因不能长期行使其正常功能；该基因不能调节血糖水平；该基因的合成产物不能有效地转化成胰岛素。该研究的创新之处就在于并非合成出胰岛素，而是合成了某种单链结构的胰岛素类似物（即该激素的替代物），而且这种类似物可能还具有其他一些好处，例如不需要使用免疫抑制药物来避免机体的排斥反应。这种新疗法也将不再需要等待能够合成胰岛素的胰腺细胞的捐献。另外，有关专家也指出，通过形成某种对葡萄糖敏感的机制，该疗法还可以尽量减小患低血糖症血液中葡萄糖含量过低的危险。将其应用于人体的临床治疗还需要进行某些改进。在人体临床治疗中将会涉及到安全问题，因为这是通过一种病毒而把 DNA 引入到这类患者的体内，如果它停留在肝脏内那就必须特别小心。

（三）胰岛素基因表达调控

目前，将胰岛素基因导入体内，获得成熟胰岛素的表达与分泌已不困难，而如何实现胰岛素基因的表达调控成为亟待解决的关键难题。从早先的利用金属硫蛋白启动子、磷酸烯醇式丙酮酸羧激酶启动子以及糖皮质激素启动子对胰岛素基因表达进行调控，到后来利用葡萄糖 - 6 - 磷酸酶启动子或胰岛素样生长因子结合蛋白 - 1 启动子实现葡萄糖刺激与自限性的胰岛素分泌，研究者在该方面已进行了诸多尝试。但随着研究的逐步深入，人们发现通过启动子嵌合，机械地对胰岛素基因表达进行调控，很难使胰岛素分泌呈生理模式，故目前更倾向于对自身具有葡萄糖反应元件（GIREs）或具备葡萄糖反应性分泌特性的细胞进行改造。就此而言，有学者认为肝细胞是最理想的靶细胞，因其直接参与糖、脂代谢，拥有众多代谢相关蛋白及其基因中的 GIREs。也有学者以胰岛素瘤细胞为靶细胞，导入胰升糖素样肽 - 1 等调节基因，以增强其葡萄糖反应性。利用肠道 K 细胞自身所具备的葡萄糖反应性分泌特性，导入葡萄糖依赖性胰岛素释放多肽启动子嵌合的胰岛素基因，可获得近似生理条件的胰岛素分泌。此外，另有研究者通过药物摄入或原核调控元件对胰岛素分泌进行调控。Auricchio 等将胰岛素基因置于二聚物可诱导转录系统控 N - V，以二聚物药物诱导胰岛素分泌呈剂量依赖性；而 Wilson 等则应用四环素抗性系统（Tet 系统），在骨骼肌内成功获得了条件可控的异位胰岛素分泌。最近，还有研究者尝试对胰岛素分泌进行配体调节、温度调节等，均取得了不错的效果。然而，上述各系统在调节精确度、灵敏度等方面仍与正常的胰岛 B 细胞相差甚远，要获得完全符合生理条件的胰岛素替代，有待于对 B 细胞 GSIS 机制的进一步阐明。

（四）1 型糖尿病基因免疫治疗

1 型 DM 首先表现的是自身免疫性疾病，因此，除从代谢或激素调节水平干预外，另一个可能的方法就是免疫介导的基因预防和基因治疗。如将激活特异性破坏 T 细胞的自身抗原基因导入并表达，从而引导和封闭这些 T 细胞形成免疫耐受，进而阻止疾病的发展。French 等发现主要组织相容性 II 类抗原（MHC II）为启动子的鼠 2 型胰岛素原在非肥胖糖尿病（NOD）小鼠中表达，胰腺中无多核细胞浸润，无胰腺炎发生，从而预防了这些转基因鼠的糖尿病发生。并且这种特异基因的保护作用是特异性针对胰岛病理，而不是通过系统免疫抑制。免疫抑制性神经肽、降钙素基因相关肽（CGRP）可抑制 $CD4^+$ T 细胞产生细胞因子，细胞因子已被证实参与 1 型 DM 的发生，有人利用基因工程技术获得了 B 细胞中能产生 CGRP 的 NOD 鼠。在雄性 CGRPNOD 鼠可防止 1 型 DM 发生，同时可减少雌性 CGRFNOD 鼠 63% 的死亡率。该结果是由于 CGRP 局部免疫抑制的作用而产生。

另外，有一些免疫抑制效应的细胞因子，如 IL - 10，通过对 MHC II 的下调作用而抑制单核细胞的抗原递呈能力和减少抗原特异性 T 细胞增殖；而 TGF - β 对 T 细胞生长有直接抑制作用，尤其对活化的 T 细胞。胰岛细胞移植中，胰岛细胞往往受宿主的免疫抑制排斥反应。为克服排斥反应，有学者将具有免疫抑制作用的细胞因子 IL－10、TGF－β、IL－Ira（受体拮抗蛋白，竞争抑制 IL－1 作用）基因进行基因重组，分别导入待移植的胰岛细胞，从而减少或预防宿主对外源植入的胰岛细胞的排斥反应。实验显示，这仅仅引起局部免疫抑制效应，可减少全身抑制剂的应用。该策略可能成为移植免疫抑制治疗的新的基因治疗途径。

综上所述，要取代 1 型糖尿病的注射胰岛素治疗，移植能分泌具有生物活性胰岛素的细胞将是未来的主要方向。然而，对细胞作基因工程以建立一种新型"B 细胞"较为复杂，要作为临床治疗手段，尚需进行许多改进、得到更多的临床验证，此外，用细胞因子预防 1 型糖尿病或血管并发症的临床价值尚待探索。在此崭新领域内治疗糖尿病可靠方法能否脱颖而出，取决其疗效、安全、方便及费用。

（五）基因改造细胞

以色列 Shimon Efrat 教授的研究小组将细胞胶囊和细胞工程方法结合起来，对装入"胶囊"的胰岛素制造细胞进行基因改造，能使它抵抗免疫系统蛋白质的损伤，这使得研究者对 1 型糖尿病的治疗又前进了一步。

糖尿病患者移植 B 细胞的一个问题是免疫系统的排斥反应，但是研究者利用细胞胶囊技术，即在细胞群外面覆盖一层多孔聚合体，把细胞对免疫系统隐蔽起来。细胞胶囊的小孔不允许细胞或抗体之类的大分子通过，但是允许营养物质和胰岛素之类的小分子通过。可是研究又发现细胞因子，这种免疫细胞分泌的蛋白质体积很小，足以穿过保护性的胶囊，杀死其中的细胞。现在，Efrat 等通过在细胞中插入一组基因，能防止细胞因子损伤导致的最终结局：程序性细胞死亡（细胞凋亡）。他们已经应用腺病毒的一组基因制造出多种蛋白质对抗细胞凋亡，从病毒的基因组中取出基因，插入哺乳类动物的细胞中来保护这些细胞。Efrat 称他的实验是在小鼠身上做的，但他相信最终能在人类胰腺细胞上获得成功。

（六）口服基因药丸

美国一家私营生物技术公司——Genteric 公司的科研人员及科学家在研究的过程中，曾将人胰岛素编码基因直接导入小鼠的胰腺内，结果发现，在富含各种消化酶的胰腺里，该基因无法正常表达。于是，科学家们便开始着手研究通过消化道来直接进行转基因治疗。他们发明的口服基因药丸的显著优点在于，能够通过患者的消化道将人胰岛素基因直接导入体内，而无需使用病毒载体。患者吞服该药丸后，药丸中的纠正基因会被人体肠道的黏膜上皮细胞吸收，然后在其中合成胰岛素，并分泌入血，发挥治疗作用。由于人体肠道上皮细胞的新陈代谢十分频繁，所以其中的纠正基因便会随着衰老细胞的脱落而不断被排出体外，从而为给药者对该药丸进行剂量控制带来了极大的方便，提高了治疗的安全性和有效性。在先前进行的动物试验中，患有糖尿病的小鼠吞食了该药丸后，其血糖水平很快恢复了正常。

传统的转基因治疗一般是通过对患者进行静脉或肌内注射来导入纠正基因。这些方法普遍存在着纠正基因定位困难、无法控制有效治疗剂量以及患者毒副反应较多等缺点。而通过患者消化道直接给药的基因药丸则很好地解决了这些问题。

三、2 型及其他型糖尿病的基因治疗

前已述及，1 型 DM 基因治疗的最大问题是建立和鉴定足量忠实模拟正常 B 细胞功能的

胰岛素分泌细胞系。2型DM的问题就复杂得多，它是涉及不同程度胰岛素抵抗和B细胞功能障碍的多基因疾病，而且胰岛素抵抗及B细胞功能障碍的病因不清。近年来，许多学者对2型DM的基因诊断做了大量工作，已发现2型DM患者有许多基因的突变或多态性变化，并且在深入探讨这些基因突变与2型DM病变的异常复杂的相互关系。要确立某一基因变异与2型DM的关系，必须：①再将这种变异基因利用分子生物学工程技术导入生殖细胞，建立基因缺陷的2型DM实验动物模型；②通过基因校正方法使正常基因替代变异基因，恢复细胞正常功能而达到基因治疗的目的。

胰岛素抵抗的基因治疗：2型DM的血糖升高主要由于肝脏和外周组织利用葡萄糖减少，而肝细胞合成葡萄糖增加，因此，与糖代谢有关酶的基因均被考虑为胰岛素抵抗之列。肝脏葡萄糖激酶（GCK）使葡萄糖磷酸化是葡萄糖代谢中的起始步骤。然而，在糖尿病动物中，GCK表达非常低，可能与GCK基因某一位点多态性有关。有人获得了表达磷酸烯醇式丙酮酸羧激酶（PEPCK）/葡萄糖激酶（GCK）融合基因的转基因小鼠，以研究2型DM鼠肝中葡萄糖激酶的表达是否可防止糖尿病的代谢改变。结果正如预计的一样，转基因鼠用streptozotocin处理后，肝中GCK mRNA表达和GCK酶活性两者均呈高水平状态，这与肝细胞内葡萄糖-6-磷酸和糖原增加有关。此外，转基因肝中丙酮酸激酶（PK）活性和乳酸产生也明显增加。进一步观察到转基因鼠肝中涉及糖原合成和生酮作用的基因表达正常化，而原代培养的肝细胞中葡萄糖和酮体的产生亦正常化。因此，当阻断表达GCK的糖尿病鼠肝中的糖原合成和生酮作用时，可诱导糖酵解，即使缺乏胰岛素，这些转基因鼠的血糖、酮体、甘油三酯及游离脂肪酸也可达正常，而非转基因鼠（对照组鼠）用Strepozotocin处理时，则无上述改变。此外，共同表达PEPCK和人的胰岛素基因融合基因的转基因鼠也可使2型DM鼠血糖恢复正常，血清胰岛素水平受生理调控，而胰岛素主要在肝细胞表达。结果提示，糖尿病时，使肝细胞和外周组织细胞中与糖原合成有关基因的表达是恢复正常血糖的有效新途径，胰腺外组织胰岛素的表达治疗1型DM也是可行的。TGF-β在糖尿病肾病中发挥重要作用，用HVJ脂质体为载体，将TGF-αⅡ/Fc嵌合体转染入STZ诱导的糖尿病鼠骨骼肌，转染14天后，肾小球TGF-βRNA表达及肾小球肥大均明显下降。

Leptin蛋白在ob/ob纯合子中呈遗传性缺陷，这种鼠表现出肥胖和轻度2型DM表型，因此，通过Leptin基因治疗纠正肥胖表型，将可能导致糖尿病表型自发性纠正。因此，Muzzin等将ob/ob纯合子鼠用重组鼠Leptin cDNA腺病毒处理后，发现鼠的食物摄取和体重呈戏剧性减少，血清中胰岛素水平及糖耐量恢复正常。当血清中Leptin水平逐步下降时，鼠的食物摄取及体重又逐渐增加。提示肥胖与高胰岛素血症和胰岛素抵抗的逐渐恢复共同相关。这些结果不仅显示成年ob/ob鼠肥胖和2型DM表型可被Leptin基因治疗同时纠正，而且还提示对肥胖患者2型DM的长期防治过程中，控制体重是非常重要的。

比利时科学家新发现一种与2型糖尿病有关的基因，科学家在试验后认为，这一名叫SHIP2的基因在胰岛素调节血糖水平的过程中可能抑制胰岛素分泌，降低机体对胰岛素的易患性。该基因不起作用时，胰岛素分泌就会失控，导致血糖水平急剧降低。研究人员指出，适当控制SHIP2基因的作用，有可能成为治疗2型糖尿病的新方法，并帮助医生在患者出现失明、肾功能衰竭等严重症状之前诊断出2型糖尿病。它可能提供了及早诊断2型糖尿病的新方法。

（赵 涛）

第十八章

糖尿病并发症

第一节 糖尿病乳酸性酸中毒

乳酸是糖代谢的中间产物，机体代谢过程中产生的乳酸在肝脏中氧化利用，血液中乳酸正常值为 $0.6 \sim 1.8$ mmol/L。如果因各种原因引起组织缺氧，乳酸生产过多，或因肝脏疾病致使乳酸氧化利用不及时、不充分，致使组织和血液中乳酸增加，pH 降低，即可造成乳酸性酸中毒。乳酸性酸中毒一旦发生，预示组织缺氧、低灌注以及其他损伤。如血液乳酸水平 >5.0 mmol/L，则预后较差。

一、病因

乳酸性酸中毒可能来自糖尿病酮症酸中毒、肝脏或肾脏疾病；某些药物，特别是苯乙双胍和二甲双胍，某些抗艾滋病（HIV）药物损害线粒体功能也可产生乳酸性酸中毒；重金属中毒，包括砷中毒，可增加乳酸水平导致全身代谢性酸中毒。

糖尿病患者易发生乳酸性酸中毒，原因如下：

（1）糖尿病患者常有丙酮酸氧化障碍及乳酸代谢缺陷，因此平时血浆乳酸水平较高。

（2）糖尿病急性并发症如感染、酮症酸中毒、糖尿病非酮症高渗综合征时，常可因休克、组织缺氧、酮酸竞争性抑制乳酸氧化等而造成乳酸堆积，诱发乳酸性酸中毒。

（3）糖尿病患者合并的心、肝、肾疾病使组织器官灌注不良，低氧血症；患者糖化血红蛋白水平增高，血红蛋白携氧能力下降，更易造成局部缺氧引起乳酸生成增加；此外，肝、肾功能障碍影响乳酸的代谢、转化及排出，进而导致乳酸性酸中毒。

（4）糖尿病合并其他重要脏器的疾病，如脑血管意外、心肌梗死等，可加重组织器官血液灌注不良，导致低氧血症和乳酸性酸中毒。

（5）大量服用降糖灵：双胍类药物尤其是降糖灵能增强葡萄糖无氧酵解，抑制肝脏及肌肉对乳酸的摄取，抑制糖异生作用，故有致乳酸性酸中毒的作用。糖尿病患者如合并有心、肝、肾疾病，还服用大量降糖灵时，容易诱发乳酸性酸中毒。

（6）其他：如酗酒、一氧化碳中毒、水杨酸、乳糖过量时偶亦可诱发乳酸性酸中毒。

二、临床表现

乳酸性酸中毒症状与体征无特异性，临床上经常可能引起误诊或漏诊。症状包括乏力、恶心、呕吐、腹痛、食欲降低、头昏、嗜睡、呼吸深快、休克、严重贫血、心律失常，尤其是快速性心律失常。

三、实验室检查

（1）多数患者血糖升高，但常在 13.9mmol/L 以下。

（2）血酮体和尿酮体正常，偶有升高。

（3）血乳酸升高，常 >5.0mmol/L，血乳酸/丙酮酸的值 >30（丙酮酸正常值为 0.045 ~ 0.145mmol/L）。

（4）血二氧化碳结合力下降，<10.0mmol/L。

（5）动脉血气分析：pH 明显降低；血渗透压正常，阴离子间隙扩大（>18mmol/L）。

四、诊断要点

（1）病史：糖尿病患者过量服用双胍类药物，如苯乙双胍（降糖灵）>75mg/d，二甲双胍 >2 000mg/d，出现病情加重；糖尿病患者有肝肾功能不全、缺氧或手术等同时使用双胍类降糖药物；糖尿病患者出现多种原因休克，又出现代谢性酸中毒者，应高度怀疑本病。

（2）有代谢性酸中毒呼吸深大、意识障碍等表现。

（3）实验室检查：血乳酸增高；血 pH 降低，血糖常增高；血酮体正常；血渗透压正常。

五、治疗

乳酸性酸中毒现尚缺乏有效的治疗，一旦发生死亡率极高，应积极预防诱发因素，合理使用双胍类药物，早期发现，积极治疗。应详细问诊，及时发现酸中毒。治疗过程中及时、恰当、准确、综合处置是成功的关键。

1. 胰岛素治疗　本病是因胰岛素绝对或相对不足引起，需要用胰岛素治疗。即使是非糖尿病患者，也有人主张胰岛素与葡萄糖合用，以减少糖类的无氧酵解，有利于血乳酸清除，糖与胰岛素比例根据血糖水平而定。

2. 迅速纠正酸中毒　当 pH <7.2，HCO_3^- <10.05mmol/L 时，患者肺脏能维持有效的通气量而排出二氧化碳，肾脏有能力避免水钠潴留，就应及时补充 5% 碳酸氢钠 100 ~ 200mL（5 ~ 10g），用氯化钠注射液稀释为 1.25% 的浓度。严重者血 pH <7.0，HCO_3^- <5.0mmol/L，可重复使用，直到血 pH >7.2，再停止补碱。补碱不宜过多、过快，否则可加重缺氧及颅内酸中毒。

3. 迅速纠正脱水　治疗休克、补液扩容可改善组织灌注；纠正休克，利尿排酸，可补充氯化钠溶液维持足够的心输出量与组织灌注。补液量要根据患者的脱水情况、心肺功能等情况来定。目的是维持适当的中心静脉压、平均动脉压和尿量。

4. 早期给予呼吸机辅助呼吸　因机械通气通过提高氧饱和度，可在一定程度上改善周围组织氧供，减少乳酸的产生，加速乳酸代谢。

5. 补钾　根据酸中毒情况，血糖、血钾的高低，尿量 >40mL/h，酌情补钾。

6. 监测血乳酸　当血乳酸 >13.35mmol/L 时，病死率几乎达 100%。

7. 血液净化　也是抢救成功的关键，尤其在抢救急危重症中显示出独特的优势。血液净化可以清除血乳酸和严重酸中毒时机体产生的炎症介质。如果患者对水钠潴留不能耐受，尤其是因降糖灵引起的乳酸性酸中毒，可用不含乳酸根的透析液进行血液或腹膜透析。

8. 对症治疗，去除诱因　如控制感染，停止使用引起乳酸性酸中毒的药物等。

六、乳酸性酸中毒的预防

乳酸性酸中毒一旦发生，病死率极高，对治疗反应不佳，因而预防比治疗更为重要，具体措施如下：

（1）在糖尿病治疗中尽量不用苯乙双胍：凡糖尿病肾病、肝肾功能不全、>70岁的老年人以及心肺功能不佳者，双胍类药物应谨慎采用。糖尿病控制不佳者可用胰岛素治疗。

（2）积极治疗各种可诱发乳酸性酸中毒的疾病。

（3）糖尿病患者应戒酒，并尽量不用可引起乳酸性酸中毒的药物。

糖尿病患者并发乳酸性酸中毒往往病情危重，预后极差。因此早期诊断、早期治疗是成功救治患者的关键。尤其是初诊医生在接诊患者后能迅速识别不典型的临床表现，并给予鉴别，对此危重病例的抢救将大有帮助。

（武永华）

第二节　糖尿病酮症酸中毒

糖尿病酮症酸中毒（DKA）是糖尿病的一种严重的急性并发症。糖尿病患者在各种诱因的作用下，机体胰岛素缺乏加重，而升糖激素不适当升高，造成糖、蛋白质、脂肪代谢紊乱而导致高血糖、高血酮、酮尿、脱水、电解质紊乱和代谢性酸中毒等症候群。当血酮 > 2mmol/L（2mg/dL）时称为酮症，当酮酸积聚发生代谢性酸中毒时，称为酮症酸中毒，此时血酮多 >5mmol/L。

一、流行病学

DKA 在胰岛素应用于临床之前，是糖尿病死亡的主要原因。随着糖尿病知识的普及与胰岛素的广泛应用，DKA 的发病率已明显下降。近年来，每年 1 型糖尿病酮症酸中毒发病率为 3% ~4%，DKA 仍然是儿童和青少年 1 型糖尿病患者最常见的死亡原因。在国外成人 DKA 患者，总体死亡率 <1%。近年临床观察在老年糖尿病患者中 DKA 发病有增加趋势。在老年及合并严重伴发疾病患者中，国外统计数据死亡率 >5%，国内大多在 10% 左右，在这种情况下的死亡多与其基础疾病有关而不是酮症酸中毒所致。据统计，DKA 的发病率国外约占住院糖尿病患者的 14%，国内为 14.6%。

二、病因

1 型糖尿病常有自发性糖尿病酮症酸中毒倾向，2 型糖尿病在一定诱因下也可发生。在某些 2 型糖尿病患者可以 DKA 为首发表现。DKA 的临床发病大多有诱发因素，这些诱因多与加重机体对胰岛素的需要有关。诱因如下：

（1）急性感染：是 DKA 最常见的诱因。常见有急性上呼吸道感染、肺炎、泌尿系感染、化脓性皮肤感染、胃肠道感染如急性胃肠炎、急性胰腺炎、胆囊炎、胆管炎、腹膜炎以及深部脓肿。

（2）胰岛素突然减量或中止降糖药物治疗。

（3）暴饮暴食。

（4）严重外伤、烧伤、大手术、麻醉、急性心肌梗死、心力衰竭、脑卒中等。

（5）严重的精神应激。

（6）胃肠功能紊乱，如食物中毒导致恶心、呕吐，不能进食。

（7）妊娠，尤其是分娩。

（8）静脉输注葡萄糖或使用大剂量的糖皮质激素、生长激素、生长抑素、肾上腺素、苯妥英钠等。

（9）违禁药物如可卡因。

10% ~30% 的 DKA 患者可无诱因。报道也显示越来越多的发生在儿童、青少年及成人 2 型糖尿病患者的 DKA 没有直接原因。观察性及前瞻性研究表明某些新诊断的成人 2 型糖尿病患者有无缘无故的 DKA。这些病例的临床表现是发病急（类似于经典 1 型糖尿病）。但是经过短时间胰岛素治疗后，病情能够明显缓解，并且最终停用胰岛素治疗，采用饮食或者口服降糖药就能够良好控制血糖。这些患者中 2 型糖尿病的临床与代谢特征包括超重明显的糖尿病家族史、一定的胰腺胰岛素储备、B 细胞破坏自身免疫性标记物阳性率低以及随访过程中胰岛素治疗的可中断性。这种发生 DKA 后独特的短暂性需要胰岛素治疗的现象主要发生在黑人与西班牙人。在美国人、亚洲人群中也有报道。这种糖尿病的变异情况文献中称之为特发性 1 型糖尿病、非典型糖尿病、"弗莱特布什糖尿病"、1.5 型糖尿病，以及最近谈到的酮症倾向 2 型糖尿病。一些实验研究已经阐明了酮症倾向 2 型糖尿病的发病机制，这些患者有显著的胰岛素分泌受损及作用障碍，但是积极的胰岛素治疗可以改善胰岛素分泌及作用水平，类似于没有 DKA 的 2 型糖尿病患者。

三、发病机制

引起酮症酸中毒的原因：一方面是胰岛素分泌相对或绝对不足，高血糖不能刺激胰岛素的进一步分泌；另一方面是对抗胰岛素的升糖激素分泌过多。升糖激素包括胰高血糖素、肾上腺素、糖皮质激素和生长激素等，其中胰高血糖素的作用最强。由于胰岛素及升糖激素分泌双重异常，患者体内葡萄糖运转功能降低，糖原合成与糖的利用率降低，糖原分解及糖异生加强，血糖显著增高。同时由于脂肪代谢紊乱，游离脂肪酸水平增加，给酮体（乙酰乙酸、β－羟丁酸和丙酮）的产生提供了大量前体，最终形成了酮症酸中毒（图 18 － 1，图 18 － 2）。

酮症酸中毒时机体病生理改变主要包括以下几个方面：

1. 高血糖　DKA 患者的血糖呈中等程度的升高，常在 16.6 ~27.7mmol/L，除非发生肾功能不全否则多≤27.7mmol/L。

2. 酮症　酮体是脂肪不完全 β － 氧化物的产物，包括乙酰乙酸、β － 羟丁酸和丙酮 3 种成分。其中乙酰乙酸为强有机酸，能与酮体粉发生显色反应；β － 羟丁酸为乙酰乙酸还原产物，亦为强有机酸，在酮体中含量最大，约占酮体总量的 70% ；丙酮为乙酰乙酸脱羧产物，量最少，呈中性，无肾阈，可经呼吸道排出，具挥发性并溶于脂肪组织，在别的酮体已恢复正常后，丙酮仍可在呼出的气体和尿中存在。正常人血酮体≤10mg/dL，酮症酸中毒时可升高50~100倍，尿酮体阳性。

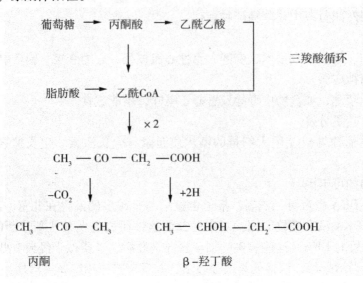

图18-1　酮体生成

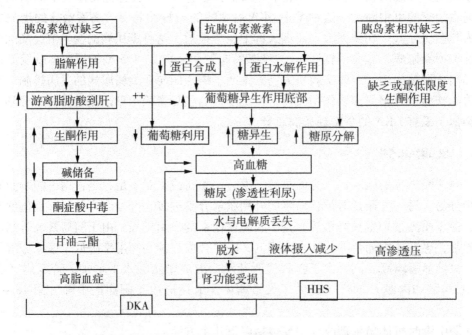

图18-2　DKA和HHS（高血糖高渗状态）发病机制

3. 酸中毒　酮症酸中毒时，酮酸、乳酸等有机酸以及硫酸、磷酸等无机酸生产增多，肾脏排酸失碱加重，再加上脱水和休克造成机体排酸障碍，最终导致代谢性酸中毒的发生。

4. 脱水　酮症酸中毒时，血糖明显升高，同时大量酸根产生渗透性利尿及排酸失水，加上呼吸深快、呼吸道丢失水分和可伴有的恶心、呕吐、腹泻引起的消化道失水等因素均可导致脱水的发生。脱水 5% 可有脱水症状（尿量减少、皮肤干燥、眼球下陷），脱水 >15% 时可有循环衰竭（心率快、脉细弱、血压体温下降）。

5. 电解质紊乱　渗透性利尿、摄入减少及呕吐、细胞内外水分转移、血液浓缩均可以导致电解质紊乱尤其是钾的丢失。由于同时有电解质的丢失和血液浓缩等方面因素的影响，实际测定的血电解质水平可高、可低，亦可在正常范围。酮症酸中毒时，由于血脂水平增高可使水溶性的电解质成分如血钠假性降低，同时由于细胞分解代谢量增加，磷的丢失亦增加，临床上可出现低磷血症。

6. 周围循环衰竭和肾功能障碍　严重失水、有效血容量减少，加之酸中毒导致微循环障碍，如不能及时纠正，可导致低血容量性休克。且糖尿病患者本身可并发糖尿病肾病。肾前性及肾性损害可同时存在，导致少尿或无尿，严重者引起肾功能衰竭。

7. 中枢神经系统　由于严重失水、循环障碍、渗透压升高、脑细胞缺氧等多种因素引起中枢神经细胞功能障碍，出现不同程度的意识障碍、嗜睡，甚至脑水肿昏迷。

四、临床表现

1. 酮体在体内蓄积的程度分为酮症和酮症酸中毒　酮症酸中毒按其程度可分为轻度、中度及重度 3 种情况（表 18-1）。轻度实际上是指单纯酮症并无酸中毒，有轻、中度酸中毒者可列为中度；重度则是指酮症酸中毒伴有昏迷，或虽无昏迷但二氧化碳结合力 < 10mmol/L，后者很容易进入昏迷状态。

表 18-1　酮症酸中毒分度

分度	CO$_2$CP		pH
	mmol/L	vol/dL	
轻度	<20	<44	<7.35
中度	<15	<33	7.20
重度	<10	<22	<7.05

2. 较重的酮症酸中毒临床表现

（1）糖尿病症状加重：多饮、多尿、乏力及体重下降的症状加重。

（2）胃肠道症状：食欲下降、恶心、呕吐。有的患者可出现腹痛症状，有时甚至被误为急腹症。造成腹痛的原因尚不明了，有人认为可能与脱水及低血钾（或）低血镁所致胃肠道扩张和麻痹性肠梗阻、肝包膜膨胀、腹膜失水等原因有关。

（3）呼吸改变：当血 pH < 7.2 时，血浆 H$^+$ 增多直接刺激呼吸中枢，导致呼吸深快（Kussmaul 呼吸），以利排酸，患者呼吸中可有类似烂苹果气味的酮臭味；当 pH < 7.0 时则发生脑干呼吸中枢受抑制，呼吸减慢。

（4）脱水与休克症状：中、重度酮症酸中毒患者常有脱水症状，如尿量减少、皮肤干燥、眼球下陷等。脱水超过体重 15% 时则可有循环衰竭，症状包括心率加快、脉搏细弱、血压及体温下降等，严重者可危及生命。

（5）神志改变：神志改变的临床表现个体差异较大，早期有头痛、头晕、萎靡继而烦躁、嗜睡、昏迷，造成昏迷的原因包括乙酰乙酸过多、脑缺氧、脱水、血浆渗透压升高、循环衰竭。

（6）诱发疾病表现：各种诱发疾病均有特殊表现应予以注意以免与酮症酸中毒互相掩盖贻误病情。

3. 临床转归及并发症　一般糖尿病酮症酸中毒病死率为 5% ~10%，而老年糖尿病患者患酮症酸中毒的病死率为 50% 以上。死亡的主要原因是糖尿病并发的心肌梗死、循环衰竭、脑卒中、肠坏死、严重感染和肾功能衰竭。在儿童糖尿病患者中，入院时的血浆渗透压是 DKA 预后的预测因素。妊娠合并 DKA 时，胎儿和母亲的死亡率较单纯 DKA 高。因此，应重视预防酮症酸中毒的发生。

五、实验室检查

1. 尿糖、尿酮　尿糖多为（＋＋）~（＋＋＋）。当肾功能受损时肾糖阈可升高，尿糖可减少或阴性。尿酮可用试纸或酮体粉测定，酮体粉的有效成分为硝普钠（亚硝基铁氰化钠），主要与乙酰乙酸反应，玫瑰紫色为阳性。将尿液覆盖酮体粉后观测颜色变化 30s 内出现玫瑰紫色为强阳性，1min 内出现为阳性，2min 内出现为弱阳性，2min 以上出现则无临床意义。分析酮体水平时值得注意的是：①酮症消退时，β－羟丁酸转化为乙酰乙酸，而后者与酮体粉的显色反应显著强于前者，故可能发生酮体水平下降而测定值反而假性升高的情况；②缺氧时，较多的乙酰乙酸被还原而转化为 β－羟丁酸，酮体可假性降低。

2. 血酮　如取尿液标本有困难时，可测血酮，方法是用血清及其稀释物或试纸反应，正常者做 1 : 2 以上稀释时多呈阴性反应，酮症酸中毒则可达 1 : 16 仍为阳性。血酮最低可测值为 0.96mmol/L，故计算血酮水平的公式为：血酮浓度 = 0.96mmol/L× 稀释倍数。DKA 时血酮体 >5mmol/L。

3. 血糖　多高于 16.6mmol/L，一般在 16.6 ~27.7mmol/L，如 >27.7mmol/L，则说明有肾功能不全。

4. 血电解质及尿素氮（BUN）　钠、氯常降低，但由于血液浓缩，亦可正常或升高；严重高血糖可导致稀释性低血钠，血糖每增加 5.6mmol/L，血钠可降低 1.6mmol/L。校正后的血 Na^+：$[Na^+]$ + 1.6 × [血糖（mg/dL）– 100]/100 可评价脱水状态，Na^+ > 140mmol/L，提示大量脱水。严重的高三酰甘油血症可导致假性低钠血症，此时应审慎评价化验指标，避免给予高渗盐水补液。血钾在治疗前多正常，可偏低，偶可见升高，见于合并肾功能损害者。治疗后血钾可急剧下降，BUN 多升高，这是血容量下降、肾灌注不足、蛋白分解增加所致，BUN 持续升高者，预后不佳。

5. 血酸碱度　血二氧化碳结合力及 pH 下降，HCO_3^- 降低，剩余碱水平下降，阴离子间隙明显升高。

6. 其他

（1）血常规：粒细胞及中性粒细胞水平可增高，反映血液浓缩、感染或肾上腺皮质功能增强；白细胞升高与感染程度无必然关系，更可能与血酮体浓度有关。CRP 和 IL－6 可能是提示感染和反映抗感染疗效的有用指标。

（2）尿常规：可有泌尿系感染表现；尿蛋白、管型可阳性。

（3）血脂：可升高，重者血清可呈乳糜状。

（4）血淀粉酶：不能仅根据淀粉酶升高就诊断急性胰腺炎，16%～25%的DKA患者会非特异升高，升幅不超过正常上限3倍。淀粉酶升高与血pH和血清渗透压显著相关，可因急性胰腺炎而起病。对起病时有腹痛、淀粉酶升高的患者行腹部CT增强扫描，10%～15%的DKA患者同时存在急性胰腺炎。

（5）胸透：有利于寻找诱发或继发疾病。

（6）心电图：无论是T_1DM型还是T_2DM型，窦性心动过速都是最常见的心电图表现。心电图：因右心房压力负荷一时性加重，可出现暂时性高尖P波。低血钾时，T波普遍低平。监测心电图有利于寻找诱因（如心肌梗死）并可帮助了解血钾水平。

六、诊断

根据糖尿病酮症酸中毒的临床表现和实验室检查所见，不难及时做出正确诊断。关键是要想到DKA的可能。出现以下情况是DKA的诊断线索：

（1）加重胰岛素绝对或相对不足的因素，如治疗中断、感染应激、暴饮暴食。

（2）恶心、呕吐、食欲减退。

（3）呼吸深快。

（4）头晕、头痛、烦躁或表情淡漠。

（5）脱水表现、心率增快、血压下降或休克。

（6）血糖明显升高、酸中毒等。

（7）昏迷。

七、鉴别诊断

1. 高渗性非酮症糖尿病昏迷　此类患者亦可有脱水、休克、昏迷等表现，老年人多见，但血糖常 >33.3mmol/L，血钠 >155mmol/L，血浆渗透压 >330mmol/L，血酮体为阴性或弱阳性。糖尿病酮症酸中毒与糖尿病高渗性昏迷也可同时并存。

2. 乳酸性酸中毒　此类患者起病急，有感染、休克、缺氧史，有酸中毒、呼吸深快和脱水表现，虽可有血糖正常或升高，但其血乳酸显著升高（ >5mmol/L），阴离子间隙 >18mmol/L。

3. 乙醇性酸中毒　有酗酒习惯，多在大量饮酒后发病，患者因剧吐致血 β - 羟丁酸升高，血酮可出现阳性，但在有酸中毒和阴离子隙增加的同时，其渗透压亦升高。

4. 饥饿性酮症　因进食不足造成，患者脂肪分解供能，尿酮呈阳性，但尿糖阴性，血糖多不高。

5. 低血糖昏迷　患者曾有进食过少的情况，起病急，呈昏睡、昏迷，但尿糖、尿酮阴性，血糖低，多有过量注射胰岛素或过量服用降血糖药史。

6. 脑血管意外　可诱发酮症酸中毒，致两者并存。颅脑CT与MRI的应用可用于鉴别。

7. 各种急腹症　如急性阑尾炎、急性胰腺炎、急性胆囊炎可并发酮症酸中毒。酮症酸中毒以腹痛为首发症状的发生率约5.4%，其腹痛的表现形式多样，可伴有体温升高、肝功能异常、凝血功能异常和血小板减少。尿酮体为阴性或弱阳性。研究显示，腹痛与代谢酸中毒明显相关，发生腹痛者HCO_3^-和血pH明显低于无腹痛者，HCO_3^-越低，腹痛的发生率越高。糖尿病酮症酸中毒所致急性腹痛经过积极治疗3～6h后腹痛消失。

八、几种特殊类型的 DKA

1. 血糖正常的 DKA　约占 15%，起病时的血糖可正常或仅轻度升高（< 16.6mmol/L）。仍然有酮症酸中毒。见于脱水不严重或肾小球滤过率很高，可以大量排出尿糖的患者。患者一般较年轻，摄水较多，空腹时间较长或为妊娠或正在进行胰岛素治疗。此外，当患者有显著的高三酰甘油血症时，如三酰甘油 > 28.2mmol/L，血糖也可假性正常。

2. 碱血症性 DKA　呼吸代偿或代谢性碱中毒部分抵消原发性代谢性酸中毒 DKA 时过度通气、呼出大量 CO_2 引起的呼吸性碱中毒。大量呕吐、过度使用利尿剂和摄入碱性物质以及 Cushing 综合征都可能出现这种情况。DKA 时监测阴离子间隙更有意义，DKA 时大量的 HCO_3^- 用于缓冲酮酸，升高了阴离子间隙，呕吐时又丢失大量 Cl^- 阴离子间隙进一步增加。

3. 正常酮体性 DKA　缺氧或低血压、严重感染时，线粒体内的还原型辅酶 I（NADH，即还原态的烟酰胺腺嘌呤二核苷酸）不能产生 NAD^+ 和 H^+，NADH/NAD^+ 值升高，促使乙酰乙酸大量产生 β-羟丁酸，比例可达 20 : 1（β-羟丁酸：乙酰乙酸）。组织缺氧时，丙酮酸转变为乳酸以产生 NAD + 供细胞代谢，消耗大量的 NAD^+，使 NADH/NAD^+ 值升高，同样也会出现尿酮体不高的情况。

4. 妊娠期 DKA　妊娠期糖尿病其发病率世界各国报道为 1%～14%，我国妊娠期糖尿病的发生率为 2.5%～3.1%。妊娠中晚期，拮抗胰岛素激素样物质增加，糖代谢紊乱加重时，脂肪分解加强，血清酮体急剧升高，易发生糖尿病酮症酸中毒。妊娠期糖尿病未能及时做出诊断，胰岛素治疗不当以及并发重度子痫前期、呕吐、使用拟交感神经药物、隐性感染等，易诱发酮症酸中毒。妊娠期 DKA 临床表现不典型，常与其他疾病相混淆，导致早期的误诊误治，危及孕妇及胎儿生命。误诊原因：①妊娠未定期产检，常规空腹血糖检查容易造成漏诊，发生糖尿病酮症酸中毒时不易引起医务人员重视。②妊娠期糖尿病酮症酸中毒临床表现缺乏特异性，易误诊为妊娠合并急性胰腺炎、重度子痫前期、肾结石、阑尾炎等疾病。

九、治疗

1. 治疗　加强宣教，提高糖尿病患者、家属及一般人群对酮症酸中毒的认识，以利于及早发现和治疗本病。严格控制好糖尿病，及时防治感染等诱因，预防酮症酸中毒的发生与发展。在治疗方面，对于轻度的酮症酸中毒患者应鼓励进食、进水、用足胰岛素以利血糖下降和酮体消除；中、重度酮症酸中毒应用小剂量胰岛素、补液、纠正电解质及酸碱平衡。去除诱因，防止酮症酸中毒的复发。

（1）小剂量胰岛素疗法：此疗法是指按每千克体重（按标准体重计算）0.1U/h 的剂量，经静脉、肌肉或皮下给予正规胰岛素，成人通常用 4～6U/h，一般不超过 10U/h。使血糖以 3.9～5.9mmol/（L·h）的速度下降。治疗的主要目的是消除酮体，正常人胰岛素半数最大抗脂肪分解作用的外周血水平为 10mU/L。小剂量胰岛素疗法即可对酮体生成产生最大抑制，而又不至于引起低血糖及低血钾。低血糖不利于酮体消除，尤其不能进食的患者，热量不足可导致饥饿性酮体参与酮症酸中毒。

不同途径胰岛素给药，首剂由静脉、肌肉或皮下注射相同剂量的胰岛素 0.33U/kg，以后 7U/h，给药途径同首剂方式，直至血糖降至 13.9mmol/L。静脉给药，酮体在最初 2h 内下降速度最快，血糖在最初 2h 内下降速度最快，但 8h 后三者的血糖下降程度相似。

研究已经显示皮下注射速效胰岛素类似物（赖脯胰岛素与门冬胰岛素）与静脉使用正规胰岛素治疗 DKA 相比也是一个有效的选择。有研究表明在非重症监护室中每隔 1 ~ 2h 皮下注射速效胰岛素类似物治疗轻至中度 DKA 与在重症监护室中静脉使用正规胰岛素治疗的安全性和有效性是一致的。血糖下降速率与酮症酸中毒被纠正的平均时间在皮下注射胰岛素类似物与静脉使用正规胰岛素治疗中是类似的。

小剂量胰岛素使用过程中应注意：①胰岛素可皮下给药，但严重 DKA 患者末梢循环差，或全身性水肿及病危患者皮下用药效果不佳，胰岛素可在组织内蓄积，血压恢复后，容易引起低血糖反应，故常需静脉给药；②可用冲击量 20U 左右，尤其是采用胰岛素皮下给药时；③血糖 < 13.9mmol/L 时，可按胰岛素（U）：葡萄糖（g）=（1：1）~（1：2）给药；④恢复饮食后，停止静脉胰岛素输注后应及时皮下注射胰岛素，否则由于静脉胰岛素代谢清除率高作用难以持久，如果造成酮症酸中毒的诱因尚未完全消除，可能导致酮症酸中毒的复发。

治疗过程中应防治低血糖：低血糖的发生直接影响患者的预后，其发生原因与对胰岛素的调节方案不熟练，使血糖下降速度过快；单纯使用末梢血糖监测造成误差有关。因危重患者尤其是有循环衰竭的患者，末梢血糖明显高于静脉血糖，末梢血糖与静脉血糖相差 3.3 ~ 4.3mmol/L，在治疗过程中要密切注意末梢血糖检测与静脉血浆血糖测定的比对。

（2）补充血容量是抢救 DKA 重要的措施，只有在有效血容量恢复后，胰岛素才能发挥生物学效应。对重症酮症酸中毒患者更是治疗的关键，不只利于失水的纠正，而且有助于血糖的下降和酮体的消除。成年酮症酸中毒患者一般失水 3 ~ 6L，原则上前 4h 应补足水量的 1/3 ~ 1/2，以纠正细胞外脱水及高渗问题；以后则主要纠正细胞内脱水并恢复正常的细胞功能和代谢。补液开始用生理盐水，当血糖降至 13.9mmol/L 左右，可改为葡萄糖并联合胰岛素输注。可同时胃肠道补液，对于昏迷患者予以胃管补液，开始给予温开水，以后参考血钠、血钾水平，给予电解质液体。经胃管每 4h 注入温开水 300 ~ 400mL，24h 饮水 1 500 ~ 2 000mL，直至酮症酸中毒纠正。但如果有呕吐、明显胃肠胀气及上消化道出血，则不宜胃肠道补液。

（3）电解质紊乱

a. 钠和氯的补充可通过输入生理盐水而实现。过多补充氯化钠及氯化钾可造成高氯血症：高氯血症可导致酸中毒不易纠正，影响血红蛋白的 O_2 解离，导致组织缺氧，诱发肾功能损害。治疗过程中应避免高氯血症的发生，可考虑消化道补液饮水。

b. 钾：对本症患者纠正电解质紊乱，主要是补钾，患者总体钾丢失往往较严重，而且胰岛素的使用和血 pH 升高可促使钾进入细胞内，扩容补充血容量能利尿排钾，但都可加重低血钾。实验室化验血钾 < 5.5mmol/L 时就应该开始补钾。常用 10% 氯化钾。值得注意的是高血钾可引起严重的后果，如心搏骤停等，必须加以预防。补钾时应注意：血钾低或正常而且有尿者（每小时尿量在 40mL 以上）可立即补钾；血钾高或无尿者暂缓补钾；24h 补氯化钾 3 ~ 6g；可辅以口服 10% 氯化钾以减少静脉补钾量。

c. 磷：DKA 患者体内总磷缺乏，平均每千克体重 1.0mmol，但是血磷表现为正常或升高，随着胰岛素治疗，血磷降低。前瞻性随机研究表明 DKA 患者补磷治疗无任何益处，并且过度补磷可导致严重的低钙血症。但是为了避免低磷血症导致的潜在心肌、骨骼肌乏力及呼吸肌抑制，在心功能不全、贫血或存在呼吸肌疲劳患者及血磷 < 1.0mmol/L，应谨慎缓和

补磷，不超过 4.5mmol/h（1.5mL/h K_2PO_4）是较为安全的补磷速度。

d. 镁：充分补钾 2～3d 后，低血钾难以纠正，或血镁＜0.74mmol/L（1.8mg/dL）时，如肾功能正常，可考虑补镁。10% 硫酸镁稀释为 1% 浓度静脉滴注，每天 10% 硫酸镁 60～80mL。补镁过多、过快可导致呼吸抑制，血压下降，心脏骤停，可给予 10% 葡萄糖酸钙对抗其不良反应。

e. 纠正酸中毒：DKA 患者中补碱治疗存在争议。大部分专家认为补碱治疗不会改变中度 DKA（pH 6.9～7.14）成人患者的治疗结果，只有在重度酸中毒，pH＜7.1 或 HCO_3^-＜5mmol/L 时方需补碱。补碱的原则为宜少且宜慢。常用 5% 碳酸氢钠 100～200mL（每千克体重 2～4mL）缓慢输入，直到静脉 pH＞7.0。输入碱液时应注意避免与胰岛素使用同一条通路，以防胰岛素效价的下降。不宜使用乳酸钠，以免加重可能存在的乳酸性酸中毒。补碱过多、过快可造成不良后果：由于碱性物质难以通过血脑屏障，补碱过于积极可导致血 pH 升高，机体排酸机制的受抑制而加重颅内酸中毒和氧合血红蛋白解离曲线左移造成组织缺氧；补碱过多可导致脑细胞内外渗透压失衡导致脑水肿；补碱过于积极还可促进钾进入细胞而加重低血钾；治疗后酮体消失，原来与酮体结合的碳酸 - 碳酸氢钠这一缓冲对重新释放出来，加上所补的碱，可引起反跳性碱中毒。如果 DKA 患者在治疗前神志不清，治疗后神志恢复，在补碱过程中又出现神志不清，要考虑补碱过快过多引起了脑水肿的可能。

2. 诱发因素及防治并发症

（1）诱因：因 DKA 的常见诱因是感染，且糖尿病患者本身多存在免疫功能损害，应积极给予控制感染，根据感染部位选择针对性抗生素。因 DKA 可引起低体温和血白细胞升高，故此时不能以有无发热或血常规改变来判断，应监测 C - 反应蛋白。积极寻找可能存在的感染灶并及时留取细菌标本行细菌培养及抗生素敏感试验，选择有效抗生素。抗生素选择，应以降阶梯为原则并及时评价抗生素疗效，避免延误病情。如起病非感染诱发，但发生昏迷，多合并误吸，可导致吸入性肺炎；卧床导致褥疮；留置导尿合并泌尿系感染，应注意防治。少见的感染如深部脓肿如肝脓肿、肾脓肿或肾周脓肿、肺脓肿，在老年糖尿病患者不少见，如不能及时发现治疗，可导致酮症难以纠正。

（2）心力衰竭与心律失常：年老合并冠心病的患者，DKA 可诱发急性心肌梗死，补液过多可导致心力衰竭，应注意血压、心率、中心静脉压、尿量等情况调整输液量和速度，并酌情使用利尿剂和正性肌力药。血钾过高、过低均可诱发严重的心律失常导致心源性猝死，应监测血钾及心电图。

（3）肾功能衰竭：是 DKA 主要的死亡原因，与有无肾脏基础病变、休克程度等密切相关。一旦出现进行性血尿素氮、肌酐水平升高伴少尿，应及时行血液滤过治疗或肾脏透析治疗。

（4）脑水肿：一旦发生，死亡率极高，应着重于预防、早期发现和治疗。脑水肿发生机制多样，包括脑缺血缺氧，炎症因子的产生，脑血流量增加，细胞膜离子通道中断，细胞内、外液体的快速转移致渗透压改变。应慎重补碱，适当补液避免渗透压快速变化。脑水肿的症状及体征变化多样，包括初起头痛，意识状态的逐渐加重，癫痫发作，括约肌失禁、瞳孔改变、视盘水肿、心动过缓、血压增高、呼吸抑制。当患者出现烦躁、心率增快、血压偏高、肌张力增加，应警惕脑水肿发生。发生脑水肿时可给予脱水药物如呋塞米（速尿），必要时给予糖皮质激素。此外有报道使用奥曲肽静脉滴注治疗 DKA 所致脑水肿能明显改善患者预后。

（5）消化道症状恶心、呕吐频繁者，充分静脉补液同时，应注意预防吸入性肺炎。此外要预防应激性消化道出血，适当使用制酸药物。

（6）横纹肌溶解症（RMS）：是指横纹肌损伤，致使大量肌红蛋白、肌酸磷酸激酶、乳酸脱氢酶进入外周血而导致的一种临床综合征。主要临床表现为肌肉酸痛和小便呈茶色。化验血清磷酸激酶升高，血、尿肌红蛋白阳性。在DKA患者由于血容量不足，心肌、骨骼肌、肝细胞可发生缺血缺氧性坏死。DKA并发RMS的概率大约50%，绝大多数为亚临床型，为无症状性的肌酸激酶升高，伴有肾功能损害者肌酸激酶升高明显。DKA伴RMS者死亡率较单纯DKA升高4倍。治疗以扩容、碱化尿液、利尿、改善肾脏循环为主。

（7）急性胰腺炎：半数以上糖尿病酮症酸中毒患者会出现血、尿淀粉酶非特异性升高，有时其升高幅度较大。但DKA也可因急性胰腺炎发病，尤其是合并高三酰甘油血症患者。严重的高三酰甘油血症（＞28.2mmol/L）发生率＜1%，但是一旦TG＞14.1mmol/L，应该注意通过血、尿淀粉酶及胰腺B超或者CT检查进一步明确是否存在急性胰腺炎。这种高三酰甘油血症，给予小剂量胰岛素即可明显改善，而不需贝特类调脂药物的干预。

（8）脑卒中：不但见于成年DKA患者，也可发生在青少年。DKA并不经常并发脑卒中，但是一旦出现往往致命。DKA可看做是血管内皮的应激和凝血系统的功能损害过程。血栓形成是少见但是多因素造成的。治疗DKA中枢神经系统并发症首先要治疗脑水肿。

（9）极少见的并发症还有双侧缺血性视神经病变的报道。

十、预后

有报道DKA的病死率一般为2%～10%。年轻人为2%～4%，65岁以上老年人则达20%。年龄是危险因素之一，老年DKA患者组织器官退化，耐受应激能力下降多合并基础疾病，认知功能下降，对治疗顺应性差，导致死亡危险性增大。有38.4%（25/65）的患者以DKA首发就诊，否认既往糖尿病病史，但追问发病经过，多在较长时间内有口渴、多饮等临床症状，未予重视。DKA在2型糖尿病死亡中占第3位，且多见于老年人及病程短者。多种并发症是糖尿病患者发生酮症酸中毒的诱因，也是导致DKA患者死亡的直接原因，并发症的存在，即可掩盖DKA的症状，又易导致延误诊断和治疗，且使DKA患者的病情更加危重，DKA的预后取决于治疗是否恰当。

（武永华）

第三节 糖尿病的眼部并发症

糖尿病眼部并发症包括糖尿病性视网膜病变、白内障、葡萄膜炎、糖尿病性视神经病变、屈光和眼肌并发症以及结膜病变，而眼部最易受损的部位是视网膜。

一、糖尿病性视网膜病变

糖尿病性视网膜病变（diabetic retinopathy，DR）是糖尿病微血管并发症中最重要的病变之一，是一种具有特异性改变的眼底病变，主要与患糖尿病的病程和控制程度有关。

（一）流行病学

随着世界各国糖尿病患者人数的逐年增加，糖尿病视网膜病变已成为严重的全球性问题。尽管我们对其研究和治疗均已取得巨大进步，但 DR 仍是世界上双眼盲目第一位的病因，是西方国家成人首要致盲原因。据估计，病程超过 15 年的 75% 糖尿病患者均伴有 DR 的发展。WESDR 研究发现，有 3.6% 的 1 型糖尿病患者和 1.6% 的 2 型糖尿病患者出现失明。而增殖型糖尿病视网膜病变（proliferative diabetic retinopathy，PDR）导致的每年失明人数占美国全年全部失明人数的 12%；在 <30 岁的人群中，PDR 导致的每年失明人数更高达 86%。因此，早在 1989 年世界卫生组织的 StVincent 宣言中就提出，眼科的一大目标是将糖尿病引起的新发盲数减少 1/3 以上。

亚洲人群进行的 DR 患病率的调查资料比较少，且大多来自印度。1992 年在台湾进行了相关的人群调查，527 例 40 岁以上糖尿病患者中 35% 伴有 DR，这一结果与西方人群采用眼底照相进行调查的结果相似。但是，近年来在印度，基于临床检查所进行的调查研究发现 DR 发生率并没有那么高：Andhra Pradesh 调查结果为 22.4%，而 Aravind 调查仅为 10.5%。最近进行的 Chennai 城乡流行病学研究（Chennai Urban Rural Epidemiological Study，CURES），对 1 382 例 20 岁及 20 岁以上糖尿病患者和 354 例新近诊断为糖尿病（口服葡萄糖耐量试验）的患者进行了眼底照相，结果发现 17.6% 糖尿病患者伴有 DR，而新近诊断为糖尿病患者仅为 5.1%。

随着我国经济的突飞猛进，人民生活水平的提高，膳食结构的改变以及不良的生活习惯，近年来糖尿病的发病率日渐增高。1980 年调查全国 13 个省市，30 万人中糖尿病的发病率仅为 0.67%；1994 年调查全国 17 个省市 18 万人中糖尿病的发病率增加至 2.3%。1994 年北京调查 20 000 人群中糖尿病发病率为 1.44%，糖耐量降低发病率为 3.26%，总共达 4.7%。

（二）分型和分期

我国现行的糖尿病性视网膜病变分期是 1987 年中华医学会眼科学会通过的，将糖尿病视网膜病变分为非增生型和增生型两型和 6 期。非增生型糖尿病视网膜病变（nonproliferative diabetic retinopathy，NPDR）又称为背景型糖尿病视网膜病变（background diabetic retinopathy，BDR），分期包括：Ⅰ期，有微血管瘤或合并有小出血点；Ⅱ期，有黄白色硬性渗出和（或）有出血斑，微血管瘤（microaneursms）；Ⅲ期，有棉绒斑和（或）有出血及微血管瘤。增生型糖尿病视网膜病变（proliferative diabetic retinopathy，PDR）分期：Ⅳ期，除上述病变外眼底有新生血管或合并玻璃体出血；Ⅴ期，眼底有新生血管和增生膜形成；Ⅵ期，眼底有新生血管和增生膜形成，并有视网膜脱离。

2002 年悉尼国际糖尿病性视网膜病变分型以两个重要的循证医学临床研究"糖尿病性视网膜病变早期治疗研究（ETDRS）"和"Wisconsin 糖尿病性视网膜病变流行病学研究（WESDR）"的研究结果为基础，共同制订并通过了下列新的糖尿病性视网膜病变（表 18 - 2）及糖尿病性黄斑水肿临床分级标准（表 18 - 3）。

表 18 - 2　糖尿病性视网膜病变国际临床分型

分型	散瞳眼底检查所见
无明显视网膜病变	无异常
轻度非增生性糖尿病性视网膜病变	仅有微动脉瘤
中度非增生性糖尿病性视网膜病变	除微动脉瘤外，还存在轻于重试非增生性糖尿病性视网膜病变的改变

分型	散瞳眼底检查所见
重度非增生性糖尿病性视网膜病变	出现以下任一改变，但无增生性视网膜病变的体征：①4 个象限中每一象限出现 >20 处视网膜内出血；②在 ≥2 个象限出现静脉串珠样改变；③至少有 1 个象限出现明显的视网膜内微血管异常
增生性糖尿病性视网膜病变	出现下列 1 种或 1 种以上改变：①新生血管；②玻璃体出血或视网膜出血

表 18 - 3　糖尿病性黄斑水肿新的临床分级标准

疾病严重程度	散瞳眼底检查所见
缺少明显的糖尿病性黄斑水肿	在后极部无明显视网膜增厚或硬性渗出
存在明显的糖尿病性黄斑水肿	在后极部存在部分视网膜增厚或硬性渗出
糖尿病性黄斑水肿分级：	
(1) 轻度糖尿病性黄斑水肿	在后极部存在部分视网膜增厚或硬性渗出，但远离黄斑中心
(2) 中度糖尿病性黄斑水肿	视网膜增厚或硬性渗出接近黄斑中心但未涉及黄斑中心
(3) 重度糖尿病性黄斑水肿	视网膜增厚或硬性渗出涉及黄斑中心

注：硬性渗出是目前或既往存在黄斑水肿的一种体征。糖尿病性黄斑水肿的定义是视网膜增厚，最好用三维方法评价，如散瞳后裂隙灯显微镜检查或眼底立体照相。

（三）临床表现

不同时期有不同症状。早期可有视力减退，或有闪光感。当有视网膜出血时可有暗影出现，有玻璃体出血时可见大量黑影飘动，大量玻璃体出血则视力严重下降。

1. 非增生型糖尿病视网膜病变　由于血 - 视网膜屏障受到损害可表现为：①微血管瘤，检眼镜检查微血管瘤呈针尖大的小红点，多分布在黄斑区附近或散在分布在后极部视网膜。随着病情的加重微血管瘤增多可分布至整个视网膜。在眼底荧光素血管造影（fundus fluorecein angiography，FFA）中呈现点状高荧光。②出血（hemorrhages），可位于视网膜各层而呈现火焰状、点状和斑状。轻者出血稀少，重者出血增多。③渗出（exudates），硬性渗出从血清中渗出的脂蛋白类物质，多围绕黄斑呈簇状排列，呈现为黄白色小点，可排列呈环状、星形或不规则形。④棉绒斑（cotton - wool spots），它并不是真正的渗出而是由于毛细血管闭塞缺血缺氧致视神经纤维肿胀断裂，轴浆流受损形成白色羽毛状。检眼镜下呈现白色棉絮样。一般数量较少，病情加重时棉绒斑加多。FFA 显示该处毛细血管闭塞。⑤水肿（edema），由于毛细血管屏障受损，血管内液体流入视网膜内引起视网膜水肿，尤以黄斑区水肿最易受累。检眼镜检查可见黄斑视网膜增厚，中心光反射消失，呈灰白色调。重者形成弥散性水肿，影响整个后极部。重者形成囊样空间，称为囊样水肿（cystoid edema）。FFA 显示视网膜弥散渗漏，黄斑呈现花瓣状或蜂房样渗漏。⑥毛细血管闭塞（capillary closure），这期仅有少量毛细血管闭塞。当快进入增生期时，毛细血管闭塞数量增多则形成大片无灌注区。FFA 呈现低荧光。⑦动静脉改变，静脉呈现扩张，如同时合并高血压则动脉变细。

2. 增生前糖尿病视网膜病变　在非增生性糖尿病视网膜病变，当微血管闭锁进展，缺血增重，在原有眼底病变中出现增生前糖尿病性视网膜病变的临床表现。此期视网膜微血管病变加多，即视网膜内微血管异常（intraretinal microvascular abnormalities, IRMA）增多。如毛细血管扩张、微血管瘤、出血、棉绒斑增多，并有无灌注区形成，甚至视网膜内小的新生血管形成。FFA显示视网膜大量高荧光点和局限性低荧光区，黄斑水肿渗漏或有花瓣状或蜂房样渗漏，静脉迂曲扩张，视网膜周边部可有较多毛细血管闭塞。预示病变将进入增生期。

3. 增生性糖尿病视网膜病变　PDR最重要的临床特征就是新生血管增生。此期除了NPDR的全部改变外，尚有新生血管和纤维组织形成。视网膜上有新生血管或合并乳头新生血管。新生血管增生常位于正常视网膜与缺氧区的交界处，即毛细血管无灌注区的边沿。眼底荧光素血管造影（FFA）于静脉早期出现新生血管的荧光形态，有如线状、芽状、鸡爪状或花瓣状。视盘上新生血管荧光素渗漏可超出视盘边界以后血管有纤维增生，新生血管退化，管径减小最后由白色纤维组织代替。此期可产生许多并发症，新生血管可产生视网膜出血和全视网膜出血，玻璃体积血，纤维增生可牵拉视网膜脱离。在视神经上的纤维增生可牵拉黄斑移位或形成放射状皱褶。末期新生血管可长在虹膜上和（或）前房角导致新生血管性青光眼，眼压增高而失明。

（四）诊断和鉴别诊断

糖尿病性视网膜病变的诊断根据患者血糖增高，双眼发病，病变可有视网膜微血管瘤，浅层和深层视网膜出血，新生血管等可明确诊断。应与以下疾病鉴别。

1. 视网膜静脉阻塞　糖尿病患者常伴有高血压和（或）高血黏度，故常同时发生视网膜静脉阻塞，则双眼视网膜出血程度不同。

2. 高血压视网膜病变　高血压视网膜病变出血较少，而棉绒斑较多，且多位于后极部，围绕视神经排列，动脉常有明显改变，如狭窄，硬化等。

（五）治疗

糖尿病性视网膜病变的治疗应根据不同时期进行药物、激光或手术治疗。药物仅为辅助治疗，至今尚无一种药物能有效控制糖尿病性视网膜病变的发展。根本的治疗在于早期控制血糖和全身相关因素如血压、血脂、肾功能、吸烟、饮食控制等。

1. 控制血糖和血压　有研究报道糖尿病性视网膜病变发展与血糖控制不良、血压增高、合并肾病、高血脂、病程、遗传以及吸烟有关，因此控制血糖是控制视网膜病变发生发展的关键因素。高血压和高血脂均可使血管发生病理变化，更易使病变恶化。

2. 药物治疗　对于预防和治疗早期糖尿病性视网膜病变，临床主要有血管保护剂、抗血小板聚集剂、醛糖还原酶抑制剂以及抗氧化剂等药物。

3. 全视网膜光凝（panretinal photocoagulation, PRP）　PRP通过破坏视网膜外层的光感受器细胞和视网膜色素上皮细胞，封闭无灌注区使视网膜缺血得以改善，减少新生血管形成和使新生血管消退。适用于增生前期和增生期的患者。PRP分3～4次完成。如合并黄斑水肿应先做黄斑局部或格栅光凝，然后再做全视网膜光凝，或同时做黄斑局部光凝和视网膜全光凝，以减轻黄斑水肿。

4. 手术治疗　糖尿病性视网膜病变的晚期严重并发症如大量的玻璃体出血以及牵拉性视网膜脱离常需行玻璃体切除和（或）剥膜术。

二、糖尿病性白内障

糖尿病性白内障有2种，一种是合并老年性白内障，其发病率较高、发病较早、进展较快和容易成熟；另一种是真性糖尿病并发性白内障，发病率较低。糖尿病性白内障的发病机制尚未能完全阐释，可能是由于对晶状体损害或生化特性改变所致。目前有以下 5 种学说：①醛糖还原酶－渗透机制；②氧化损伤机制；③蛋白的糖化机制；④需钙蛋白酶－蛋白分解机制；⑤谷胱甘肽及肌醇作用机制。

（一）临床表现

糖尿病患者白内障进展迅速，血糖控制不佳时尤为常见。典型表现为双眼晶状体从密集的囊下小空泡开始迅速发展为灰白色斑片状混浊，最终完全混浊。患者视力迅速下降，可伴有复视。临床中真正的糖尿病性白内障临床较少见，中青年糖尿病患者较多见。

（二）诊断和鉴别诊断

裂隙灯下可见糖尿病患者晶状体混浊即可明确诊断。合并老年性白内障的糖尿病性白内障，与老年性白内障较难鉴别，只是前者发病年龄较早、进展较快。有学者认为早期糖尿病性白内障容易侵犯晶状体囊，前后囊下易发生弥散性混浊。而老年性白内障早期多开始于皮质深层，特别是赤道部皮质中出现点片状混浊。

（三）治疗

1. 手术治疗　目前，治疗糖尿病性白内障的唯一方法为手术治疗。对于影响视力或者影响眼底检查和治疗的白内障均需手术治疗。

2. 药物治疗　迄今为止，没有有效治疗糖尿病性白内障的药物。许多药物仍在研究阶段，包括抗氧化剂、糖化抑制剂、钙通道阻滞剂、需钙蛋白酶抑制剂、谷胱甘肽以及维生素等。

3. 控制血糖　早期糖尿病性晶状体混浊是可逆的，因此控制血糖至关重要。

三、糖尿病性视神经病变

糖尿病性视神经病变（diabetic optic neruopathy）是糖尿病较少的并发症，包括糖尿病性视盘病变（diabeticpapillopathy）、缺血性视神经病变（ischemic optic neuropathy）即前部缺血性视神经病变（anterior optic neuropathy，AION）、激光导致的视神经萎缩（laser－induced optic disc atrophy）。

（一）糖尿病性视盘病变

易发生在青年起病的胰岛素依赖性（1 型）糖尿病患者，为暂时性视盘水肿的一种综合征。患者可有视物模糊或轻度视力下降，视盘水肿消退后视力可恢复。视盘水肿可为单侧或双侧，可在短期内吸收，眼底检查可见视盘充血呈粉红色，弥散性或象限性视盘水肿，视盘周围有放射性毛细血管扩张，可有少量视网膜出血或有棉絮样斑。视野检查可见生理盲点扩大，有时可见视神经纤维束样弓形视野缺损。FFA 可见早期视盘毛细血管扩张。晚期为视盘弥散性高荧光。此病需要与视盘水肿、视盘炎及假性视盘水肿相鉴别。一般无特殊治疗。

（二）缺血性视神经病变

缺血性视神经病变分为前部缺血性视神经病变和后部缺血性视神经病变（posterior ischemic optic neuropathy，PION）。AION 为糖尿病时出现微循环障碍致使视神经前端的小血管循环异常，发生局部缺血，缺氧造成组织水肿。本病常双眼受累，但多为先后发病，不伴有颅内压增高表现，它是以视力突然减退，视盘水肿和与生理盲点相连的象限性缺损视野为特点的一组综合征。眼底检查可见视盘颜色变浅，但发病初期视盘颜色可为正常或稍充血，边界模糊，呈现灰白水肿。瞳孔对光反射正常。典型的视野改变是绕过注视点的与生理盲点相连的上半或下半的弧形视野缺损。FFA 早期与视野缺损相应的视盘处血管及附近的脉络膜血管充盈不良，造影后期由于毛细血管通透性增高，呈高荧光。

PION 是巩膜筛板后部至视交叉的视神经血循环所致视功能损害引起的疾病。临床表现为发病急，视力突然下降，早期视盘正常，后期发生不同程度的视神经萎缩。视野缺损改变不典型。

AION 和 PION 的治疗以控制糖尿病为主，同时改善微循环及补充维生素。对于 AION 可以使用皮质类固醇治疗。糖尿病患者全身使用激素要慎重，需注意防止激素所致的并发症。

四、糖尿病与青光眼

在严重的糖尿病性视网膜病变，视网膜因大面积毛细血管闭塞而广泛缺血，由此产生的新生血管形成因子不仅能够诱发视网膜产生新生血管，而且能够诱发前节的虹膜产生新生血管，称为虹膜新生血管形成（irisneovasu – larization）。虹膜表面可见细小的新生血管，尤以瞳孔缘易见。与此同时，前房角也有大量新生血管形成，造成房水排出障碍，进而发生新生血管性青光眼（neovascular glaucoma，NVG），属于难治性青光眼，视功能严重损害，药物治疗效果不佳，常规滤过手术难以奏效，现在采用引流装置植入手术降低眼压取得一定疗效。

糖尿病患者中原发性开角型青光眼的发病率为 4% ~ 11%，约为非糖尿病患者患青光眼的 3 倍，在开角型青光眼患者中 6% ~ 13% 患有糖尿病。Pasquale 等研究显示除生活方式外，造成胰岛素抵抗的其他危险因素可能是引起眼压升高及青光眼的主要原因，而胰岛素抵抗是2 型糖尿病的主要发病机制。血糖控制不佳与青光眼发生密切相关，可能由于糖尿病患者房水含糖量增高，房水排出系统阻力增加；另外，血糖升高导致机体渗透压的改变，也使房水产生增多，因而引起眼压升高。

在高血糖状态下可引起晶状体膨胀，导致继发性闭角型青光眼。由此可见，糖尿病患者容易发生青光眼。

五、糖尿病患者的屈光和眼肌并发症

1. 屈光改变　糖尿病性屈光不正主要见于血糖及代谢紊乱导致的指数型屈光不正和弯曲性屈光不正，如近视、远视、散光及调节麻痹，其受累成分主要为晶状体。当血糖浓度升高时，葡萄糖及其代谢产物进入晶状体，晶状体皮质发生一过性屈光指数改变，同时组织内盐分随糖大量排出，渗透压降低，眼房水的渗透压亦随之降低，晶状体与房水间渗透压关系改变，使水分子进入晶状体，导致晶状体膨胀变凸，前后曲率改变，屈光力增强，使平行光线进入眼内后过早聚焦于视网膜前，引起一过性低度近视。血糖降低时，则引起相反的渗透压改变，发生远视。

糖尿病性屈光不正多见于 50 岁以上的患者，一般发生在急性初发期或复发期。本病基本特征为突然发生，双眼发病，呈现波动性屈光不正。而糖尿病患者的屈光状态在短期内随血糖高低而起伏不定是糖尿病引起晶状体屈光改变的特征。由于糖尿病性屈光不正属于一过性改变，且为波动性，因此验光配镜很难矫正。

2. 调节改变 糖尿病所致的调节麻痹为暂时性的，主要表现为看近的清晰度下降，近点远移，看近不能持久，而远视力不受影响。这种调节麻痹可以是不全麻痹或完全麻痹，起病往往很急，双眼同时发病，一般瞳孔可保持正常大小和形态。这种情况常发生在血糖急剧增高或糖尿病昏迷后，在血糖控制后 2~6 周可恢复正常。糖尿病所致的暂时性调节麻痹的发生机制不详。

3. 眼肌麻痹 糖尿病是后天性眼肌麻痹最常见的病因之一，其发病机制尚不明确，一般认为可能与糖尿病多发性神经炎有关，或营养神经的微小血管缺血性病变导致神经麻痹，最常累及动眼神经及外展神经而非眼外肌直接受累。某些糖尿病患者出现眼球运动神经麻痹，表现为眼外肌运动障碍和复视症状，比较特殊的是糖尿病患者的动眼神经麻痹通常并不累及瞳孔。

六、视网膜脂血症

在少数糖尿病患者的眼底中，其糖尿病性视网膜病变还是非增生期，但眼底有较浓厚的黄色渗出斑块，位于后极部者多。这类患者除有高血糖外，还有血脂增高。因血中脂肪含量过度增加，可使视网膜血管发生可见的特殊现象，称为视网膜脂血症。1983 年 Gotto 指出高脂蛋白血症可分为原发或继发性两种，不论何种高脂蛋白血症患者均可出现眼部表现：眼睑皮肤黄色瘤，角膜老年环；眼底表现为视网膜脂血症。全身可合并有腹疼和胰腺炎表现。治疗主要为内科降血脂药物和降血糖等治疗。

（孙新宇）

第四节 糖尿病的神经系统并发症

糖尿病神经病变是糖尿病常见的慢性并发症之一，主要包括体神经、自主神经和中枢神经损伤。在确诊 1 年的糖尿病患者中神经病变的发病率为 7%，而病程 25 年以上者，发病率 >50%，但肌电图、神经传导速度及脑诱发电位的检查发现早期、轻微神经系统改变的发生率可高达 90%。糖尿病神经病变的症状与体征大多不可逆，而且严重影响患者的生活质量。一旦自主神经系统受累，5 年死亡率高达 50%。

发病机制尚未完全阐明，但目前认为，代谢因素、自身免疫与血管因素是最主要的。与糖尿病引起的糖、脂肪、磷脂等代谢障碍及由于周围神经等的滋养血管的动脉硬化、中外膜肥厚、玻璃样变性甚至闭塞等血管性障碍有关，致使神经纤维节段性脱髓鞘性变化、轴索肿胀变性、纤维化及运动终板肿瘤等。病变主要见于周围神经、后根，亦可见于脊髓后索及肌肉。糖尿病神经病变患病率有以下特点：①性别差异不明显，男女几乎相等；②患病年龄70~80 岁，随年龄增长而上升，高峰见于 50~60 岁组；③患病率与病程关系不明显；④糖尿病高血糖状态控制不良者患病率明显增高。

糖尿病性神经损害的分类至今缺乏一致意见，有按解剖学分类，有按病变部位分类，有按发病机制分类，也有按治疗结果分类等。国内按病变部位分类如下：

（1）糖尿病周围神经病变：①对称性周围神经病变；②不对称性周围神经病变；③神经根病变；④自主神经系内脏神经病；⑤脑神经病。

（2）脊髓综合征：①糖尿病型脊髓病；②糖尿病性肌萎缩；③急性脊髓血管综合征。

（3）糖尿病脑综合征：①慢性脑血管硬化；②急性脑血管意外；③大脑功能紊乱；④糖尿病昏迷所致的脑部病变（酮症酸中毒、高渗非酮症性糖尿病昏迷等）；⑤糖尿病性脑病。

（4）糖尿病孕妇产下的婴儿神经异常。

一、糖尿病并发周围神经病

糖尿病周围神经病（diabetic peripheral neuropathy，DPN）是糖尿病最常见的并发症，症状可累及全身神经系统。在临床上，早期阶段可出现感觉异常、疼痛、感觉过敏等症状，随着病情进展，运动神经、感觉神经及自主神经均可受累，临床上可表现为感觉缺失，腱反射消失，同时也可伴有其他并发症，如糖尿病肾病、心脏、血管病等。一旦患者出现神经病变，则很难逆转。

（一）发病机制

DPN 的确切发病机制尚不清楚，近年来的研究表明，微血管病变、氧化应激、多羧基途径的过度激活蛋白激酶 C 活性异常、免疫异常、神经生长因子缺乏等多种因素参与其中。

（二）临床表现

周围神经病变以多发性神经炎最多见，也可累及单神经，常累及的有股神经、坐骨神经、正中神经、桡神经、尺神经、腓肠神经及股外侧皮神经等。多见于中年或老年长期患病而又未经适当治疗的患者，感觉障碍以双下肢最多见。患者有主观感觉异常和疼痛，疼痛以钝痛或刺痛为多见，除下肢外亦可发生于肋间、腹壁、阴部等部位。感觉异常有麻木、蚁走、虫爬、发热、触电样感觉，往往从远端脚趾上行可达膝上，患者有穿袜子与戴手套样感觉。感觉障碍严重的病例可出现下肢关节病及溃疡。多发性神经炎的症状是逐渐发展的，开始有局部神经痛，如坐骨神经痛、股神经痛等，多为两侧对称，有时表现为肌肉痛。当运动神经受累时，肌力常有不同程度的减退，晚期有营养不良性肌萎缩。周围神经病变可双侧，可单侧，可对称，可不对称，但以双侧对称性者多见。

糖尿病周围神经病变客观体征较少见。震动觉等深感觉易减退并常出现感觉性共济失调，而浅感觉减退和消失少见为本病的特征之一。主要表现为：①跟腱反射、膝腱反射减弱或消失；②震动觉减弱或消失；③位置觉减弱或消失，尤以深感觉减退为明显。

（三）辅助检查

神经电生理检查是诊断 DPN 重要的辅助手段，DPN 的常规肌电图（EMG）显示异常主要为静息时出现纤颤电位与正锐波，轻收缩时多相波增多，大力收缩时视病变程度不同呈单纯相至干扰相。随着病程进展，多相波逐渐减少，而出现宽时限正相电位。由于 EMG 检测 DPN 的敏感性低于神经传导速度（NCV），主要应用于 DPN 与肌原性疾病的鉴别。

采用肌电图测定糖尿病患者运动和感觉神经传导速度（NCV）可早期检出周围神经病变，神经传导速度异常减低是 DPN 的典型标志，其特点为：下肢重于上肢、远端重于近端、感觉神经重于运动神经。由于感觉神经动作电位（SNAP）和复合肌肉动作电位（CMAP）的波幅可反映有髓神经纤维的数量，神经病变的临床严重性与 SNAP、CMAP 的降低相关性更大。

F 波和 H 反射：F 波可反映神经全长，尤其是神经近端的功能状态，在检测早期 DPN 时有一定的优势。有报道表明，F 波时限在轻型 DPN 的异常率高于其他电生理检测。F 波时间离散度（最大和最小 F 波潜伏期之差）提示某些纤维有髓鞘脱失的可能，多数文献报道 F 波时间离散度 >5ms 为异常。还有研究显示 F 波对动态观察神经功能恢复情况较神经传导速度更为敏感。

（四）治疗

由于糖尿病本身及神经病变的病因及发病机制不明，因此糖尿病神经病变至今缺乏特异性病因疗法。目前治疗措施如下：

1. 严格控制糖尿病　是治疗本症的基本原则，近年应用胰岛素泵严格控制血糖对神经病变的防治已获较好的疗效。

2. 药物治疗　以往多年试用大量多种 B 族维生素包括维生素 B_1、维生素 B_2、维生素 B_6、维生素 B_{12} 及复合维生素 B 大多无效。近年多选用下列药物治疗：醛糖还原酶抑制剂、神经节苷酯等。

3. 对症治疗　最近，美国神经病学学会、美国神经肌肉及电生理诊断医学协会和美国理疗学与康复学会联合发表了关于治疗糖尿病神经病变的新指南，主要内容包括：①普瑞巴林，可以有效缓解糖尿病周围神经痛，改善患者的生活质量。②抗惊厥药，卡马西平、加巴喷丁与丙戊酸钠有一定的疗效，而奥卡西平、拉莫三嗪等缺乏循证学依据。③抗抑郁药，阿米替林、文拉法辛和度洛西汀有一定的疗效，可以使用，文拉法辛可与加巴喷丁联合使用。④阿片类药物，硫酸吗啡、曲马多和氧可酮可以应用。⑤非药物方法，电刺激在必要时可以使用，但不建议磁疗。

二、糖尿病颅神经病变

早在 1866 年就由 Ogle 发现并首先报道了糖尿病患者并发第Ⅲ、第Ⅳ和第Ⅵ颅神经损害，以后陆续有许多报告。目前多认为糖尿病性颅神经病变属于糖尿病性周围神经病变的一种类型。颅神经受累临床少见，仅占 0.75% ~ 11.0%。按 Brown（1984 年）分类，可分为单颅神经病变和多发性单颅神经病变两种临床表现。

（一）临床表现

糖尿病颅神经损害多见于中老年人，且随着年龄升高而逐渐增多。常起病急，可有糖尿病史或先于糖尿病症状而出现。糖尿病颅神经病变与糖尿病病程无明显相关性，颅神经病变可发生在糖尿病患者的葡萄糖耐量正常、葡萄糖耐量异常或临床糖尿病阶段，且可成为糖尿病的首发症状。

由于病变受累的部位不同，其临床表现也是多种多样的。以动眼神经受损最常见，其次为外展神经、滑车神经、面神经、听神经（表现为听力减退）和三叉神经等。常单侧受累，双侧受累少见。动眼神经损害以单侧发病为主要表现，以眼内外肌同时受累为主，表现为复视、单侧眼外肌麻痹。常起病急，有时伴有头痛。其发病原因可能是由于动眼神经的供血侧支循环不丰富，当出现动脉闭塞时，神经营养血管缺血、缺氧，导致动眼神经受损。主要影响动眼神经中央部分，而缩瞳纤维位于动眼神经上方，故瞳孔可免受损伤。据报道 55% 动眼神经麻痹的患者有眶部或额部疼痛，疼痛与复视可同时或先后发生，疼痛的原因可能为累及三叉神经所致。而外展神经、动眼神经和滑车神经同时受累者较少见，面神经损害是由于茎乳孔内面神经非特异性炎症而致，其病因不清，可能是由于在糖尿病病变的基础上，因感染风寒等而引起局部血管痉挛，导致神经缺血和水肿，表现为神经水肿和脱髓鞘，严重者发生轴索变性。该病起病急，可累及一侧或双侧，表现为瞳孔改变，眼睑下垂，眼肌麻痹，一侧面肌完全瘫痪，额纹消失等。

糖尿病性眼肌麻痹需与 Tolosa – Hunt 综合征、重症肌无力、后交通动脉瘤相鉴别。其中 Tolosa – Hunt 综合征多为颅内颈内动脉非特异性炎症所致，疼痛较为明显，且多为完全性动脉神经麻痹。眼的重症肌无力一般经新斯的明试验即可确诊。后交通动脉瘤需做血管造影及头颅 CT 检查以明确诊断。

（二）治疗

对不明原因出现颅神经损害的中老年糖尿病患者，应积极控制血糖，减少由于高糖毒性对神经组织的损害，可以减轻和预防神经病变。在控制血糖的基础上，可使用血管扩张剂及神经营养剂等药物。

三、糖尿病并发脊髓病

糖尿病的神经系统并发症可累及神经系统的各个部位，其中主要表现为脊髓损害者称为糖尿病性脊髓病。Althaus 于 1885 年发现糖尿病性神经病和脊髓痨十分相似。Leval Piequeche 于 1890 年引用了糖尿病假性脊髓痨这一术语。之后，更多的学者对脊髓痨和后外侧索硬化的临床表现及病理学特征进行了研究，Woltmann 和 Wilder 于 1929 研究了 42 例糖尿病患者的脊髓检测结果，其中 16 例为后索变性，4 例为后根变性，8 例为前角变性，余为正常。此后更多的临床和神经病理研究发现，糖尿病患者可出现脊髓损害，如 Dazzi 于 1955 年报告了累及前角和背根的损害；Rizzel 于 1965 年对 35 例糖尿病没有神经受累临床体征的患者的脊髓进行病理研究发现，13 例后索或侧索有局灶性损害；Olsson 等于 1968 年详细研究了 9 例糖尿病患者中枢神经病理，全部患者均有脊髓长束变性或小片状脱髓鞘变化，可见糖尿病的脊髓损害并不少见，有些损害是亚临床型的损害。对于此类患者有赖于详细的病史询问，仔细的神经系统检查。

（一）临床表现

糖尿病性脊髓病按损害的部位不同，临床可分 4 个类型：

1. 糖尿病性假脊髓痨（diabetic pseudotabes） 又称糖尿病感觉性共济失调，病变主要在脊髓的后索，大多伴有末梢神经病变。有双下肢对称性深感觉异常，患者走路时步态不稳，有踏棉花感，举足高、落地重，闭目及走夜路困难，有时脚后跟有闪电样痛。当骶段脊髓损害时，可出现排尿无力，男性可有阳痿。查体呈下肢肌力减退，深感觉缺失和腱反射消失，闭目难立征阳性。

2. 后侧索硬化型 主要病变在脊髓后索及侧索，表现为后侧索硬化症群。患者出现双下肢无力或瘫痪、肌张力增高、腱反射亢进和锥体束征阳性，同时有后索损害出现的深感觉障碍及感觉性共济失调，行走不稳，易于倾跌，尤以阴暗处行走时更困难，有时伴有广泛肢痛，或周围神经炎症群。

3. 横贯性脊髓病型 表现为完全或不完全性脊髓横贯性损害，起病急，受损平面以下各种感觉、运动功能丧失及膀胱、直肠和性功能障碍。考虑和糖尿病脊髓微血管基底膜增厚或变性造成脊髓滋养血管管腔狭窄，同时弯腰用力脊髓过曲过伸加重脊髓血循环障碍有关。

4. 脊髓前角损害或肌萎缩型（diabetic amyotrophy） 病变累及前角细胞至肌肉运动终板途中一个或几个环节，临床上出现进行性四肢近端肌肉萎缩，可出现四肢近端肌肉、双手大小鱼际肌、骨间肌和蚓状肌的萎缩，同时有肌束颤动，EMG 提示以前角为主的神经源性损害。

糖尿病患者在出现脊髓损害的症状及体征时，应首先警惕糖尿病性脊髓病的可能，同时注意和以下疾病的鉴别：①亚急性联合变性（SCD），是维生素 B_{12} 缺乏所引起的神经系统变性疾病，病理损害在脊髓的后索和侧索，亦可不同程度地累及周围神经，其临床特征和糖尿病性脊髓病的后侧索硬化型相似，但 SCD 是由于内因子缺乏等遗传缺陷或萎缩性胃炎、全胃切除、小肠原发性吸收不良、偏食、素食等获得性因素所致，临床上多伴有恶性贫血或其他类型的贫血，早期 MCV、MCH 增高，血常规检查有助于本病的诊断。②进行性脊肌萎缩症，是一种病因未明的选择性侵犯下运动神经元的慢性进行性变性疾病，临床特点为脊髓前角损害引起的肌肉萎缩，易和糖尿病性脊髓肌萎缩型相混，但前者感觉神经一般不受影响，血糖正常，EMG 有助二者鉴别。③压迫性脊髓病和急性脊髓炎，是由不同病因引起的脊髓损害，根据病损的部位可表现完全或不完全性横贯性脊髓损害，和糖尿病性脊髓横贯型相似，但前者临床特征、腰穿椎管不畅或堵塞、CSF 异常、脊髓影像学和电生理学改变以及病程的演变和预后均有助二者的鉴别。

（二）治疗

糖尿病脊髓病尚无切实有效的方法。控制血糖、对症和支持治疗是目前基本的治疗方法。

四、糖尿病自主神经病变

糖尿病自主神经病变是糖尿病的中晚期表现，是糖尿病神经病变的重要表现形式之一。此时患者常感头晕、软弱、视力障碍，或易昏倒，甚则发生休克。体位性低血压有时与其他自主神经病变并存，如下肢无汗，上身大汗淋漓，下肢寒冷，上肢多汗，患者常既恶寒又怕热。糖尿病自主神经病变病理学资料较少，其发病机制尚不清楚。

（一）临床表现

1. 心血管系统 糖尿病心脏自主神经病变是糖尿病最常见的并发症之一，其发病率为 17% ~78%，治疗困难，且预后不良。可引起无痛性心肌缺血甚至导致无痛性心肌梗死等严重后果，其病因和发病机制目前尚不十分清楚。临床表现多为早期休息时心动过速，一般心率 90~100 次/min，可达 130 次/min，心率加速较恒定，不受或少受呼吸、体位等自主神经调节。后期交感神经累及时，则心率加速不明显，心血管系自主神经试验可发现功能紊乱，调节机制失常。晚期可见体位性低血压。临床常用的检测方法：①休息时心率，心血管系自主神经病变休息时心率多 >90 次/min。②深呼吸时每分钟心率差。患者平卧位，先训练每分钟深呼吸 6 次，记录Ⅱ导联心电图上单次深吸及深呼时最大与最小的心搏间距（R-R 间期），分别计算深呼及深吸时每分钟心率的差（呼吸差），正常人 50 岁以下呼吸差 >15 次/min，

$50 \sim 60$ 岁 >10 次/min，若 <10 次/min 为异常。③Valsalva 试验（VR）$\leqslant 1.10$；④站立后第30次与第15次心搏 R - R 间期比值（30/15 比值）。正常人 30/15 比值（LS）$\geqslant 1.03$，若 <1.01 为异常。⑤体位性低血压糖尿病患者从卧位迅速起立后，如收缩压下降 $<30mmHg$ 或（和）舒张压下降 $>20mmHg$，则称为体位性低血压。⑥握拳升压试验（SHG）$\leqslant 10mmHg$。正常人肌肉运动或用力握拳时可使心率加速，心搏出量上升，收缩压可上升 $>16mmHg$；如上升 $11 \sim 15mmHg$ 为可视为异常；如上升 $\leqslant 10mmHg$ 为异常，提示交感神经兴奋性减低。

2. 泌尿生殖系　①阳痿：当病变累及骶髓自主神经时可出现本病。起病缓慢，患者常不能勃起，但尚有性欲，从部分阳痿到完全性者发展过程历时 $6 \sim 24$ 个月，早期起病可单独发生，后期往往伴有其他自主神经障碍表现。②神经源膀胱：又称无张力性膀胱，是由于调节支配膀胱的胸髓第11、第12 神经以及腰髓第1、第2 对神经中的 4 条交感神经和骶髓$_{2\sim4}$中的 3 条副交感神经病变所致。③不育症：糖尿病累及盆腔中交感神经，致输精管神经调节障碍而射精功能完全失常，或因膀胱内括约肌松弛而射精逼回入膀胱，伴以阳痿，所以导致不育。

3. 胃肠系　①食管低张状态：轻则无明显症状，严重时偶见吞咽困难，胸骨后不适与胸中烧灼感。②胃张力低下：又称糖尿病性胃部分麻痹。由于胃张力减低，内容物排空迟缓，以致胃扩张，引起中上腹不适，食欲减退，食后膨胀，甚则恶心，呕吐，有时吐宿食。③胆囊张力低下：胆囊膨大，可较正常者大 3 倍，但无症状，收缩力较低。④便秘与腹泻：由于慢性失水，可有便秘倾向，大便呈块状，也常发生腹泻，有时腹泻与便秘交替出现，大便呈糊状或水样，或先干后稀，尤以餐后、黎明前或半夜为多，甚则出现大便失禁。

4. 体温调节失常　①汗液分泌异常：糖尿病累及交感神经节后纤维时，汗腺分泌功能消失，以致无汗分泌，呈片状分布，以脚部较明显，严重时整个下半身甚则上肢亦受累。②血管运动调节异常：自主神经功能紊乱导致皮肤内血管对温度反射性收缩与舒张的调节失常。

5. 瞳孔调节失常　两侧瞳孔常不对称，不等大，有时一侧或两侧瞳孔呈不等的痉挛缩小，尤其在黑暗处，对光反射消失或减弱，但调节功能正常。

（二）治疗

控制血糖、对症和支持治疗。

五、糖尿病合并脑血管病

糖尿病是脑血管病的主要危险因素之一，而脑血管病则是糖尿病死亡的重要原因。据统计，有 $10\% \sim 30\%$ 脑血管患者患有糖尿病，而有糖尿病者，患缺血性脑血管病者是一般人的 $3 \sim 4$ 倍。脑血管病造成糖尿病患者残疾和死亡的问题在我国比西方国家更严重。据 2001 年中华医学会糖尿病学分会对全国 30 省市近 10 年住院糖尿病患者并发症的调查，糖尿病合并脑血管病者高达 12.2%。大量的病例对照和前瞻性流行病学研究表明，与非糖尿病患者群相比，糖尿病患者脑卒中的死亡率、病残率、复发率较高，病情恢复慢。糖尿病脑血管病严重损伤患者生活质量差，显著增加医疗经费的支出，对个人、家庭和社会都是很大的负担。

（一）发病机制

以下因素可能与糖尿病脑血管病高发病率有关：①主要是患者的胰岛 B 细胞分泌胰岛

素绝对或相对不足，引起糖、脂肪和蛋白质代谢紊乱，不但可使血糖增高，而且还会使葡萄糖转化为脂肪。其脂肪过度氧化、分解为三酰甘油和游离脂肪酸，特别是胆固醇增多更为显著，形成高脂血症，加速了糖尿病患者的动脉硬化。②糖尿病患者的血液流变学异常，血液黏度增高。③胰岛素抵抗和高胰岛素血症与高脂血症、动脉粥样硬化的发生紧密相关。④慢性糖尿病患者常合并心脏病变，使患者容易发生心内血栓的形成和心律失常，增加了脑血管病的发生概率。

（二）临床表现

在临床表现方面，糖尿病性脑血管病和非糖尿病者相似，包括头痛、头晕、肢体麻木，严重者可发生偏瘫、残疾甚至威胁生命，有些患者可表现为磁共振亚临床病灶。与非糖尿病脑血管病不同的是，糖尿病脑血管病变较少发生脑出血，而短暂性脑缺血发作、蛛网膜下腔出血、脑血栓等发病率明显增高。下列症状提示患者可能发生了脑血管病变：①面部或一侧肢体出现麻木或无力；②眼睛出现视物模糊甚至失明；③突然出现言语不清、失语或口角歪斜；④无诱因出现饮水呛咳；⑤出现头痛或者呕吐；⑥眩晕、站立不稳。

（三）治疗

糖尿病并发脑血管病的治疗原则和非糖尿病患者脑血管病基本相同，但应注意：①控制血糖、脑血管病急性期应积极控制血糖，因高血糖可加重脑缺血，增加脑血管病的危险性且预后不良。但应避免出现低血糖，因低血糖可引起永久性脑损害。②控制高血压，早期或有效地控制高血压，对降低其病死率极为重要。③脱水剂的应用，因输高渗液、脱水易引起高渗性昏迷，应用脱水剂时应密切观察。④防治感染，积极防治感染对降低病死率有重要意义。

六、糖尿病脑病

糖尿病脑病指的是糖尿病引起的认知障碍和大脑的神经生理及结构的改变。早在1965年 Nielsen 就提出过"糖尿病脑病"的概念，认为糖尿病与认知障碍之间有明显的相关性。在临床中表现为认知功能障碍、痴呆、精神性疾患等慢性脑病症状，且其发病隐匿、进展缓慢。目前这一概念尚无标准定义，确切机制尚不清楚。

（一）发病机制

研究表明胰岛素分泌不足或高胰岛素血症均从不同方面对认知功能造成不良影响。首先，胰岛素分泌不足导致高血糖。长期慢性高血糖可造成毛细血管基底膜增厚，使管腔狭窄，加上糖尿病患者脂代谢紊乱。造成血液黏稠度升高，血流缓慢，可致脑血流量减少。有研究证实，脑血流量的降低可使大脑对信息的认识、加工、整合等过程发生障碍，认知反应和处理能力下降，最终导致学习记忆功能受损。高血糖可加速老年性痴呆早期发病，流行病学研究表明老年糖尿病患者出现痴呆的危险性比正常对照组增加2倍，其中2型糖尿病与老年性痴呆关系更为密切。这些发现提示，糖尿病脑病在许多方面反映了大脑加速老化的过程。

其次，高胰岛素血症是2型糖尿病胰岛素抵抗的特征之一，有高胰岛素血症的2型糖尿病个体和使用胰岛素治疗的糖尿病患者常常发生低血糖反应。血糖的下降会导致升糖调节激素的分泌和血糖水平的剧烈波动等产生一系列的反应。当血糖 <3.0mmol/L 时，会出现认知

功能的损伤，而大脑不同区域的功能损伤程度是不同的，注意力和反应速度最易受到损害。认知功能紊乱往往随着低血糖的发作而迅速出现，而恢复过程却相当缓慢，通常在血糖恢复正常后 40~90min 才能完全恢复正常。低血糖感受性损伤是严格控制血糖的最大障碍。在日常血糖检测中频繁出现无症状性低血糖，提示该患者正在发展为低血糖感知功能性减退。此外，低血糖还可以诱发情绪的改变，产生焦虑、抑郁以及对再次发生低血糖的恐惧，同时又反过来影响血糖的控制质量。反复发作的严重低血糖会使认知功能的损伤累加，对低血糖的敏感性降低，从而产生慢性后遗症。

（二）病理改变

通过病理研究发现，糖尿病出现脑功能异常的主要原因为神经元的凋亡。Nielsen 观察 16 例 1 型糖尿病患者脑组织尸检标本，均发现脑膜广泛纤维化，神经元丢失和轴突变性。对链脲佐菌素（streptozotocin，STZ）诱发的糖尿病鼠大脑进行定量分析，发现一年后其大脑的体积和体重均有明显减少，大脑皮质神经元丢失，其形态和结构改变，如胞体增大、细胞器减少、线粒体肿胀等。目前认为脑部微血管病变和代谢性因素是造成其变化的重要原因，但电镜观察大鼠脑神经无发现，高血糖 1 个月时脑颞叶皮层、海马等区域内未发现明显微血管病变，但神经元已出现退行性改变。同时发现糖尿病大鼠在建模后 5 个月才出现脑血流减少，而在糖尿病发病早期，大鼠脑部海马和皮质已经出现了实质性的变化即星形胶质增生，这种变化与应激、老化等刺激因素在中枢神经系统的影响非常相似。随着 CT 及 MRI 等影像学技术的发展及临床应用的普及，发现与同年龄对照组相比，糖尿病患者的脑组织明显萎缩，脑室增大。在磁共振中显示患者海马及杏仁核萎缩，且此萎缩与脑血管病变无关。

（三）临床表现

糖尿病认知功能障碍的主要表现为：学习能力下降，记忆功能减退，语言、理解、判断等能力受影响，可伴有神情淡漠，表情呆滞，反应迟钝，严重者生活不能自理。而学习记忆障碍是糖尿病中枢神经系统并发症的主要表现。在 1 型糖尿病患者的认知功能中，受损最严重的是概念性推理能力、信息处理速度和获取新知识的能力，表现为联想记忆和学习技能及注意力方面存在障碍。2 型糖尿病患者主要出现遗漏、曲解、大小错误及遗忘错误。反复发作低血糖的患者常出现反应时间延长和注意力下降。此外，糖尿病伴发抑郁症患者比率明显高于普通人群，糖尿病患者抑郁症状突出，同时不良情绪对糖尿病的代谢控制和病情转归有消极影响。

（四）治疗

在治疗方面，积极治疗糖尿病，仍是防治糖尿病性脑病的根本。治疗措施包括饮食治疗、体育锻炼和药物治疗。治疗过程中要注意以下两点：①积极预防脑血管病的发生，必要时给予药物预防干预。②控制血糖过程中避免低血糖的反复发生，减少由于低血糖造成的脑细胞损伤。同时，良好的环境和生活安排（包括饮食、运动、睡眠）、健康的心理状态等也颇为重要。在糖尿病脑病的预防方面主要集中于对其危险因素，如高血压病、血脂紊乱、高凝状态等的早期治疗。如果已经出现了糖尿病脑病的上述临床表现，及时就医、综合评估、加用适当的神经科药物是非常必要的。

（孙新宇）

第五节　糖尿病性心脏病

糖尿病性心脏病是指糖尿病患者所并发或伴发的心脏病，其中包括冠状动脉粥样硬化心脏病（冠心病），糖尿病型心肌病，植物神经功能紊乱和微血管病变所致的心率和心功能失常，如有高血压者还可包括高血压心脏病。自从采用胰岛素与抗生素治疗后，大多数糖尿病患者不是死于酮症酸中毒与感染而约有 70%~80% 死于心血管系统并发症或伴随症。在以往半个世纪中，大都仅注意冠心病主要累及冠状动脉及其主要分支，但近十多年来由于动脉造影未见冠状动脉病变，甚而尸检后也未见冠状动脉阻塞与心肌梗死，因此对于为何糖尿病患者较非糖尿病患者心血管系统发病率与病死率高 2~3 倍的解释只能从心肌和小血管等病变中探寻。而且糖尿病患者发生心脏病较早、发展较快，尤以女性为多，即使糖耐量减低患者亦有此倾向。因此，从流行病学上对比此二组情况，可推测单纯从冠状动脉粥样硬化是不可以解释上述现象的，糖尿病患者心脏病的严重性远远大于非糖尿病患者的冠心病，尚有其他因素影响心肌而导致此后果。

一、病因病理

1. 高血糖　高血糖引起大血管病变的机制不甚清楚，可能是糖基化终末产物的产生、多羟基化合物的增多和蛋白激酶 C 活化作用等的结果，这些产物增加氧化应激性从而导致能破坏许多生物分子的过氧亚硝酸盐形成，所以美国心脏协会建议 DM 合并 CAD 患者血红蛋白 A1c 在正常值以上不能超过 1%。高血糖也可引起血液中血管细胞黏附分子 -1 和可溶性 E - 选择素增加，从而使粥样斑块形成。许多大型研究显示高血糖可致大血管病变，这种影响在血糖还没有达到糖尿病水平时已经开始，尤其是餐后血糖与病死率独立相关，与空腹血糖比较，餐后血糖是较好的死亡预测因子。非 DM 患者餐后血糖较高的心血管死亡率也明显增加，这就提示胰岛素抵抗时或高血糖时就会有动脉粥样硬化形成及大血管病变发生，甚至先于微血管病变之前。

2. 血脂紊乱　包括三种主要成分：低高密度脂蛋白胆固醇、高低密度脂蛋白胆固醇和高甘油三酯。高甘油三酯血症是极低密度脂蛋白胆固醇过度增加伴胰岛素抵抗状态的结果，极低密度脂蛋白颗粒由载脂蛋白和甘油三酯组成。血中自由脂肪酸和葡萄糖水平增加、肝中甘油三酯水平增加和脂蛋白酯酶水平降低可使已形成的极低密度脂蛋白颗粒清除受损（因为脂蛋白酪酶需要正常功能的胰岛素），分解极低密度脂蛋白功能丧失、肝脂肪酶活性增加及肝脏合成高密度脂蛋白颗粒功能紊乱都可导致低高密度脂蛋白胆固醇。高低密度脂蛋白胆固醇主要表现在小而密成分变化，包括胆固醇酯减少和载脂蛋白 B 增加，更易被氧化，更具有导致动脉粥样硬化性。另外，脂蛋白（a）在 DM 中是增加的，成分与低密度脂蛋白相似之外还携带载脂蛋白（a），具有致血栓形成和动脉粥样硬化作用，被认为是冠脉事件的一种危险因子。

3. 高胰岛素血症　胰岛素对动脉壁有双向调节作用，血管舒张作用是通过内皮细胞产生的一氧化氮所介导的，一氧化氮抑制血管平滑肌细胞从中层到内膜的迁移和增殖、减少血小板聚集和黏附。另外，胰岛素也能增强血小板源性生长因子和其他促有丝分裂生长因子对血管平滑肌细胞增殖的作用，刺激血管平滑肌细胞纤溶酶原激活剂抑制物 -1 和细胞外基质的产生。高胰岛素血症打破了血栓形成和溶解之间的平衡，引起一氧化氮减少、信号转导失调、一氧化氮合酶功能降低等。另一方面，内皮依赖性舒张功能紊乱将导致不能有效产生一氧化氮的胰岛素产生增多，但仍能刺激血管平滑肌细胞正常增殖，从而导致胰岛素增加而无血管舒张作用。纤溶酶原激活剂抑制物增加，减弱纤维蛋白溶解，导致不稳定斑块形成。

4. 凝血异常　糖尿病性大血管血栓形成主要涉及三种成分：血小板、血管壁和血蛋白凝。DM 患者血小板处于一种活化状态，能产生大量的血栓素 A_2 并易于聚集。凝血异常还包括血管性假血友病因子、纤维蛋白原、D_2 - 二聚体、凝血酶等。

5. 炎症学说　越来越多的证据支持炎症在动脉粥样硬化形成中的作用，循环中 C 反应蛋白水平是炎症严重程度的指标，有人提出冠心病（尤其 ACS）是一种炎症过程。可见炎症在 ACS 斑块破裂中的地位，从而认为炎性因子 C 反应蛋白（CRP）、白细胞介素 -6 等为 ACS 的危险因子。炎症和胰岛素抵抗与冠心病密切相关。

6. 基因遗传　多态基因群体的研究表明，胰岛素受体、载脂蛋白 B、载脂蛋白 A 三个基因遗传促使心脏病的发生。有研究表明 LDL 受体基因和葡萄糖转运蛋白内切酶与 2 型糖尿病的关系，证实了基因遗传能促使心脏病的发生。

7. 低纤维蛋白溶解征　糖尿病患者纤溶功能障碍是心血管事件高危因素之一，纤溶酶原激活物抑制剂 1（PAI -1）水平进行性升高与心血管病变的危险性成正相关。有研究显示由 IGT 发展到 2 型糖尿病过程 PAI -1 水平也逐步升高。

8. 非酶促蛋白糖基化作用　心肌内所有细胞可能受非酶促蛋白糖基化作用的影响，非酶促蛋白糖基化作用可使脂蛋白、纤维蛋白原、凝血蛋白、胶原和 DNA 改变形式。与糖化胶原结合的脂蛋白，在动脉内膜的停留时间延长，同时其在动脉内膜氧化敏感性也升高；血红蛋白糖化使血红蛋白氧亲和力增加，氧解离下降，细胞缺氧；胶原糖基化后对胶原酶的敏感性下降，导致胶原之间及与其他结构蛋白的交联增加，降低动脉管壁的顺应性；昆布氨酸的糖化作用促进基底膜病变的发展和增厚。人类单核细胞表面具有糖基化终末产物（AGE）特异性受体，AGE 与其受体结合后可促使单核细胞释放多种细胞因子及生长因子如肿瘤坏死因子、血小板源生长因子（PDGF）、IGF -1 等，增加内皮细胞通透性及单核细胞趋化性，并促进血管增生。其中 IGF -1 不仅促进胰岛素诱导血管平滑肌细胞变性和增生，还能使血管内皮细胞合成蛋白多糖增加。

9. 肌球蛋白变化　糖尿病心肌病变发展过程中肌原纤维重建原因之一是肌球蛋白同工酶的分布改变。肌球蛋白为心肌粗、细肌丝的结构和功能蛋白，有 V1（αα）、V2（αβ）、V3（ββ）三种同工酶。V1 为钙刺激的高活性的 ATP 酶，收缩快速，但耗能多；V3 为钙刺激的低活性的 ATP 酶，收缩缓慢而持久，但耗能少；V2 介于两者之间。糖尿病伴心脏舒缩功能障碍大鼠心室肌球蛋白 ATP 酶活性明显下降，同工酶 V1 减少，V3 增多。胰岛素的治疗可以逆转这种障碍。

二、临床表现

糖尿病合并冠心病发病年龄较早，冠心病可能发生在糖尿病之前的 1~20 年，也可与糖尿病同时诊断或发生于糖尿病之后。1 型糖尿病可在 30 岁左右，2 型糖尿病则多为 50 岁左右并发冠心病。与非糖尿病冠心病临床表现相似，根据冠状动脉病变的部位、范围和程度的不同，一般分为五型：

（1）隐匿型或无症状性冠心病无症状，但有心肌缺血的心电图改变。心肌组织无组织形态改变。

（2）心绞痛有发作性胸骨后疼痛，为一时性心肌供血不足所导致。心肌多无组织形态改变。

（3）缺血性心肌病，长期心肌缺血所引起的心肌逐渐纤维化，表现为心脏增大、心力衰竭和（或）心律失常。

（4）心肌梗死症状严重，为冠状动脉阻塞，心肌急性缺血性坏死所引起。

（5）猝死：突发心脏骤停而死亡，多为心脏局部发生电生理紊乱或起搏、传导功能发生障碍引起严重心律失常。

近年来有人提出急性冠状动脉综合征（ACS），指急性心肌缺血引起的一组临床症状，包括急性心肌梗死（AMI）（Q 波与非 Q 波，ST 段抬高与压低）和不稳定型心绞痛。它的发生，与粥样硬化斑块破裂，进而引起一系列导致冠状动脉血流减少的病理过程密切相关。

1972 年 Rubler 发表了长期患糖尿病患者尸检发现心肌有弥漫性小灶坏死及纤维化，心脏没有冠状动脉硬化狭窄而心电图有 ST 改变，超声心动图示有心室肥厚（尤其是室间隔）、EF 下降、左室舒张压上升和容量减少。末期出现心脏扩大，心功能不全，被称为糖尿病性心肌病。

另外，糖尿病性心脏病还可能有以下临床表现：

1）休息时心动过速：由于糖尿病早期可累及迷走神经，致使神经处于相对兴奋状态，故心率常有增快倾向。凡在休息时心率每分钟大于 90 次者应疑为植物神经功能紊乱。此种心快常较固定，且不易受各种条件反射所影响，如患者深呼吸时心率差异常减小，从卧位快速起立时的心率加速反射也减弱，给阿托品后或心得安后，心率减慢。有时心率每分可达130 次，则更提示迷走神经损伤。

2）体位性低血压：当患者从卧位起立时、如收缩期血压下降 >4kPa（30mmHg）、舒张期下降 >2.67kPa（20mmHg），称为体位性低血压。主要机理可能是由于血压调节反射弧中传出神经损害所致。体位性低血压多属糖尿病神经病变中晚期表现，当体位性低血压发作时患者感头晕、软弱、心悸、大汗、视力障碍等不适感。

三、诊断

可根据临床表现和各项实验室检查资料，主要的检查手段包括：静息心电图、负荷心电图、动态心电监测、静息超声心动图检查、负荷超声心动图检查、心肌灌注闪烁成像和冠状动脉造影等。其中最肯定的客观诊断是发现心肌有缺血的表现，同时可证明患者有冠状动脉粥样硬化性阻塞性病变。冠状动脉造影是诊断的金标准，目前已经逐步在各级医院普及。

四、治疗

应坚持预防为主，及早发现、及早治疗的原则，如早期严格控制糖耐量减低或糖尿病；消除胰岛素抵抗和高胰岛素血症，尽量控制腹型肥胖；戒烟和限制酒量，限制脂肪食品和总热量摄入；增加体力活动，避免过度脑力劳动。还应积极控制"三高"，即高血脂、高血糖及高血压；改善血流动力学和血液流变学，抑制血小板聚集和黏附，防止高凝和高黏状态。

（一）基础治疗

（1）合理膳食宜低脂（脂肪摄入应＜总热量的30%）、低胆固醇（胆固醇摄入＜300mg）、低盐（饮食中氯化钠＜5g/d），富含维生素及纤维素的饮食。若体重超标或肥胖者应限制总热量的摄入。

（2）维持标准体重，肥胖者需减肥。

（3）适当的体力活动或体育锻炼对预防肥胖、锻炼循环系统的功能和调整血脂代谢都有裨益。

（4）药物治疗包括降血脂药物、血管扩张剂、抗血小板药。

（二）抗血栓治疗

不稳定性心绞痛和急性心肌梗死的共同点是血栓形成，干预的靶点应该是血小板、凝血酶、已形成的纤维蛋白和其他凝血因子。常用的药物种类包括：抗血小板药物，如阿司匹林、血小板膜糖蛋白Ⅱb/Ⅲa受体拮抗药、噻氯匹定（包括氯吡格雷）；抗凝血酶药物，如肝素类和水蛭素类；纤溶药物和维生素K依赖性凝血因子抑制药。维生素K依赖性凝血因子抑制药是口服的抗凝药物，起效比较缓慢，不能单独用于急性冠状动脉综合征的急性期。

1. 抗血小板药物

（1）阿司匹林：是环氧化酶和氢过氧化酶抑制药，阻断血栓素A_2介导的血小板聚集，使心脏死亡或者心肌梗死的患者明显减少。阿司匹林在心肌梗死的急性期和随后的二级预防也极为有效。

（2）噻氯匹定：是ADP受体拮抗药，抑制ADP介导的血小板聚集。口服需要24～72h显效。有关报道显示，噻氯匹定在减少不稳定性心绞痛不良心脏事件方面与阿司匹林相当，和安慰剂相比较，非致命心肌梗死和血管性死亡的危险下降46%。

（3）血小板膜糖蛋白Ⅱb/Ⅲa受体拮抗药：不管诱导剂（ADP、肾上腺素、凝血酶、TXA_2、胶原）是什么，导致血小板聚集的共同通路是血小板膜表面的糖蛋白Ⅱb/Ⅲa受体，只要能够阻断糖蛋白Ⅱb/Ⅲa受体，那么就可以阻断任何聚集剂诱导的血小板聚集。血小板膜糖蛋白Ⅱb/Ⅲa受体拮抗药可加速溶栓速度。提高90min冠状动脉造影血管开通的比率，并且安全性较好。

2. 抗凝血酶药物

（1）肝素凝血酶：使凝血因子Ⅰ转变形成纤维蛋白，激活血小板。肝素与内源性抗凝血酶Ⅲ形成复合物，使抗凝血酶Ⅲ灭活凝血酶作用增强数千倍。在急性冠状动脉综合征中，皮下应用的肝素在减少主要心血管事件方面肯定无效，间断静脉注射效果也不好。所以肝素的应用必须在活化部分凝血活酶时间（APTT）的监测下连续静脉注射，既要达到抗栓效果，又不导致出血。

（2）低分子肝素：是间接凝血酶抑制药，作用有赖于抗凝血酶Ⅲ；与血浆蛋白、细胞外基质和细胞表面受体结合灭活；对于和纤维蛋白结合了的凝血酶无效；易为肝素酶和血小板第4因子灭活。皮下应用生物利用度高，常规应用对APTT影响并不大，无需监测。

（3）直接凝血酶抑制药：水蛭素（hirudin）及其衍生物（hirulog等）是直接凝血酶抑制药，作用不需依赖于抗凝血酶Ⅲ，直接作用于凝血酶活性中心或者底物结合部位，对和纤维蛋白结合了的凝血酶仍然有效，但对其他凝血因子没有什么作用，并不抑制凝血酶的产生。总体上，对急性冠状动脉综合征的治疗，抗血小板药物与抗凝血酶药物的疗效相当，进一步确认了血小板和凝血酶在急性冠状动脉综合征发生中的关键作用。

（4）口服抗凝药物：单独华法令（可密定）口服，对于心肌梗死后死亡和再梗死的预防效果中至少与阿司匹林相当。近来探讨中等抗凝强度可密定加阿司匹林的效果。不稳定性心绞痛后口服可密定（INR 2.0～2.5）加阿司匹林 10 周，临床预后和冠状动脉造影结果比单独服用阿司匹林明显改善，出血不会增加。

（三）溶栓疗法

（1）对于 ST 段抬高的急性心梗来说，明显减少远期随访死亡或者心肌梗死的发生，改善心脏功能。溶栓疗法既挽救心肌，也挽救生命，这一切有赖于冠状动脉迅速、完全和持续的再灌注。急性心肌梗死治疗的目的在于尽早、尽快、尽可能地完全恢复冠脉前血流；恢复心肌水平的血流灌注，解决无复流现象；防止溶栓后血栓再闭塞的情况，维持冠状动脉的开放状态；解决残余狭窄，增加冠脉腔径和血流储备。

（2）在不稳定性心绞痛中，冠状动脉内的血栓多为非闭塞性，或形成闭塞血栓后短期内再通，造影闭塞性血栓只占 15%～20%，血栓成分以富血小板的白色血栓为主。不稳定性心绞痛患者的血栓多较陈旧，或者新旧相混合，溶栓难以发挥作用。溶栓只在有明显血栓的病变显示造影改善，另一些患者冠状动脉阻塞病变反而会加重，即便造影有改善的患者，并未对主要临床终点指标（死亡和急性心肌梗死）产生任何有利的作用。不仅如此，由于溶栓剂对血小板的直接激活，和溶解了为数不多的纤维蛋白，血管创面重新暴露，与创面结合的大量凝血酶和血小板充分暴露或释放出来，使得本不稳定的斑块变得更不稳定，而且还有导致斑块内出血的可能性。

（四）抗缺血治疗

1. 硝酸酯类　硝酸酯类的应用已有一个世纪，虽没有充分证据降低死亡和新的心肌梗死，但仍然是急性冠状动脉综合征治疗的一线药物。硝酸酯类的缺点是连续静脉应用时快速（<24h）耐药，并有诱发肝素抵抗的报道。如发生耐药可增加剂量，或改为非静脉给药，停药 6～8h 后效果可部分得到恢复。长效制剂仅用于病情稳定时。

2. β阻滞药　通过减慢心率，抑制心肌收缩力和降低血压来减少心肌耗氧量，并可改善心肌的舒张功能，控制心肌缺血诱发的恶性心律失常。无论稳定性还是不稳定性的心绞痛，β阻滞药明显减少心肌缺血和心肌梗死的发生。在急性心肌梗死的二级预防，β阻滞药明显改善远期预后，如无特殊的禁忌，都应常规应用。β阻滞药还可能抑制血小板聚集。

3. 钙拮抗药　部分阻滞钙离子内流，扩张血管平滑肌，松弛心肌。可有效降低血压，减少稳定性心绞痛的发作频率。

（1）短效的钙拮抗药：如硝苯地平不宜单独用于不稳定性心绞痛和急性心肌梗死后，因为硝苯地平反射性引起心率增快，心肌耗氧量增加。单独应用地尔硫䓬在降低有症状的缺血事件方面，与普萘洛尔相当，远期效果也比较相似。

（2）长效的二氢吡啶类钙拮抗药：如氨氯地平和非洛地平，基本上没有负性变力和负性心率作用，可较安全地应用于慢性心力衰竭患者的心绞痛控制。

（五）调脂治疗

（1）对血清 TC 或 LDL－C 水平升高或对以血清 TC 或 LDL－C 水平升高为主的混合型

血脂异常：首选他汀类药物。有不同的意见是，对血清 TG 水平升高或对以血清 TG 水平升高为主的混合型血脂异常一般首选贝特类药物，但用这类药干预的几个大型长期临床研究结果均未见总病死率的降低。而他汀类药干预的大型长期临床研究结果表明，不仅可降低冠心病事件，而且可降低总病死率。加之阿托伐他汀也能明显降低血清 TG 水平，随后发现随着剂量的增加，其他他汀类也有较明显的降低血清 TG 水平的作用。因此，部分著名专家强调，即便血清中等度升高的高 TG 血症，也应当首选他汀类药。

（2）低 HDL－C 血症的治疗也不容忽视：但因目前尚无针对性很强的升 HDL－C 的药物，一般未予强调。一般来说能降低 TG 的药都有较好的升 HDL－C 的作用。由于血清 TG 水平升高者一般伴有低 HDL－C 血症，用贝特类药则可明显地改善 TG 及 HDL－C 的这种异常。

（3）近年来，他汀类调脂药物在冠心病一级预防和二级预防中的作用得到了大规模随机试验的证实，证实可以明显减少心血管事件的发生。调脂治疗在改善血脂构成的同时，可减轻斑块内的炎症反应（溶解和侵蚀纤维帽），改善内皮依赖性的舒张功能，使斑块更加稳定，不易于破裂。

（4）对于糖尿病合并冠心病的患者，目前倾向于将总胆固醇（TC）控制在 5.217mmol/L（200mg/dl）以下，低密度脂蛋白胆固醇（LDL－C）控制在 2.6mmol/L（100mg/dl）以下。

（六）降压治疗

糖尿病冠心病者力求血压控制在 130/80mmHg 以下，这对于预防大小血管病变十分重要。UKPDS 调查显示：2 型糖尿病伴高血压者，严格控制血压使得与糖尿病有关的任何终点的危险性明显减少了 28%，与糖尿病有关死亡减少 32%，心力衰竭的危险性减少 56%，卒中减少 44%，微血管病变减少 37%。相比之下，强化血糖控制组中，与糖尿病相关终点的危险性减少了 12%，微血管减少 25%。故提出在 2 型糖尿病的治疗中，应高度重视治疗高血压。降血压的益处大于降血糖的益处。在各类降压药物中，ACEI 和钙拮抗药作为一线药物。

（七）介入措施和手术

1. 不稳定性心绞痛和非 Q 波心肌梗死

（1）不稳定性心绞痛应在积极抗缺血和抗栓治疗的基础上，早期（1 周内）经皮冠状动脉干预（PCI）或者冠状动脉旁路移植术（Coronary artery bypass grafting，CABG）（1 个月内），成功干预后无需再使用低分子肝素或者肝素。

（2）支架置入使 PCI 的预后大大改善，相对于单纯冠状动脉腔内成形术（Percutaneous transluminal coronary angioplasty，PTCA），成功率提高，术后腔径增大，6 个月再狭窄发生率降低，6 个月无事件生存提高，急性闭塞、心肌梗死和紧急血运重建的危险性已下降至 2% 以下。

（3）CABG 适用于左主干病变狭窄 ＞50%、三支病变和病变虽然不严重，但左室功能下降（射血分数 ＜50%）或者患糖尿病的高度危险的不稳定性心绞痛患者。也可用于双支的病变，近端近似闭塞的冠状动脉病变和射血分数下降的等中度危险的患者。

2. 急性心肌梗死

（1）在早期开通 ST 段抬高的急性心肌梗死患者的梗死相关动脉，可限制梗死面积，改善远期的预后，降低病死率。但应该清楚，治疗急性心梗不应只是仅仅开通 IRA，还应仔细权衡溶栓治疗的获益（减少再闭塞和死亡）和风险（脑出血），判断再灌注能否得以维持，使患者能够长期获益。我们还应当清楚，心包脏层血管实现再灌注并不意味着心肌再灌注。在梗死晚期开通 IRA 也可能获益，但机制不同，如防止梗死部位扩张和心脏扩大、改善电稳定等。

（2）有两个重要的概念对急性心肌梗死的现代治疗产生了重大影响。一是心肌梗死的病理生理基础是在动脉粥样硬化斑块破裂的基础上形成了闭塞性血栓，导致供血区域的心肌发生坏死。心肌坏死是从心内膜到心包脏层，若形成透壁心肌梗死，则心电图上表现为 ST 段的抬高，之后形成 Q 波。二是及时恢复冠状动脉前向血流，即再灌注疗法，明显减少心肌梗死的病死率。再灌注的手段包括溶栓疗法、PTCA 置支架和 CABG。

（孙新宇）

第六节　糖尿病性脑血管病

糖尿病患者脑血管意外的发生率高于普通非糖尿病患者。其中，脑出血的发生率与非糖尿病患者接近，而脑梗死的发生率则为非糖尿病患者群的 4 倍，脑梗死的病死率也是非糖尿病患者群的 4 倍。据统计糖尿病合并脑血管病的患病率为 16.4% ~ 18.6%。2001 年中华医学会糖尿病学分会对全国 30 个省市近 10 年的糖尿病住院患者进行统计，结果显示：糖尿病合并脑血管病占 12.2%。由于糖尿病合并脑血管病具有发病程度轻重表现不一的特殊性，所以很容易引起漏诊和误诊，尽管加强预防，但复发率经常在 20% 以上，而复发者死亡率则可以增高 2 倍以上。糖尿病合并脑血管病变有病死率高、致残率高、复发率高、病情康复慢等特点，决定了本病严重影响患者生活质量，对社会和家庭都是一个很大威胁。

一、病因及发病机制

（一）病因

1. 高血压　增高的血压与脑卒中的关系已为多年来不少流行病学研究所证实。无论是什么原因致成的，无论发生在什么年龄和性别，无论是收缩期或舒张期血压还是平均血压，无论对出血性还是缺血性卒中，高血压都是一个公认的、强有力的、重要的、独立的危险因素。

2. 心脏病　除年龄与高血压之外，各种原因所致的心脏损害是脑卒中第三位的公认的危险因素。在任何血压水平上，有心脏病的人患脑卒中的危险都要增加两倍以上。风湿性心脏病，冠状动脉粥样硬化性心脏病，高血压性心脏病以及先天性心脏病，包括可能并发的各种心脏损害如心房纤维颤动，房室传导阻滞，心功能不全，左心肥厚，细菌性心内膜炎等，均可增加脑卒中，特别是缺血性脑卒中的危险，在世界各地所进行的研究，几乎都证实了这一点。

3. 肥胖　（超重）肥胖与卒中的关系不像与冠心病的关系那样明显，但可通过血压因素间接影响脑卒中的发生。流行病学的纵向研究证实，体重的改变与血压的变化呈正相关，降低体重可减少患高血压的危险性。

（二）发病机制

1. 高胰岛素血症　大多数 2 型糖尿病患者，虽有胰岛素相对血糖值缺乏，但其绝对数是增加的，采用胰岛素治疗的糖尿病患者血浆胰岛素量亦较正常时大，相对于体内血糖则为高胰岛素血症，高胰岛素血症可引起下列变化：

（1）影响体内的脂质代谢：胰岛素对动脉血管中的脂质代谢产生直接作用，在血管壁中促进脂肪酸合成，且激活 β 羟 β 甲基戊二酰辅酶 A 还原酶，促进从乙酰辅酶 A 合成胆固醇。

（2）促进肝脏合成甘油三酯：使血浆极低密度脂蛋白增高。

（3）刺激平滑肌的增殖，促进动脉粥样斑块形成：2 型糖尿病患者基础胰岛素分泌多是正常或者偏高，尤其是肥胖患者基础胰岛素水平高于正常。应用胰岛素治疗的患者，每日胰岛素的用量须高于正常人水平，才能有效地控制肝糖的生成，往往产生高胰岛素血症，均可促使动脉粥样硬化的形成。近年研究已证明高胰岛素血症已成为冠心病的独立的危险因素。

2. 脂质代谢异常　糖尿病脂质代谢有以下特点：

（1）未控制的糖尿病患者中甘油三酯多增高，极低密度脂蛋白亦增高，胆固醇仅轻度升高，甚至可正常。

（2）高密度脂蛋白（HDL）胆固醇及其亚型 HDL_2 往往降低，尤其女性降低更明显。降低的程度与甘油三酯增高有关。因为新生态的 HDL，主要由肝脏产生，入血循环后，其主要功能为清除胆固醇，与之结合后运入肝脏而代谢，部分经胆汁排出，故可使血总胆固醇下降，为动脉粥样硬化与冠心病的保护因子。

高胰岛素血症直接促进血管壁中脂肪及脂肪酸的合成，还促进胆固醇的合成，使肝脏合成三酰甘油，致血浆极低密度脂蛋白增高，同时由于相对胰岛素缺乏，脂质分解增强，使血浆极低密度脂蛋白及乳糜微粒水平增高，血浆三酰甘油含量增高等脂质代谢异常，这样使血液处于高凝状态，加速动脉粥样硬化。

3. 血小板功能异常　糖尿病患者的血小板黏附性增强，对血小板聚集的各种因素很敏感。血小板功能异常糖尿病患者血栓素 A_2（TXA_2）合成增多，内皮细胞易被损伤，损害部位有前列醇（PGI_2）合成酶减少甚至缺乏，使 TXA_2 与 PGI_2 失衡，而导致血小板聚集增强，血管趋向痉挛，局部阻塞。

4. 高血糖　高血糖状态时，可以引起血管改变，包括大、中、小动脉的粥样硬化和微血管病变。在动脉粥样硬化的基础上发展的血栓形成栓子，引起病变动脉供血的大脑皮质或半球、小脑、脑干的局部功能丧失。高血糖还使多元醇途径代谢增快，可能因山梨醇和果糖的堆积引起动脉壁代谢异常，引起动脉硬化性病变，但与其确切关系有待进一步研究。

5. 血流淤滞及血栓形成　在上述基础上，加上糖尿病患者的血液黏稠度增高、红细胞聚集增快、红细胞变形能力降低、纤维蛋白溶解活性降低以及血红蛋白糖基化等诸多因素的影响，易导致血流瘀滞以及血栓形成。

糖尿病的脑动脉硬化与非糖尿病患者相比没有本质的区别，但糖尿病患者脑动脉硬化的发生率较非糖尿病患者高，发生在较年轻时期，一般认为和病情的严重程度无明显相关，而与病程和血糖控制不良关系密切。有关报道，病程在 5 年以下糖尿病患者脑动脉硬化的发生率为 31%，5 年以上者为 70%。在糖尿病患者中，除动脉粥样硬化和小动脉硬化外，特别强调微小血管病变，血管内皮基膜增厚、管壁有糖蛋白沉着，内皮增生引起管腔狭窄、脑部受累区域产生腔隙软化灶。

二、临床表现

糖尿病合并脑梗死的发病特点是多发中、小动脉或腔隙性梗死为主。糖尿病性脑梗死部位分析，国内报道以基底核区为多见，其次有枕叶、脑桥等区。随着 MRI 的广泛应用，多灶性脑梗死、腔隙性脑梗死的发病率增多。

其临床特点有：

（1）多数在静态下急性起病，动态起病者以心源性脑梗死多见，部分病例在发病前可有短暂性脑缺血（TIA）发作。

（2）病情多在几小时或几天内达到高峰，部分患者的症状可进行性加重或波动。

（3）临床表现决定于梗死灶的大小和部位，主要为局灶性神经功能缺损的症状和体征，如偏瘫、失语、偏身感觉障碍、共济失调等，部分可有头痛、呕吐、昏迷等全脑症状。

三、诊断

（一）辅助检查

1. 血液检查　血小板、血糖、凝血功能、糖化血红蛋白等。

2. 影像学检查

（1）头颅电子计算机断层扫描（computed tomography，CT）：头颅 CT 平扫是最常用的检查。

（2）头颅磁共振（magnetic resonance imaging，MRI）：标准的 MRI 序列（T_1、T_2 和质子相）对发病几个小时内的脑梗死不敏感。弥散加权成像（DWI）可以早期显示缺血组织的大小、部位，甚至可显示皮质下、小脑和脑干的小梗死灶；早期梗死的诊断敏感性达到 88%~100%，特异性达到 95%~100%。灌注加权成像（PWI）是静脉注射顺磁性造影剂后显示脑组织相对血流动力学改变的成像。灌注加权改变的区域较弥散加权改变范围大，目前认为弥散与灌注不匹配区域为半暗带。

（3）经颅多普勒超声（transcranial doppler ultrasonography，TCD）：对判断颅内外血管狭窄或闭塞、血管痉挛、侧支循环建立程度有帮助。

（4）血管造影：在开展血管内介入治疗、动脉内溶栓、判断治疗效果等方面数字减影血管造影（digital subtraction angiography，DSA）很有帮助，但仍有一定的风险。

（5）其他：正电子发射断层扫描（positron emission tomography，PET）、单光子发射计算机体层摄影（single photon emission computed tomography，SPECT）、氙加强 CT 等，多在有条件的单位用于研究。

磁共振血管成像（MRA）、CT 血管成像（CTA）等是无创的检查，对判断受累血管、治疗效果有一定的帮助。

（二）诊断标准

结合患者的临床表现和一些辅助性检查，糖尿病合并脑梗死的诊断并不困难。

1. 脑血栓形成诊断依据　①有糖尿病史；②常于安静状态下发病；③大多数无明显头痛和呕吐；④发病可较缓慢，多逐渐进展，或呈阶段性进行，多与脑动脉硬化有关；⑤一般发病后 1~2 天意识清楚或轻度障碍；⑥有颈内动脉系统和/或椎 - 基底动脉系统症状与体征；⑦腰穿脑脊液一般不含血；⑧头颅 CT、MRI 检查有助于确诊。

2. 短暂脑缺血发作诊断依据　①为短暂的、可逆的、局部的脑血液循环障碍，可反复发作，少者 1~2 次，多至数十次，多与动脉粥样硬化有关，也可以是脑梗死的前驱发作；②可表现为颈内动脉系统和，或椎 - 基底动脉系统的症状和体征；③每次发作持续时间通常在数分钟至 1h 左右，症状和体征应该在 24h 内完全消失。

3. 腔隙性脑梗死诊断依据　①发病呈急性或亚急性；②多无意识障碍；③腰穿脑脊液无红细胞；④临床表现不严重，较常见的为纯感觉性中风，纯运动性轻偏瘫，共济失调性轻偏瘫，构音不全一手笨拙综合征或感觉运动性中风等。腔隙性脑梗死在糖尿病患者中十分多见，脑 CT 有助诊断。

4. 脑出血诊断依据　①常于体力活动或情绪激动时发病；②发作时常有反复呕吐、头痛症状；③病情进展迅速，常出现意识障碍，偏瘫和其他神经系统局灶性体征；④腰穿脑脊液多含血和压力增高（其中 20% 左右不含血）；⑤脑 CT 检查可见血肿部位呈现高密度区及占位征象，中线结构及脑室可有移位。

（三）鉴别诊断

需与其他原因导致的脑血管意外在疾病急性期引起的反应性高血糖相鉴别，后者在疾病急性期以后血糖多可恢复正常，检测糖化血红蛋白有助于鉴别。

1. 应激性糖尿病　急性脑血管病作为急性应激状态，可通过大脑 - 垂体 - 肾上腺系统，促使肾上腺皮质激素大量分泌，及肾上腺髓质激素分泌增加，抵抗胰岛素作用，使血糖升高，产生糖尿。但应激状态引起的空腹高血糖或糖耐量减低，一般持续 7~10d 可恢复正常，若持续时间很久，则应考虑糖尿病。在脑血管病急性期难以鉴别是糖尿病性脑血管病还是非糖尿病性脑血管病所引起的应激性糖尿病时，处理均应积极控制高血糖，待病情稳定后再做 OGTT 以明确诊断。

2. 低血糖症　多见口服降糖药的患者，尤其许多老年患者，很多不一定出现典型的低血糖症状，但由于低血糖引起的神经细胞缺氧、水肿、坏死、形成软化灶，出现局限性体征，通过化验血糖有助于鉴别。严重低血糖昏迷可先取血化验血糖，后立即静脉注入 50% 葡萄糖 40ml，以便抢救并鉴别是否为低血糖症，但要警惕是否高渗性昏迷，故给糖不宜过多。

3. 糖尿病高渗性昏迷　多见于老年患者大量脱水时，故对老年人不论有无糖尿病史，当出现意识障碍、神经系统症状和体征时，应常规做血糖、尿糖检查以除外糖尿病。非酮症性高渗性昏迷时，除发生昏迷外，可有四肢瘫痪、局限性癫痫、瞳孔不等大、腱反射不对称等。

4. 糖尿病酮症酸中毒　酮症酸中毒时可并发脑水肿，低血钾时则四肢瘫痪，可通过查血糖、血酮、二氧化碳结合力、电解质相鉴别。

5. 乳酸中毒　可出现木僵状态，通过查血乳酸、血酸度有助于诊断。

6. 其他　还应考虑到糖尿病肾病引起的尿毒症、心脑卒中；动眼神经麻痹时应与后交通动脉分支部位的动脉瘤相鉴别；外展神经麻痹则需鉴别是桥脑小梗死所引起还是糖尿病本身所致。

四、治疗

1. 内科综合支持治疗　调节血脂，控制血糖，特别注意血压调控。

2. 抗脑水肿、降颅高压　脑水肿是脑梗死常见的继发性损害，而脱水治疗是减轻脑水肿的重要措施之一。然而，目前临床工作中因为使用不当，甚至滥用脱水治疗而致患者病情恶化的情况仍时有发生，脑梗死的脱水治疗尚有待进一步规范化。根据脑梗死脱水治疗的适应证、时机、疗程、常用药物的机制和具体方法，应用个体化为核心的脱水治疗方案。

（1）适应证：主要根据梗死灶的大小及脑水肿程度而定。腔隙性梗死和多数小梗死不需脱水治疗；中等梗死要根据其具体部位和水肿情况进行决策。大面积梗死常为大动脉主干或其主要分支闭塞造成，症状严重，脑水肿明显，甚至会最终导致脑疝的发生，这类梗死需积极脱水降低颅内压，脱水治疗无效或病情恶化进展者尚需酌情考虑手术减压。

（2）时机：多数糖尿病患者发生脑梗死后，继发脑水肿出现较缓慢，早期主要为细胞毒性脑水肿，所以脑梗死不宜太早脱水治疗。从病理过程来看即使需用脱水药，多数宜在发病 24h 左右开始使用（严重大面积梗死可酌情提前），过早的使用脱水药，不仅不会起到治疗作用反而有可能加重脑缺血，这一点应引起临床的高度重视。但是，过晚脱水治疗，也往往不会获得预期效果。

（3）疗程：关于脱水治疗的疗程问题，如上所述，脑梗死在 2 ~ 4d 时脑水肿处于高峰期，持续时间一般在 1 周左右，所以需要脱水的脑梗死大多数疗程为 3 ~ 5d，较少超过 7d，但有些恶性大脑中动脉闭塞的梗死，其脑水肿颅高压可持续 3 周以上。临床上脱水治疗疗程需要个体化。主要应依据颅内高压、脑水肿的控制程度来决定脱水疗程的长短，如有条件，最好进行动态的结构性影像（CT、MRI 等）检查来确定则更为合理；若有必要且条件许可，进行颅内压监测将更加准确。

（4）药物及用法

1）甘露醇：常用剂量为 0.3 ~ 1g/kg，浓度为 20%，于 30 ~ 40min 静滴完，进入血管后 10 ~ 20min 开始起作用，半衰期为 21.15 ~ 27.02min，2 ~ 3h 降颅压效果最强，可以维持作用 4 ~ 6h，大部分 4h 左右经肾脏排出，故临床上间隔 4 ~ 6h 用药 1 次。最常见不良反应为电解质紊乱，其他尚有排尿困难、血栓性静脉炎、过敏反应、甘露醇肾病等。其中甘露醇肾病常于大剂量快速静脉滴注时发生，往往会引起急性肾衰，一旦发生，立即停用甘露醇，改用其他脱水药。轻者早期可以应用血管扩张药或利尿药，病情严重者应透析治疗。

虽然甘露醇的脱水作用强，是临床最常使用的脱水药物，但目前对使用甘露醇的剂量、次数及疗程等仍无统一意见，甚至存在较大争议。国外有研究发现，用 20% 甘露醇 125ml 和 250ml 的作用一样，但是前者的不良反应更小；另外也有报道多次应用甘露醇反而能使脑水肿加重，说明 20% 甘露醇 250ml 连用数日的"经典"用法是不合理的。国内也有类似的报道，有人将甘露醇平均用 5 次（发病后 1 ~ 3d）和平均用 13 次（发病后 4 ~ 7d）的疗效进行了比较。发现平均用 5 次的患者水肿区减小，而且以周边区为主；而平均用 13 次的患者水肿区增大，以中心区为主。

2）甘油：即丙三醇，分子量为 92，也为高渗性脱水剂，但极少有甘露醇的不良反应如反跳、电解质紊乱、肾损害等。成人剂量通常为 10% 复方甘油 500ml，每天 1 或 2 次，速度以 2ml/min 为宜。用药之后约 30min 颅内压开始下降，1 ~ 2h 作用最强，可持续 3 ~ 4h。由于静脉输注过快可出现血红蛋白尿，故应严格控制滴速，一旦发生应立即停药，如很快消失，恢复后可继续使用。

与复方甘油类似的还有甘油果糖等，但此类药物对急性脑水肿，特别是正在或已经发生脑疝患者的抢救，其作用远远不及甘露醇那么直接、及时、迅捷，需要在临床使用的时机方面加以注意。因为其不良反应少，所以特别适用于心肾功能不全的脑水肿患者。此外由于其作用温和持久，从而解决了慢性颅内压升高患者不能长期应用甘露醇的问题，有时可作为首选。

3）呋塞米：是最强的利尿药；成人常用剂量开始为每次 $20 \sim 40mg$，每天 2 或 3 次。必要时每 2h 追加剂量，直至出现满意疗效。口服和静脉用药后作用开始时间分别为 $30 \sim 60min$ 和 5min，达峰时间为 $1 \sim 2h$ 和 $0.33 \sim 1h$，作用持续时间分别为 $6 \sim 8h$ 和 2h。常见不良反应与水电解质紊乱有关（尤其是大剂量或长期应用时），如直立性低血压、休克、低钾血症、低氯血症、低氯性碱中毒、低钠血症、低钙血症以及与此有关的口渴、乏力、肌肉酸痛、心律失常等。一般情况下，因为其易导致低血容量而较少单独使用。伴有心、肺、肾功能障碍者可短期选用。另外，研究表明呋塞米与甘露醇有协同作用，甘露醇和呋塞米合用与单用甘露醇相比较，降颅压效果分别为 56.6% 和 62.1%，持续时间分别为 2h 和 5h，说明临床上适宜与其他脱水剂联用。

4）乙酰唑胺：又称醋氮酰胺。其通过抑制肾小管的碳酸酐酶，使 H_2CO_3 形成减少，肾小管中 H^+ 和 Na^+ 的交换率降低，大量水分随 Na^+ 排出而起利尿作用；同时也抑制脑室脉络丛的碳酸酐酶，使脑脊液分泌减少，从而降低颅内压。适用于合并脑脊液循环障碍的脑梗死患者，临床常与其他脱水药合并应用。一般用量为 $0.25 \sim 0.5g$，口服，每天 2 或 3 次。口服以后 30min 起作用，2h 作用达高峰，每次给药后可持续作用 12h。长期服用可致低血钾和高氯血症性酸中毒，常见困倦和手足麻木。肾功能不全、肾上腺皮质功能严重减退或肝性脑病者忌用。

5）清蛋白：通过提高血浆胶体渗透压而起到脱水降颅压作用。有报道认为，早期应用（缺血后半小时内）清蛋白可减轻缺血性脑水肿，减少梗死体积。此外有很多清蛋白还能与血液中的金属离子（如 Fe^{2+}、Fe^{3+}）相结合，阻止它们对脂质过氧化物的催化作用，亦可直接与氧化剂发生反应，减轻氧自由基对脑的损害作用。一般用 $20\% \sim 25\%$ 人血清蛋白 50ml，每天静滴 1 或 2 次。除了具有脱水作用外尚可补充蛋白质，参与氨基酸代谢，产生能量等，尤其适用于血容量不足、低蛋白血症的脑水肿患者。由于其脱水作用较弱且价格昂贵，临床应用受限。

6）其他：皮质类固醇激素的作用机制涉及脑卒中的病理生理过程的多个环节，但目前在脑水肿中的应用争议很大，多数认为激素不适宜用于脑卒中的脑水肿治疗。尽管如此，由于缺血性脑卒中的早期为细胞毒性脑水肿，渗透性脱水剂效果不大，在某些重症脑水肿、意识障碍严重、血压升高不明显的患者，短期联用大剂量皮质类固醇激素可减缓脑水肿的形成，增强疗效，常用地塞米松 $10 \sim 20mg/d$，连用 $3 \sim 5d$。

七叶皂苷钠是从中药娑罗子成熟果实中提取出的三萜皂苷钠盐，它具有明显降低血 - 脑脊液屏障通透性的作用，急性治疗时可显著降低颅内高压。由于药性温和、作用持久、无反跳等特点，较适于轻中度脑水肿及重症脑水肿恢复期的持续用药。临床上有人将七叶皂苷钠和甘露醇、呋塞米等合用，以取得较明显的效果。

有研究提示，减少脑水肿形成的药物可能还有自由基清除剂、钙离子拮抗药、兴奋性氨基酸拮抗药等脑保护剂，但是均有待于进一步探讨及积累经验。

3. 溶栓治疗

(1) 适应证：①年龄 18～75 岁；②发病在 6h 以内；③脑功能损害的体征持续存在超过 1h，且比较严重（NIHSS 7～22 分）；④脑 CT 已排除颅内出血，而且无早期脑梗死低密度改变及其他明显早期脑梗死改变；⑤患者或家属签署知情同意书。

(2) 禁忌证：①既往有颅内出血，包括可疑蛛网膜下腔出血；近 3 个月有头颅外伤史；近 3 周内有胃肠或泌尿系统出血；近 2 周内进行过大的外科手术；近 1 周内有不可压迫部位的动脉穿刺。②近 3 个月有脑梗死或心肌梗死史。但陈旧小腔隙未遗留神经功能体征者除外。③严重心、肝、肾功能不全或严重糖尿病者。④体检发现有活动性出血或外伤（如骨折）的证据。⑤已口服抗凝药，且国际标准化比率（INR）＞1.5；48h 内接受过肝素治疗（APTT 超出正常范围）。⑥血小板计数 ＜ 100×10^9，血糖 ＜ 2.7mmol/L（50mg）。⑦血压：收缩压 ＞180mmHg，或舒张压 ＞100mmHg。⑧妊娠和不合作者。

(3) 治疗方法：①尿激酶：100 万～150 万 U，溶于生理盐水 100～200ml 中，持续静滴 30min。②组织纤维蛋白溶酶原激活物（rtPA）：剂量为 0.9mg/kg（最大剂量 90mg），首先静脉推注 10%（1min），其余剂量连续静滴，60min 滴完。

(4) 注意事项：①将患者收到 ICU 或者卒中单元进行监测；②定期进行神经功能评估；③患者出现严重的头痛、急性血压增高、恶心或呕吐，应立即停用溶栓药物，紧急进行头颅 CT 检查；④静脉溶栓后，继续综合治疗；⑤血压的监测及调控；⑥溶栓治疗后 24h 内一般不用抗凝、抗血小板药，24h 后无禁忌证者可用阿司匹林 300mg/d，共 10d，以后改为维持量 75～100mg/d。

4. 降纤治疗

(1) 巴曲酶：国内已应用多年，积累了一定临床经验。国内曾有一项多中心、随机、双盲、安慰剂平行对照研究，入组者为发病 72h 内的颈内动脉系统脑梗死患者，结果显示巴曲酶治疗急性脑梗死有效，可以显著降低凝血因子 I 水平，症状改善快且较明显，不良反应轻，但亦应注意出血倾向。

(2) 降纤酶：近期国内完成的大样本多中心、随机、双盲、安慰剂对照的临床试验证实，应用国产降纤酶可有效地降低脑梗死患者血液中凝血因子 I 水平，改善神经功能，并减少卒中的复发率，发病 6h 内效果更佳。值得注意的是凝血因子 I 降至 7.1mmol/L 以下时增加了出血倾向。

(3) 其他降纤制剂：如蚓激酶、蕲蛇酶等临床也有应用。

5. 抗凝治疗　急性期抗凝治疗虽已广泛应用多年，但一直存在争议。一般急性脑梗死患者不推荐常规立即使用抗凝药。使用溶栓治疗的患者，一般不推荐在 24h 内使用抗凝药。下列情况无禁忌证（如出血倾向、有严重肝肾疾病、血压 ＞180/100mmHg）时，可以考虑选择性使用抗凝药：

(1) 心源性梗死（如人工瓣膜、心房纤颤，心肌梗死伴附壁血栓、左心房血栓形成等）患者，容易复发卒中。

(2) 缺血性卒中伴有蛋白 S 缺乏、蛋白 C 缺乏、活性蛋白 C 抵抗等易栓症患者；症状性颅外夹层动脉瘤患者；颅内外动脉狭窄患者。

（3）卧床的脑梗死患者可使用低剂量肝素或相应剂量的小分子糖酐（low – molecular – weight dextrak，LMW）预防深静脉血栓形成和肺栓塞。

6. 抗血小板制剂　大多数无禁忌证的不溶栓患者应在卒中后尽早（最好48h内）开始使用阿司匹林。溶栓的患者应在溶栓24h后使用阿司匹林，或阿司匹林与双嘧达莫缓释剂的复合制剂。推荐剂量阿司匹林150～300mg/d，分2次服用，4周后改为预防剂量。

7. 扩容　对一般缺血性脑梗死的患者而言，目前尚无充分的随机临床对照研究支持扩容升压可改善预后，但对于脑血流低灌注所致的急性脑梗死如分水岭梗死可酌情考虑扩容治疗，但应注意可能会加重脑水肿、心功能衰竭等并发症。

8. 亚低温和高压氧　可能是有前途的治疗方法，有关研究正在进行。

9. 神经保护药　已经进行了许多实验和临床研究，探讨了各种神经保护药的效果，均缺乏有说服力的大样本临床观察资料。目前常用的药物有胞磷胆碱、都可喜、吡拉西坦、钙通道阻滞药等。

10. 血管内介入治疗　继颈动脉内膜剥脱术之后，血管内支架治疗缺血性脑血管病已经逐渐成为又一种有效而且创伤性较小的治疗方法。但它毕竟是一种年轻的治疗方法，对其技术的改进、并发症的发生与处理、效果评价以及社会效应等方面的探讨与争论也是近两年医学领域的热点之一。

11. 非药物治疗

（1）高压氧治疗：将患者置于高压氧舱之中，在高压氧下，动脉血氧分压升高，脑血管收缩，脑血流减少，但由于血氧浓度增高及氧的有效弥散度加大，以及脑耗氧量的降低，不仅可以弥补脑血流减少的影响，反而可提高脑组织的氧分压，且由于正常脑组织区域的血管收缩可达到反出血现象，使病变区域血流相对增加，同时有降低颅内压的作用，可治疗缺血性脑血管病。

（2）体外反搏治疗：在心脏舒张期开始之际，人工地给四肢、臀部等部位加压（将缚于该部位的气囊充气），迫使血流返回主动脉，从而提高主动脉的舒张压，增强静脉的回心血量。在收缩期之前放气，使心脑血流量增加，用于治疗缺血性脑血管病。

（孙新宇）

第七节　糖尿病肾病

一、概述

糖尿病肾病是一种严重的公共卫生疾病，在大多数发达国家中是终末期肾病（ESKD）的首要病因，并与心血管死亡率的升高密切相关。对由糖尿病引起的ESKD的发病率及患病率的跟踪调查表明，过去10年中每年的增长率超过9%。美国肾脏数据系统（USRDS）2004年报告显示，2002年美国419 263名接受血液透析或肾脏移植治疗的患者中，149 614名患有糖尿病，比率高达35.6%。2003年95 308名新发ESKD患者中有42 813名为糖尿病患者，糖尿病患者占新发ESKD的44.5%。这一变化主要与下列因素有关：糖尿病尤其是2型糖尿病的发生率升高；糖尿病并发症的治疗水平提高延长了糖尿病患者生存期；纳入既往被排除的患者接受替代治疗。

糖尿病肾病的特征是初始期出现肾小球高滤过，伴蛋白尿进行性增多，随后出现 GFR 进行性下降，最终导致肾衰竭。35%～40% 的 1 型和 2 型糖尿病患者可出现糖尿病肾病。人们对 1 型糖尿病患者的糖尿病肾病发展的自然病史已经进行了详细的研究，近期的研究显示 2 型糖尿病患者中糖尿病肾病的发展过程类似。过去 20 年里，人们对糖尿病肾病的发病机制进行了广泛研究，使用和展开了特异性治疗，从而有效地延缓了肾衰竭的进展。

文献报道了 1 型糖尿病和 2 型糖尿病患者在患病 20～25 年以后的糖尿病肾病累积发病率。最近的研究表明目前的治疗策略显著降低了 1 型糖尿病患者中糖尿病肾病的发生和进展。例如瑞典的一项研究发现患糖尿病 25 年后清蛋白尿的发生率显著下降，1961 年至 1965 年间患糖尿病的患者 25 年后清蛋白尿的发生率为 30%，1966 年至 1970 年患糖尿病的患者中已显著下降至 8.5%，1971 年至 1975 年患糖尿病的患者中为 13%。同样，Steno 糖尿病中心对同一个队列人群的研究报道，有 20 年糖尿病病史患者的糖尿病肾病累积发病率从 31.3% 降至 13.7%。糖尿病肾病发病率下降与强化血糖控制，更有效的降压和吸烟率降低有关。

过去的 50 年中，1 型糖尿病患者的糖尿病肾病发病率有所下降，与此相反，2 型糖尿病患者糖尿病肾病的发病率进行性升高，以至于美国所有新发因 ESKD 进行肾脏替代治疗的患者中 44% 为糖尿病患者，而欧洲为 25%～50%，澳大利亚为 25%。1 型糖尿病患者糖尿病肾病发病率为每年 1%～2%。

在年轻的非白种人 2 型糖尿病患者中，如 Pima 印第安人、日本人和非洲裔美国人，糖尿病肾病的发病率与 1 型糖尿病相似。而老年白种人 2 型糖尿病患者糖尿病肾病发病率明显低于非白种人群。

几个大样本的人群调查研究发现，2 型糖尿病引起的 ESKD 的发病率在种族和人种方面存在显著差异。文献报道由糖尿病所致 ESKD 的发病率最高的是美洲原住民，其次为西班牙裔和非洲裔美国人。Pima 印第安人出现临床显性蛋白尿后 10 年 ESKD 累积发病率为 40%，15 年为 61%；而白种人出现蛋白尿后 10 年 ESKD 的发病率仅为 11%，15 年为 17%。这些糖尿病肾病发病率在种族和人群方面的差异反映了基因和环境因素相互作用的复杂性，目前尚知之甚少。

从 1991 年至 2001 年开始进行肾替代治疗的患者中，糖尿病肾病的发生率翻了一番。庆幸的是，目前增长速度已有所下降，这归功于推广了一系列有利于早期诊断和延缓糖尿病肾病进展的临床指南，进而在临床上延缓了肾脏疾病的进展。然而，对糖尿病患者采取的有效的预防性治疗还远远未达到理想目标。

二、发病机制

糖尿病肾病发生发展的关键因素是高血糖，高血糖通过多种机制介导其肾脏损害作用。首先，高糖可直接对细胞产生毒性作用，改变细胞生长、基因和蛋白的表达，进而增加细胞外基质（ECM）和生长因子的产生。其次，高血糖可通过其代谢终产物（如氧化和糖基化物质）间接产生不良作用。体外试验表明，转化生长因子（TGF）- β 调节肾小球系膜细胞和上皮细胞的 ECM 合成，另外，抑制胶原酶的合成，刺激金属蛋白酶抑制药的生成，导致 ECM 降解减少及 ECM 积聚。高糖也可上调肾脏细胞 TGF - pmRNA 表达，增强其生物活性，促进细胞肥大及近端小管的胶原转录，这些体外实验的结果表明 TGF - β 在糖尿病肾病的发展过程中起重要作用（图 18 – 3）。

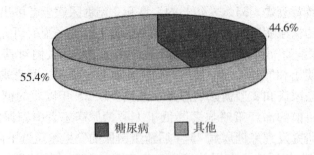

图 18 – 3　糖尿病肾病进展概图

以下将对高糖介导糖尿病肾病的多种途径中的 3 种进行详细分析。

1. 晚期糖基化终产物　正常情况下，葡萄糖等还原糖与蛋白质中游离氨基发生非酶促的可逆的反应，通过形成 Schiff 碱加合物产生少量稳定的 Amadori 产物（如血红蛋白 A1c）。正常衰老过程中，葡萄糖进一步自发地对蛋白进行不可逆性修饰，产生晚期糖基化终产物（AGEs）。AGEs 是一类具有生物和化学活性的异质性复合物，具有交联性。这种蛋白修饰作用在糖尿病的高糖环境下加强。体外培养的肾小球内皮和系膜细胞中，糖化白蛋白和富含 AGE 的蛋白能够上调Ⅳ型胶原和 TGF – β_1 的表达，增强蛋白激酶 C（PKC）的活性。在生理葡萄糖浓度下，体外试验证实早期糖基化产物可引起糖尿病肾病，且该作用与葡萄糖无关。

氨基胍是一种肼样复合物，与早期糖基化产物反应，抑制 AGE 的进一步生成。对糖尿病大鼠模型进行的长期研究发现，氨基胍可延缓肾脏损害和其他糖尿病并发症的进展。动物实验模型中也发现其他 AGE 抑制物和 AGE 交联产物分解剂能够缓解糖尿病肾病。

2. 醛糖还原酶途径　醛糖还原酶（AR）可将一系列脂质过氧化反应中产生的有毒乙醛衍生物转化为无活性的乙醇。

AR 是多元醇通路的限速酶，有助于将葡萄糖转化为山梨醇。山梨醇脱氢酶通过尼克酰胺腺嘌呤二核苷酸（NAD）将山梨醇转化为果糖。在高血糖情况下，葡萄糖转化为 6 – 磷酸葡萄糖途径饱和时，剩余的葡萄糖可进入多元醇途径，醛糖还原酶被激活，导致山梨醇聚积。系膜细胞的体外试验发现葡萄糖转运体 – 1 的过表达能上调 AR 的表达和活性，导致山梨醇聚积和 PKC – α 蛋白水平升高，刺激基质蛋白合成。使用不同 AR 抑制药（ARI）的多个试验和临床研究均发现，在糖尿病视网膜病变和糖尿病脑病的发展过程中，经过多元醇通路的葡萄糖增多。然而，仅有少数试验研究了 ARI 对糖尿病肾病的作用。

3. 二酰基甘油蛋白激酶 C 的活化　PKC 是一个苏氨酸激酶家族，由 10 种以上结构相关的亚型组成，调控一系列的细胞功能，包括细胞增殖、基因表达、细胞分化、细胞迁移和凋亡。体外研究表明高血糖环境下的肾小球系膜细胞和血管组织中的 PKC 活化。PKC 活化后能增加细胞因子、ECM 和内皮素 – 1 的合成。上述变化可导致肾小球基底膜增厚、血管闭塞及通透性增加。糖尿病模型中使用某些 PKC 抑制药取得了令人期待的结果。

Ruboxistaurin（LY333531）是一种高度特异性的蛋白激酶基因家族 PKC – β 亚型的抑制药。在糖尿病啮齿动物模型中，尽管存在持续高血压和高血糖，但 Ruboxistaurin 能使肾小球高滤过降至正常水平，降低尿清蛋白，减少肾小球 TGF – β_1 和 ECM 蛋白的产生。

三、临床表现

1. 症状与体征　健康个体每天尿清蛋白排泄低于 25mg。糖尿病肾病进展过程具有如下特征，即从微量清蛋白尿到显性清蛋白尿及进展性氮质血症。微量清蛋白尿指尿清蛋白 30 ~ 299mg/24h 或 20 ~ 199μg/min；显性清蛋白尿指尿清蛋白 ≥300mg/24h 或 ≥200μg/min。1 型糖尿病和 2 型糖尿病患者的糖尿病肾病在临床上存在许多相似之处，但二者某些方面的临床病程有所不同。1 型糖尿病患者的肾病临床病程相对较易分期。患糖尿病 15 ~ 25 年后可出现临床显性的糖尿病肾病，几乎全部进展为 ESKD。

然而由于 2 型糖尿病起病隐匿、许多患者高龄、常常并存高血压和血管疾病，早期肾脏受累常被忽视。老年 2 型糖尿病患者中，并不总是能明确肾衰竭是否只与糖尿病相关或与糖尿病和老年二者均相关。然而在年轻 2 型糖尿病患者中，近期研究发现其病程与 1 型糖尿病相似。因此，人们对 1 型糖尿病患者的糖尿病肾病临床病程进行了明确分期。

2. 实验室检查

（1）I 期：肾小球高滤过和肾体积增大。1 型糖尿病发病初期，大多数个体的 GFR 为正常至 140% 之间。没有单一的发病机制能够完全解释 1 型糖尿病特征性的肾体积增大和肾小球高滤过。血糖恢复正常后，两种异常均可得到纠正提示肾体积增大和肾小球高滤过之间存在某种联系。强化胰岛素治疗使高血糖恢复正常，纠正肾小球高滤过。开始胰岛素治疗的 8d 内，GFR 开始下降，胰岛素治疗 3 个月内进一步下降。部分 1 型糖尿病患者（有 25% ~ 40%）经胰岛素治疗达到正常血糖水平后，仍维持持续升高的 GFR；正是在这种高滤过性糖尿病患者亚组中，人们首次注意到 GFR 早期下降，并进展为临床显性糖尿病肾病。

新近诊断为 2 型糖尿病患者中同样可发现肾小球高滤过现象，且与蛋白尿进展呈正相关。

（2）II 期：早期肾小球损伤。1 型糖尿病患者发病 2 ~ 5 年可出现肾小球系膜基质增多和肾小球基底膜（GBM）增厚等肾小球轻微形态学变化，并可持续多年。此期中，一过性和反复的微量清蛋白尿可能是肾受累的唯一临床表现。非糖尿病者的供肾移植给糖尿病受体的移植肾脏研究对发现 2 型糖尿病患者早期肾小球改变提供了佐证。对这些受体肾进行的活检可观察到同样的改变，即移植后 3 ~ 5 年出现系膜基质扩张和 GBM 增厚。1 型糖尿病患者进行功能性胰腺移植使血糖维持正常 10 年后，上述形态学改变可被逆转。由于 GFR 测定和肾活检不是常规检查项目，I 期和 II 期糖尿病肾病临床上通常不易被发现。然而如果进行肾活检，可发现 I 期和 II 期糖尿病肾病出现早期系膜和基底膜异常。

（3）III 期：微量清蛋白尿期。20 世纪 80 年代早期，对 1 型糖尿病患者采用免疫学方法研究将尿清蛋白增高与 10 ~ 14 年后发展成显性糖尿病肾病联系起来。

微量清蛋白尿指尿清蛋白排泄率（UAE）升高（30 ~ 300mg/24h 或 20 ~ 199μg/min），通常用于检测蛋白尿的标准床旁法（试纸）并不能检测到 UAE 异常。目前有多种方法对低浓度的尿清蛋白进行定量检测，包括放射免疫法、酶联免疫法、免疫比浊法；还可以采用具有半定量功能的尿试纸法（Micro – Bumintest，Miles 实验室，Elkhart，IN）。

无论收集 24h 尿或过夜尿，定时尿液收集是微量清蛋白尿的标准测定方法。由于存在高度变异性，尿微量清蛋白经常出现一过性升高。因此临床评估应基于在 3 ~ 6 个月至少进行的 3 次检测结果。当连续 3 次定时尿液收集检测中至少出现 2 次尿蛋白范围在 20 ~ 200μg/min 时可明确为持续性微量清蛋白尿。

许多因素可干扰微量清蛋白尿的测定，包括尿路感染、剧烈运动、高蛋白饮食、充血性心力衰竭和急性发热性疾病等。为准确测定，如果存在这些因素时应适当延后检测。

越来越多的证据表明当 UAE 仍处于正常清蛋白尿范围内时，已出现发生糖尿病肾病和心血管疾病的风险。一项 10 年随访研究发现，伴有 UAE $> 10\mu g/min$ 的 2 型糖尿病患者，发生糖尿病肾病的危险增加了 29 倍。1 型糖尿病患者同样如此。这些证据证实了 UAE 的危险性与血压水平一样具有持续性。

尽管人们认为微量清蛋白尿是大量清蛋白尿的危险因素，但不是所有患者都会进展至这个阶段，有些患者尿清蛋白可能恢复正常水平。早期研究发现大约 80% 伴有微量清蛋白尿的 1 型糖尿病患者在 5~15 年后出现显性蛋白尿。近期研究发现只有 30%~45% 微量清蛋白尿患者 10 年后出现显性清蛋白尿。这一变化可能与采取了强化血糖控制和血压控制的措施有关。

如果没有采取如下文详述的特异性干预治疗，一旦出现持续性微量清蛋白尿，肾功能进行性下降乃至出现肾衰竭很常见。一般来说，尿清蛋白排泄率每年增加 $25\mu g/min$ 时，而 GFR 仍可保持正常甚至升高。一旦微量清蛋白尿超过 $70\mu g/min$ 时，GFR 开始以个体不同的恒定速度下降。伴有微量清蛋白尿的 1 型糖尿病患者的血压水平高于正常清蛋白尿者，尽管血压并不都超过 140/90mmHg。合并存在微量清蛋白尿和高血压的患者在短期内（5~15 年）病情恶化，进展为糖尿病肾病。

（4）Ⅳ期：临床糖尿病肾病。经过不同的病程，通常出现微量清蛋白尿后数年，GFR 可下降并低于年龄和性别校正的正常 GFR 水平，此时尿试纸法可发现蛋白尿。蛋白尿指清蛋白排泄率 $>300mg/d$，这是临床糖尿病肾病的通用标志。一旦出现显性糖尿病肾病，血压通常升高，GFR 进行性下降（下降的绝对值为每年 ml/min 的量级）。

大多数伴有显性肾病的 1 型糖尿病患者中，GFR 以每年 11ml/min 的速度呈线性下降。一项前瞻性研究发现，227 名 2 型白种糖尿病患者患肾病平均 6.5 年（3~17 年）后，GFR 下降速度为每年 5.2ml/min。一项多变量回归分析发现，GFR 下降的速度与基线的高清蛋白尿、收缩压、血红蛋白 A1c（HbA1c）及重度吸烟和糖尿病视网膜病显著相关。对伴有肾病的 1 型和 2 型糖尿病患者进行的亚组分析发现，蛋白尿呈时间依赖性，随时间达到肾病综合征水平（尿蛋白 $>3.5g/d$、高脂血症、低清蛋白血症）。与非糖尿病患者相比，伴有肾病综合征的糖尿病患者在血清清蛋白浓度较高时即可出现全身性水肿，可能原因是糖基化清蛋白比正常清蛋白的毛细血管通透性升高。荧光素血管造影检查发现，糖尿病肾病患者达到氮质血症期时几乎 100% 同时伴有糖尿病眼底病；如果晚期肾病患者不伴有糖尿病眼底病时应怀疑糖尿病肾病诊断。

值得注意的是糖尿病患者患其他肾脏疾病的风险与正常人无异，每当病程与正常糖尿病肾病表现不符时，通常表现为没有糖尿病眼底病和清蛋白尿，血清肌酐迅速上升和活动性尿沉渣异常，肾病诊断应谨慎，需进行深入的肾检查，如肾活检等。

（5）Ⅴ期：终末期肾病。如前所述，20~30 年后，1 型糖尿病患者有 30%~40% 出现不可逆的肾衰竭。对 2 型糖尿病发病率较高的人群（非洲裔、西班牙裔、美洲原住民）进行的前瞻性研究发现，从诊断 2 型糖尿病到出现 ESKD 时间间隔为 5~25 年。但是因为 2 型糖尿病直至出现明显的临床并发症时才被诊断，所以病程并不准确。随着 GFR 下降，逐渐出现明显的尿毒症症状和体征，此时需进行肾替代治疗。

3. 影像学检查 糖尿病肾病的主要病理变化是 ECM 生成增加，降解减少，导致 ECM 在肾小球基底膜和系膜区聚集。

光镜检查显示肾小球毛细血管簇膨大，常可见粗颗粒成分沉积形成的分叶样改变。基质过度聚积形成小结节样改变，即所谓的 Kimmelstiel – Wilson 结节。鲍曼囊内可见透明样沉积物（"囊滴"）及系膜区增宽。病程晚期可出现弥漫性球性肾小球硬化、肾小管萎缩和间质纤维化。

免疫荧光检查可见免疫球蛋白 G 和清蛋白沿 GBM 呈线样沉积。

电镜下早期糖尿病肾病可见 GBM 增厚，并伴有系膜基质增多。疾病晚期，系膜区占据血管簇的大部分，可见明显基质沉积。

一些研究通过肾小球基底膜厚度，系膜区和基质所占空间比值（如系膜区/肾小球、基质/系膜区或基质/肾小球的体积分数），来评估糖尿病肾小球病变的严重程度。

4. 特殊检查 1 型糖尿病患者建议诊断糖尿病 5 年后进行糖尿病肾病筛查；2 型糖尿病患者因至少有 7% 在首诊时已出现微量清蛋白尿，故应该在诊断后立即开始筛查。另外，如果 1 型糖尿病患者血糖控制欠佳、高血压、调脂不佳，5 年内微量清蛋白尿的发生率高达 18%。这意味着对于 1 型糖尿病患者，诊断糖尿病后 1 年进行微量清蛋白尿筛查是合理的。如果无微量清蛋白尿，1 型和 2 型糖尿病患者均应每年进行筛查。

筛查和诊断糖尿病肾病的第一步是检测时间点尿液样本的尿清蛋白水平，可以是晨起第一次尿或随机尿。时间点尿液样本的尿清蛋白检测结果可能用尿清蛋白浓度（mg/L）或尿清蛋白与肌酐比值（mg/g 或 mg/mmol）来表示。以 24h 尿液为参考标准，随机尿液的尿清蛋白高于 17mg/L 时，诊断微量清蛋白尿的敏感度为 100%，特异性为 80%。众所周知，尿清蛋白排泄率每天均存在变异，所以应在 3~6 个月收集的 3 次样本中至少 2 次出现阳性才确认结果阳性。

出现可致 UAE 升高的情况时（如尿路感染、血尿、急性发热性疾病、剧烈运动和心力衰竭）不宜筛查。尽管 UAE 测定是诊断糖尿病肾病的基础，但某些 1 型或 2 型糖尿病患者可在 UAE 正常时出现 GFR 下降。1 型糖尿病患者中，这种现象在患有长期糖尿病、高血压和（或）视网膜病的女性中更为常见。因此，为了合理筛查糖尿病肾病，GFR 和 UAE 应作为常规检查项目。

四、治疗

1. 早期治疗危险因素 早期治疗糖尿病肾病的各种危险因素可以延缓和（或）防止其进展。危险因素包括高血糖、高血压、吸烟和血脂异常。这些也是防治心血管疾病应积极控制的危险因素。

（1）强化血糖控制：1 型和 2 型糖尿病的大规模临床试验已证实了严格控制血糖预防糖尿病肾病的重要意义。糖尿病控制与并发症实验（DCCT）表明，强化糖尿病治疗可使微量清蛋白尿的发生率下降 39%。另外，随机入选强化血糖控制组的患者在 DCCT 试验结束 7~8 年后，发生微量清蛋白尿和高血压的危险持续下降 40%。同样，对 2 型糖尿病患者进行的英国前瞻性糖尿病研究（UKPDS）发现，与传统治疗组相比，强化治疗组出现微量清蛋白尿的危险下降 30%。

严格控制血糖对于从微量清蛋白尿进展至大量清蛋白尿，以及大量清蛋白尿患者肾功能下降速度的作用，目前尚存在争议。

在 DCCT 研究中，严格控制血糖并未延缓实验开始时存在微量清蛋白尿的 1 型糖尿病患者进展到大量清蛋白尿的速度。在另一项对 115 名伴有肾功能不全的糖尿病患者的前瞻性研究中，纳入了 50 名 1 型糖尿病和 65 名 2 型糖尿病患者，7 年时间内没有发现 HbA1c 与肌酐清除率下降存在相关性。然而，大规模 Steno 研究的两项组合分析发现，血糖控制较好与尿白蛋白排泄率下降和 GFR 下降速度减慢相关。同样，一项对 18 名伴有糖尿病肾病的 1 型糖尿病患者进行的前瞻性、随访 21 个月的研究发现 GFR 下降和 HbA1c 下降存在直接关系，HbA1c 水平最高时，GFR 下降最快。

目前人们对经过治疗的 2 型糖尿病的自然病程知之甚少。日本一项随机研究纳入了 110 名 2 型糖尿病患者和 55 名患有糖尿病视网膜病和微量清蛋白尿的患者，6 年内随机接受多次胰岛素注射治疗或常规胰岛素治疗，多次胰岛素注射治疗组的患者进展为糖尿病肾病的累积比例为 11.5%，而常规治疗组为 32%。

截至目前，尚无伴有显性糖尿病肾病的 1 型或 2 型糖尿病患者接受强化治疗的大规模实验。这可能是由于给予肾功能不全患者严格血糖控制的复杂性，以及发生低血糖的危险性增加。因此，应尽快达到糖尿病强化治疗的目标 HbA1c <7%（美国糖尿病学会标准）以预防发生微量清蛋白尿。

（2）严格控制血压：针对伴有持续微量清蛋白尿的 1 型和 2 型糖尿病患者进行降压治疗达到正常血压水平的多个研究均发现，尿清蛋白排泄率下降，临床显性糖尿病肾病进程被延缓，甚至被完全预防。糖尿病患者常见高血压，即便当病变未累及肾时也常有高血压出现。在正常清蛋白尿的糖尿病患者中，40% 的 1 型和 75% 的 2 型糖尿病患者血压 <140/90mmHg。

出现显性糖尿病肾病的 1 型和 2 型糖尿病患者应用血管紧张素转化酶抑制药（ACEI）或非 ACEI 类药物降低血压，均可减轻清蛋白尿，延缓糖尿病肾病的进展，延迟肾功能不全，改善生存率。如著名的 UKDPS 研究发现，收缩压从 154mmHg 下降至 144mmHg，微量清蛋白尿的发生率下降 29%。

尽管其他降压药也可延缓 GFR 下降的程度，人们认为通过使用 ACEI 或肾素血管紧张素受体拮抗药（ARBs）阻断肾素血管紧张素系统（RAS）在维持肾功能方面具有额外的"肾脏保护"效益。

美国高血压预防、诊断、评价和治疗联合委员会第六次报告首次提出，建议糖尿病患者血压控制的靶目标应 ≤130/85mmHg。1999 年美国糖尿病学会也接受了这一建议。遵循这一主题，国际肾脏基金会（NKF）的一份共识报告推荐无蛋白尿患者的血压靶目标值为 <130/80mmHg，合并蛋白尿的患者为 125/70mmHg。为了达到这一降压靶目标通常需要联合应用多种降压药物，以及患者愿意这样做。理想的联合应用药物方式尚未明确。很少有实验比较联合用药与单一用药。一项研究给患有糖尿病肾病且肾功能正常的患者加用 12.5mg 氢氯噻嗪（HCTZ）。这些患者起初使用一种 ACEI（西拉普利）或一种 α 受体阻滞药（多沙唑嗪）治疗，收缩压（SBP）平均下降了 15mmHg，舒张压（DBP）平均下降了 8mmHg。加用 HCTZ 使 SBP 进一步下降 8mmHg，DBP 下降了 5mmHg。联合用药也可更有效的降低尿清蛋白排泄率。

糖尿病患者首选 ACEI 类药物降压，并延缓肾功能恶化。一项研究发现卡托普利治疗组患者的主要终点事件（血清肌酐倍增和发生 ESRD）显著下降，表明 ACEI 确实存在对抗肾功能恶化的肾脏保护作用。7 年后，在欧洲 18 个中心进行的 EUCLID 研究将正常清蛋白尿或微量清蛋白尿的 1 型糖尿病患者随机分组，给予 ACEI（赖诺普利）或安慰剂治疗。24 个月后，无论平均 UAE 水平或从正常清蛋白尿进展为微量清蛋白尿的比例，赖诺普利组均明显优于对照组。2 型糖尿病患者使用 ACEI 可获得同样的效益。MICRO - HOPE 研究将 1 140 名伴有微量清蛋白尿的 2 型糖尿病患者随机分组，分别给予雷米普利 10mg/d 或安慰剂治疗。所有患者允许加用其他降压药物以维持血压正常（靶目标）。该实验的目的是明确 ACEI 是否存在独立于降压作用以外的器官保护作用。秉承这一目标，4.5 年后雷米普利治疗组患者联合主要终点事件的危险下降 25%，其中心肌梗死下降 22%，卒中下降 33%，心血管病死亡下降 37%，总死亡率下降 24%。雷米普利组患者的 UAE 极缓慢地上升，只有少数患者从微量清蛋白尿进展至大量清蛋白尿。

ARBs 通过选择性阻断血管紧张素 2 受体的 AT1 亚型从而抑制肾素 - 血管紧张素系统。新英格兰医学杂志上发表的三项大型国际性前瞻性对照研究的结果证实了 ARB 的肾脏保护作用。这三项研究入选了伴有微量清蛋白尿或显性清蛋白尿及肾功能不全的 2 型糖尿病患者。厄贝沙坦和氯沙坦的肾保护作用表现在不仅减轻了清蛋白尿，而且在 2 ~ 4 年时间显著降低了 GFR 的下降速度以及进展为终末期肾衰竭的患者比例。

这三项研究以及 MICRO - HOPE 和 EUCLID 研究，为使用 ACEIs 和（或）ARBs 治疗糖尿病肾病患者提供了强有力的证据。目前伴有蛋白尿的糖尿病患者的治疗标准均以 ACEIs 或 ARBs 为基础。最近几项研究表明与糖尿病患者单独使用最大允许剂量的 ACEIs 相比，采用 ACEIs 联合 ARBs 对肾素 - 血管紧张素系统进行双重阻断，可更显著的减轻清蛋白尿和降低血压。

（3）限制蛋白质摄入：正常人和糖尿病患者中，饮食蛋白质摄入都会改变肾血流动力学。报道显示高蛋白饮食可增加 1 型糖尿病患者发生肾脏病的危险。我们知道限制蛋白摄入可有效地减轻尿毒症症状，可能延迟透析。除缓解症状外，减少蛋白质摄入还有利于减慢和（或）阻止肾功能下降。可能的机制是减少肾脏损伤后残存肾单位的高滤过。一个小样本的前瞻性随机对照研究报告了限制蛋白摄入的益处，该实验纳入了 35 名伴有显性糖尿病肾病的 1 型糖尿病患者，低蛋白饮食为 0.6mg/（kg·d），患者平均随访 35 个月。3 个月后与对照组相比，低蛋白饮食组 GRF 下降速度减少 40%，平均尿蛋白排泄率下降 24%，而对照组上升 22%。研究结束时发现，研究人群中尿蛋白下降 6%，而对照组则升高 24%。限制蛋白摄入情况下，微量清蛋白尿患者给予素食为主的饮食，在血糖和血压治疗均无显著变化的情况下，清蛋白排泄率下降。尽管大规模的随机前瞻性临床试验未发现限制蛋白摄入的明确益处，但基于这些小样本的阳性结果的临床研究，我们认为蛋白摄入 < 0.8g/（kg·d）对于大量蛋白尿的患者进一步降低 GFR 下降仍是可行的措施。

（4）降脂药物：在糖尿病大鼠模型和 1 型及 2 型糖尿病患者中发现高脂血症是血管疾病，包括肾脏疾病进展的危险因素。使用降脂药物降低血脂对糖尿病肾病进展的作用尚未明确。尽管尚无大规模前瞻性临床试验报告治疗脂质代谢紊乱对糖尿病肾病进展的作用，但一些证据表明给予糖尿病患者中降脂药物降低血脂可以保护 GFR，减轻蛋白尿。

最近一项随机双盲安慰剂对照研究在 39 名伴有糖尿病肾病的 1 型糖尿病患者中，比较了辛伐他汀和饮食控制与安慰剂和饮食控制对清蛋白尿的影响。尽管结果的差异没有统计学意义，但发现 2 年后辛伐他汀治疗组较对照组的清蛋白尿增多速度降低。一项关于降脂治疗对肾脏疾病进展作用的荟萃分析评价了 13 个前瞻性临床对照试验，其中 7 个的研究对象全部是糖尿病患者。与对照组相比，降脂治疗组的肾功能下降速度显著降低（P = 0.008），降脂治疗的效益与 ACEI 类药物治疗等同。对 GFR 的这种作用与降脂药物种类或肾脏疾病病因无关。至于其他方面的肾脏保护作用，尚需大型前瞻性长期随访的临床试验进一步证实。

然而，因为心血管疾病是伴有糖尿病肾病的糖尿病患者的第一位死亡原因，优化降脂已成为临床标准治疗。

（5）戒烟：人们已经证实吸烟和糖尿病肾病进展之间存在令人信服的关系。在 359 名 1 型糖尿病患者中评估了吸烟对糖尿病肾病及视网膜并发症的作用。与非吸烟者相比，吸烟者的清蛋白排泄率增加的发病率升高了 2.8 倍。清蛋白尿的 Logistic 回归模型中，即便校正了糖化血红蛋白水平和糖尿病病程的影响，吸烟仍然是显著的影响因子。当研究对象戒烟后，尿清蛋白排泄率明显降低。伴有糖尿病肾病的 2 型糖尿病患者的结果相似。正如减少吸烟或戒烟是预防肺部疾病和心血管疾病的措施之一，也是糖尿病患者肾脏保护的重要措施之一。

2. 尿毒症治疗　尽管有效降压、优化降糖及坚持低蛋白饮食可能延缓糖尿病肾病的发生发展，但仍有许多糖尿病患者进展至 ESKD。肾功能恶化时给予患者持续的情绪疏导有助于建立信心，减少 ESKD 治疗迫近时产生的惶恐、绝望和狂乱的行为。糖尿病肾病患者应在疾病早期就诊于肾病专家，以便得到更好的 ESKD 前期治疗。欧洲和美国的报道均发现，很大一部分糖尿病肾病患者是在疾病晚期才就诊于肾病专家，这使治疗大打折扣。

由于糖尿病肾病伴随多种并发症，因此治疗伴有进行性肾功能不全糖尿病患者十分棘手。这些先前存在的并发症（心血管疾病、视网膜病、脑血管和周围血管疾病）可大大降低进行肾替代治疗的糖尿病患者的生存率。临床实践中，一个相互协作的专家团队可以优化糖尿病患者 ESKD 前期的治疗。这个团队应该包括一位肾病学家、糖尿病学家、营养学家、心脏病学家、眼科学家、脚病专家和其他必要的专家。出现晚期肾功能不全的糖尿病患者的 ESKD 前期治疗包括通过补充促红细胞生成素、补铁使血红蛋白水平维持在 11g/dl 以上，使用磷结合剂与合成维生素 D 和（或）钙剂以缓解由继发性甲状旁腺功能亢进症引起的代谢性骨病。应对家族内的潜在肾脏供者进行访视和组织配型；可能需要进行血液透析时，避免进行静脉穿刺、静脉置管以保护前臂皮下静脉及保证良好的营养状态都非常重要。

3. 肾替代治疗　患 ESKD 的糖尿病患者与非糖尿病患者的肾替代治疗原则相似。糖尿病引起的 ESKD 患者可以选择血液透析、腹膜透析、肾移植以及糖尿病患者特有的胰肾联合移植治疗。在患者选择特定的肾替代治疗方式前，有必要向患者及其家属适当宣教各种治疗方式的优缺点。

为某位特定患者选择最佳的治疗方式时应考虑患者的年龄、受教育程度、并发症的严重性、社会和家庭支持度及其地理位置。一旦做好选择就应开始准备进行肾替代治疗。例如，将进行血液透析的患者需建立动静脉内瘘，将进行腹膜透析的患者进行腹膜插管。开始肾替代治疗的总原则是糖尿病患者的 GFR 下降至 10～15ml/min。

4. 维持性血液透析　USRDS 2004 年登记报告显示，所有糖尿病性 ESKD 患者中 75% 接受血液透析治疗（血透中心或居家），7.4% 进行腹膜透析治疗〔连续性不卧床腹膜透析

（CAPD）或持续循环腹膜透析（CCPD）]，17%接受了肾移植。糖尿病患者的血液透析治疗与非糖尿病患者相似，理想的血液透析方案一般为每周透析 3 次，每次 3.5~4.5h，具体根据个体的血化验检查和体外循环血流量保持在 300~500ml/min 时的临床反应来制订。

与非糖尿病患者相比，接受维持性血液透析的糖尿病患者的生存率和康复率都非常低，主要因为糖尿病患者在接受血液透析治疗之前已存在严重的血管疾病。糖尿病患者由于外周中等血管钙化以及小血管动脉粥样硬化，给血管外科医师创建血管通路带来了很大的困难。尽管首选的血管通路是动静脉内瘘，但糖尿病患者合并存在的血管病变限制了其应用，导致首次造瘘失败率高达 30%~40%。一种不十分理想但是可行的血管通路的替代方法是使用聚四氟乙烯人造血管，其使用半衰期为 1 年余。

与人造血管相比，通过术前仔细选择充分合适的首次造瘘部位也可提高糖尿病患者动静脉内瘘的成功率。可选择大直径的动脉和静脉，如通常使用肘部的血管，从而避免一开始就使用聚四氟乙烯人造血管。肾病学家及透析人员对早期血管通路的维护及减少血栓形成的持续监护，可改善内瘘的寿命。血管通路并发症是糖尿病 ESKD 透析患者住院的首要病因。

糖尿病透析患者的血糖控制很困难。由于胃轻瘫使食物吸收与定时使用胰岛素脱节，以及肾胰岛素分解代谢减少导致外源性胰岛素作用时间延长，所以胰岛素剂量调整更为复杂。上述两种作用容易引起血糖波动，常出现频繁低血糖发作，低血糖是有潜在危险的严重并发症。透析的糖尿病患者血糖控制仍应放在首位，因为控制血糖可能延缓小血管疾病并发症的进展。糖尿病 ESKD 患者长期治疗的生存率与血糖控制情况密切相关。

尽管糖尿病患者的透析生存率在过去 10 年有所改善，但死亡率和走向透析的比率仍显著高于非糖尿病患者，这一可怕的事实主要与并发症进展有关。心血管疾病、感染和脱离透析是糖尿病 ESKD 患者死亡的首要原因。

5. 腹膜透析 腹膜透析是糖尿病 ESKD 患者进行透析的理想治疗方式。在美国，所有进行肾替代治疗的糖尿病患者中只有 7% 使用腹膜透析。CAPD 是腹膜透析最常采取的方法，与血液透析一样，准备行 CAPD 治疗前常需对患者进行宣教，反复解释说明，准备进行腹膜内永久置管术。CAPD 作为一种居家透析技术一般约 4 周可掌握。CCPD 使用了一种机械式循环装置以便透析液进行手工循环，可以在睡眠中进行。

与血液透析相比，CAPD 具有很多优势，如无须依赖机器、可居家操作、减少心血管系统刺激、更好的保护残余肾功能、不使用肝素且饮食限制较少。然而腹膜透析也存在一些缺点，包括腹膜炎危险、技术操作高失败率、残余肾功能较低时透析不充分等。

一些肾病专家认为腹膜透析可作为糖尿病 ESKD 患者的首选治疗方式。实际上当血液透析没有血管通路部位可选时，或者出现严重的充血性心力衰竭、心绞痛或严重的透析相关性低血压时，CAPD 或 CCPD 可成为维持生命的重要治疗手段。腹膜透析由于超滤相对较低以及快速液体清除较少，可减少血管刺激。

在 CAPD 和 CCPD 过程中，始终伴随着发生腹膜炎以及腹膜表面积逐渐减少的危险，最终可能导致不足以保证充分透析。与非糖尿病患者相比，接受 CAPD 的糖尿病患者住院天数增加 1 倍，入院天数的 30%~50% 是由于腹膜炎。

血液透析和腹膜透析是糖尿病 ESKD 患者可选择的两种主要透析治疗方式。除外 45 岁以下的患者，USRDS 报道与腹膜透析相比，血液透析的生存率较高。然而，个别研究报道在治疗开始的前 2 年，血液透析和腹膜透析治疗的患者生存率无明显差别。糖尿病 CAPD 患者的 2 个主要死亡原因是心血管事件和感染。

6. 肾移植　在 20 世纪 70 年代和 80 年代早期，许多肾移植项目将糖尿病 ESKD 患者排除在外。然而这一时期内，一些移植中心的接受肾移植的糖尿病患者的生存率远超过维持透析治疗的患者。现今，对于糖尿病和尿毒症并发症治疗技术的提高，已经使肾移植成为糖尿病 ESKD 患者的首选治疗方式。

尽管接受肾移植的糖尿病 ESKD 患者生存率持续提高，但其 5 年生存率较其他原因所致的肾脏病患者低 10% ~ 20%。糖尿病肾移植受者 5 年或以上的生存率进一步下降的原因为冠心病、脑血管病和其他大血管疾病。最近的糖尿病肾移植受体患者生存率分析显示，接受尸体供肾的患者生存率 1 年为 93.7%，3 年为 85.5%，而活体肾移植 1 年为 95.4%，3 年为 91.3%。糖尿病肾移植受者每年死亡率约为维持透析治疗患者的 1/3。公平地讲，必须注意到强烈的选择偏倚挑选出了接受肾移植的最适患者，使得其他伴有广泛的危及生命的并发症的患者往往进行透析治疗。

为了真实反映糖尿病肾移植受者的心脏事件的危险性，并评价肾移植前心血管疾病的危险程度，应该至少每年对于无症状的高危患者进行无创性的反复评估。

7. 胰腺移植　过去 10 年内，已有 1 型糖尿病患者接受同种异体肾和胰腺联合移植非常成功的报道。尽管胰肾联合移植并没有提高围术期间的死亡率，但围术期的发病率较单独肾移植明显升高。国际胰腺移植注册系统报道，从 1966 年至 1999 年 9 月约有 13 000 例胰腺移植，其中 75% 是在美国完成。美国大部分胰腺移植都是胰肾联合移植（SPK）。患者 1 年的生存率从 1987—1988 年的 90% 提高到 1995—1996 年的 95%。另外，同时期的移植胰腺的 1 年生存率由 74% 提高到 85%，移植肾生存率由 83% 提高到 91%。单独移植胰腺包括只进行胰腺移植（PTA）或肾移植后的胰腺移植（PAK），占美国全部胰腺移植的比例很小。与 SPK 相比，PTA 或 PAK 的移植胰腺生存率较低。早期报道惊喜地发现胰肾联合移植可显著提高 2 型糖尿病 ESRD 患者的生存率。

（王　黎）

第八节　糖尿病足

糖尿病足是糖尿病一种严重的并发症，是糖尿病患者致残，甚至致死的重要原因之一。1999 年，世界卫生组织（WHO）对糖尿病足的定义是：糖尿病患者由于合并神经病变及各种不同程度末梢血管病变而导致下肢感染、溃疡形成和（或）深部组织的破坏。

1956 年，Oakley 等首先用"糖尿病足"这一名词，并认为该病是由于糖尿病血管病变而使肢端缺血和因神经病变而失去感觉、合并感染的足，称为糖尿病足。但由于此病多发生在四肢手足末端，因此，又称为肢端坏疽。糖尿病足是一个全身性疾病，它既有内科疾病的临床表现，又有肢端溃烂、局部感染等外科疾病的症状和体征。

据统计，全球约 1.5 亿糖尿病患者中 15% 以上将在其生活的某一时间发生足溃疡或坏疽。因糖尿病足造成的截肢者是非糖尿病患者的 15 倍，全世界每 30s 就有一条腿因糖尿病而截掉，而在所有截肢患者中，糖尿病足占 50% 以上，并且 50% 以上的截肢患者在 5 年内需进行第 2 次截肢。

流行病学调查显示45~64岁年龄段患者糖尿病足患病率最高，且男性患病率高于女性。种族和性别与糖尿病足的发生相关，欧洲人较亚洲和非洲人糖尿病足溃疡患病率更高，而且糖尿病患者一旦发生足病变往往累及双下肢，而非糖尿病患者多为单侧受累。然而，糖尿病足溃疡最大的危险因素是曾经有溃疡或截肢的病史。

（一）病因及发病机制

糖尿病足的病因是多因素的，糖尿病神经病变、周围血管疾病和微循环障碍是其主要病因，可单独存在或与其他因素合并存在。其他因素如足部结构畸形、异常步态、皮肤或趾甲畸形、机械损伤和感染亦是糖尿病足发生的重要诱因。糖尿病足的发病机制涉及3个要素：局部缺血、神经病变和感染。这3个要素协同作用，引起了从组织溃疡、坏死直至坏疽的一系列病理生理改变。其中，溃疡的形成是糖尿病足发生和发展的主要标志，超过85%以上的截肢发生在难愈性溃疡形成以后，因此，对溃疡发生机制的探讨成为糖尿病足研究的重点。单纯的缺血性溃疡不多，仅占糖尿病足部溃疡的10%~15%，而由神经病变所致的足部溃疡占60%~70%，有15%~20%足部溃疡同时存在有血管和神经病变。

1. 周围血管病变　周围血管动脉硬化导致下肢缺血，严重者发生坏疽。下肢动脉硬化的特征为硬化病变多局限于胫、腓动脉，有时累及远侧股浅动脉，表现为这些动脉的广泛管腔狭窄或闭塞，动脉常有内膜钙化，年龄大或病程长者动脉中层也可钙化。在血管病变中除大血管病变外，小血管和毛细血管病变亦有其相当重要的作用。小血管病变可见其基底膜增厚，血管弹性差，在灌注压减低时，小动脉代偿性扩张的能力降低，在局部损伤时充血反应减弱。基底膜增厚亦阻止活化的白细胞向组织的移行，局部易发生感染。毛细血管结构异常和硬化，加之晚期功能性异常，表现为充血性反应受损、动静脉短路增加和自我调节功能丧失，加重组织缺血和缺氧，促进组织坏死和溃疡并常使已发生的足部溃疡长期不愈合。

2. 周围神经病变　周围神经病变包括躯体神经（感觉神经和运动神经）病变和自主神经病变。糖尿病足溃疡的患者中约60%单独表现为神经病变。

躯体神经病变中主要是感觉神经病变，它导致痛觉、温度觉、振动觉和位置觉的减退或丧失，感觉神经病变使皮肤完整的保护机制丧失，增加足部损伤的机会（如刺伤、烫伤、擦伤和不自觉的步态改变），并使皮肤在出现小的破损或创伤时而不被察觉，诱发或促发溃疡的发生。运动神经病变导致小肌肉的废用性萎缩，使屈肌和伸肌平衡失调，导致脚趾呈爪状和跖骨头的突出，增加皮肤擦伤的机会；另外，神经病变引起的足部肌肉萎缩和压力失衡，常使患者身体重力集中在跖骨头、足跟和胼胝，胼胝的形成又增加了压力负荷，易致溃疡形成。

自主神经病变使下肢皮肤出汗减少，皮肤干燥易破裂和产生裂隙；自主神经病变还使动、静脉短路增加，减低脚趾的灌注压、营养性毛细血管血流量因"毛细血管盗血"现象而减少和损伤时皮下充血反应减低等，增加糖尿病足的危险性；另外，血流量增加和血流加速，骨吸收增加，致关节塌陷和足畸形，行走时足部新压力点形成，加大溃疡的危险性。

3. 感染　感染是糖尿病足溃疡发生和恶化的一个重要因素，足部溃疡一旦形成，很容易继发感染，感染难以控制，最后发展成为足坏疽。其原因是局部伤口的炎症渗出液本身就是较好的培养基，且糖尿病患者本身外周血中性粒细胞、巨噬细胞功能的显著下降，淋巴细胞数量比例及功能出现异常（如CD4/CD8比例下降），免疫球蛋白的非酶化糖基化作用，使机体抵抗力显著降低，为细菌感染制造了条件。最常见的致病菌为革兰阳性葡萄球菌，也有溶血性链球菌等。如果是慢性溃疡如已行长期抗生素治疗，则可能存有革兰阴性菌混合感染。如果缺血和坏疽同时存在，溃疡创面渗出物培养可能发现厌氧菌。

（二）临床表现

1. 症状　本病初期，患者多有皮肤瘙痒、肢端发凉、感觉迟钝、水肿，继之出现双足袜套式的持续麻木，多数可出现痛觉减退或消失，少数出现患处针刺样、刀割样、烧灼样疼痛，夜间或遇热时加重，鸭步行走或倚杖而行。有些老年患者伴有严重肢体缺血史，如间歇性跛行、静息痛等。

2. 体征　患者下肢及足部皮肤干燥、光滑、水肿，毫毛脱落，下肢及足部变小。皮肤可见大小不等的散在性水疱、瘀点、瘀斑、色素沉着，肢端发凉。抬高下肢时，双足发白；下垂时，则呈紫红色。趾甲变形、增厚、易脆、脱落等。肌肉萎缩、肌张力差。常见足畸形、跖骨头下陷、跖趾关节弯曲，呈弓形足槌状趾，足趾过伸如爪状。足背动脉闭塞时双足皮色青紫，搏动极微弱或消失，有时于血管狭窄处可听到血管杂音。肢端感觉迟钝或消失，音叉震动感消失，跟腱反射极弱或消失。足部慢性溃疡时，足跖部、跖骨头处形成圆形的穿透性溃疡。有时出现韧带撕裂，小骨折，骨质破坏，并有夏科（Charcot）关节。干性坏疽时，全足、足趾干枯、变小、皮肤光亮、变薄，呈淡红色，趾尖边区可见有为数不等的黑点、黑斑。湿性坏疽时，足部发红、肿胀、皮肤破溃，形成大小、形态深度不等的溃疡或脓肿，继之溃烂深入肌腱和肌层，破坏骨质，组织坏死腐烂，形成脓腔和窦道，排出秽臭分泌物，周围呈增生性实性肿胀。

按临床表现不同糖尿病足坏疽分型为干性坏疽、湿性坏疽、混合型坏疽。

（1）干性坏疽：足部皮肤苍白、发凉，足趾部位有大小与形状不等的黑色区，足趾疼痛，常发生于足及趾的背侧，有时整个足趾或足变黑、变干。此型占糖尿病足5.9%～7.5%。

（2）湿性坏疽：多由皮肤外伤、烫伤、穿不合适鞋袜、感染等为诱因，早期病位多在足底胼胝区、跖骨头、足跟、足背等足部压力支撑点和易摩擦处。病变程度不一，由浅表溃疡至严重坏疽。局部皮肤充血、肿胀，严重时伴有全身症状，体温升高、食欲不振、恶心、腹胀、心悸、尿少等菌血症或毒血症表现。这是糖尿病足的主要类型，占72.5%～76.6%。

（3）混合性坏疽：同一肢端的不同部位同时呈现干性坏疽和湿性坏疽。混合坏疽占18%～20%，一般病情较重，溃烂部位较多，面积较大，常涉及大部或全部手足。感染重时可有全身不适，体温及白细胞增高，毒血症或败血症发生。

3. 分级　根据病变严重程度并参照国外标准，1995年中华糖尿病学会制定糖尿病足分级标准，将糖尿病足分为0～5级，以便于对糖尿病坏疽的诊断、治疗效果的判断和制定预防措施。

0级：皮肤无开放性病灶。常表现为肢端供血不足，皮肤凉，颜色发绀或苍白，麻木，感觉迟钝或丧失，肢端疼痛或灼痛，兼有足趾或足的畸形等。

Ⅰ级：肢端皮肤有开放性病灶。水疱、血疱、鸡眼或胼胝、冻伤或烫伤及其他皮肤损伤所引起的皮肤浅表溃疡，但病灶尚未波及深部组织。

Ⅱ级：感染病灶已侵犯深部肌肉组织。常有蜂窝织炎、多发性脓灶及窦道形成，或感染沿肌间隙扩大造成足底足背贯通性溃疡，脓性分泌物较多，但肌腱韧带尚无组织破坏。

Ⅲ级：肌腱韧带组织破坏，蜂窝织炎融合形成大脓腔，脓性分泌物及坏死组织增多，但骨质破坏尚不明显。

Ⅳ级：严重感染已造成骨质缺损、骨髓炎及骨关节破坏或已形成假关节。部分指趾或部分手足发生湿性或干性严重坏疽。

Ⅴ级：足的大部分或全部感染或缺血，导致严重的湿性或干性坏死。肢端变黑、变干，常波及小腿关节及小腿，一般多采取外科高位截肢。

（三）实验室检查及辅助检查

1. 实验室检查

（1）测定空腹血糖，餐后2h血糖及糖化血红蛋白，以了解糖尿病控制情况。

（2）尿常规，尿糖定性及24h尿糖定量，尿蛋白和酮体检查。

（3）血常规检查：RBC、HB、WBC。

（4）血液流变学检查。

（5）血脂检查：总胆固醇、三酰甘油、高密度和低密度脂蛋白及血浆蛋白、白蛋白、球蛋白、尿素氮或非蛋白氮。

（6）坏疽、溃疡处分泌物细菌培养、真菌培养及抗生素药敏试验，帮助选用合适的抗生素进行治疗，尤其注意厌氧菌、真菌感染。

2. 其他辅助检查

（1）电生理检查：肌电图、神经传导速度测定、诱发电位等检查可定量评价下肢有无周围神经病变和神经病变的程度。

（2）皮肤温度测定：在20～25℃的室温下，暴露肢体30min后，用皮肤温度计对称性测定足趾跖面、足背面、足趾和小腿等部位的皮肤温度。正常时皮肤温度为24～25℃，下肢血管病变时，皮肤温度降低，如双下肢或足部皮肤温度不对称，相差≥2℃，提示温度低侧下肢血管病变。

（3）步行距离和时间测定：行走一定时间后出现下肢疼痛，但继续行走时疼痛可缓解或减轻，提示血管轻度堵塞；行走后出现疼痛，继续行走疼痛持续不缓解而被迫停止，提示血管中度堵塞；稍事行走即出现下肢疼痛而被迫停止，提示重度血管病变。

（4）静脉充盈时间测定：将肢体先抬高数分钟，让静脉血排空，然后迅速放下，使动脉血充盈。正常时，足背静脉应在5～10s内充盈；如>15s，提示动脉供血不足；在1～3min内充盈，提示动脉供血明显降低，侧支循环血液供应较差，预示溃疡不易愈合或易引发肢体坏疽。

（5）踝/臂血压指数：它是一种非创伤性检查，对下肢动脉狭窄和缺血的判断有一定的参考价值。用普通血压计测定肱动脉收缩压，然后再将血压计袖带置于同侧踝关节的上方，听诊器置于内踝上内侧可听到胫后动脉的搏动，置于踝关节的前外侧可听到胫前动脉搏动，置于外踝后外侧可听到腓动脉搏动。踝动脉/肱动脉收缩压比值（踝/肱比值）正常人为1～1.4，比值<0.9提示下肢有轻度供血不足，比值0.5～0.7可有间歇性跛行，比值0.3～0.5可有缺血性休息痛，<0.3可发生肢体缺血性坏死。

（6）多普勒超声：可了解动脉粥样斑块的情况、内膜的厚度、管腔的狭窄程度、单位面积的血流量和血流的加速度和减速度等，可对血管病变作定位和定量分析。检查部位包括足背动脉、胫后动脉、腘动脉和股动脉等。

（7）跨皮肤氧分压（TcPO$_2$）测定：通过测定局部组织氧分压，可间接了解局部血流灌注情况，并可以指导临床确定截肢平面，判断术后创口愈合趋向，以及观察旁路手术后的效果。$TcPO_2$ 高低与皮肤缺血缺氧有关。正常人 $TcPO_2$ 与动脉氧分压（PaO_2）接近，局部皮肤 $TcPO_2 > 50mmHg$ 者，创口愈合的可能性大；$TcPO_2 < 40mmHg$ 者，提示皮肤缺血明显，局部溃疡难以愈合；给予吸入 100% 的氧气 10min 后，如 $TcPO_2$ 升高 10mmHg 以上，提示预后尚可。

（8）动脉造影：常用于截肢或血管重建术之前的血管病变的定位和病变程度的了解，但检查本身可导致血管痉挛，加重肢体缺血。另外，如患者合并蛋白尿伴或不伴肾功能不全者，造影剂可能加重肾功能不全，应慎用，造影前应充分水化。

（9）X 线检查：可发现肢端骨质疏松、脱钙、骨髓炎、骨关节病变和动脉钙化，也有助发现气性坏疽时的软组织变化，可作为本病患者常规检查。

（10）核磁共振成像（MRI）和核磁共振血管成像（MRA）：在敏感性、特异性、阳性预计值和阴性预测值等方面均优于多普勒超声，对于足部脓肿、坏死部位的定位十分精确，可有效指导临床清创和部分截肢手术。

（四）诊断与鉴别诊断

1. 诊断要点

（1）详细询问病史及体格检查、化验，确诊为糖尿病患者。

（2）糖尿病患者伴有肢端供血不足、肢端皮肤发凉、发绀、疼痛、麻木、感觉迟钝或丧失，足趾或足的畸形等有高危足表现者。

（3）糖尿病患者有湿性或干性坏疽的临床表现，并符合 0~5 级标准者。

（4）踝/臂血压指数比值 <0.9 以下者。

（5）彩色多普勒超声发现肢端血管腔内斑块形成、管腔变细、血流量减少造成缺血性溃疡或坏疽者。

（6）动脉造影证实血管腔狭窄或堵塞，并有临床表现者。

（7）电生理检查有周围神经损伤、传导速度减慢或肌电图体感诱发电位异常改变者。

（8）X 线检查发现肢端骨质疏松、脱钙、骨质破坏、骨髓炎、骨关节病变，手足畸形及夏科关节等改变者。

2. 鉴别诊断　糖尿病足坏疽与其他坏疽的鉴别要点：坏疽是组织细胞的死亡。病因上常分为循环性坏疽，如动脉粥样硬化性坏疽、栓塞性坏疽、血栓闭塞性脉管炎，雷诺病等引起的坏疽，神经营养性坏疽，糖尿病性坏疽，机械性、物理性、化学性、损伤及感染性坏疽等。糖尿病性足坏疽，单从病理变化及坏疽的性质、程度很难与其他坏疽相区别。尤其是中老年糖尿病患者伴发动脉粥样硬化性坏疽时更难区分。但糖尿病足坏疽患者具有血管病变程度严重，病变进展较快，常伴有周围神经病变及感染等特点。在临床上还常可遇到足部坏疽久不愈合，检查时才发现糖尿病的病例。应注意分析坏疽的发生，是伴发病还是并发症，加以区别。

（1）血栓闭塞性脉管炎：本病为中小动脉及伴行静脉无菌性、节段性、非化脓性炎症伴腔内血栓形成导致的肢体动脉缺血性疾病。好发于 40 岁以下的青壮年男性，多有吸烟、寒冻、外伤史。有 40% 左右的患者同时伴有游走性血栓性浅静脉炎。手足均可发病，表现为疼痛、发凉、坏疽。坏疽多局限于指（趾），且以干性坏疽居多，继发感染者，可伴有湿性坏疽或混合性坏疽。X 线、造影、CTA、MRA 检查显示无动脉硬化，无糖尿病病史。

（2）肢体动脉硬化闭塞症：本病是由于动脉粥样硬化，导致肢体管腔狭窄或闭塞而引起肢体怕凉、间歇性跛行、静息痛甚至坏死等缺血缺氧临床表现的疾患。本病多发于中老年患者，男性较多，同时伴有心脑动脉硬化、高血压、高脂血症等疾病。病变主要发生于大中动脉，呈节段性，坏疽多为干性，疼痛剧烈，远端动脉搏动减弱或消失。血糖正常。

糖尿病足的诊断正确与否，取决于详细询问病史及各项检查的综合判断，尤其是对高危足的判断更为重要。患者的主诉往往提示病变的关键和检查的重点，比如，糖尿病患者主诉为双下肢行走无力、小腿腓肠肌胀痛，尤其是发生间歇性跛行，应高度警惕由动脉阻塞引起的下肢缺血。腓肠肌胀痛是动脉血管狭窄或堵塞的早期信号；股部或臀部疼痛，则提示病变可能是髂动脉或髂股动脉受阻。主诉间歇跛行而且行走距离日益缩短，甚至不能行走时称为静息痛，表明血管病变程度已经较为严重；患者主诉足部感觉异常或感觉减退/丧失，提示糖尿病性周围神经病变的存在。高危足的患者随时可能发生溃疡或坏疽。因此，诊断糖尿病足时，必须注意充分利用问、视、触、叩、量、听诊等传统的检查手段，结合实验室检查结果综合分析，早期发现病变。

（五）治疗

糖尿病足治疗原则：①对于血管神经病变不是非常严重或没有手术指征者，可采用内科保守治疗；②对于血管神经病变严重者，在保守治疗的基础上，应行下肢血流重建术；③对于坏疽患者有静息痛及广泛的血管病变不能行血管重建时，应果断予以截肢术。

1. 内科治疗 内科基础治疗需要贯穿治疗整个过程的始终。主要内容包括控制糖尿病，改善微循环及血管再疏通，改善神经功能，抗感染，纠正各种相关急慢性并发症和支持疗法。要处理好局部与整体的关系，忌只见局部伤口，忽略全身状态的做法。

（1）积极控制高血糖：稳定血糖是防治并发症的基础，虽然高血糖状态与溃疡愈合似乎无明显直接关系，但如前所述，它影响到成纤维细胞的形态和功能，也影响到细胞周围的环境，包括各种细胞生长因子的变化，所以尽可能使血糖正常化，有助于溃疡的愈合。建议治疗期间在血糖监测的基础上给予强化胰岛素治疗，使血糖相对稳定。一般将血糖控制在10mmol/L以下，血糖控制不宜偏低，以略高于正常上限较为安全。积极控制血糖的同时要注意控制好血压、血脂。

（2）改善肢体血液循环：对血管阻塞不是非常严重或没有手术指征者，可采取内科保守治疗，临床研究发现下肢动脉狭窄3级以上的患者，在血管造影治疗的基础上加放支架，结果能显著改善肢体的血液循环，溃疡愈合良好，且疗程缩短，而对于动脉狭窄2级及其以下的患者，采用扩张血管活血化瘀的药物来改善微循环功能，亦能增加患足的血液供应来促进溃疡的愈合。临床上常用口服或静脉滴注扩血管和改善血液循环的药物有以下几种：

a. 前列腺素 E_1（$PGIE_1$）：能扩张病变部位小动脉、微动脉，增加缺血区域血液供应，抑制血小板聚集，修复损伤的血管内皮细胞，有效地改善微循环。以脂微球为药物载体的 $PGIE_1$（凯时）具有很好的靶向性，能够特异性地作用于痉挛和有斑块的动脉。另外，$PGIE_1$ 还有降低总胆固醇和低密度脂蛋白胆固醇（LDL－C）的功能。

b. α－受体阻断剂：酚妥拉明、压宁定、丁咯地尔等主要扩张小动脉，对于痉挛的血管有明显的解痉作用，尤其适用于伴有高血压心力衰竭和肾功能不全的糖尿病足患者。

c. 抗血小板聚集药：研究发现，糖尿病足患者的血液黏滞度明显高于正常人，血液处于高凝状态，易形成血栓。很多患者在出现糖尿病足之前就已发生心脑血管疾患，因此应及时给予抗血小板聚集药、抗凝药和溶栓药物治疗。

d. 低分子肝素：为普通肝素裂解出的一组低分子碎片，其抗凝血酶作用较弱，而抗因子 Xa 作用较强，出血并发症少。由于低分子肝素去除了血小板结合点，血小板减少发生率较普通肝素降低。对抗凝血酶Ⅲ（ATⅢ）依赖小，皮下吸收率高，半衰期长，促纤溶活性更高。低分子肝素临床应用安全，容易检测，可用于糖尿病足下肢血栓病。

e. 溶栓剂：尿激酶、链激酶和组织型纤溶酶原激活物等均可用于糖尿病足动脉血栓的治疗。其中尿激酶可同时溶解血栓中的纤维蛋白和纤维蛋白原，所以选择性不强，且在血循环中可以很快被纤维蛋白原激活物抑制物所灭活，因此临床要求剂量大，股动脉直接注射可使糖尿病足下肢供血好转，破溃组织面积减小，促进足部溃疡愈

f. 抗氧化剂：防止动脉粥样硬化斑块的形成，保护血管内皮功能，防止血栓形成。常用普罗布考、维生素 C 和维生素 E 等。如果配合他汀类降脂药使用，会起到很好的协同作用。

（3）改善神经功能：可用传统的神经营养药，如 B 族维生素、神经生长因子等可促进神经细胞核酸及蛋白合成、促进轴索再生髓鞘形成。醛糖还原酶抑制剂可以降低末梢神经内山梨醇含量，抑制醛糖还原酶活性，对改善神经功能有一定疗效。对足灼热综合征可用曲马多、阿司匹林、苯妥英钠和清热凉血中药治疗。使用扩张血管，改善循环的药物，不仅能改善血流状况，对糖尿病所引起的肢端麻木、疼痛也有较好效果，大部分患者能在较大程度上减轻症状。

（4）感染的治疗：糖尿病足的溃疡很多伴有感染，严重的可导致败血症而危及生命。因此，对于糖尿病足部溃疡的治疗控制感染是关键，在糖尿病足感染的病原菌中，多为 2～3 种需、厌氧菌混合感染，需氧菌以大肠杆菌、铜绿假单胞菌及金黄色葡萄球菌为主；厌氧菌以产气荚膜梭菌、二氧化碳嗜纤维杆菌、脆弱拟杆菌多见。随着抗生素的广泛使用，一些耐药菌株如 MRSA 金黄色葡萄球菌、ESBL 的大肠杆菌等越来越多，影响了溃疡的愈合。所以合理的应用抗生素对促进伤口的愈合也有很大的作用。患者入院后尽早取病灶分泌物进行细菌培养，先用常用抗生素治疗，待培养结果后改用敏感抗生素，此外还需加用抗厌氧菌药。

（5）高压氧治疗：高压氧可以提高物理溶解氧，使组织氧分压增高和有效血氧弥散半径扩大，增加血氧含量及氧储量，可有效地改善闭塞血管远端组织的缺氧状态，改善患肢血液循环。高压氧还能促进毛细血管的开放和功能恢复，加速毛细血管增生和侧支循环的建立，增加患肢的血供，并能使细胞氧合作用增加，血液黏度和细胞凝聚活性下降，促进组织修复，改善神经组织缺血、缺氧状态。

（6）干细胞移植：根据干细胞及内皮祖细胞可以分化为血管内皮细胞，形成新生血管的原理，将患者自体骨髓或外周血里的干细胞及内皮祖细胞分离出来，移植到其缺血的下肢肌肉内，使其逐渐分化并形成新的毛细血管，促其血管再生，改善和恢复下肢血流，达到治疗下肢缺血的目的。干细胞移植方法分为自体骨髓干细胞移植和外周血干细胞移植两种。干细胞移植在治疗糖尿病足临床方面有着安全、无毒不良反应、无免疫排斥、创伤小、材料来源充足、治愈率高等优点，已成为治疗糖尿病足的新手段。

（7）中医中药治疗：中医中药治疗糖尿病足有一定的疗效，可局部应用、口服，也可以中药静脉制剂静脉点滴。局部换药可用石黄散、轻粉、冰片、雄黄；口服可用成药如积雪

苷等。静脉用药可选用丹参、川芎嗪、葛根素等。

2. 外科治疗

（1）清创术：早期局部伤口不宜急于清创，在糖尿病足急性期，局部红肿热痛较为明显，但除急性化脓需切开引流外，不宜过分清创手术处理，以防止坏疽蔓延扩大。清创术主要分为一次性清法、蚕食清法 2 种。

a. 一次性清法适应证：生命体征稳定，全身状况良好；湿性坏疽（筋疽）或以湿性坏疽为主，而且坏死达筋膜肌肉以下，局部肿胀明显、感染严重、血糖难以控制者。

b. 蚕食清法适应证：生命体征不稳定，全身状况不良，预知一次性清创难以承受；干性坏疽（脱疽）分界清楚者或混合型坏疽感染、血糖控制良好者。

（2）改善神经功能手术

a. 下肢神经松解术：一些足部神经会通过各种韧带形成的"管道"，即所谓的跗管。在糖尿病患者，因较高血糖水平引起水潴留而发生下肢周围神经的肿胀。当神经肿胀到受到跗管的挤压，这就会阻断血流并最终导致神经退化。新的手术方法采用跗管松解法，给神经减压，由此改善其血液循环，促进神经生长。该疗法应该在糖尿病患者一感到足趾刺痛、烧灼感时就迅速作出评估，在神经严重受损前实施这一措施效果更好。虽然这并不能从根本上治愈糖尿病神经病变，但它的确可以推迟神经病变的恶化。

b. 交感神经节切除术：应用手术方法切除或破坏腰交感神经节，改善支配血管的神经功能，促进血管侧支循环形成和扩张血管从而增加患肢血流，有利于浅表性溃疡的愈合。

（3）下肢血流重建手术：对于肢端有坏疽、缺血性溃疡或静息痛的患者，如血管造影证明存在周围动脉阻塞性病变且远端流出道良好者可手术治疗。手术方法有如下几种：

a. 动脉内膜剥脱：手术方法是显露病变段动脉，判断出斑块的部位，切除病变的内膜和中膜的环状纤维层。主要适用于没有广泛动脉钙化的局限性病变，远侧流出道好者，如主髂动脉、股动脉和腘动脉局限性动脉硬化病人。近年来发展了一种新的内膜剥脱技术，采用一种顶端有切割装置的圈套式内膜剥脱器，从单个小的动脉切口内插入，可推向近侧和远侧动脉，闭式分离、切断、剥除病变段动脉内膜，远端游离内膜的边缘用球囊扩张支架固定，该技术对长段动脉闭塞者也能获得良好效果。

b. 血管旁路转流术：以自体大隐静脉或人造血管旁路移植于闭塞的血管两端从而恢复肢体和脏器血运，是血管外科最常用的手术方法。

c. 带蒂大网膜移植术：手术方法是根据大网膜的血管类型进行裁剪，延长大网膜，通过腹股沟韧带下和患肢皮下隧道，置于大小腿内侧，或切下右胃网膜动静脉的蒂，使之与股总动脉和大隐静脉吻合，有利于大网膜向远端延伸，直至小腿下端。此法对缓解疼痛效果明显，可望达到救肢目的。

d. 血管内超声消融技术：应用超声波在血管内直接消融血栓和动脉硬化斑块，使发生狭窄或闭塞的血管再通，对糖尿病所致下肢动脉硬化闭塞症有很好的治疗作用。超声探头的振荡可直接导致血栓组织与探头接触部位的破碎融解，可以在 1～3min 内将动静脉内血栓彻底消除。血管内超声消融技术对新、旧血栓均能消融，并可消除血管壁上突起的斑块，被消融的微粒 $<7\mu m$，可通过毛细血管网进行代谢，而且安全可靠，不损伤血管壁。

e. 下肢静脉动脉化：鉴于血管病变往往累及下肢中小动脉，加之多有足部溃疡或坏疽感染，动脉重建往往缺乏理想的流出道。用低位静脉动脉化，以静脉道重建下肢远端血供，使足部缺血得以改善，加速了足部的新陈代谢，提高了组织活力和抗感染能力，因此，感染易被控制，溃疡和截除坏疽的创面也会逐渐愈合，不少患者最终可避免截肢。

f. 经皮腔内血管成形术（PTA）：PTA 采用导管扩张技术使已经狭窄或闭塞的血管再通，可同时植入支架。此方法适用于髂、股动脉和上段腘动脉闭塞所致的短段动脉狭窄，以及动脉吻合口狭窄等。其扩张血管的机制在于气囊扩张分离狭窄硬化的内膜，同时破坏中膜平滑肌弹力层和胶原纤维，使动脉粥样硬化斑块断裂、中膜伸展。血管壁的裂开深度必须达到中膜弹力层。

g. 血管内支架（PTCA）：PTCA 通过支架能挤压斑块和压迫血管壁，克服 PTA 的主要缺陷，是一种新的腔内治疗手段。

h. 动脉取栓术：手术方法是根据不同栓塞部位，取相应切口显露动脉，插入球囊取栓导管，当球囊通过血栓后，注入盐水充起球囊，再回拉导管取出栓子和继发血栓。该手术创伤小，操作简便，安全有效，但对小动脉内血栓效果较差，术中可以向远侧动脉内灌注溶栓药物，能提高取栓疗效。

i. 准分子激光血管成形术（PELA）：对病变段动脉太长、完全闭塞、流出道条件太差以及伴有糖尿病性动脉病变的重症下肢缺血的患者，通过激光消融的逐步推进技术去除血栓和闭塞组织，使一个弥散的多形态的动脉闭塞病变转变成一个球囊容易扩张的狭窄病变，为进一步治疗提供帮助。

（4）截肢：感染和控制血糖相辅相成，相互影响。糖尿病足深部溃疡多合并严重感染，给全身带来感染威胁，对于积极保守治疗仍发生坏疽，应及时予以截肢。截肢并不是必须的，也不是越早越好，只有在严重坏疽界限清楚后才需进行截肢。截肢部位要精确估计、局部循环应作出评估，确保良好的循环高度。最好行血管造影以决定截肢平面，一般在感染部以上10cm处截肢。

（六）预防

糖尿病患者一旦出现肢体缺血或外周神经病变则生活质量将受到影响，且稍有不慎即可发生溃疡、坏疽而带来严重后果。积极的防护是提高生活质量的关键。

1. 应注意稳定血糖　控制糖尿病、稳定血糖是防治并发症的基础，对糖尿病患者进行健康教育使之了解有关知识以便积极配合治疗是一项长期而艰巨的任务。

2. 防治动脉硬化　糖尿病患者易于发生动脉硬化，这是糖尿病患者发生肢体缺血的基础，通过积极的控制饮食、适量的体力活动配合药物治疗有助于防止其发生和发展。

3. 避免外伤　糖尿病患者可能因为一双不合适的鞋而丧失肢体甚至生命。让患者时刻警惕，防止肢体遭受任何形式的外伤，包括很轻的烫伤。哪怕对正常人是微不足道的皮肤外伤也要给予重视，积极正确地处理，以防止并发感染而引起严重的后果。除此之外，禁止吸烟、积极防治微血管和神经病变也有重要意义。

4. 适量运动　可以控制体重，提高患者身体的综合素质。患者应选择适合自身的运动方式进行锻炼，循序渐进，持之以恒。但要注意减轻足部病变部位的负重和压迫，不可长时间站立，行走时使用拐杖。必要时限制活动，减少体重负荷，抬高患肢，以利于下肢血液回流。

5. 重视足部护理

（1）每天用温水或柔和的香皂洗足，保持足的清洁。水温度应＜37℃，并适当用双脚按摩互搓，促进足底血液循环。绝对不能用热水泡足而造成烫伤，避免皮肤破损。

（2）足洗净后，应用干毛巾轻轻擦干，包括足趾缝间，切勿用粗布用力摩擦而造成皮肤擦伤。

（3）洗脚擦干后用剪刀小心地修整趾甲，并把边缘磨光滑。

（4）为保护皮肤柔软，不发生皲裂，可涂抹护肤油、膏、霜，但不要涂抹于趾缝间。

（5）足汗多时不宜用爽身粉吸水，以防毛孔堵塞而感染。不宜穿着不透风的尼龙涤纶袜，宜穿棉纱袜或羊毛袜。

（6）每天要检查足跟、足底、趾缝，有无溃破、裂口、擦伤和水疱等，如果发现足部病变应及时求医，妥善处理，切不可等闲视之，贻误了治疗时机。

（7）鸡眼、胼胝不能自行剪割，也不能用化学制剂腐蚀，应由医生处理。

（8）鞋袜要合适、宽松，每天要换袜，最好有两双鞋子更换，以便鞋内保持干燥。穿鞋前应检查鞋内有无砂石粒、钉子等杂物，以免脚底出现破溃。

（9）不宜穿尖头鞋、高跟鞋，暴露足趾、露足跟的凉鞋，切忌赤足走路或穿拖鞋外出。

（10）寒冬时切忌用热水袋、暖水壶或电热毯保温，以免足部烫伤。

（11）足部皲裂不贴胶布，足部真菌感染要及时治疗。

（12）忌烟酒，对防治血管和神经病变有益。

（13）尽量避免足部损伤，防止冻伤、挤伤，选择适当的体育锻炼项目，将损伤的危险因素降到最小限度。

（王　黎）

第九节　老年糖尿病

一、概述

老年人新发 1 型糖尿病少见，常为年轻人 1 型糖尿病增龄而来，本章主要叙述老年人 2 型糖尿病。老年糖尿病是指年龄在 60 岁以上的糖尿病患者，是老年人内分泌代谢疾病中最常见的疾病。随着经济生活水平的提高、生活方式的改变以及社会人口老龄化等因素的影响，老年糖尿病患病率逐年增加。糖尿病是由胰岛素分泌不足和（或）胰岛素抵抗引起的一组以长期高血糖为特征的慢性代谢性疾病，同时伴有脂肪、蛋白质、水、电解质等代谢障碍，并可伴有心、脑、肾、眼等多脏器的慢性损害。老年糖尿病起病隐袭，确诊时常伴有多种大血管和微血管慢性并发症，其发生率为 8% ~40%，心血管疾病的发生率是非糖尿病患者的 2 倍。并且其中心脑血管并发症是老年糖尿病的主要致死原因，亦为非糖尿病患者的 2 倍。因此，积极干预糖尿病多种危险因素降低老年糖尿病患病率，尽早诊断并有效控制糖代谢紊乱，减少并延缓老年糖尿病并发症的发生、发展，改善老年糖尿病患者的生活质量将一直是糖尿病研究工作的重点。

糖尿病是全球性的疾病，已成为非传染性的流行病，其患病率正逐年不断上升。我国 1981 年调查结果 60 岁以上糖尿病患病率为 4.2%，而 1996 年升至 10.1%，糖耐量异常为 12.1%，有的发达国家老年糖尿病患病率超过 20%，老年糖尿病可占糖尿病总人数的 50%。并且糖尿病患病率随年龄而增加，在美国老年糖尿病患病率 65 ~75 岁约 18%，80 岁以上约

40%，有学者于 1996—2000 年调查结果，60~90 岁、70~90 岁、80 岁以上糖尿病患病率分别为 12.5%、20.0%、25.6%，糖耐量异常患病率为 17.6%、30.2%、37.8%。

发病率的调查研究显示，60 岁以上的人群糖尿病发病率为 330/10 万，接近总人群发病率的 3 倍（120/10 万）。但发病率随年龄增加而有所下降，Rockwood 报道加拿大老年糖尿病年发病率 8.6‰，各年龄段的年发病率 65~74 岁为 9.5‰，75~84 岁为 7.9‰，>85 岁为 3.1‰。

二、病因和发病机制

随着年龄增长，老年人的糖代谢发生生理性和病理性的改变。60 岁以上老年人血糖水平随年龄而增加，空腹血糖每增加 10 岁可升高 0.05~0.1mmol/L（1~2mg/dl），餐后血糖升高 0.4~0.7mmol/L（8~13mg/dl）。老年人胰岛 B 细胞数量减少、功能减退，导致胰岛素分泌质和量的变化；靶细胞膜胰岛素受体数量的变化，使组织对胰岛素敏感性下降，糖利用率下降，肝脏对胰岛素反应减低。因此，在老年人中，B 细胞功能损害和胰岛素抵抗常同时存在，但对老年人糖尿病发病作用的大小因人而异。

胰岛 B 细胞功能减退在非肥胖型老年糖尿病发病过程中可能起主要作用。老年人对糖刺激后胰岛素分泌反应延迟，第 1 时相低平甚至消失，导致血糖升高。McCarthy 等报道葡萄糖激酶（GSK）等位基因是芬兰老年人糖耐量异常的标志，由于 GSK 基因起 B 细胞葡萄糖感受器作用，这种基因改变可能与老年人 B 细胞对糖刺激胰岛素分泌反应的异常有关。近年研究还表明，老年糖尿病患者胰淀素（amylin）水平增加，可直接损害胰岛素的分泌。随着年龄增加，核酸物质损害增加，修复功能降低，B 细胞凋亡增加。

胰岛素抵抗可能是肥胖型老年糖尿病的主要致病因素。血液循环中游离脂肪酸（FFA）、瘦素（leptin）、amylin、肿瘤坏死因子 α（TNFα）等对胰岛素抵抗的产生均起重要作用。TNFα 可促进脂肪分解释放 FFA，并使循环中多种升糖激素（如胰高糖素、儿茶酚胺、皮质醇等）升高。老年 2 型糖尿病具有遗传异质性，同时后天环境中多种危险因素的相互作用，加重胰岛素抵抗，导致糖尿病发生。随着生活水平的提高、生活方式的改变，老年人高糖、高热量饮食增加，体力活动减少，导致肥胖者比例迅速增加，成为糖尿病极为重要的危险因素。长期肥胖造成胰岛素抵抗，加重了胰岛 B 细胞的负担，导致胰岛 B 细胞功能逐渐衰竭。同时，以腹型肥胖为中心的代谢综合征，使老年人除易患 2 型糖尿病以外，还易发生高血压、高三酰甘油血症、高低密度脂蛋白血症、高纤维蛋白血症、高尿酸血症等，这些危险因素共同作用使动脉粥样硬化的发生明显增加，导致心、脑、下肢动脉等大血管并发症的发生。

1994 年全国糖尿病防治协作组报告，肥胖、阳性糖尿病家族史、高血压、男性、高收入、体力劳动少、文化程度低都是 2 型糖尿病的发病危险因素。同时老年人因常合并其他慢性疾病经常服用可能影响糖代谢的药物（如利尿剂双氢克尿噻、β 受体阻滞剂、糖皮质激素），可使潜在的糖代谢异常发展为糖尿病。

三、临床特点

（1）老年糖尿病起病隐袭，往往无明显"三多一少"症状，典型糖尿病症状者仅占 1/5~2/5，有些患者可有乏力、外阴瘙痒、阳痿等非特异症状。

很多患者是以并发症为首发症状就诊的，如视力下降，水肿或蛋白尿，肢体麻木、疼痛或其他感觉障碍，高血压，冠心病，脑卒中等，此时糖尿病的病程已无从准确推算。少数患者以糖尿病高渗昏迷就诊。

还有不少患者仅在常规体检中发现血糖升高而诊断为糖尿病，因此，定期健康检查测定血糖以尽早发现糖尿病对于老年人群尤为重要。

（2）老年糖尿病患者因年龄大，病程长，治疗不及时等原因，常常伴有多种大血管、微血管慢性并发症，并且病情程度重，致残、致死率高，严重影响老年人的生活质量。

随着病程的延长，逐渐出现白内障或视网膜病变而导致视力障碍甚至失明，糖尿病肾病可致不同程度的肾功能损害直至发展为尿毒症，周围神经病变可致手足麻木或刺痛甚至肌肉萎缩，脑卒中引起肢体瘫痪，冠状动脉硬化引起冠心病甚至心肌梗死，下肢血管病变引起足坏疽而导致截肢等。各种并发症是导致老年糖尿病致残和死亡的主要原因。

（3）老年糖尿病急性并发症重，治疗困难，死亡率高。老年糖尿病患者机体抵抗力低，常常反复肺部感染、泌尿系感染、肝胆系感染，但症状往往不典型，甚至不出现体温升高，不出现血白细胞升高，仅表现为厌食、精神差、反应慢、意识障碍等。同时，老年糖尿病患者易合并结核、真菌感染。老年人渴感迟钝，在感染、手术、应激、饮食失节时，因饮水不足导致脱水加重，诱发酮症酸中毒或高渗昏迷，两者亦可并存。随年龄增长，这两种急性并发症的病死率可高达40%。由于年龄或疾病的因素，老年人的肝肾功能常常减退，因此，在应用降糖药物治疗时容易引起药物性低血糖或诱发乳酸性酸中毒。由于老年人存在认知能力的下降，以及低血糖症状被某些药物或疾病掩盖，使患者对低血糖不敏感，常常出现较严重的低血糖昏迷，甚至由于严重低血糖诱发急性心肌梗死和急性脑血管意外。

（4）老年糖尿病常合并多种代谢异常。主要包括肥胖、高血压、高三酰甘油血症、高低密度脂蛋白血症、高胰岛素血症、高纤维蛋白血症、高尿酸血症等代谢综合征的各种临床表现。代谢综合征加重了老年大血管并发症的发生，使心脑大血管并发症成为老年糖尿病的主要死亡病因。

（5）老年糖尿病还可合并多种自主神经病变（糖尿病神经源性膀胱、糖尿病胃肠神经病变、直立性低血压等）。糖尿病性肌病，伴肌无力、肌萎缩。糖尿病皮肤水疱病以及各种皮疹。高达10%的老年糖尿病患者有肩周关节的疼痛，甚至活动受限。老年糖尿病肾乳头坏死往往无腰痛和发热的表现。

四、诊断及分型

1. 老年糖尿病诊断标准　老年糖尿病诊断标准与非老年糖尿病相同，依据1997年美国糖尿病协会（ADA）和1999年世界卫生组织（WHO）糖尿病诊断标准（表18－4）。

表18－4　糖尿病诊断标准

---

1. 糖尿病症状＋任意时间血浆葡萄糖水平≥11.1mmol（200mg/dl）

2. 空腹血浆葡萄糖（FPG）水平≥7.0mmol/L（126mg/dl）

3. OGTT中，2小时血糖（2hPG）水平≥11.1mmol/L（200mg/dl）

注意事项：

（1）糖尿病诊断依据空腹、任意时间或OGTT中2小时血糖值。空腹指隔夜8~14小时内无任何热量摄入；任意时间指 24h 内任何时间，与上次进餐时间及食物摄入量无关；OGTT是指以 75g 无水葡萄糖为负荷量，溶于 300mL 水中口服。

（2）均为静脉血浆葡萄糖水平，用葡萄糖氧化酶法测定。推荐测定静脉血浆葡萄糖值。如用毛细血管及（或）全血测定葡萄糖值，其诊断分割点有所变动。（表 18 – 5）。

（3）如用全血测定，采血后应立即测定，或立即离心及（或）至于 0 ~ 4℃ 保存。但后两者不能防止血细胞利用血糖。因此，最好立即分离出血浆。

（4）糖尿病症状指急性或慢性糖、脂肪、蛋白质代谢紊乱表现。

（5）必须注意，在无高血糖危象，即无糖尿病酮症酸中毒及高血糖高渗性非酮症昏迷状态下，一次血糖值达到糖尿病诊断标准者必须在另一日按表 18 – 4 内三个标准之一复测核实。如复测未达到糖尿病诊断标准，则需在随访中复查明确。再次强调，对无高血糖危象者诊断糖尿病时，绝不能依据一次血糖测定值进行诊断。糖尿病及 IGT/IFG 诊断标准见表 18 – 5。

表 18 – 5　糖尿病及 IGT/IFG 的诊断标准

	血糖浓度 ［mmol/L（mg/dl）］		
	全血		浆静脉
	静脉	毛细血管	
糖尿病			
空腹	≥6. 1（110）	≥6. 1（110）	≥7. 0（126）
或负荷后 2 小时	≥10. 0（180）	≥11. 1（200）	≥11. 1（200）
或两者			
糖耐量受损（IGT）	<6. 1（110）	<6. 1（110）	<7. 0（126）
空腹（如行检测）	≥6. 7（120）	≥7. 8（140）	≥7. 8（140）
及负荷后 2 小时	~ <10. 1（180）	~ <11. 1（200）	~ <11. 1（200）
空腹血糖受损（IFG）	≥5. 6（100）	≥5. 6（100）	<7. 8（140）
空腹	<6. 7（120）	<6. 7（120）	≥6. 1（110）
及负荷后 2 小时（如行检测）	≥5. 6（100）	≥7. 8（140）	<7. 8（140）
正常			
空腹	<5. 6（100）	<5. 6（100）	<6. 1（110）
负荷后 2 小时	<6. 7（120）	<7. 8（140）	<7. 8（140）

（6）急性感染、创伤或其他应激情况下可出现暂时血糖升高。不能依此诊断为糖尿病，须在应激消除后复查。

（7）流行病学调查时可采用空腹及（或）OGTT 后 2 小时血糖标准。最好进行 OGTT，如因任何原因不能采用 OGTT，则可单用空腹血糖进行调查。但应注意某些个体空腹血糖水平及 OGTT 后 2 小时血糖水平的判断结果可不一致，以致分别以此两水平调查所得的糖尿病患病率，尤其在老年人中有时可有差异。潘长玉等在老年糖尿病患病率调查研究中发现，以 FPG 标准诊断糖尿病的总人数 93 例，不足以 2hPG 标准诊断糖尿病总人数 382 例的 1/4，即按 FPG 标准将有 3/4 的老年糖尿病患者被漏诊。理想的调查是 FPG 及 2hPG 并用。

诊断标准中划出了一个处于正常与糖尿病血糖水平之间的时期，此时期血糖水平已高于正常，但尚未达到糖尿病诊断标准，称之为糖调节受损（IGR）。IGR 包括糖耐量受损（IGT）和空腹血糖受损（IFG）。目前将此期看作任何类型糖尿病均可能经过的由正常人发展至糖尿病的移行阶段，称之为糖尿病前期。此期的血糖水平及所伴有其他代谢异常已使器官组织发生损害，尤其是冠状动脉硬化性心血管疾病。如能在此期即开始干预治疗，可望有效阻断或延缓糖尿病大血管并发症的发生、发展。

空腹血糖及葡萄糖耐量试验是诊断糖尿病的重要指标。此外尿糖是诊断糖尿病的重要线索。糖化血红蛋白（HbA1c）、果糖胺等指标有利于整体血糖水平及治疗疗效的判定。

2. 老年糖尿病分型 老年糖尿病 90%～95% 为 2 型糖尿病，少数属 1 型糖尿病。老年人新发 1 型糖尿病少见，多为青少年 1 型糖尿病增龄而来，而少见的老年人新发 1 型糖尿病中，以成人自身免疫性 1 型糖尿病（LADA）多见。因此，对于体形偏瘦、胰岛 B 细胞功能进行性减退的患者，应测定血清谷氨酸脱羧酶抗体（GADA）、胰岛细胞抗体（ICA）、胰岛素自身抗体（IAA）、酪氨酸磷酸酶抗体（IA－Ab）等胰岛自身免疫标志物，明确有无 LADA。近年来，随着胰岛自身免疫抗体检测技术的发展，LADA 的诊断越来越引起人们的重视，但抗体检测技术有待进一步的规范。老年糖尿病亦应慎重除外继发性糖尿病，可测定血皮质醇、甲状腺激素、生长激素、胰高糖素、儿茶酚胺等升糖激素水平除外继发于内分泌腺疾病的糖尿病，以及注意除外外分泌性胰腺疾病、药物（糖皮质激素、噻嗪类利尿剂等）诱导的糖尿病。

胰岛素释放试验或 C 肽释放试验有助于评估胰岛 B 细胞功能和胰岛素敏感性，以鉴别 1 型或 2 型糖尿病，并指导降糖药物的应用。

五、治疗

老年糖尿病的治疗与一般糖尿病的治疗相同。但由于老年糖尿病的并发症和并发症多且严重，肝肾功能易于受损，对低血糖的耐受性较差，治疗顺应性好坏不一，治疗达标非常困难。治疗中在有效控制血糖的同时，应尽量避免低血糖的发生，并重视降压和调脂的治疗。

1. 治疗原则及目标 老年糖尿病的治疗目标是良好地控制血糖，预防急性并发症的发生，延缓慢性并发症的发展，降低病死率及治疗伴随疾病，提高生活质量并延长寿命。糖尿病并发症控制试验（DCCT）和英国前瞻性糖尿病研究（UKPDS）等临床试验均已证明，早期严格控制血糖不仅可以延缓糖尿病的临床进程，并可减少和延迟糖尿病并发症的发生和发展。但老年人年龄越大，各脏器功能越差，对低血糖的感知和耐受性越差，低血糖后果越严重，应尽量避免低血糖的发生，因此，老年糖尿病的治疗控制目标应该根据每个老年患者的具体情况而确定，注意治疗的个体化。《中国糖尿病防治指南》指出老年糖尿病血糖控制标准略宽于一般人，空腹血糖 < 7.8mmol/L（140mg/dl），餐后 2 小时血糖 < 11.1mmol/L（200mg/dl）即可，既可避免发生高血糖症状，又可避免低血糖危险。

总之，老年糖尿病的治疗强调综合治理，原则是：①恢复生理健康与心理健康、延长寿命与提高生活质量。②降糖、降压、调脂、抗血小板聚集、控制体重等综合治疗，争取血糖、血压、血脂、体重全面达标。③治疗手段应是饮食控制、运动、监测、教育和药物的综合治疗。

2. 饮食治疗 饮食治疗是糖尿病的基础治疗。部分新发现的老年糖尿病患者通过单纯的饮食控制及适当的运动，血糖即可控制达标。老年糖尿病患者活动量相对减少，超重及肥胖的患者较多，应提倡控制总热量、均衡营养，而并发症多、营养不良及明显消瘦者应适当增加热量摄入以维持正常体重。每日热量中糖类、蛋白质及脂肪所占比例分别为 50% ~ 60%、10% ~15%、30% ~35%。糖类中首选糖指数低、可溶性纤维素高者，可溶性纤维可降低血糖和血脂。蛋白质应选用优质蛋白，肾功能不全者应减少总蛋白摄入。心功能不全者应在糖尿病饮食基础上减少盐、脂肪的摄入。据报道，适量饮酒可减低老年糖尿病患者的冠心病死亡率。

3. 运动　增加体力活动可以改善机体胰岛素的敏感性，促进葡萄糖的利用，降低体重和脂肪细胞体积，改善老年人生活质量，并减少口服降糖药或胰岛素的剂量。但老年人常合并心、脑血管疾病，体育锻炼应根据年龄、体力、病情和并发症、并发症等具体情况，循序渐进和长期坚持，不宜做剧烈运动，持续时间不宜过长，体育锻炼宜在餐后进行，多散步、少乘电梯是增加每日能量消耗的最简单的方法。运动前后应严密监测血糖变化，避免低血糖的发生。

4. 血糖监测与糖尿病教育　良好、系统的血糖监测对于全面了解糖尿病病情非常重要。建议每周 2 ~3 次监测晨空腹及三餐后 2 小时血糖，每 2 ~3 个月行糖化血红蛋白、尿蛋白检查，定期检测血压、血脂、肾功、眼底、心电图等，以评估血糖控制是否达标，以及并发症和合并症的发生、发展，以利于糖尿病治疗方案的调整。老年糖尿病知识宣传教育应重点使患者了解糖尿病基础知识和治疗控制要求，学会正确使用便携式血糖仪，掌握饮食治疗的具体措施和体育锻炼的具体要求，了解使用降糖药物的注意事项，必要时学会胰岛素注射技术。教育要结合老年人听力、视力、认知能力下降的特点，使老年人易懂、易会，可建议家属积极参与老年糖尿病患者的日常生活管理，共同提高患者的生活质量，减低严重急慢性并发症的危险。

5. 口服降糖药物治疗　通过饮食、运动治疗不能使血糖控制达标时，应使用降糖药物，老年 2 型糖尿病患者首选口服降糖药物。由于常常同时存在胰岛素抵抗和胰岛 B 细胞功能障碍，故应根据其具体病情合理选择口服降糖药物。目前临床中使用的主要有磺脲类促泌剂、非磺脲类促泌剂、双胍类、α - 糖苷酶抑制剂和噻唑烷二酮类药物。但老年人常合并肝、肾功能损害，应避免选用作用强且持续时间长的降糖药物，以避免低血糖的发生。对病程长的老年糖尿病患者已出现对口服降糖药疗效减低或已有明显并发症者宜尽早改用胰岛素治疗。

(1) 磺脲类促泌剂：可作为非肥胖的老年 2 型糖尿病的一线用药。老年人宜选用短效制剂，如格列吡嗪（美吡达）、格列喹酮（糖适平）等。格列喹酮作用缓和，95% 从肝脏代谢，适用于合并轻中度肾功能不全、血糖水平不太高者。格列齐特（达美康）作用平稳，有一定抗血小板聚集、改善微循环的作用，老年患者较为适用。但格列本脲（优降糖）、格列吡嗪控释片（瑞易宁）、格列美脲等作用持续时间长，易导致药物蓄积，对低血糖耐受性差的老年患者应避免大剂量使用。磺脲类的低血糖反应常不易被人所认识，且低血糖常较持久，尤以优降糖作用最强而持久，常常反复发作，在老年人中尤需注意。

(2) 非磺脲类促泌剂：作用机制与磺脲类相似，但药物的化学结构和作用的受体位点不同，促进胰岛素第 1 时相分泌，具有吸收快、起效快、代谢快的特点，进餐时服用，不进餐则不服，称为"餐时血糖调节剂"，因服药方式灵活，减少了由于误餐或用餐推迟导致的低血糖，比较适合老年患者。目前该类药物有苯甲酸衍生物瑞格列奈（诺和龙）和氨基酸衍生物那格列奈（唐力），应用时要注意服药时间与进餐时间要一致，以发挥药物的最佳疗效。

（3）双胍类：双胍类降糖药是肥胖的老年 2 型糖尿病治疗的一线用药，也用于血糖波动较大的 1 型糖尿病。可提高周围组织对胰岛素的敏感性，增加外周组织对葡萄糖的利用，减少肝糖输出，减少肠道对葡萄糖的吸收。双胍类不会引起体重增加，单独应用不诱发低血糖。但 80 岁以上的老年患者，肝肾功能不全，合并较严重的心肺功能障碍者，当应用双胍类降糖药物时可能导致严重的乳酸性酸中毒，故应避免应用。老年患者建议使用二甲双胍最大剂量的 1/2，一般每日不超过 1g。

（4）α-糖苷酶抑制剂：可有效控制餐后高血糖，并减轻血糖的波动性。通过可逆性竞争性抑制小肠绒毛刷状缘的 α-葡萄糖苷酶，减少糖类在肠道内的降解，延缓葡萄糖吸收，减少餐后血糖高峰形成，使血糖趋于平稳。该药极少吸收入血，不损害肝肾功能，单独应用不引起低血糖和体重增加，适合于老年人和肥胖者。但有腹胀、排气增多等不良反应，应避免在有肠道症状、腹水、疝气及曾有腹部手术病史的老年患者中使用。

（5）噻唑烷二酮类：是一种胰岛素增敏剂，通过激活过氧化物酶体增殖激活受体 γ（PPARγ），增加胰岛素敏感性，降低三酰甘油，增加高密度脂蛋白水平。该类药物适用于肥胖的老年 2 型糖尿病，目前有罗格列酮（文迪雅）、吡格列酮（艾汀），应用时注意肝功能的变化，但由于有水钠潴留的不良反应，禁用于心功能不全及水肿的患者。

促泌剂与双胍类、α-糖苷酶抑制剂和噻唑烷二酮类药物之间可以互相联合应用。肥胖、胰岛素抵抗明显者，首选双胍、噻唑烷二酮类药物治疗，必要时可联用促泌剂和 α-糖苷酶抑制剂。非肥胖的老年 2 型糖尿病患者首选促泌剂，血糖波动较大时联用二甲双胍和 α-糖苷酶抑制剂药物治疗，若胰岛功能逐渐衰退，应尽早联合或改用胰岛素治疗。

6. 胰岛素治疗　适应证包括老年 1 型糖尿病，老年 2 型糖尿病口服降糖药物已增至最大剂量而血糖控制仍未达标者，急性并发症（糖尿病酮症酸中毒、高渗性昏迷），重症感染、手术、外伤等应激状态，严重慢性并发症（进行性视网膜病变、大量蛋白尿伴肾功能损害、周围神经病变、严重心脏血管疾病等）。老年糖尿病最佳的胰岛素治疗方案尚不明确，但广泛推荐早、晚两次注射预混胰岛素，方便且疗效肯定，部分患者需要在午餐联用口服降糖药物。速效胰岛素类似物诺和锐、优泌乐餐时即刻注射，不仅使用方便、灵活，并且可以减少下一餐前低血糖的发生，适合于老年人群。长效胰岛素类似物甘精胰岛素（来得时）持续 24 小时，无降糖作用高峰，低血糖发生率很低，是老年糖尿病患者最理想的基础胰岛素分泌的替代物。胰岛素泵持续皮下注射（CSII）在老年患者中的使用也在逐年增加，尤其适用于病情严重、血糖控制困难的患者。老年糖尿病患者的胰岛素调整，应该小剂量逐步调整，要求方案个体化，血糖控制目标放宽，严密注意有无低血糖的发生。当存在肾功能不全时，应慎用或禁用中长效胰岛素，以避免低血糖的发生。

六、并发症及其治疗

老年人糖尿病的并发症与并发症的临床特点与非老年人糖尿病不同，其治疗原则也略有差异。

1. 急性并发症　老年糖尿病急性并发症有酮症酸中毒、高渗性非酮症昏迷、乳酸性酸中毒、低血糖昏迷及各种感染。

（1）高渗性非酮症昏迷：多见于老年糖尿病患者，部分患者以此为首发症状，是老年糖尿病患者最严重的急性并发症，病死率高达 15% ~ 20%。由于老年人口渴中枢功能障碍，未能饮入足够的水分来代偿渗透性利尿所丢失的水量，导致血糖显著升高。同时，当合并急性胃肠炎、重症感染、脑血管意外等应激状态，或应用利尿剂将进一步加重脱水，并逐渐出现不同程度的神经系统功能障碍，甚至昏迷。高渗性非酮症昏迷病例中可伴有酮症或酮症酸中毒，高渗性非酮症昏迷病例远少于轻度意识障碍病例，故部分学者倾向于将高渗性非酮症昏迷改为高渗性非酮症综合征。临床主要表现为不同程度的脱水及意识障碍，部分患者表现为精神神经异常、癫痫样发作、偏瘫，易被误诊为脑血管疾病。往往血糖 > 33.3mmol/L（600mg/dl），血钠 > 150mmol/L，血浆渗透压 > 320mOsm/（kg·H$_2$O）。治疗关键是纠正严重脱水，应该迅速静脉补液，但老年人往往存在不同程度的心功能不全，快速补液会使血压升高，加重心脏负荷诱发心力衰竭，因此在输液中应严密监测血压、心率，必要时监测中心静脉压调整输液速度。同时可予鼻饲注入温开水加强口服补液，以利于高渗状态的纠正。当血糖降至 250 ~ 300mg/dl 时应将生理盐水改为葡萄糖输注，以减少钠盐输入。胰岛素用量可以 6 ~ 8U/h 起始滴注，每 1 ~ 2 小时监测血糖，若血糖无下降胰岛素用量可加倍。治疗中应积极预防心、脑、肾功能损害以及应激性溃疡等。虽经积极地抢救治疗，高渗性非酮症昏迷的病死率仍很高，且随年龄增加而增加。

（2）糖尿病酮症酸中毒、乳酸性酸中毒及各种感染：老年糖尿病酮症酸中毒多由感染、心脑血管疾病等诱发，在降糖、补液基础上积极去除诱因也尤为关键。当有肝、肾功能损害、缺氧又服用双胍类降糖药物时，如果酸中毒严重且难以纠正时，应高度怀疑乳酸性酸中毒，行血乳酸测定有助于诊断。其死亡率很高，积极地碳酸氢钠治疗及纠正缺氧、改善肝肾功能除去诱因尤为重要。老年糖尿病患者感染症状往往不典型，甚至无发热、无血白细胞升高，仅表现为食欲差、恶心、呕吐及精神不振、嗜睡等，应详细询问病史、仔细查体、积极行相关病原学检查以尽早明确诊断，及时治疗。老年糖尿病患者的感染不易控制，容易导致败血症，甚至出现多脏器功能衰竭，死亡率高达 39%。

（3）低血糖昏迷：可发生于应用口服降糖药或胰岛素的老年人，特别是应用作用时间较长的降糖药物（如优降糖、中长效胰岛素等），并且合并肾功能损害的老年人。老年人低血糖可无典型交感神经兴奋症状，直接表现为神志改变，如发呆、嗜睡、反应迟钝、精神行为异常、意识模糊等，甚至直接进入昏迷。老年人由于合并不同程度的肾功能损害，降糖药物排泄缓慢，易导致低血糖反复发生，因此，静脉推注 50% 葡萄糖病患者清醒后，应继续以 5% 或 10% 葡萄糖持续静脉滴注 1 ~ 2 日，使血糖维持于 7 ~ 10mmol/L 以防止患者再度昏迷。低血糖可引起儿茶酚胺分泌增多，加重老年人心脑血管的缺血，甚至诱发心肌梗塞及脑梗死。因此，严重低血糖在老年人有时比高血糖的危险性更大，老年糖尿病患者在治疗中应时刻警惕低血糖的发生。

2. 慢性并发症 老年糖尿病慢性并发症可分为大血管病变和微血管病变，其中心、脑血管并发症是老年糖尿病的主要死亡原因，占老年人全部死亡原因第 6 位。由于老年糖尿病病情隐袭，病程长，治疗不及时，常常导致严重并发症，致残、致死率高。国外研究结果显示，40% ~ 50% 的失明、30% 的慢性肾衰竭、50% 的心脑血管疾病及 60% 的截肢是由糖尿病引起的，且其中大部分患者为老年人。老年糖尿病慢性并发症严重影响着老年人群的生活质量和寿命。

（1）心、脑大血管并发症：为非糖尿病患者群的 2 ~ 4 倍，且病变弥漫，症状不典型，治疗效果差，死亡率高。老年糖尿病合并冠心病可为无症状性心绞痛，甚至是无痛性心肌梗死，仅表现为难以纠正的心力衰竭、低血压甚至休克等。脑血管病变弥漫、多发，常无明显的肢体定位障碍，而表现为认知、情感、行为等方面的功能障碍。

（2）糖尿病足溃疡、坏疽：常为糖尿病周围神经病变和下肢动脉粥样硬化性闭塞症共同所致。老年糖尿病患者痛、温、触浅感觉障碍严重，往往容易被热洗脚水、热水袋、取暖器等烫伤，修脚过度导致足部皮肤破损，加之下肢动脉缺血性病变，破溃感染不易愈合，逐渐出现足坏疽，最终致趾、肢截除。长期合并感染的肢体应行 X 线检查，注意有无骨髓炎。高血糖的控制可以阻止糖尿病足的神经病变和缺血性病变的进一步发展，扩血管药物可改善局部缺血，局部的清创引流尤为重要，并可根据患足分泌物细菌培养的药敏结果选择敏感抗生素治疗。糖尿病足重在预防，应教育患者爱护自己的双足，做好足部护理，足部有感染时及时就医、及时有效治疗。

（3）糖尿病眼病：老年糖尿病患者合并视网膜病变、白内障、青光眼者明显多于年轻患者。糖尿病视网膜病变的特征性改变是微血管瘤和新生血管的形成，渗出性、水肿性黄斑变性是威胁老年 2 型糖尿病患者视力的主要视网膜病变，如能早期发现，可行激光光凝固法治疗。白内障、青光眼亦是引起失明的原因，及早控制糖代谢紊乱，定期眼科检查和治疗是十分重要的。

（4）糖尿病自主神经病变：老年糖尿病自主神经病变随年龄而增加。糖尿病神经源性膀胱可致尿潴留，巨大的膀胱可达平脐水平，可诱发梗阻性肾病，导致反复、顽固的泌尿系感染，常需留置导尿，甚至行膀胱造瘘术。糖尿病胃肠神经病变可引起胃排空延迟和胃内容物潴留，出现食欲减退、恶心、呕吐、上腹不适等症状；以及腹泻、便秘反复交替的肠道自主神经功能紊乱。积极地控制血糖，并给予促胃动力药物、肠道动力调节剂以及调整自主神经功能紊乱的药物，症状可能有所改善。

3. 并发症 糖尿患者群高血压患病率为 20% ~ 40%，是普通人群的 1.5 ~ 2.0 倍，合并高血压的糖尿患者群冠心病危险增加 4 ~ 5 倍。高血压又和高血糖共同促进糖尿病肾病的发生和进展，这一人群中有 1/6 ~ 1/3 会发生糖尿病肾病，而肾病的出现会使血压进一步升高，高血压又使肾病进一步恶化，恶性循环导致肾功能迅速衰退。因此，糖尿病合并高血压的治疗达标更为严格，如有可能应降至 130/80mmHg，老年人应降至 140/90mmHg。UKPDS 结果显示，降低血压可以减少微血管并发症风险 37%，而降低血糖仅减少 25%。因此，有效的血压控制可以减少糖尿病大血管和微血管并发症的发生。糖尿病合并高血压的降压药物首选血管紧张素转换酶抑制剂（ACEI）和血管紧张素 II 受体阻滞剂（ARB），必要时可联用钙离子拮抗药（CCB）。

糖尿病患者常常合并脂代谢紊乱，老年患者更为常见。典型表现为三酰甘油水平升高，高密度脂蛋白胆固醇降低，低密度脂蛋白胆固醇升高。血脂异常与高血糖、高血压、肥胖等共同参与并加重老年糖尿病大血管并发症的发生与发展，因此，亦应积极地进行血脂强化治疗。若以三酰甘油升高为主，可选用贝特类调脂药，若以总胆固醇、低密度脂蛋白胆固醇升高为主，可选用他汀类调脂药治疗。但老年人肝肾储备功能差，应注意有无肝功能损害及肌溶解等不良反应的发生。

七、预防

老年人是糖尿病的高危人群，预防是关键。老年人保持健康的生活方式和生活习惯是预防糖尿病的基础。加强糖尿病防治知识的宣传，提倡健康行为，合理饮食、适量运动、戒烟戒酒、心理平衡、保持正常体重尤为重要。在高危人群中定期开展糖尿病筛查，一旦发现糖耐量异常或空腹血糖受损，应及早实行干预，降低糖尿病的发病率。

（王　黎）

第十节　应激性高血糖症

应激性高血糖是在严重创伤、脑血管意外、急性心肌梗死、感染性休克等强烈刺激因素作用下，因人体处于应激状态，体内升糖激素、肾上腺素等激素分泌增加，拮抗胰岛素而出现的血糖升高现象。

一、病因及发病机制

（一）病因

（1）激素作用：当机体发生应激时，神经内分泌的主要改变为下丘脑－垂体－肾上腺皮质轴和交感－肾上腺髓质系统的强烈反应，糖皮质激素、儿茶酚胺、胰高血糖素、生长激素等激素释放明显增多，使血糖升高。另外，某些反调节激素使脂肪组织的脂肪分解和骨骼肌的蛋白分解作用增强，使糖异生的底物如乳酸、丙酮酸和甘油增加，促进肝脏葡萄糖产生增多并加速肝糖原的分解，直接增强交感神经介导的糖原分解作用，最终导致了血糖的升高。

（2）细胞因子：一些细胞因子可以使血糖升高。如 TNF 可能间接刺激反向调节激素的分泌直接作用于胰岛素受体信号转导途径和（或）影响葡萄糖运载体的功能，或导致血游离脂肪酸增高等途径而使血糖升高。

（3）胰岛素抵抗：胰岛素抵抗是应激性高血糖发生的重要原因，机制目前仍不十分清楚。

（二）发病机制

应激性高血糖是创伤后的一种应激反应，人体在应激状态下，下丘脑－垂体－肾上腺皮质系统活动增强，血中儿茶酚胺、肾上腺皮质激素分泌增加，胰岛素分泌减少，胰高血糖素分泌增加，促进肝糖原分解和糖异生，增加血糖来源，减少糖的氧化和糖原合成，从而使血糖浓度升高。

二、临床表现

（1）影响体液平衡：危重症患者多伴有水、电解质平衡紊乱，而应激性高血糖可产生渗透性利尿，加重高钠血症和高渗性脱水等，并进一步加重钾的转移和排出，增加高渗性昏迷、糖尿病酮症酸中毒发生的可能性。

（2）应激性高血糖损伤脑组织有机制：乳酸性酸中毒、诱发脑水肿、NO 的增多、内皮细胞的受损、神经电生理异常、血液黏度升高、兴奋性氨基酸的堆积等。应激性高血糖也可影响肝细胞线粒体功能，造成电子传输链的酶的功能异常，损害肝组织。

（3）加剧炎症反应和内皮损伤。

（4）损伤免疫功能：实验发现，当血糖达到 11.12mmol/L 后，趋化、黏附与吞噬功能将会降低。杀菌活性受损，损害了天然免疫系统对感染源的抵御功能。应激性高血糖也可影响补体的活性，血糖通过补体进行糖化作用和微生物竞争与补体的结合，抑制调理作用。

三、诊断

入院后测空腹血糖、餐后 2h 血糖、连续 2d 测 24h 尿糖定量。以后视情况重复检查，但不得少于两周 1 次。如空腹静脉血浆葡萄糖 <7.8mmol/L（140mg/dl 葡萄糖氧化酶法），诊断不明确的病例，可测葡萄糖耐量试验。如多次空腹血糖水平显著 ≥7.8mmol/L（140mg/dl），餐后 2h 血糖 ≥11.1mmol/L（200mg/dl），无须再行葡萄糖耐量试验。测血及尿酮体、血胰岛素或 C 肽、血脂、脂蛋白、尿蛋白、尿微量白蛋白、肾功能、二氧化碳结合力、糖化血红蛋白（HbA1c）或糖化白蛋白等。

需要注意：①有无严重烧伤休克、大手术、严重感染、药物影响、口服或静脉输入大量葡萄糖等病史。②注意血糖增高幅度及持续时间、血和尿渗透压的变化；有无酮体增高；有无多尿；尿比重高、口渴、高渗性脱水、氮质血症、精神症状、昏迷等；每日定时作尿糖试验。③注意标本的采集，大面积烧伤常 24h 连续输液，应避免在输液的同侧肢体静脉或正在输入葡萄糖时采集血糖标本。

四、治疗

（1）去除病因，特别注意防治休克和严重感染。

（2）烧伤早期暂时性血糖升高，可不作特殊处理。

（3）血糖持续升高者，应按每日血糖、尿糖水平，进行胰岛素治疗。同时在静脉滴入葡萄糖液时，按 3∶1 或 4∶1 加入胰岛素。加大胰岛素后仍不能控制高血糖时，应停用高渗葡萄糖液。

（4）注意纠正水、电解质和酸碱平衡失调：高血糖所致的脱水系高渗性脱水，主要应补充水分（口服或静脉输入 5% 葡萄糖液）。有时因血糖升高，细胞内液外移，使细胞外液稀释，可出现低钠血症，此时应慎用高渗氯化钠液。

五、预后

积极根治原发病和严格控制外源性葡萄糖的输入，严密监测血糖、血胰岛素浓度，防止低血糖和反跳性脑水肿等并发症的发生。

1. 控制原发疾病　控制感染、纠正缺氧、恢复体温、抗休克、纠正酸中毒、酌情停用激素等，能减轻机体的应激程度，减少应激激素释放，降低血糖水平。

2. 血糖监测　客观、准确、多点监测血糖，能尽早发现高血糖，反映高血糖的程度及持续时间。危重症患者的平均血糖水平是目前 ICU 常用的监测指标，其与病死率明显相关，其前提就是需要多点监测血糖。

3. 正确的营养支持　对能耐受肠内营养的患者建议通过进食提供营养支持，肠内营养较肠外营养更有利于促进应激对肠黏膜屏障功能损害的恢复；不能进食或禁食的患者临床上多用肠外细胞营养，但要注意营养液中葡萄糖的含量和输入速度的控制，同时应减少葡萄糖在非蛋白热量中所占的比例。

（银　艳）

第十一节　急性低血糖症

低血糖症是由于各种原因引起的血葡萄糖（简称血糖）浓度低于正常水平值所致的一种临床综合征，呈交感神经受刺激及高级神经受低血糖影响的多种复合表现。一般血浆葡萄糖浓度在 2.8mmol/L 以下，老年人血糖低于 3.0mmol/L 时认为低血糖；在糖尿病患者中，血糖低于 3.9mmol/L 时被认为是血糖过低，胰岛素过量或口服降糖药是引起低血糖的主要原因，也是糖尿病治疗过程中的限速因子。发生急性低血糖时的患者出现饥饿感、无力、心悸出汗、四肢震颤、甚至昏迷。如不及时抢救可导致患者死亡。

一、病因及发病机制

引起低血糖的原因很多，有资料统计约 100 多种，主要可分为器质性低血糖、反应性低血糖和外源性低血糖。

（1）器质性低血糖：即胰岛或胰外原发病变造成胰岛素、胰岛素类似物质分泌增多或体内升糖激素减少所致。常见的有：胰岛素瘤、β 细胞增生、腺垂体功能低下、肾上腺皮质功能低下、甲状腺功能低下、多种胰腺外肿瘤等。

（2）反应性低血糖：常见的有三种：①原因不明性功能性低血糖症：此组低血糖症临床上最常见，症状轻微，病史长，发作轻而短暂，常见于中年女性，于精神刺激后或饭后 2~4h 发作，一般空腹、餐前不发作，每次发作时间仅 10~20min，多可自行恢复或稍进食后即康复，虽多次发作，无中枢神经损伤后遗症。其发病原因不明，考虑与自主神经功能紊乱，迷走神经兴奋使胰岛素分泌增多有关。②胃大部切除后低血糖症：又称滋养性低血糖症，见于 5%~10% 胃大部切除与胃空肠吻合术后的患者。其原因可能系胃肠手术后，食物吸收速度加快，从而导致餐后高血糖，进而引起反应性的低血糖。防治措施有：避免快速进食高浓度的甜品、饮料，少食多餐等。③2 型糖尿病早期低血糖症：可见于部分患者，尤其是较肥胖者。反应性低血糖多发生于餐后或口服葡萄糖耐量试验中第 3~5h。症状较轻，仅有饥饿感等，稍进食即可缓解。其发生原因可能系患者胰岛素分泌高峰后移，以致发生较晚出现的低血糖症反应。临床上可通过饮食控制或口服 α 葡萄糖苷酶抑制药等来改善患者的低血糖发生。

（3）外源性低血糖：即由于食物或药物因素所致。最常见的药物有胰岛素、磺酰脲类口服降糖药。其他还有水杨酸钠、酚妥拉明、异烟肼等。空腹大量饮酒或长期酗酒而致营养不良者，亦可导致低血糖的发生。

二、临床表现

1. 交感神经兴奋所致的综合征　低血糖发生后，肾上腺素分泌增多，患者可出现面色苍白、出冷汗、心悸、手颤、腿软、周身乏力等。

2. 意识障碍症状 因低血糖时大脑皮层受抑制，患者可出现意识昏蒙、定向力、识别力减退、嗜睡、多汗、震颤、言语不清等。

3. 精神神经症状 当皮层下中枢受到抑制，患者出现神志不清、躁动不安、痛觉过敏、阵挛性舞蹈动作、瞳孔散大，甚至出现强直性抽搐，锥体束征阳性。

4. 癫痫症状 当中脑受累时，患者可出现肌张力增强，阵发性抽搐，与癫痫发作相似。延脑受损后患者可进入昏迷、去皮质强直、心动过缓、体温不升、各种反射消失。

5. 低血糖性脑病 除上述症状外，还可有单瘫、偏瘫、截瘫、失语、踝震挛、小脑共济失调，以及视力减退、视野缺损、面神经麻痹、吞咽困难等神经损害症状，可呈一过性或永久性。

6. 无意识性低血糖 糖尿病低血糖发生时并不总是伴有上述临床症状，很多时候患者并不察觉低血糖的发生，这种情况临床称为无意识性低血糖。

三、诊断

(一) 实验室检查

1. 血糖测定 一次或一次以上测定空腹或发作时血糖 <2.8mmol/L。

2. 口服葡萄糖耐量试验（OGTT） 能动态了解在糖负荷的情况下患者血糖和胰岛素的变化，对低血糖症的诊断及鉴别诊断有重大临床价值。

3. 血浆胰岛素测定 正常空腹静脉血浆胰岛素浓度在 $5 \sim 20\mu U/ml$，很少超过 $30\mu U/ml$。胰岛素瘤患者胰岛素分泌呈自主性，其浓度常高于正常，可达 $160\mu U/ml$。高胰岛素血症也见于肥胖症、2 型糖尿病早期（肥胖者）肢端肥大症、妊娠后期等，故血糖及胰岛素需同时采血反复测定才有助于鉴别。

4. CP 肽测定 正常人空腹血清 C 肽为 $0.8 \sim 4.0$ ppg/ml，24h 尿 C 肽为 (36 ± 4) μU，胰岛素瘤者高于正常。

5. 激发试验

（1）胰岛素释放试验：口服 75g 葡萄糖（或 25g 静脉注射），各个时点取血后同时测血糖及胰岛素，胰岛素瘤患者血糖耐量呈扁平曲线而胰岛素曲线相对较高且高峰 $>150\mu U/L$，分析结果时应除外早期 2 型糖尿病及肝病。

（2）饥饿试验：让患者完全禁食，定时监测血糖和胰岛素。患者不耐受禁食试验，容易出现低血糖反应，一般禁食 24h 后约 85% 阳性，48h 后 95% 阳性，极少数 5% 需要禁食 72h 并增加运动量才能出现阳性。禁食期间每 4h 测血糖、胰岛素、C 肽一次，血糖 < 2.8mmol/L 时每小时测定 1 次，胰岛素释放指数 >0.4 者视为异常。

（3）甲苯磺丁脲试验：空腹服用甲苯磺丁脲（D_{860}）2g，为避免胃肠道反应，同时口服等量碳酸氢钠，每小时采血 1 次，共 3 次，测定血糖和胰岛素，正常人血糖下降不超过基础值的 40%，如下降低于基础值 65% 或用药后血糖水平低于 30mg/dl，持续时间超过 3h，或胰岛素水平高于 $120\mu U/ml$ 则为异常。

（4）胰高糖素试验：空腹快速静脉注射胰升糖素 0.03mg/kg 体重，总量不超过 1mg，测 3h 血糖和胰岛素。正常人血糖上升超过基础值的 40%，若低血糖，胰岛素水平 $>150\mu U/ml$ 视为异常。糖原累积症及严重慢性肝病患者糖原储备不足的低血糖症者无此反应。

（5）亮氨酸试验：静脉注射亮氨酸 150mg，血糖下降至 1.4mmol/L 以上，提示胰岛素瘤。口服亮氨酸200mg/kg，于口服前后10、20、30、40、50、60min分别测血糖及胰岛素，服药后的30~45min血糖下降至2.78mmol/L以下，胰岛素>40μU/L为阳性，支持胰岛素瘤诊断。

（二）诊断与鉴别诊断

1. 诊断　本病的诊断并不困难，表现为出汗、焦虑、恐惧、心悸脉速、面色苍白、四肢震颤、饥饿、乏力等即可诊断为低血糖症，多于餐后3h发作。检测空腹血糖偏低或正常，发作时血浆葡萄糖浓度低于2.8mmol/L。在糖尿病患者中，血糖低于3.9mmol/L时被认为是血糖过低，空腹血浆胰岛素测定可以偏高。禁食与用力后可诱发低血糖发作，成人及儿童低血糖，血浆葡萄糖浓度常<3.0mmol/L，低血糖症状可用葡萄糖缓解。

2. 鉴别诊断

（1）低血糖症需与低血糖反应相鉴别：低血糖反应是指患者出现低血糖的临床症状，如疲乏、头昏、出汗、心悸等，但测量血糖值实际并不低甚至高于正常者。低血糖反应一般不出现严重的意识障碍如昏迷。

（2）糖尿病合并严重的低血糖症致昏迷需与其他糖尿病急性并发症相鉴别

1）低血糖昏迷：常见诱因为进食过少或药物用量过多，测量血糖值多低于2.5mmol/L，血酮呈阴性，实验室检测血浆渗透压、pH值、HCO_3^-、阴离子间隙均在正常范围内。

2）酮症酸中毒：多因感染、停用药物或手术而诱发，测量血糖值16~30mmol/L，血酮呈阳性，血浆渗透压<320mOsm/（kg·H_2O），pH值<7.3，HCO_3^-<15mmol/L，阴离子间隙增加。

3）高血糖高渗状态：常见于误食大量含糖食物、失水的老年人。测量血糖值多高于33.5mmol/L，血酮呈阴性，血浆渗透压>330mOsm/（kg·H_2O），pH值>7.3，HCO_3^->20mmol/L，阴离子间隙正常。

4）糖尿病乳酸性酸中毒：多在休克、严重感染、酗酒等心脑血管意外情况下诱发。测量血糖值多正常或偏高，血酮呈阴性，血浆渗透压正常，pH值<7.3，HCO_3^-<15mmol/L，阴离子间隙增加。

实际上，只要考虑到低血糖的可能性，临床诊断和鉴别诊断是不难的。

四、治疗

（1）意识清醒者立即进食，糖类量应>20g，可以是果汁、糖果或者其他食品等。

（2）意识丧失者静脉推注25mg葡萄糖，或者肌肉或者皮下注射1mg高血糖素。当患者清醒后应鼓励患者进食一定量的含糖类的食物。注射高血糖素或者葡萄糖20~60min后，鼓励患者进食是非常重要的，这可以预防新的低血糖再发生。

五、预后

加强对糖尿病患者的教育、进行自我血糖监测、合理的血糖控制目标（为了降低夜间发生低血糖的危险，特别需要将夜间睡前血糖水平控制在6~7mmol/L）、平时及运动期间灵活的胰岛素方案、理想的注射技术，以及恰当的进食加餐计划，可使低血糖的危险性降低。睡前加餐，或者使用超短效胰岛素类似物均有可能降低夜间发生低血糖的危险性。本症预防重于治疗，设定合理的治疗目标，平衡强化治疗收益与低血糖风险。对患者进行教育，让患者了解低血糖及如何预防；生活规律，避免不适当的饮食和运动。

当糖尿病患者发生低血糖时，中西医的处理方式并无差异。中医治疗主要在于预防低血糖的发生。通过中医治疗使患者的血糖控制更平稳，控制和预防糖尿病慢性并发症，尤其是糖尿病性神经病变将有利于预防和减少糖尿病患者发生低血糖的风险性。

（银 艳）

第十九章

肥胖症

肥胖症（obesity）的发病是由于能量摄入增加和（或）能量消耗减少导致能量正平衡，过剩的能量以脂肪形式于体内积存所造成。肥胖症按病因分为单纯性肥胖和继发性肥胖，95%以上的患者属于单纯性肥胖，包括幼年起病型肥胖（亦称体质性肥胖，包含脂肪细胞增生和肥大两种因素）和营养性肥胖（脂肪细胞肥大）；继发性肥胖约占5%，是由于机体存在某种疾病而引起的肥胖状态。继发性肥胖主要包括：下丘脑综合征（hypothalamus syndrome），垂体前叶功能减退症（adult hypopituitarism，亦称西蒙－席汉综合征 Seimen－Sheehan syndrome），垂体瘤（pituitary tumors），甲状腺功能低下（hypothyroidism），胰岛素瘤（insulinoma），皮质醇增多症（hypercortisolism，亦称为库欣综合征 Cushing syndrome），更年期综合征（menopausal syndrome），多囊卵巢综合征（polycystic ovarian syndrome，POS），痛性肥胖综合征（dercum disease），肥胖型生殖无能综合征（Frohlich syndrome）等。按脂肪分布聚积部位分为：全身性肥胖、向心性（中心性）肥胖、皮下脂肪型肥胖和内脏脂肪型（腹内型）肥胖等。目前，肥胖症正成为全球流行的疾病，严重威胁着人类的生命健康及生活质量。我国每10年进行1次全国居民营养与健康状况调查，根据最近的调查结果，早在2002年，我国就有近3亿人超重和肥胖，全国18岁以上成年人超重率为22.8%，肥胖率为7.1%。其中，以大城市18岁以上成年人超重率最高，达30%；1992—2002年，我国居民超重和肥胖的人数增加了1亿人。

第一节　病因

肥胖症的病因和发病机制目前尚不完全清楚。一般认为，主要由遗传因素和环境因素共同作用促使了肥胖的发生和发展。此外，内分泌、代谢、中枢神经系统等因素也参与了肥胖的发病过程。

一、遗传因素

（一）遗传因素对肥胖的影响

目前认为，遗传因素，即一个或多个基因的突变和变异是肥胖症的基础，基因增加了肥胖的易感性，而环境因素是发病的条件。

根据家系、双生子和领养子女的研究结果，遗传因素在肥胖症发病机制中的参与程度即遗传度，在20%～40%。遗传因素赋予个体发生肥胖的易感性，使肥胖表现出一定的家族倾向。对同卵双胎人群的研究发现，生后在相同环境中生长与生后在不同环境中生长的两组，其体重指数（BMI）的遗传度相似，BMI的遗传度为40%～70%。

肥胖症不仅表现为总体脂肪的增加，亦可表现为局部脂肪增加即内脏型肥胖。内脏型肥胖具有比较明显的家族相似性，遗传因素对内脏型肥胖起着非常重要的作用。

（二）肥胖相关基因和生物因子

只有极少数肥胖属于单基因突变肥胖症。已发现至少有24种以肥胖为主要临床表现之一的遗传性疾病，但均属罕见，较为熟知的有Bardet - Biedl综合征、Prader - Willi综合征等。

关于肥胖与遗传的关系，有些学者提出了节俭型基因理论。认为现代人类在体内积聚脂肪的能力高于体内消耗脂肪的能力，这是人类进化过程中自然选择的结果。漫长的进化过程中，处于洪荒时代的人类祖先中能较强地抵御饥荒者才有可能世代延续下来。能抵御饥荒者意味着其基因的变异类型独特，在难得的饱餐中能更有效地将食物中的能量转化为脂肪，发挥这种作用的特殊基因称为"节俭型基因"。那些具有节俭型基因的人类祖先繁衍的后代，即现代人类，在今日可随时获得丰富食物的社会，很容易因过食所致的能量正平衡的积累而致肥胖。

绝大多数肥胖者并非单基因肥胖症，而是一种多基因与环境因素共同参与的复杂病。目前已发现近200个肥胖相关基因。其作用部位主要在下丘脑和脂肪组织。对这些基因的研究是近年来肥胖症病因学领域的热点，已发现了一些重要的肥胖相关基因的结构和功能，这使得人们对肥胖症发病机制有了更深一步的认识。

二、内分泌因素

一些内分泌系统疾病可因脂代谢紊乱和内分泌器官的病理性改变以及某些内分泌激素分泌异常导致肥胖。常见的与肥胖有关的内分泌疾病：①下丘脑性综合征；②皮质醇增多症；③甲状腺功能低下；④多囊卵巢综合征；⑤生长激素缺乏；⑥胰岛素瘤性肥胖；⑦胰岛素抵抗。

三、代谢因素

能量摄入与消耗间的平衡是保持正常体重的关键。肥胖是常见的能量失衡状态，并且伴有糖、脂肪、蛋白质以及水盐代谢的异常。

（一）能量消耗与能量平衡

机体的每天总能量消耗由基础能量消耗、适应性产热、体力活动3部分组成。基础能量消耗与非脂肪组织块的大小呈正相关，且受遗传因素影响。基础代谢率低的个体易发生肥胖。体力活动消耗的能量有极大的个体间差异及个体内变动，与活动频率、时间及强度有关。肥胖者自发体力活动时间减少，但体力活动时总能量消耗并不少。

正常体重者能量摄入与消耗间通过中枢神经的调节网络取得精细平衡，肥胖症是慢性能量不平衡的结果。通常情况下，食物是人体能量的唯一来源。人每天摄入的食物提供的能量必须满足人体的消耗，如果摄入的能量长期低于消耗的能量，能量代谢处于负平衡，就会动员脂肪组织分解，产生能量以满足需求，这样就会导致人体消瘦。反之，如果能量摄入过多，能量代谢处于正平衡，超出部分的能量就会转化为脂肪，在脂肪细胞中以甘油三酯的形式储存起来。

（二）能量代谢调节的分子机制

肥胖是能量代谢的失衡状态。能量自稳状态的恒定最终取决于传入到大脑中的各种信号如营养状态、外部环境的整合以控制摄食行为和能量消耗。下丘脑是调节摄食行为和能量平衡的关键部位。摄食促进因子和抑制因子相互作用构成了下丘脑能量调节网络。目前认为脂肪组织分泌的瘦素通过下丘脑内侧基底部的受体，上调神经肽Y（NPY基因），下调阿片促黑激素皮质素原（POMC）基因的表达，抑制食欲和进食，而下丘脑外侧部的黑素细胞凝集素、增食欲素（orexin）则刺激进食。二者共同调控能量自稳态，参与肥胖的调节。

四、环境因素

肥胖发生的环境因素包括生活方式、社会因素以及药物的作用。

（一）生活方式

超重与肥胖已成为全球性的公共卫生问题之一，它是不健康的饮食习惯，以及吸烟、过量饮酒和缺少体力活动等生活方式的后果。

1. 饮食习惯　肥胖与饮食密不可分。引起肥胖的直接原因是长期摄入能量过多，能量摄入过多又大多与不良的饮食习惯有关。与肥胖有关的饮食习惯包括：

（1）食欲：人类的食欲是防止体重降低的精巧机构，是人类生存的强大动力。食欲除了由能量代谢动态平衡进行调节外，也受社交、生活方式、饮食习惯、情绪等因素的影响。食欲与能量需求间长期的差别就可致增加或降低体重。

（2）膳食构成：研究表明饮食结构由传统的高糖类、高纤维饮食向高热量、高脂肪饮食转化是肥胖症发病增加的重要环境因素之一。高脂肪、高热量食物的比例过高，而蔬菜、高纤维膳食的比例过少有助于肥胖的发生。流行病学研究表明，高脂饮食易导致肥胖。膳食中脂肪含量及比例与体重呈正相关。高脂食物的能量密度高，是相同质量糖类的2倍多，而且味道更为诱人，易致能量摄入过量。此外，与碳水化合物及蛋白质储存相比，脂肪储存不易被动用。脂肪在体内也不像碳水化合物和蛋白质那样，可以通过调节氧化过程与摄入量来调整其储存量。

（3）进食总量：在食物种类不变的情况下，进食量越多，摄入的热量就越多。如果摄入的总热量超过消耗的总热量则会导致脂肪积聚。

（4）进食速度：进食速度过快与肥胖有关，许多肥胖者进食速度都比较快。这是因为人在进餐过程中，随着食物不断摄入，下丘脑的饱食中枢兴奋而产生饱感，饱感使人停止进食。如果进食速度过快，即使已经摄入了足够量的食物，下丘脑的饱食中枢却来不及发出饱食信号，结果进食过多而容易造成肥胖。

（5）进食次数：进食次数与肥胖的确切关系尚不明确，但进食次数能影响糖、脂代谢。正常体重者少量多餐时血胆固醇水平及平均血糖水平要较相同总能量但少餐时为低。

（6）纵食症：是一种发作性心因性疾患，表现为不能自制地放纵进食，每周至少有2次，常见于夜间，纵食症者常有肥胖。

（7）夜食综合征：指夜餐至次晨之间能量摄入占总摄入量的25%以上，常可达50%。多见于明显肥胖者，可能与睡眠障碍有关。

（8）节食：节食时有意识地控制食物摄入量。但节食依靠的是自制力，节食者一旦其自制力因某些原因而降低或丧失时，膳食失控或过食的风险就较大。

（9）胚胎期及婴儿期的不良饮食因素：因胚胎期孕妇能量摄入过剩，可致婴儿出生时体重较重；出生后人工过量喂养，过早添加固体食物和断奶等喂养模式均是引起肥胖的高危因素。

（10）其他：嗜好快餐、零食、油炸食品、甜食、高糖饮料以及有进食夜宵的习惯是单纯性肥胖发生的独立危险因素。进食时看书、看报、看电视、上网，进食时间无规律和晚餐进食太多均与肥胖的发生有关。现代社会充满竞争，人们的心理压力增大，出现各种心理冲突和情绪困扰，用不断进食来缓解紧张、焦虑和心理压力，也是造成现代社会肥胖症患者不断增加的因素之一。

2. 吸烟　有研究表明，吸烟者比不吸烟者和已戒烟者的 BMI 低，其中男性戒烟者的 BMI 最高，男性吸烟者的 BMI 最低。而且长期吸烟者戒烟后，通常会出现体重增加的现象，吸烟者的平均体重比已戒烟者轻，而从未吸烟者的体重处于两者之间。

由于担心体重增加，许多吸烟者不愿意戒烟，尤其是女性。能量摄入的增加可能是戒烟后体重增加的主要原因。吸烟者戒烟后，往往改变了饮食行为，甜食和其他含糖类的"小吃"摄入增加，而且一些"小吃"含有大量的脂肪，蛋白质的摄入变化不大。因此，准备戒烟者应注意避免戒烟后形成上述不良的饮食行为，戒烟过程中注意控制体重，增加体力活动和减少能量摄入。

3. 饮酒　酒精本身含有极高的能量，而且饮酒同时常摄入高脂肪食物，酒足饭饱睡觉致能量消耗少，都是引起肥胖的因素。

4. 缺乏体力活动　现代社会，科技的进步使人们在工作和生活中越来越多地应用节省体力的设备。电视和电脑的普及使现代人长时间地坐在屏幕前面；交通的便利和发达，使人们外出越来越多地以车代步；家务劳动有洗衣机、洗碗机代劳。人们在享受高科技带来便利的同时，也不自觉地养成了使体力活动减少的各种不良习惯，贪图安逸、懒于运动、以车代步、长时间看电视、上网、玩游戏、久坐、饭后静坐、贪睡、睡眠过多等造成长期能量消耗减少。

（二）社会因素

1. 教育程度　教育水平和肥胖有某种程度的必然联系，教育水平的高低可以明显影响个体的许多行为和生活方式。然而，在发达国家与发展中国家肥胖与教育程度的关系呈现两种不同的走向。发达国家肥胖与受教育水平低有关。而在发展中国家，儿童肥胖症患病率随经济收入、文化程度以及城市化而升高，原因与这部分人容易接受现代生活方式，膳食和体力活动模式改变，饮食热量增多而能量消耗减少有关。

2. 经济地位　在发达国家社会经济状况和肥胖症的发病率呈反比，而在发展中国家肥胖症的发病率却随着社会经济状况的改善而增加。发达国家和发展中国家群体的社会经济地位的内涵是不同的，发展中国家的高收入水平大概只能与发达国家中等收入水平相当，而发达国家低收入阶层的生活水平比发展中国家该阶层人们的生活要好得多。在发达国家，高脂肪或含糖类丰富的食品价廉，低收入阶层摄入量大，所以出现经济收入越低，肥胖症患病率越高的现象。

3. 社会特权　在原始社会，人们一方面经常得不到足够的食物，另一方面是寻找食物时大量的体能消耗，所以这个时代不存在肥胖问题。现在的发展中国家大多数人的 BMI 值并不超标，只有少数拥有特权的阶层，特别是拥有财富和世袭地位而无须体力劳动的人，其膳食中的脂肪含量较一般人高，肥胖者较多。

4. 城市化和地理位置　社会经济的发展和城市化是肥胖社会的特征。发达国家或经济迅速增长的发展中国家肥胖症的发病率均明显增高，前者多见于社会下层人群，尤其是女性更为明显。该群体缺乏教育及营养指导，并依赖廉价食物为生，而在该社会中许多廉价食品都是高脂肪食物。在经济迅速增长的发展中国家肥胖症患病率剧增的重要原因之一是营养卫生教育，也就是人们的收入明显增加后仍以原来贫困时的传统营养、生活、文化价值观指导自己的能量摄入与支出。

许多流行病学调查都显示，肥胖症的发生存在地区差异，这可能与不同地区经济发展的差异性或不同地区饮食习惯和生活习惯不同有关，也可能与气候环境等因素导致的南北方人群体力活动的差异有关。北方居民在冬季会因白昼缩短而情绪低落，其体重也呈季节性变化，即在冬季时体重趋于升高。

地域间的移民多数是从相对贫穷的地区或农村地区移居到经济发达的城市，移民人群尤其是女性的特征之一是体重增加，这与移民地食品丰富价廉，移民为解决温饱所需付出的体力活动量较原来减少有关。

5. 心理因素　多数学者认为肥胖症是多因素综合作用的结果，其中心理因素对肥胖症的影响不容忽视。因某些原因导致精神抑郁或失意者有时会以进食获得的满足感来进行补偿，出现贪食，有贪食心理者通过多食常常导致肥胖。

（三）药物

有些药物可致体重增加，主要是精神治疗药及激素。

1. 精神病治疗药　吩噻嗪类，丁酰苯类。
2. 抗抑郁药　三环类。
3. 抗癫痫药　丙戊酸钠、卡马西平。
4. 类固醇激素　糖皮质激素、孕酮类避孕药。
5. 肾上腺能阻滞药　α_1 及 β_2 - 受体阻滞药。
6. 5 - 羟色胺拮抗药　赛庚啶。
7. 糖尿病治疗药　胰岛素、磺脲类、噻唑烷二酮类。

五、中枢神经系统因素

在一定时期内，机体的能量获取和能量消耗是处于一种相对平衡的状态，即获取的能量等于消耗的能量。在这一调节中，神经系统起着重要的作用，神经系统对进食量的调节，是维持体重稳定的重要因素。已知人类与多种动物的下丘脑中存在着两对与摄食行为有关的神经核。一对为腹内侧核，又称饱中枢；另一对为腹外侧核，又称饥中枢。饱中枢兴奋时有饱感而拒食，破坏时则食欲大增；饥中枢兴奋时食欲旺盛，破坏时则厌食拒食。二者相互调节，相互制约，在生理条件下处于动态平衡状态，使食欲调节于正常范围而维持正常体重。当下丘脑发生病变时，则可因贪食或厌食引起肥胖或消瘦。

另外，该区与更高级神经组织有着密切的解剖联系，后者对摄食中枢也可进行一定程度的调控。下丘脑处血脑屏障作用相对薄弱，使血液中多种生物活性因子易于向该处移行，从而对摄食行为产生影响。例如，体重（脂肪组织）增加使脂肪组织分泌的瘦素增加，作用于下丘脑，引起一系列对肥胖作出的生理反应，即摄食减少，耗能增加及交感神经功能加强以消耗脂肪。

六、其他因素

肥胖除了与上面因素有关外，还应注意，女性在绝经期后和产后容易出现肥胖。女性绝经期以后和中年后基础代谢率降低，能量消耗减少，加上绝经后雌激素水平下降的影响，多余的热量转变成脂肪储存在体内，逐渐出现肥胖。而且，绝经后的体重增加伴有体脂分布变化，体脂转向中心型分布，脂肪主要沉积于腹部。此时若能保持良好的饮食习惯，注意坚持运动，在一定程度上可防止肥胖。

妊娠是妇女体重增长进程中的常见事件。很多女性生育后变得不再苗条，其原因部分是由于妊娠引起的内分泌改变，使身体的脂肪代谢失去平衡；而主要原因是产后摄入的热量远超过消耗的热量，多余的热量便转化为脂肪储存起来。

（孔亚坤）

第二节　临床表现

肥胖症患者的一般特点为体内脂肪细胞的体积和（或）细胞数增加，体脂占体重的百分比异常高，并在某些局部过多沉积脂肪。肥胖的多数症状为非特异性症状，可涉及多个系统，常与肥胖病的严重程度和年龄有关。

一、肥胖症与代谢综合征

代谢综合征（metabolic syndrome，MetS）是指是一组以肥胖、高血糖（糖尿病或糖调节受损）、血脂异常（指高甘油三酯血症和低高密度脂蛋白胆固醇血症）以及高血压等聚集发病，严重影响机体健康的临床症候群，是一组在代谢上相互关联的危险因素的组合，这些因素直接促进了动脉粥样硬化性心血管疾病的发生，也增加了发生 2 型糖尿病的风险。

二、肥胖症与糖尿病

除外遗传因素，肥胖、运动减少和不良饮食习惯和 2 型糖尿病的发病明显相关。肥胖症患者大多数存在胰岛素抵抗，发生 2 型糖尿病的概率明显升高。50% ~85% 的 2 型糖尿病患者为超重或肥胖患者，超重者 2 型糖尿病患病率高于正常体重群体的 2 ~3 倍。中心性肥胖更易导致胰岛素抵抗，引起 2 型糖尿病的可能性更大。另外，肥胖症患者甘油三酯增加，后者为 2 型糖尿病独立的危险因素。胰岛素抵抗的血清学标志为高胰岛素血症，体重下降后，胰岛素敏感性增加。脂肪分布部位不同，其分解速度存在差异，腹内脂肪分解速度最快，腹部皮下脂肪适中，四周皮下脂肪最慢。腹内脂肪易于分解的生理学基础为：糖皮质激素受体丰富，皮质醇作用较强；含有 β_1、β_2 和 β_3 肾上腺受体，后者多见于棕色脂肪组织，细胞内大量线粒体和解耦联蛋白，利于脂肪酸氧化磷酸化；胰岛素受体少，活性低，胰岛素抑制脂肪分解的效能低下。内脏脂肪分解等导致大量游离脂肪酸（FFA）流入肝脏，氧化增加，肝糖利用降低；肌肉 FFA 氧化增加，葡萄糖利用减少；FFA 和甘油三酯可作为糖异生原料；FFA 对 β 细胞具有一定的损伤作用，综合结果导致 2 型糖尿病的发生。目前研究也发现，肥胖和 2 型糖尿病一样具有共同的基因学基础，如 β_3 肾上腺受体基因与肥胖、胰岛素抵抗和 2 型糖尿病均有相关性；Leptin 基因即可影响饮食，又可抑制 β 细胞的胰岛素分泌功能，和二者均具有密切关系。

三、肥胖症与冠心病

冠心病的发生和高血脂、高血压、糖尿病、吸烟等因素有关。肥胖症患者 LDL – C 升高、HDL - CT 降、甘油三酯增加，三者均为动脉粥样硬化的危险因素。肥胖症大约增加 2 倍的心力衰竭和脑梗死并发症。虽然肥胖症与冠心病的关系存在不同观点，但由于肥胖而导致的血脂异常、胰岛素抵抗、高胆固醇血症、糖尿病等对冠心病的发生具有一定的促进作用。肥胖症患者活动较少，冠状动脉侧支循环形成障碍，而且导致的心输出量增加也加剧心脏负担，诱发冠心病。

四、肥胖症与高血压

肥胖者的高血压患病率为正常体重者的 2 ~ 6 倍，因此，肥胖是高血压的危险因子，特别是中心性肥胖。我国肥胖症患者高血压的患病率为 29.39%，正常体重人群患病率仅为 13.21%。随着体重指数（BMI）的增加，收缩压和舒张压水平也较高。体重增加 10%，收缩压和舒张压增加 6mmHg 和 4mmHg。肥胖持续时间越长，尤其是女性，发生高血压的危险性越大。而控制饮食和增加运动使体重降低时，血容量、心排血量和交感神经活动下降，血压也随之降低。一些减轻体重的试验表明，经减重治疗后，收缩压和舒张压也随平均体重的下降而降低。超重和肥胖引发高血压的机制可能与胰岛素抵抗代谢综合征有关。

五、肥胖症与血脂紊乱

我国 24 万人群数据的汇总分析显示，BMI ≥ 24 者的血脂异常（甘油三酯 ≥ 2.27mmol/L）检出率为 BMI < 24 者的 2.5 倍，BMI ≥ 28 者的血脂异常检出率为 BMI < 24 者的 3.0 倍，腰围超标者高甘油三酯血症的检出率为腰围正常者的 2.5 倍。BMI ≥ 24 和 ≥ 28 者的高密度脂蛋白胆固醇降低（< 0.9mmol/L）的检出率分别为 BMI < 24 者的 1.8 倍和 2.1 倍。腰围超标者高密度脂蛋白胆固醇降低的检出率为腰围正常者的 1.8 倍。降脂药物治疗需要个体化，依据患者的心血管病状况和血脂水平选择药物和起始剂量。在药物治疗时，必须定期检测肝功能和血 CK。如肝酶（AST/ALT）超过 3 倍正常上限值，应暂停给药，停药后仍需每周复查肝功能，直至恢复正常。

六、肥胖症与脑卒中

脑卒中的发生和动脉粥样硬化、高血压、糖尿病及高脂血症有关，无论出血性或梗死性病变。如前所述，肥胖症促进上述疾病的发生与发展，引起脑卒中发病率、致残率和死亡率上升。

七、肥胖症与睡眠呼吸暂停综合征

睡眠呼吸暂停综合征是指成人在 7h 的夜间睡眠中，呼吸暂停达 10s 以上，次数 > 30 次，或者平均每小时发作次数 > 5 次。阻塞性睡眠呼吸暂停综合征（obstructive sleep apnea - hypopnea syndrome，OSAHS）是最为常见的一种类型，指睡眠时上呼吸道受阻，空气不能顺利通过，诱发呼吸减弱或暂停。OSAHS 在人群中的患病率为 2% ~ 4%，男女比例为 6.3：1。65 岁以上患病率为 20% ~ 40%。肥胖患者中 OSAHS 发病率较体重正常人群高 12 ~ 30 倍，BMI 每增加一个标准差，OSAHS 的危险率升高 4 倍。咽侧壁的厚度、咽侧壁脂肪垫及软腭厚度与 OSAHS 严重程度密切相关。OSAHS 易并发心脏病、高血压、呼吸衰竭或猝死。文献报道，OSAHS 患者 7 年内死亡率 16%；未治疗者，5 年病死率为 11% ~ 13%；呼吸暂停次数 > 20 次者，8 年死亡率高达 37%。OSAHS 主要表现为睡眠打鼾、憋气，晨起头痛头晕、日间嗜睡乏力,严重时可致血压升高、心律不齐、心绞痛甚至猝死。值得注意的是肥胖程度仅对 OSAHS 起预示作用,降低体重能否纠正 OSAHS 尚无定论。

八、肥胖症与脂肪肝

脂肪肝是指肝细胞内蓄积脂肪量大于肝湿重的 5% 或者病理组织学单位面积见 1/3 肝细胞脂肪变性,主要为脂肪酸和甘油三酯的沉积,严重者甘油三酯含量可达 50%。肥胖症是引起脂肪肝最常见的原因,大约 1/2 的肥胖症患者伴有肝脏脂肪沉积,重度肥胖者几乎不可避免伴发肝脏脂肪变性,前者是后者的首要原因。脂肪肝大部分无临床症状,部分患者可有乏力、厌食等非特异性表现。肝脏可呈不同程度的肿大。ALT、AST、ALP、甘油三酯、总胆固醇、LDL – C 及 VLDL – C 升高,HDL – C 下降。B 超是最常用的检查和评价方法,但缺少特异性,仅供参考。

九、肥胖症与胆石症

与肥胖症相关的主要为胆固醇结石,占所有胆石症的 1/2,胆囊结石的 80%。肥胖症患者发生胆固醇结石的概率为正常体重人群的 3 倍,主要原因为内源性胆固醇合成及胆固醇摄入增加,导致胆汁内胆固醇饱和,析出并形成结晶,进而形成胆固醇结石。B 超可见肝内外胆管或胆囊内强回声光团,后曳声影,大多数胆囊结石可随体位改变而移位。

十、肥胖症与骨关节疾病

骨关节疾病是肥胖患者多见的症状之一,与肥胖症患者关节承受过度体重负荷有关。大多数肥胖症患者呈膝关节内翻畸形,膝关节中间软骨承受更大压力,导致退行性变。临床上常观察到肥胖者中膝关节疼痛,休息后可缓解。痛风合并肥胖的发生率约为 50%,高尿酸血症与 BMI 呈正相关,减重后,痛风发作减少,尿酸下降。高甘油三酯血症和尿酸值呈正相关,痛风患者大约有 75% 伴有高甘油三酯血症。肥胖症、痛风、2 型糖尿病、高血压、冠心病被称为"五联症",构成代谢综合征(MetS)的核心内容。

十一、肥胖症与恶性肿瘤

目前发现肥胖症和人体的某些恶性肿瘤明显相关,是肿瘤的危险因子。①宫颈癌:肥胖症女性中宫颈癌发病率增加 2 倍,主要为肥胖导致雌激素增加,后者引起宫颈上皮增生所致。②子宫内膜癌:目前已经肯定肥胖症和子宫内膜癌具有相关性,更年期肥胖症患者发病率较体重正常者高出 2 ~ 4 倍。肥胖症导致雌激素增加,引起子宫内膜不典型增生,进而癌变。临床亦常见同时伴发高血压、2 型糖尿病和肥胖症的子宫内膜癌患者,称为宫内膜癌综合征。③乳腺癌:目前证实,肥胖症促进乳腺癌的发生。高动物脂肪、高动物蛋白、高热量饮食是乳腺癌的促进因素。在绝经女性当中,肥胖者患乳腺癌的可能性较正常体重人群增加 75%。如以 70kg 为标准体重,每增加 10kg,乳腺癌的发生率增加 20%。女性绝经后如体重持续增加,则因乳腺癌而死亡的风险较大。肥胖症患者雌激素水平升高,刺激乳腺癌发生、发展。④结直肠癌:研究显示中心性肥胖的患者,结直肠癌患病率较正常体重人群增加超过 2 倍。Anderson 报道肥胖(BMI > 30)和(或)吸烟患者发生进展性腺瘤的概率在年龄为 50 ~ 59 岁的女性高达 8%,60 岁以上为 9.5%。进展性腺瘤的归因风险:女性要显著高于男性，在50~59岁的男性，由吸烟和（或）肥胖导致的人群归因风险为29%，60岁以上人群为11.5%；而在50~59岁女性中，吸烟和/或肥胖所导致的人群归因风险为73%，60岁以上女性38.5%，因此，肥胖症显著增加女性罹患结直肠癌的风险。⑤胆囊癌：肥胖症患者由于罹患胆固醇性胆囊结石，后者对胆囊黏膜的长期慢性刺激，诱发慢性胆囊炎，久之则导致胆囊黏膜细胞增生癌变。恶变率在胆囊结石直径 <1cm 时约为1%；2.0~2.2cm 时约为2.4%；>3cm 时高达10%。⑥前列腺癌：文献报道肥胖症患者罹患前列腺癌的风险较体重正常个体高2倍，而以动物性饮食为主的肥胖症患者的风险增加3.6倍，发生机制可能与肥胖症导致肠道内致癌物质增多有关。BMI≥30 的前列腺癌患者，其死亡率比正常体重患者高20%~30%。美国杜克大学医学中心对1 415位因前列腺癌而行前列腺切除手术的患者进行跟踪研究，结果显示，凡体重超重的前列腺癌患者，无论是黑人还是白人，其前列腺癌复发率都要高于体重正常的前列腺癌患者。

（孔亚坤）

第三节　实验室及辅助检查

肥胖常影响身体的多个系统，特别是内分泌、消化、心血管系统，因此实验室检查中要将血糖、血脂检查列为常规检查，必要的时候可以做葡萄糖耐量试验。为了鉴别肥胖为原发性还是继发性，可以做一些特殊检查，例如肾上腺皮质功能、甲状腺功能和性腺功能等。

一、下丘脑及垂体功能的实验室检测

①激素测定：ACTH、FSH、LH、TSH、GH、PRL 测定。②TRH、LH - RH 兴奋试验。

二、周围腺体激素测定

①甲状腺激素：TT_3、TT_4、FT_3、FT_4。②肾上腺皮质激素测定：血尿皮质醇、24h 尿 17 - 羟类固醇及 17 - 酮类固醇、24h 尿游离皮质醇测定及地塞米松抑制试验。

三、糖尿病检测

空腹及餐后 2h 血糖测定、OGTT、胰岛素、C - 肽及糖化血红蛋白测定。

四、血脂测定

总胆固醇、甘油三酯、LDL - C、VLDL - C、HDL - C。

五、皮褶厚度

多测定三角肌外和肩胛下部位，两处相加，男性≥4cm，女性≥5cm 即可诊断为肥胖，但临床实用价值较小。

六、B 超

可较准确测定皮下脂肪厚度，对脂肪肝、胆囊结石、肾上腺皮质疾病及胰岛细胞瘤诊断颇有裨益。

七、CT、MRI

用于下丘脑、垂体肿瘤、空泡蝶鞍、肾上腺肿瘤、胰岛素瘤、脂肪肝、胆囊结石、肥胖相关恶性肿瘤的诊断。

（孔亚坤）

第四节　诊断与鉴别诊断

一、诊断

1. 体重指数　体重指数（body mass index，BMI），又译为体质指数。它是一种计算身高与体重（weight forheight）的指数。具体计算方法是以体重（kg）除以身高（m）的平方，即 BMI = 体重/身高^2（kg/m^2）。BMI 最常用于估计成人的低体重和超重。在流行病学调查中及临床上，已有大量证据表明用 BMI 较单用体重更能准确反映体脂的蓄积情况。诊断标准为：BMI 在 18.5 ~ 23.9 时为正常水平，≥24 时为超重，≥28 时为肥胖。另一标准为中国肥胖症外科治疗指南所采用，即根据亚太地区人群的特点，以体重指数（BMI）为指标，成人按 BMI 指数分类如下：健康 18.5 ~ 22.9，超重 23.0 ~ 24.9，Ⅰ度肥胖 25.0 ~ 29.9，Ⅱ度肥胖 30.0 ~ 34.9，Ⅲ度肥胖 >35.0。

在测量时，受试者应当空腹、脱鞋、只穿轻薄的衣服。测量身高的量尺（最小刻度为 1mm）应与地面垂直固定或贴在在墙上。受试者直立、两脚后跟并拢靠近量尺，并将两肩及臀部也贴近量尺。测量人员用一根直角尺放在受试者的头顶，使直角的两个边一边靠紧量尺另一边接近受试者的头皮，读取量尺上的读数，准确至 1mm。称量体重最好用经过校正的杠杆型体重秤，受试者全身放松，直立在秤底盘的中部。测量人员读取杠杆秤上的游标位置，读数准确至 10g。

2. 腰围与臀围　腹部脂肪过多（中心性肥胖）是许多慢性疾病的独立危险因素。腹部脂肪过多比周围脂肪（如臀部和四肢脂肪）过多对健康具有更大的危害。腰围是临床上估计患者腹部脂肪过多的最简单和实用的指标，不仅可用于对肥胖者的最初评价，在治疗过程中也是判断减重效果的良好指标。腰围与臀围的比值也可以指示脂肪的区域性分布，但腰围与臀围的比值对腹部脂肪累积程度和对某些疾病危险度的估计并不比单独测量腰围更灵敏。腰围的测量方法是让受试者直立，两脚分开 30 ~ 40cm，用一根没有弹性、最小刻度为 1mm 的软尺放在右侧腋中线胯骨上缘与第 12 肋骨下缘连线的中点（通常是腰部的天然最窄部位），沿水平方向围绕腹部 1 周，紧贴而不压迫皮肤，在正常呼气末测量腰围的长度，读数准确至 1mm。WHO 建议男性腰围 >94cm，女性腰围 >80cm 作为肥胖的标准。臀围是测量臀部的最大周径。

3. 腰臀比　是腰围和臀围的比值。一般认为腰臀比男性 >0.9，女性 >0.8 可以视为向心性肥胖。

4. 标准体重　标准体重（kg）= 身高（cm）- 105。最常用的判断肥胖的标准就是应用体重超过按照身长计算的标准体重 20% 以上即为肥胖，其中 >10% 为超重，20% ~ 30% 为轻度肥胖，30% ~ 50% 为中度肥胖，50% 以上为重度肥胖，>100% 为病态肥胖。

二、鉴别诊断

无内分泌疾病或找不出可能引起肥胖的特殊病因的肥胖症为单纯性肥胖。单纯性肥胖者占肥胖症总人数的95%以上。继发性肥胖是指由于继发于某种疾病所引起的肥胖，一般均有明显的疾病因素可寻。

（孔亚坤）

第五节　治疗意义和目标

一、减肥的意义

世界卫生组织已将肥胖症列为一种内科病，而且是可以采用饮食控制和体育运动进行有效治疗。目前有人将饮食控制和运动疗法作为治疗肥胖症的两驾马车，互为补充，缺一不可。笔者认为，采用上述方法有效降低体重后．患者的行为矫正同样具有重要意义，只有患者改变以往不良的生活饮食习惯，继续坚持饮食和运动疗法，才能获得长久的治疗效果，因此，控制饮食、运动疗法、行为矫正是治疗肥胖症的三块基石。

肥胖可带来多种危害，增加心血管运动、呼吸、消化等系统的并发症，另外，女性乳腺癌、生殖系统肿瘤，男性的结直肠癌、前列腺癌的发病风险在肥胖患者明显升高。部分重度肥胖的患者尚存在自卑、孤独和人际关系难以和谐之虞。我国居民 BMI 和腰围与相关疾病危险关系见表 19 - 1；肥胖者发生肥胖相关疾病或症状的相对危险度见表 19 - 2。

表 19 - 1　中国成人超重和肥胖的体重指数和腰围界限值与相关疾病危险的关系

分类	BMI（kg/m^2）	腰围（cm）		
		男：<85 女：<80	男：85~95 女：80~90	男：≥95 女：≥80
体重过低	<18.5	……	……	……
体重正常	18.6~23.9		增加	高
超重	24.0~27.9	增加	高	极高
肥胖	≥28	高	极高	极高

注：相关疾病指高血压、糖尿病、血脂异常和危险因素聚集；体重过低可能预示有其他健康问题。

表 19 - 2　肥胖者发生肥胖相关疾病或症状的相对危险度

危险性显著增高（相对危险度大于3）	危险性中等增高（相对危险度2~3）	危险性稍增高（相对危险度1~2）
2型糖尿病	冠心病	女性绝经后乳腺癌，子宫内膜癌
胆囊疾病	高血压	男性前列腺癌
血脂异常	骨关节病	生殖激素异常
胰岛素抵抗	高尿酸血症和痛风	多囊卵巢综合征

危险性显著增高（相对危险度大于 3）	危险性中等增高（相对危险度 2~3）	危险性稍增高（相对危险度 1~2）
气喘、睡眠中阻塞性呼吸暂停	脂肪肝	生育功能受损
		背下部疼痛
		麻醉并发症

注：相对危险度是指肥胖者发生上述肥胖相关疾病的患病率是正常体重者该病患病率的倍数。

遵循科学合理的减肥手段，降低患者体重，可减少心血管系统并发症，特别是冠心病和高血压；纠正血脂紊乱状态；减少糖尿病发生与发展，利于糖尿病的控制；改善呼吸系统功能；降低痛风和关节炎的发病率；扭转脂肪肝，减少胆石症；降低结直肠癌、乳腺癌、子宫癌等恶性肿瘤发病率；减少上述各种疾病的相关死亡率；增强患者自信心，重建和谐的人际关系。因此，积极减肥具有重要意义。

二、肥胖症的干预

（一）干预原则

（1）必须坚持预防为主，从儿童、青少年开始，从预防超重入手，并须终生坚持。

（2）采取综合措施预防和控制肥胖症，积极改变人们的生活方式。改变膳食、增加体力活动、矫正引起过度进食或活动不足的行为和习惯。

（3）鼓励摄入低能量、低脂肪、适量蛋白质和碳水化合物、富含微量元素和维生素的膳食。

（4）控制膳食与增加运动相结合，以克服因单纯减少膳食能量所产生的不利作用。二者相结合可使基础代谢率不致因摄入能量过低而下降，达到更好的减重效果。

（5）积极运动可防止体重反弹，还可改善心肺功能，产生更多、更全面的健康效益。

（6）应长期坚持减体重计划，速度不宜过快，不可急于求成。

（7）必须同时防治与肥胖相关的疾病，将防治肥胖作为防治相关慢性病的重要环节。

（8）树立健康体重的概念，防止为美容而减肥的误区。

（二）干预措施的 3 个层次

1. 一般人群的普遍性干预 首先是群体预防，积极做好宣传教育，使人们避免能量摄入超过能量消耗，减少脂肪摄入量，增加蔬菜和水果在食物中的比例，有意识地多进行中、低强度的体力活动，提醒有肥胖倾向的个体（特别是腰围超标者）定期检查与肥胖有关疾病危险的指标。

2. 高危人群的选择性干预 高危险因素包括：存在肥胖家族史、有肥胖相关性疾病、膳食不平衡、体力活动少等。改变高危人群的知识、观念、态度和行为，应让他们了解，在大多数情况下，不良环境或生活方式因素对肥胖症的发生可起促进作用并激活这一趋势，而改变膳食、加强体力活动对预防肥胖是有效的。

3. 对肥胖症和伴有并发症患者的针对性干预 超重和肥胖并有肥胖相关疾病的高危个体，主要预防其体重进一步增长，使其体重有所降低，并对已出现并发症的患者进行疾病管理，使已超重或肥胖者明白短期恢复到所谓的理想体重往往不太现实，但在一年之内比原有体重减少 5%~10% 对健康有极大好处。要使患者了解到，限食、体力活动和行为改变是减肥的科学有效的方法。

三、减肥目标

减肥的目标不可急于求成,过于迅速的体重下降不但容易反弹,而且对患者身体健康颇有危害,易于罹患低血糖发作、胆石症和电解质紊乱等并发症,因此不宜提倡。一般首先确定初级减肥目标,10%的体重下降即可达到大幅度降低肥胖引起的各种并发症的目的,因此科学合理的减肥目标为 6 个月内体重下降 10%,维持 6 个月后,则进行下一步减肥周期。BMI 在 27~35 的患者为达到上述目标,热量每天应减少 1.26~2.09MJ;对于 BMI>35 者,则需要减少 2.09~4.18MJ 的热量摄入。一般而言,体重下降 10% 之后,需联合应用饮食和运动疗法,并形成良好的行为生活方式,方可继续降低体重。

四、减肥方法

常用的减肥方法主要包括饮食控制、运动疗法、行为疗法、药物治疗和手术治疗。美国NIH 肥胖处理指南简单归结为下图 19-1 所示。中华人民共和国卫生部疾病控制司 2003 年发布《中国成人超重和肥胖症预防控制指南(试行)》,对我国肥胖症患者的处理简约概括为图 19-2 所示,可资参考。

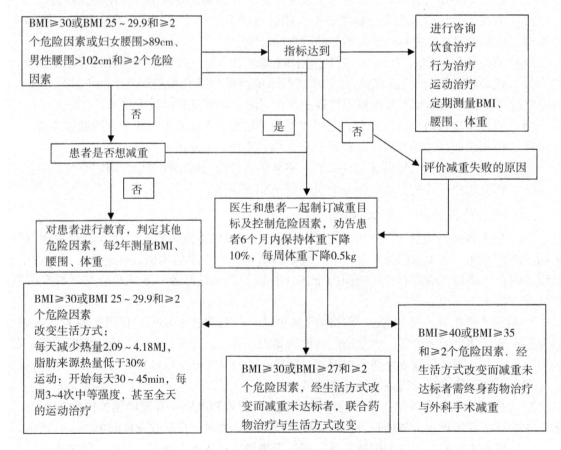

图 19-1　美国 NIH 肥胖处理指南肥胖症处理流程图

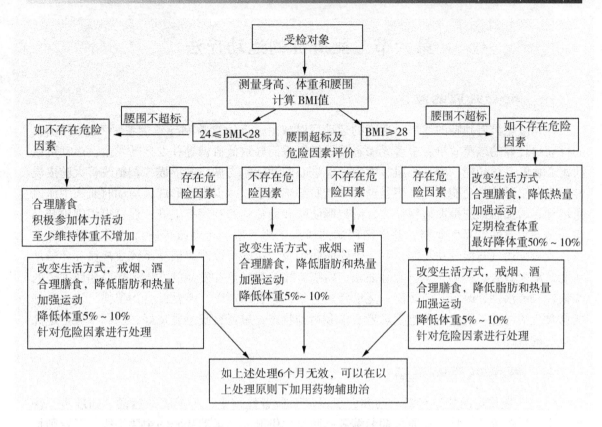

图 19 - 2　中国成人超重和肥胖症预防控制指南肥胖症处理流程图

五、减肥方案设计

根据减体重目标，每天中等强度的体力活动，能量消耗男为 20 ~ 29.3kJ/min，女为 13.8 ~ 21.3kJ/min；低强度活动能量消耗男性是 7.95 ~ 19.2kJ/min，女性为 5.86 ~ 13.4kJ/min。中等强度体力活动量时的心率为 100 ~ 120 次/min. 低强度活动为 80 ~ 100 次/min。需要耗空的能量，采用增加体力活动量和控制饮食各约占 50%（40% ~ 60%），体力活动的时间结合日常活动来安排（表 19 - 3）。

表 19 - 3　减肥方案设计方法

月减体重 （kg）	周减体重 （kg）	耗空能量 （kJ/d）	减少食物供能 （kJ/d）	运动耗能 （kJ/d）	中强度活动时间 （h/d）	低强度活动时间 （h/d）
4	1.0	4 602.4	2 301.2	2 301.2	2	3 ~ 4
3	0.75	3 347.2	173.6	1 673.6	1.5 ~ 2	2.5 ~ 3.5
2	0.5	2 510.4	1 255.2	1 255.2	1 ~ 1.5	2 ~ 3
1	0.25	1 129.7	502.1	502.1	1	2

（孔亚坤）

第六节 肥胖症的运动疗法

一、运动减肥的意义

运动减肥具有独特的优势，适度的运动可以减少过度饮食控制导致的各种不适和危害，同样获得较好的减重效果，患者无需忍受极度饥饿而导致低血糖等并发症的发生。运动可以改善心血管系统功能，增加心肌收缩力，促进心肌动脉侧支循环的形成；调整改善大脑皮质神经内分泌系统的功能，刺激脂肪消耗和脂肪细胞缩小，减少脂肪形成；运动时肌肉中血流量增加，增加肌细胞摄取血糖能力，游离脂肪酸和葡萄糖的利用率上升；促进组织细胞胰岛素受体的敏感性，降低血糖，并发糖尿病的风险下降；适度运动改善胸廓活动，增加肺活量，改善肺通气与换气功功能，利于燃烧脂肪组织；运动可以改善消化系统血液循环和蠕动功能，减少腹胀、便秘、下肢静脉曲张、痔疮、疝及嗜睡等并发症的发生；提高四肢关节的柔韧性和灵活性，改善关节功能；运动疗法可促使患者纠正以往不良的行为习惯，培养良好的饮食生活习惯；适度运动改善患者心情和精神状态，患者自我感觉良好，以利于更好地完成减肥的目标。

二、运动减肥的原理

（1）一般将运动分为有氧运动和无氧运动，前者是指中、小强度的运动，如散步、快步行走、慢跑等，此种运动通过葡萄糖和脂肪氧化供能，是运动减肥的主要手段；后者则指高强度运动，包括步行登楼、打篮球、踢足球等，由磷酸肌酸和糖原的无氧酵解供养能量，一般不作为运动减肥的方法。有氧运动初始 $10 \sim 60s$，首先消耗人体储存的 ATP；随之则由磷酸肌酸功能，约持续 20s；机体将依次调动肌糖原、血糖和肝糖原陆续功能，总时间大约为 30min；之后则开始由脂肪和糖原一起供养能量，随运动时间的延长，脂肪功能比例逐渐增加，至 120min 时，脂肪功能可达 50% ~ 70%。高强度的无氧运动脂肪供能比例约为 20%。基于运动减肥的目的在于减少脂肪组织，因此应以有氧运动为主，而且必须持续 30min 以上，最好坚持 60min，方可达到理想的减肥效果。

（2）运动时人体代谢活跃，脂肪摄取、酯化、动员、代谢转化速度明显增加，血液中游离脂肪酸（FFA）在肌肉内氧化供能而被消耗，浓度下降。甘油三酯（TG）清除率运动时增加 27.5%，长期运动患者 TG 水平低于非运动人群。胆固醇（TC）约 4% 存在于乳糜微粒，15% 存在于极低密度脂蛋白，48% 与低密度脂蛋白结合，23% 结合于高密度脂蛋白。中小强度持久的运动，可降低 TC 及低密度脂蛋白浓度，而高密度脂蛋白浓度升高，后者将 TC 转运至肝脏，降低心血管疾病的发病风险。运动改善脂肪组织对肾上腺素等激素的反应性，脂肪酶活性增加，促进脂肪酸摄取、动员和分解。值得注意的是高强度以及极低强度的运动脂肪动员很少，不足以达到减肥目的，正确的做法为长时间（60min）中强度的体育运动。

（3）肥胖症的基本原因为能量摄入过多和（或）消耗过少，运动疗法的原理在于增加能量消耗，而且经常参加锻炼者比不经常锻炼者的静息代谢率高，在进行同等能量消耗的运动时，经常锻炼能更多地动员和利用体内储存的脂肪，更有利于预防超重和肥胖。不同工种人群能量消耗差别极大，50kg 的个体 24h 能量消耗在轻体力劳动者（医生等）为 7 332 ~

8 368kJ，中体力劳动者（机械工等）为 8 368～8 577.2kJ，重体力劳动者（农民等）为 9 414～10 460kJ，极重体力劳动者（装卸工等）为 10 460～16 736kJ。如果每天多消耗 2 552kJ 能量，50kg 的个体坚持 1 个月，理论上即可降低 10kg 体重。各种日常活动每小时耗能量不同，详见表 19-4。

表 19-4　50kg 个体常见日常活动每小时能量消耗表

活动类别	热量消耗（kJ/h）	活动类别	热量消耗（kJ/h）
读书、开会	62.76	体操	627.6
进餐	83.68	游泳	2 092
扫地	292.88	滑冰	1 569
打字	209.2	打乒乓球	1 338.88
铺床	167.36	骑自行车（慢）	836.8
洗衣	271.96	骑自行车（快）	1 464.4
站立	125.52	走路（慢）	753.12
穿衣	146.44	走路（快）	1 129.68
挖土	1 255.2	跑步	2 301.2

三、运动减肥的基本原则

运动减肥的原则可概述为：适量、规律、长期、有氧、渐进、戒急、联合，共计 14 字。

1. 适量运动　减肥初期，运动强度切勿过高，需知中低强度运动以消耗脂肪为主，剧烈的高强度运动则主要依靠糖原功能。运动强度以出汗适中、轻松愉快、睡眠良好为宜，运动过程中心率保持在 120 次/min 左右，无明显心慌与胸闷。开始每天可运动 20～30min，1 周后每天 30～40min，2 周后每天 40～50min，3～4 周后每天 50～60min。当然，患者应根据自己具体情况逐渐增加运动时间，最易于犯的错误为急于求成，需知减肥是一个长期过程。

2. 规律运动　早晨运动或晚上运动均可，前者具有空气新鲜、体力充沛的优点，后者则更利于消耗脂肪酸，患者可结合自己空闲时间，妥善安排。以每次运动 60min 为宜，每周 3～7 次，最好不低于 5 次/周。

3. 长期运动　运动减肥不可一蹴而就，是"持久战"，另外，患者应尽量减少以车代步的习惯，日常生活多做家务、徒步行走、步行上下楼梯等亦是非常有效的减肥手段，切忌把减肥的成功完全寄托在一次持续运动之上。

4. 有氧运动　如前所述，有氧运动以消耗脂肪为主，是减肥的主要方法。为减少关节和足部负担，跑步、打球等不宜作为第一选择，最好选择健步走、游泳、骑自行车等方式，其中健步走的方法为大家一致看好。另外仰卧起坐等力量型运动对减肥也有帮助，可适当采用。

5. 渐进运动　运动减肥应遵循先易后难、先短时间后长时间、先低级别耗能再高级别耗能运动的方法。一般起始耗能量为每天 1 004.16kJ，经一段时间身体适应后，增加至每天 1 338.88kJ，直至每天 2 677.76kJ。不同运动的耗能大不相同，根据耗能多少，将运动分为 4 个级别，可资患者选择并调整互换。

6. 戒急戒躁　医生和患者应知道减肥运动绝非一日之功，需长期的有氧运动方可奏效。部分患者减肥心切，一开始即采用无氧运动，想毕其功于一役，结果事倍功半，未能达到减肥目的，而且肥胖极易反弹。无氧运动体重未能下降的另一个原因为机体瘦组织比例增加所致，实质也是减肥有效，增加机体健康。

7. 联合饮食疗法　运动疗法可增加患者食欲，如果进食不加控制，能量得以补充，则运动消耗的脂肪重新生成，减肥必然失败。因此，运动疗法必须配合饮食控制。另一方面，单纯饮食疗法不能增加胰岛素敏感性，而运动疗法能促进组织细胞上胰岛素受体的敏感性，从而降低代谢性并发症的发生。实践也证明运动疗法联合饮食控制可获得良好的减肥效果，是目前治疗肥胖症的两驾马车，不可偏废。

四、运动减肥的基本方法

1. 健步走　在所有减肥运动项目中，步行是最简单、实用和高效的一种。适合于所有超重和肥胖症患者，除非患者因关节疾病等不能行走的特殊情况。步行可使血液中的游离脂肪酸氧化，并动员脂肪组织释放游离脂肪酸入循环，进而作为能源分解供能，减轻体重。逐渐增加步行距离，最终步行目标为每天 10 000 步，男性步行距离为 6~8km，女性为 6~7km，长期坚持必将获得减肥效果。步行速度不同，能量消耗差别较大，慢步走（4km/h）1h 额外消耗能量约 1 108.76kJ；中速快走（5.8km/h）1h 额外消耗能量约 1 882.8kJ；健步走（快步走，7.72km/h，130~160 步/min）1h 额外消耗能量约 2 677.76kJ。步行时要抬头、挺胸、大步、快速，双臂大幅度摆动，进行中切勿腾空。在早晨或晚上均可，前者空气新鲜，后者更易于燃烧脂肪酸。每天 1 万步锻炼一段时间后，逐渐于另一时间段加行步行锻炼，在身体情况允许的情况下，可早晨和晚上各完成 1 万步锻炼，则减肥效果更为可观。依据笔者个人经验，健步走是目前最好的运动减肥方法，简单、易行而且有效，4 个月体重自 79.5kg 下降为 68.1kg，BMI 由 27.8 降为 23.8。有学者总结出以下 48 字减重要领：食减两成，少脂多蔬；适糖足质，饮水充足；健行万步，八十分钟；鞋衣舒适，切勿腾空；微汗无喘，胸闷则停；志者贵恒，控重必成。通俗解释为三餐进食量减少两成，少吃脂肪多进食蔬菜；适量的淀粉，蛋白质应足够，饮水量充足；每天健步走 1 万步，争取在 80min 内完成；运动鞋和衣着必须舒适，不要有腾空动作；运动时轻微出汗，无呼吸困难，胸部不适时则停止运动。有志者，持之以恒，肯定可以达到减重或控制体重继续增加之目的。

2. 跑步　是一种经济实用的减肥运动方法，适用于 50 岁以下体质较好的中度肥胖患者，要求无严重并发症，中重度肥胖患者不宜选用跑步减肥方法，以免造成关节等器官损伤。肥胖患者应选择长时间的慢跑，其减肥机制为：促进脂肪酸燃烧，加速脂肪组织分解，降低甘油三酯、胆固醇和极低密度脂蛋白浓度；改善胰岛素敏感性，促进糖代谢，减少糖转化为脂肪。经常慢跑的个体精神饱满、心情舒畅、精力充沛、体形匀称、关节柔韧、肢体灵活、信心十足。慢跑应根据患者具体情况而定，开始宜较慢，而且时间较短，遵循循序渐进的原则。慢跑时，以心率在 120 次/min 左右，自我感觉充实，中度出汗，无胸闷气短为宜。慢跑时间 25~45min，速度 150m/min，额外消耗能量约为 836.8~1 506.24kJ，如果每天运动 2 次，耗能将达到 1 673.6~3 012.48kJ。慢跑时要领：跑道平坦、衣服宽松、鞋袜适宜、跑前活动（四肢、脚踝、腰部）、前（脚）掌着地、呼吸平顺、心率适中（120 次/min 左右）、跑后放松、循序渐进。

值得注意的是慢跑和健步走的减肥原理不完全相同，慢跑具有腾空动作，靠肌肉的弹性回缩完成部分位置回归，因此，能量消耗反而变少，长时间运动可导致骨骼肌增加，减少运动减肥的表面效果。健步走则是由腿部摆动，有动能变势能，再由势能变动能的反复过程，期间消耗大量由脂肪酸提供的能量。因此某种意义而言，健步走的减肥效果要优于慢跑，可资参考。

3. 骑自行车　也是人们喜欢的代步工具之一，按 10km/h 速度骑车 60min，大约消耗 1 075.29kJ能量。不但可以减肥，而且锻炼人的平衡能力，资料显示长期骑自行车的个体较一般人生命延长 3~5 年。

4. 爬楼梯　这是一种耗能 4 级的运动方式，每小时耗能量高达 4 616.64kJ，适用于体质较好的超重和肥胖症患者。对呼吸和循环系统功能要求较高，因此，采用爬楼梯的方式减肥需循序渐进，患者应结合自己的综合身体状况，慎重选择，锻炼时间不宜过长。

5. 球类运动　包括篮球、排球、足球、乒乓球、台球等，不但具有减肥功效，而且锻炼各器官系统的协调功能。运动时应首先做好准备工作，戴好防护准备，运动量和时间应适中（20~30min），不应参加激烈的比赛活动。

6. 跳绳　这是我国悠久的娱乐项目，设备简单，场地要求不高，适用人群广。具有减轻体重，促进呼吸和循环功能，改善运动系统协调性的功效。每小时耗能量为 1 673.6~2 092kJ，每次跳完显示，心率 120 次/min 左右，最好每天 2 次。

7. 游泳　这是一种老少皆宜的体育运动，具有以下优点：增强呼吸运动，锻炼呼吸肌，增加肺活量；减轻庞大体重对关节负荷，减少骨关节损害；游泳时水的压力、阻力和浮力对机体具有很好的按摩作用；水的传热性强，易于散热，便于消耗能量，游泳 60min 能量消耗大约为 2 719.6kJ。因此，游泳为各种体育锻炼中效能最为全面的运动项目。游泳要领：合适泳衣、游前热身、先淋后游、水温适宜、时间足够（60~120min）。游泳减肥应注意点，一是需半年时间方可见效，因此，贵在坚持；二是游泳后往往胃口大开，食欲极强，为达到减肥目的，应节制饮食。

8. 跳舞　具有其他运动项目难以相比的优越性：伴随音乐节奏，减少疲劳感，依从性强，易于坚持；方式灵活，多部位参与运动，耗能量可大可小，中速跳舞约消耗能量 1 506.24 kJ/h，迪斯科舞耗能量可达 3 138kJ/h。每次跳舞 20min，心率 120 次/nin 左右，每周 3~5 次，地面应平整，切勿太滑过硬。

在各种运动疗法过程中，如出现以下症状时，应立即停止运动：①心跳不正常，如出现心率比日常运动时明显加快、心律不齐、心悸、心慌、心率快而后突然变慢等。②运动中或运动后即刻出现胸部、上臂或咽喉部疼痛或沉重感。③特别眩晕或轻度头痛、意识紊乱、出冷汗或晕厥。④严重气短。⑤身体任何一部分突然疼痛或麻木。⑥一时性失明或失语。

五、运动减肥的错误理念

1. 体力劳动可代替运动疗法　此种想法不完全科学，体力劳动者的肥胖症发生率多于从事体育运动人群，说明劳动不能取代体育运动。劳动多是单一、机械、重复的肢体运动，易于造成关节、脊柱、手部损伤，劳累后需休息以恢复体力，能量消耗低于运动疗法。运动疗法的优势见前述，可减少组织器官的疲劳和损伤，而且对预防和治疗劳动引起的损伤颇有裨益。因此，体力劳动难以达到运动的减肥效果。

2. 禁水减肥效果好　这是极端错误的减肥法，也是私人门诊常用的欺骗肥胖患者的伎俩之一。虽然表面减肥效果良好，实质上仅是减少身体水分含量，而不是脂肪组织，和减肥的机制完全不同。运动后禁水，会导致患者处于脱水状态。水分也是体内营养物质代谢必需的成分之一。饮食节制和运动疗法会导致酮体（丙酮、乙酰乙酸和 β－羟丁酸）、蛋白质代谢废物等有害物质积聚，禁水会使有害物质浓度进一步增加，对机体造成更大损伤。老年患者还会因为血液浓缩导致心、脑、肾及肺脏功能受损，更易导致严重的并发症。饮水本身可增加饱腹感，减少食物的摄入，利于减肥。因此，减肥患者应适当饮水，最好是运动饮料为佳。冷水因需要体内加温过程，每升高 1℃消耗能量 4.184J，如每天饮用水温 15℃的冷沸水 2 500mL，则额外耗能 230.12kJ 能量，1 年减少体重约 2.23kg，可资肥胖症患者参考。

3. 不可空腹运动　由于担心空腹运动易于导致低血糖，很多人不敢空腹运动。但研究显示空腹运动可有效燃烧褐色脂肪组织，减肥效果明显，并未增加低血糖发作的风险。早晨空气新鲜，体力充沛，1～2h 运动较为合适。

4. 运动强度越大，减肥效果越好　前面已述，最好的减肥运动方式为持续的有氧运动，如健步走，不能少于 30min，此后燃烧脂肪酸的比例逐渐上升，运动 60min 时，供能比例高达 60% 而耗能 4 级的强运动方式以燃烧糖原为主，患者耐受性和依从性较差，减肥效果不及中等强度发热有氧运动。减肥运动是一个需终生坚持的长期项目，不可能一蹴而就，更不可能一劳永逸。

5. 减肥成功后放弃饮食和运动疗法　肥胖症患者减肥成功后，相当一部分患者未能坚持饮食节制和运动疗法，导致前功尽弃。应了解肥胖症是一种终生疾病，体重反弹极为容易，坚持不懈的控制饮食和运动疗法是遏制反弹的重要方法，只有持之以恒者才能获得理想的减肥效果。

6. 不吃早餐　部分肥胖症患者错误认为不吃早餐可减少能量摄入，降低体重。实际情况是上午工作效率下降，中午过度饥饿导致大量快速进食，反而易于加重肥胖程度。另外，长期的早晨禁食尚易于导致胆囊结石等并发症，因此，应摒弃不吃早餐的错误做法，正确做法为减少进食量的 20%～30%，既可以达到减肥目的，又无损于身体健康。

（孔亚坤）

第七节　药物治疗

部分肥胖症患者在控制饮食量、减少脂肪摄入、增加体力活动后，体重依然不减，此时，可借助药物减重。部分肥胖患者不能或拒绝体力活动，也需药物减重。

一、药物减重适应证

（1）食欲旺盛，餐前饥饿难忍，每餐进食量较多。

（2）合并高血糖、高血压、血脂异常和脂肪肝。

（3）合并负重关节疼痛。

（4）肥胖引起呼吸困难或有阻塞性睡眠呼吸暂停综合征。

（5）BMI≥24 有上述并发症情况，或 BMI≥28 不论是否有并发症，经过 3～6 个月单纯控制饮食和增加活动量治疗后仍不能减重 5%，甚至体重反而有上升趋势者，可考虑用药物辅助治疗。

二、药物减重目标

（1）比原体重减轻 5%～10%，最好能逐步接近理想体重。

（2）减重后维持低体重不再反弹和增加。

（3）使与肥胖相关症状有所缓解，使降压、降糖、降脂药物能更好地发挥作用。

三、减重药物的选择

中枢性作用减重药西布曲明和非中枢性作用减重药奥利司他。

1. 西布曲明

（1）药理：本品为作用于中枢的肥胖症治疗药。主要通过其胺类（仲胺和伯胺类）代谢产物而产生作用，其主要机制为抑制去甲肾上腺素、5-羟色胺和多巴胺的再摄取而增强饱食感，而对去甲肾上腺素、5-羟色胺和多巴胺的释放无明显影响。本品及其胺类活性代谢产物无明显抗胆碱、抗组胺和单胺氧化酶抑制作用。

（2）适应证：用于饮食控制和运动不能减轻和控制体重的肥胖症症患者。可用于 BMI≥30，或≥28 同时伴有其他危险因素如糖尿病、血脂异常等的肥胖症患者。

（3）用法用量：每天 1 次，1 次 10mg，早晨单独服用或与早餐同时服用。如体重减轻不明显，4 周后剂量可增加至每天 15mg，若患者无法耐受每天 10mg 剂量，可降至每天 5mg。不推荐使用每天 15mg 以上的剂量。

（4）不良反应：常见不良反应为口干、厌食、失眠、便秘等。发热、心率增快、血压升高、呼吸困难以及腹泻、胃肠炎等的发生率≥1%。尚有肝功能异常、肢体痉挛、张力增加、思维异常、癫痫发作、间质性肾炎、月经紊乱、外周性水肿、关节炎、皮肤瘙痒、感觉异常、弱视等不良药物反应。

（5）禁忌证：接受单胺氧化酶抑制剂治疗的患者；接受其他中枢性食欲抑制药治疗的患者；神经性厌食的患者；对本品成分过敏的患者；血压不能控制或控制不好的高血压患者；有冠心病、心功能衰竭、心律失常和中风的患者；严重肝、肾功能不全的患者。

（6）药物过量：无特效解毒药，可给予畅通呼吸、监测心脏和重要生命体征、对症和支持疗法、控制高血压和心动过速。

2. 奥利司他

（1）药理：长效和强效的特异性胃肠道脂肪酶抑制剂，它通过与脂肪酶和胰脂肪酶的活性丝氨酸部位形成共价键，使酶失活，而发挥治疗作用。食物中的脂肪（主要是甘油三酯）不能水解为可吸收的游离脂肪酸和单酰基甘油，从而减少热量摄入，控制体重。

（2）适应证：用于肥胖或体重超重患者（体重指数≥24）的治疗。

（3）用法用量：成人，餐时或餐后 1h 内口服 1 片，每天 3 次。本品可使维生素 A、维生素 D 和维生素 E 的吸收减少，可加以补充，但应在服用奥利司他 2h 后或在睡前补充。

（4）不良反应

1）常见不良反应：油性斑点，胃肠排气增多，大便紧急感，脂肪（油）性大便，脂肪泻，大便次数增多和大便失禁。

有时出现的胃肠道急性反应：腹痛、腹部不适、胃肠胀气、水样便、软便、直肠痛、直肠部不适。

2）少见不良事件：牙齿不适、牙龈不适、上呼吸道感染、下呼吸道感染、流行性感冒、头痛、月经失调、焦虑、疲劳、泌尿道感染。

罕见的转氨酶升高、过敏反应和胰腺炎。

（5）禁忌证：慢性吸收不良综合征、胆汁郁积症和器质性肥胖患者禁用。

（孔亚坤）

第八节　行为治疗

研究表明包括肥胖症在内的多种疾病与患者的行为密切相关，行为疗法也称为行为矫正疗法，通过条件反射，纠正不良或错误的行为方式，促使患者建立利于疾病康复和预防复发的生活习惯和心理状态，从而达到治疗疾病的目的。针对肥胖症患者，单纯饮食节制或运动疗法很难获得长期的减肥效果，必须结合行为疗法方可获得预防复发的目标。

肥胖症患者多存在贪吃心理，不节制进食，喜食大量高脂肪、高糖含量食物，零食过多，睡前进食等。暴饮暴食、狼吞虎咽、注意力不集中（看电视、上网等）易于导致饮食过量。1g 酒精产热量为 29.29kJ，1 瓶酒精度数（质量分数）约为 3% 的啤酒大约提供能量 1 757.28kJ，52% 白酒 250mL 提供约 3 891.12kJ 热量，饮酒时多伴有高脂肪、高蛋白质饮食，导致"啤酒肚"，形成向心性肥胖。肥胖症患者多数运动较少，喜欢安逸懒散的生活，能量消耗低下。目前许多快餐以油炸为主，而且食物本身已含高脂肪，无或少蔬菜水果。传统的错误概念包括孩子胖无害和胖人有福，前者导致的肥胖不但有脂肪细胞体积增大，还有脂肪细胞增多，其结果是日后减肥较为困难。

行为疗法包括以下几个措施：

（1）医护人员详细检查患者，明确肥胖程度，向患者及其家属耐心解释肥胖症的危害性，使患者及其家人认识到肥胖是一种疾病，必须及时采取措施减轻体重，否则后患无穷。

（2）医务人员需掌握肥胖史，患者曾做过哪些处理，既往减肥措施效果和失败的原因。向患者及其家属讲解饮食节制、运动疗法、行为疗法以及药物治疗的具体方法，特别是前三者是减肥成功的基石。和患者一起商讨制订减肥规划，支持和指导减肥措施的执行。

（3）医护人员鼓励患者树立信心，通过上述方法可获得理想的减肥效果。

（4）医护人员、家属和老师的鼓励和监督，是帮助患者成功减肥的有力保障。

（5）帮助患者建立节食意识，每餐不过饱，杜绝暴饮暴食，选择脂肪含量低的食物，细嚼慢咽，使用较小餐具，每餐达到七分饱，餐后加点水果。

（6）制订的减重目标要具有可行性，而且具体。"每天走路 60min 或每天走 1 万步"的建议比"每天多运动"更易于为患者理解。必须遵循循序渐进的运动方式，包括运动时间和运动强度。脂肪占总能量的比例逐步下降到 25% ~ 28%。

（7）肥胖症患者需知日常生活也是减肥的好方法，包括打扫卫生、步行上下楼梯、弃车代步、洗衣做饭等等，树立减少能量摄入，时时增加耗能的观点。

（8）医护人员、患者家属对患者的关爱、监测和督促有助于患者更好地坚持减肥，积极协助患者及时调整实施下一步目标和具体方案。

（9）肥胖症患者需自我监测，记录每天摄入食物的种类、量和摄入时间、运动方法和时间、使用药物及体重变化。合适速度和程度的体重下降对肥胖症患者具有正向刺激作用，以利于达到减轻体重和防止反弹的目的。

（孔亚坤）

第二十章

代谢性骨病

第一节　骨质疏松症

骨质疏松症是一种以骨量减少，骨微结构破坏导致骨强度下降、骨脆性增加，容易发生骨折为特征的全身代谢性骨病。2001年美国国立卫生研究院（NIH）提出本病是以骨强度下降，骨折危险性增加为特点的骨骼疾病。骨强度主要由骨密度和骨质量两方面因素所决定，骨强度反映了骨密度（60%～70%）和骨质量（30%～40%），前者是指单位面积或体积内矿物质含量，后者包括骨几何形态、微结构、骨重建、骨矿化、微损伤累积和骨的胶原与矿盐等材料特性。骨质疏松疾病历程至少包含骨量减少、骨质疏松症和骨质疏松骨折3个阶段。

骨质疏松的严重后果是发生骨质疏松性骨折（脆性骨折），即在受到轻微创伤或日常活动中发生的骨折。骨质疏松性骨折的常见部位是脊椎、髋部和前臂远端。骨质疏松性骨折的危害很大，导致病残率和死亡率增加。如发生髋部骨折后一年之内，死于各种并发症者达20%，而存活者中约50%致残，生活不能自理，生命质量明显下降。而且，骨质疏松症及骨质疏松性骨折的治疗和护理需要投入巨大的人力和物力，费用高昂，造成沉重的家庭、社会和经济负担。女性一生发生骨质疏松性骨折的危险性（40%）高于乳腺癌、子宫内膜癌和卵巢癌的总和，男性一生发生骨质疏松性骨折的危险性（13%）高于前列腺癌。骨质疏松性骨折医疗费用耗资巨大，1984年美国估计61亿美元，最近估计达100亿美元，在英国治疗骨质疏松症的费用超过了14亿美元。除了直接医疗费用外，还有很明显的间接负担，主要是由于丧失了劳动力。值得注意的是，骨质疏松症的间接负担可高达直接费用的20%。此外，现在我们所看到的巨大财政负担将会随着人口的老龄化而相应增长，到2050年，负担会远远超过现在的水平。预计到2050年，全世界骨质疏松症的相关费用将超过1 200亿美元。

一、流行病学

不同国家、不同地区、不同民族的患病率、分布和影响因素各异。随着世界人口进入老龄化，患病率呈上升趋势。人群中发生骨折的两个高峰为年轻人和老年人。35岁后女性骨折发病率急剧上升，为男性的2倍，美国至少有150万骨折患者是由骨质疏松所致，其中椎体骨折约53万人，髋部骨折27万人，桡骨远端骨折17万人；45岁以上骨折患者中，70%患者属骨质疏松性骨折，而骨质疏松性骨折终生危险性在女性为40%～50%，男性为13%～22%。相应骨量减少、骨质量降低及老年人对创伤的易感性等，导致骨质疏松性骨折危险性增加。据欧盟1998年报道，骨质疏松性骨折终生危险性在女性高达40%，男性占13%；到

2050 年，髋骨骨折人数将由 1990 年的 170 万人增至 630 万人；1/3 女性存在骨质疏松性骨折的危险，男性每 8 人中有 1 人受累；骨折发生率随着年龄的增长而急剧增加，如 <50 岁者脊椎和髋骨骨折的发生率几乎为零，而 >85 岁者发病率可呈指数增长，每增长 1 岁，骨折增加 3% 以上。目前，我国 60 岁以上老龄人口估计有 1.73 亿，是世界上老年人口绝对数量最多的国家。2003—2006 年一次全国性大规模流行病学调查显示，50 岁以上人群以椎体和股骨颈骨密度值为基础的骨质疏松症总患病率女性为 20.7%，男性为 14.4%；60 岁以上人群中骨质疏松症的患病率明显增高，女性尤为突出。按调查估算全国 2006 年在 50 岁以上人群中约有 6 944 万人患有骨质疏松症，约 2.1 亿人存在低骨量。预计到 2020 年，我国骨质疏松症和低骨量人群将分别增至 9 290 万人和 2 866 万人；到 2050 年，这一数值将继续升至 1 131 万人和 5 333 万人。

二、分类及病因

（一）分类

骨质疏松症可发生于不同性别和年龄，但多见于绝经后妇女和老年男性。骨质疏松症分为原发性和继发性两大类。原发性骨质疏松症又分为绝经后骨质疏松症（Ⅰ型）、老年骨质疏松症（Ⅱ型）和特发性骨质疏松症、（包括青少年型）3 类。绝经后骨质疏松症一般发生在妇女绝经后 5～10 年内；老年性骨质疏松症一般指老年人 70 岁后发生的骨质疏松；继发性骨质疏松症指由任何影响骨代谢的疾病和（或）药物导致的骨质疏松；而特发性骨质疏松主要发生在青少年，病因尚不明（表 20 - 1）。

表 20 - 1　骨质疏松症分类

原发性骨质疏松症	继发性骨质疏松症
Ⅰ型绝经后骨质疏松症	1. 内分泌性疾病
Ⅱ型骨质疏松症	2. 骨髓增生性疾病
特发性骨质疏松症	3. 药物性骨量减少
	4. 慢性疾病（明显的实质器官疾病，结缔组织疾病）
	5. 营养缺乏性疾病
	6. 先天性疾病
	7. 废用性骨丢失
	8. 其他能引起继发性骨质疏松的疾病和因素

（二）发病原因

主要发病原因可分为 5 个方面：内分泌因素、营养因素、物理因素、免疫因素及遗传因素（表 20 - 2）。

表 20 - 2　骨质疏松症病因

病因	水平	结果
内分泌因素		
雌激素	↓	降钙素↓→骨吸收↑
		$1,25-(OH)_2$ 维生素 D_3↓→钙吸收↓
		PTH 分泌↑→骨吸收↑
		骨丢失↑

病因	水平	结果
雄激素	↓	骨丢失↑
降钙素	↓	破骨细胞形成及功能↑
甲状旁腺素	↑	骨吸收↑ 1，25－(OH)$_2$维生素 D$_3$↓→钙吸收↓
甲状腺激素	↑	骨置换↑→骨吸收↑
1，25－(OH)$_2$维生素 D$_3$	↓	钙吸收↓ 破骨细胞数量和活性↓
皮质类固醇	↑	破骨细胞数量和活性↑ 成骨细胞数量和活性↓ 钙吸收↓ PTH 分泌↑
生长激素	↓	骨矿化和形成↓
胰岛素		促进骨基质和胶原形成
营养因素		
钙	↓	骨矿化↓
磷	↑或↓	影像骨基质合成和骨矿化
维生素	维生素 D	调节钙、磷，类骨质矿化和骨形成。
	维生素 K	与骨组织中维生素 K 依赖蛋白（骨钙素、基质 Gla 蛋白、S 蛋白）有关
	维生素 C	与胶原合成、结构及功能维持有关
物理因素		
生活习惯、运动		过量饮酒、吸烟→骨量丢失↑ 肌肉量和肌肉强度↑→骨密度↑
免疫因素		
白细胞介素－1（IL－1）、肿瘤坏死因子－α（TNF－α）、转化生长因子－β（TGF－β）、IL－6 等遗传因素	↑	骨吸收↑（多发性骨髓瘤、绝经后类风湿性关节炎） 对骨量和骨强度起重要作用

三、临床表现

(一) 疼痛

轻者无任何不适，较重患者常诉腰背疼痛或全身骨痛。骨痛通常为弥散性，无固定部位，检查不能发现压痛区（点）。常于劳累或活动后加重，负重能力下降或不能负重。四肢骨折或髋部骨折时肢体活动明显受限，局部疼痛加重，有畸形或骨折阳性体征。

(二) 身材缩短、驼背

常见于椎体压缩性骨折，可单发或多发，有或无诱因，患者身材变矮。严重者伴驼背，但罕有神经压迫症状和体征。骨质疏松症患者的腰椎压缩性骨折常导致胸廓畸形，后者可出现胸闷、气短、呼吸困难，甚至发结等表现。肺活量、肺最大换气量下降，极易并发上呼吸道和肺部感染。胸廓严重畸形使心排血量下降，心血管功能障碍。

（三）骨折

常因轻微活动或创伤而诱发，弯腰、负重、挤压或摔倒后发生骨折。部位多为脊柱、髋部和前臂，其他部位亦可发生，如肋骨、盆骨、股骨甚至锁骨和胸骨等。脊柱压缩性骨折多见于绝经后骨质疏松症患者，骨折发生后出现突发性腰痛，卧床而取被动体位。髋部骨折以老年性骨质疏松症患者多见，通常于摔倒或挤压后发生。骨折部位多在股骨颈部或转子间。如患者长期卧床，又加重骨质丢失，常因并发感染、心血管病或慢性衰竭而死亡。幸存者伴活动受限，生活自理能力明显下降或丧失。

四、辅助检查

因目前没有直接测定骨强度的临床手段，故临床上用于诊断骨质疏松症的通用指标是：发生了脆性骨折及（或）骨密度低下。

（1）脆性骨折是骨强度下降的最终体现，所以有过脆性骨折病史即可诊断为骨质疏松症。

（2）骨密度测定骨矿密度（BMD）简称骨密度，是目前诊断骨质疏松、预测骨质疏松性骨折以及监测自然病程或药物干预疗效的最佳定量指标。

骨密度仅能反映大约70%的骨强度。骨折发生的危险与低 BMD 有关，若同时伴有其他危险因素会增加骨折的危险性。BMD 测定是近30年来骨质疏松诊断的一项突破性进展，它可诊断骨量减少和骨质疏松，从而预测骨折的危险性，其价值与测血压发现高血压、预测脑卒中同样重要，比测血脂发现高脂血症、预测心肌梗死更有价值。1987 年双能 X 线吸收法骨密度仪（DEXA）问世后，已被国际学者们公认为诊断骨质疏松症的金标准。其检测部位，由于椎体松质骨含量较多，骨质疏松早期首先显示松质骨骨量的丢失，因此，该部位的测定值能较敏感地反映骨量下降。但是随着年龄的增长，70 岁时无论男女在该部位均易出现骨关节退行性病变和邻近的血管钙化等，从而影响测定结果，造成 BMD 值假性升高，故近年来学者们主张股骨颈或全髋部的 BMD 是本病诊断的金标准。

骨密度测定适应证：①＞65 岁女性，＞70 岁男性；②＜65 岁有 1 个或多个骨质疏松危险因素的绝经后妇女；③＜70 岁有 1 个或多个骨质疏松危险因素的老年男性；④有脆性骨折史的男、女成年人；⑤各种原因性激素水平低下的男、女成年人；⑥X 线摄片已有骨质疏松改变者；⑦接受骨质疏松治疗进行疗效监测者；⑧有影响骨矿代谢的疾病和药物史；⑨IOF骨质疏松症风险 1min 测试题回答结果阳性；⑩OSTA 结果≤ − 1。OSTA 为亚洲人骨质疏松自我筛查工具。骨质疏松的危险因素见表20 - 3。

表20 −3　骨质疏松症的危险因素

不可控制因素	可控制因素
1. 人种（白种人和黄种人患骨质疏松症的危险高于黑人）	1. 低体重
	2. 药物（皮质激素等）
2. 老龄	3. 性激素低下
3. 女性绝经	4. 吸烟，过度饮酒、咖啡及碳酸饮料等

不可控制因素	可控制因素
4. 母系家族史	5. 体力活动缺乏
	6. 饮食中钙缺乏、维生素 D 缺乏（光照少或摄入少）
	7. 有影响骨代谢的疾病
	8. 应用影响骨代谢药物

（3）实验室检查：①根据鉴别诊断，需要可选择检测血尿常规、肝肾功能、血糖、钙、磷、碱性磷酸酶、性激素和其他项目如 1，25 – $(OH)_2$ 维生素 D_3、甲状旁腺激素等。②根据病情监测、药物选择、疗效观察和鉴别诊断需要，可分别选择下列有关骨代谢和骨转换的指标（包括骨形成和骨吸收指标）。这类指标有助于骨转换的分型、骨丢失速率、老年妇女骨折的风险性评估，病情进展和干预措施的选择和评估。骨丢失有重要的继发原因，可以在临床或通过合适的实验室试验发现这些原因。实验室试验可能在下列情况下有用（表 20 – 4）。③骨代谢转换率评价：原发性骨质疏松症的分型并不困难，在多数情况下，原发性骨质疏松症为高转换型，而老年性者多为低转换型。如病因复杂且有多种因素参与发病时，单凭临床资料难以确定其转换类型，此时应根据骨转换的生化标志物测定结果来判断，高和低转换型骨质疏松症各有生化特点（表 20 – 5）。在以上诸多指标中，国际骨质疏松基金会（IOF）推荐 I 型原胶原 N – 端前肽（PINP）和血清 I 型胶原交联 C – 末端肽（S – CTX）是敏感性相对较好的 2 个骨转换生化标志物。

表 20 – 4　骨质疏松症评估的常规实验室检测

试验	诊断结果	可能的继发原因
全血细胞计数	贫血症	多发性骨髓瘤
血清钙	升高	甲状旁腺功能亢进
	降低	维生素 D 缺乏、胃肠吸收不良
血清磷酸盐	升高	肾功能衰竭
	降低	甲状旁腺功能亢进
血清 25 – （OH）维生素 D	降低	补充不足、胃肠吸收不良、腹部疾病
血清白蛋白	用于解释血清钙	营养缺乏
血清碱性磷酸酶	升高	维生素 D 缺乏、胃肠吸收不良、甲状旁腺功能亢进、Paget 病、肝脏或胆疾病
尿钙排泄	增多	肾钙泄漏、多发性骨髓瘤、骨的转换型肿瘤、甲状腺功能亢进、甲状旁腺功能亢进
	降低	胃肠吸收不良、钙与维生素 D 摄入不足
促甲状腺激素	降低	甲状腺功能亢进（骨转换导致增加）
	升高	甲状腺功能低下
血清蛋白电泳	单克隆带	多发性骨髓瘤
组织转谷氨酸酶	升高	乳糜泻前兆（非热带性口炎性腹泻）
肌酸酐	升高	肾病性骨营养不良、二磷酸盐的可能禁忌证

表 20-5 高和低转换型骨质疏松症的生化特点

	高转换型	低转换型
骨形成指标		
血清总碱性磷酸酶（ALP）	↑，→	→
血清骨钙素	↑	→
血清胶原前肽	↑	↓，→
骨吸收指标		
血抗酒石酸酸性磷酸酶	↑	↓，→
尿吡啶啉和胶氧吡啶啉	↑	→
尿钙/尿肌酐比值	↑	→

注：→表示无变化。

（4）骨组织学检查：将活体骨组织制成切片，在显微镜下观察结构与形态，测量骨小梁面积、骨小梁周径、类骨质宽度等骨形态计量学指标，可用于疑难病例的鉴别诊断，研究骨代谢状况。与上述的几种方法相比，诊断更为可靠，但是观察结果有一定的主观性，故各实验室间、各观察者之间有一定的差异。此外，骨活检是有创性检查，不宜普遍进行。

五、诊断

（一）脆性骨折

脆性骨折指非外伤或轻微外伤发生的骨折，这是骨强度下降的明显体现，故也是骨质疏松症的最终结果及合并症。发生了脆性骨折，临床上即可诊断骨质疏松症。

（二）原发性骨质疏松症的诊断标准

建议参照世界卫生组织（WHO）的诊断标准（表 20-6）。基于双能 X 线吸收法测定：骨密度值低于同性别、同种族健康成人的骨峰值 <1 个标准差属正常；降低 1~2.5 个标准差为骨量低下（骨量减少）；降低程度≥2.5 个标准差为骨质疏松；骨密度降低程度符合骨质疏松症诊断标准同时伴有 1 处或多处骨折时为严重骨质疏松症。

表 20-6 WHO 建议原发性骨质疏松症的诊断标准

	与健康成人骨峰值比较	T 值
正常	BMD ≥ -1SD	≥ -1
骨量低下	-2.5SD < BMD < -1SD	-2.5 ~ -1
骨质疏松症	BMD ≤ 2.5SD	≤ -2.5
严重骨质疏松症	骨质疏松症 + 骨折	

骨密度通常用 T-Score（T 值）表示，T 值 =（测定值 - 骨峰值）/正常成人骨密度标准差。T 值用于表示绝经后妇女和 >50 岁男性的骨密度水平。对于儿童、绝经前妇女以及 <50 岁的男性，其骨密度水平建议用 Z 值表示，Z 值 =（测定值 - 同龄人骨密度均值）/同龄人骨密度标准差。

（三）继发性骨质疏松症的诊断

除了骨密度低下和（或）脆性骨折外，还需明确引起骨质疏松的病因。①脆性骨折：是骨强度下降的最终体现，故有过相关疾病或药物引起的脆性骨折史即可诊断为继发性骨质疏松症。②骨矿盐密度测定：同原发性骨质疏松症的诊断标准。分析结果时应更注重 Z 值。③诊断标准：参照 WHO 的诊断标准。④引起骨质疏松症的原发病相关检查：如肝肾功能、自身免疫指标、甲状腺功能、甲状旁腺功能、肾上腺皮质功能、性腺功能、肿瘤相关检查等。

（四）特发性骨质疏松症的诊断

发生在儿童、青少年、妊娠和哺乳期妇女及成年女性闭经前，男性 60 岁前而没有明确发病原因的全身骨代谢性疾病，骨矿化降低和骨形成率降低的组织形态学为特点；其余同原发性骨质疏松症的诊断标准。

（五）骨质疏松症诊断流程（图 20 - 1）

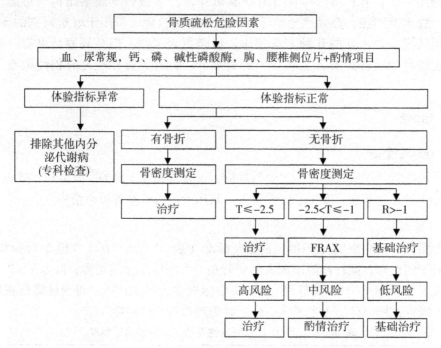

图 20 - 1　骨质疏松症诊断流程〔引自原发性骨质疏松症诊治指南（2011 年）〕

六、鉴别诊断

通常采用排他法进行鉴别。原发性骨质疏松症的诊断必须排除各种继发性可能后方可成立。

（1）内分泌性骨质疏松症：根据需要，选择必要的生化或特殊检查逐一排除。如甲状旁腺功能亢进者的骨质改变主要为纤维囊性骨炎，早期仅可表现为低骨量或骨质疏松症，测定血 PTH、血钙和血磷一般可予鉴别，如仍有困难，可行特殊影像学检查或动态试验。其他内分泌疾病均因本身的原发病表现较明显，鉴别不难。

（2）血液系统疾病：血液系统肿瘤的骨损害有时可酷似甲状旁腺功能亢进，此时有赖于血PTH、相关蛋白（PTHrP）和肿瘤特异标志物等鉴别，如多发性骨髓瘤、白血病。

（3）遗传性疾病：如成骨不全的骨损害特征是骨脆性增加，多数是由于Ⅰ型胶原基因缺陷所致，其临床表现依缺陷的类型和程度而异，轻者仅可表现为骨质疏松而无明显骨折，必要时要借助X线照片、生化标志物测定或Ⅰ型胶原蛋白基因突变分析鉴别。

（4）多种慢性肾病导致肾性骨营养不良。

（5）风湿疾病：类风湿性关节炎、系统性红斑狼疮、强直性脊柱炎等。

（6）长期制动或太空旅行。

（7）胃肠道疾病和营养性疾病：吸收不良综合征、胃肠大部切除术后、慢性胰腺疾病、慢性肝脏疾患、蛋白质－热量营养不良症、长期静脉营养支持治疗等。

（8）器官移植术后。

（9）药物及毒物：糖皮质激素、免疫抑制剂、肝素、抗惊厥病、抗癌药、含铝抗酸剂、甲状腺激素、GnRH－a或透析液等。

七、绝经后骨质疏松症

绝经后骨质疏松症（postmenopausal osteoporosis，POP）是一种与衰老有关的常见病，主要发生在绝经妇女，由于雌激素缺乏导致骨量减少及骨组织结构变化，使骨脆性增多易于骨折，以及由骨折引起的疼痛、骨骼变形、出现并发症乃至死亡等问题，严重地影响老年人的身体健康及生活质量。

（一）流行病学

世界人口统计学显示，＞60岁的人口比例正快速增加，许多国家妇女的平均寿命已达70岁或80岁，由于多数妇女的绝经年龄为45～55岁，因而绝经后妇女人数增加。但骨质疏松症及骨质疏松性骨折发生率有很大差异，欧洲各国相差达10倍之多，但以下观点是一致的：①妇女发生骨质疏松症及其相关的骨折率均显著高于男性；②黑人的骨密度较白种人高，骨质疏松症发病率显著低于白种人，亚洲人与白种人相近；③髋部骨折是骨质疏松症的最严重并发症。

（二）病因

绝经后骨质疏松症是多因素性疾病，遗传、生活方式、营养等均与发病有关。具有以下高危因素者易患绝经后骨质疏松症：白种人及亚洲妇女、骨质疏松症家族史、具有影响骨量的特殊基因的妇女、钙摄入不足、缺乏体力活动、大量吸烟及饮酒、早绝经或绝经前行双侧卵巢切除术者。是否发生骨质疏松症，取决于其骨峰值及其骨丢失的速度，骨峰值高及（或）骨丢失慢者不易发生，骨峰值低和（或）骨丢失快者容易发生。

1. 骨峰值　骨峰值指个人一生中的最高骨量，一般在25～35岁时达到。影响骨峰值的因素很多，其中遗传因素最为重要，营养、生活习惯等也有一些影响。

（1）遗传因素：决定骨峰值的70%～80%。例如黑人BMD高于白种人及亚洲人，其骨质疏松性骨折发生率低，骨质疏松有家族倾向、单卵双胎的BMD差异较双卵双胎者小、男性的骨峰值高于女性。在有些国家，维生素D受体基因、雌激素受体基因或胶原基因的多态性与BMD有关等，均证明骨峰值受遗传因素影响。

（2）营养：青春期内钙摄入量高者，骨峰值较高，对成熟骨的影响可达6%。世界卫生组织推荐，青春期内元素钙摄入量应为1 000mg/d。

（3）生活习惯：运动可增加骨密度，如果坚持每天锻炼，其体力活动量高于平均量1SD时，其骨量较活动量低于平均量1SD者高7%～10%。但运动过度引起性腺功能低下而发生闭经时，骨量反而降低。骨峰值形成前大量吸烟、嗜酒者骨峰值低。

（4）原发性性腺功能不足及青春期发育延迟者，骨峰值低。

2. 骨丢失率 妇女的骨丢失与年龄及绝经有关。

（1）与年龄相关的骨丢失：脊椎骨丢失一般自45岁左右开始，丢失率为每年0.8%～1.2%。四肢骨丢失大约晚10年，即自55岁左右开始，丢失率每年0.3%～0.6%，均呈线性，其发生机制不清楚，可能与骨形成减少有关。这种骨丢失的后果是骨小梁变细，不发生骨小梁的穿孔性变化。

（2）与绝经相关的骨丢失：不论年龄大小，妇女一旦绝经，体内的雌激素即急剧下降，骨丢失呈对数增加，骨小梁变细、变薄乃至断裂（穿孔）。双侧卵巢切除术后，卵巢来源的性激素全部消失，骨丢失速度更快．此时脊椎骨丢失是四肢骨的2倍，丢失率高达每年4%～5%，持续5～10年后，骨丢失速度才减慢。四肢骨的骨丢失慢，丢失的持续时间也长。

（三）发病机制

绝经后雌激素降低，骨转换、骨丢失增加，呈现高转换型骨质疏松。雌激素对骨质疏松发病的影响，主要是通过以下途径实现：

1. 对钙调节激素的作用 雌激素可以增强肝25－羟化酶、肾1α－羟化酶活性，提高1，25－（OH）$_2$维生素D水平，促进肠钙吸收，并使钙盐和磷盐在骨质中沉积，促进骨基质合成。雌激素还有拮抗甲状旁腺素的作用，与甲状旁腺素共同维持血中钙磷平衡。甲状旁腺素是刺激骨溶解的激素，当雌激素减少，对甲状旁腺素拮抗作用减弱，可以加速骨质消融而逐渐发展为骨质疏松。降钙素具有抑制破骨细胞活性，雌激素可促进降钙素分泌。

2. 通过细胞因子的作用参与骨形成与吸收过程 自从1988年Komm证明成骨细胞中有雌激素受体存在之后，Ernst发现外源性雌激素可促进大鼠成骨细胞产生IGF－I。由于IGF－I的产生增强，使雌激素受体过度表达。还发现雌激素能促进成骨细胞中TGF－β的产生，表明这些生长因子对骨形成有促进作用，雌激素通过这些生长因子的产生，促进骨形成。实验表明，当雌激素缺乏，骨髓单核细胞分泌IL－1和间质细胞分泌IL－6都增多。雌激素通过抑制上述细胞因子的产生而抑制骨吸收。

3. 雌激素对骨细胞的直接作用 自从1988年Komm在成骨细胞上发现了雌激素受体（ER），1990年Penlser又在破骨细胞上发现了雌激素受体，更加明确了雌激素与骨细胞的直接作用关系。雌激素可与成骨细胞和破骨细胞上的雌激素受体结合，直接抑制破骨细胞的溶酶体酶活性，降低其在骨切片上产生陷窝的能力。

（四）临床表现

骨质疏松症是一种隐匿发生的疾病，在没有发生骨折之前，往往没有任何症状，一旦发现驼背、身材变矮或骨痛时，常常已经发生了骨折。因此，不能用临床症状进行诊断，疼痛的严重程度可用于判断治疗效果。

1. 骨痛 骨质疏松的骨痛，通常是因小梁骨发生微骨折，体位变动时肌肉及韧带牵拉引起，故可发生起坐痛、前屈后伸痛、行走痛、翻身痛及卧位痛等。通常用四级评分法反应疼痛程度：0 分为无痛；1 分为有时疼痛；2 分为经常疼痛，但能忍受；3 分为疼痛难忍，并影响工作及生活。

2. 驼背或身材变矮　当脊椎发生压缩性骨折时出现。

3. 局部压痛或叩击痛　其特点是不伴随局部红肿及发热。

（五）并发症

（1）骨折：是骨质疏松所致的最主要的并发症，如因骨折而卧床不起，则易导致肺炎、心血管疾病等并发症，常发生脊椎、前臂及髋部骨折。与健康人发生骨折的区别是轻微外伤即发生骨折。

1）脊椎骨折：提举或推拉重物、弯腰、轻微跌倒或跌倒时臀部着地，即可发生脊椎压缩性骨折，出现急性及严重的腰、背疼痛，有时伴随身材变矮或有神经根压迫性疼痛。如果脊椎压缩性骨折逐渐发生，则出现慢性腰背痛。

2）前臂骨折：跌倒时一手或双手接触地面时易于发生。

3）髋部骨折：轻微滑倒即可发生，常见于年龄较大的绝经后妇女。因髋部骨折发生后，15% ~30% 在一年内死于各种并发症，存活者中，约半数生活不能自理，因而是骨质疏松症的最严重并发症。

（2）因胸廓失去了弹性和腰椎前凸妨碍心脏、肺和消化系统的血液循环及功能活动，因此可并发胸闷、气急、咳嗽、腹胀、便秘等症状。

（六）诊断

（1）绝经后发病，多发在绝经 5 ~10 年内。

（2）根据以上临床表现，实验室检查及辅助检查可以在骨质疏松早期即做出诊断。

（3）骨矿含量是诊断骨质疏松的标准，WHO 制订了以骨密度作为骨质疏松的诊断标准。

（七）鉴别诊断

1. 多发性骨髓瘤　与骨质疏松相似之处为骨量降低、骨痛及病理性骨折。不同之处是多发性骨髓瘤在 X 线照片上有骨破坏区，病情呈进行性加重，病变多见于头颅和骨盆，骨髓穿刺检查有助于确诊。

2. 骨转移瘤　常见于老年妇女，患者可伴有骨痛、骨量减少和（或）病理性骨折。与骨质疏松症的主要区别是可能发现原发肿瘤。X 线照片上有骨破坏区。

3. 骨软化症　因骨软化症时 BMD 也降低而需与骨质疏松症鉴别，但骨软化症常发生于生育期妇女，其发病与多产及营养不良有关。常有手足抽搐，血钙及血磷降低，血 tALP 升高等改变，骨 X 线照片可见骨边界有绒毛状变化，而绝经后骨质疏松症发生于绝经后妇女，通常无症状，血钙、血磷正常，血 tALP 在正常范围内升高，骨 X 线照片上骨边界清晰。但高龄妇女缺乏户外活动，维生素 D 摄入不足，可能同时患有骨质疏松及骨软化症。

4. 继发性骨质疏松症　是由各种疾病或长期应用药物引起的骨质疏松症，疾病如甲状腺功能亢进、甲状腺功能低下、甲状旁腺功能亢进、糖尿病、Cushing 综合征、慢性肝病、肾病、严重的营养不良等，药物如肾上腺皮质激素、甲状腺激素、促性腺激素释放激素类似物（GnRH - a）、肝素、化疗药物等。可发生于任何年龄，详细问问病史及体格检查，辅以必要的实验室检查，即可与绝经后骨质疏松症鉴别。

5. 老年性骨质疏松症（senile osteoporosis，SOP） 又称为Ⅱ型骨质疏松症。女性一般在绝经后 >20 年，男性年龄 >70 岁，其发病率女性为男性的 2 倍。骨丢失的类型为小梁骨和皮质骨，是与年龄相关的骨丢失，为低转换型骨质疏松。老年性骨质疏松症又称退行性骨质疏松症，是骨骼衰老的表现，属原发性骨质疏松症型。它是随年龄增长而加重，骨矿物质成分和骨基质等比例减少，骨质变薄，骨小梁减少，骨脆性增加和骨折危险度升高的一种全身骨代谢障碍的退行性疾病。

绝经后的骨质疏松与老年性骨质疏松的区别见表 20 - 7。

表 20 - 7 绝经后骨质疏松症与老年性骨质疏松症区别

项目	绝经后骨质疏松症	老年性骨质疏松症
年龄	50 ~ 70	>70
性别比（男：女）	1：6	1：2
骨量丢失	主要为松质骨	松质骨、皮质骨
丢失速度	加速	不加速
骨折部位	椎体（压缩性）桡骨远端	椎体（多个楔形）髋部
甲状旁腺素	降低	增加
钙吸收	降低	减少
25 - (OH) 维生素 D，1, 25 - (OH)$_2$ 维生素 D$_3$	继发性降低	原发性降低
主要因素	绝经	年龄老化

八、绝经后骨质疏松的预防和治疗

（一）预防

仅仅通过生活方式途径可能不足以用来预防骨丢失或减少骨折危险，但是它却是通过药物方法预防和处理骨质疏松症的必要条件。对所有绝经后妇女都应该均衡饮食，摄取充足的钙和维生素 D，参加恰当的体育锻炼，避免吸烟和过度饮酒，并制订预防摔倒的措施。

1. 营养均衡的饮食 除了有益于整体健康外，对骨的发育和维持也很重要。其中，钙和维生素 D 的营养可能是最重要的。摄入充分的钙和维生素 D 对骨健康很重要，是任何一种骨质疏松症治疗方案的重要部分。

（1）钙：影响可吸收钙量主要因素是钙摄入的量。数据表明，随着增龄，每天钙的摄入呈现下降趋势。维生素 D 的缺乏也会导致吸收的下降。雌激素的缺乏也能导致尿钙排泄的增加。建议 >50 岁妇女或在雌激素缺乏情况下，要增加每天钙的摄入。

美国骨质疏松症基金会（NOF）、美国国立卫生研究院、美国国家科学院（NAS）或加拿大骨质疏松组织等公开推荐的日钙总摄入量。对围绝经和绝经后妇女的推荐见表 20 - 8。

表 20 - 8 围绝经和绝经后妇女日钙的推荐摄入量

研究机枪	日钙推荐摄入量（mg）
美国骨质疏松症基金会	
≥50 岁妇女	1 200

研究机枪	日钙推荐摄入量（mg）
美国国立卫生研究院	
25～50岁的绝经前妇女	1 000
<65岁和雌激素治疗的绝经后妇女	1 000
未进行雌激素治疗的绝经后妇女	1 500
≥65岁的妇女	1 500
美国国家科学院	
31～50岁	1 000
≥51岁	1 200
加拿大骨质疏松组织	
>50岁妇女	1 500

乳制品作为饮食钙的主要来源，其提供的钙占≥60岁绝经后妇女总钙摄入量的近80%。大多数妇女每天除了平常的日摄入钙以外，还需额外再摄入600～900mg的钙以达到推荐钙的水平。NAS确定每天允许摄入钙的上限为2 500mg。我国营养学会制定成人每天钙摄入推荐量800mg（元素钙量），如果饮食中钙供给不足可选用钙剂补充，绝经后妇女和老年人每天钙摄入推荐量为1 000mg。目前的膳食营养调查显示，我国老年人平均每天从饮食中获钙约400mg，故平均每天应补充的元素钙量为500～600mg。

（2）维生素D：事实上是一种类固醇激素原而不是维生素，因为它可以通过对皮肤的光照作用，在人体内生成。中国成年人推荐剂量每天200IU，老年人推荐剂量为每天400～800IU，老年人更适宜选用活性维生素D。用于治疗骨质疏松症时，剂量可为800～1 200IU，还可与其他药物联合使用。建议有条件的医院酌情检测患者血清25－（OH）维生素D浓度，以了解患者维生素D的营养状态，适当补充维生素D。国际骨质疏松基金会建议老年人血清25－（OH）维生素D水平≥75nmol/L，以降低跌倒和骨折风险。此外，临床应用维生素D制剂时应注意个体差异和安全性，定期监测血钙和尿钙，酌情调整剂量。

（3）维生素K_2（四烯甲萘醌）：四烯甲萘醌是维生素K_2的一种同型物，是γ－羟化酶的辅酶，在γ－羟基谷氨酸的形成过程中起着重要的作用。γ－羟基谷氨酸是骨钙素发挥正常生理功能所必需的。动物试验和临床试验显示，四烯甲萘醌可以促进骨形成，并有一定抑制骨吸收的作用。国内已获SFDA批准，适应证为治疗绝经后骨质疏松症妇女，国外已批准用于治疗骨质疏松症，缓解骨痛，提高骨量，预防骨折发生的风险。

（4）镁：有时被作为保护骨健康和（或）促进钙吸收的必要补充制剂。镁的总摄入量一般依赖于总热量的摄入，>70岁镁的吸收下降。严重的镁缺乏，见于任何原因引起的重度营养不良，能导致低钙血症和维生素D抵抗。但是还没有数据显示，补充镁剂能够预防和治疗绝经后骨质疏松症。

（5）蛋白质：对于>75岁的妇女，Framingham骨质疏松症队列研究的数据显示，充足的蛋白质摄入有助于减少骨丢失。在过去，人们多认为高蛋白摄入可能会导致尿钙排泄增加，酸类产物增多，两者对骨健康均有害。如果每天的钙摄入不充足，就会导致钙的负性平衡。现在看来来源于饮食蛋白的酸对骨骼的不良反应相对较少。不要减少饮食蛋白的摄入，更好的方法是增加水果、蔬菜等具有碱化作用的食物。饮食蛋白对于保持骨和肌肉的健康都有积极的意义。

（6）异黄酮：异黄酮是一类植物雌激素，富含于大豆、豆制品及红苜蓿中。它们都是二酚酸化合物，结果与雌激素相似。异丙异黄酮是一种人造的异黄酮，在美国和加拿大是非处方药，但目前还未显示对骨质疏松妇女的骨密度、骨转换标记物或骨折风险等方面有积极作用。

2. 体育锻炼　负重和力量训练对骨的发育和维护都有好处。有效的负重和力量训练如果能增加肌肉量和强度的话，就能增加骨量。骨质疏松症妇女不应进行容易发生摔倒的高冲击的有氧训练或活动，像在较滑的地板上活动或走步有氧训练等。而那些需要重复的、抗阻力的躯干屈曲运动，像仰卧起坐或弯腰、脚趾运动等，也要尽量避免，因为这些活动能增加脊柱的负担，从而可能进一步导致脊柱骨折。尽管如此，对于骨质疏松症的妇女来说，尽可能地坚持体育活动很重要。体育活动可以通过维持肌肉的强度、灵活性及平衡性等来减少摔倒的危险。

3. 预防摔倒　所有四肢骨折的近90%是由摔倒引起的，包括髋部的骨折。几项健康保健干预已经被证明在减少骨折危险方面的有效性。这些干预主要包括改善平衡和肌肉强度的体育锻炼，调整药物使用（尤其是精神药物）和减少在家中摔倒的危险。逐渐减少或中断苯二氮䓬类，精神抑制剂和抗抑郁药等药物的使用能减少60%以上的摔倒危险。实施相关减少家中安全危险的廉价措施也能减少摔倒的危险，但是家庭危险干预不能显著减少骨折（表20-9）。

表20-9　预防摔倒的建议

项目	具体内容
照明	提供充足的照明，房间和楼梯的开关容易找到
	使用夜灯照明卧室通向厕所和厨房的路
	所有的楼梯处要有照明
障碍物	移开杂乱、放置较低的物品
	移开门槛，以便于通行
地板与地毯	在光滑的地板上铺上不滑的地毯
	修补或替换磨损、带扣或卷曲的毯子
	使用不光滑的地蜡
家具	摆放好家具以清除道路障碍
	移开或避免使用低腿椅子和没有扶手的椅子
	对于太高或太低的床调整床的高度
存储	架子或橱柜安置在容易触及的高度
	把经常使用的物品放在与腰同高的高度
浴室	在浴盆、淋浴和靠近厕所的地方安置把手
	淋浴或盆浴使用椅子
	在浴盆或淋浴器张贴防滑贴纸
	抬高马桶坐垫圈或安装安全支架

项目	具体内容
楼梯与大厅	在楼梯两侧安置扶手
	移开或卷走地毯和滑行器
	修理松动或损坏的楼梯
	在楼梯上设置防滑台阶

4. 戒烟　与非吸烟者相比，女性吸烟者骨丢失更快，骨量更低，并且进入绝经的时间平均早 2 年。WHO 的发现提示，吸烟史能很大程度上增加将来发生骨折的危险，即使排除了 BMD 的影响。因为大量的健康问题与吸烟有关，因此把戒烟和避免非吸烟者吸二手烟作为一般的健康措施很重要。

5. 饮酒　数据表明，中等程度的饮酒与绝经后妇女 BMD 的增加有关。在 Framingham 的心脏研究中确定与摔倒危险增加有关的饮酒水平为每周 >7 个 U。6h 内 >2 个 U 的饮酒能导致近 20% 的工作年龄的成人在家中摔倒。3 个队列的 11 000 名妇女的数据表明一天饮酒 >2 个 U 能增加骨质疏松性骨折的危险。因此，对于饮酒的绝经妇女，应该建议适度饮酒，并且每周 ≤ 7 个 U，每 6h 内 ≤2 个 U，1 个 U 指 360mL（12 盎司）啤酒、120mL（4 盎司）白酒或 30mL（1 盎司）饮料酒。

（二）药物治疗

1. 药物治疗适应证　原发性骨质疏松药物治疗适应证：已有骨质疏松症（T ≤ -2.5）或已发生过脆性骨折；或已有骨量减少（-2.5 < T < -1）并伴有骨质疏松症危险因素者。

NAMS（北美绝经学会）建议对下列人群增加骨质疏松症药物治疗：①患有骨质疏松性椎骨或髋部骨折的所有绝经妇女；②腰椎、股骨颈或整个髋部骨矿物质密度值达到骨质疏松症程度的所有绝经妇女（T ≤ -2.5）；③基于 FRAX，-2.5 < T < -1，重度骨质疏松性骨折（脊柱、髋部、肩部或腰部）的 10 年风险为 20% 或髋部骨折的 10 年风险为 3% 的所有绝经妇女。

中国原发性骨质疏松症诊治指南（2011 年）建议具备以下情况之一者，需考虑药物治疗：①确诊骨质疏松症患者（骨密度：T ≤ -2.5），无论是否有过骨折；②骨量低下患者（骨密度：-2.5 < T ≤ -1）并存在 1 项以上骨质疏松危险因素，无论是否有过骨折；③无骨密度测定条件时，具备以下情况之一者，也需考虑药物治疗：a. 已发生过脆性骨折。b. OSTA 筛查为"高风险"。c. FRAX 工具计算出髋部骨折概率 ≥3% 或任何重要的骨质疏松性骨折发生概率 ≥20%（暂借用国外的治疗阈值，目前还没有中国人的治疗阈值）。

2. 治疗骨质疏松症的几项药物方案

（1）骨吸收抑制剂：如降钙素、二磷酸盐、雌激素、选择性雌激素受体调节剂等。

1）降钙素（calcitonin）：人体内调节钙代谢的重要激素，是由人体甲状腺 C 细胞分泌的单链多肽激素。降钙素能特异性地直接作用于破骨细胞的受体，减弱破骨细胞的活性及数量，减慢破骨细胞成熟过程，从而抑制骨吸收。降钙素可通过内源性阿片肽系统产生镇痛效果。目前临床常用的降钙素有鲑鱼降钙素、鳗鱼降钙素、人降钙素等。鲑鱼降钙素被美国政府批准用于绝经后骨质疏松症的治疗而并非预防。

鲑鱼降钙素用法：肌内注射，每天或隔天 50~100IU，鼻内喷雾剂每天 200IU。肌内注射 2~3 个月为一个疗程。必要时可连续使用，也可肌内注射一个月，后改为鼻喷半年。

2）选择性雌激素受体调节剂（SERMs）：是近年来对骨质疏松治疗药物研究的一个新进展，它不是一种激素制剂，而是一类既有雌激素拮抗剂（对脑组织、骨脂肪代谢起雌激素激活作用），又有雌激素激动剂（对子宫、乳腺起雌激素拮抗作用）的药物。最常用于骨量减少的绝经后妇女或绝经后患有骨质疏松症的较年轻妇女。

第一种用于防治骨质疏松的选择性雌激素受体调节剂代表药物是雷洛昔芬（以 evista 口服药片为代表），是 FDA 批准的用于骨质疏松症预防和治疗的药物，使用剂量为每天 60mg。除了对骨的作用，雷洛昔芬与绝经后骨质疏松妇女患浸润性乳腺癌危险的降低有关。在美国，雷洛昔芬被用于高危险妇女乳腺癌的预防。SERM 的不良反应包括可引起潮热和缩血管作用。雷洛昔芬药物总体安全性良好。国外研究报告该药轻度增加静脉栓塞的危险性，国内尚未发现类似报道。故有静脉栓塞病史及有血栓倾向者如长期卧床和久坐期间禁用。

3）二磷酸盐：是骨骼中一种人工合成类似物，具有抑制破骨细胞、拮抗骨吸收的作用。二磷酸盐类药物是治疗绝经后妇女骨质疏松症的一线药物。口服二磷酸盐治疗最常见的不良反应就是对食管和胃的刺激，尤其对服用剂量不合适的患者有显著影响。在进行二磷酸盐治疗之前，应该对患者低骨量的继发原因进行筛查。低血清钙的患者不能接受二磷酸盐治疗。临床试验显示，无论是对年轻的绝经后妇女还是对年老的绝经后妇女，二磷酸盐通过剂量依赖能显著增加脊柱和髋部的 BMD。对于骨质疏松症妇女，二磷酸能减少 40%~70% 的椎体骨折的危险，并能减少非椎体性骨折 50% 的发生率，包括髋部骨折。

阿仑磷酸盐：以福善美为代表的二磷酸盐化合物为预防（每天 5mg 或每周 35mg）和治疗（每天 10mg 或每周 70mg）绝经后骨质疏松症的口服用药，每周一次 70mg 的阿仑磷酸盐口服制剂可以与 600IU 的维生素 D 联用。阿仑磷酸盐仅能降低绝经后骨质疏松症妇女发生骨折的危险。与其他二磷酸盐相似，阿仑磷酸盐对非骨质疏松症妇女效果不明显。

利塞磷酸盐：在美国和加拿大二磷酸盐化合物 actonel 被用于预防和治疗绝经后骨质疏松症的批准口服剂量为每天 5mg 或每周 35mg；每天 75mg，连用 2d，每月一次；以及每月 150mg。国内已被 SFDA 批准的适应证为治疗绝经后骨质疏松症和糖皮质激素诱发的骨质疏松症。

伊班磷酸盐：商品名 boniva，用于预防和治疗绝经后骨质疏松症的批准的剂量除了 150mg 的药片，每月一次外，还可以口服 2.5mg 的药片，每天一次。对于治疗绝经后骨质疏松症，也可以使用每 3 个月一次，每次 2mg 的静脉注射制剂。

唑来磷酸：对于二磷酸盐化合物唑来膦酸，美国的 reclast 和加拿大的 aclasta 被批准用于绝经后骨质疏松症妇女的治疗。每年 5mg 的静脉注射由医疗保健人员在 ≥15min 的时间内实施。用于绝经后骨质疏松症的预防在美国被批准每隔 2 年注射一次。

依嗪膦酸钠：二磷酸盐化合物，商品名 didrocal 口服制剂，在加拿大被批准用于绝经后骨质疏松症的预防和治疗（每天 400mg，连用 14d，每 3 个月一次，在两次用药之间加用钙剂）。在美国，依嗪磷酸钠仅被批准用于治疗 Paget 病，而不用于骨质疏松症的治疗。国内已被 SFDA 批准的适应证为原发性骨质疏松症、绝经后骨质疏松症和药物引起的骨质疏松症。口服片剂，每次 0.2g，每天两次，两餐间服用。本品须间服、周期服药，服药 2 周后需停药 11 周，然后重新开始第 2 周期，停药期间可补充钙剂及维生素 D。服药 2h 内，避免食用高钙食品（例如牛奶或奶制品）以及含矿物质的营养补充剂或抗酸药。

二磷酸盐化合物治疗的不良反应：①消化道症状，口服二磷酸盐化合物可以引起上消化道功能紊乱，如吞咽困难、食管炎、食管或胃溃疡等，对于引起食管排空延迟，或进食后至少 30～60min 不能站立或坐直等食管异常，禁止使用口服二磷酸盐化合物。②肾功能损害，警惕在低钙血症和肾脏损害患者中使用。所有患者在骨质疏松症治疗前应该进行血清钙和血清肌酸酐的测量。尽管在临床试验中未发现急性肾功能衰竭的病例，静脉注射伊班磷酸盐和唑来磷酸的患者必须在每一种剂量的给药前测量血清肌酸酐。③长期二磷酸盐化合物治疗理论上存在过度抑制骨转换的可能，从而导致骨的脆性增加。④下颌骨坏死，二磷酸盐化合物使用者由拔牙引起的下颌损伤（下颌骨坏死），大多数是使用大量静脉注射药物治疗癌症相关骨疾病的患者。建议所有的患者进行常规牙科护理。

4）雌激素类：此类药物只能用于女性患者。雌激素类药物能抑制骨转换、阻止骨丢失。临床研究已充分证明雌激素或雌孕激素补充疗法（ERT 或 HRT）能降低骨质疏松性骨折的发生危险，是防治绝经后 OP 的有效措施。其不良反应包括冠心病、脑卒中、脑血栓、使用 5 年以上导致乳腺癌和胆囊炎等风险。因此，使用受到一定的限制。代表药物有尼尔雌醇等。

全身雌激素制剂［有子宫的妇女雌激素加孕激素（EPT）或者没有子宫的妇女加雌激素（ET）］被美国和加拿大政府批准用于绝经后骨质疏松症的预防，而不用于治疗。系统性 ET/EPT 的主要适应证包括中重度绝经症状的妇女（如血管舒缩症状、阴道萎缩）。NAMS 推荐使用与治疗目的相符的最低有效剂量的 ET/EPT 及标准剂量的 EPT（0.625mg CE + 2.5mg MPA）。

绝经后妇女正确使用激素治疗，总体是安全的，以下几点为人们特别关注的问题：①激素治疗与子宫内膜癌，曾经对有子宫的妇女长期只补充雌激素，确实增加子宫内膜癌的风险。自 20 世纪 70 年代以来，对有子宫的妇女补充雌激素的同时也适当补充孕激素，子宫内膜癌的风险不再增加。这一结论已有大量高级别的临床证据支持，是无需争论的事实。②激素治疗与乳腺癌，国际绝经学会关于绝经后妇女激素治疗的最新推荐中指出：可能的风险不大，每年 <1/1 000，但乳腺癌仍是激素治疗的禁忌证。③激素治疗与心血管病风险，激素治疗不用于心血管病的预防。没有心血管病危险因素的妇女，60 岁以前开始激素治疗，可能对其心血管有一定的保护作用；已经有血管的损害，或 >60 岁再开始激素治疗，则没有这种保护作用了。④激素治疗与血栓，激素治疗轻度增加血栓风险。血栓是激素治疗的禁忌证。非口服雌激素因没有肝脏的首过效应，可能这种担心更小，需要更多的临床研究证实。⑤激素治疗与体重增加，雌激素非同化激素，虽然大剂量时会有水钠潴留而致体重增加。绝经后激素治疗中使用的低剂量一般不会出现水钠潴留。总之实施激素治疗要进行利与弊的全面评估，治疗前必须评估患者是否有明确的治疗适应证，排除禁忌证。这是保证治疗利大于弊的基础。医生要与患者讨论可能的获益和风险，取得患者的知情同意，治疗前要询问病史和全面体检，特别是子宫和乳腺的检查。

建议激素补充治疗遵循以下原则：①明确的适应证和禁忌证（保证利大于弊的基础）。②绝经早期开始用（<60 岁），收益更大，风险更小。③应用最低有效剂量。④治疗方案个体化。⑤局部问题局部治疗。⑥坚持定期随访和安全性监测（尤其是乳腺和子宫）。⑦是否继续用药应根据每位妇女的特点，每年进行利弊评估。

（2）促骨形成药物：如氟化物、甲状旁腺激素、生长激素、同化激素等。

1）氟化物：20 世纪 60 年代美国发现在含氟量高的地区生活的人骨质疏松症的发病率

低，认为氟可防治骨质疏松症。目前对氟化物类药物的有效及安全性仍有争议。氟化物能刺激成骨细胞生长，增加骨量，促进骨质形成，对骨形成有很强的刺激作用；还可增加骨密度，缓解骨质疏松的症状。临床应用中最好合用维生素 D 和钙剂，因氟化物单独应用可导致骨软化。氟化钠作为最早应用的氟化物制剂现已停用，因为它有严重的胃肠反应。特乐定是氟化物制剂中氟和钙的复合物，过多服用可导致机体很多疾患，故应谨慎使用。

2）甲状旁腺激素（PTH）：是近年来临床验证能促进骨形成、抑制骨吸收的药物，对骨细胞的代谢发挥着重要作用，可增加骨骼的强度。美国于 2002 年批准其作为防治骨质疏松症的药物，绝经后骨质疏松症患者小剂量、间歇性使用甲状旁腺激素可刺激骨形成，降低骨折的危险。

甲状旁腺激素（PTH）及其类似物，皮下注射给药，每天一次。特立帕肽（人类 PTH1 - 34 重组体），rhPTH（1 - 34），商品名为 forteo，在美国和加拿大都被批准用于治疗具有骨折高危险的绝经后妇女的骨质疏松症。特立帕肽也用于糖皮质激素导致的骨质疏松症以及男性骨质疏松症。药物相关的不良反应包括肌肉痛性痉挛、非频发性高血钙、恶心以及头晕等。在大鼠模型中，高剂量的特立帕肽治疗，即使用剂量是人用剂量 $20\mu g/d$ 的 3 ~ 60 倍时，能引起骨肿瘤（骨肉瘤），这一结果的显著性在人类尚未确定。患有高钙血症、骨转移、骨肿瘤易感的疾患如 Peget 病或曾接受过骨放射治疗的绝经妇女，不应使用特立帕肽。在美国的使用不能超过 24 个月，在加拿大不能超过 18 个月。

3）雄激素：动物实验发现雄激素有成骨作用，证实雄激素类药物能刺激骨形成。雄激素类药物适用于年老体弱及糖皮质激素引起的骨质疏松症。现临床常用睾酮、诺龙，康力龙因其可致男性化的不良反应，目前临床极少使用。

（3）促进骨矿化药物：如钙剂、维生素 D 类、锶盐等。

1）钙剂。

2）维生素 D 类：包括 1，25 - $(OH)_2$ 维生素 D_3（骨化三醇）和 1α - （OH）维生素 D_3（α - 骨化醇）。前者因不再需要经过肝脏和肾脏羟化酶羟化就有活性效应，故得名为活性维生素 D_3 而 1α - （OH）维生素 D_3 则需要经 25 - 羟化酶羟化为 1，25 - $(OH)_2$ 维生素 D_3 后才具活性效应。所以，活性维生素 D 及其类似物更适用于老年人、肾功能不健全以及 1α - 羟化酶缺乏的患者。

3）雷尼酸锶（商品名 protelos）：被批准在北美以外的许多国家用于骨质疏松症的预防和处理。服用剂量是将 2g 雷尼酸锶溶于水中，睡前服用。但是雷尼酸锶如何发挥作用的确切机制还不明确。

雷尼酸锶药物总体安全性良好。常见的不良反应包括恶心、腹泻、头痛、皮炎和湿疹，一般在治疗初始时发生，程度较轻，多为暂时性，可耐受。有极少对该药发生超敏反应的报告，多在用药 3 ~ 6 周出现。临床上发现服药后出现皮疹的情况应尽快停药，密切观察并及时处理，必要时给予糖皮质激素治疗。具有高静脉血栓（VTE）风险的患者，包括既往有 VTE 病史的患者，应慎用。

（4）其他：其他药物正处于临床发展阶段。这些药物包括锶鲑螺、PTH1 - 84、SERMs（巴多昔芬、拉索昔芬）、口服降钙素、denosumab 和 odanacatib 以及组织蛋白酶抑制剂等。

3. 抗骨质疏松药物临床注意问题

（1）关于联合用药：抗骨质疏松药物的联合应用较为复杂，要考虑到药物间的相互影响，目前尚需要大样本、长时间的临床研究来确定。目前已有的骨质疏松联合治疗方案，大多以骨密度变化为终点，其对抗骨折疗效的影响，尚有待于进一步研究。总体来说，联合使用骨质疏松症治疗药物，应评价潜在的不良反应和治疗获益，此外，还应充分考虑药物经济学的影响。联合应用方案有 2 种形式，即同时联合方案及序贯联合方案。根据药物作用机制和各种药物特点，对联合用药暂提出以下建议：①同时联合方案，钙剂及维生素 D 作为骨质疏松症的基础治疗药物，可以与骨吸收抑制剂或骨形成促进剂联合使用。通常情况下，对于骨吸收抑制剂及骨形成促进剂，不建议同时应用相同作用机制的药物来治疗骨质疏松症。有研究显示，同时应用二磷酸盐及甲状旁腺激素制剂，不能取得加倍的疗效。②序贯联合方案，尚无明确的证据指出各种抗骨质疏松药物序贯应用的禁忌。可根据个体情况酌情选择。有研究表明，序贯应用骨形成促进剂和骨吸收抑制剂，能较好维持疗效，临床上是可行的。

（2）关于疗效监测：治疗过程中，应注意观察患者的依从性，良好的依从性有助于提高抗骨质疏松药物降低骨折的疗效。每 6 ~ 12 个月系统地观察中轴骨骨密度的变化，有助于评价药物的疗效。在判断药效时，应充分考虑骨密度测量的最小有意义的变化值（least significant change，LSC），如何评价和计算 LSC，可以参考国际临床骨密度测量协会的网站（www. ISCD. org）。外周双能 X 线骨密度测量（PDXA）和定量骨超声（QUS）等评价外周骨骼骨密度或骨质量的方法，不能反映脊柱及髋部对于药物治疗的反应，因此不适于监测药物的疗效。骨转换生化标志物可以在药物治疗后 1 ~ 6 个月发生明显变化，通过测量其变化情况，可以了解骨吸收抑制剂或骨形成促进剂的作用效果，因此，骨转换生化标志物常常被用作大样本临床研究的观察终点之一。有利于预测疗效，增加药物治疗的依从性。

（三）骨质疏松症风险评估

骨质疏松症是多因素疾病，而且每个人的易感性不同，因此对个体进行骨质疏松症风险评估能为尽早采取合适的防治措施提供帮助。临床上评估骨质疏松症风险常用的方法如下：

（1）国际骨质疏松症基金会（IOF）骨质疏松症风险 1min 测试题，只要其中有 1 题回答结果为"是"，即为阳性。

1）您是否曾经因为轻微的碰撞或者跌倒就会伤到自己的骨骼？

2）您的父母有没有过轻微碰撞或跌倒就发生髋部骨折的情况？

3）您经常连续 3 个月以上服用氢化可的松、泼尼松等激素类药品吗？

4）您身高是否比年轻时降低了（超过 3cm）？

5）您经常大量饮酒吗？

6）您每天吸烟超过 20 支吗？

7）您经常患腹泻吗（由于消化道疾病或肠炎而引起）？

8）女士回答：您是否在 45 岁之前就绝经了？

9）女士回答：您是否曾经有过连续 12 个月以上没有月经（除了怀孕期间）？

10）男士回答：您是否患有阳痿或缺乏性欲这些症状？

（2）亚洲人骨质疏松自我筛查工具（osteoporosis self - assessment tool for Asians，OSTA）：STA 指数计算方法是：（体重 - 年龄）×0.2，结果评定见表 20 - 10；也可以通过以下图表根据年龄和体重进行快速评估（图 20 - 2）。

表 20 - 10　亚洲人骨质疏松自我筛查工具

风险级别	OSTA 指数
低	> -1
中	-1 ~ -4
高	< -4

年龄、体重与风险级别体重 (kg)

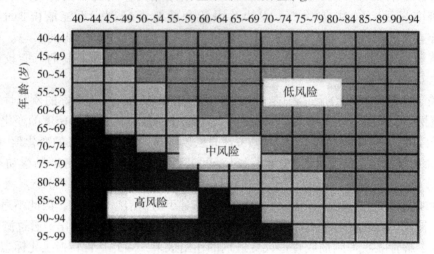

图 20 - 2　亚洲人骨质疏松自我筛查工具

（四）骨质疏松的康复治疗

1. 运动原则　①个体原则：由于个体的生理状态和运动机能差异，选择适合自己的运动方式。②评定原则：每个个体在选择运动方式时应进行生理状况包括营养、脏器功能等方面的评估。实际生活能力评定包括独立生活能力、生活质量等。环境评定包括居住环境、居住区的地理状况等。③产生骨效应的原则：负重、抗阻、超负荷和累积的运动可以产生骨效应，抗阻运动具有部位的特异性，即承受应力的骨骼局部骨量增加。

2. 运动方式　负重运动、抗阻运动。例如：快步走、哑铃操、举重、划船运动、蹬踏运动等。

3. 运动频率和强度　目前针对于骨质疏松的运动频率和强度还未达成共识，众多的基础研究和临床研究建议高强度、低重复的运动可以提高效应骨的骨量，建议：负重运动每周4~5次，抗阻运动每周2~3次。强度以每次运动后肌肉有酸胀和疲乏感，休息后次日这种感觉消失为宜。四肢瘫、截瘫和偏瘫的患者，由于神经的损伤和肌肉的失用容易发生继发性骨质疏松，这些患者应增加未瘫痪肢体的抗阻运动以及负重站立和功能性电刺激。

九、继发性骨质疏松

（一）内分泌性骨质疏松

见表 20 - 11。

表 20 – 11　内分泌性骨质疏松分类

病因	病种
肾上腺皮质	Cushing 综合征、阿狄森病
性腺疾病	人工绝经及卵巢功能早衰、性腺功能低下
垂体	肢端肥大症、垂体功能减退
胰腺	糖尿病
甲状腺	甲状腺功能亢进、甲状腺功能低下
甲状旁腺	甲状腺功能亢进

（二）骨髓因素的骨质疏松

病因：骨髓瘤、白血病、淋巴瘤、转移瘤、高歇氏病，贫血（镰状细胞、地中海贫血、血友病）。

（三）药物引起的骨质疏松

类固醇类药物、肝素、酒精。

（四）营养因素导致的骨质疏松

维生素 C 缺乏（坏血病）、维生素 D 缺乏（佝偻病或骨软化病），维生素 D、维生素 A 过剩，低钙、高蛋白质。

（五）慢性疾病导致的骨质疏松

如慢性肾病、肝功能不全、胃肠吸收障碍综合征。

（六）先天性骨质疏松

如成骨不全症、高胱氨酸尿、Marfan 症候群。

（七）废用性骨质疏松

包括全身性如长期卧床、肢体瘫痪、太空旅行及长期失重；局部性如骨折后局部制动。

（周静波）

第二节　维生素及矿物质相关代谢性骨病

一、维生素 A 相关代谢性骨病

维生素 A 缺乏症主要影响：骨骼系统的生长发育，长骨增长迟缓，身材矮小；齿龈增生、角化，牙齿釉质剥落，无光泽，易产生龋齿；颅骨和脊椎骨发育障碍，两者不对称，易使脑和脊髓受压，并使颅压增高和脊神经萎缩；患儿皮肤干燥，易脱屑，毛囊产生丘疹；指（趾）甲变脆易折；夜盲，视物不清，眼结膜、角膜干燥，严重时可发生角膜溃疡、穿孔，甚至虹膜、晶状体脱出，导致失明；患儿免疫功能低下，呼吸道和消化道感染性疾病发生率增高，常迁延不愈。维生素 A < 200μg/L，可诊断为维生素 A 缺乏，200 ~ 300μg/L 为亚临床缺乏状态。平时应注意饮食的营养平衡，多食富含维生素 A 的乳、蛋、内脏及深色蔬菜。可口服维生素 A 2.5 万 ~ 5 万 IU，浓鱼肝油丸含 2.5 万 IU/丸，分 2 ~ 3 次服用；重症和有肠

道吸收障碍者可先肌内注射维生素 AD 剂（每支 0.5mL 含维生素 A 7 500μg 和维生素 D 62.5μg），每天 0.5~1mL，3~5 天后，病情好转改口服。

急性维生素 A 中毒可出现头痛、嗜睡、恶心、呕吐等高颅内压症状。慢性中毒首先表现为食欲减退，体重下降，继而皮肤干燥、瘙痒、脱屑、皲裂，毛发干枯、片状脱发。长骨肌肉附着点疼痛伴肿胀。患儿生长迟缓，形成侏儒。急性中毒血浆维生素 A 水平可达 500μg/L 以上。X 线片显示长骨骨干广泛骨膜性成骨，桡骨、尺骨最常见。成人关节囊周围及韧带包括脊椎韧带可发生钙化或骨化。立即停止服用维生素 A，限制奶制品及肝类食品的摄入，本病预后良好。

二、维生素 C 缺乏相关代谢性骨病

维生素 C（抗坏血酸）缺乏症又称为坏血病。维生素 C 缺乏是由摄入不足，消化、吸收障碍及消耗增加所致。膳食中有大量新鲜蔬菜，很难看到典型的坏血病。维生素 C 缺乏时羟基脯氨酸和软骨素硫酸盐减少，可使胶原纤维的形成发生障碍，影响结缔组织形成。毛细血管脆性及血管壁渗透性增加；成骨作用被抑制，不能形成骨组织，骺端骨质脆弱，容易骨折和骨骺分离；5-羟色胺合成受到影响，儿茶酚胺神经递质的合成减少；叶酸不能生成具有代谢活性的四氢叶酸，导致巨幼细胞性贫血；影响铁的吸收和转运及慢性失血，引起小细胞低色素性贫血。

病儿精神不振、烦躁不安，全身乏力，食欲减退，营养不良。患儿仰卧位，髋关节外展，膝关节半屈，足外旋，呈蛙样姿势。出血广泛，可见于皮下、肌层，严重者可发生于眼结合膜和巩膜下，或出现尿血、便血。骨关节肌肉疼痛，皮肤瘀斑，毛囊过度角化。患儿肋软骨部位还可呈串珠状，胸骨下陷。某些病例可同时并发佝偻病，称为坏血病-佝偻病。

空腹血浆中维生素 C 含量的评价标准：<4mg/L 为不足，4~8mg/L 为足够，>8mg/L 为充裕，14mg/L 为饱和。白细胞中维生素 C 含量的测定：能反映组织中维生素 C 的储存情况，正常值每 10^8 白细胞 >113.6μmol。

用两手拇指与示指在患者皮肤上用力夹紧，观察患者皮下可有出血点，并计数出血点的数目。X 线检查可见增生的骨骺盘向两旁凸出，称为侧刺，为维生素 C 缺乏的特殊表现，具有诊断意义。骨骺中的骨化中心密度降低，呈毛玻璃样，骨小梁结构消失，周围呈细环状致密影，即本病典型的温伯格（wimberger）环。

选择含维生素 C 丰富食物，改进烹调方法，减少维生素 C 在烹调中的损失。患者每天维生素 C 200~300mg，重症 300~500mg，感染时剂量增加，分 3 次饭前或饭后服用。保持口腔清洁，有严重贫血者，可予输血，补给铁剂。重症病例如有骨膜下巨大血肿或有骨折，应予制动固定，不需手术治疗。

三、维生素 D 过多症

在维持体内钙磷水平、促进骨骼正常发育方面，维生素 D 是机体很重要的维生素。一次摄入超大剂量的维生素 D 或者持续服用过量的维生素 D 可导致维生素 D 过多症。后者导致机体出现高血钙和高尿钙，饱和状态后出现异常钙化，其中肾脏钙化最为明显，长骨干骺端临时钙化带致密、增厚、增宽。

急性中毒可出现恶心、呕吐、烦躁不安、低热、继而出现腹泻、酸中毒等。慢性中毒症

状，全身有乏力、厌食、多尿、便秘等，局部由于异常钙化，可有不同的器官损伤表现。如肾脏钙化出现肾小管坏死和蛋白尿、血尿。血钙可达 3.75mmol/L，血磷可正常或升高。影像学检查可见长骨的干骺端临时钙化带致密，骨皮质增厚，部分可有骨质疏松和骨硬化等改变。

一旦确诊，停止一切维生素 D、钙盐摄入，每天给予利尿剂和泼尼松，维持机体水电解质平衡。

四、维生素 D 缺乏

佝偻病及软骨病主要原因是由于维生素 D 或其活性代谢产物缺乏而引起的钙磷代谢紊乱。佝偻病发生在骨骺闭合之前，受累部位除了骨骼外还有骨骺生长板；软骨病发生在骨骺闭合之后。

维生素 D 缺乏性佝偻病是常见的儿童营养缺乏症。由于缺乏维生素 D，引起全身钙、磷代谢失常和以骨骼改变为主的一系列变化。病因主要为：日光照射不足；维生素 D 及钙、磷摄入不足；维生素 D 及钙、磷吸收障碍；1, 25 - (OH)$_2$ 维生素 D$_3$ 生成不足；骨骼生长速度加快，维生素和钙、磷相对供应不足。佝偻病患者骨样组织增生，骨基质钙化不良。长骨干骺端骺软骨骨样组织堆积于局部，致临时钙化带增厚、骨骺膨大；长骨骨干骨皮质不坚硬，致骨干易弯曲畸形；颅骨发生软化、方颅和颅骨畸形。表现为多汗、夜惊、好哭等，形成枕秃或环形脱发。颅骨软化、头颅畸形、前囟大，闭合迟、出牙晚、肋骨串珠、胸廓畸形，形成鸡胸或漏斗胸。腕、踝部膨大，佝偻病"手镯"与"足镯"，O 形腿（膝内翻）或 X 形腿（膝外翻），脊柱侧弯或后凸畸形。

软骨病腰痛在开始时只要躺卧即可得到缓解。脊柱高度降低及后凸，可出现鸭步。骨软化最特异 X 线表现为假骨折，呈横而直的缎带样。

治疗包括日光浴和紫外线照射，口服 1 000mg 元素钙，必要时静脉补钙，补充维生素 D 用鱼肝油丸、阿法 D$_3$、罗钙全等，肢体畸形影响生活者予以手术矫形。

五、肾性骨病

肾性骨病认为是肾病的继发症状，也可因血液透析等治疗而诱发加速加重的肾性骨病的并发症。肾功能减退时，肾脏合成 1, 25 - (OH)$_2$ 维生素 D$_3$ 和排磷能力降低，导致低钙血症，而低钙血症增加 PTH 的分泌，在 PTH 作用下，促使骨钙释放并促使肾小管重吸收钙。

临床表现为骨痛和骨折、自发性肌腱撕裂、骨骼畸形和生长障碍、关节炎和关节周围炎、皮肤瘙痒、皮肤溃疡和组织坏死、软组织钙化、中枢神经系统异常。

X 线片可发现病理性骨折和骨外钙化。骨活检是肾性骨病唯一可靠的诊断依据，其特征是骨转化加快，成骨和破骨细胞数量活性增加，骨小梁周围纤维化。骨活检作出早期诊断，根据组织学分型予以有针对性的治疗并观察疗效。

肾性骨病的治疗：降低血磷，调整血钙，应用活性维生素 D$_3$，钙敏感受体激动剂，甲状旁腺酒精注射术，甲状旁腺切除术。

六、氟骨症

氟骨症是指长期摄入过量氟化物引起氟中毒并累及骨组织的一种慢性侵袭性全身性骨

病。氟中毒累及牙齿称氟斑牙。引起慢性氟中毒的常见原因：食水水源污染、烧煤烘干粮食、冶炼工业、氟化物用于治疗。

氟经进入人体后，在血浆中与钙离子和镁离子结合，可使血中的钙离子和镁离子浓度下降。于是有手足搐搦、肌肉痉挛、肌肉疼痛等症状。影响骨代谢，使骨质疏松、骨质硬化，或两者的混合型，使骨骼疼痛、骨折、变形。牙齿在生长期间易受氟的影响，引起氟斑牙。

临床表现为腰腿关节疼痛、关节及骨骼变形、神经根受压者疼痛加剧。尿氟及血氟增高对诊断有关键性意义。氟骨症的 X 线诊断可分 3 型：①硬化型；②疏松型；③混合型。早期改变有下列征象者可诊断为早期氟骨症：长骨骨端、骨盆骨仅见明显成片的点状纹理或有增粗紊乱的骨纹；四肢长骨皮质缘可出现两处以上幼芽破土状骨疣，桡骨脊处多呈波浪状增生。

尽可能去除引起氟中毒氟骨症的病因。要加强营养，补足蛋白质，每天给予维生素 D，补充多种维生素（特别是维生素 C），并鼓励患者户外活动。有疼痛者给予适量非甾体类镇痛剂，有骨骼畸形者应局部固定或行矫形手术、防止畸形加剧：一旦出现椎管梗阻或截瘫时，应及早手术，解除神经压迫。口服氟康宁胶囊、氟痛康胶囊或片剂、补钙、氢氧化铝、卤碱以及中医中药治疗。

（周静波）

第三节　内分泌紊乱相关代谢性骨病

内分泌紊乱相关代谢性骨病是指内分泌腺或内分泌组织本身的分泌功能和（或）结构异常时发生的骨发育或代谢异常。还包括激素来源异常、激素受体异常和由于激素或物质代谢失常引起的生理紊乱所发生的与骨相关的疾病。认识和早期诊断内分泌紊乱相关代谢性骨病可以防止严重骨病并发症的发生。本节主要介绍下丘脑 - 垂体疾病、性腺疾病、糖皮质激素与代谢性骨病，其他与甲状腺功能亢进、糖尿病、肾上腺功能亢进等相关代谢性骨病。

一、下丘脑 - 垂体疾病与代谢性骨病

下丘脑又称丘脑下部。位于大脑腹面、丘脑的下方，是调节内脏活动和内分泌活动的较高级神经中枢所在。通常将下丘脑从前向后分为 3 个区：视上部位于视交叉上方，由视上核和室旁核所组成；结节部位于漏斗的后方；乳头部位于乳头体。面积虽小，但接受很多神经冲动，故为内分泌系统和神经系统的中心。它们能调节垂体前叶功能，合成神经垂体激素及控制自主神经功能。下丘脑的神经分泌物是通过门脉流入垂体前叶的，有的激发垂体前叶的释放，称释放激素（RH）；有的抑制垂体前叶激素的释放，称抑制激素（IH）。激素包括：促甲状腺激素释放素（TRH）、促肾上腺皮质激素释放激素（cRH）、促卵泡生成激素释放激素（FSH - RH）、促黄体生成激素（LH - RH）、生长激素释放激素（GRH）、生长激素抑制激素（GIH 或 S.S.）、泌乳激素释放激素（PRH）、黑色细胞刺激素抑制激素（MRIH）及黑色细胞刺激素释放激素（MRH）等 10 种。

垂体是人体最重要的内分泌腺，分前叶和后叶两部分。它分泌多种激素，如生长激素（GH）、促甲状腺激素（TSH）、促肾上腺皮质激素（TCTH）、促性腺素（FSH 和 LH）、催

产素（OXT）、催乳素（PRL）、黑色细胞刺激素（MSH）等，还能够贮藏下丘脑分泌的抗利尿激素。这些激素对代谢、生长、发育和生殖等有重要作用。

下丘脑分泌的释放抑制激素、垂体分泌的促激素和靶腺合成的激素，形成一个激素网，调节着机体的许多活动。垂体激素与机体的骨代谢有着直接或间接的密切关系。

（一）肢端肥大症

肢端肥大症是一种内分泌疾病，它通常是由于成人垂体前叶生长激素腺瘤分泌生长激素（hGH）过多而引起。肢端肥大症的患病率为（40~60）/100万，年发病率1/300万~1/400万。其死亡率是年龄和性别相匹配的正常人群的2~3倍，这与癌症、心血管疾病和呼吸道等疾病逐渐增加的危险性有关。瑞典和丹麦的学者统计1 634例肢端肥大症患者，发现其癌症的发病率是正常人群的1.5倍。

1. 病理生理　肢端肥大症是由于长期GH的高分泌引起，多数病例是垂体GH分泌瘤，GH分泌瘤有几种组织类型。腺瘤可起源于腺垂体中分泌GH的任何细胞，可以是单激素（仅产生GH）的腺瘤，也可以是多激素（时常是分泌GH和催乳素）的腺瘤。大约60%的GH分泌瘤是分泌单激素的，25%是由GH分泌细胞和PRL分泌细胞组成的混合瘤，10%发源于泌乳素生长激素细胞（分泌GH和PRL）。GH除可刺激骨形成，还可刺激骨吸收，其机制可能是GH对破骨细胞前身细胞的直接和间接的作用与对成熟破骨细胞的间接作用（可能由基质细胞介导）。垂体GH分泌瘤若发病在骨成熟后，骺板已愈合，骨长度不能再增加，而在宽度上可一定程度增加，形成肢端肥大症。

GH的多种作用都由IGF-Ⅰ介导。IGF-Ⅰ主要由肝脏分泌，此外，肾脏、腺垂体、胃肠道、肌肉以及软骨组织也能分泌IGF-Ⅰ。由IGF-Ⅰ介导的GH的作用有蛋白合成，氨基酸转运，肌肉、软骨及骨骼的生长，DNA、RNA的合成以及细胞增生。在肢端肥大症患者中，由于IGF-Ⅰ增加，是骺板的软骨内成骨活跃，促使骨骺的软骨增生。

2. 临床表现　成年患者，由于头骨和面颌骨的过度增生，形成了肢端肥大症的特殊面容，增生的额窦使上额部突起成肿块样，颧骨增生使上颊部突出，下颌骨过度生长形成凸颌伴咬合不正，颞下颌关节功能障碍，牙齿之间出现空隙，软骨增大和软组织肿胀使嘴唇变厚，鼻肥大，鼻唇沟变深，形成巨舌，舌外侧出现皱褶，由于声带增粗，鼻旁窦增生，使声音低沉，回音增强。胸部呈桶状胸，脊柱后凸或侧弯畸形，或出现驼背畸形；骨盆增宽，四肢长骨变粗，手脚掌骨增厚如铲状，手指、足趾增宽，指端呈簇状，扁平足。骨与关节症状明显，发生次序：腕管综合征、背痛及周围关节痛，关节痛依次为膝关节、髋关节、肩关节。

多数患者多汗、体味重，皮肤出现痤疮（由于外分泌腺、汗腺、油脂分泌腺功能活跃）。色素沉着、指甲增厚变硬。虽然肌纤维肥大，肌肉质量增多，但患者常感疲乏、虚弱、没有精神。头痛是肢端肥大症走向衰弱的一种特征，但它不完全由肿瘤的占位效应所引起，因为头痛的严重程度不依赖于肿瘤的大小。

患者死亡率为正常人的2~3倍。肢端肥大症患者的死亡主要由心血管、脑血管和呼吸系统疾病所致。某一项研究显示：心血管疾病、脑血管疾病、恶性肿瘤及呼吸系统疾病分别占死亡人数的24%、15%、15.5%和15.5%。

3. 诊断与治疗 肢端肥大症的诊断与治疗。

（1）临床表现：特征性容貌，垂体腺瘤压迫引起的症状，多系统受累导致的代谢紊乱和并发症。

（2）实验室检查：主要是血清 GH 水平和胰岛素样生长因子 – 1（IGF – Ⅰ）水平的测定以及其他垂体功能的评估［血 PRL、促卵泡素/促黄体素（FSH/LH）、促甲状腺激素（TSH）、促肾上腺皮质激素（ACTH）水平及其相应靶腺功能测定］。

（3）影像学检查：鞍区 MRI 和 CT 扫描可以了解是否患有垂体 GH 腺瘤以及肿瘤大小和腺瘤与邻近组织的关系。X 线检查有助于了解骨、关节病变，出现脊髓压迫症状时可行 MRI 检查。

（4）其他：心、肝、肾、肺功能及代谢等方面的检查。

（5）病理诊断：垂体性的 GH 过度分泌以腺瘤为主，免疫组化染色结合电镜观察可以最终确定诊断。病理类型有致密颗粒型或稀疏颗粒型 GH 细胞腺瘤或增生、GH 和催乳素（prolactin，PRL）混合细胞腺瘤、嗜酸干细胞腺瘤及多激素分泌细胞腺瘤等。

依据患者的临床表现、实验室检测以及影像学检查，不仅要做出肢端肥大症的诊断，更重要的是根据上述方法对患者的病情活动性、各系统急慢性并发症及治疗后病情活动性的控制情况作出明确的、全面的评估。

4. 肢端肥大症的治疗目标

（1）将血清 GH 水平控制到随机 GH 水平 < 2.5μg/L，葡萄糖负荷后血清 GH 水平 ≤ 1μg/L。

（2）使血清 IGF – Ⅰ 水平下降至与年龄和性别相匹配的正常范围内。

（3）消除或者缩小垂体肿瘤并防止其复发。

（4）消除或减轻临床症状及并发症，特别是心血管、脑血管、呼吸系统和代谢方面的紊乱。

（5）尽可能地保留垂体内分泌功能，有腺垂体功能低下的患者应予相应靶腺激素的替代治疗。

5. 治疗方法 手术、放射治疗和药物治疗都是达到上述治疗目标可选择的方法：手术治疗主要是经蝶窦入路垂体腺瘤切除术，开颅垂体腺瘤大部切除术只在少数情况下采用。药物治疗包括生长抑素受体配基（SRL）即生长抑素类似物（SSA）、多巴胺激动剂、GH 受体拮抗剂。生长抑素类似物目前是药物治疗中的首选。放射治疗最常用于术后病情缓解不全以及残留肿瘤的辅助治疗。手术后仍存在 GH 高分泌状态的患者可进行放疗。对于不能手术和药物治疗的患者，放疗也可作为选择的治疗方法。

（二）垂体性侏儒

垂体性侏儒症是儿童期垂体前叶生长激素（GH）缺乏而引起的生长发育障碍。其发病率在 1/4 000 ~ 1/10 000。

1. 病因 本病可分为特发性和继发性，主要为 GH 缺乏，可有单一性 GH 缺乏或伴有促性腺激素缺乏，也可伴有垂体前叶其他激素缺乏。特发性垂体性侏儒症是具有遗传病因的 GH 缺乏症，占本病的 60% ~ 70%，男孩多见。继发性常继发于下丘脑和垂体及其附近的肿瘤；中枢神经系统感染（可能因营养不良至生长介质合成不足，使 GH 不能发挥其生物效应）以及肝病、营养不良和循环抗 GH 或抗 GHR 抗体存在所致；原发性 GH 不敏感综合征又称 Laron 综合征（LS），为常染色体隐性遗传疾病。Godowski 对以色列 LS 患者初步实验表明，非邻近 3、5 和 6 外显子缺失。Amselem 等研究了一些欧洲 LS 患者和 Berg 等对厄瓜多尔患者的研究均发现一系列 GHR 基因突变，几乎出现 20 个不同点突变，同时涉及多个外显子的缺失，除 1 例外，所有突变都发生于 GHR 膜外部分。

2. 临床表现

（1）生长发育迟缓：出生体重、身长正常，出生后 5 个月起出现生长减慢，自 3 岁左右始体格发育明显缓慢，年龄越大，落后越明显，由于肿瘤或其他原因所致的继发性病例，发病可开始于任何年龄，患儿外观比实际年龄小，身体各部比例相称，下颌小、颈短而细，手足也较小。

（2）骨骼发育迟缓：患儿骨龄发育落后、出牙晚，骨骺融合期延迟，骨龄延迟往往超过 2 个标准差（2SD）。根据不同年龄观察腕部、肩、肘、髋、膝和髋关节的骨龄来判定是否落后。

（3）青春期发育迟缓：患儿到青春期年龄无第二性征出现。性腺发育不全，成年后仍保持儿童面貌，声音尖如童音。

（4）智力发育正常：如伴有促甲状腺激素分泌不足可导致智力低下，垂体后叶受累可出现多饮、多尿的尿崩症症状。矮小患者常伴有心理障碍。

3. 诊断　我国内分泌学术会议制定的标准：①身高低于同年龄组正常值 2 个标准差；②骨龄落后于同龄正常儿 2 年以上，生长速度缓慢；③至少经过 2 种 GH 刺激试验证实，血清生长激素峰值浓度 <0.24nmol/L（5mg/mL）（刺激 GH 释放试验包括左旋多巴、可乐定、胰岛素低血糖、精氨酸等刺激试验）；④智力正常。本病需要与家庭性身矮、体质性青春发育延迟、低出生体重性侏儒、精神环境因素性侏儒等体格匀称的矮小相鉴别。还须与其他内分泌功能障碍引起的矮小，如甲状腺功能低下、性早熟等相鉴别。

4. 治疗　对于 GH 缺乏所致的侏儒症，用人生长激素（hGH）、生长激素释放激素（GHRH）、可乐定等治疗，效果肯定，重组人生长激素以及蛋白合成剂苯丙酸诺龙效果良好。对于继发性侏儒症，则应首先治疗原发病，如有肿瘤时，应采用手术治疗。垂体前叶多种激素缺乏时，应补充相应的激素。

二、性腺疾病与代谢性骨病

性腺主要为男性的睾丸和女性的卵巢，睾丸可分泌男性激素睾酮，其主要功能是促进性腺及其附属结构的发育以及第二性征的出现，还有促进蛋白质合成的作用以及促进长骨生长、骨骺融合的作用。卵巢可分泌卵泡素、孕酮、松弛素和雌激素。雌激素有促进骨质致密的作用，以及促进长骨骨骺提早闭合和骨化，从而影响骨的生长。绝经后女性因雌激素缺乏，易导致骨质疏松。下丘脑、垂体、性腺激素之间相互影响、相互制约，共同参与和调节机体活动，从而形成下丘脑 - 垂体 - 性腺轴。

（一）小睾丸症

这多是先天性疾病造成的。在先天性的原因中，常见的有两种：一种是先天性睾丸发育不良，这是一种叫克氏综合征的疾病所引起的，此病又称为细精管发育不全症。约 500 个男婴中就有 1 个。这种疾病主要是由于性染色体异常所致。正常男性的染色体是 46 条，用 46，XY 来表示。克氏综合征患者则多了 1 条性染色体 X，其核型为 47，XXY。其原因有的是母亲的卵母细胞在有丝分裂时未发生减数分裂而形成了双 X 的卵子之故，也有是父亲的精子在生成时出现异常所致。这种人在儿童时期多无异常，只是到青春期或成年时才逐渐出现异常表现。

这类患者大多数青春期发育延迟，就是到了 14 岁以后睾丸仍像幼儿一样大小，男性第二性征不明显，如身材较高，四肢细长，肩部较窄，骨盆类似女性宽大，肌肉不发达，而皮下脂肪多，有肥胖倾向。声调尖细，胡须及体毛不明显或稀疏，有 80% 患者可有乳房增大等女性表现，但不分泌乳汁。外生殖器呈男性型，阴茎正常或短小，虽达成年，睾丸却小而硬。这种患者智力发育可以正常或轻度延迟。另一种小睾丸症是先天性肾上腺增生症，它是由于先天性 21 - 羟化酶缺乏引起的。肾上腺在由胆固醇合成可的松的过程中，需有这种酶参与，如果 21 - 羟化酶缺乏，可的松合成就减少；相反，肾上腺内合成雄激素（睾酮）却大量增加。在过量雄激素作用下，患者表现为青春期早熟，在 10 岁以前即出现男性第二性征，但睾丸是小的。这是因为肾上腺产生的睾酮可以抑制垂体分泌促性腺激素，进而抑制睾丸发育，所以这种青春期早熟又称为假性早熟。除了常见的这两种先天性的原因外，由后天性的因素造成睾丸大小不一的也为数不少。如一侧睾丸外伤可造成睾丸内出血、血肿，结果引起睾丸供血不足，逐渐萎缩，比对侧明显小。腮腺炎病毒可以破坏睾丸内曲细精管上皮细胞，也是引起睾丸一大一小的重要原因之一。另外，也有一些人将阴囊内其他病变误认为睾丸一大一小。如睾丸鞘膜积液，实际上只是睾丸周围有一水囊将睾丸包裹起来，并非睾丸本身增大，还有些人把腹股沟斜疝、精索静脉曲张、附睾结核、附睾炎等误认为睾丸增大，因为这些病有时也表现为一侧阴囊较对侧大些。

对于小睾丸症的诊断，除去上述症状外可以通过实验室方式进行检测。主要有：血清睾酮测定、血清促卵泡激素和黄体酮生成素测定、血清雌二醇测定、血清雄激素结合蛋白测定、人绒毛膜促性腺激素试验、促性腺激素释放激素试验、性染色体检查、精液检查、染色体检查等。

治疗主要是长期补充雄激素以改善第二性征，恢复正常骨量，并可预防成年以后的骨质疏松及其骨折并发症。

（二）卵巢发育不良

Turner 综合征又称为先天性卵巢发育不良综合征，是由于全部或部分体细胞中一条 X 染色体部分或全部缺失所致，也是唯一的出生后能存活的完全单体患者，是人类最常见的染色体异常疾病之一。活产女婴发病率为 1/2 000 ~ 1/2 500。

45，X 核型的胚胎仅 1% 能幸存到足月，而自发性流产中 10% 是 45，X 核型。Turner 综合征是 1930 年由 Uimch 首次报道；1938 年由 Turner 总结；1954 年，Polani 证实本征大多数病例的 X 染色质为阴性；1959 年，Ford 证实患者的核型为 45，X，即少了 1 条 X 染色体；它是第一个被描述的性染色体异常疾病。唐敏一认为，Turner 综合征发生的原因是妊娠时双亲之一在配子形成过程中，发生了性染色体的不分离或丢失所致，并且与各种有害物质接触，影响卵巢发育。

X 核型者有典型临床特征，表现为生长落后（2 ~ 3 岁生长显著落后，青春期更明显，骨成熟及骨骺延迟）；性发育不良（无第二性征，外生殖器呈婴儿型）；特殊的身躯特征（皮肤色素痣、颈蹼、颈短、后发际低、肘外翻、盾状胸、乳距宽）；可伴有心血管、肾脏畸形等；嵌合体患者的临床表现较轻，与嵌合细胞株所占比例有关。根据典型的临床表现进行染色体核型分析即可确诊。

国外的诊治指南中指出，若女性的身高小于正常生长曲线的第 3 百分位或低于正常值 2SD，同时有可疑的 TS 体征，即使小于 2 岁，也应做染色体核型分析；若身高低于正常 2.5SD，不管有无 TS 的体征均应进行染色体核型分析，从而进行确诊。对于治疗，一般主要是应用生长激素（GH），GH 可以促进 TS 生长，提高最终身高，早期诊断治疗的患儿身高甚至可达到正常范围。

三、糖皮质激素与代谢性骨病

糖皮质激素生理剂量有益于成骨细胞，能促进骨胶原的合成，并抑制前列腺素的合成。但超过生理剂量或长期治疗将对骨以及小肠产生不利影响。1932 年 Cushing 等在报道 Cushing 综合征时就对糖皮质激素（GC）所致的骨质疏松症（GC – OP）有了详细的描述。超过生理剂量的 GC 将引起骨骼 4 方面症状：骨生长抑制、骨折延迟愈合、骨坏死、GC – OP。

1. GC 对骨形成的影响　GC 可明显抑制骨形成，在人和鼠成骨细胞表面存在 GC 受体（GR），GC 正是通过与其特异性受体结合而抑制成骨细胞功能，减少新生骨形成。此机制包括：①抑制成骨细胞复制；②减少成骨细胞生成；③诱导成骨细胞死亡或凋亡。此外，GC 还能直接作用于骨基质，使 Ⅰ 型骨胶原和骨钙素基因表达减少、蛋白质合成受抑。与此同时，成骨细胞和软骨细胞表面胶原酶 3mRNA 含量增加，后者可使 Ⅰ 型骨胶原和 Ⅱ 型骨胶原迅速降解，骨基质减少。

2. GC 对骨吸收的影响　以往推测，GC 通过促进受体介导的破骨细胞凋亡而抑制骨吸收。然而，Diamond 等对人类骨组织形态学研究发现，GC 对破骨细胞很可能具有双重调节作用，即在用药初期抑制破骨细胞合成，而长期使用则又显著促进该类细胞的生成，使骨吸收增强。

3. GC 对骨代谢的间接影响

（1）GC 对钙的影像：皮质类固醇引起的钙吸收机制仍存在不同看法。一种看法认为皮质类固醇可妨碍维生素 D 肝内转化为 25 –（OH）维生素 D_3。大剂量皮质类固醇可引起维生素 D 代谢紊乱，肠黏膜功能降低。钙在肠道细胞中运转发生障碍。1α – 羟化酶是肾内将 25 –（OH）维生素 D_3 转化为 1，25 –（OH）$_2$ 维生素 D_3 的必需酶，GC 对 1α – 羟化酶具有抑制作用，从而降低作为促进肠道钙吸收的唯一激素 1，25 –（OH）$_2$ 维生素 D_3 的水平导致肠钙吸收的减少，而使肾小管原钙排出量增多。

（2）对甲状旁腺激素的影响：长期使用 GC 的患者，可引起血甲状旁腺激素（PTH）轻度增加。体外甲状旁腺组织细胞培养结果显示，GC 能直接刺激 PTH 分泌。另外，肠吸收钙离子减少及高尿钙也能间接导致 PTH 升高。有报道，PTH 可减缓 GC 对成骨细胞的抑制，对维持正常骨量及促进骨形成具有一定积极作用。

（3）GC 对下丘脑、垂体、性腺轴的影响：GC 可通过以下机制影响下丘脑 – 垂体 – 性腺轴：①减少促性腺激素释放激素（GnRH）分泌。②降低男女患者黄体生成素（LH）对 LH 释放激素（LHRH）的反应性。③使卵巢或睾丸性激素结合位点减少。④抑制外周组织产生雌（雄）激素。鉴于性激素在骨质代谢中发挥重要作用，故认为 GC 通过性激素间接导致骨病发生。

（4）GC 还对前列腺素 E_2、肝细胞生长因子、破骨细胞分化因子与破骨细胞生成抑制因子骨整联蛋白及胰岛素样生长因子产生影响。

总之，GC 不是通过某一方面的单一因素诱发骨质疏松的，可能通过影响钙离子的代谢、内分泌系统、各种骨组织、细胞功能及细胞因子活性等多方面的途径导致骨量丢失的。

（周静波）

第四节　遗传性及体质性代谢性骨病

一、成骨不全

成骨不全是一种间充质组织发育不全的先天性骨骼发育障碍疾病，主要表现为：骨质脆弱、蓝巩膜、耳聋、关节松弛。本病病因不明，为先天性发育障碍，主要是由于组成 I 型胶原的 α_1 或 α_2 前胶原链的基因的突变，导致 I 型胶原合成障碍。本病以骨骼发育不良、骨质疏松、脆性增加及畸形、蓝巩膜及听力丧失为特征。

本病无特殊治疗，主要是预防骨折，要严格保护患儿，一直到骨折趋减为止，但又要防止长期卧床的并发症。对骨折的治疗同正常人。在矫正畸形方面，近年来有人将畸形的长骨多处截断，穿以长的髓内针，纠正对线，并留在骨内以防止再骨折。对失听患者可做镫骨切除。脊柱侧凸畸形可用支架保护。若脊柱侧弯超过 60°时，应矫正后做脊柱融合术。对老年妇女可应用雌激素以减少严重的骨质疏松。

二、石骨症

石骨症属于常染色体遗传疾病，属全身性疾病。主要病理基础是成骨过程中软骨基质持续钙化，破骨细胞对其不能正常溶解和吸收，以致骨组织不能改建，钙化的软骨细胞堆积，骨质变得致密而硬脆，骨脆性增加，易致骨折。

恶性石骨症，在婴幼儿时期发病，进展快，病死率高，较少存活。中间型石骨症见于成人，表现为：颅骨硬化增生，颅底各孔变小；骨髓腔缩小或消失；体格、智力发育落后及明显营养不良；易患感染。

一般仅给予对症平衡疗法，包括低钙饮食、应用甲状旁腺素及螯合物等。如果儿童石骨症合并股骨干骨折后，在治疗上做到骨折解剖对位或功能复位及内外固定治疗，一般 2～3 个月骨折可愈合。

三、变形性骨病

变形性骨炎是仅次于骨质疏松的第二常见骨病，为一种原因未明的慢性代谢性骨病。本病以中老年多见，多数患者起病时有背痛及股骨、颅骨或胫腓骨疼痛，顽固而强烈的头痛和颅骨压痛与颅骨损害、颅底陷入或颅高压有关。并发症主要有骨折、腰腿痛、关节病变、心血管异常、耳聋、眼和皮肤病变及高尿酸血症等。

轻型患者如无症状，不需治疗或仅做对症处理。出现疼痛剧烈并明确诊断者，心功能衰竭或心排出量明显增高，高钙血症或反复肾结石发作者需要治疗。可以给予降钙素、二磷酸盐、普卡霉素、氟化钠、钙剂、维生素 D、氢氧化铝、胰高血糖素、放射菌素 D 和吲哚美辛（消炎痛）等。多发性骨折需长期固定。颅底陷入症可开颅减压。交通性脑积水可行脑室－

颈静脉分流术，椎板减压和椎孔成形术。

四、多发性骨纤维发育不良

多发性骨纤维发育不良是一种病因未完全阐明的骨生长发育性病变，临床以骨骼损害、性早熟和皮肤色素沉着为本病主征的疾病。有些患者还存在内分泌或非内分泌的异常：甲状腺异常、皮质醇增多症、高磷酸尿和低磷血症、佝偻病或骨质软化、肝脏的异常及心脏的异常。X线检查可见囊状改变、毛玻璃改变、丝瓜筋状改变及虫蚀状改变。

多发性骨纤维发育不良有自限倾向，以下的措施可改善一些临床症状：骨损害者可给予降钙素、二磷酸盐制剂。骨畸形者可行截骨矫形术。若病变迅速增长，要警惕恶变为骨纤维肉瘤，其次是骨肉瘤。性早熟患者可给予羟孕酮（MPV）、醋酸甲地孕酮、甲羟孕酮、酮康唑、睾酮内酯、他莫昔芬等药物。

五、磷酸酶症

1. 高磷酸酶症　高磷酸酶症是少见的一种常染色体隐性遗传病，患者血清中碱性磷酸的同工酶明显增高，发生大量不成熟的新生骨样组织堆积，骨骼畸形，质脆易折。骨疼为最常见的症状，四肢骨骼畸形，如X形腿或O形腿，患者行走困难、跛行。X线显示长骨骨膜下骨样组织增生，骨干骨质疏松，皮质和髓质腔界限不清可见散在脱钙区呈不规则蜂窝状。

主要对症治疗：止痛、合并骨折时制动患肢、健侧肢体的运动、患肢适当的功能锻炼防止骨骼脱钙。

2. 低磷酸酶症　低磷酸酶症是一种病因不完全清楚的少见遗传性疾病，主要是血液、骨骼和其他组织中的碱性磷酸酶活性低下或消失，骨化不全，易骨折和尿液中磷酰乙醇氨排出量增加。可能原因为软骨基质和骨样组织性能不佳，碱性磷酸酶的形成减少，钙盐不能正常地沉着。

高磷酸盐剂持续治疗可使血磷轻度升高，增加尿焦磷酸盐的排泄。对高钙血症可给予低钙饮食或加用可的松治疗。骨骼畸形严重和颅缝早期愈合的病例可考虑外科手术治疗。

（周　雷）

第二十一章

男性内分泌疾病

第一节 男性性腺功能减退症

男性性腺功能减退症（male hypogonadism）是指男性患者血循环中睾丸合成和分泌睾酮不足所致的低雄激素状态，和（或）精子生成障碍。由于睾丸疾病所致的男性性腺功能异常称为原发性性腺功能减退症；由于下丘脑或垂体疾病引起者则称之为继发性性腺功能减退。

（一）病因及发病机制

（1）原发性：遗传性（Klinefelter 综合征、染色体其他变异）；隐睾症；睾丸炎或附睾炎；化疗或放疗；药物（秋水仙碱、他汀类、乙醇中毒）；慢性消耗性疾病；其他疾病（精索静脉曲张、睾丸移位、创伤）；基因突变（KAL1、NROBI、GnRH、FSHp 和 LHB 受体、PROPI、SRY 和 AR）。

（2）继发性：①垂体 LH/FSH 缺乏、下丘脑 GnRH 缺乏、睾丸女性化或功能性男性性腺功能减退（过度锻炼、消瘦或肥胖、类固醇类蛋白合成药物）；②血 LH 和 FSH 在性腺激素低下时呈"不适当降低"；③男性单一性 FSH 缺乏表现为精子生成障碍和精子缺乏，血睾酮和 LH 常；④男性单一性 LH 缺乏表现为类阉割体型，血睾酮和 LH 降低。

（二）临床表现

1. Kallmann 综合征和 IHH　特发性低促性腺激素性性腺功能低下症，最早由 Kallmann 于 1944 年报告 9 例家族性男子性功能低下，伴有嗅觉丧失或减退，被命名为 Kallmann 综合征。本病的临床表现形式，可以呈典型的 Kallmann 综合征；可呈无嗅觉障碍的特发性低促性腺激素性性腺功能减退症（idiopathic hypogonadotropichypogonadism，IHH）；同时伴有面部中线缺陷或肢体畸形，如唇裂、腭裂、短掌骨、听力丧失、色盲、眼球运动障碍、一例肾发育不全等。本病的流行病学很难确定，估计患者总数约 1 110 000 人（男性 1/7 500、女性 1/50 000），男女之比为 4 : 1。

2. 伴有其他异常的相关综合征

（1）Prade - Willi 综合征：在胎儿和婴儿期肌张力低下，身材矮小，不耐受饥饿，中心型肥胖。面部特征是杏仁眼，小手小脚，智力迟钝，情绪不稳定。女性患者月经来潮迟，男性则小阴茎和隐睾，青春期延迟等。

（2）Laurence - Moon 和 Barder - Biedle 综合征：Laurence - Moon 综合征特征是性发育延

迟、色素性视网膜炎、痉挛性瘫痪；Barder - Biedle 综合征特征有发育延迟、色素性视网膜炎、多指畸形和肥胖。两者在低促性腺激素性性腺功能低下和原发性性腺功低下相关患者中均有报告。

3. 颅咽管瘤　临床表现有多饮、多尿、肥胖、生长迟延、生殖器不发育等垂体后叶和前叶功能障碍症状。影像学检查提示蝶鞍形态改变，伴鞍内或鞍上钙化斑，不论有无视野缺损，颅咽管瘤诊断基本成立。

4. 神经性厌食和神经性厌食 – 贪食综合征　神经性厌食（anorexia nervosa）是一种精神内分泌疾病，因体型或其他感觉缺陷的心理导致严格控制饮食甚至顽固拒食，出现极度营养不良、青春期发育停滞、女性闭经，男性第二性征不发育，促性腺激素和性激素均下降。另一种情况是患者首先是厌食症，继之为疯狂进食，进食后到厕所做人为性恶心和呕吐，或者患者自我催吐、滥用泻药或利尿剂，同样可以造成患者营养不良，可称之为厌食—贪食综合征。

5. Klinefelter 综合征（KS）　本病的基本特征：①睾丸小（容积＜4ml）而硬（或软）；②不同程度的性成熟障碍；③无精子（偶尔 47，XXY/46，XY，嵌合型可有少量精子）；④男子乳房发育；⑤促性腺激素（尤其是 FSH）升高，T 浓度下降；⑥睾丸曲细精管玻璃样变性；⑦性染色体异常。

6. 雄激素抵抗综合征　出生和儿童时呈女性，到青春期有女性第二性征发育，包括有明显的乳房发育，女性体型和习惯，但呈原发性闭经，阴毛和腋毛稀疏或缺如。患者身材较高，高于平均女性，睾丸定位于阴唇、腹股沟或腹部，缺乏 Wolffian 管衍生物，阴蒂正常或小，阴道呈盲袋，无 Mullerian 管衍生物，青春期后血浆 LH 和 T 浓度升高、E_2 升高（男性）、FSH 正常或稍高。

（三）实验室及其他检查

1. 睾酮　①基础值降低；②昼夜节律存在；③血 E_2 正常或升高；④性激素结合蛋白正常或升高。

2. 血 LH 和 FSH　①原发性者升高，继发性者正常或下降；②下丘脑性者 GnRH 兴奋试验示延迟反应，垂体性者无反应。

3. 精液常规　精子生成的功能可以通过精液常规检查直接反映，若患者有射精能力则做精液分析，观察精子总数（正常 $\geq 20 \times 10^6$/ml）、每次射精量（正常 $\geq$2ml）、60% 以上精子有活力。严重的少精症（$<5 \times 10^6$/ml）见于原发性或继发性性腺功能低下症。

（1）HCG 兴奋试验：①评价睾丸 Leydig 细胞功能；②HCG 2 000IU 肌注，隔日 1 次，连续 2 次；③隐睾症者有反应，睾丸功能衰竭者无反应；④垂体性睾丸功能减退经多次注射后，睾酮分泌逐渐升高；⑤下丘脑 – 垂体病变轻者反应正常。

（2）氯米芬（克罗米芬）兴奋试验：①评价下丘脑 – 垂体 – 睾丸轴功能；②氯米芬 3.0mg/（kg·d）（最大量200mg/d），共 7d；③血 LH 和 FSH 升高 10 倍以上为正常反应；④反应性降低示下丘脑或垂体病变。

（3）GnRH 兴奋试验：①评价垂体促性腺激素细胞储备功能；②正常男性 LH 峰值升高 ＞5.0 倍，峰值30~60min；③青春期前儿童呈低弱反应，峰值增高 ＜3.0 倍；④原发睾丸功能减退症 LH 和 FSH 基础值显著高于正常人，峰值显著增高；⑤继发性睾丸功能减退症 LH 和

FSH 基础值显著低于正常，峰值增高 <2.0 倍，连续 GnRH 静滴试验示下丘脑性睾丸功能减退症（LH 反应接近正常），垂体病变者无明显变化。

4. 生化全套　包括肝功能、肾功能、血脂及相关检查，对了解患者全身情况及其他异常有帮助。

5. 头颅蝶鞍区影像学检查　包括 CT 或 MRI，对区别继发性男性性腺功能低下症的原因很有帮助。

6. 性染色体检查　鉴定患者性染色类型，对确定患者染色体性别起决定性作用，若为 47，XXY 或 47，XXY/46，XY 则可以诊断为 Klinefelter 综合征。

7. 腕、肘部 X 线片骨龄　观察骨龄是否与年龄相一致，间接判断性腺发育程度。

8. 垂体前叶（腺垂体）功能测定　包括 ACTH、F、TSH、T_3、T_4、GH 等，确定为单纯性腺或垂体前叶多系统功能受损。

（四）诊断与鉴别诊断

1. 诊断

（1）确定是否存在性腺功能减退：病史；体格检查；一般实验检查；下丘脑 - 垂体 - 睾丸功能检查。

（2）确定性腺功能减退的发病部位：睾丸；垂体；下丘脑；其他。

（3）确定病因：激素测定；精液检查；核型鉴定；Y 染色体微缺失。

（4）排除情况：阴茎勃起障碍；男性不良症；男性乳腺发育；雄激素抵抗综合征。

2. 鉴别诊断

（1）缺乏垂体病变者的病因鉴别：①体质性青春期发育延迟；②经典型与非经典型 Kallmann 综合征；③下丘脑 - 垂体疾病；④高 PRL 血症；⑤血色病；⑥结节病。

（2）体质性青春发育延迟和器质性疾病的鉴别：①体质性青春期发育可延迟到 18 岁以后，但 14 岁后仍无青春期发育应考虑器质性疾病可能；②动态试验不能鉴别体质性青春期发育延迟和真性低促性腺激素性性腺功能减退症；③鉴别困难时追踪观察，同时用小剂量雄激素间断性诱导青春期发育。

（3）肥胖引起的低促性腺激素性性腺功能减退症与器质性疾病的鉴别：①肥胖可引起低促性腺激素性性腺功能减退症，但较轻；②经减肥治疗后，高 PL 血症和性腺功能减退症消失，但游离睾酮正常；③如游离睾酮降低，应进一步查找病因。

（五）治疗

（1）雄激素替代疗法：睾酮酯类是治疗各种类型的性腺功能减退的基本选择。

1）口服法：建议首选 11 - 酸睾酮（安雄或安特尔），80 ~ 160mg/d。

2）肌内注射法：丙酸睾酮 25 ~ 50mg，肌内注射，一周 2 次；庚酸睾酮（TE），100 ~ 200mg，肌内注射，2 ~ 3 周 1 次；Tu（注射剂）是唯一的水悬液睾酮制剂，每次 200mg，肌内注射，3 ~ 4 周 1 次。

3）皮肤贴剂：有阴囊贴和非阴囊贴剂。阴囊睾酮皮贴剂，4.0 ~ 6.0mg/d。菲阴囊皮贴剂：2.5 ~ 7.5mg/d。

安全及副作用如下：

红细胞增多症：多数患者仅轻度增高，不影响治疗；但对红细胞增多症患者禁用。

肝脏损害：烷基化睾酮（如甲基睾酮）口服有引起胆汁淤积性黄疸等，甚至发生肝脏肿瘤的报告，现在基本不用。其他制剂对肝脏一般是安全的。

前列腺增生和前列腺癌：睾酮治疗可使患者前列腺较治疗前稍大，但仍未超过正常男子大小；对已确诊为前列腺癌患者则禁用雄激素。

血脂代谢：生理性睾酮治疗可降低总胆固醇（TC）和低密度胆固醇（LDL - C），但对高密度胆固醇（HDL - C）可能有降低倾向。一般认为，补充外源性睾酮是安全的。

（2）LHRH 脉冲式治疗：是最接近生理的治疗方案。LHRH 10μg 皮下注射脉冲，每次 90min，治疗 3~6 个月以上。

（3）促性腺激素治疗：GTH 是治疗 IHH 的另一种选择。常用 HCG 为基础，单独应用到第二性征发育较好、睾丸体积不再长大时，再合并应用 HMG 以补充诱发精子发生所必需的 FSH。HCG 2 000U 肌内注射，每周 2 次；HCG 2 000U + HMG 75U 肌内注射，每周 2 次。以上治疗 3~6 个月以上。

（4）原发病和特殊病的处理

1）原发病的治疗：对于下丘脑、垂体等部位肿瘤，需采用外科手术、γ 刀治疗或放疗；对外源性药物所致性腺功能低下症需停用相关药物。

2）对完全性雄激素抵抗综合征，需切除睾丸，用雌激素替代治疗促进女性化，并对生殖器按女性矫形手术。

3）对 5α - 还原酶缺乏症治疗，除进行尿道下裂修补外，需用 DHT 治疗，争取婴幼儿时期治疗，但长期治疗的后果及副作用尚待观察。

（六）展望

男性性腺功能低下症中，尚有许多疾病的病因和发病机制不清，特别是某些先天性异常综合征、先天性睾丸发育异常疾病、激素合成异常、雄激素受体及受体后障碍等，随着分子生物学和基因检测技术提高，这些方面的研究将有所发展。有关 LHRH 脉冲式注射泵治疗，因器械和材料等存在着不足之处，故在国内尚难进一步推广，盼望这方面技术有所突破。

（李晨惠）

第二节　男性性早熟

性早熟（sexual precocity）是指第二性征出现年龄早于正常人群平均龄 2.5~3.0SD，国内外学者认为女孩在 8 岁以前，男孩 9~9.5 岁（也有人提出 10 岁）以前有明显性发育或性成熟者称为性早熟。国外文献指出，高加索女孩 7 岁前，美国黑人女孩 6 岁前，男孩（任何民族）9 岁前出现第二性征发育即为性早熟。提前出现的性征与性别一致的称为同性性早熟，与性别不一致的称为异性性早熟（女性男性化、男性女性化）。性早熟通常需及时治疗，否则对生命、寿命及成年后身高均有不良影响。

（一）病因及发病机制

男性性早熟可分为真性（又称为完全性或中枢性）性早熟和假性（又称为不完全性或周围性）性早熟两类。真性性早熟指诱发正常青春期的下丘脑 - 垂体 - 性腺轴不适当地过早活跃，导致青春期发育提前出现，其表现与正常的发育期相同，第二性征与遗传性别一致，能产生精子，有生育能力，为 GnRH 依赖性。假性性早熟因性腺中枢以外的因素引起雄激素过多而导致性早熟，只有第二性征发育，生殖细胞并未同步成熟，无生育能力。临床上真性性早熟比假性性早熟多见，为 GnRH 依赖性。

（二）临床表现

1. 中枢性性早熟　男孩在 TannerⅢ～Ⅳ期才出现，性腺发育增大是中枢性性早熟的特点。实验室检查发现促进性腺激素（LH、FSH）和性激素（T）达青春期水平，与性器官发育相平行，高于同龄儿童。青春发育呈持续进行性，直至最后达到性成熟，并获得生育能力。随着性激素的上升，骨成熟加快，骨龄提前而超越年龄，骨龄融合也提前，使患者最后达不到遗传相应身高。

2. 外周性性早熟　这是由于内源性或外源性甾体激素升高所致的第二性征提前出现，而 HPG 轴系并未激活。

常见疾病：①先天性肾上腺皮质增生（CAH），男性儿童第二性征提前出现，如阴毛、腋毛增多，阴茎增大，但睾丸增大不明显；②McCune - Albright 综合征，可有不对称性睾丸增大，睾丸间质细胞增生，甚至有生精小管生精现象；③家庭性高睾酮血症，表现为睾丸过早地合成甾体激素甚至有生精现象，缺乏 LH 和 FSH 刺激，睾丸也会增大，但 LH 和 FSH 可以不升，LHRH 兴奋试验呈阴性。

（三）实验室及其他检查

1. 促性腺激素（LH、FSH 及 PRL）及性激素（T）测定　真性性早熟 LH、FSH 及 T 均升高；假性性早熟仅 T 升高，而 LH 和 FSH 仍处于儿童期水平，但少数患者也可有 LH 升高。

2. 骨龄　骨龄超过生理年龄 1 年以上可以视为提前，骨龄是提示发育成熟最简易、可信的诊断及治疗监测指标。

3. 头颅 CT 或 MRI　可以发现颅内器质性病变。特发性中枢性性早熟头颅 MRI 常未见异常；中枢神经系统异常占位（如下丘脑错构瘤、胶质瘤、脑脓肿）或脑积水、炎症等，则可以引起中枢性真性性早熟。

4. 腹部 CT 和盆腔超声检查　女性真性性早熟可见卵巢和子宫均发育增大；肾上腺区域增大或腺瘤、肝脏占位性病变、睾丸间质细胞病等均提高，为假性（周围性）性早熟。

5. 血浆 ACTH、F 测定　结合促性腺激素和性激素，对先天性肾上腺皮质增生（CHA），特别是异性化性早熟（女性男性化）的诊断有帮助。

6. 性染色体测定　对确诊患者性别很有帮助。

7. LHRH 兴奋　对区别真性性早熟和假性性早熟有决定性意义。若 LHRH 兴奋试验，LH（及 FSH）有明显升高反应，则为真性性早熟；若 LHRH 兴奋试验时 LH（及 FSH）无更应则属假性性早熟。

8. 收集晨尿查精子　若阳性则为真性性早熟。

9. 长骨（如四肢骨）X 线片　若发现有纤维性发育不良伴囊性变，则有利于 McCune - Albright 综合征，这是一种周围性性早熟，但长期未治疗也可过渡到中枢性性早熟。

10. 甲状腺功能测定（TSH、FT₃、FT₄）　以确定有无甲减所致性早熟。

（四）诊断与鉴别诊断

1. 诊断程序　①确定存在性早熟；②中枢性或外周性性早熟鉴别；③确定性早熟的病

因。（器质性/功能性，真性，假性）。

2. 中枢性性早熟的诊断 ①第二性征提前（女孩8岁前，男孩9岁前）；②GnRH激发试验；③性腺增大；④骨龄提前1年以上；⑤LH（及FSH）明显升高。

（五）治疗

（1）中枢性性早熟：治疗包括病因处理和性早熟治疗。

1）由中枢神经病变所致的继发性中枢性性早熟：主要针对原发病处理，如肿瘤者则需脑外科手术，必要时还要配合放射治疗；对脑脓肿或脑积水也要作相应处理。

2）特发性中枢性早熟：治疗以药物治疗为主。目前推荐应用LHRH类似物（促效剂）（LHRH-A），这是一种9肽激素，作用比生理性LHRH（10肽）更长更强，作用于垂体促性腺细胞受体。这种持续作用使受体产生降调节（失敏感），使LH（及FSH）分泌抑制，同时受体后激活的通路被阻断，因而使垂体-性腺轴呈抑制状态。常用药物：达必佳（decapeptyl）、达菲林（dipherelin），这两种制剂有效成分为曲普瑞林（triptorelin），控释制剂含量为每支3.75mg，每4周肌内注射1次；另一种制剂为醋酸亮丙瑞林抑那通（leuprorelin acetate），含量为每支3.75mg，每4周肌内注射1次。LHRH-A治疗性早熟的意义在于它抑制青春早期的发育，延缓加速的骨成熟，预防长骨骨骺过早融合，因而使患者成年时身材高度得以改善。

（2）外周性性早熟：治疗要针对不同病因作出相应处理。

1）先天性肾上腺皮质增生（CAH）：最常见于21-羟化酶和11-羟化酶缺陷，因糖皮质激素合成不足≥ACTH升高，雄激素合成增多，出现女童男性化性早熟，男孩假性性早熟。治疗主要用糖皮质激素，如泼尼松5mg，每天1~2次，以抑制ACTH和T为主要观察指标；遇有感染应激时，临时适当增加泼尼松剂量。对女童的阴蒂肥大，也可考虑手术处理。

2）McCune-Albright综合征：女孩多于男孩，可有性早熟及多种内分泌功能异常，由于本病为外周性性早熟，可用芳香化酶抑制睾内酮（testolactone），或与螺内酯联合治疗，但这些药物应用1~3年后会发生脱逸。

3）家庭性高睾酮血症：治疗主要是抑制甾体激素合成和对抗雄激素作用。睾内酮（testolactone），芳香酶抑制剂，抑制T转化为E_2。试用剂量20~40mg/（kg·d），分4次口服。螺内酯（螺内酯，spironolactone），它是雄激素竞争性抑制剂，具有抗雄激素作用。剂量1~2mg/（kg·d），分2或3次口服。注意监测电解质和肝功能。环丙黄体酮（cyproterone acetate），是17-羟基黄体酮衍生物，剂量70~150mg/m²，分2次服，最大剂量200mg/d，每2~4周1次。

4）严重甲状腺功能减退所致的假性性早熟：宜用甲状腺激素（优甲乐或甲状腺片）治疗。

5）肾上腺肿瘤、性腺肿瘤、分泌绒毛膜促性腺激素（HCG）：肿瘤如畸胎瘤、肝母细胞瘤、中枢神经系统原胚瘤（germinomas）、肾上腺皮质癌等以手术切除为宜，必要时配合放疗或化疗。

6）外源性雄激素（或雌激素）所致假性性早熟：应尽量争取停用。

（六）展望

性早熟病因、发病机制尚有许多不明之处，随着分子生物学和基因检测技术发展和提高，必将有很大进步。对性早熟的药物治疗，随着许多新药的实验研究和临床进一步推广和探索，对阻止性早熟的发展、成年时身材高度和停药后正常青春发育期的恢复将取得更理想的效果。

（李晨惠）

第三节　男性乳腺发育症

男性乳腺发育症（gynecomastia）是指男性出现乳腺发育增大，大多数可达女性乳房大小，少数可仅呈乳晕下轻微隆起或硬结样增生，常见双侧性或初起单侧渐至双侧发育，可双侧大小不一，亦有不少仅单侧发育。这常常由于雌激素作用增强和（或）雌激素/雄激素比例增高所致。

男性乳腺发育作为生理现象可见于新生儿、青春期和老年，不经治疗也可自行缓解。但也可以为病理状态，这时由于雄激素不足或雌激素过多。男性乳腺发育患病率与年龄和体重指数（BMI）相关，可能是由于脂肪组织芳香化酶活性增高所致。有资料显示，男性19岁乳房发育发生率为17%，至40~44岁时达41%，45~59岁的住院患者中男子乳房发育率达57%，其中83%的乳腺组织直径<5cm。真性乳腺发育通常乳腺组织直径>4cm，常伴有压痛。乳腺组织增大应和过多的脂肪堆积相区别，触诊时乳腺组织相对较韧，且含有纤维样条索感。

（一）病因及发病机制

男性乳腺发育可以是生理性现象，也可以是病理性原因，需要进行进一步检查；也有特发性者，即尚未发现明确原因。

男性在新生儿、正常青春期（14~18岁最常见）、老年期（多见于更年期后，尤其是60岁以后）3个年龄段都可以出现生理性乳房增大。

1. 生理性男子乳腺发育症

（1）新生儿男性乳腺发育：新生儿乳腺增大，可能是由于母体或胎盘的雌激素进入胎儿血循环所致。乳腺增大一般于出生后6~7天达高峰，3周左右消退，有时持续至3个月或更长时间。

（2）青春期男性乳腺发育：青春期男性乳房增大很常见，以12~16岁最多见，可高达3%，两侧乳腺增生可不对称，有时直径可达4cm或更大，可以持续1~2年，可能是青春期有短暂的雌激素水平较高所致。

（3）老年性男性乳腺发育：老年男性乳腺发育相对多见，一般轻度发育，常无自觉不适症状。因血浆睾酮浓度和游离睾酮均下降，雌激素相对性增多所致。

2. 病理性男性乳腺发育　雌激素增多、雄激素减少是男性乳腺发育的最主要因素，但并非单纯的某种激素异常，往往是都有变化，共同点是比例失调。

（1）雌激素分泌过多：睾丸肿瘤，包括睾丸的间质细胞瘤、绒毛膜上皮癌等均可引起乳腺增大。以生殖细胞占多数，分泌过量的雌激素或雌激素前体。这时约半数以上可触及睾丸上的肿块，常为一侧性。

（2）睾酮分泌减少：如先天性无睾症、Klinefelter综合征等，除睾酮分泌浓度下降、雌激浓度增高、T/E$_2$比例下降、出现男性乳腺发育症外，还同时伴有睾丸缺如或睾丸容积缩小，雄激素缺乏的体型。对于后天性睾丸疾病，如腮腺炎伴睾丸炎、创伤、手术、血透等病因非常明确，临床表现典型。

3. 药物性男性乳腺发育　许多药物如促进性腺发育的药物（HCG、克罗米芬）、雄激素拮抗剂（如西咪替丁、螺内酯、酮康唑），其他一些药物如洋地黄、异烟肼、钙拮抗剂、雌激素及其膏剂等，有的药物可能增加了雌激素的分泌，有的药物可能抑制睾酮的分泌，但很多药物致男乳发育的机制不明，尤其长期数药合用者，机制更复杂，但临床表现典型。

4. 全身性疾病伴男性乳腺发育　慢性肝硬化、肾衰竭、甲亢、甲减、结核、糖尿病、充血性心衰、库欣综合征、GH瘤、雄激素抵抗综合征及多种血液系统疾病均可有男性乳腺发育，但绝大多数均有其特殊临床表现，故临床不易漏误诊。

（二）实验室及其他检查

1. 生化常规　尤其是肝功能、肾功能、血脂等，对患者全身情况了解很有帮助。

2. 性激素全套　包括 LH、FSH、PRL、T、E$_2$、P 等，对确定有无性激素低下，确定是中枢性或周围性性腺功能不全，确定有否高泌乳素血症等非常有用。

3. 肾上腺和甲状腺激素　包括 DHEA、DHEA－S 对确定肾上腺病变（占位）有帮助，甲状腺功能（TSH、FT$_3$、FT$_4$）检查可明确有无甲亢或甲减。

4. 性染色体测定　协助确定患者性别。

5. 影像学检查　头颅 MRI，肾上腺区域 CT、B 超检查（肾上腺、睾丸）确定占位部位及大小。

6. 乳房组织及包块　可用乳房造影术和 B 超检查。

7. 活体组织检查　如乳房包块、睾丸包块活检，病理学检查可以协助诊断。

（三）诊断

1. 第二性征缺乏而有女性化症状　乳房增大，两侧可不对称，睾丸小或未下降、硬，阴毛呈女性型分布。

男子乳房增大，多数为双侧，乳晕处隆起，以乳头为中心，其下可扪及圆盘状发育肥大的乳腺组织，边界清楚，与周围组织不粘连。肿块直径常在 2cm 以上，大者可达 12cm。可不对称，有胀痛、压痛及溢乳，有的伴性功能减退及原发疾病的症候群，如肝硬化、类无睾症群和男性假两性畸形。

2. 血和尿激素及激素代谢产物测定　性激素；促性腺激素；ACTH；皮质醇；17－OHP；17－KS；17－生酮类固醇等确定是否有性激素低下。

3. 其他　肝肾功能检查、骨龄测定有助于协助诊断。

（四）治疗

（1）生理性乳腺发育症：乳腺直径 <2cm 或直径 2~4cm，乳腺无压痛，通常能自然消退，不需特殊治疗，仅需观察随访。但对于青春期巨乳症，青春期发病后的肿大乳房对药物治疗效差，仅手术治疗（乳腺切除）有效。

（2）特发性乳腺发育症：许多患者 1~3 年内肿大的乳房能自行消退，可以不做药物治疗。但对于乳腺组织直径 >4cm 者，首先推荐药物治疗。

1）常用药物及方法：a. 庚酸双氢睾酮：因不受芳香化酶催化，故应用后提高血循环中

DHT 而不会芳香化成 E_2，因而不会促进乳房发育。200mg，每 3 ~ 4 周肌内注射 1 次，治疗 3 个月，乳腺缩小率达 82%。b. 三苯氧胺：一种雌激素受体拮抗剂，起抑制内源性雌激素作用。20mg/d，有报告乳房缩小有效率达 62%，乳腺疼痛缓解率达 90%。通常疗程 1 ~ 3 个月。疗效欠佳时可适当增加剂量。副作用通常不大，应注意观察有无消化道反应、肝功能改变等。c. 睾内酮：芳香化酶抑制剂，抑制 T 转化为 E_2，使 E_2 减少。450mg/d，分次口服。d. 达那唑：为人工合成的 17α - 炔睾酮衍生物，除具有轻微的雄激素作用外，还有孕激素样作用，对 HPG 轴系有抑制作用，服药后体内雌激素下降，性器官和乳腺萎缩。e. 克罗米芬：应用低剂量克罗米芬有促进垂体促性腺激素分泌作用，但大剂量时则对垂体起抑制作用。口服 50 ~ 100mg/d，约使 20% 的患者有不同程度的疗效。

2）手术治疗：病程较长、药物治疗难以逆转者，乳腺发育由开始的腺体增生转为后期的纤维化和透明样变性为主，则手术治疗是唯一有效的方法。一般采用环乳晕入路切除乳晕下乳腺组织。

（3）病理性乳腺发育症：主要是针对不同病因作出合理的处理，对于药物性乳腺发育症，停药是关键；对于雌激素分泌过多所致者，切除睾丸、肾上腺、肺部肿瘤；CAH 者补充泼尼松等；对 Klinefelte 综合征，以补充睾酮为主。对这类疾病的乳腺发育，也可以试用抗雌激素药物，必要时也可考虑外科手术处理。

（五）展望

特发性乳腺发育症，原因未明，但随着检测技术发展和对本病认识的深化，一些原先被认为是特发性的，将重新定性为继发性。对乳腺发育的药物治疗，随着实践的深化，将对许多新药的疗效及副作用有新的认识，并推广疗效好、副作用少的治疗药物。

（李晨惠）

第四节　伴内分泌表现的睾丸肿瘤

睾丸肿瘤虽然发病率不高，但年轻人好发，在 20 ~ 35 岁年龄段，睾丸肿瘤的发生率仅次于白血病，占第 2 位。在美国，其发病率为（2 ~ 3）/（10 万男人·年），肿瘤死亡率为 1%。根据其来源，睾丸肿瘤可分为原发性和继发性。原发性肿瘤分为生殖细胞与非生殖细胞肿瘤。前者发生于精曲小管的生殖细胞，约占睾丸肿瘤的 95% 以上。在生殖细胞肿瘤中，精原细胞瘤最常见，约占 40%；其他如胚胎癌、畸胎瘤、绒毛膜上皮细胞癌、卵黄囊瘤等。非生殖细胞肿瘤，发病率较低，为发生于间质细胞、支持细胞和睾丸间质的肿瘤，如间质细胞瘤、支持细胞瘤和睾丸网腺癌等。25% ~ 30% 的生殖细胞肿瘤会分泌人绒毛膜促性腺激素（HCG）、甲胎蛋白（AFP）。来自间质的莱迪希细胞或支持细胞的肿瘤，往往分泌类固醇激素（雄激素和雌激素）。因此，生精细胞肿瘤或莱迪希细胞、支持细胞肿瘤多伴有激素分泌异常。睾丸转移性肿瘤主要继发于全身恶性淋巴瘤与白血病。本章主要讨论有关睾丸肿瘤的病因、病理、临床表现与治疗等，并讨论伴内分泌表现的睾丸肿瘤 - 性索 - 基质肿瘤（sex-cord - stromal neoplasms）。这类肿瘤虽然比生殖细胞肿瘤发病率低，但它们具有内分泌活性细胞，故加以详细讨论。此外，对伴有内分泌表现的莱迪希细胞增生症，以及各类睾丸肿瘤的旁分泌和内分泌作用也作扼要介绍。

一、睾丸肿瘤的病理分类

睾丸一般由结缔组织将其分为 200~350 个小叶，每个小叶由精曲小管与睾丸间质所构成。精曲小管主要有两种细胞所构成：生精细胞与支持细胞。支持细胞一般位于精曲小管的基底部，包绕各级生精细胞。精曲小管之间依靠结缔组织相连，其间分布着间质细胞，即莱迪希细胞（Leydig cell），分泌雄激素，对维持精子的发生有重要意义。绝大多数的原发睾丸肿瘤来源于生精组织，占肿瘤总数的 90%~95%，其余原发肿瘤的 5% 来源于非生精组织。睾丸肿瘤的病理分类对临床或外科手术提供治疗决策基础。但是分类标准至今也未能取得一致意见。自 1940 年以来，根据临床治疗决策的需要，至少提出了 6 种不同的病理分类法。一般睾丸肿瘤分为原发性与继发性两大类。原发性肿瘤又分为生殖细胞瘤与非生殖细胞瘤。

睾丸原位癌（carcinoma in situ，CIS）作为睾丸肿瘤的早期病理类型，逐渐引起人们的重视。CIS 若能及时发现，将提高患者的生存率。其表现为精曲小管内细胞异常，在其发展为可触及的睾丸肿瘤之前，可潜伏许多年。患有 CIS 时，睾丸体积通常无异常，偶有压痛，许多患者无其他症状。血小板生长因子受体被认为是可能的肿瘤标志物，CIS 患者血清中一般无其他肿瘤标志物。因此，标准的外科活检术成为发现 CIS 的唯一方法。最早对 CIS 引起重视的是 Skakkebaek（1972 年）。他在检测不育症患者的睾丸病理切片时，发现细胞形态异常。在其系列研究中，第 1 次活检后连续追踪 1~5 年，6 例睾丸精曲小管 CIS 患者，4 例肿瘤进展，突破精曲小管的基膜（1978 年）。1994 年 Parkinson 等报道，70 例睾丸标本中发现 1 例 CIS。对 CIS 如何进行临床处理，仍然存有疑问。因为到底有多大比例的 CIS 会转变为临床型睾丸肿瘤，至今尚无定论。但是，对睾丸进行病理检查时，CIS 应引起我们的重视。睾丸肿瘤的病理类型比较复杂，如颜克钧等报道了 4 例睾丸内胚窦瘤，均行睾丸肿瘤根治术及腹膜后淋巴结清扫术，术后辅以化疗。随访 6 个月至 7 年，无局部复发及远处转移。

二、流行病学与病因学

睾丸肿瘤的发病率各国报道不一，美国每年新报道约 5 500 例睾丸肿瘤。美国白人一生中患睾丸癌的比例为 0.2%，或 1/500。生殖细胞肿瘤的发病与遗传、激素或环境因素均密切相关，但确切的发病机制至今还不清楚。例如，芬兰与丹麦均属北欧国家，地理环境、文化背景、社会状况、经济特点均非常相似，但是芬兰的睾丸癌发病率明显低于丹麦。调查表明，睾丸肿瘤的发病与种族密切相关，无论是美洲或非洲的黑种人，其睾丸肿瘤的发病率均较低，只及白种人的数分之一。一侧睾丸肿瘤发病后，并不能排除对侧发病的可能。精原细胞瘤可发生在双侧睾丸，可同时发生或前后发生。例如，一侧精原细胞瘤睾丸切除后多年，对侧又可出现睾丸肿瘤。Holzbeierlein 等统计 1950—2001 年 3 984 例睾丸肿瘤，其中 58 例为双侧发病，发病率约为 1.5%。

睾丸肿瘤的病因主要有以下几方面。

（一）内分泌紊乱

内分泌因素在睾丸癌的发病中起到重要作用。①在出生后 1~2 年，生精细胞肿瘤发病率非常低，此时血液中促性腺激素、类固醇水平均较低。随着青春期的到来，卵泡刺激素、黄体生成素和睾酮分泌增加，睾丸肿瘤的发病也逐渐达到高峰期。②生殖细胞肿瘤在低促性腺激素患者中发病率很低，但该类患者又可能因隐睾发病率高而增加生殖细胞肿瘤的发病。③有报道，应用促性腺激素与氯米芬会增加生殖细胞肿瘤的发病。④分泌 HCG 的肿瘤比不分泌者，病情进展迅速，发展变化快。⑤给予孕期女性外源性 E_2 可导致其后代产生睾丸肿瘤。但是，激素在睾丸肿瘤中的发病机制至今不清楚。

（二）隐睾症

隐睾症患者比正常人群睾丸肿瘤发病率高 5 倍。腹腔型隐睾的肿瘤发病率更高。

（三）环境因素

据调查，在西欧和北美的白种人中发病率为（3~9）/10 万，但在几十年后发病率增加了 2~4 倍。其他国家的调查也表明，近年其发病率有所增加，表明环境因素在其中起到了重要作用。如长期在高温或低温环境工作，可增加睾丸肿瘤的发生率；某些化学物质，如锌、镉可导致家禽的睾丸肿瘤发生。

（四）感染后免疫功能低下

Powles 等报道，多中心的研究表明，HIV 患者中睾丸肿瘤的发病率明显高于非 HIV 的人群。随访 4.6 年后，9% 的 HIV 患者死于睾丸肿瘤，致死率与 HIV 感染、睾丸肿瘤复发转移有关。

（五）性发育异常

如染色体异常 45，X/46，XY 患者，其睾丸肿瘤发病率高于一般隐睾症患者。Y 染色体异常以及雄激素不敏感综合征，也是睾丸肿瘤的高危因素。

三、病理生理学

睾丸肿瘤多起源于生殖细胞，但可以分化为各种各样的胚胎组织。当在致癌因素的作用下，肿瘤细胞向生殖细胞形态分化，则为精原细胞瘤（seminoma）；若向多能细胞分化，则可形成胚胎瘤；若分化向外胚层或滋养层发展，则为绒毛膜上皮细胞癌或卵黄囊肿瘤。传统上生殖细胞肿瘤分为精原细胞瘤和非精原细胞瘤（nonseminoma）。在其分类中，其中之一为精母细胞性精原细胞瘤，但有大量生物学证据表明，其与精原细胞瘤不同，所以精母细胞瘤（spermatocytic seminoma）应予使用。典型的精原细胞瘤与非精原细胞瘤看起来有相同的生物学来源。①经对睾丸的原位癌组织形态学研究发现，可来源于精原细胞瘤又可来源于非精原细胞瘤；②大约 1/3 的生殖细胞肿瘤含有混合的精原细胞瘤与非精原细胞瘤的成分；③精原细胞瘤有时具有绒毛膜上皮细胞癌的特性，可分泌 HCG 等产物。推测其存在中间性细胞类型。然而，在考虑到治疗方案时，将其分为精原细胞瘤与非精原细胞瘤有实际意义。

睾丸肿瘤局部生长与转移有其特殊性。生殖细胞肿瘤多起源于精曲小管的生殖细胞，开始表现为原位癌，随着肿瘤的恶性生长，逐渐代替原有的睾丸实质。由于睾丸表面白膜的存在，阻挡肿瘤的局部侵袭，睾丸肿瘤发生附睾与精索转移的可能性小，而发生淋巴与血液转移的可能性较大。通常尚未侵犯附睾与精索时，肿瘤已通过淋巴道转移到腹膜后或腹股沟淋巴结。睾丸肿瘤发生血液转移也较早，通过直接的或间接的通道，肿瘤转移到肺、骨或肝等脏器。

对于睾丸肿瘤而言，完全自然痊愈的概率非常小，成人的睾丸肿瘤应认为是恶性的。由于睾丸肿瘤自然生长史较短，过去一般习惯于用 2 年生存率评价治疗的有效性。由于多种联合疗法的出现，患者治疗后的生存时间逐渐延长，用 5 年生存率评价疗效可能更加适合。对患者的长期随访是必需的，因为有人观察到，治疗后 10 年睾丸肿瘤仍可再次复发。

四、临床表现

睾丸肿瘤患者的生存率与早期发现密切相关。若肿瘤局限在睾丸内或仅有局部淋巴结转移时，采取正确的治疗措施，能取得较好的疗效。临床发现延误治疗或误诊的原因，首先是患者对疾病的忽视、恐惧，故在社区内认真推行医学健康教育，使人们掌握或了解睾丸肿瘤的知识，非常必要；其次是医师对睾丸肿瘤的忽视，故掌握该病的临床发病特点，获得及时诊断，对提高 5 年生存率非常重要。

睾丸肿瘤的早期表现，一般为单侧睾丸的肿大或无痛性的睾丸肿块。由患者或其性伴侣偶然发现而就诊。睾丸表现为肿大、肿胀或质地坚硬，30% ~40% 的患者伴有会阴部、阴囊、下腹部或肛门周围的钝痛或沉重感，约 10% 的患者表现为睾丸的急性疼痛。偶尔有患者表现为萎缩睾丸的增大。罕见病例是患者因不育症就诊时，发现睾丸肿大。若患者睾丸肿瘤内出血或并发急性附睾炎时，也可因急性突发性疼痛而就诊。约 10% 的患者就诊时，可能表现为肿瘤远处转移的征象，如颈部淋巴结转移表现为颈部包块；肺部转移后表现为咳嗽、咯血或呼吸困难等；双侧腹股沟淋巴结转移等表现为下肢水肿。大约 5% 的睾丸生殖细胞肿瘤的患者表现为男性乳房发育，这与肿瘤的内分泌特性相关。部分患者可表现为 HCG、催乳素、雌激素或雄激素的增高。

对睾丸肿瘤患者触诊时，要双手同时进行，先对正常侧睾丸进行触诊，以获知基本大小与形状，与患侧进行比较。睾丸检查时，把睾丸置于拇指与示指、中指之间，对其大小、形状、质地、与附睾的关系进行仔细扪诊，对任何睾丸肿块都应认真检查。肿块可能局限于睾丸的某一区域，或侵犯整个睾丸。对任何睾丸白膜内的坚硬或质地增硬的组织，均应引起重视，直到排除睾丸肿瘤为止。大多数的睾丸包块局限于睾丸白膜内，但 10% ~15% 的肿瘤可侵犯到附睾或精索。部分患者可能并发鞘膜积液，有时表现为血性积液。常规体检包括对颈部、锁骨上淋巴结的触诊，检查乳房大小，有无发育征象；对胸部进行常规检查，排除胸部转移；进行常规腹部检查，排除腹部肿块，尤其是肝脏转移等。

五、辅助检查

（一）B 超检查

对发现的睾丸病变及时采取 B 超检查意义重大。B 超可明确鞘膜积液或附睾炎的表现，对睾丸内的肿块可发现其异常回声。尤其采取彩色多普勒超声检查意义重大，现认为是睾丸肿瘤的首选影像学检查方法。生殖细胞肿瘤的表现为：睾丸内低回声包块，肿块与睾丸有明显的界限或边界不清晰，睾丸一般增大呈圆或卵圆形，肿块内无钙化和囊性区。胚胎癌多显示肿块侵犯白膜，血流明显增加。畸胎瘤回声不均匀，肿块较大呈球形，很难见到正常睾丸组织，肿块边界清楚，其内有钙化区和囊性区。对小儿睾丸肿瘤超声检查有较高的临床价值，其超声特征为：睾丸增大，呈不均质的中强回声改变。卵黄囊瘤见不规则无回声暗区。畸胎瘤呈囊性多房改变或见液性暗区，有钙化强光斑伴声影。

（二）X 线与 CT 检查

胸、腹部或腹膜后淋巴结转移的表现可通过 X 线或 CT 确诊。沈新平对睾丸肿瘤的 CT

诊断进行评价。14 例均行 CT 平扫加增强扫描，并经手术切除及病理证实。14 例 CT 均显示为睾丸肿大，呈软组织密度影，境界清楚，其中 10 例精原细胞瘤仅轻度不均匀强化；2 例恶性畸胎瘤平扫密度不均匀，内有脂肪密度，且有中度强化；2 例胚胎癌中度不均匀强化。CT 对睾丸肿瘤的诊断与分型，对判断有无腹膜后淋巴结转移，确定临床分期，有临床意义。

（三）睾丸肿瘤标志物检测

睾丸肿瘤临床常用的肿瘤标志物主要用于生殖细胞肿瘤的检查。应用现代放射免疫技术可稳定地检测到血液内的肿瘤标志物微量改变，主要检查 β-绒毛膜促性腺激素（β-hCG）、甲胎蛋白（AFP）、乳酸脱氢酶（LDH）、胎盘碱性磷酸酶（PALP）。尤其 β-hCG 与 AFP 较有意义，对诊断、临床分期与治疗效果的检测有临床价值。

AFP 为单链糖蛋白，分子质量为 70 000，于 1954 年首先在胎儿血清中发现。胎儿期，AFP 为胎儿的卵黄囊、肝脏和胃肠道所分泌，在胚胎第 14 周其分泌达到最高峰，出生后逐渐下降。在肝脏、睾丸肿瘤患者，其 AFP 升高。在人类，AFP 的半寿期为 5~7d，所以检测治疗前、后 AFP 浓度的变化，可预测睾丸肿瘤的进展与预后。出生后的前 6 个月，AFP 的升高预示一系列的肿瘤，如来自睾丸、肝脏、胰腺、胃等组织的病变。AFP 的升高可能预示为单纯的胚胎癌、畸胎瘤、卵黄囊瘤或由其构成的复合性肿瘤，而单纯的绒毛膜上皮细胞癌或精原细胞瘤很少发生 AFP 的升高。

hCG 也是一种糖蛋白，分子质量为 38 000，由 α、β 两个多肽链构成，一般来源于胎盘组织。早在 1930 年，人们就发现某些睾丸肿瘤可分泌 hCG，并可从血清中检测到其变化。但是，hCG 的升高也可由于其他恶性肿瘤引起，如肝脏、胰腺、肾脏、膀胱等器官的恶性肿瘤也可能导致血中 hCG 的升高。在某些检测方法中，hCG 可能与 LH 起交叉反应，对某些检测到 hCG 升高的患者，要警惕为 LH 的过度升高所引起。hCG 的半寿期为 24~36h，某些个体的半寿期可能更短。某些患者 hCG 的 α 肽链半寿期为 20min，β 链为 45min。据统计，所有绒毛膜上皮细胞癌患者的血清 hCG 均升高，40%~60% 的胚胎癌患者血清 hCG 升高，5%~10% 精原细胞瘤患者血清 hCG 升高。

对睾丸肿瘤的新的肿瘤标志物也进行了许多研究，周文定等报道了端粒酶 hTRT 基因可能成为睾丸肿瘤的新的肿瘤标志物及治疗的新靶点。应用核酸原位杂交技术对 51 例睾丸肿瘤组织和 10 例正常睾丸组织中端粒酶 hTRT 基因的表达进行检测和定位。该基因在睾丸组织中的阳性率为 92.16%，而且端粒酶 hTRT 基因表达强度与肿瘤分化程度显著相关，其强阳性表达水平与肿瘤细胞的分布定位一致。

六、诊断、鉴别诊断及肿瘤分期

对任何睾丸肿块都应提高警惕，睾丸的彩色多普勒超声检查是诊断与鉴别诊断的首选方法，而肿瘤的最后确诊往往依靠病理诊断。睾丸肿瘤初次就诊时易被误诊，有人统计，其误诊率约为 25%，常被误诊为睾丸附睾炎。睾丸肿瘤合并鞘膜积液时，尤其应提高警惕。临床还应与腹股沟疝、阴囊血肿等鉴别。庄申榕等强调要提高睾丸良性病变的诊断水平。对 20 年内术前诊断睾丸肿瘤的 77 例患者进行总结，有 18 例为良性肿块（23%），其中 13 例行睾丸肿块切除术，5 例行睾丸切除术。术后随访未见复发与转移。可能睾丸良性病变的发生率远高于一般报道，在认识到良性病变高发率的基础上，对可疑患者进行积极的探查可以减少不必要的睾丸切除。病史、体检、B 超对良性病变的术前诊断有较大意义。

睾丸肿瘤一般采取 TNM 与临床分期两种方法。前者按肿瘤、淋巴结与远处转移特点分类；后者分为三期：Ⅰ期病变局限在睾丸；Ⅱ期肿瘤转移至腹膜后；Ⅲ期有全身远处转移。

七、治疗

睾丸肿瘤的治疗取得了较好的效果，目前一般采用手术、放疗与化疗相结合的方法，有效率可超过90%。手术治疗包括根治性睾丸肿瘤切除术、腹膜后淋巴结清扫术和部分转移病灶切除术等手术方法。放射治疗因睾丸肿瘤的类型不同，其对放射疗法的敏感性有不同。精原细胞瘤对放疗敏感，胚胎癌与畸胎瘤敏感程度低，而绒毛膜上皮细胞癌对放疗不敏感。故临床放疗时，应根据肿瘤的病理类型选择不同的方法。国内外对睾丸化疗的治疗均取得了较好疗效，尤其现在采取联合化疗的方法。目前常用的化疗药为：顺铂、环磷酰胺、光辉霉素、卡铂、表柔比星等。

睾丸肿块尚难确定良恶性时，应先采用腹股沟切口，作睾丸肿块探查术，术中将精索游离，用肠钳在内环部钳夹阻断血流，然后将阴囊内容物从腹股沟切口翻出，暴露睾丸肿块，必要时作睾丸肿块冰冻活检，一旦确定为睾丸肿瘤，即作腹股沟内环以下睾丸根治性切除术。待石蜡切片确定睾丸肿瘤性质后再决定进一步治疗方案。

对睾丸肿瘤强调早期治疗。徐序广等对69例睾丸肿瘤进行随访，8例失访。其中61例睾丸肿瘤患者的中位随访时间10.8年，Ⅰ期和Ⅱ～Ⅲ期患者无瘤生存率分别为91.7%（44/48）和38.5%（5/13）。其中7例死于肿瘤转移，5例晚期肿瘤患者在术后1～3年内死亡。对早期睾丸肿瘤行根治性睾丸切除术后辅助放疗与化疗，预后良好。睾丸肿瘤治疗后复发或失败多发生于术后3年之内，远期复发较为少见。对胚胎癌等非精原细胞肿瘤若已侵犯血管或已发生淋巴转移是睾丸肿瘤复发的高危因素。由于睾丸肿瘤的早期诊断困难，不少患者就诊时已经发生严重的腹膜后淋巴结转移。Mosharafa 等对1973—2001年1 366例化疗后的睾丸肿瘤进行腹膜后清扫的结果进行分析，其中97例为精原细胞瘤，1 269例为非精原细胞瘤。97例中的47例腹膜后清扫时需要进一步手术，其中25例行肾切除，9例行下腔静脉切开，5例行动脉移植，5例行肠部分切除等。非精原细胞瘤1 269例中的257例进行了腹膜后手术。结果表明，对于精原细胞瘤患者而言，化疗后的腹膜后手术可提高患者术后的5年生存率。

精原细胞瘤是成年人中最常见的睾丸肿瘤类型，占60%～65%，对局限于睾丸的精原细胞瘤，行经腹股沟的睾丸切除术，并结合放疗、化疗取得了较好的疗效，其总的治愈率目前达到了90%。其病理类型分为典型精原细胞瘤、间变性精原细胞瘤、精母细胞性精原细胞瘤。典型精原细胞瘤发病率最高，为82%～85%。本病恶性程度低，睾丸肿块生长缓慢。查体时发现睾丸偏大、质硬。B超显示均匀的低回声影。AFP多为阴性，HCG有约10%的患者升高。Ⅲ期或术后复发的患者也可以选择放疗、化疗，化疗时主张联合用药。

胚胎癌、恶性畸胎瘤患者一般在根治术后行腹膜后淋巴结清扫术。绒毛膜上皮细胞癌少见，恶性程度极高，预后极差，根治性睾丸切除术后辅以化疗。骆曦图等回顾总结睾丸肿瘤331例，其中20例属于非精原细胞瘤，给予根治性睾丸切除加腹膜后淋巴结清扫术。15例存活5年以上，3例存活3年，2例存活12～16个月。术后12例保存性功能，5例不能射精。他们认为，提高非精原细胞肿瘤的生存期，关键在于淋巴结清除是否彻底。在清除淋巴结的过程中，要注意椎旁淋巴结，还应注意血管间的彻底解剖。对Ⅲ期患者，术中尽可能切除肿块，放置银夹，作为术后放疗的标志，并辅以化疗，使患者延长生命。

睾丸继发性肿瘤包括睾丸恶性淋巴瘤与白血病性睾丸肿瘤。临床治疗时可参考其他肿瘤的治疗方法。

八、睾丸性索 – 基质肿瘤

成年人睾丸性索 – 基质肿瘤占睾丸肿瘤的比例不到5%，而在儿童，这类肿瘤约占睾丸肿瘤的40%。抑制素 A（inhibin A）是区别性索 – 基质肿瘤和其他睾丸生殖细胞肿瘤的最佳血清肿瘤标志物，因为几乎所有的睾丸性索 – 基质肿瘤都分泌这种多肽，而生殖细胞肿瘤没有这种功能。

（一）莱迪希细胞增生症与莱迪希细胞肿瘤

许多睾丸疾病可伴有局灶性或弥漫性莱迪希细胞增生，例如先天性生殖细胞不发育，或严重的精子发生异常，支持细胞综合征、隐睾症或克氏综合征等都可见到莱迪希细胞增生和莱迪希细胞结节形成。当这种结节的大小超过精曲小管直径的几倍时，则称为莱迪希细胞肿瘤（Leydig cell adenomia）。

莱迪希细胞增生症的发生机制尚不清楚。睾丸垂体丘脑轴的失调，导致黄体生成素和促性腺激素释放激素对睾丸莱迪希细胞的长期刺激可能是发生莱迪希细胞增生的主要因素，也有报道其与 LH 受体和 G 蛋白的结构改变等有关。早期 LH 受体突变可引起莱迪希细胞增生以及青春期早熟。莱迪希细胞增生与莱迪希细胞肿瘤的区别为：后者是实质性肿块，只有少数病例有 LH 受体和 G 蛋白的突变。应用雌激素、促性腺激素和各种化学合成制剂均可诱导某些患者出现莱迪希细胞增生症和腺瘤。

莱迪希细胞肿瘤多发于 5 ~ 10 岁和 30 ~ 35 岁。在儿童可出现早熟、阴茎增大、阴毛出现、身材速增、皮肤改变和出现成人的出汗气味。这些症状是由于肿瘤分泌雄激素增多所致。约 10% 的男孩有乳房发育，这是由于肿瘤组织有较高的芳香化酶的作用，使雌激素产生过多所致。成年人，即使过多的雄激素分泌也不会像儿童患莱迪希细胞肿瘤一样的改变。但是，乳房女性化发育在成年患者中常见，占 20% ~ 40%，可伴有性欲丧失、勃起障碍和不育。儿童莱迪希细胞肿瘤通常是良性的，可作手术挖除。而成年人有 10% ~ 15% 患者可为恶性。许多恶性莱迪希细胞肿瘤可没有激素活性，良性肿瘤作睾丸切除，而恶性肿瘤需进行腹膜后淋巴结清扫。未切除侧睾丸也可因内分泌原因导致生精功能受损，可导致不育与雄激素分泌过低。恶性莱迪希细胞肿瘤对化疗与放疗均不敏感。该肿瘤一经诊断，应立即治疗。其生存期为 2 月至 17 年，平均 2 年。曾发现治疗后 9 年发生转移的报道。因此对这些病例需终身随访。由于该病发病的特殊性，易被误诊、误治。

（二）支持细胞瘤

支持细胞是精曲小管上皮内的体细胞，它支持着各级不同的生精细胞。正常情况下，在青春期前这些细胞不分裂，呈静止状态。支持细胞瘤（sertoli cell tumors）通常并发多发性新生物综合征（multiple neoplasia syndrome），如康乃复合征群（Carney complex）和佩 – 吉综合征（Peutz – Jeghers syndrome）。

康乃复合征群的患者表现为皮肤黏液瘤、心脏黏液瘤，有典型的皮肤色素沉着和肾上腺及睾丸肿瘤。病理表现为多灶性和双侧性。该肿瘤多发生在青春期，多数为良性。恶性病例为单侧和实质性肿瘤，常无激素活性。佩吉综合征通常表现为强芳香化酶特性，可引起乳房女性化发育。硬化性支持细胞瘤，发病率低，肿瘤小，很少恶变，不具有内分泌活性。支持细胞瘤可作睾丸切除，只有少数明显恶变病例可作后腹膜淋巴结清扫术。

（三）Juvenile 型颗粒细胞瘤

该肿瘤多发生于婴儿，与支持细胞瘤类似。其病理表现的不同为：Juvenile 型细胞排列呈滤泡样，而支持细胞瘤细胞排列为管状。该肿瘤预后好，可发生于未降入阴囊的睾丸，其染色体核型异常（XO/XY），外生殖器不明显，多无雄激素高分泌活性。

睾丸肿瘤引起的内分泌异常，主要与肿瘤分泌过多的雄激素有关，如莱迪希细胞肿瘤直接分泌大量的雄激素；或肿瘤分泌过多的 hCG，刺激睾丸间质细胞分泌过量雄激素。雄激素经芳香化而转变成雌激素，往往引起乳房女性化，以及睾丸生精功能损害。

生殖细胞肿瘤患者的睾丸功能异常是一项重要的临床问题，特别是这些患者大多处于生育年龄。睾丸肿瘤患者在肿瘤明显发展之前，通常生精功能极差，表现为少精子症、LH 升高。睾丸活检可表现为睾丸萎缩。其病理切片中，某些精曲小管中存在原位癌的表现。许多单侧睾丸肿瘤中，对侧睾丸活检也可发现睾丸原位癌，其发生率达 5%。睾丸肿瘤的放疗与化疗可进一步损害睾丸功能。睾丸生精功能的损害常与治疗剂量有关，这些治疗可继发雄激素缺乏。总之，睾丸肿瘤治疗时，除了考虑肿瘤的病理类型，选择不同方法，还要考虑患者的生育功能，以及随后的治疗对睾丸功能的进一步损害。必要时，在进行睾丸肿瘤治疗之前，需运用精子库技术对精子进行冻存以保护患者的生育功能。

（李晨惠）

第二十二章

女性内分泌疾病

第一节 功能失调性子宫出血

一、概述

功能失调性子宫出血（dysfunctional uterine bleeding，DUB）（以下简称功血）是由于调节生殖轴的神经内分泌机制失常所引起的异常子宫出血，而全身及内外生殖器官均无器质性病变。但这一名词在不同地区的含义略有不同，在文献报道中造成了一些混乱。在美国，功能失调性子宫出血通常等同于无排卵性出血。在欧洲，当过多的出血不是由于可证实的盆腔疾病、妊娠并发症或全身系统性疾病时，可以诊断为功能失调性子宫出血。功血可发生于月经初潮至绝经期间的任何年龄，但最常见于生育期的两头，即青春期和更年期，生殖功能开始发育和衰退过程中两个神经内分泌系统波动大的阶段。少数发生于生殖期，如流产后，产后需要重新恢复排卵功能；也可发生于各种生活变动而发生异常出血。功血的发病率约占妇科门诊的 10%。以无排卵型最为多见，占功血的 80%~90%。该病的主要原因是：雌激素撤退性出血、雌激素突破性出血、孕激素撤退性出血。每种异常出血的子宫内膜具有不同于正常月经的组织学特征，应有针对性地选择不同的性激素方案治疗。现在临床常规以性激素治疗为主的实践模式在多年的应用中证明了其有效性，如通过系统的激素治疗仍然不能有效控制阴道出血，应该考虑并仔细排除病变是由器质性病变引起。大量的、规律性的出血可见于有排卵性月经周期。在无特异性的病理因素存在时，不能排除是子宫内膜组织调节功能紊乱所致。

（一）正常月经出血

正常月经中的内膜出血机制虽十分复杂，但总的仍在雌、孕激素有序而波动的控制下进行的。妇女月经初潮后每月的月经来潮标志着妇女具有生殖功能。每个月经周期，其过程包括卵泡发育，分泌雌激素，内膜增殖，排卵后形成黄体，继续分泌雌激素，增加分泌孕激素，内膜变为分泌期；卵子未受精，内膜功能层在 2~3d 内脱落自宫腔内排出，一个生殖周期结束，表现为月经。内膜保留基底层为再开始一个新的周期内膜的生长。经期通常为 4~6d，但有不少妇女短有 2d，长有 7d 者。正常月经量为 30mL，多于 80mL 将出现贫血。经血不凝，内膜不形成瘢痕。经血 70% 来自血管出血，5% 来自细胞渗出，25% 来自静脉破裂回流，除血外约半数含有内膜组织碎片及组织液。月经的主要细胞成分为血管与基质。有多种细胞因子参与月经过程，其中，前列腺素（prostaglandin，PG）、内皮素（endothelin，ET）

溶酶体酶、基质金属蛋白酶（matrix metalloproteinases，MMPs）、溶解纤维蛋白系统都有广泛参与。Baitd 等（1996）总结了 PGs 在月经中的作用：PGs 在内膜及经血中浓度高；PGs 在内膜中合成与代谢受雌、孕激素的影响；在子宫内的 $PGF_{2\alpha}$ 引起月经和增强子宫收缩；$PGF_{2\alpha}$ 使血管收缩，而 PGI_2 使血管扩张；环氧化酶2（cyclo-oxygenase 2，COX_2）抑制剂减少经血量和抑制由于子宫收缩而产生的痛经，孕期抑制合成 PG。虽然月经与 PG 之间的联系已有很强的证据，但确切的性质仍不清楚。

一般月经量不需要精确计算，因为月经病的诊断和治疗多依据患者自己所提供的月经周期、经量和出血时间等信息，尽管患者的观察与实际出血量有很多的出入。月经周期中的出血是排卵前雌激素下降的结果，然而月经周期间的出血则经常是病理性因素所致。

理解正常的月经生理是认识功血的基础和前提。月经性出血是自限性的，原因如下：

（1）月经是一种普遍的子宫内膜现象：由于月经开始和结束是与生殖激素精确的序贯调节有关，故月经的变化与子宫内膜发育各个阶段几乎同时出现。

（2）雌、孕激素的适当刺激维持子宫内膜结构的稳定性，避免了因组织脆性引起的子宫内膜随机性脱落。生殖激素的周期性变化引起子宫内膜有序且渐进性缺血、崩解，并与血管节律性收缩持续时间增加有关。

（3）月经伴有雌、孕激素的变化，或周而复始，或停止。子宫内膜节律性出血收缩引起缺血和内膜崩塌，并促进凝血因子从出血部位析出。雌激素活性的恢复对子宫内膜创面的止血起到重要的辅助作用。

（二）子宫内膜对雌、孕激素的反应

很显然，雌、孕激素撤退性出血并非是甾体激素存在或作用引起的唯一的出血形式，还有雌激素撤退性出血、雌激素突破性出血以及孕激素撤退性和孕激素突破性出血等形式。雌激素撤退性出血见于双卵巢切除术后、成熟卵泡放射、卵巢去势雌激素治疗中断后等。月经间期出血（排卵期出血）往往是促进排卵后雌激素下降引起。雌激素突破性出血是相对小剂量的内、外源性雌激素引起。雌激素水平对子宫内膜刺激的出血量和出血类型有一定关系。相对小剂量的雌激素可引起长期间歇性淋漓出血，另一方面，大剂量雌激素和持续性应用将引起长时间闭经，而后会突发严重的出血。孕激素撤退性出血仅出现于已接受了内源性或外源性雌激素刺激的子宫内膜增生的基础上。如果雌激素继续治疗而孕激素撤退仍然会引起孕激素撤退性出血。如果雌激素水平增加 10~20 倍则孕激素撤退出血将被延迟。孕激素突破性出血出现在雌、孕激素剂量比例明显异常时。如雌激素不足而孕激素继续治疗时将引起间断性出血，类似于小剂量雌激素突破性出血，此种类型出血多见于应用长效单纯孕激素避孕时，如左炔诺酮（norplant，乐陪您）皮下埋植或长效甲羟黄体酮（depo provera）避孕针剂。

（三）无排卵月经

绝大多数无排卵月经出血都是雌激素突破或雌激素撤退性出血。最严重的出血常发生于高雌激素持续刺激相关的多囊卵巢综合征、肥胖、下丘脑-垂体-卵巢轴不成熟等的女性。在缺乏孕激素抑制子宫内膜生长和周期性子宫内膜脱落的情况下，子宫内膜异常增生的同时缺乏相应的组织结构的支持。子宫内膜组织血管密度异常增加，腺体呈现"背靠背"现象，而缺乏基质支持的基层，这种子宫内膜非常脆弱，可发生自发性浅表突破性出血。当一个出

血灶愈合，而另一处会发生新的突破性出血。临床上典型的病例多数为青春期少女，其出血可持续数周而致严重贫血，也常发生于绝经过渡期妇女，常常因长期出血而担心自己罹患恶性肿瘤。存在这种出血时，子宫内膜的正常调节功能丧失，出血的并非是全部子宫内膜，而是部分子宫内膜不定时和不同步的出血。流血过多和时间延长不仅仅是因为子宫内膜组织脱落较多，更重要的是组织不规则、突然的随机破损并伴有多血管通道的开放。血管失去节律性收缩，螺旋动脉缺乏紧密的卷曲和规则的萎缩，因此不能于子宫内膜脱落后自行止血。无排卵性子宫内膜组织仅能依赖于内源性雌激素的"修复"作用达到局部止血的目的。这是一个恶性循环，因为这种修复是暂时的，当某一出血被很快修复而另一部分的子宫内膜又发生新的突破性出血。

（四）有排卵型功血

有排卵型月经过多的病理、生理变化主要发生在子宫内膜局部，其发病机制为子宫内膜局部调控异常，包括局部不同种类前列腺素（PG）生成量的比例失衡或纤维蛋白溶解（纤溶）功能亢进。有排卵性的特发性的月经过多常常与子宫黏膜下肌瘤、肌腺症、内膜息肉混淆。

二、诊断要点

（一）临床表现

无排卵型功血患者的阴道流血症状有各种不同的临床表现。青春期功血多数于初潮后3年内发病。更年期功血发生在过渡期时，往往先有时间长短不等的闭经。育龄期妇女也有可能出现排卵型功血，往往症状较轻，以月经淋漓不尽为多，少有大出血。

（1）往往为完全没有周期规律的出血：表现为周期不规则，经期长短不一，血量多少不定，出血多时有大血块（表明出血速度较快），血色素可低至$30\sim40g/L$。当子宫内膜不是大片的完全脱落，而是区域性的坏死脱落，出血时间延长，有时可长达数月。也可表现为停经数周或数月后发生出血量多，正常或减少，出血可持续数周；也有更年期妇女出现周期尚规律，而经期延长，经量增多、正常或减少。

（2）出血过多导致贫血时，可出现贫血的症状，如头晕、头昏、乏力、耳鸣、活动后气促、心悸、下肢轻度水肿、食欲减退、多梦或失眠等。

（3）在长期及过多的雌激素影响下，可出现盆腔充血，导致下腹坠胀、面部或四肢水肿、乳房胀痛、情绪波动，烦躁、多梦、失眠等。

（4）盆腔检查一般在正常范围：子宫可稍肥大，质较软。两侧有时可有轻度压痛，可有单侧或双侧卵巢囊性增大，部分患者可有男性毛发分布。

（二）辅助检查

1. 血液学检查　血常规可以正常，也可表现为各种程度的贫血。贫血程度对治疗方法的选择有重要意义。继发感染时白细胞和中性粒细胞会升高。必要时进行凝血机制方面的检查，包括凝血酶原时间、部分凝血活酶时间、血小板计数、出血时间、因子Ⅷ相关的因子测定等。肝、肾功能是筛查患者的常规手段，也是治疗用药的前提。

2. 基础体温测定　多数呈单相基础体温，也可以表现为不典型双相或黄体功能不足。基础体温测定不仅提供了诊断的依据，还对观察治疗效果和是否恢复排卵提供参考证据。

3. **激素测定** LH 或 FSH 相对过多或 LH/FSH 比例不协调，雌激素偏低，相当于处在卵泡期的雌激素水平，孕激素水平低，睾酮（T）水平相对高。也要注意测定 HCG、PRL 的水平，应该常规检测甲状腺功能。

4. **阴道脱落细胞涂片检查** 雌激素水平可以轻度低落，或正常，或高度影响。即致密核表层细胞占 15% 以上。

5. **宫颈黏液涂片** 可见不同等级的羊齿状结晶。年轻患者无性生活史时不宜采样。

6. **诊断性刮宫** 青春期功血经药物治疗无效者可考虑诊刮，更年期功血应首选诊刮，以明确是否内膜病变引起的出血。子宫内膜检查，可见增殖期，单纯增生，偶可见复合增生或不典型增生。刮宫不仅有助于诊断，同时有止血作用。刮宫时必须全面搔刮整个宫腔，注意宫腔大小、形态，宫壁是否平滑，刮出物的性质和量，以排除子宫内膜病变。

7. **宫腔镜检查** 在宫腔镜的直视下选择病变区进行活检，较盲目取内膜的诊断价值更高，尤其可排除早期宫腔病变，如子宫内膜息肉、子宫黏膜下肌瘤、子宫内膜癌等。

8. **B 型超声显像** 了解有无引起子宫出血的其他参与因素，如子宫肌瘤、子宫内膜息肉、卵巢肿瘤等。同时应用影像学检查可以确定子宫内膜的厚度，为制订治疗方案和监测治疗效果提供依据和基础对照值。

（三）诊断过程

功血的诊断必须以其定义为基础。急诊患者，根据病史、体检采用排除法诊断，在随诊中确诊。非急诊患者，直接诊断，即确定患者有生殖内分泌轴的调节异常，同时排除其他器质性病变。

确认为青春期功血的患者应对内分泌治疗有效。对"顽固性"子宫出血者，尤其是按功血治疗效果差者，不宜盲目行激素治疗或手术治疗，必须明确诊断。青春期异常子宫出血虽以功血为多，约占 95%，但也应考虑生殖器结核、异常妊娠、血液病或恶性肿瘤的可能。更年期功血首次诊断应确认卵巢、子宫内膜正常，再次复发时，可以考虑直接进行内分泌治疗。

1. **详细询问病史** 常规病史中尤其注意初潮、月经史、发病年龄、发病情况、可能诱因及性激素治疗情况，伴发其他疾病或疾病史，如有无甲状腺、肾上腺、肝脏与血液病等及其治疗史。应注意了解患者的月经异常情况，有无放置宫内节育器以及可能引起阴道出血的全身疾病和生殖器疾病病史。

2. **全面体格检查** 注意全身发育营养及精神状况，有无贫血、肥胖与多毛，有无泌乳、肝脾大及出血倾向，应行常规妇科检查，以除外全身性疾病及生殖器器质性病变。对于未婚少女，可优先选择 B 超进行检查，以排除生殖器官器质性病变。

3. **选择适宜和灵敏的临床诊断方法**

（1）超声：由于其无创伤和可重复性，对子宫内膜厚度测量及动态观察，可了解生殖器官状况，对功血的诊断和鉴别诊断很有帮助。

（2）诊断性刮宫和宫腔镜：无性生活史的青春期功血患者，仅对出血过多而药物治疗无效或可疑宫内病变者时，进行诊断性刮宫和宫腔镜。诊断性刮宫及病理可了解内膜病变和卵巢功能状态，并能直接有效地止血。宫腔镜可在直视下选点取材，发现宫腔内微小病变，减少误诊。但必须强调，诊刮和宫腔镜仅在必要时进行。

4. **卵巢功能状态的判断** BBT 是功血诊断中最常采用的简单易行的方法之一，结合其他监测指标可作为功血分型、观察疗效以及指导治疗的最简单易行的手段。动态观察阴道脱落细胞涂片，可了解体内雌激素生物活性。性激素测定结合 BBT 可以动态反映体内生殖内分泌状态和卵巢功能，在激素治疗前或在 BBT 指导下采血，测定 FSH、LH、PRL、E_2、P、T 水平，可鉴别功血类型、PCOS 和高 PRL 血症及其他发病原因，从而指导临床，制订治疗方案，使治疗更具有针对性。

（四）鉴别诊断

子宫出血最常见的原因是妊娠和妊娠相关的疾病，如异位妊娠和自然流产。诊断时总是首先考虑这类问题，因为正常月经突然变得不正常多为妊娠或妊娠并发症。患者也有可能没有意识到自己应用过某些影响了子宫内膜的药物，如人参具有雌激素活性而引起异常子宫出血。生殖道的病变，如内膜息肉、宫颈病变、平滑肌瘤和感染也会有出血的表现。各种避孕方法和绝经后激素治疗也会引起出血，但要注意排除器质性病变。甲状腺功能亢进和低下时，月经不调常为首发症状。不规则和严重的出血经常与器官严重的疾病相关，如肝、肾衰竭。最后应该仔细检查有无生殖道损伤和异物等。值得注意的是，虽然青春期功能失调性出血最常见的原因是无排卵性，但仍有 20% 的少女是由于出血性疾病引起。出血常继发于凝血机制障碍，其特点是周期规则、经量过多，促进血凝的治疗常常有效。

妊娠并发症如先兆流产、不全流产、难免流产、异位妊娠、滋养细胞疾病、胎盘息肉、胎盘部位的复旧不全等。生殖系统其他疾病如恶性肿瘤（来源于子宫内膜、宫颈、阴道、外阴、卵管的恶性肿瘤、卵巢的颗粒细胞肿瘤等）；感染（子宫内膜炎、输卵管炎等）和其他良性盆腔疾病（阴道损伤、严重的阴道炎、异物、宫颈息肉、宫颈糜烂、黏膜下肌瘤、肌腺症、内膜异位症、内膜息肉、盆腔动静脉瘘等）。任何情况下，凡是育龄妇女发生的出血，首选应该警惕和排除与妊娠相关的疾病。

医源性异常子宫出血包括性激素、下丘脑抑制剂、洋地黄类、苯妥英钠、抗凝剂等药物的应用和宫内节育器的放置等。

可引起异常子宫出血的全身性疾病有甲状腺功能减退症、肝硬化、肾脏疾病、血液系统疾病等。某些甲状腺功能减退患者雌二醇、黄体生成素水平低于正常，可合并不排卵。肝硬化时性激素代谢降低，性激素结合球蛋白减少，导致体内游离雌激素增加，而孕激素因与肾上腺皮质结合球蛋白结合而影响不大，导致雌激素过度刺激而发生内膜出血。肾脏疾病尤其是肾衰时，血小板功能较差，容易破坏，在酸中毒时毛细血管脆性增加，由于红细胞生成素减少，红细胞寿命缩短造成患者必有贫血，综合原因使患者容易发生子宫异常出血。血液系统疾病包括血管壁异常、血小板数量和（或）功能异常、凝血功能障碍（包括各型血友病在内的各种凝血因子缺乏症）。

异常子宫出血尤其是经药物治疗无效者，必须首先除外血液系统疾病。部分凝血机制异常可能以异常子宫出血为首发症状。值得一提的是，血液病的发病率远高于妇产科医师的想象，应予以足够的重视。

三、治疗方案

治疗原则：止血，调整周期，减少经量，纠正贫血。

由于青春期功血患者有可能无月经经验，再加上羞怯心理，往往就诊延迟，造成了严重的贫血状态，影响了学习和生活，带来了巨大的精神压力。因此，正确及时的治疗尤为重要。青春期功血诊断一旦确立，治疗一般包括止血、调整周期并促排卵。更年期功血治疗原则为止血和调整周期，一般无促排卵的要求。

（一）止血

青春期功血的急性期止血主要是用性激素，输血及对症促凝止血药物仅作为支持和辅助治疗。更年期功血首选刮宫，达到诊断和治疗的目的。

1. 性激素止血　性激素类药非一般止血药。但功血是由神经内分泌失调引起卵巢功能异常所致，所以用性激素治疗有特效。性激素的使用目前有两种主张：

（1）子宫内膜脱落止血法：又称"药物性刮宫"。功血多数为无排卵性功血，缺乏孕激素，子宫内膜长期受雌激素刺激而无孕激素的拮抗，呈持续增生或增生过长，无分泌期改变。因此，认为青春期功血的内分泌失调在于缺乏孕激素，所以用孕激素是最合理的。用孕激素可使内膜转化为分泌相，停孕激素后功能层内膜可完整剥离，然后在自身的雌激素影响下修复而出血停止，达到止血的目的。

药物性刮宫最常用天然黄体酮，具体用法是 20～40mg，每天一次，共 5～7d，肌内注射。其他药物也可应用，如左炔诺酮、醋酸甲羟黄体酮等，人工合成孕激素往往具有孕激素及弱雄激素作用，可使内膜迅速转变为分泌相，剂量大、时间长可使内膜萎缩，更适合更年期功血。

用药期间需注意：患者的血色素需大于 80g/L；撤退出血的第一天为下一周期的第一天，不应将撤退出血视为治疗无效而反复使用孕激素造成反复出血；停药后一般 1～3d 即有撤退性出血，一般撤退出血共 7d，有时少量出血延长2～3d，如出血不能按时终止，需分析其原因。

激素治疗时也可加用雄激素以减少出血量。青春期功血一般不用雄激素治疗。孕激素撤退同时给予丙酸睾酮25mg肌内注射，每天一次，连用 3～5d。也可以用甲睾酮5mg，每天一次。其作用机制可能是雄激素拮抗雌激素的作用，并能使子宫及血管平滑肌张力增强，减轻盆腔充血而利于子宫收缩，协助止血。

（2）子宫内膜生长修复法：该法是应用雌激素，目的在于使内膜生长修复而止血。有研究认为，雌激素还可通过增加纤维蛋白原水平，增加凝血因子，促进血小板聚集及降低毛细血管通透性而起作用。发生点滴状阴道出血常与雌激素刺激不足有关，如果 B 超提示内膜薄，说明子宫内膜存在的很少，因而无充分的内膜组织对孕激素产生反应，孕激素治疗的效果并不理想，更适合应雌激素治疗。

此法适用于血色素小于 60g/L 或一般情况差，已不能再承受继续阴道出血者。可以选择肌内注射的苯甲酸雌二醇。首次剂量 2mg，肌内注射，观察 4h，如出血停止或明显减少，继续观察至 6h、8h 乃至 12h，必要时再给予 2mg，肌内注射。以后则按此间隔重复 2mg。若第一次用药 4h 出血量无明显减少，则再用 2mg。每日最大量一般不超过 12mg，原则是尽量用最少的剂量达到最佳的止血效果。出血控制 3d 后开始减量，减量中注意避免发生撤退性出血，通常每 3d 以 1/3 递减。当血色素增加至 100g/L 以上时，即可考虑孕激素撤退。

雌激素治疗目的在于及时止血，争取时间恢复贫血，所以同时应积极辅助治疗，纠正贫血。最终都要通过一次月经样出血达到止血。

也可以用大剂量妊马雌酮（倍美力，premarin）治疗。使用结合雌激素 0.6mg/（kg·d），静脉注射 2～7d 不等。全部患者在用药后 6h 内出血时间缩短，最佳作用见于用药第5～7d 不等，效用持续 10~14d，最大剂量达 60mg/d。目前国外用量一般为 25mg，每 4h 一次，直到出血减少或用至 24h。如果出血很少，接着用小剂量雌激素（妊马雌酮 1.25mg 或雌二醇 2.0mg，每日一次，共 7~10d）；如果出血仍较多，需加大雌激素用量，妊马雌酮 1.25mg 或雌二醇 2.0mg，24h 内每 4h 一次，24h 后以每日一次，用 7~10d。所有雌激素治疗后还需要孕激素治疗。

国内报道，用倍美力 25mg，静脉注射，一次即有迅速止血效果。如仍未止血，6h 后可重复用药一次，一般用药不超过 2 次。血止后给予调整周期治疗。

（3）雌激素加大量孕激素治疗：对于用苯甲酸雌二醇 2mg，每 4h 一次，用 3d 以上，出血仍无明显减少的患者，表明每天 12mg 苯甲酸雌二醇仍不能使宫内膜创面完全愈合而彻底血止，这时给予大量孕激素，可使创面血管末端收缩，将增殖期的子宫内膜迅速转化为分泌期并加以萎缩。子宫内膜出血机制中，雌、孕激素调节着血管的功能和结构，在雌激素存在的情况下，孕激素在子宫内膜止血中起着重要的作用。给予黄体酮 20mg 肌内注射，每天 2 次，约 10d，同时苯甲酸雌二醇逐渐减量，每 3d 减量 1/3，同时积极给予提高血色素的辅助治疗，当血色素升到 90~100g/L，停药后即可出现撤退性出血。临床应用中初步资料显示，停雌激素时内膜不厚，出血量并不多。如果出血量不多，也可以服用避孕药，妈富隆或者敏定偶等，每天 2~3 片，利用其所含的雌激素和孕激素进行止血，应用 2~3 周停药。

2. 其他止血法

（1）前列腺素合成酶抑制剂：前列腺素在功血患者的发病机制中占有重要的地位。任何因素导致 PG 代谢失调，使血管舒张的 PG 增加或血管收缩的 PG 减少，都有可能影响功血的发生。PG 的广泛深入研究给功血带来了新的疗法，即选择性地影响子宫内膜的合成 PG，刺激 $PGF_{2\alpha}$ 合成或减少 PGE_2 的合成，以重建 $PGE_2/PGF_{2\alpha}$ 的正常比值。虽然目前使用的前列腺素合成酶抑制剂并不能选择性抑制某种 PG 的合成，但临床应用有效，其确切机制尚有待研究。目前常用的制剂有：甲芬那酸、萘普生等。

（2）一般止血剂：如维生素 C 与维生素 K、酚磺乙胺、卡巴可络等。根据出血量的多少，口服或注射均可。

酚磺乙胺能增加血小板生成，并增强其聚集和黏附力，促使凝血活性物质释放，缩短凝血时间，还可增强毛细血管的抵抗力，减少血液渗出。用法：口服，0.5~1g，每天 3 次；肌内注射或静内注射，0.25~0.5g，每 8~12h 一次；静脉滴注，2.5~5g/次，用 5% 葡萄糖液 500mL 稀释后滴注，每分钟不超过 5mg。

卡巴可络主要作用是增强毛细血管的抵抗力，减少其通透性，使断裂的毛细血管回缩，而不影响凝血过程。用法：口服，2.5~5mg，每天 3 次；肌内注射，5~10mg，每 8~12h 一次，严重时 10~30mg，每 2~4h 一次。

醋酸去氨加压素（desmopressin acetate），又称 DDAVP（1 - deamino - 8 - D - arginine vasopressin），是一种合成的非肽类精氨酸加压素拟似物，静脉用 50mL 氯化钠溶液配 0.3μg/（kg·d）DDAVP 在 15~30min 内输完，可在 90~120min 内使凝血因子Ⅷ上升至最高水平而显效。因此可用于治疗血管病、Von Willebrand 病，也包括无血液病的异常子宫出血。

（3）抗纤溶酶药物：常用的有 6 - 氨基己酸、氨甲苯酸等。

6 - 氨基己酸，又名氨基己酸。作用机制是抑制纤溶酶原的激活，阻碍纤溶酶原转变为纤溶酶，从而抑制纤维蛋白的溶解，起到止血的目的。高浓度时，对纤溶酶还有直接抑制作用。用法：静脉滴注，初用量 4 ~ 6g，溶于 100mL 氯化钠溶液或 5% ~ 10% 葡萄糖液或林格液内，15 ~ 30min 滴完。维持量 1g/h，滴注 12 ~ 24h 或更久，直至出血停止。不可静脉推注。口服：2g，每天 3 ~ 4 次，依病情服用 7 ~ 10d。

氨甲苯酸，又名止血芳酸、对羧基苄胺、抗血纤溶芳酸。具有抗纤维蛋白溶解作用，其作用机制与氨基己酸相同，作用较之强 4 ~ 5 倍。用法：静注或静脉滴注，100 ~ 200mg/次，以 5% 葡萄糖注射液或 0.9% 氯化钠注射液稀释后应用，每日总量不超过 600mg。口服，250 ~ 500mg，每天 2 ~ 3 次，每日最大量 2g。

（4）中成药或中药止血：常用的有云南白药或三七粉 1.5 ~ 3g，或血竭 1.5g，每日 1 ~ 2 次冲服，能散瘀止血。其他如血见愁、仙鹤草、旱莲草各 30g，水煎服，每日 2 ~ 3 次，亦可用仙鹤草注射液 10mg 肌内注射，每日 1 ~ 2 次。别的有效的止血中药也可采用。

（5）GnRH - a 治疗：GnRH - a 治疗可以达到快速止血的目的，如对合并肾衰或出血性疾病的患者。GnRH - a 疗法对于器官移植（特别是肝移植）后月经过多是一种很好的疗法。这种月经过多由于免疫抑制药物的毒性作用而使性激素治疗难以发挥作用。然而，由于 GnRH - a 的价格昂贵和长期应用的不良反应而限制了临床应用。如果长期应用该疗法，推荐应用反向添加治疗（add - back therapy），即每日应用小剂量的雌激素减轻不良反应和防止骨丢失。

3. 纠正贫血　此类患者多数为失血性缺铁性贫血，需补充铁剂。贫血轻者可口服铁剂如硫酸亚铁、枸橼酸铁或富马酸亚铁，与维生素 C 和胃蛋白酶同服疗效较好。有些患者因胃肠道反应不能接受。胃肠道不能耐受或口服无效者，可注射右旋糖酐铁 50mg，每日一次，血红蛋白上升较快。缺铁性贫血患者，经治疗血色素正常后还需继续补铁剂治疗 6 个月。血色素低于 50g/L，应考虑输血治疗，避免大脑、下丘脑及垂体缺血过久。

4. 抗感染治疗　出血时间长，贫血程度重，抵抗力差，易合并感染。当临床上有感染迹象时应及时应用抗生素，但不可滥用，以免耐药或诱导 L 型细菌的发生。

（二）调整周期

调整周期是止血后的重要步骤。促进 H - P - O 轴成熟，形成规律的卵巢周期，是治疗功血的最终目的。常用的调整周期方法如下：

1. 后半期用孕激素　由于功血患者月经后半期缺乏孕激素，因此可针对性地于月经后半期用孕激素类药。常用甲羟黄体酮 4 ~ 12mg/d，共 10 ~ 14d，每月一次。若超过 2 个月不用，内膜生长过厚，再用孕激素撤退出血可能过多。

2. 雌激素加孕激素联合疗法　用口服复合短效避孕药 21d，间隔 1 个星期，可以达到规律撤血的目的，而且可以同时达到避孕的效果。对不需要避孕的患者，一般治疗三个月就可以使子宫内膜厚度降至正常，这时可以停用口服避孕药，观察月经。若仍没有自然月经，还可用孕激素定期撤退治疗。

3. 氯米芬　除可定期应用孕激素外，还可应用氯米芬诱导排卵，预防功血复发。该方法常用于青春期功血。

氯米芬（clomiphene citrate，CC）是一种非类固醇药物，具有弱雌激素及抗雌激素的双重作用，是第一种人工合成的促人类排卵药物。国外商品名为 Clomid 及 Serophene，国内商品名各为克罗米芬及舒经酚。

（1）化学结构：氯米芬是三苯乙烯的衍生物，化学结构与己烯雌酚、他莫昔芬相似。

化学名为 2 ［P－（2－chloro－1，2－diphenylvinyl）phenoxy］三乙胺的双氯枸橼酸盐，有两种异构体，即反式（trarts，enclomiphene）和顺式（cis，zuclomiphene）的混合物。国外制剂为 38% 反式氯米芬和 62% 顺式氯米芬的混合品。促排卵作用主要由顺式异构体引起。国内制剂顺式与反式异构体各占一半。作用略逊于国外制品，但不良反应也较少。

（2）药代与药理：口服氯米芬后吸收很快。循环中有效浓度为 7~10mol/L 水平，通过肝脏代谢，由粪便、尿、胆汁中排泄，应用放射性标记氯米芬研究显示半衰期约为 5d，因此循环中药物的水平可以持续到早黄体期，口服 6 周后粪便中还可检出。

（3）作用机制：氯米芬作为一种弱雌激素，能与体内强雌激素－雌二醇竞争靶器官雌激素受体，解除内源性强雌激素对下丘脑垂体的负反馈抑制，促使下丘脑 GnRH 及垂体 FSH、LH 的分泌进而刺激卵泡发育，停药后若卵巢轴功能正常，则可继续分泌 GnRH、FSH、LH；使卵泡继续发育达成熟阶段，并诱导 LH/FSH 峰而导致排卵。因此，在一个高雌激素环境中氯米芬有抗雌激素作用，相反，在低雌激素环境下氯米芬却有雌激素样作用。

氯米芬与靶细胞内雌激素受体结合可持续数周，比内源性雌激素结合受体的时间更久。氯米芬与靶细胞的许多结合位点起作用。目前尚不清楚哪些结合位点具有重要的治疗作用。

（4）用法与不良反应：氯米芬每片 50mg，首次应用剂量 50mg/d，在月经的第 5 天或孕激素撤退出血的第 5 天起共用 5d，排卵效应多发生在停药后 7~10d 时，亦有延迟至 20d 者，治疗期间应加强基础体温的监测。若有效，则不必加量。若无效，可用黄体酮或甲羟黄体酮撤退出血第 5 天起再递加至 100mg/d，共 5d。对青春期功血患者止血后应用氯米芬的目的在于：①检验 H－P－O 轴的成熟程度；用氯米芬诱导排卵成功，提示 H－P－O 轴接近成熟。②由于抗雌激素作用，可以减少月经量。③调整周期。目的并不在于促排卵。通常连用不多于 6 个周期。

大量报道已证实氯米芬排卵率可达 70%~80%。使用氯米芬的优点是价廉，无需特殊检查，缺点是长期效果不肯定，并有继发黄体功能不全可能。氯米芬在一般剂量范围内应用，不良反应很少。不良反应的发生和严重性与个体反应性高低有关，并不一定与剂量相关，因此不易预测。不良反应有：卵巢增大（15%），血管舒缩性潮热（11%），腹部不适（7.4%），乳房疼痛（2.1%），恶心呕吐（2.1%），神经过敏和失眠（1.9%），视觉症状（1.6%），其他如头痛、头晕、尿频、抑郁、乏力、荨麻疹、过敏性皮炎、体重增加、可恢复性脱发，均在 1% 以下。停药后很快消失。血管舒缩性症状与绝经后症状相似，停药即可恢复，很可能与氯米芬在下丘脑水平抗雌激素作用有关。卵巢增大和囊肿形成并不常见，巨大的卵巢囊肿和过度刺激综合征非常罕见。视觉症状很少见，典型的有视力模糊和闪光暗点，尤其在强光环境中。虽然这些视觉改变在治疗停止后可恢复，也应停用氯米芬。

（三）预防

功血是妇科内分泌门诊常见的疾病之一。青春期功血患者年龄小，缺乏应有的生理卫生知识，又羞于就诊，往往出血多或持续时间长而造成贫血，影响青春少女的健康和学习。尽管疾病的发生有它的生理因素，但其诱因可以是精神过度紧张、环境和气候的改变、过度疲劳、营养不良或代谢紊乱。重视精神心理因素及其保健工作对预防本病发生及再次发作也是非常重要的。另外，H－P－O 轴的成熟需数年，因此，青春期功血的病程长。为此，在止血或周期调整一段时间或出现排卵后，并非意味着建立了周期性排卵功能，仍需继续随诊，预防再次发作。一次治疗后患者或家属常认为出血已止，病已痊愈而不再就医，往往在下一次大出血又发生贫血再来诊。反复出血长达数年，得不到恰当的治疗，严重影响身心健康。因此，需强调长期治疗、观察的重要性。长期随诊中可应用 BBT 监测病情。BBT 简单实用，一般能比较准确地反映卵巢的排卵功能。随诊中，也须将治疗方案向患者和家属宣教，可便于她们主动参与，根据病情按照医嘱，及时随诊治疗。

更年期功血应保证患者无器质性病变，经过一定时期的调整周期，达到绝经的目的。

（周 雷）

第二节 闭经

一、概述

闭经是妇科门诊一种常见的临床症状。下丘脑 – 垂体 – 卵巢轴的任何一个环节功能失调或器质性病变都可能造成暂时或长期的排卵障碍，从而导致闭经。闭经本身不是疾病的诊断。习惯上将闭经分为原发性闭经和继发性闭经两类。凡女性年满 18 岁，未有月经来潮称原发性闭经。月经来潮后再出现停经 3~6 个月以上称继发性闭经。近年来月经初潮的年龄由 15 岁提前到 13 岁，因此也有人认为原发性闭经可以定义为年满 16 岁有第二性征发育而无月经来潮者。年满 13 岁尚未有第二性征发育者，应引起注意并进行相关检查。

二、临床类型

从引起闭经的主要病变涉及部位分类可分为 4 类。

1. **子宫性闭经** 包括先天性子宫发育不良、子宫内膜缺如或继发于子宫内膜结核、宫腔粘连等，而下丘脑、垂体和卵巢功能正常。子宫性闭经临床特征如下：

（1）继发性闭经患者有多次宫腔操作史或结核史，月经量逐渐减少。

（2）原发性闭经患者有 B 超提示子宫缺如或发育不良。

（3）卵巢性激素水平正常，基础体温（BBT）双向体温。

（4）孕激素试验阴性，雌孕激素试验也阴性。

2. **卵巢性闭经** 包括卵巢早衰、先天性卵巢发育不全、卵巢抵抗综合征等，下丘脑、垂体和子宫均正常。卵巢性闭经的临床特征如下：

（1）继发性闭经患者在 40 岁之前出现月经稀发、月经紊乱、经量减少至闭经。

（2）有绝经期症状群，如潮热、出汗、情绪改变、失眠等。

（3）有原发或继发性不孕史。可能伴有自身免疫性疾病如系统性红斑狼疮、桥本甲状腺炎等临床表现。

（4）血中 FSH 和 LH 持续在 40IU/L 以上，FSH 的升高更明显。

（5）如果伴有肾上腺或甲状腺疾病，有相应的激素改变。

（6）B 超检查卵巢体积小，窦卵泡数目没有或很少，连续监测无卵泡发育。

3. **垂体性闭经** 包括单一性促性腺激素（Gn）缺乏症、希恩综合征、垂体肿瘤等。垂体的致病部位主要在垂体前叶。垂体性闭经往往有高 PRL 血症或垂体兴奋试验减低。PRL 升高时注意与甲状腺功能低下鉴别。甲状腺功能低下时血 TRH、TSH 水平过高，TRH 可促进垂体分泌 PRL，从而抑制卵巢排卵导致闭经。但甲状腺功能低下时 PRL 水平一般不超过

100ng/mL。当 PRL 水平超过 100ng/mL 时，应当进行蝶鞍 CT 检查，以确诊是否存在垂体微腺瘤或大腺瘤。

4. 下丘脑性闭经 包括下丘脑肿瘤、功能失调、药物与精神刺激等引起的闭经。下丘脑性闭经的临床特征如下：

（1）功能性下丘脑闭经患者有精神神经内分泌失调。

（2）服用口服避孕药者在停用后 6 个月仍无月经来潮。

（3）外周血 FSH、LH 水平可正常或低下。

（4）垂体兴奋试验正常。

三、诊断

1. 病史 病史中应详细了解原发性闭经的生长发育情况和继发性闭经的月经变化过程以及婚育史、治疗史、治疗结果。

2. 体格检查 评估第二性征的发育有助于原发性闭经的诊断。

3. 辅助检查 性激素检查、孕激素试验、雌激素试验、垂体兴奋试验、肾上腺皮质功能检查、盆腔 B 超和 CT 等一系列检查可用于判断闭经的病因。

四、鉴别诊断

1. 生理性闭经 青春期前、妊娠期、哺乳期、绝经过渡期及绝经后发生的无月经为生理性闭经。

2. 其他内分泌疾病引起的闭经 包括甲状腺功能亢进、甲状腺功能低下、肾上腺皮质功能低下或功能亢进等。有怀疑者应进行甲状腺或肾上腺功能的检测。

五、治疗

（一）治疗原则

引起闭经的原因众多，从局部解剖上的先天发育异常，到精神情绪波动以及全身其他内分泌系统的功能低下或亢进，都可导致闭经。因此处理闭经患者，必须从病因着手，具体分析患者的社会环境、生活方式、精神状态以及个人的性格，制订相应的治疗方案，从而调整下丘脑 - 垂体 - 卵巢轴的功能。

（二）治疗方案

1. 子宫性闭经 有宫腔粘连的患者在宫腔镜下分解粘连，术后置宫内节育器，并同时用雌、孕激素序贯疗法 3 个月。阴道宫颈闭锁患者在经期进行相应的手术。

2. 卵巢性闭经 以对症治疗为主，如先天性卵巢发育不全或卵巢早衰等患者表现为低雌激素血症，可长期使用激素替代疗法，如克龄蒙、倍美盈等。

3. 垂体性闭经 垂体功能低下可用人工周期治疗，有生育要求可进行促排卵治疗，应选择同时含有 FSH、LH 绝经期促卵泡激素（HMG）。高催乳素血症患者首选溴隐亭治疗，药物治疗无效考虑手术治疗垂体腺瘤。

4. 下丘脑性闭经 针对具体情况进行心理疏导，调整饮食和运动量，可用人工周期模拟自然月经周期。3 个月后用克罗米芬促排卵。有生育要求而克罗米芬促排卵失败者，可选用 HMG 肌内注射或促性腺激素释放激素（GnRH）的脉冲治疗。

（三）治疗方案的选择

1. 病因治疗　针对引起闭经的病因如运动过量、减肥和厌食症等进行治疗。

2. 内分泌治疗

（1）雌孕激素替代治疗：选用补佳乐 1mg 每天，连服 21d，至用药第 12～15d，每天加用甲羟孕酮 8～10mg，停药后来月经，并于月经第 5 天开始下一个周期。如果停药后无撤退性出血，可适当增加雌激素的剂量。一般连用 3 个周期。

（2）促排卵治疗：体内有一定内源性雌激素的患者可选用克罗米芬，在撤退性出血第 5 天始每天 50～150mg 连用 5d 促排卵治疗。失败者可 HMG 直接促排卵。HMG 每支含 FSH 和 LH 各 75IU，在月经或撤退性出血的第 3～5d 开始，每天 1～3 支肌内注射，但必须监测卵泡的发育及血雌激素的变化来调整剂量。当主导卵泡发育至 18mm 时，注射 HCG 5 000IU 诱导排卵。但应用 HMG 时必须注意防止卵巢过度刺激综合征的发生。下丘脑性闭经患者还可用 GnRH 进行脉冲治疗。在撤退性出血的第 1～3d 开始，每天经静脉或皮下给戈那瑞林 5～20μg/次，每隔 90～120min 一次。但脉冲给药患者需一直携带注射泵至排卵，因此可能引起不便。

（3）高催乳素血症的治疗：溴隐亭作用于多巴胺受体，能有效抑制 PRL 的合成分泌。对于垂体 PRL 微腺瘤或 PRL 大腺瘤而无视野缺损者应首选溴隐亭治疗。用量 2.5～12.5mg/d，一般从半片的小剂量开始，逐渐加至全量。治疗期间应定期复查 PRL 水平，从而调整剂量。常见的副反应有恶心、呕吐、轻微头痛、外周血管痉挛及体位性低血压等。一般用药几天后缓解。停药后注意 PRL 的反跳。

（4）高雄激素血症的治疗：口服避孕药如达英 - 35，月经第 3 天开始，连服 21d，停药后 3～7d 有撤退性出血，再开始下一个周期，一般 3 个月一疗程。还可选用螺内酯，常用剂量每天 50～200mg，连用 6 个月至 1 年。地塞米松可治疗肾上腺源性的高雄患者，常用剂量为 0.25～0.5mg，每晚睡前服。胰岛素抵抗的患者可选用胰岛素增敏剂二甲双胍（格华止）0.5g，每天 2～3 次。

3. 手术治疗　宫腔粘连的患者可在宫腔镜下分离粘连。无处女膜者应做处女膜切开术。垂体腺瘤药物治疗无效可进行手术切除。

（周　雷）

第三节　原发性痛经

痛经（dysmenorrhea）指月经来潮时出现小腹痉挛性疼痛，是妇女常见的一种症状。根据痛经出现的时间将其分为原发性和继发性两种。原发性痛经指的是从月经初潮时即出现痛经症状并在以后每次来潮时均出现反复疼痛；继发性痛经是指在女性初潮后一段时间再出现痛经的情况，常并发于子宫内膜异位症。

一、病因

原发性痛经的发生主要与经期子宫内膜合成和释放的前列腺素增加有关，同时也受精神神经因素影响，精神过度紧张、敏感、劳累、受寒、生活习惯突然改变、健康状态不良等，也可以引起子宫的痉挛性收缩，导致痛经。子宫内膜整块剥脱，排出不畅引起的痉挛性收缩而导致的痛经，称膜样痛经。

二、临床表现

从初潮开始每次月经来潮即感小腹坠胀与痉挛性疼痛，严重者伴恶心、呕吐、肛门坠胀，疼痛可放射至后背部与大腿内侧，经量增加后疼痛方能缓解。妇科检查常无异常发现。

三、治疗

（一）一般治疗

进行体育锻炼，增强体质。平日注意生活规律，劳逸结合，适当营养及充足睡眠。重视月经生理的宣传教育，通过解释说服，消除患者恐惧、焦虑及精神负担。加强经期卫生，避免剧烈运动、过度劳累和防止受寒。

（二）抑制排卵

如患者愿意控制生育，则口服避孕片（复方炔诺酮片或复方甲地黄体酮片）为治疗原发性痛经的首选药物。应用口服避孕药物，90%以上症状可获得缓解，可能由于内膜生长受到抑制，月经量减少，PG 量降到正常水平以下导致子宫活性减弱。治疗可试服 3～4 个周期，如疗效满意，可继续服用；如症状改善不明显，可适当加用 PGs 合成抑制剂。由于要在整个月经周期用药，而发生效应仅在周期末 1～2d，除非需要同时避孕，一般不受患者欢迎。

（三）前列腺素合成抑制剂（PGSI）

对不愿避孕的患者，则宜选择 PCSI，它抑制内膜的 PGs 合成，显著降低子宫收缩的振幅和频度，但不影响垂体－卵巢轴功能，也不会发生像口服避孕药那样的代谢性不良反应，只要在疼痛发作前开始服用，持续 2～3d 即可，为其最大优点。但须试用一个阶段，来确定每个人疗效最满意的药物种类及最适宜的剂量。试用调整阶段有时可长达半年。

常用的 PGSI 按其化学结构可分为如下。①吲哚吲唑类：如吲哚美辛、苄达明（benzyrin）：25mg，日服 3～6 次或 50mg，一日 3 次。②灭酸类：甲芬那酸，商品名朴湿痛（ponstan），初次剂量 500mg，以后 250mg，6～8h 一次，氯芬那酸，商品名抗炎灵，氟芬那酸，初次剂量 400mg，以后 200mg，6～8h 一次。③苯丙酸衍生物：对异丁苯丙酸，通用名布洛芬（ibuprofen），400mg，日 4 次，甲氧萘丙酸钠盐，通用名萘普生（naproxen），首次剂量 500mg，以后 250mg，6～8h 一次。④保泰松类：保泰松或羟基保泰松，首次剂量 200mg，以后 100mg，6～8h 一次。

上述 4 类药物都能很快吸收，在月经来潮的头 48h 内服用即可，但因月经来潮时间常有差异，一般宜在月经的前 3d 给药，以保证疗效，缓解率在 70% 左右。如将上述药物更换使用，有效率可达 90%，有消化道溃疡及对上述药物过敏者禁忌。不良反应较轻微，多数均能耐受。其中只有吲哚美辛肠道反应发生率较高，还可发生头晕、疲乏虚弱感、头痛等症状，以致中途停药者甚多。灭酸类或苯丙酸衍生物一类药物，尤其萘普生作用持续时间长，其钠盐在血中迅速达到高值，因而发生作用快，不良反应也小，为目前临床最多选用之药物。

PGSI 用量较大时，偶尔出现较严重不良反应，故应注意，必要时停止用药。已知不良反应有如下几点：①胃肠道症状：消化不良、胃灼痛、恶心、腹痛、便秘、呕吐、腹泻及由于消化道出血所致的黑粪症。②中枢神经症状：头痛、头昏、晕眩、视力模糊、听力障碍、烦躁、抑郁、倦怠及嗜睡。③其他症状：皮疹、水肿、支气管痉挛、液体潴留、肝肾功能损害（转氨酶升高、黄疸、蛋白尿、血尿）。

（四）β受体兴奋剂

通过兴奋肌细胞膜上β受体，活化腺苷酸环化酶，转而提高细胞内cAMP含量。一方面促进肌质网膜蛋白磷酸化，加强Ca^{2+}的结合；另一方面抑制肌凝蛋白轻链激酶活性，导致子宫肌松弛，痛经得到迅速缓解，但同时有增快心率、升高血压之不良反应。

近年临床应用单独兴奋子宫β_2受体之药物，不良反应显著减少。常用的β_2受体兴奋剂有：羟甲异丁肾上腺素，药品通用名沙丁胺醇（salbutamol）及特布他林（terbutalin），商品名间羟舒喘宁。给药方法有口服、气雾吸入、皮下、肌内注射及静脉给药等。

在剧烈疼痛时宜用注射法：沙丁胺醇$0.1 \sim 0.3mg$，静注或特布他林$0.25 \sim 0.5mg$，皮下注射，$4 \sim 8h$一次。中、轻度疼痛可口服，沙丁胺醇$2 \sim 4mg/6h$或特布他林$2.5 \sim 5mg/8h$，亦可气雾吸入$0.2 \sim 0.25mg$，$2 \sim 4h$一次。以气雾吸入较好，因用药量少而起效迅速。气雾吸入时应注意。①首先大口把气呼完。②开始深吸气时把药液吸入。③吸气完屏气$3 \sim 4s$。④然后卷唇将气慢慢呼出。常用量每次吸入2口，可维持$4 \sim 6h$。但一般反映β受体兴奋剂疗效不太满意，且仍有心悸、颤抖等不良反应，因而未能被普遍采用。可是气雾法应用方便、作用迅速，仍可一试。

（五）钙通道阻断剂

该类药物干扰Ca^{2+}透过细胞膜，并阻止Ca^{2+}由细胞内库存中释出而松解平滑肌收缩，为心血管疾病治疗上的一项重要进展。应用硝苯地平（nifedipine，尼非地平）$20 \sim 40mg$治疗原发性痛经。给药后$10 \sim 30min$子宫收缩减弱或消失，肌肉收缩振幅、频率、持续时间均下降，基础张力减少，同时疼痛减轻，持续5h，无特殊不良反应。

（六）维生素B_6及镁－氨基酸螯合物

利用维生素B_6促进镁离子（Mg^{2+}）透过细胞膜，增加胞浆内Mg^{2+}浓度之作用，来治疗原发性痛经。每日量200mg，4周后可见红细胞镁含量显著增加。亦可与镁－氨基酸螯合物合用，每种各100mg，日服2次，治疗$4 \sim 6$个月，痛经的严重程度及持续时间均呈进行性下降。

（七）中医中药治疗

中医学对痛经的认识主要是气血运行不畅，不通则痛。气滞血瘀者以血腑逐瘀汤为主，如桃红四物汤活血化瘀；寒凝瘀滞者常用处方为温经汤；气血不足者常用十全大补汤。中成药有桂枝茯苓丸或桃仁承气汤，每日量5g，分次于早、晚餐前30min服用，连续30d。有人报道缓解率可达80%，未发现有消化道症状及皮疹等不良反应。用穴位敷贴"痛经膏"效果甚好，还可用针灸的方法进行穴经注射。

（周　雷）

第四节　多囊卵巢综合征

多囊卵巢综合征（polycystic ovary syndrome，PCOS）是育龄妇女最常见的内分泌疾病，占育龄妇女的 5%～10%，占无排卵性不孕的 75%。PCOS 临床表现多样，它不仅涉及生殖系统，而且是一个复杂的多系统综合征，高雄激素血症、高胰岛素血症及胰岛素抵抗（insulin resistance，IR）为其重要特征。关于 PCOS 的报道最早可追溯到 1845 年，Chereau 首先描述卵巢质韧、增大的形态学改变，1904 年 Frindley 称之为囊性退化卵巢，1935 年 Stein – Leventhal 将其归纳为一组表现为肥胖、多毛、不孕和卵巢囊性增大的综合征，由于病因不清楚，称为 Stein – Leventhal 综合征。自 20 世纪 50 年代起，人们开始注意到这类患者尿 LH 升高，1962 年 Goldziebel 和 Geen 总结 1 079 例病例后认识到 Stein – Leventhal 综合征有许多非典型征象，如多毛、排卵功能障碍，并发现雄激素增高是其主要的特征，因而从 20 世纪 60 年代开始逐渐改称为 PCOS。现在已经知道 IR／高胰岛素血症是 PCOS 的又一重要特征。由于 PCOS 临床表现的高度异质性，导致其诊断标准难于统一。PCOS 的诊断标准历经了许多变迁，2003 年欧洲人类生殖和胚胎学会与美国生殖医学学会（ESHRE/ASRM）鹿特丹专家会议推荐的标准是目前较为公认的国际标准。即稀发排卵或无排卵；高雄激素的临床和（或）生物化学征象；卵巢 PCOS 征。以上三项中具备两项即可诊断，但需除外其他病因（先天性肾上腺皮质增生、库欣病、分泌雄激素的肿瘤）。

过去对 PCOS 的治疗，不论医师还是患者，都只专注于是否排卵和妊娠。但近年来，对 PCOS 的治疗观念已不仅仅限于促排卵和妊娠，PCOS 与糖尿病、高血压、心血管疾病、子宫内膜癌等之间的关系日益明确，PCOS 患者的远期结局超出了生殖健康的范畴，使 PCOS 的远期保健问题日益突出。目前临床上使用胰岛素增敏剂治疗 PCOS，不仅可改善机体胰岛素抵抗状态，而且可明显改善排卵和受孕，而其蕴涵的真实意义可能还远不止于此。口服避孕药调整 PCOS 患者的不规则月经，可能是另一种从保健角度介入 PCOS 治疗的方法。因此 PCOS 的治疗措施除了传统的降低雄激素水平、建立排卵性月经周期外，还应包括纠正肥胖和脂代谢紊乱、降低心血管疾病发生的风险、保护子宫内膜、治疗 IR 和高胰岛素血症、纠正糖代谢紊乱等治疗策略，要根据患者年龄、病变程度及就诊目的不同权衡考虑相应的治疗方案。

一、有生育要求的 PCOS 患者的治疗

治疗原则是促使无排卵的患者达到排卵及获得正常妊娠。

（一）一般治疗

1. 改变生活方式，减轻体重　肥胖本身在 PCOS 的发病中起重要作用，60%～70% 的 PCOS 妇女有肥胖。肥胖同时亦可引起并加剧胰岛素抵抗和内分泌代谢紊乱。控制体重尤其是减少内脏脂肪细胞，对肥胖的 PCOS 患者非常重要。减轻体重可改善 PCOS 患者内分泌环境，减轻痤疮、多毛，恢复正常月经，减少远期并发症的发生。Saleh 等发现肥胖 PCOS 患者减轻体重的 5%，89% 可恢复规则月经，其中 30% 能自然受孕，并可改善血脂、高胰岛素和高雄激素血症。通过摄入低热量饮食、增加体育锻炼、改变生活方式和饮食结构来减轻体重，这种方法疗效确切、廉价、无不良反应。因此，有必要加强健康宣教，使患者认识到调整生活方式对改善 PCOS 症状、预防远期并发症的作用。

2. 高雄激素血症的治疗　高雄激素血症不仅有痤疮、多毛、脂溢性皮炎等外在表现，影响美观，而且研究发现高雄激素血症与高胰岛素血症关系密切。PCOS 患者，通过降低雄激素可以增加卵巢对氯米芬（clomiphene citrate，CC）的敏感性，进而发生周期性撤退出血改善子宫内膜状态。

常用药物有醋酸环丙黄体酮（cyproterone acetate，CPA）和达英-35（由2mg CPA和35μg炔雌醇配合而成）。CPA为具有较强的抗雄激素活性的孕激素制剂，可抑制P450c17-α/17，20裂解酶活性，减少雄激素合成并在靶器官与雄激素竞争性抢占受体，阻断外周雄激素的作用；通过下丘脑-垂体-卵巢轴的反馈能降低黄体生成素（LH）水平，逐渐使LH/FSH比率恢复正常，降低由高LH诱导的卵泡膜细胞产生的雄激素水平，减少卵巢性雄激素的产生。炔雌醇可以升高性激素结合球蛋白（sex hormone binding globulin，SHBG）水平，抑制5-α还原酶，使睾酮（testosterone，T）转化为双氢睾酮（dihydrotestosterone，DHT）减少，降低游离睾酮水平。用法：达英-35自月经第5天起，每日1片，共21d，可服3~6个月。达英-35对多毛及痤疮的疗效确切。常见的不良反应有性欲减退、眩晕和水潴留，呈剂量依赖性。

螺内酯（spironolaetone，SPA）为人工合成的17-螺内酯甾类化合物，其作用是竞争雄激素受体，并抑制卵巢P450c17-α羟化酶活性从而拮抗雄激素生成。治疗应根据患者的耐受性采用个体化用药方案。一般可给予每日50~100mg分两次口服，使用2~6个月后减量，以日剂量25~50mg长期维持。SPA和口服避孕药联合应用效果更佳。螺内酯是保钾利尿药，使用期间应注意监测水、电解质平衡及肾功能。常见不良反应有月经频发、不规则出血、乳房胀痛、情绪不稳及性欲降低等。目前尚无致胎儿畸形的报道，但一般认为在停用螺内酯至少4个月后才能考虑妊娠。

氟他胺（flutamide）是一种非甾体的抗雄激素制剂，对硫酸脱氢表雄酮（dehydroepi-androsterone sulfate，DHEAS）抑制效果最好。因无内在激素活性，即使长期应用，也无明显不良反应。氟他胺可使患者多毛症状明显减轻，血脂水平有所改善。Ajossa等报道氟他胺能降低DHEAS水平和提高子宫灌注，因而不仅能使多毛症状改善且有助于恢复生育能力。因存在可能使男婴畸形的潜在危险性，用药期间应避孕。

非那甾胺（finasteride）是一种5a还原酶抑制剂，能降低双氢睾酮与雄激素受体的相互作用，应用非那甾胺治疗后，血清DHT水平降低而T水平增加。不良反应较小，通常表现为胃肠道反应，因可引起男婴生殖器两性畸形，用药期间应避孕。

激动剂通过降调节抑制垂体分泌，达到促性腺激素短暂低下的状态，造成短期性药物性卵巢切除状态，降低卵巢的雄激素水平，对治疗严重的卵巢雄激素生成过多症非常有效，需连续治疗3~6个月。但由于严重的低雌激素状态，可引起严重不良反应，如骨质疏松等，因而推荐雌激素反向添加疗法。

地塞米松：是糖皮质类固醇类药，有效抑制表雄酮硫酸盐，抑制雄激素分泌。其用法为地塞米松0.25mg/次，3次/周（隔日一次），长期服用应监测血和尿的皮质醇，并控制饮食，监测体重。

二甲双胍（metformin，Met）：最新研究发现二甲双胍可直接抑制卵泡膜细胞产生雄激素，改善PCOS的高雄激素症状。多毛是胰岛素抵抗的相对指标，PCOS患者多毛症是体内雄激素过多或毛囊对雄激素反应过强造成的。研究报道，使用Met治疗PCOS患者12~14个月后，其毛发直径显著缩小，Ferrimarr-Gallwey（F-G）评分、毛发生长速率亦有显著下降，并与IR改善程度显著相关。说明Met通过改善胰岛素抵抗，降低高胰岛素血症，可达到治疗PCOS多毛症状的效果。Harborne等比较了52例有多毛症状的PCOS患者使用Met和达英-35改善多毛的效果，药物治疗12个月后，Met组和达英-35组多毛症状均显著改善，但 Met 组的 F – G 评分改善更为显著。这说明 Met 有潜在的治疗多毛症作用，尤其适用于有生育要求的 PCOS 患者，有比传统的抗雄激素类避孕药更广泛的应用前景。

3. 代谢综合征的防治 PCOS 肥胖患者常伴有脂代谢异常，其特点为高三酰甘油，低高密度脂蛋白（HDL）。早在 1921 年就已经有人注意到糖尿病与雄激素之间的关系，但直到 1980 年 Burghen 首次报道 PCOS 患者存在胰岛素抵抗。由此可引发 PCOS 患者中年后患糖尿病、高脂血症及心血管疾病的风险增加。

目前治疗 PCOS IR 的一线药物为二甲双胍，它通过抑制肠道对葡萄糖的吸收减少肝糖原异生，促进糖的无氧酵解，增加外周对糖的摄取和利用，从而改善糖代谢紊乱；在受体后水平提高胰岛素受体的敏感性，从而改善 IR，降低血胰岛素水平；降低游离 T、增加 SHBG 和高密度脂蛋白水平，改善月经，恢复或协助促排卵。二甲双胍还可减少餐后胰岛素分泌，增加卵巢对氯米芬（clomiphene citrate，CC）的敏感性。用法：250mg，每日 3 次，一周后根据患者 BMI 改为 500mg，每日 2 次或 3 次，每日总量 1 000 ~ 1 500mg，有些国家报道最大剂量可达 3 000mg/d（可能与人种差异有关），连续治疗 3 ~ 6 个月。Met 的优点是不会引起低血糖。不良反应以胃肠道反应，如腹胀、恶心、呕吐、口中有金属味、腹胀及腹泻最常见，发生率为 5% ~ 20%，这些症状为剂量依赖性，通常延续 10d 左右缓解或消失，餐中服用症状减轻。Met 严重的不良反应是肾功能损害和乳酸性酸中毒，发生率极低。二甲双胍是妊娠期 B 类药物，目前无证据证明该药物对动物和人类胚胎有毒性或致畸作用，但妊娠妇女使用的安全性未得到证实。Glueck 等追踪调查了 61 例月经稀发的 PCOS 患者，在妊娠期口服 Met 2 550mg/d，发现其自然流产率和妊娠期糖尿病的发病率下降，同时未发现二甲双胍有致畸作用。而且这些患者的新生儿出生时和出生后 3 个月、5 个月时的体质量、身长、动作、社会行为发育无异常，因此，认为妊娠期应用二甲双胍是比较安全的。当然，还需要进行更大范围、更长时间的追踪调查才能得出定论。尤其在我国，目前二甲双胍的药品说明上并未将妊娠后妇女列为适应人群，妊娠后是否继续应用需根据患者具体情况和医师建议并经过患者充分知情选择后慎重决定。

新一代胰岛素增敏剂为格列酮（glitazone）类，包括曲格列酮、帕格列酮、罗格列酮、噻格列酮等，能有效地改善 IR 和高胰岛素血症，降低血清雄激素水平，改善卵巢微环境，调节卵巢本身糖代谢异常所致的局部胰岛素抵抗，使其恢复对促性腺激素的敏感性，恢复排卵，并可改善血脂异常，预防动脉粥样硬化，对伴肥胖的 PCOS 胰岛素抵抗患者效果更加显著。但由于有程度不同的肝脏毒性，长期应用受到限制。

右旋肌醇（D – chiroinositol）：有研究认为，PCOS 患者之所以具有 IR 及高胰岛素血症，可能是由于介导胰岛素作用的含右旋肌醇的磷酸多聚糖的缺乏而引起的，因此服用右旋肌醇，可补充外源性介质，从而改善胰岛素敏感性。Nestler 等将 44 例肥胖型 PCOS 患者分为两组，治疗组 22 例，服用右旋肌醇 1 200mg/d，连用 6 ~ 8 周；对照组 22 例，服用安慰剂，连用 6 ~ 8 周。结果表明，治疗组平均血胰岛素曲线下面积由（81 ± 69）nmol/（L·min）降至（31 ± 40）nmol/（L·min），血游离 T 浓度由 387pmol/L 降至 173pmol/L；血浆三酰甘油浓度由（2.1 ± 0.2）mmol/L 降至（1.2 ± 0.1）mmol/L；而对照组无显著变化。治疗组 22 例中 19 例排卵，对照组 22 例中仅 6 例排卵。认为右旋肌醇增强了 PCOS 患者的胰岛素作用，提高了排卵率，降低了血雄激素、血压和血三酰甘油水平。其安全性、有效性及最佳剂量还待临床进一步论证。

奥曲肽（octreotide）是近年来人工合成的生长抑制素类药物，对人体多种内分泌腺体有抑制作用，可抑制生长激素释放和调节胰岛素、胰高血糖素和胃泌素分泌。实验研究证明，奥曲肽可降低 PCOS 患者的高胰岛素血症，并降低雄激素水平，从而调节受孕。Ciotta 等研究表明，PCOS 高胰岛素血症患者经奥曲肽治疗后，LH、雄激素水平明显下降而 SHBG 水平明显上升，并恢复了糖耐量试验中胰岛素的正常反应。Morris 等研究表明，联合使用奥曲肽和 FSH 可降低 HCG 注射日血 E_2 水平，减少卵泡数，从而可减少 OHSS 的发生率。但亦有研究表明，使用奥曲肽可使 PCOS 患者的血糖稳态受到破坏，认为不适于体型偏瘦 PCOS 合并高胰岛素血症患者的长期治疗。

此外，还有应用 N – 乙酰半胱氨酸（N – acetyl – cysteine）治疗 PCOS 高胰岛素血症的报道（0.6mg，每天 3 次），观察血中高胱氨酸水平，N – 乙酰半胱氨酸可降低外周血胰岛素、胆固醇、三酰甘油及低密度脂蛋白水平，提高 HDL 水平。Fulghesu 等将 6 例消瘦者及 31 例肥胖 PCOS 高胰岛素血症者列为研究对象，其中 6 例肥胖者服用安慰剂作对照，余者服用 N – 乙酰半胱氨酸 1.8 ~ 3.0g/d，连服 5 ~ 6 周，高胰岛素血症的 PCOS 患者治疗后胰岛素曲线下面积显著下降，外周胰岛素敏感性增加，血雄激素及游离 T 水平明显下降，而安慰剂组及胰岛素水平正常者上述指标无改变。N – 乙酰半胱氨酸有可能成为 PCOS 胰岛素抵抗患者治疗的一种新选择。

（二）促排卵治疗

1. 一线促排卵治疗　氯米芬应用至今已有 50 年的历史，为 PCOS 促排卵的一线药物，Guzick 推荐 CC 治疗 PCOS 为简单、价廉、安全有效的促排卵方法。CC 作用于下丘脑 – 垂体水平，通过竞争雌激素受体阻断内源性雌激素的负反馈作用，促进促性腺激素释放激素释放，刺激卵泡发育。在滤泡早期使用 CC 可以促进卵泡成长至成熟而能排卵。由于 CC 有抗雌激素作用，应用后虽排卵率高，但妊娠率低。应用方法：从自然月经或撤退出血的第 3 ~ 5d 开始，50mg/d，共 5d，如无排卵则每周期增加 50mg/d 直至 150mg/d。在月经第 2 天、3 天、4 天、5 天应用 CC 排卵率、妊娠率没有差异。如连续应用 ≥3 个周期的 CC 促排卵治疗，且至少 1 个周期 CC 150mg，5d，而均无排卵，BBT 单相，为 CC 抵抗，其发生率为 15% ~ 20%。对 CC 治疗反应正常但经过 6 ~ 12 个周期治疗仍未妊娠称作 CC 治疗失败。由于 CC 具有抗雌激素作用影响宫颈黏液，精子不宜生存与穿透；同时影响输卵管蠕动及子宫内膜发育，不利于胚胎着床。此外，CC 还有包括血管舒缩的潮热，腹部膨胀或不适，胸部疼痛，恶心和呕吐，头痛，视觉症状等在内的不良反应。对于 CC 耐药的 PCOS 患者可根据患者的具体情况更换药物或选择联合用药，如 IR 者可合用二甲双胍；如肾上腺来源雄激素增高者，可加用地塞米松；对甲状腺功能低下者，应加用甲状腺素。对于 CC 引起的子宫内膜发育不良可根据卵泡发育酌情适量加用戊酸雌二醇等天然雌激素对抗，以改善内膜状态，提高妊娠率。

2. 二线促排卵治疗（主要应用于 CC 抵抗或 CC 治疗失败者）　Gn 促排卵及外科手术治疗。

（1）药物治疗

1）促性腺激素：主要用于 CC 抵抗的患者。包括人绝经期促性腺激素（HMG）、高纯度 HMG（HP – HMG）、FSH、高纯度 FSH（HP – FSH）和基因重组 FSH（r – FSH）。r – FSH 中几乎不含 LH 量，特别适用于 PCOS 患者。用药要根据患者情况酌情采用传统的递增方案、低剂量少量递增方案或逐渐减少方案以及序贯低剂量方案等。

传统的递增方案（conventional step up dose regimen）是 20 世纪 70 年代 PCOS 患者的经典促排卵方案。应用 HMG 150U/d，每 3 ~ 5d 增加 1/2 剂量直至卵巢有反应。但是卵巢过度刺激综合征（OHSS）发生率高（1.1% ~ 14%）。

低剂量递增方案（low dose step up protocol），PCOS 患者因高水平 T 的影响，卵泡发育停滞，抑制素分泌增加，长期处于低 FSH 水平。考虑到单卵泡发育所需 FSH 阈值的个体间差异，逐步增加 FSH 水平，推荐每 3 ~ 5d 增加原剂量的 10% ~ 30%，可以增加卵泡的数目。常用的方案是 FSH 或 HMG 75U/d 起始，持续 14d，然后每周根据卵巢反应增加 37.5U/d。这种方案的 OHSS 发生率低，多胎妊娠率低，起始周期妊娠率较高，是目前 PCOS 患者最广泛应用的促排卵方案。

低剂量递减方案（low dose step down protocol）是根据起始 FSH 高剂量可以复制中期 FSH 峰的假想和优势卵泡比小卵泡对 FSH 更敏感的事实提出的。起始剂量一般为 150U/d，然后根据超声监测结果每 2 ~ 3d 递减 35 ~ 40IU。周期妊娠率为 10.8% ~ 17%，与递增方案比较差异无显著，多胎妊娠和 OHSS 发生率低。比较低剂量递增方案和递减方案在促排卵的应用，两组单卵泡发育、排卵率和妊娠率无明显差异。低剂量递减方案用药较少，OHSS 发生率低。但是此方案患者卵泡期较长，尤其是 FSH 阈值较高的患者。

序贯低剂量方案（sequential low dose protocol）结合了上两种方案的特点，开始用低剂量递增方案，当主导卵泡直径达 14mm 时，FSH 剂量减半直至绒毛膜促性腺激素日（HCG 日：当主导卵泡达 18mm，给予 HCG 5 000 ~ 10 000U 注射促卵泡排卵）。其机制是 FSH 的起始剂量是为了超过 FSH 阈值以促使卵泡募集，优势卵泡选择后血清 FSH 水平的降低和主导卵泡在卵泡后期对 FSH 的敏感性增强。当优势卵泡形成后，若仍维持 FSH 剂量，则增大 FSH 阈值窗，造成多卵泡发育。随机前瞻性研究显示序贯低剂量方案和低剂量递增方案同样有效。两种方案妊娠率、安全性相同，而且序贯低剂量方案降低 HCG 日的雌激素水平及中等大小卵泡数目（14 ~ 15mm）。因此基于卵泡选择机制的顺序低剂量方案可能为更符生理要求的促排卵方案。

2）CC 与 HMG 联合应用（CC 50mg，自月经第 3 ~ 7d 应用；HMG 75IU，月经第 5 天、7 天、9 天肌内注射），可减少 HMG 用量，效果良好。不良反应：增加多胎妊娠及 OHSS 发生率；费用较高，且需要反复超声和血清雌激素监测。因此只有具备超声及雌激素监测条件，具有治疗 OHSS 经验的医院才能开展促性腺激素治疗，用药前必须做好有关不育的彻底检查除外其他不育因素。优势卵泡达到 4 个或 4 个以上时，发生 OHSS 的风险大大提高，因此如果有 3 个以上卵泡直径 >16mm 的卵泡发育，应取消该周期。另有文献报道 CC、HMG 单次用药联合方案，于月经第 3 天始用 CC 100mg/d，共 5d，第 9 天单次给予 HMG 150IU，可避免 OHSS，适于基层应用。

3）促性腺激素释放激素（GnRH）：由于 PCOS 之致病机制可能与 GnRH 之间歇分泌异常有关，因此也可使用 GnRH - a 来促排卵。该药对垂体的首发效应，可促使垂体产生内源性的类似正常排卵前的 LH 峰和 FSH 峰；加上其可刺激卵巢颗粒细胞合成前列腺素，增加卵巢中组织型纤溶酶原激活因子活性，故可诱发排卵。方式有两种，其一是脉冲治疗，以一种辅助装置，可以调整适量的 GnRH 分泌频率和剂量，使 GnRH 频率减低，而不改变每次剂量（幅度），达到使 LH 分泌减低而不影响 FSH 水平的目的，因而减低 LH/FSH，有利于优势卵泡的选择及生长发育。虽然理论上此种方法最接近正常生理状态，但由于操作繁杂，患者依从性差，临床应用较少。另一种方式则是连续使用 GnRH，例如，使用 GnRH 类似物，GnRH-a 作用强度比天然 GnRH 高许多，作用时间也较长，形成连续作用，使脑垂体去敏感化（desensitization），导致性腺激素分泌降低，当然如果有必要诱导排卵，则可根据需要再给予 HMG 或 FSH。

4）GnRH 拮抗剂有竞争性结合作用，通过用药剂量变化调节性激素被抑制程度；短期内可抑制性激素水平，无骤升效应，停药后性腺功能恢复快。文献报道 20 例 PCOS 患者，于前 1 个周期口服避孕药，月经第 2 天给予 FSH + GnRH 拮抗剂至 HCG 日，临床妊娠率为 44%，继续妊娠率为 28%。

5）其他促排卵药物：二甲双胍近年来应用于 PCOS 促排卵辅助治疗，可增加胰岛素敏感性，降低血中胰岛素浓度，进而改善高雄激素血症，调节月经周期，单独应用亦可引起自发排卵。CC 抵抗的患者加用二甲双胍可改善其反应，提高排卵率和妊娠率。

二甲双胍单独应用的促排卵效果：许多研究表明，单用 Met 即可取得较好的促排卵效果。这些研究多针对肥胖者，但也有非肥胖者的报道。Ibanez 等研究 18 例非肥胖者，平均体重指数（body mass index，BMI = 21.4kg/m^2），单用 Met 1 275mg/d，6 个月后 14 例患者（78%）排卵，表明 Met 也可改善非肥胖 PCOS 者的排卵功能。对 PCOS 合并肥胖的患者研究较多。costello 等对 9 个单用 Met 的研究进行荟萃分析，其中 5 个无对照实验的研究总排卵率为 61%；4 个 RCT 实验总排卵率为 56%；安慰剂组为 35%（P = 0.002）。Homburg 总结 4 个单用 Met 的研究，排卵率为 78% ~ 96%。Fleming 等对 94 例 PCOS 患者进行双盲 RCT 实验，45 例应用 Met 850mg，每天 2 次，共 16 周，47 例用安慰剂，两组的排卵频率（黄体期周数/总观察周数）分别为 23% 和 13%（P < 0.01），平均首次排卵时间分别为 23.6d 和 41.8d（P = 0.02），未排卵人数分别为 8 例（17.8%）和 17 例（36.2%），P = 0.04。Met 可显著提高非肥胖 PCOS 患者的妊娠率，降低其流产率。Palomba 等研究了二甲双胍治疗后排卵的 PCOS 患者子宫内膜情况，二甲双胍组包括 37 例非肥胖、原发不孕的 PCOS 患者，对照组包括 30 例年龄和 BMI 与 PCOS 组相匹配的健康妇女。PCOS 组口服二甲双胍 6 个月（850mg/d），对照组不予治疗。通过超声测量子宫、子宫内膜、子宫内膜下肌层血流和子宫内膜厚度和形态，反映子宫内膜的容受性。研究发现，治疗前 PCOS 组子宫、子宫内膜、子宫内膜下血流比对照组低，治疗后这些血流参数得到改善，但和对照组相比无统计学差异，也就是说改善幅度并不大。治疗后 PCOS 组子宫内膜厚度和形态也发生了同样变化。二甲双胍在改善卵巢功能的同时改善子宫的容受性，从而提高妊娠率。但也有不支持上述观点的报道。一些研究表明 Met 对极度肥胖者效果不明显。Fleming 等的研究中比较 11 例极度肥胖 BMI > 37kg/m^2 的患者与其他 BMI < 37kg/m^2 者，虽 16 周内的平均排卵次数相似（分别为 1.6 和 2.1），但前者的 BMI 和高密度脂蛋白等心血管高危因素的变化不如后者显著，提示极度肥胖者对 Met 治疗的反应较差，故尚需深入研究是否需增大 Met 剂量，还是在 PCOS 极度肥胖者存在 Met 抵抗。最近的两项双盲 RCT 研究也显示（平均 BMI 分别为 28kg/m^2 和 35kg/m^2），Met 在增加排卵率、妊娠率，降低流产率方面并不优于 CC。

Met + CC 序贯疗法促排卵治疗：近来许多研究显示对于 CC 抵抗的 PCOS 患者，Met + CC 序贯疗法促排卵效果显著。Khorram 等研究发现加用 2 周 Met 后 CC 抵抗改善，排卵率显著提高（使用前 6.7%，使用后 44%）。Kashyap 等比较了以往的 RCT 研究后认为，Met +

CC 组的排卵率和妊娠率比单用 CC 组高 3～4 倍。Kocak 等报道一项前瞻性双盲 RCT 实验，受试者均为 CC 抵抗的 PCOS 患者，28 例口服 Met 850mg，每天 2 次，两周，另 28 例服同剂量安慰剂，在下一月经周期的 3～7d 均服 CC 100mg/d，两组排卵率分别为 77.7%（21 例）和 14.2%（4 例）（P＜0.001），妊娠率分别为 14%（4 例）和 0%（P＝0.04），表明 Met 可增强 CC 抵抗者对 CC 的反应性，其机制可能是 Met 影响颗粒细胞中胰岛素样生长因子－Ⅰ（insulin－like growth factor－1，IGF－1）的作用而改变了卵泡甾类激素的生成状态。但也有研究者不同意这一说法。Moll 等的研究得出了相反结论。他们将 228 例 PCOS 患者分为 Met 加 CC 组和 CC 加安慰剂组。治疗后两组的排卵率分别为 64% 和 72%，Met 加 CC 组低于 CC 加安慰剂组；两组的妊娠率和流产率无显著性差异。2007 年 NIH 对 626 例 PCOS 妇女（平均 BMI 为 35kg/m^2）进行大样本多中心的双盲 RCT 研究，经过 6 个月的治疗后，CC 组活婴分娩率是 Met 组的 3 倍，Met 与 CC 联合应用并不优于 CC 单独应用。所以加用二甲双胍能否改善 CC 抵抗尚有争议，另外，尚需进一步探索 Met 先期治疗的适宜剂量和 CC 应用的适当时机。

来曲唑（letrozole，LE）用于促排卵的研究：来曲唑是特异的、可逆的、非甾体类芳香化酶抑制剂，最初用于乳腺癌的治疗。近年来应用来曲唑促排卵，获得良好的排卵率和临床妊娠率，与 FSH 联合使用，可以降低 FSH 的用量，对子宫内膜无负面影响。LE 促排卵作用的具体机制尚不清楚，可能通过中枢和外周机制起作用。在中枢，LE 通过抑制芳香酶的活性，阻碍雄激素向雌激素的转化，降低机体内雌激素水平，从而解除雌激素对下丘脑和（或）垂体的负反馈作用，使促性腺激素分泌增加，促进卵泡的发育和排卵。现有研究发现，在灵长类动物中雄激素对卵泡早期的发育和募集有促进作用。LE 用于促排卵的推荐剂量有两种，即 2.5mg/d 和 5mg/d（月经周期的 3～7d）。研究发现应用两种剂量 LE 方案促排卵，子宫内膜厚度无差异性，而 5mg/d 组可获得更多优势卵泡，有更高的成功率。但目前在我国，来曲唑药物说明书上未注明其促排卵的用途，且应用于促排卵治疗时间尚短，尚处于试验性治疗阶段，有待更多的临床实践来证明其疗效、适应证及安全性。来曲唑是否会对胎儿产生远期影响尚不得而知，因此应用时最好慎重，如非应用不可，应对患者充分知情同意。

（2）手术治疗：早期对于 PCOS 的治疗是手术楔形切除卵巢，但复发率高，易形成粘连，影响受孕，现逐渐被淘汰。微创技术的发展使 PCOS 手术治疗重新受到关注。手术治疗仍然存在一些缺陷，如麻醉风险、术后输卵管卵巢粘连等，容易造成新的不孕因素，而最大顾虑在于对卵巢的破坏和对储备卵泡的消耗，可能会影响卵巢的寿命和功能。

1）腹腔镜下卵巢打孔/电凝术（Laparoscopic ovariandril ling/electrocautery，LOD）：腹腔镜手术具有简单易行、创伤小、恢复快、粘连轻、患者易于接受等优点，已基本取代传统的卵巢楔形切除术。主要适用于难治性 PCOS 以及因其他疾病需腹腔镜检查盆腔者。通过破坏产生雄激素的卵巢间质，间接调节垂体－卵巢轴，血清 LH 浓度下降，LH 及 T 水平下降诱发排卵，增加妊娠机会并可降低流产危险。Amer 等回顾分析了 116 例无排卵 PCOS 患者 LOD 后不同时期的月经恢复、妊娠率、多毛和痤疮改善情况。术前患者排卵率为 8%，术后 1 年内、术后 1～3 年、4～9 年恢复规律月经周期者分别为 67%、37%、55%；妊娠率分别为 49%、38%、38%，且多毛和痤疮也大大改善。2/3 的 PCOS 患者应用 LOD 后月经恢复正常，而约 1/2 的患者的月经恢复可维持较长时间。多数妊娠发生在术后 1～6 个月，约 1/3

的人生育能力可持续多年。若未妊娠，血清激素水平又渐恢复到术前水平。

方法：应用电针或激光，采用功率30W，每孔持续作用5s。建议术前仔细超声检查，观察卵巢不同平面卵泡数目，详细计数卵泡数目，根据卵巢内现有卵泡数目个体化处理，避免打孔过多造成卵巢功能下降或衰竭，或者由于打孔过少而起不到治疗效果。一般每侧卵巢打孔5~10个，直径约2mm，孔深8mm。

术中注意事项：打孔个数不要过多；打孔不要过深；电凝的功率不要过大；避开卵巢门打孔；促排卵引起的PCO不是LOD的指征。

可能的不良反应：治疗无效；增加盆腔粘连风险；卵巢功能减退，卵巢早衰。

最近出现了一种用超声刀（harmonic scalpel）进行LOD的新技术。超声刀是20世纪90年代开创的兼切割和凝固功能的新型手术器械，Takeuchi等将其应用于LOD也取得了较好效果。他们对34例CC抵抗者分别用超声刀和NYAG激光进行LOD。将超声刀能量水平调至3级，在腹腔镜下每侧卵巢穿刺20~30次，每次2~4s，打孔深度2~3mm。两组排卵率均为94%，2年内妊娠率分别为77%和60%。

2）经阴道未成熟卵泡穿刺抽吸术（immature follicleaspiration，IMFA）：月经周期第3天阴道超声计数窦卵泡数，在月经第10~12d复查超声，如双侧无直径8mm以上的卵泡，则在阴道超声引导下行IMFA。在随后的月经周期第3天，复查血内分泌激素并计数卵巢窦卵泡数，如窦卵泡数每个卵巢≤10个，T<1.6nmol/L，可促排卵治疗；如果未达到上述标准，则再行IMFA。IMFA能使CC抵抗的PCOS不孕患者获得良好的单卵泡发育和单胎妊娠率。缺点是也可能引起盆腔粘连，至今尚无导致卵巢功能衰竭的报道。

3）经阴道注水腹腔镜（transvaginal hydrolaparoscopy，THL）：是一种新的微创手术，经阴道后穹隆注入氯化钠溶液或林格液使盆腹腔膨胀，可更好地暴露卵巢和输卵管的结构，无需牵拉即可进行盆腔操作。Fernandez等对13例CC抵抗、不排卵的PCOS患者行THL，术中采用双极电凝针，功率110~130W，进针深度10mm，根据卵巢的体积大小打孔10~15个，所有手术操作均在30min内完成。术后观察无1例出现并发症，6例恢复正常月经，6例妊娠，其中3例自然妊娠，THL后3个月妊娠率33%，6个月为71%，无1例流产发生。

4）经阴道超声引导卵巢间质水凝术（ultrasonography guided ovarian stroma hydroeoagulation）：阴道超声引导下将75℃无菌氯化钠溶液注入卵巢间质，术后排卵率较高，但妊娠率较低，目前应用不多，尚有待大样本研究进一步证实。

5）微型腹腔镜下卵巢楔形切除术（ovarian wedge resection by minilaparotomy）：最近报道该术式效果较好，并发症少，有较好的发展前景。Yildirim等选择经CC和FSH治疗无效的134例无排卵的PCOS，在微型腹腔镜下按照微创手术的原则行卵巢楔形切除术，术后2年121例妊娠（90%），其中104例在术后6个月内妊娠（78%）。其中44例后来行剖宫产或诊断性腹腔镜手术，发现仅5例有轻度粘连。

3. PCOS的三线治疗——体外受精-胚胎移植（IVF-ET）　对于应用6个月以上标准的促排卵周期治疗后有排卵但仍未妊娠的PCOS患者，或多种药物促排卵治疗及辅助治疗无排卵并急待妊娠的患者，可以选择体外受精-胚胎移植的辅助生育技术。可以说，IVF-ET是难治性PCOS患者一种有效的治疗方法。但由于PCOS的高雄激素血症和胰岛素抵抗，造成其生殖、内分泌系统的多种功能紊乱，使PCOS患者在进行IVF治疗时易发生Gn高反应，导致卵泡数过多、血E_2过高，进而增加OHSS的发生率；过高的LH水平还可使卵质量下降，受精率降低。所有这些使 PCOS 患者成为 IVF 治疗中的相对难点问题。Hwang 等报道 P-COS 患者行 IVF/ICSI 治疗可能提高受精率。

PCOS 患者 IVF 治疗过程中为避免上述问题可采取下述方法：

（1）应用 r－FSH 低剂量递增方案诱导排卵可以获得单个成熟卵。

（2）可不在促排卵后当月移植，而将冷冻保存。

（3）未成熟卵母细胞的体外成熟（IVM）。

其中 IVM 技术是近年来发展起来的新兴技术。哺乳动物卵的未成熟培养成功是在 1996 年，韩国 Kwang Cha 于 1991 年把这项技术应用于人类临床。1994 年最早报道 IVM－IVF 获新生儿的是澳大利亚的 Eoumson，从 PCO 患者卵巢中取未成熟卵。IVM 是指从卵巢采取的卵－冠－丘复合体，在体外培养至成熟并受精，然后将胚胎植入子宫腔内。与传统的体外受精相比，虽然妊娠率及种植率不如后者高，但避免 OHSS 风险，因此，将有可能取代传统的 IVF，而作为不育患者新的助孕技术。法国的一项调查结果显示，33 例患者接受 45 个 IVM 周期，11 例血清 HCG 阳性（穿刺周期妊娠率 26.2%，移植周期妊娠率 27.5%），其中 9 例临床妊娠（穿刺周期妊娠率 20%，移植周期妊娠率 22.5%）。后又有学者对 PCOS 患者进行无刺激周期 IVM，亦取得较好效果。虽然至今 IVM 已出生婴儿中出生缺陷与正常妊娠相比无差异，但 IVM 技术在 PCOS 治疗中的地位需通过更多的随机对照实验加以明确。

（三）促排卵前的预治疗

PCOS 患者常常存在高雄激素血症和高胰岛素血症，多数文献报道，存在高雄激素血症和胰岛素抵抗时，先采用达英－35 和二甲双胍纠正内分泌紊乱将会提高促排卵药物的促排卵效果。Mulders 等研究表明正常促性腺激素的无排卵妇女其肥胖、LH 水平、胰岛素抵抗与妊娠率呈负相关，且流产率增高。因此，减肥及增加胰岛素敏感性等促排卵的前期治疗在临床上已日益得到重视。但在具体应用过程中，可根据患者具体情况个体化决定。

1. 胰岛素增敏剂　近年来，有许多研究报道评价使用胰岛素增敏剂来降低 PCOS 患者的高胰岛素血症对排卵的影响。随机对照研究结果显示，胰岛素增敏剂可以改善子宫内膜功能，而且降低 PCOS 患者的流产率。有研究将 CC 抵抗的 PCOS 患者随机分组，在 FSH 促排卵周期前接受一个月的 Met（1 500mg/d）治疗，对照组不用 Met 治疗。结果接受 Met 治疗组 HCG 日直径大于 15mm 的卵泡数目显著少于对照组（平均 2.5 个对 4.5 个卵泡），血清 E_2 的浓度显著低于对照组。表明二甲双胍可以降低 FSH 治疗对 OHSS 和多胎妊娠的危险性。

2. 达英－35　可有效降低血 LH、FSH、T 水平，而且能升高 SHBG、胰岛素生长因子－Ⅰ（IGF－1）结合蛋白水平，降低游离 IGF－1 水平，从而减少 IGF－1 在合成雄激素过程中的协同作用，增加 PCOS 患者对促排卵的反应性。

二、无生育要求患者的治疗

近期目标为调节月经周期、治疗多毛和痤疮、控制体重；远期目标为预防糖尿病、保护子宫内膜，预防子宫内膜癌、预防心血管疾病的发生。

（一）生活方式调整

通过控制饮食、运动、改变生活方式、戒烟、戒酒等行为方式调整，减轻体重以改善 IR，体重降低至正常范围可以防止 PCOS 远期不良结局，如糖尿病、高血压、高血脂和心血管疾病等代谢综合征。

（二）口服避孕药（oral contraceptive，OC）

适用于有高雄激素血症或高雄激素表现，主要有各种短效口服避孕药，达英－35为首选。达英－35可改善高雄激素血症还能较快改善高雄激素的临床表现，可有效的避孕和建立规律月经，使子宫内膜周期性脱落，避免子宫内膜癌的发生。

注意事项：PCOS患者是特殊人群，常常存在糖、脂代谢紊乱，用药期间应监测血糖、血脂变化；对于青春期女孩在应用OC前应做充分的知情同意；服药前排除口服避孕药的禁忌证。

（三）孕激素

对于无明显高雄激素临床和实验室表现及无明显胰岛素抵抗的无排卵患者，可单独采用定期孕激素治疗，以恢复月经。主要有甲羟黄体酮（MPA）及琪宁（黄体酮胶丸）、地屈黄体酮（达芙通）、黄体酮等天然孕激素。孕激素可保护子宫内膜，减少子宫内膜癌的发生；月经后半期应用可改变LH的分泌频率，在一定程度上降低雄激素水平，费用较低。但不能改善严重代谢紊乱状况。

（四）二甲双胍（metformin，Met）

1. Met对月经周期、体重、血脂及糖代谢的影响　Essah等回顾性研究发现，Met可以有效恢复PCOS患者的规律月经。将患者分为服用Met 3~6个月组和6个月以上组，两组比较后发现6个月以上组中恢复规律月经的患者更多。说明Met治疗时间越长，PCOS患者恢复并保持规律月经的比率更高。关于Met能否降低PCOS患者的体质重量，近年来的研究结论不一。Harborne等研究了不同剂量Met对肥胖PCOS患者体质重量和代谢的不同影响。肥胖组包括BMI为30~37kg/m^{2}的PCOS患者42例，肥胖组包括BMI≥37kg/m^{2}的PCOS患者41例。实验随机给予患者Met 1 500mg/d或2 550mg/d治疗，治疗后4个月和8个月时测定各项指标。治疗后两组的体质重量都下降，但只有肥胖组表现出剂量相关性（P=0.04）。病态肥胖组两种剂量引起的体质重量下降相似（3.9kg和3.8kg）。也有学者研究发现，Met治疗后体质重量、BMI和腰臀比无显著变化。改变生活习惯、降低体质重量仍然是肥胖PCOS患者的一线治疗方案。

2. Met对PCOS远期并发症的作用　Met对PCOS患者的血脂水平异常有改善作用。目前关于Met降低PCOS患者患心血管疾病风险的研究都是间接的，无直接证据证明其改善PCOS心血管病发病率和死亡率。不过很多研究证明，Met可以降低心血管疾病相关因子，例如：血胰岛素、低密度脂蛋白和载脂蛋白α。Banaszewska等发现，Met治疗6个月后，PCOS患者的胆固醇、低密度脂蛋白和甘油三酯水平下降，Met可以作为PCOS患者心血管疾病的预防用药。Met可以使PCOS患者的血压有所下降，但无统计学意义。

3. Met对青春期PCOS的治疗作用　PCOS起病于青春期，肥胖和多毛症状多在月经初潮之前出现，并伴有雄激素水平的升高。部分患者成年后随着年龄的增长可能转为正常，而大多数患者继续发展为典型的PCOS。Met能安全可靠地调整月经稀发的青春期PCOS患者的内分泌状态，提高血清E$_2$和P水平，恢复正常月经，降低体质量。De Leo等使用Met（1 700mg/d）治疗18例15~18岁肥胖的青春期PCOS患者6个月，所有患者的月经恢复规律。这些患者每个月经周期都有排卵，同时，T、雄烯二酮和游离T下降。患者的BMI在治疗期间降至21~

$24kg/m^2$。结果证实，Met 对青春期 PCOS 患者治疗作用可以改善月经、排卵以及多毛、痤疮、肥胖等高雄激素血症表现，不仅能纠正卵巢的高雄激素水平，而且可通过降低肾上腺类固醇的生成，纠正功能性的肾上腺高雄激素水平，治疗青春期 PCOS。

（五）子宫内膜癌的预防

对于 PCOS 闭经患者，子宫内膜增厚或子宫淋漓出血的患者应刮取子宫内膜，行组织病理学检查，如有子宫内膜增生可应用孕激素来对抗雌激素的作用，减少子宫内膜增生及子宫内膜癌的发生。

（周　雷）

第二十三章

异位内分泌综合征

20世纪初人们开始认识到一些恶性肿瘤除了肿瘤本身及转移灶引起的症状外，还可通过产生激素或激素样物质引起多种临床表现。这种由非内分泌肿瘤分泌的激素或激素样物质及内分泌肿瘤分泌的非自身激素称为异位激素（ectopic hormonal），所引起的临床内分泌综合征构成异位激素综合征（ectopic hormonal syndromes），又称异位内分泌综合征、伴瘤内分泌综合征（paraneo plastic syndromes）。随着临床经验的不断积累，基础医学研究的不断深入及激素检测水平的不断提高，人们对异位内分泌综合征的认识不断加深，现已发现了绝大多数异位内分泌综合征。最常见的有恶性肿瘤相关高钙血症、异位ADH综合征和异位ACTH综合征。目前已有的异位内分泌综合征简况，见表23－1。对异位内分泌综合征的认识有重要意义：第一，由于异位激素可产生临床症状，有助于早期发现和诊断肿瘤提供线索；第二，异位激素可产生严重的临床症状，如低钠血症、高钙危象等，及时纠正可挽救患者生命；第三，异位激素表现的临床症状，如异位ACTH引起高皮质醇血症、SIADH引起的低钠血症、恶性肿瘤引起的高钙危象，常易被误诊为感染、颅内转移等，以致发生错误的治疗；第四，异位激素可用于肿瘤定位、疗效观察、监测肿瘤复发的一个重要指标；第五，异位激素的发现有利于发现新的激素，或将其细胞用于肿瘤病因的体外研究。因此，认识异位内分泌综合征具有重要的临床意义。

表23－1　异位内分泌综合征简况

异位激素种类	产生异位激素的常见肿瘤	主要临床表现
ACTH、MSH、LPH、内啡肽、CRH	肺癌（小细胞未分化癌、肺腺癌、鳞癌）、类癌、胸腺癌、胰岛细胞瘤、甲状腺髓样癌、神经节细胞瘤、甲状腺乳头样瘤、前列腺癌、卵巢癌、甲状腺髓样癌、嗜铬细胞瘤、黑色素瘤、肝癌等	库欣综合征，低钾碱中毒、皮肤色素沉着、水肿等明显
ADH	肺癌（小细胞未分化癌、腺癌、鳞癌、间皮瘤）、胸腺癌、前列腺癌、肾上腺皮质癌、淋巴肉瘤等	低钠血症、肾性失钠、低血渗透压和不适当高尿渗透压、严重者水中毒
GH和GHRH	肺癌、卵巢癌、类癌、胰岛细胞瘤、肾上腺皮质腺瘤、神经纤维瘤、子宫内膜癌、嗜铬细胞瘤、皮肤癌等	肢端肥大症表现
LH、FSH、HCG	肺癌（大细胞未分化癌）、肝癌、肝母细胞癌、肾癌、恶性黑色素瘤、支气管肺癌、绒毛膜上皮癌、绒毛膜腺癌卵巢癌、畸胎瘤等	成年男性乳腺发育、男性性早熟；女性月经失调、闭经

异位激素种类	产生异位激素的常见肿瘤	主要临床表现
TSH	肺癌、绒癌、葡萄胎、睾丸畸胎瘤、胃癌、结肠癌、胰腺癌	甲状腺功能亢进症
PRL	肺癌、肾癌、生殖母细胞瘤、舌癌肾上腺癌、直肠和结肠癌等	泌乳、闭经
PTHrP、PTH	肺癌（鳞状细胞癌和大细胞肺癌）、乳腺癌、多发性骨髓瘤、肾腺癌、子宫颈鳞状细胞癌、卵巢和胰腺肿瘤、膀胱癌、胰腺癌、结肠癌、前列腺癌、阴茎癌、睾丸癌、食管癌、腮腺癌、肝母细胞瘤、血管肉瘤	高钙血症的各种表现，恶心、食欲缺乏、溃疡、腹胀、便秘、多饮、多尿等
降钙素	肺癌、类癌、乳腺癌、结肠癌、胰腺癌、胃癌、甲状腺髓样癌	多数无表现，少数有低钙、高磷
胰升糖素	肺癌、肾癌、类癌	一般无明显症状，有时有轻度高血糖
促红细胞生成素	肾癌、小脑血管母细胞瘤、子宫纤维瘤、肾上腺皮质癌、肺癌、嗜铬细胞、卵巢癌	红细胞增多、颜面潮红、头晕、乏力
肾素	肺未分化癌、眼眶血管外皮瘤、肝癌、肾上腺皮质癌、性腺肿瘤、血管瘤等	高血压、低血钾、继发性醛固酮增多症
血管活性肠肽（VIP）	胰岛细胞肿瘤、神经节瘤、成神经节细胞瘤、嗜铬细胞瘤、甲状腺髓样癌和肾癌等	水泻、低血钾、胃酸缺乏等临床综合征
胰岛素样生长因子（IGFs）	纤维肉瘤、间皮瘤、神经纤维瘤、原发肝癌，肾上腺、癌、胃癌、结肠癌、胰腺癌、类癌等	低血糖症状，包括交感神经兴奋症状和中枢神经系统症状

一、一般特点

异位内分泌综合征所分泌的激素种类繁多，临床表现多样，但有其共同特点：①非内分泌肿瘤的激素分泌一般是不可抑制性的。因这些生成激素的肿瘤细胞常缺乏激素分泌的调控机制，因而激素分泌不受调控，也不能被抑制。但也有少数例外，如肺和胸腺类癌分泌ACTH有时受糖皮质激素的抑制。②非内分泌肿瘤产生的激素量较少，只有当肿瘤发展到一定程度时所产生的激素量才足够多，然后出现相应的临床表现，因此出现伴瘤内分泌表现时肿瘤大多已发展到晚期，从这个角度讲，激素异常不能作为早期肿瘤的标志。③肿瘤细胞内基因转录、剪切、加工的功能不完善，往往只合成激素的前体物、片段或亚基，这种分子量较大或加工不完善的分子生物活性较低，有时因缺乏氨基端的信号肽而不能从瘤细胞分泌到体液中。④有些恶性肿瘤并不分泌正常机体所具有的激素，而是通过分泌一些激素相关的物质来模拟这些激素的生物学功能。如非胰岛细胞瘤不是通过合成胰岛素引起低血糖的，而合成的是胰岛素样生长因子 - Ⅱ（IGF - 2）。与此类似，恶性肿瘤引起高钙血症也不是通过合成甲状旁腺激素，而是通过合成甲状旁腺激素相关蛋白（PTHrP）。⑤垂体糖蛋白激素（FSH、LH、TSH）极少由垂体外肿瘤产生，由于此类激素的合成过程要求两个亚基基因的表达、糖化、形成二聚体。胰岛素也未发现由胰腺外肿瘤产生。

二、发病机制

有关肿瘤合成和分泌异位激素的机制目前不十分清楚。曾有多种假设，归纳起来有以下3种。

1. APUD（amino precursor uptake and decaroxylation）细胞假说　分泌异位激素的肿瘤细胞多数起源于分布在体内多处的神经内分泌细胞，即 APUD 细胞，这些细胞多由外胚层神经嵴衍化而来，具有共同的组织化学和结构特征。APUD 细胞具有多潜能分化作用，有潜在分化为肽类激素的能力。正常情况下 APUD 细胞不分泌激素，一旦恶化为肿瘤细胞后可合成和分泌各种激素。肺、前列腺、支气管、胰腺、胸腺和胃肠道等器官肿瘤的起源与上述神经内分泌细胞有关。

但为何上述 APUD 细胞在正常时不分泌激素，而在发生恶变后就可合成和分泌激素？又为何这种肿瘤产生这类激素而那种肿瘤产生另一种激素？这些用 APUD 假说都不能圆满解释。

2. 随机阻抑解除学说　正常情况下人类基因约有 15% 表现出转录活性，剩余 85% 的基因处于受抑制或非活化状态。发生非内分泌肿瘤的细胞在正常状态下有关激素编码的基因不表达，当这些细胞发生恶变后，有可能出现激素编码基因的抑制解除，导致这些基因的异常表达。有学者认为，所有的肿瘤在基因抑制解除后均有产生激素的能力，只是所产生激素量的多少和活性的高低不等而已。但肿瘤在分泌异位激素时也有一定的规律性，如小细胞肺癌常产生 ACTH，因此又有学者提出非随机抑制解除学说，认为 DNA 不仅有活化态和非活化态两种状态，还有较易去抑制和条件去抑制即在细胞恶变等异常下才去抑制两种状态。

3. 癌基因学说　有些癌基因的功能与内分泌功能密切相关，其产物类似生长因子受体或生长因子受体的功能性亚单位，使某些内分泌激素选择性激活和表达。

上述假说在一定程度上可解释异位内分泌激素的合成和分泌机制，但还有许多不能很好解释的地方，有待进一步对上述假说进行验证并发现其他存在的机制。

三、异位激素的种类和性质

激素分 4 类，即类固醇、氨基酸衍生物、脂肪酸衍生物、肽类和蛋白质激素。上述激素类型均可成为伴瘤内分泌综合征的异位激素，但有些只能由内分泌肿瘤分泌，有些只能由非内分泌肿瘤分泌，而有些均可分泌。大部分肽类激素都可由肿瘤异源性分泌，无论是内分泌还是非内分泌性肿瘤。糖蛋白激素如 LH、FSH、TSH 很少由垂体外的组织分泌，因为这些激素由 a 和 b 两个亚单位组成，合成此类激素要求两个亚单位的编码基因同时转录、剪切、翻译和修饰，才能合成具有生物学活性的激素二聚体，然后在完善的调控机制下分泌出细胞。在这复杂的步骤中需要多种酶类的催化。垂体外肿瘤细胞一般缺乏此类激素合成系统的酶类。但异位垂体组织可分泌这些糖蛋白激素。类固醇和甲状腺激素除了由含相应腺体组织的畸胎瘤产生外，不能由腺体外肿瘤分泌，其原因也是由于缺乏此两种激素合成的酶系。

四、异位内分泌综合征的诊断

正如肿瘤的发病情况一样，伴瘤内分泌综合征好发于中、老年患者。伴瘤内分泌综合征可出现在肿瘤早期，即以内分泌异常为首发症状，也可出现在肿瘤临床表现或肿瘤诊断之后。目前，其诊断依据如下：①肿瘤和内分泌综合征同时存在，而肿瘤又非发生于正常时分泌该类激素的内分泌腺；②肿瘤伴血或尿中激素或其代谢产物异常增高；③肿瘤激素呈自主性分泌，多数不被正常的反馈机制所抑制；④排除其他可引起内分泌综合征的因素，如医源性使用某类激素等；⑤肿瘤经手术、化疗或放疗完全缓解后，内分泌综合征消退，血尿激素水平下降；⑥肿瘤组织静脉血中激素含量明显高于动脉血或引流肿瘤的静脉血激素浓度明显高于其他部位静脉血；⑦通过免疫组织化学、原位杂交或肿瘤提取物放射免疫检测等方法证实肿瘤组织中存在有相应激素及其 mRNA，并且含量高于其他组织；⑧体外培养取自肿瘤组织的肿瘤细胞显示能合成和（或）分泌激素；⑨将肿瘤组织接种到动物体内可证明有激素的分泌。前 5 项为临床诊断所必需，后 4 项为研究性质，为了能进一步确证。

五、异位内分泌综合征的治疗原则

早期诊断、早期治疗对该病的治疗效果起重要作用。治疗方式有手术、药物等，最有效的方式是手术切除肿瘤病灶。

1. 原发病的治疗　异位内分泌综合征的治疗关键在于手术切除肿瘤病灶，根治性手术切除肿瘤是最有效的治疗方式。如肿瘤的恶性程度较低，术后伴瘤内分泌综合征可获痊愈。对不能进行根治性手术或找不到原发肿瘤的患者，如异位 ACTH 综合征可切除双侧肾上腺，以改善皮质醇增多的表现，术后用生理剂量的皮质醇替代。放射治疗可作为手术的辅助治疗方式，对病变局限或无法手术且对放疗敏感的肿瘤可获一定效果。

2. 药物治疗　无法切除肿瘤病灶时，可采用适当的药物阻止激素的合成和分泌。①异位 ACTH 综合征时可选用阻滞肾上腺皮质激素合成的药物，如甲吡酮、氨基导眠能、双氯苯二氯乙烷，治疗同时应用小剂量泼尼松口服，预防危象发生；②使用激素拮抗药阻止激素的作用；③奥曲肽可用于多种异位内分泌肿瘤的治疗，可减少异位激素的分泌。

3. 对症治疗　对于低钾血症时口服或静脉补充钾盐；高钙血症时积极补液，必要时选用二磷酸盐；低血糖时静脉补充葡萄糖，必要时用胰升糖素；高血糖时积极控制血糖，可选用胰岛素降糖治疗；胰源性腹泻需积极补液，维持水、电解质、酸碱平衡。

六、异位内分泌综合征各论

1. 异位 ACTH 和 CRH 综合征　1928 年 Brown 首次描述 1 例女性支气管癌患者伴有多毛和糖尿病。20 世纪 60 年代，Liddle 等描述了 88 例与癌肿有关的库欣综合征，并在肿瘤的原发部位和转移灶检测出大量有生物活性的 ACTH。此后异位 ACTH 综合征（ectopic ACTH syndrome）的报道逐渐增多，目前统计异位 ACTH 综合征占全部库欣综合征的 10% ~20%。该综合征是目前发现最多、认识最为深刻的一种异位激素综合征。

最初有学者报道，接受手术的 ACTH 依赖性库欣综合征患者有 6% ~10% 的垂体前叶为 ACTH 增生而不是腺瘤。1971 年有笔者在垂体 ACTH 细胞增殖伴库欣综合征者肿瘤组织中发现一种 CRH 样物质能刺激 ACTH 分泌，从而提出可能存在异位 CRH 分泌，此后在伴有库欣综合征患者的胰腺和肺燕麦细胞肿瘤的提取物中找到了这种物质，证实了异位 CRH 综合征（ectopic CRH syndrome）的存在。迄今为止，仅有数例异位 CRH 综合征的报道。

（1）病因：绝大多数异位 ACTH 综合征由恶性肿瘤引起，主要见于小细胞肺癌（约占50%）胸腺类癌（约15%）、支气管类癌（约10%）、胰岛细胞癌（约10%）、其他类癌肿瘤（约 5%）。此外其他肿瘤，如甲状腺髓样癌、嗜铬细胞瘤、神经母细胞瘤、黑色素瘤等。非 APUD 瘤，如肺腺癌、鳞状细胞癌、肝癌也可引起。我院收治异位 ACTH 综合征 12 例，其中男性 7 例，女性 5 例，包括肺支气管类癌 2 例，肺癌 3 例，胸腺类癌 2 例，胸腺瘤 1 例，甲状腺髓样癌 1 例，部位不明 3 例。

另有极少数肿瘤能合成和分泌 CRH/CRF，其临床特点与异位 ACTH 综合征相似，只是该综合征患者对 CRH 兴奋试验有反应。

（2）发病机制：垂体前叶 ACTH 细胞产生的 ACTH 源自阿片 - 促黑素 - 促皮质素原（proopiomelano cortin，POMC）。POMC 的 mRNA 通常为 800bp 的短转录子，其转录活性由位于 POMC 基因的第 3 个外显子下游的启动子激活。POMC 是一分子量为 31KD 的糖蛋白分子前体，在激素原转化酶 PC1/PC3 作用下主要降解产物有氨末端肽、连接肽、ACTH、β - 促脂素（β - LPH）、γ - 促脂素（γ - LPH）和 β - 内非肽（β - END）；在 PC_2 作用下，啮齿类动物垂体中还可检测到促肾上腺皮质素样中叶肽（CLIP）和 β - 黑素细胞刺激素（β - MSH）。非垂体性肿瘤细胞的 POMC mRNA 可达 1 150bp，但尚不清楚哪种启动子发动 POMC 的转录。而且在合成 POMC 的过程通常不完整，释放入血的 POMC 片段较大，生物活性也较低。该分子可被放射免疫法测出。异位 ACTH 综合征患者 POMC 常不能有效降解生成 ACTH 分子，POMC/ACTH 比值高达 58：1，而库欣病仅为 5：1，而且所生成的 ACTH 片段也不完整、生物活性低。在多数小细胞肺癌患者可检测到 ACTH 样物质，但出现库欣综合征临床表现者仅有很少一部分，其主要原因与 ACTH 生物活性低有关。用胰蛋白酶体外温育肿瘤组织的提取物后可转化为有生物活性的 ACTH，考虑这种提取物可能是 POMC 或另一种 ACTH 前体。另外，在多数癌肿组织中能提取多量的免疫反应性 MSH 和促脂素。小细胞肺癌等恶性肿瘤则产生大量 ACTH 前体物质，类癌对 POMC 基因的表达和剪切较正常，可产生正常 ACTH。

CRH 依赖性库欣综合征的肿瘤组织含有 CRH，但不含有 ACTH，但有些病例的垂体 ACTH 细胞呈增殖，并有分泌 ACTH 的功能，有些垂体 ACTH 细胞却无增殖，且无 ACTH 的分泌，其机制尚不完全明确。肿瘤组织的 CRH 在免疫学、生物学、生理学和生物化学方面与正常人完全一样。

无论是异位 ACTH 还是 CRH 综合征，均有肾上腺皮质弥漫性增大，皮质几乎完全是直柱状的致密细胞，没有透明细胞，致密细胞常穿透进入球状带到达被膜，这种病理改变与库欣病引起的肾上腺病变有所区别。电镜下可发现肿瘤提取物含有 ACTH 或 CRH 分泌颗粒。垂体磁共振检查一般无明显异常。血 ACTH、皮质醇和尿类固醇排出量增多。异位 ACTH 综合征患者血 ACTH 浓度明显增高，通常超过 44pmol/L。生长缓慢的肿瘤如支气管类癌的血浆 ACTH 水平可为轻度增高。

（3）临床表现：异位 ACTH 综合征占库欣综合征的 10%～20%，男性多见。有两种临床表现形式。一类为恶性程度高的肿瘤发生异位 ACTH 综合征，由于肿瘤生长快、病情进展迅速、病程短、病情重及 ACTH 分泌量多、血浆皮质醇增高明显，通常无向心性肥胖、紫纹等典型的库欣病表现，但过量的皮质醇的盐皮质激素样作用所导致低血钾、代谢性碱中毒、高血压、水肿、肌无力、肌萎缩，还可出现糖耐量异常和皮肤色素沉着等症状，一般较严重。此类病因主要为肺燕麦细胞癌。另一类为恶性程度较低的肿瘤发生 ACTH 综合征，如肺、胰腺和肠道的类癌，占 20% 左右。此类肿瘤生长较缓慢，病程较长，病情轻，肿瘤体积较小，对机体的直接危害一般不大，常出现库欣病的临床表现而未能发现肿瘤的影响学征象。异位 CRH 综合征的库欣病表现不十分明显。

此外，原发肿瘤有其相应的临床表现，如局部的压迫症状、侵犯神经后的剧烈疼痛和肿瘤的消耗症状，如贫血、恶病质、低热、消瘦等。

（4）实验室或影像学检查：80%～100%的异位 ACTH 综合征患者有明显的低血钾、血钠偏高、代谢性碱中毒。血浆皮质醇和 ACTH 浓度明显增高且失去昼夜节律，皮质醇浓度范围为 550～5 500nmol/L，ACTH 浓度通常超过 44pmol/L，可达 175pmol/L 以上；但生长缓慢的肿瘤如支气管类癌的血浆 ACTH 水平可为轻度增高，与库欣病有重叠。24h 尿游离皮质醇、17-OHCS、17-KGS 也明显增高。其他源自 POMC 的多肽片段也可升高，如肺癌患者中约 1/3 有血浆 MSH、促脂素水平增高，血液中还可检测出 POMC 氨基末端的分子量为 22KD 中间产物、B-MSH、ACTH 样中叶多肽、γ-促脂素等物质。这些物质无 ACTH 生物活性。异位 CRH 综合征患者血浆皮质醇、ACTH 浓度变化与异位 ACTH 综合征相类似。

大小剂量地塞米松抑制试验显示，异位 ACTH 综合征患者血皮质醇和 ACTH 水平不被大、小剂量地塞米松抑制，但部分类癌患者（5%）也可被大剂量抑制。约 50% 异位 CRH 综合征患者不被大剂量地塞米松抑制试验所抑制。有些产生 CRH 的肿瘤组织中也含有 ACTH，这些患者的肾上腺也受到异位 ACTH 的兴奋，这种情况下的异位 ACTH 分泌不被地塞米松抑制。

CRH 兴奋试验，CRH 1μg/kg，库欣病 ACTH 有明显增高，而异位 ACTH 综合征无反应，该试验的敏感性 93%，特异性 100%。

分段取血测定岩下窦（IPSS）和外周不同部位 ACTH 血浓度，尤其比较 CRH 刺激前后 ACTH 浓度有助于区别 ACTH 分泌来源，对异位 ACTH 综合征和库欣病的鉴别诊断有益。IPSS 最初由 Corrigan 等 1977 年首次提出和应用，逐渐积累经验，认为基础比值 >2.0 和刺激后比值 >3.0 支持库欣病，浓度高侧提示肿瘤侧，其敏感性和特异性达 96%，诊断符合率超过 CT 和 MRI；异位 ACTH 综合征的比值低于此值。同时根据外周不同部位 ACTH 浓度的差别可寻找或确定异位 ACTH 分泌来源所在。选择性静脉分段取血测定组织引流血管 ACTH，根据 ACTH 浓度的差别有利于异位分泌肿瘤的定位，虽然报道有一定价值，但多数检查结果参考价值不大。

[111]In-奥曲肽受体显像（SRS）：由于垂体 ACTH 瘤和肾上腺皮质腺瘤一般不表达生长抑素受体（SSR），异位 ACTH 瘤常表达 SSR，奥曲肽扫描可对 80% 的异位 ACTH 瘤定位，并可发现转移灶。82%～88% 类癌存在 SSR，SRS 在类癌中的阳性率为 90%，阳性者对奥曲肽治疗有效。过量皮质醇可抑制 ACTH 肿瘤细胞膜 SSR 表达。SSR 有 5 种亚型：SSR-1～SSR-5，SS 与 SSTR-2 亲和力最强。类癌常表达 SSTR-1 和 SSTR-3。对于直径 >1cm 的肿物，敏感性可达 80%～90%。

大部分异位 ACTH 综合征原发肿瘤位于胸腔和腹腔内，许多患者在常规胸部 X 线片检查或 CT 扫描时可发现肿物。支气管类癌体积通常较小，一般检查常难以发现，需借助于高分辨率 CT 或 MRI 扫描。垂体 MRI 和 CT 检查通常无明显异常，双侧肾上腺常呈弥漫性增大。

（5）诊断与鉴别诊断：异位 ACTH 综合征的诊断依据如下。①皮质醇增多的不典型临床症状和体征；②基础皮质醇和 ACTH 水平较一般库欣病高，节律消失；③对糖皮质激素的负反馈调节消失，大剂量地塞米松抑制试验不被抑制，降低血浆皮质醇水平后ACTH升高不明显；④静脉分段取血中枢和外周ACTH比值不形成明显浓度差；⑤影像学检查发现垂体以外的占位性病变，肺胸部的比例较大；⑥占位病变切除后患者临床症状体征缓解，ACTH、皮质醇下降至正常，病理免疫组化检查有ACTH分泌细胞。

由于类癌库欣病的临床表现一般较典型，其症状和体征很难与库欣病鉴别，尤其在肿瘤较小，影像学未能发现，而且ACTH浓度增高不明显时，鉴别的难度较大。未明确诊断的库欣综合征患者出现以下之一者提示有异位ACTH综合征的可能：①低钾血症；②血浆皮质醇水平很高（＞1 000nmol/L）；③血浆ACTH浓度很高（＞36pmol/L）；④尿17-酮类固醇或血浆硫酸去氢表雄酮明显增高；⑤伴有不适当抗利尿激素分泌；⑥血浆皮质醇水平增高或下降时，ACTH下降或上升不明显；⑦对CRH刺激无反应；⑧分段取血显示岩下窦ACTH浓度低于外周，不形成明显浓度差。

异位CRH综合征的血皮质醇、ACTH浓度变化与异位ACTH综合征类似，分段取血测定CRH浓度和对肿瘤组织中CRH的检测有助于最后确诊。

（6）治疗：异位ACTH和CRH的治疗应首选手术，良性肿瘤手术切除即可痊愈，但这种情况仅不到10%。大多数恶性肿瘤（＞90%）在确诊时多已失去手术机会，或者还不能找到肿瘤病灶者只能选择放疗或化疗控制严重的皮质醇增多症表现和抑制肿瘤的生长或扩散。抑制皮质醇合成和分泌的药物有甲吡酮、氨基导眠能、酮康唑等，治疗同时需用小剂量糖皮质激素替代治疗，以预防危象发生。近年也有使用糖皮质激素拮抗药如米非司酮和生长抑素类似物奥曲肽治疗有效的报道。

对于那些尚未发现原发肿瘤病灶而暂时使用皮质醇合成阻滞药如等的患者需定期复查CT或MRI扫描，直到发现肿瘤病灶。由于有些肿瘤生长缓慢，这一过程可能需要数年到数十年。不能手术时可使用双氯苯二氯乙烷起到药物性切除肾上腺的作用，或者手术切除双侧肾上腺，但无需对垂体进行放疗。

2. ADH分泌不适当综合征　ADH分泌不适当综合征（syndrome of inappropriate ADH secretion，SIADH）临床较常见，发病仅次于异位ACTH综合征。由于首例患者由Schwartz等于1957年报道，故又称Schwartz-Bartter综合征。该综合征是由于抗利尿激素（ADH）过量不适当分泌，导致水分体内存留，稀释性低钠血症，尿钠和尿渗透压升高的临床疾病。

SIADH最多见于肺癌，尤其是肺燕麦细胞癌。有研究显示，40%的燕麦细胞癌有不适当的ADH分泌。在肺癌伴ADH分泌不适当综合征患者的肿瘤组织中发现有ADH样物质存在，后证实与ADH是同一种物质。肺癌细胞能合成与血管加压素前体相似的分子，分泌具有免疫活性的血管加压素及神经垂体素运载蛋白。其他恶性肿瘤也可引起ADH不适当分泌增多，如脑肿瘤、血液系统肿瘤、皮肤肿瘤、妇科肿瘤、前列腺癌、肾上腺皮质癌和各种肉瘤。这些引起ADH不适当分泌增多的肿瘤中有些是肿瘤本身可以合成和分泌ADH，如肺燕麦细胞癌，这部分又称异位抗利尿激素综合征（ectopic ADH syndrome）；有些是使正常位置即下丘脑的ADH分泌不适当增加，此部分除了肿瘤外还见于炎症、脑外伤、手术、颅内出血、精神刺激、剧烈疼痛等，另外一些药物也可以引起，如卡马西平、氯磺丙脲、三环类抗抑郁药、麻醉药等。这些因素直接刺激下丘脑-神经垂体轴兴奋，引起ADH过度释放。

其临床表现除了原发肿瘤的各种表现如咳嗽、咯血等外，多由稀释性低钠血症引起。轻度低钠血症可无明显临床症状，但如遇水负荷时可出现软弱、倦怠等表现。当血钠＜

120mmol/L 时，即出现嗜睡、头痛、肌力减退、腱反射消失。血钠继续下降，<110mmol/L 时，出现严重低钠血症，可有剧烈头痛、喷射性呕吐、惊厥、意识障碍直至昏迷，甚至发生脑疝致呼吸心搏骤停。因体内水分存于细胞间隙，此时患者体重增加但常无水肿。实验室检查常可发现血钠降低、血浆渗透压下降、尿钠增高、尿渗透压升高和尿量减少、尿比重≥ 1.015，血浆 ADH 增高。有些患者无明显临床症状时常给临床诊断带来困难。对于有低钠血症的患者如能排除低血容量、全身性水肿、甲状腺功能减退、肾上腺皮质功能减退等原因，均应考虑异源性 ADH 综合征的可能，应进一步行胸部 X 线片和 CT 检查，以寻找原发病灶。有学者提出 SI－ADH 的诊断标准：①血钠 <130mmol/L；②血浆渗透压 <270mOsm/L；③尿钠 >80mmol/d（正常 <20mmol/L）；④尿渗透压升高，尿渗透压/血渗透压 >1；⑤严格限制水摄入后症状减轻；⑥无水肿，心、肝、肾功能正常；⑦血浆 ADH >1.5pg/ml。

病因治疗方面，恶性肿瘤患者应首选手术切除肿瘤，对不能手术或手术不能完全切除及术后复发者可辅以放射治疗；感染者使用抗生素；肺部炎症者需改善通气和换气纠正缺氧；药源性需要及时停用可疑药物。

纠正低钠血症、水中毒和脑水肿。首先应限制水分摄入，每天不超过 800～1 000ml，当血钠 <110mmol/L 时可以静脉使用 3% 的高渗盐水，必要时使用速效强利尿药，如呋塞米等以排除体内水分，提高血渗透压，控制脑水肿，但注意血渗透压升高不能过快，以防止神经脱髓鞘病变。

3. 肿瘤相关性高钙血症

（1）病因和发病机制：高钙血症与实体瘤相关是最早描述的恶性肿瘤的激素异常表现，常为恶性肿瘤伴发高钙血症，称为肿瘤相关性高钙血症（tumor－related hypercalcemia）。其发病占肿瘤患者的 10% 左右。恶性肿瘤是人类高钙血症的第二大常见原因。引起高钙血症的肿瘤以肺癌、乳腺癌、多发性骨髓瘤最为多见，占肿瘤相关高钙血症的 50%，肺癌中以鳞状细胞癌和大细胞肺癌为主，小细胞肺癌不引起高钙血症。其他肿瘤如肾腺癌、子宫颈鳞状细胞癌、卵巢和胰腺肿瘤等。肿瘤引起高钙血症至少有以下 3 种机制：①肿瘤分泌甲状旁腺激素（PTH）或 PTH 相关肽（PTH－related protein，PTHrP），这些蛋白可与 PTH 受体结合；②肿瘤分泌细胞因子，如前列腺素，在局部动员骨钙和磷，有的能促使 25－OHD 转化为 1，25（OH）$_2$D，导致维生素 D 过多和高钙血症；③恶性肿瘤广泛转移，直接增加骨吸收导致高钙血症。有学者将肿瘤组织产生并释放 PTH 样物质引起高血钙、低血磷症称为假性甲状旁腺功能亢进症。

异位分泌的 PTH 分子不裂解成 N 端和 C 端片段，临床一般使用针对 C 端部分的抗血清建立的 RIA，血浆 PTH 浓度较原发性甲状旁腺功能亢进症要低。血中可能存在无活性的 PTH 原。PTHrP 与 PTH 相似，两者结合的受体相同，所引起的生物反应也相似。PTHrP 主要通过两种机制引起高钙血症：①发挥激素样作用，对靶器官骨骼和肾进行调节，引起高钙血症；②直接激活骨转移灶附近的破骨细胞，引起局部溶骨性高钙血症。

前列腺素可刺激破骨细胞的骨吸收并增加 cAMP。淋巴瘤伴高钙血症者 50% 有不同程度 1，25（OH）$_2$D 增加，通过对肠道和肾的作用促进高钙血症的发生。另外，某些细胞因子如破骨细胞活化因子、IL－1α、IL－1β、TGF－α、TGF－β、TNF－α、TNF－β 等，这些因子可活化破骨细胞、刺激原始破骨细胞增殖和促进前列腺素 E 的合成。

（2）临床表现与诊断和鉴别诊断：肿瘤相关性高钙血症除了有肿瘤引起的压迫症状、

恶病质、贫血等，高钙血症本身也可引起临床症状。高钙血症是恶性肿瘤晚期的表现，多数在发现高钙血症后 3 个月死亡。高钙血症程度较轻者，常无明显临床表现。重者可出现厌食、恶心、呕吐、便秘、腹胀、口渴、多饮、多尿、乏力、心律失常、嗜睡、抑郁、精神错乱以至昏迷。

实验室检查：①血钙一般在 3.5mmol/L 以上，通常高于原发性甲状旁腺功能亢进症；②血磷正常或降低；③肾小管磷重吸收率下降；④血氯一般 <100mmol/L；⑤约 50% 患者血碱性磷酸酶增高；⑥血 PTH 增高或正常，静脉插管分段取血肿瘤引流血液中浓度增高支持诊断，使用标准放免法双位点分析法测定完整 PTH 时，PTH 是受抑制的；⑦PTHrP 增高或正常；⑧淋巴瘤患者的 1，25（OH)$_2$D 多升高；⑨影像学检查如 X 线平片、CT 和 MRI 等检查有助于肿瘤的定位，骨扫描是发现骨吸收最为敏感的方法。

根据临床表现、实验室检查和影像学可做出定性、定位诊断。诊断时应与原发性甲状旁腺功能亢进症进行鉴别。原发性甲状旁腺功能亢进症的发病性别差异不大，病程相对长，可出现典型的多发性纤维性骨炎和肾石病，检验呈酸中毒、正常血氯和低血磷，无明显贫血等消耗性表现。而肿瘤相关性高钙血症男性多见，病程短，很少出现典型的多发性纤维性骨炎和肾石病，检验呈碱中毒、低血氯和正常血磷，常有明显贫血等消耗性表现。

（3）治疗：主要争取及早切除原发肿瘤，或用放疗、化疗。高钙血症本身的治疗需增加进水量、静脉滴注生理盐水，还可使用吲哚美辛，无效时可改用糖皮质激素，也可用降钙素治疗。二磷酸盐可强有力抑制骨吸收，预防高钙血症的进展。发生高钙危象时应积极进行抢救，治疗的关键是补充大量生理盐水、可同时使用呋塞米或利尿酸盐促进尿钙的排出，避免使用噻嗪类利尿药。注意补钾治疗，可口服或静脉使用第二代二磷酸盐抑制骨吸收；大剂量静脉使用糖皮质激素对淋巴瘤、血液病或前列腺素增加导致高钙血症有治疗作用。前列腺素所致的高钙血症还可使用吲哚美辛或阿司匹林。

4. 非胰岛素瘤相关性低血糖症

（1）病因和发病机制：许多胰外肿瘤可伴发低血糖症。常见有两类：一类为恶性程度较低或良性结缔组织肿瘤，约占 45%，如纤维肉瘤、间皮瘤、神经纤维瘤，这些肿瘤体积较大，当出现低血糖时肿瘤的体积常已达 800~10 000g，平均 2 400g。其中 2/3 分布在腹腔内或腹膜后，另 1/3 在胸腔内。男女患病率相近。另一类为恶性程度大的肿瘤。原发性肝癌，占 23%。白细胞的恶性病变也可导致低血糖，约占 6%。其他引起低血糖的肿瘤有肾上腺癌（占 10%）、胃癌、结肠癌、胰腺癌、类癌等。

恶性肿瘤引起低血糖的机制仍不十分清楚。有学者认为是巨大肿瘤消耗葡萄糖过多引起，但体外试验显示，1.4~6.0kg 的肿瘤每天消耗葡萄糖不足 400g，而肝每天至少可产生葡萄糖 800g，显然单独就肿瘤对葡萄糖的消耗增加并不足以引起低血糖，可能仅是一方面因素。有学者在此类患者血液中用胰岛素生物活性检测方法发现有胰岛素样物质，但放免法测定发现此物质并不是胰岛素，有学者提出这种胰岛素样物质可能是胰岛素样生长因子（IGFs)，后被证实在患者血浆中生长介素样物质或 IGF 增高，通常肿瘤中 IGF-2 mRNA 和血液中大分子 IGF-2 是增高的，血中 IGF-1 水平受抑制，而 IGF-2 增高或正常，即使 IGF-2 在正常水平，由于其降解产物和生物利用度的改变也可导致低血糖症。IGF 可能通过抑制生长激素和增强胰岛素样作用使葡萄糖利用增加双重机制降低血糖。有研究显示，肝和肌肉组织胰岛素受体增加，外周组织对葡萄糖的利用增加，以及肝葡萄糖生成不足。上述研究表明肿瘤发生低血糖的因素有多种，不同肿瘤发生低血糖的原因可能不尽一致。

（2）临床表现与诊断：低血糖的临床表现与胰岛素瘤所致的低血糖类似，包括两大类症状：一是交感神经兴奋的症状，如饥饿、心慌、手抖、出汗，在血糖下降速度过快时发生，长期低血糖的患者发生交感神经兴奋症状的低血糖阈值下降，表现为对低血糖的耐受；二是中枢神经系统的症状，如思维缓慢、反应迟钝、行为怪异、大小便失禁、抽搐、嗜睡以至于昏迷，多在清晨或长时间空腹时发作，为血糖缓慢下降、神经细胞能量缺乏所致。为避免上述症状的发生，患者常被迫大量进食。

原发肿瘤的表现一般并不特异，因间叶肿瘤常位于胸腹腔、腹膜后，体积较大者常有压迫症状。

对于空腹低血糖（血糖 < 2.8mmol/L）、低血糖时血胰岛素水平不高、胰岛素（U/ml）/血糖（mg/dl）< 0.3 的患者，在排除其他引起低血糖的疾病如慢性肾衰竭、严重营养不良、急性重型肝炎、垂体前叶功能低下、肾上腺皮质功能低下、乙醇中毒等后，应高度怀疑肿瘤相关性低血糖的存在，进一步检查寻找原发肿瘤，行胸腹部影像学检查。诊断时注意与其他低血糖症的鉴别。排除服用磺脲类降糖药物或外源性胰岛素过量的可能性；如胰岛素（U/ml）/血糖（mg/dl）> 0.3，则支持胰岛素瘤的诊断。

（3）治疗：治疗原则与其他异位内分泌综合征类似，一旦确诊为肿瘤，应首选手术切除肿瘤，必要时辅以放疗和化疗。对于不能手术治疗，或在手术之前，患者应积极控制低血糖的发作，可口服或静脉使用葡萄糖，必要时使用糖皮质激素和胰高血糖素，但胰高血糖素在肝癌引起的低血糖无效。

（银　艳）

第二十四章
儿科内分泌与代谢性疾病

第一节　生长激素缺乏症

一、概述

身材矮小是指在相似生活环境下，儿童身高低于同种族、同年龄、同性别个体正常身高2个标准差（s）以上，或者低于正常儿童生长曲线第3百分位数。在众多因素中，内分泌的生长激素（GH）对身高的影响起着十分重要的作用。患儿因 CH 缺乏所导致的矮小，称为生长激素缺乏症（growth hormone deficiency），以前又称为垂体性侏儒症。GH 缺乏症是儿科临床常见的内分泌疾病之一，大多为散发性，少部分为家族性遗传。

特发性 GH 缺乏症在英国、德国和法国人群中的发病率约为 18/100 万~24/100 万人，瑞典的发病率约 62/100 万人，美国报道的发病率最高，约 287/100 万人。各国发病率的不同与诊断标准差异有关。在 20 世纪 80 年代末，北京协和医院调查了 103 753 名年龄在 6~15 岁的中小学生身高，发现 202 人低于第 3 百分位数，其中 12 例诊断生长激素缺乏症，发病率为 115/100 万人。

二、病因病理

（一）病因分类

根据下丘脑 – GH – IGF 生长轴功能缺陷，病因可分为原发性、继发性 GH 缺乏症，单纯性 GH 缺乏症或多种垂体激素缺乏。

1. 原发性

（1）遗传：正常生长激素功能的维持，需要下丘脑 GHRH 的分泌到 GH、IGF – 1 的分泌，受体效应都要完整，目前下丘脑 – 垂体 – IGF – 1 轴的多种基因都已发现突变，导致功能障碍，包括与垂体发育有关的基因缺陷、GH、IGF – 1 的编码基因和受体基因，例如 PROP – 1、POUIF1、GHRH、GHRH 受体、GH、GH 受体、IGF – 1 以及 IGF – 1 受体等。

（2）特发性：下丘脑功能异常，神经递质 – 神经激素信号传导途径的缺陷。

各种先天原因引起的垂体不发育、发育不良，空蝶鞍及视中隔发育异常等。

2. 继发性

（1）肿瘤：下丘脑、垂体或颅内其他肿瘤，例如颅咽管瘤、神经纤维瘤以及错构瘤等可影响 GH 的分泌，造成 GH 缺乏。

（2）放射性损伤：下丘脑、垂体肿瘤放疗后，有一大部分存在生长激素缺乏，患急性淋巴细胞白血病的儿童，接受预防性头颅照光者也属于这一类。放疗和化疗引起典型的生长缓慢见于治疗 1～2 年后，由于 GH 缺乏，患者身高逐渐偏离正常。除 GH 缺乏外，亦可有 TSH 和 ACTH 缺乏发生。

（3）头部创伤：任何疾病损伤下丘脑、垂体柄及腺垂体均可导致垂体激素缺乏。由于这种病变是非选择性的，常存在多种垂体激素缺乏，例如在产伤、手术损伤以及颅底骨折等情况发生时。创伤还包括儿童受虐待、牵引产、缺氧及出血性梗死等损伤垂体、垂体柄及下丘脑。

（二）病理生理

1. 生长激素基因　生长激素由腺垂体嗜酸性粒细胞分泌，其基因 GH1 的表达产物含 191 个氨基酸，分子量 22kD，属非糖基化蛋白质激素，GH 的半衰期为 15～30 分钟。人类 GH 基因定位于第 17 号染色体长臂 q22～24 区带，由 5 个外显子和 4 个内含子组成。GH 基因突变包括错义突变、无义突变及移码突变等。

2. GH 的分泌　在胎龄 3 个月内，垂体尚无 GH 分泌，其后血中 GH 水平逐步增高。至 12 周时，GH 血浓度可达到 $60\mu g/L$，30 周时达 $130\mu g/L$，以后 GH 浓度逐渐下降，出生时为 $30\mu g/L$，以后进一步下降。GH 分泌一般呈脉冲式释放，昼夜波动大，在分泌低峰时，常难以测到，一般在夜间深睡眠后的早期分泌最高。在血循环中，大约 50% 的 GH 与生长激素结合蛋白（GHBP）结合，以 GH - GHBP 复合物的形式存在。

3. GH 的分泌调节　在垂体生长激素细胞中，GH 基因的表达受三种下丘脑激素的控制：生长激素释放激素（GHRH）刺激 GH 释放，生长抑素则抑制 GH 释放，以及 Ghrelin 的调节。GHRH 和生长抑素的交替性分泌可以解释 GH 的节律性分泌。GH 的分泌高峰发生在 GHRH 的分泌高峰，同时又是生长抑素分泌的低谷。GH 分泌呈脉冲式，其高峰在睡眠期间。Ghrelin 由下丘脑的弓形核产生，胃部也产生较大量的 Ghrelin。GH 的释放受下丘脑 - 垂体 - 门脉循环和体循环的 Ghrelin 水平的影响，饥饿能刺激 Ghrelin 释放入体循环，而进食能抑制 Ghrelin 释放入体循环。

4. GH 与受体的结合　GH 通过与靶细胞表面的受体分子相结合而发挥作用。GH 受体是一个具有 620 个氨基酸的单链分子；GH 受体有细胞外区，单体的跨膜区以及胞浆区。细胞外区的蛋白水解片段，循环于血浆中，充当为一种 GH 结合蛋白。与细胞因子受体族的其他成分一样，GH 受体的胞浆区缺乏内在的激酶活性，而 GH 的结合，可以诱导受体的二聚作用和一种与受体相连的 Jak2 的活性，该激酶和其他蛋白质底物的磷酸化作用可引起一系列的反应。

5. GH 的生理作用　GH 的生理作用非常广泛，既促进生长，也调节代谢。其主要作用是：①促进骨生长。②促进蛋白质合成。③促进脂肪降解。④对糖代谢作用复杂，能减少外周组织对葡萄糖的利用，亦降低细胞对胰岛素的敏感性。⑤促进水、矿物质代谢。⑥促进脑功能效应，增强心肌功能，提高免疫功能等作用。

6. 类胰岛素生长因子 - 1（IGF - 1）　IGF - 1 为肝脏对 GH 反应时产生的一种多肽，这是一种单链多肽，由 70 个氨基酸组成，基因定位于第 12 号染色体长臂，含有 6 个外显子，IGF - 1 与胰岛素具有相当的同源性。血中 90% 的 ICF - 1 由肝脏合成，其余由成纤维细胞及胶原等细胞在局部合成。GH 通过增加 IGF - 1 的合成，介导其促进有丝分裂的作用。循环中的 IGF - 1 与数种不同的结合蛋白相结合，其中主要的一种是分子量为 150kD 的复合物 IGFBP3，IGFBP3 在 GH 缺乏症的儿童中是降低的，但在因其他原因引起矮小的儿童中则仍在正常范围。

三、临床表现

GH 缺乏症的部分患儿出生时有难产史、窒息史或者胎位不正，以臀位和足位产多见。出生时身长正常，5 个月起出现生长减慢，1~2 岁明显。多于 2~3 岁后才引起注意。随年龄的增长，生长缓慢程度也增加，体型较实际年龄幼稚。自幼食欲低下。典型者矮小，皮下脂肪相对较多，腹脂堆积，圆脸，前额略突出，小下颌，上下部量正常、肢体匀称，高音调声音。学龄期身高年增长率不足 5cm，严重者仅 2~3cm，身高偏离在正常均数 -2s 以下。患儿智力正常。出牙、换牙及骨龄落后。青春发育大多延缓（与骨龄成熟程度有关）。

伴有垂体其他促激素不足者，多为促性腺激素缺乏，表现为青春发育延缓，男孩小阴茎、小睾丸，女孩乳房不发育，原发闭经；若伴有 ACTH 缺乏，则常有皮肤色素沉着和严重的低血糖表现；伴有促甲状腺激素不足，则表现为甲状腺功能低下。部分病例伴有多饮多尿，呈部分性尿崩症。

多种垂体激素缺乏患者根据病因有不同的激素缺乏和相应的临床表现。垂体 MRI 表现多数为腺垂体发育不良，蝶鞍常增大或正常，但患者中也有少数表现出增大的垂体（腺垂体增生）、垂体囊性肿物（似颅咽管瘤，或 Rathke 囊肿）或插入垂体前后叶之间的信号不增强的垂体肿物。

继发性 GHD 可发生于任何年龄，并伴有原发疾病的相应症状。当病变是一个进展性的肿瘤时，可有头痛、呕吐、视力障碍、行为异常、癫痫发作、多尿及生长障碍等表现。生长缓慢出现在神经系统症状体征出现前，尤其多见于颅咽管瘤。但以垂体激素缺乏症状为主诉就诊者仅约 10%。颅咽管瘤的儿童常见有视野缺损、视神经萎缩、视盘水肿及中枢神经瘫痪。外科手术后可首先出现垂体功能减退。

四、诊断与鉴别诊断

（一）诊断

1. 血 GH 测定　血清 GH 呈脉冲式分泌，半衰期较短，随机取血检测 GH 无诊断价值，不能区别正常人与 GH 缺乏症。通过 GH 刺激试验，GH 缺乏或低水平可明确诊断。临床多采用药物激发试验来判断垂体分泌 GH 状况（表 24-1），常用药物激发剂有胰岛素、精氨酸、L-多巴及可乐定。由于各种药物激发 GH 反应途径不同，各种试验的敏感性及特异性亦有差异，故通常采用至少 2 种作用途径不同的药物进行激发试验才能作为判断的结果。当两个不同激发试验的 GH 峰值均低于 $10\mu g/L$ 时可确诊为 GHD。一般认为两种试验若 GH 峰值均 $<5\mu g/L$，为完全性 GH 缺乏症；GH 峰值在 $5.1~9.9\mu g/L$ 为部分性 GH 缺乏；GH 峰值 $\geq10\mu g/L$ 为正常反应。单次试验约有 20% 的正常儿童呈阴性反应。GH 激发试验前需禁食 8 小时以上。

表 24-1　GH 缺乏症诊断常用药物激发试验

方法		峰值	机制
可乐定	$4\mu g/kg$ 或 $0.15mg/m^2$ 口服，服药后 0、30、60、90min 取血测定 GH	60~90min	α-肾上腺能受体激动剂，刺激下丘脑 GHRH 释放

方法		峰值	机制
L-多巴	10mg/kg 或 0.5g/1.73m² ，服药前后取血，时间同上	60～90min	介导下丘脑神经递质多巴胺能途径的兴奋，刺激下丘脑 CHRH 释放
精氨酸	0.5g/kg 静脉滴注，最大量30g 30min滴完，滴注前、后30、60、90、120min取血	60～90min	通过 α-受体的介导作用，抑制下丘脑生长激素抑制激素的分泌
胰岛素	胰岛素 0.05U/kg，生理盐水稀释后静注，注射前、后15、30、45、60min取血	15～30min	通过胰岛素诱导低血糖，刺激 GH 分泌。血糖降至基础值50%时为有效刺激

2. 血清 IGF-1 及 ICFBP₃ 测定　血循环中 ICF-1 大多与 IGFBP₃ 结合（95% 以上），ICFBP₃ 有运送和调节 IGF-1 的功能，两者分泌模式与 GH 不同，IGF-1 呈非脉冲性分泌和较少日夜波动，故血中浓度稳定，并与 GH 水平呈一致关系，是检测下丘脑-GH-IGF 生长轴功能的指标。ICF-1 浓度与年龄有关，亦受其他内分泌激素和营养状态影响。

3. 影像学检查　颅脑磁共振显像（MRI）可显示蝶鞍容积大小，垂体前、后叶大小，可诊断垂体不发育、发育不良，空蝶鞍及视中隔发育不良等，在区分蝶鞍饱满还是空蝶鞍上 MRI 优于 CT，并且可发现颅咽管瘤、神经纤维瘤及错构瘤等肿瘤。

生长激素缺乏者，骨成熟常明显延迟。骨龄落后实际年龄。TSH 和 GH 同时缺乏者骨龄延迟更加明显。

4. 染色体检查　对女性矮小伴青春期发育延迟者应常规作染色体检查，以排除染色体病，如 Turner 综合征等。

5. 其他垂体功能检查　除了确定 GHD 诊断外，根据临床表现可选择性地检测血 TSH、T₃、T₄、PRL、ACTH、皮质醇及 LHRH 激发试验等，以判断有无甲状腺和性腺激素等缺乏。垂体功能减退时血浆 PRL 水平升高，强烈提示病变在下丘脑而不是垂体。

（二）鉴别诊断

对身高低于同种族、同年龄、同性别正常儿童平均身高 2 个标准差或第 3 百分位数以下者都应分析原因，仔细了解母亲孕期、围生期、喂养和疾病等情况，结合体格检查和实验室资料，进行综合分析诊断和鉴别诊断。GHD 患儿的年增长速率往往 <5cm，骨龄延迟一般可大于 2 年以上，GH 激发峰值 <10μg/L。

1. 家族性矮小症　父母身高都矮，身高常在第 3 百分位数左右，但其年增长速率 >5cm，骨龄与年龄相称，智能与性发育均正常，GH 激发峰值 >10μg/L。

2. 体质性青春期延迟　属正常发育中的一种变异，较为常见。多见男孩。出生时及生后数年生长无异常，以后则逐年的身高增长及成熟缓慢，尤于青春发育前或即将进入青春发育期时，性发育出现可延迟数年。骨龄落后与性发育延迟相关，亦与身高平行。父母中大多有类似既往史。

3. 宫内发育迟缓　本症可由母孕期营养或供氧不足、胎盘存在病理性因素、宫内感染以及胎儿基因组遗传印迹等因素导致胎儿宫内发育障碍。初生时多为足月小样儿，散发起病，无家族史，亦无内分泌异常。出生后极易发生低血糖，生长缓慢。

4. 染色体异常　典型 Turner 综合征不难鉴别，但部分患儿系因 X 染色体结构异常（如等臂畸形及部分缺失等）或各种嵌合体所致病。其临床表现不甚典型，常仅以生长迟缓为主，应进行染色体核型分析鉴别。21 - 三体综合征除身材矮小外，同时伴有智能落后及特殊面容等特征，故临床诊断一般不易混淆。

5. 骨骼发育异常 如各种骨、软骨发育不良等，都有特殊的体态和外貌，可选择进行骨骼 X 线片及相关溶酶体酶学测定、基因分析等，以明确诊断。

6. 其他 包括心、肝、肾等慢性疾病，长期营养不良，遗传代谢病（如黏多糖病及糖原累积症等），以及精神心理压抑等因素导致者，都应通过对病史、体检资料分析和必要的特殊检查予以鉴别。

五、治疗

对生长激素缺乏症的治疗主要采用基因重组人生长激素替代治疗。无论特发性或继发性 GH 缺乏性矮小均可用 GH 治疗。开始治疗年龄越小，效果越好，以缩小患者与同龄儿的身高距离，并对达到成人靶身高有很大帮助。但是对颅内肿瘤术后导致的继发性生长激素缺乏症患者需做好解释，对恶性肿瘤或有潜在肿瘤恶变者及严重糖尿病患者禁用。

生长激素替代治疗剂量采用 0.1U/（kg·d），于每晚睡前半小时皮下注射，可选择在上臂、大腿前侧和腹壁、脐周等部位注射。治疗必须持续至接近终身高。GH 治疗第 1 年的效果最好，以后随治疗时间延长 GH 效果减低。停止治疗的标准是身高增长小于 2cm/年，或女孩骨龄大于 14 岁，男孩骨龄大于 16 岁。少数患者在用 GH 治疗过程中可出现甲状腺激素水平下降，故须监测甲状腺功能，必要时予甲状腺激素补充治疗。应用 GH 治疗后的副反应包括假性脑瘤，股骨头脱位，并加重脊柱侧弯及血糖暂时性升高等，但糖尿病的发生率极少。

对于伴有其他垂体激素缺乏者需进行相应的替代治疗。TSH 缺乏者可完全用甲状腺素替代。对于 ACTH 缺乏的患者，适当的补充氢化可的松，剂量不超过 10mg/（m²·24h），在患病或手术前需增加剂量。对于促性腺激素缺乏者，当骨龄接近青春期时需用性激素治疗。

蛋白同化类固醇药物可促进生长，但是该类药物可加速骨龄发育，加快骨骺融合，对最终身高无明显改善。

（王 谦）

第二节 甲状腺功能减退症

甲状腺功能减退症（hypothyroidism）是儿科最常见内分泌疾病之一，由于甲状腺激素产生不足所致。

因先天性或者遗传因素引起甲状腺发育障碍、激素合成障碍、分泌减少，导致患儿生长障碍，智能落后，称为先天性甲状腺功能减退症。根据病因可分两大类：散发性和地方性。散发性甲状腺功能减退症是由于先天性甲状腺发育不良、异位或甲状腺激素合成途径酶的缺陷所致，临床较常见，发生率为 1：3 000 ~ 1：5 000；地方性甲状腺功能减退症多见于甲状腺肿流行的地区，系由于地区性水、土和食物中碘缺乏所致。随着新生儿疾病筛查的推广和碘盐的食用的普及，先天性甲状腺功能减退症的临床发病率已经大大降低。

获得性甲状腺功能减退症在学龄儿童中多见，慢性淋巴细胞性甲状腺炎是最常见的病因，女童与男童发病率比为 2 ∶ 1。

（一）病理生理与发病机制

1. 甲状腺的胚胎发育 在妊娠第 3 周，胎儿甲状腺起始于前肠上皮细胞突起的甲状腺原始组织，妊娠第 5 周甲状舌导管萎缩，甲状腺从咽部向下移行，第 7 周甲状腺移至颈前正常位置。胎儿双叶状的甲状腺可在妊娠 7 周时被识别，到了 10 周可形成特征性的甲状腺滤泡细胞和胶质。甲状球蛋白在妊娠 4 周时开始合成，12 周可以合成和分泌甲状腺素（thyroxine，T_4）和较少量的三碘甲状腺原氨酸（triiodothyronine，T_3）。下丘脑神经元在妊娠 6 ~ 8 周合成促甲状腺激素释放激素（thyrotropinre leasing hormone，TRH），在妊娠 10 ~ 12 周可以测出促甲状腺激素（thyroidstimulating hormone，TSH）的分泌。妊娠第 10 周起，胎儿脑垂体可有 TSH，妊娠 18 ~ 20 周脐血中可测到 TSH。

有证据证明，3 个转录因子 TTF - 1、TTF - 2 和 PAX8 在甲状腺形态发生和分化中发挥重要作用。这些转录因子也能与甲状腺球蛋白和甲状腺过氧化酶的启动子结合，并以此来影响甲状腺激素的生成。另一个转录因子 Pit - 1 对促甲状腺素细胞，同时对促生长激素细胞和催乳激素细胞的分化和发育发挥重要作用。

2. 甲状腺激素的调控 胎儿甲状腺能摄取碘及碘化酪氨酸，耦联成三碘甲腺原氨酸（T_3）、甲状腺素（T_4），并释放甲状腺激素至血液循环。妊娠 8 ~ 10 周，甲状腺滤泡内出现胶状物，开始合成 T_4。妊娠 20 周时 T_4 水平升高，但在 20 周前胎儿血清中 TSH、T_3、T_4、游离 T_3（FT_3）、游离 T_4（FT_4）水平均十分低，甚至测不出。胎盘不能通过 TSH，很少通过甲状腺激素，说明胎儿的垂体 - 甲状腺轴与母体是彼此独立的。至妊娠中期，胎儿下丘脑 - 垂体 - 甲状腺轴开始发挥作用，TSH 分泌水平渐增高，一直持续至分娩。TSH 在母亲整个孕期均无明显变化，羊水中 TSH 在正常情况下测不出。

甲状腺激素的分泌受 TSH 调控，TSH 是由垂体前叶产生和分泌的糖蛋白。TSH 可激活甲状腺的腺苷酸环化酶而促进甲状腺激素的合成与释放。TSH 由 2 个非共价结合的亚基（链）α 和 β 组成。α 亚基与黄体生成素（LH）、卵泡刺激素（FSH）和绒毛膜促性腺激素相同，每种激素的特性是由 β 亚单位决定。TSH 的合成和释放是由 TSH 释放激素（TRH）刺激产生的，TRH 在下丘脑合成并释放入垂体。TRH 是由 3 个氨基酸组成的短肽，除了有内分泌功能外可能还是一种神经递质。甲状腺激素生成减少时，TSH 和 TRH 会增加。外源性的甲状腺激素或甲状腺激素合成增加会抑制 TSH 和 TRH 的生成。

新生儿 TSH 正常值逐日变化，出生后不久（30 ~ 90min）由于冷环境刺激血中的 TSH 突然升高，于 3 ~ 4d 后降至正常，在 TSH 影响下，T_3 与 T_4 在出生后 24 ~ 48h 亦升高。了解以上这些激素浓度的生理性变化，可正确地估价新生儿期的甲状腺功能。

循环中甲状腺激素水平在外周组织中受到进一步的调控。机体所需的 T_3 约 80% 是 T_4 经周围组织 5′- 脱碘酶的作用转化而来。在许多非甲状腺疾病情况下，甲状腺以外的组织产生 T_3 的能力降低；空腹、慢性营养不良、急性疾病和某些药物等因素可以抑制脱碘酶的活性。T_3 水平可显著降低，而游离 T_4 和 TSH 水平仍可正常。

3. 甲状腺激素的合成和分泌 甲状腺的主要功能是合成 T_4 和 T_3。目前所知碘的生理作用只有参与合成这些激素，碘的推荐摄入量为：婴儿每天 > 30μg/kg，儿童 70 ~ 120μg/kg，青少年和成年人 150μg/kg。甲状腺组织对碘具有特殊的亲和力，能够摄取、转运并在滤泡腔内浓集，用于合成甲状腺激素。碘的转运是由钠 - 碘同向转运体完成的。

甲状腺激素的合成分以下几个步骤：

（1）碘在甲状腺组织的浓集：食物中的碘经肠道吸收后以无机碘化物形式进入血液，通过甲状腺上皮细胞膜上碘泵浓集，进入细胞内。此时的碘化物是无机碘。

（2）碘化物的氧化及酪氨酸的碘化：被摄取的碘化物在与酪氨酸反应前，必需先被氧化，这一反应由甲状腺过氧化物酶催化完成。在过氧化酶的作用下，碘化物氧化成活性碘，并与酪氨酸结合成单碘酪氨酸（MIT）及二碘酪氨酸（DIT）。

（3）碘酪氨酸的耦联：两分子 DIT 缩合成一分子 T_4，MIT、DIT 各一分子缩合成一分子 T_3。T_4 与 T_3 均是甲状腺激素。

（4）甲状腺激素的分泌：酪氨酸的碘化及 T_3、T_4 的合成，均是在球蛋白分子上进行的，此种球蛋白称为甲状腺球蛋白（TG），经溶酶体的蛋白水解酶作用，释放出 T_3、T_4 和 TG，透过滤泡细胞膜和血管壁进入血液，发挥生理效应。

甲状腺激素分泌入血后，绝大部分和血浆蛋白质结合，约 75% 的 T_4 和 TBG 结合，约 15% 和甲状腺素结合前清蛋白（TBPA）结合，约 10% 和清蛋白结合。T_3 有 65% ~ 70% 与 TBG 结合，约 8% 与 TB－PA 结合，其余与清蛋白结合。仅 0.03% T_4 和 0.3% T_3 呈游离状态。T_3 的活性比 T_4 强 3 ~ 4 倍。成年人甲状腺每天约产生 100μg 的 T_4 和 20μg 的 T_3。

4. 甲状腺激素的生理作用　游离的甲状腺激素进入细胞，T_4 在细胞内脱碘转化为 T_3。胞内的 T_3 再进入细胞核，与甲状腺激素受体结合。甲状腺激素受体属于类固醇激素受体超家族的成员，该超家族包括糖皮质激素、雌激素、孕酮、维生素 D 等。T_3 与甲状腺激素受体结合后激活甲状腺激素受体的反应元件，导致靶细胞内编码的 mRNA 的转录、特异性蛋白合成和分泌，产生生理作用，其主要功能如下。

（1）产热作用：甲状腺激素能刺激物质氧化、使氧化磷酸化作用加强，促进新陈代谢。

（2）蛋白质代谢：生理剂量的甲状腺激素使蛋白质和核酸合成增加，氮的排泄减少，若给大剂量甲状腺激素则抑制蛋白质的合成，血浆、肝、肌肉中游离的氨基酸浓度增高。

（3）糖代谢：甲状腺激素能促进小肠吸收葡萄糖和半乳糖，并使脂肪组织和肌肉组织摄取葡萄糖的速度加快，还可加强儿茶酚胺和胰岛素对糖代谢的作用，使细胞儿茶酚胺受体对肾上腺素的敏感性增强。

（4）脂肪代谢：甲状腺激素可以增强脂肪组织对儿茶酚胺、胰高糖素的敏感性，这些激素的作用都是通过腺苷酸环化酶系统，活化细胞内的脂肪酶，促使脂肪水解。

（5）水盐代谢：甲状腺激素具有利尿作用，甲状腺功能减退时细胞间液增多，并聚积大量蛋白与黏蛋白，称为黏液性水肿。

（6）促生长发育：甲状腺激素通过对蛋白质的合成作用促进生长，与生长激素一起在促进生长方面具有协同作用。甲状腺功能减退症患者生长缓慢，骨龄发育落后。

（7）促进大脑发育：胎儿脑细胞数目在妊娠末 3 个月增长最快，出生后第 1 年仍快速增长。在脑细胞增殖、分化期，甲状腺激素必不可少，尤其是妊娠后半期与出生后第 1 年期间更为重要。甲状腺功能减退症发生越早，脑损害越重，且常不可逆。

5. 甲状腺功能减退症的病因　所有影响甲状腺激素合成与分泌的疾病均能导致甲状腺功能减退症，按病因可分为先天性甲状腺功能减退症和获得性甲状腺功能减退症，前者临床症状在生后数周内或者数月出现，轻者可在幼儿期出现，后者在学龄儿童中多见。

先天性甲状腺功能减退症可分为 2 大类：散发性先天性甲状腺功能减退症和地方性先天

性甲状腺功能减退症。散发性先天性甲状腺功能减退症多见于甲状腺发育不全或者异位。

先天性甲状腺功能减退症最常见的原因为甲状腺发育不良（甲状腺缺如、发育不良和异位甲状腺），约占85%，约10%是由于甲状腺激素合成缺陷所致，5%是由于通过胎盘转运的母源性的促甲状腺激素受体阻滞抗体所致。大致有1/3患儿即使经灵敏的放射性核素扫描也找不到甲状腺组织（完全不发育）。在其余2/3的患儿中，可在舌根部至颈部正常位置之间的任何部位找到异位甲状腺的残余组织。

目前尚未明确阐明先天性原发性甲状腺功能减退症的分子病因学，但一些研究已表明，其发病可能与某些在甲状腺胚胎发育和分化中发挥作用的基因变化有关，例如调控甲状腺胚胎发育的甲状腺转录因子Ⅰ（TTF－Ⅰ）、甲状腺转录因子Ⅱ（TTF－Ⅱ）、PAX8基因及促甲状腺激素受体基因（TSH－R）等，甲状腺特异转录因子的靶基因 NIS、TG、TPO 等，这些基因的改变也可导致甲状腺发育不良。

甲状腺激素合成途径障碍多为常染色体隐性遗传病。甲状腺激素的合成需各种酶参与（钠碘转运体、过氧化物酶、偶联酶、脱碘酶及甲状腺球蛋白合成酶），任何因素引起酶的先天缺陷都可导致甲状腺激素水平低下。

地方性先天性甲状腺功能减退症主要发生在缺碘地区，多见孕妇饮食缺碘，致使胎儿在胚胎期即因碘缺乏而导致先天性甲状腺功能减退症。随着我国广泛使用碘化食盐作为预防措施，发病率已明显下降，碘缺乏在我国已经基本控制，但在个别地区还可见到。

获得性甲状腺功能减退症是慢性淋巴细胞性甲状腺炎最常见的原因，约1.3%的儿童有明显的自身免疫性甲状腺疾病，女童与男童发病率比为2∶1，最常见原因是淋巴细胞性甲状腺炎。自身免疫性甲状腺疾病可以是多腺体综合征的一部分，包括 Down 综合征、Turner综合征和 Klinefelter 综合征，糖尿病患儿有较高的危险患相关的自身免疫性甲状腺疾病。

淋巴细胞性甲状腺炎（桥本甲状腺炎，自身免疫性甲状腺炎）属器官特异性自身免疫病，其组织学特征为甲状腺组织有淋巴细胞浸润。在病程早期，可能仅有增生，以后在甲状腺滤泡间可出现淋巴细胞和浆细胞的浸润，并出现滤泡萎缩。几乎总是有具生发中心的淋巴小结形成，甲状腺滤泡萎缩和轻至中度的纤维化。淋巴细胞性甲状腺炎是儿童和青少年甲状腺疾病中最常见的病因，并且能解释许多过去被认为是"青春性"或"单纯性"甲状腺肿的甲状腺增大。

6. 分类　根据血清 TSH 的浓度高低，甲状腺功能减退症可分为以下两类

（1）TSH 浓度增高，包括：①原发性甲状腺功能减退症：甲状腺缺如、甲状腺发育不良、甲状腺异位、甲状腺激素合成障碍、碘缺乏等。②暂时性甲状腺功能减退症：包括孕母在服用抗甲状腺药物、未成熟儿等。

（2）TSH 浓度正常或降低：①继发于下丘脑，垂体原因引起的甲状腺功能减退症；②低甲状腺结合球蛋白；③暂时性甲状腺功能减退症，可见于未成熟儿、非甲状腺疾病等情况。

（二）临床表现

主要临床特征为生长发育落后和基础代谢率降低，先天性甲状腺功能减退症可伴有智能低下。

1. 新生儿及婴儿甲状腺功能减退症　新生儿甲低症状和体征缺乏特异性，大多数较轻微，或者无明显症状和体征，但仔细询问病史及体检常可发现可疑线索，如母妊娠时常感到胎动少、过期产、面部呈臃肿状、皮肤粗糙、生理性黄疸延迟、嗜睡、少哭、哭声低下、纳呆、吸

吮力差、体温低、便秘、前囟较大、后囟未闭、腹胀、脐疝、心率缓慢、心音低钝等。

2. 幼儿和儿童期 多数常在出生后数月或 1 岁后因发育落后就诊，此时甲状腺素缺乏严重，症状典型。临床症状严重程度与甲状腺激素缺乏程度和持续时间密切相关。

（1）特殊面容：头大，颈短，面部臃肿，眼睑水肿，眼距宽，鼻梁宽平，唇厚舌大，舌外伸，毛发稀疏，表情淡漠，反应迟钝。

（2）神经系统功能障碍：智能低下，记忆力、注意力均下降。运动发育障碍，行走延迟，常有听力下降，感觉迟钝，嗜睡，严重者可产生黏液性水肿、昏迷。

（3）生长发育迟缓：身材矮小，表现躯体长，四肢短，骨龄发育落后。

（4）心血管功能低下：脉搏弱，心音低钝，心脏扩大，可伴心包积液，胸腔积液，心电图呈低电压，P－R 延长，传导阻滞等。

（5）消化道功能紊乱：食欲差、腹胀、便秘、大便干燥，胃酸减少，易被误诊为先天性巨结肠。

3. 淋巴细胞性甲状腺炎 女童的发病率比男童多 4～7 倍，可在 3 岁以内发病，但在 6 岁后发病率急剧增加，并在青春期达到高峰。最常见的临床表现是生长迟缓和甲状腺肿大。甲状腺肿的发生较为隐匿，程度可大可小。在多数患者中，甲状腺呈弥漫性增大，坚硬，而且无触痛。约 1/3 患者的甲状腺呈分叶状的，并可能是结节性的。多数患儿在临床上表现为甲状腺功能正常，而且无症状，有些则可能有颈部压迫症状。有些患儿在临床上有甲状腺功能减退症的体征，而另一些患儿虽在临床上表现为甲状腺功能正常，但实验室检查可证实有甲状腺功能减退症。少数患儿有提示甲状腺功能亢进症的表现，如神经质、易激惹、出汗增多或活动过度。有时本症可与甲状腺功能亢进症共存。

（三）辅助检查

1. 甲状腺功能检查 测定 TSH、FT_4、FT_3。能较好反映甲状腺功能。原发性甲低 TSH 升高，FT_3、FT_4 浓度下降；继发于下丘脑－垂体原因的甲状腺功能减退症，FT_4、FT_3 浓度下降，TSH 正常或者下降。

目前全国正在普及和推广的先天性甲状腺功能减退症新生儿筛查均采用于血滤纸血片法，在出生后 3d 取足跟毛细血管血检测 TSH，如果高于切割值，召回再测定 TSH、FT_4，FT_3。

2. 甲状腺核素显像（^{99m}Tc，^{123}I） 可判断甲状腺位置、大小、发育情况及摄碘功能。甲状腺 B 超亦可了解甲状腺位置及大小。甲状腺影像学检查有助于准确判断先天性甲状腺功能减退症患儿的病因基础，但不应为做此检查而不适当地推迟治疗时间。

3. 骨龄测定 骨龄是发育成熟程度的良好指标，可以通过 X 线片观察手腕、膝关节骨化中心的出现及大小来加以判断。患儿骨骼生长和成熟均延迟，常呈点状或不规则，以后逐渐增大融合成单一密度不均匀、边缘不规则的骨化中心。新生儿如股骨远端骨骺尚未出现，提示其宫内时已有甲状腺激素缺乏。

4. 淋巴细胞性甲状腺炎 患者有抗甲状腺球蛋白抗体和抗过氧化物酶（过去称抗微粒体）抗体滴度增高。

（四）诊断

1. 新生儿甲状腺功能减退症筛查 本病在新生儿期症状不明显，故对新生儿进行群体筛查是诊断本病的重要手段。目前广泛开展的新生儿疾病筛查可以在先天性甲状腺功能减退症出现症状、体征之前，但是血生化已经有改变时就做出早期诊断。由于出生时的环境刺激会引起新生儿一过性 TSH 增高，故应避开这一生理性 TSH 高峰，标本采集须在出生第 3 天以后进行。新生儿甲状腺功能减退症筛查采用干血滤纸片方法。必需指出，测定 TSH 进行新生儿疾病筛查，对继发于下丘脑－垂体原因的甲状腺功能减退症无法诊断。由于生理指标的变化和个体的差异，新生儿疾病筛查会出现个别假阴性。因此，对甲状腺功能减退症筛查阴性病例，如临床有甲状腺功能减退症可疑，仍应提高警惕，进一步详细检查甲状腺功能。

2. 年幼儿童甲状腺功能减退症诊断 根据典型的临床症状、有甲状腺功能减退，可以确诊。甲状腺放射性核素显像、超声波检查和骨龄测定皆有助于诊断。

3. 获得性甲状腺功能减退症 需寻找病因，对慢性淋巴细胞性甲状腺炎患者需测定抗甲状腺球蛋白抗体和抗过氧化物酶抗体确定。

（五）鉴别诊断

1. 21－三体综合征 亦称先天愚型。患儿智能、骨骼和运动发育均迟缓，有特殊面容：眼距宽、外眼角上斜、鼻梁低、舌外伸，关节松弛，皮肤和毛发正常，无黏液水肿。染色体核型分析呈 21－三体型。

2. 先天性软骨发育不良 主要表现四肢短，尤其上臂和股部，直立位时手指尖摸不到股骨大粗隆，头大，囟门大，额前突，鼻凹，常呈鸡胸和肋骨外翻，指短分开，腹膨隆，臀后翘，X 线检查示全部长骨变短，增粗，密度增高，干骺端向两侧膨出可资鉴别。

3. 先天性巨结肠 患儿出生后即开始便秘，腹胀，可有脐疝，但其面容、精神反应和哭声等均正常，血 T_3、T_4、TSH 检查均正常。

4. 黏多糖病 本病是由于在黏多糖降解过程中缺乏溶酶体酶，造成过多黏多糖积聚于组织器官而致病。出生时大多正常，不久便可出现临床症状。头大，鼻梁低平，丑陋面容，毛发增多，肝、脾增大，X 线检查可见特征性肋骨飘带状，椎体前部呈楔状，长骨骨骺增宽，掌骨和指骨较短。

（六）治疗

（1）甲状腺功能减退症不论原发性甲状腺功能减退症、继发性甲状腺功能减退症或者获得性甲状腺功能减退症，一旦确诊立即治疗，治疗应选用口服的 L 甲状腺素钠。先天性甲状腺功能减退症开始治疗的时间越早越好，甲状腺发育异常者，需终身治疗。

（2）新生儿疾病筛查诊断的先天性甲状腺功能减退症，治疗剂量应该一次足量给予，使血 FT_4 维持在正常高值水平。大年龄的甲状腺功能减退症患儿，在治疗的最初 4 个月内，可能发生假性脑病，应该事先告诫家长。对于大年龄的下丘脑－垂体性甲状腺功能减退症，甲状腺素治疗需从小剂量开始，如伴有肾上腺皮质功能减退者，需同时给予生理需要量可的松治疗，防止突发性肾上腺皮质功能衰竭。

（3）新生儿甲状腺功能减退症初始治疗剂量 $10 \sim 15 \mu g/$（kg·d），每天 1 次，口服，目的是使高 TSH 在 2 周内恢复正常，FT_4 达到正常范围，以尽早纠正甲状腺功能减退症状态。在随后的随访中，甲状腺素维持剂量必需个体化，根据血 FT_4、TSH 浓度调整。当血清 FT_4 和 TSH 正常后，随访可减为每 2～3 个月 1 次，2 岁以后可减为每 3～6 个月 1 次，定期随访需观察患者生长曲线、智商、骨龄，以及血清 FT_4、TSH 变化等。甲状腺素用量不足时，患儿身高及骨骼发育落后，剂量过大则引起烦躁、多汗、消瘦、腹痛和腹泻等症状，必需引起注意，及时调整。不同年龄 L - 甲状腺素钠治疗剂量见表 24 - 2。

表 24 - 2 先天性甲状腺功能减退症的甲状腺素（L - T₄）替代治疗剂量表

年龄	治疗剂量	
新生儿	37.5 ~ 50	10 ~ 15
3 ~ 12 个月	37.5 ~ 75	5 ~ 10
1 ~ 5 岁	75 ~ 100	5 ~ 6
6 ~ 12 岁	100 ~ 150	4 ~ 5
12 岁到成年人	100 ~ 200	2 ~ 3

（4）需排除暂时性甲状腺功能减退症的可能性，若在随访过程中发现血 FT_4 增高，需逐步减少服用 L - 甲状腺素钠，直至停药观察。永久性甲状腺功能减退症患儿在 3 岁左右时如果中断治疗 3 ~ 4 周，即可导致 TSH 水平显著升高。

在治疗过程中，患儿有追赶性生长现象，其生长速度是判断疗效的良好指标。

（王 谦）

第三节 甲状腺功能亢进症

甲状腺功能亢进症是指由于甲状腺激素分泌过多所致的临床综合征，常伴有甲状腺肿大、眼球外突及基础代谢率增高等表现。儿童甲状腺功能亢进症主要见于弥漫性毒性甲状腺肿（Graves 病）。在一些甲状腺功能亢进症的病例中已鉴定出不同的基因激活性突变，例如有些 McCune - Albright 综合征患者可发生甲状腺功能亢进症，这种甲状腺功能亢进症是由于 α 亚单位或 G 蛋白变异所致。在儿童中其他引起甲状腺功能亢进症的病因，包括单结节性毒性甲状腺肿、高功能性甲状腺癌、亚急性甲状腺炎等。血清 TSH 水平抑制，提示甲状腺功能亢进症并非因垂体病变所致。由促甲状腺素分泌过多所引起的甲状腺功能亢进症罕见。患病母亲所生的婴儿，新生儿期甲状腺功能亢进症可作为一种暂时现象而出现，典型的 Graves 病罕见。

根据一项 20 年回顾性统计，甲状腺功能亢进症在成年女性中的年发病率约 1 : 1 000。15 岁以下儿童甲状腺功能亢进症约占总甲状腺功能亢进症发生率 5%，多见于青少年。女性发病率是男性的 7 ~ 10 倍。

（一）病理生理与发病机制

弥漫性毒性甲状腺肿是一种自身免疫性疾病，约 15% 患者亲属中患有同样疾病，近 50% 亲属中呈现抗甲状腺抗体阳性。患者及其亲属 HLA 的某些类型的等位基因分布频率增高。国内外资料都已证实本病与 HLA - Ⅱ 类抗原的某些等位基因类型、自身免疫有关。在白种人中，Graves 病与 HLA - B8 和 HLA - DR3 有关，后者使发生甲状腺功能亢进症的危险增加 7 倍。该病还可并发其他与之相关的疾病，例如 Addison 病、重症肌无力、1 型糖尿病、系统性红斑狼疮、类风湿关节炎、白癜风、特发性血小板减少性紫癜和恶性贫血等。

患者的甲状腺功能状态与甲状腺自身抗体关系密切，可在体内测到多种甲状腺自身抗体。据报道，80% ~ 100% 的患者可测到 TSH 受体抗体，此抗体为甲状腺刺激免疫球蛋白，能产生刺激甲状腺功能作用，使甲状腺对碘的摄取增加，cAMP 介导的甲状腺激素合成和甲状腺球蛋白合成增加，促进蛋白质合成与细胞生长。甲状腺功能亢进症经治疗后随着 TSHR 阻断抗体的升高，疾病也逐步缓解。在部分甲状腺功能亢进症病例中可发现一些其他抗甲状腺的抗体，如甲状腺球蛋白抗体（TGAb），甲状腺过氧化物酶抗体（TPOAb）。这些抗体在部分正常人中也可存在，其特异性不如 TSH 受体抗体。

在病理方面，Graves 病的甲状腺腺体呈对称性肿大，滤泡细胞增多，由立方形变为柱状，滤泡内胶质丧失或仅少量染色极浅的胶质，在上皮及胶质间有大量排列成行的空泡，血管明显增多，淋巴组织也增多，有大量淋巴细胞浸润。在电镜下可见滤泡细胞内高尔基体肥大，内质网和核蛋白体增多，微绒毛数量增多而且变长，呈分泌活跃的表现。组织化学方面，滤泡细胞的过氧化酶活性增强，胞质内核糖核酸增多，间质毛细血管内皮细胞碱性磷酸酶活性增强，胞质内出现 PAS 染色阳性的胶质小滴。致密的淋巴样集合物内以辅助 T 细胞（CD_4^+）为主，在细胞密度较低的区域内则以细胞毒性 T 细胞（CD_8^+）为主。甲状腺内浸润的活化 B 淋巴细胞的百分率高于周围血管。推测是由于 T 抑制细胞的功能障碍，使得 T 辅助细胞得以表达，被 TSH 抗原所激活，然后与 B 细胞发生反应。这些细胞分化成为浆细胞，产生促甲状腺激素受体刺激抗体。

目前认为 Graves 病浸润性突眼发生机制是抗甲状腺抗体和抗眼眶肌肉抗体与眼外肌和眼眶内成纤维细胞结合，产生毒性反应。亦有人认为浸润性突眼是眼眶肌肉内沉积甲状腺球蛋白 - 抗甲状腺球蛋白免疫复合物，引起免疫复合物的炎性反应。

除了 Graves 病外，有少数病例甲状腺内有结节（包括腺瘤），称结节性毒性甲状腺肿伴功能亢进。能引起儿童甲状腺功能亢进症的其他病因有慢性淋巴性甲状腺炎、亚急性甲状腺炎、甲状腺腺瘤、McCune Albright 综合征、甲状腺癌、碘过多诱发甲状腺功能亢进症、TSH 分泌过多、垂体性腺瘤、下丘脑性甲状腺功能亢进症、医源性甲状腺功能亢进症等。

（二）临床表现

大多数患儿在青春期发病，<5 岁者发病少见。儿童甲状腺功能亢进症临床过程个体差异很大，症状逐渐加重，症状开始到确诊时间一般在 6 ~ 12 个月。本症初发病时症状不甚明显，进展缓慢，常先呈现情绪不稳定，听课思想不集中，易激惹、多动和注意力不集中等轻微行为改变。典型的症状与体征有以下表现。

（1）交感神经兴奋性增加，基础代谢率增加：如消瘦、多汗、怕热、低热、食欲增加，但体重下降，大便次数增多，睡眠障碍和易于疲乏等。因交感神经系统过于兴奋，出现心率加快、脾气急躁，大龄儿童常感到心悸、严重病例可出现心律失常，心房颤动。两手常有细微而迅速的震颤。

甲状腺"危象"是甲状腺功能亢进症的一种类型，表现为急性发病、高热、严重的心动过速和不安，可迅速发展为谵妄、昏迷以至死亡。

（2）所有患儿都有甲状腺肿大肿大程度不一，一般为左、右对称，质地柔软，表面光滑，边界清楚，可随吞咽动作上、下移动。在肿大的甲状腺上有时可听到收缩期杂音或者扪及震颤。结节性肿大者可扪及大小不一、质硬、单个或多个结节。有时患者表现有颈部不适，压迫感，吞咽困难。

（3）眼部变化是甲状腺功能亢进症特有表现由于眼球突出常作凝视状，不常瞬目，上眼睑挛缩，眼向下看时上眼睑不能随眼球立即下落，上眼睑外翻困难。眼征还包括眼裂增宽、眼睑水肿、结膜水肿、角膜充血等

（4）其他可有青春期性发育缓慢，月经紊乱，闭经及月经量过少等。

（三）辅助检查

主要测定血清游离 T_3（FT_3）、游离 T_4（FT_4）及超敏感 TSH。患者 FT_4、FT_3 浓度都升高。甲状腺功能亢进症疾病初期，临床症状轻微时，常先出现 FT_3 升高，以后再出现 FT_4 增高，并出现典型临床症状。甲状腺功能亢进症复发早期亦常见 FT_3 先升高，后再出现 FT_4 升高的情况。甲状腺功能亢进症治疗中症状尚未完全控制时，亦可只见 FT_3 升高。认识 T_3 型甲状腺功能亢进症，对甲状腺功能亢进症早期诊断和甲状腺功能亢进症的复发监测具有重要意义。甲状腺功能亢进症时 TSH 降低，TSH 水平受抑制而低于正常。

在多数新近被诊断为 Graves 病的患者中，可测出 TSH 受体刺激抗体（TRSAb），这种抗体的消失预告本病的缓解。

甲状腺 B 超可以显示甲状腺大小，显示结节、囊肿等，必要时进行甲状腺核素扫描。

（四）诊断及鉴别诊断

甲状腺功能亢进症典型者根据临床症状、实验室检查发现 FT_3 和 FT_4 增高而 TSH 水平低下可确立诊断，TRSAb 阳性可确诊弥漫性毒性甲状腺肿。

淋巴细胞性甲状腺炎（桥本病）在病程早期可呈现甲状腺功能亢进症症状，但多数是一过性的，经随访可区别，检测 TGAb 和 TPOAb 有助于与弥漫性毒性甲状腺肿鉴别，但无法区别两者同时并存的患儿。当甲状腺可触及结节或血清 T_3 值极度增高时，应进行甲状腺 B 超和（或）放射性核素扫描检查，以正确诊断结节性甲状腺肿和鉴别癌肿；对甲状腺轻度肿大和甲状腺功能亢进症症状轻微的患儿应考虑亚急性甲状腺炎（病毒感染所致）的可能性，必要时可以考虑放射性核素扫描检查和细针穿刺细胞学检查。

新生儿甲状腺功能亢进症较少见，大多属暂时性，常见于患有甲状腺功能亢进症的孕妇，其血中存在甲状腺受体刺激免疫球蛋白，通过胎盘输送给婴儿，极少数是由于 TSH 受体基因激活性突变引起。多数新生儿甲状腺功能亢进症在出生时即有症状，表现为突眼、甲状腺肿大、烦躁、多动、心动过速、呼吸急促，严重时可出现心力衰竭，血 T_3、T_4 升高，TSH 下降。这些症状经 6~12 周后，随体内甲状腺刺激免疫球蛋白水平下降而缓解。

单纯性甲状腺肿多发生在青春期，心率正常，大便次数正常，血 FT_3、FT_4 正常。

（五）治疗

小儿甲状腺功能亢进症的治疗不同于成年人，在口服药、手术切除及核素碘治疗三者中，首选为口服药，一般需口服治疗 2~5 年。桥本病导致者可缩短些。疗法的选择应根据患儿年龄、病程、甲状腺功能亢进症类型、甲状腺大小、药物反应、有无桥本病、家长能否坚持治疗等。仅在药物治疗无效时才考虑手术或用核素碘疗法。

甲巯咪唑（又称他巴唑）能阻抑碘与酪氨酸结合，抑制甲状腺激素的合成，口服后奏效快而作用时间较长（半衰期为 6~8h），可按 0.3~0.5mg/（kg·d），分 2 次口服，用药 1~3 个月后病情可基本得到控制。当血 T_3、T_4 亦降到正常时可减量 1/3~1/2。少数小儿用药后可能发生暂时性白细胞减少症或皮疹，停药即消失，严重者可发生粒细胞减少、肝损害、肾小球肾炎、脉管炎等，虽属罕见，在使用中仍须仔细观察。粒细胞缺乏症多发生在服药开始几周或几个月，常伴有发热，故在治疗最初期间，应经常复查血常规，一旦白细胞 < 4×10^9/L，应减少或停服抗甲状腺药物，并给予升白细胞药物（如鲨肝醇、利血生、MG -

CSF 等）治疗。因此在开始治疗后，需要定期监测血象。皮疹一般经抗过敏药治疗可好转，严重的皮疹可试用糖皮质激素。

丙硫氧嘧啶（PTU）除抑制甲状腺激素的合成外，同时还减少在外周组织的 T_4 转化成 T_3，毒性与甲巯咪唑类相同，初始剂量为 $4\sim6mg/$（$kg\cdot d$），因其半衰期较甲巯咪唑短，故需分 3 次服用。PTU 被吸收后大多在血液循环中与蛋白质结合，较少通过胎盘，适合甲状腺功能亢进症孕妇服用。PTU 的肝毒性比甲巯咪唑明显，故儿童少用。

根据统计，治疗后弥漫性毒性甲状腺肿每 2 年只有 25% 的缓解率，因此药物治疗可能必需维持达 5 年或更久。如果复发，则通常在停止治疗后 3 个月内出现，并且几乎都在 6 个月以内。复发的病例需要重新治疗。13 岁以上的患者、男童以及甲状腺肿较小和甲状腺激素水平轻度升高者，症状可能较早缓解。

如患儿心动过速明显，可加用肾上腺素能受体阻断药普萘洛尔作为辅助药物，减轻交感神经过度兴奋所致的心率快、多汗、震颤等症状，用量为 $1\sim2mg/$（$kg\cdot d$），分 3 次口服。随着普萘洛尔的应用，这些症状都能减轻，但不能改善甲状腺功能和突眼。

治疗过程中血清 TSH 水平升高，表明治疗过度，并可能引起甲状腺肿大。若出现甲状腺功能减退症、甲状腺肿大或者突眼更明显者，应加服甲状腺素 $25\sim50\mu g/d$，并酌情减少甲巯咪唑用量。

对有药物过敏、粒细胞减少、甲状腺肿瘤、甲状腺明显肿大且服药后缩小不明显、服药后复发不愈者等，则有甲状腺手术切除治疗适应证。先应用抗甲状腺药物 $2\sim3$ 个月使甲状腺功能正常。术前服复方碘溶液 $1\sim2$ 周防止术中出血。自术前 4d 至术后 7d，口服甲巯咪唑 $1\sim2mg/kg$，每 6h 1 次。手术后甲状腺功能减退症发生率为 50%，少数出现暂时性或永久性甲状旁腺功能减退。

近来不少学者推荐甲状腺功能亢进症用核素碘治疗，认为简单、有效、经济且无致癌危险。治疗后甲状腺可缩小 35%~54%，但远期甲状腺功能减退症发生率可高达 92%。

患有 Graves 病孕妇的胎儿约有 2% 在出生后会呈现甲状腺功能亢进症症状，这是由于母体内高浓度的促甲状腺素受体刺激性抗体经胎盘进入胎儿所致，患儿通常在出生后 3 个月左右逐渐缓解。新生儿甲状腺功能亢进症轻者不必用药，症状明显的可用丙硫氧嘧啶，重症加服普萘洛尔及对症治疗，必要时输液、加用抗生素及皮质激素等。

在疾病期间应注意休息，在读学生免修体育课和剧烈运动。避免外来的刺激和压力，饮食应富有蛋白质、糖类及维生素等。

（王 谦）

第四节 先天性肾上腺皮质增生症

先天性肾上腺皮质增生症（congenital adrenalhyperplasia，CAH）是一组常染色体隐性遗传性疾病，因类固醇激素合成过程中某种酶的先天性缺陷，导致肾上腺皮质合成的皮质醇完全或部分受阻，皮质醇缺乏，对下丘脑－垂体的负反馈作用消除，促使下丘脑－垂体分泌的促肾上腺皮质激素释放激素（corticotrophic relieasing hormone，CRH）促肾上腺皮质激素（adrenocorticotrophic hormone，ACTH）分泌增加，导致肾上腺皮质增生，有些酶的缺乏同时可导致盐皮质激素和性激素合成障碍。根据类固醇激素合成途径中发生缺陷的酶的不同，临床症状、体征和实验室检查结果也各不相同。典型的 CAH 发病率为 1/1 万 ~ 1/1.5 万，CAH 发病率存在种族差异。临床主要特点为肾上腺皮质功能不全、水盐代谢失调、性腺发育异常。

（一）病理生理与发病机制

1. 组织学　人体肾上腺由皮质和髓质两个功能不同的内分泌器官组成，皮质分泌肾上腺皮质激素，髓质分泌儿茶酚胺激素。肾上腺皮质又可分为 3 个区带。

（1）球状带：位于肾上腺皮质最外层，占皮质的 5% ~ 10%，主要合成和分泌盐皮质激素。

（2）束状带：位于中间层，约占皮质的 75%，是储存胆固醇的重要场所，主要合成糖皮质激素，如皮质醇及少量去氧皮质酮（DOC）、脱氧皮质醇（S）和皮质酮（B）。

（3）网状带：位于肾上腺皮质最内层，主要合成肾上腺雄激素。诸类肾上腺皮质激素均为胆固醇的衍生物，其合成过程极为复杂，必需经过一系列的酶促反应加工而成。在诸多类固醇激素合成酶中，除 3β 羟类固醇脱氢酶（3β - HSD）外，均为细胞色素 P450（cytochrome P450）蛋白超家族成员。类固醇激素的生物合成途径见图 24 - 1。

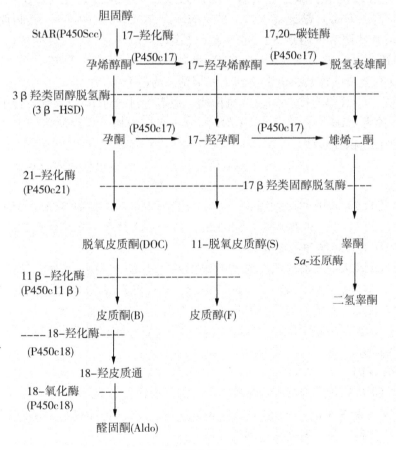

图 24 - 1　类固醇激素的生物合成途径

在肾上腺皮质发育过程中有两个重要转录因子：类固醇生成因子 1（SF - 1）和 DAX - 1。SF - 1 基因定位于染色体 9q33，参与类固醇合成过程中的一些酶的编码基因的转录调节，该因子的缺乏将导致肾上腺和性腺的发育不全。DAX 基因位于 Xq21，该基因的突变可造成先天性肾上腺发育不全和低促性腺素功能减退症。另外，DAX – 1 还参与类固醇合成的调节。

2. 病理生理　在正常情况下，下丘脑分泌的 CRH 通过垂体分泌的 ACTH 能促进肾上腺皮质细胞增生、激素合成和分泌。ACTH 与靶细胞膜上特殊的 G 蛋白耦联受体结合，激活腺苷酸环化酶，使细胞内的环磷腺苷（cAMP）水平升高，cAMP 的短期效应（数分钟到数小时）是通过增加类固醇合成急性调节蛋白加速胆固醇进入线粒体，而 cAMP 的长期效应（数小时到数天）是激活合成糖皮质激素的酶系的表达和加速 LDL 胆固醇的摄取。上述转录水平的调节作用在一定程度上是通过激活蛋白激酶 A 的活性，后者可使各种转录调节因子发生磷酸化。当血中皮质醇达到一定浓度时，即通过反馈机制使 CRH 和 ACTH 分泌减少。若在类固醇激素合成途径中任何一个酶发生缺陷时，都会使血中皮质醇浓度降低，负反馈作用消失，以致 ACTH 分泌增加，刺激肾上腺皮质增生；同时酶缺陷导致前体中间代谢产物增多，经旁路代谢可致雄激素产生过多。由于醛固酮合成和分泌在常见类型的 CAH 中亦大多同时受到影响，故常引起血浆肾素活性（PRA）增高。

CAH 主要包括 21 羟化酶缺乏症（21 – OHD）、11β 羟化酶缺乏症（11β – OHD）、3β 羟类固醇脱氢酶（3β – HSD）缺乏症、17α 羟化酶缺乏症（17α – OHD）、类脂性肾上腺增生症（类固醇合成急性调节蛋白缺乏，StAR 基因缺陷）等类型。其中 21 – OHD 是最常见的 CAH，约占 CAH 总数的 90% 以上，11 – OHD 次之，占 5% ~ 8%，再其次为 3β – HSD 缺乏症，17α – OHD 和类脂性肾上腺增生症则十分罕见，约占 1%。

3. 致病基因　CAH 是常染色体隐性遗传病，患者为纯合子，父母为杂合子，每生育一胎，1/4 的可能性为 CAH 纯合子患儿。CAH 的分子病理为相关基因的遗传突变，导致编码蛋白缺陷，故为单基因遗传病。

（1）CYP21A2 基因：人类 21 羟化酶基因定位于第 6 号染色体短臂（6p21.3），与 HLA 基因族紧密连锁。由 A1、A2 两个基因座构成，A1 基因（CYP21A1）是假基因，A2 基因（CYP21A2）是编码 21 – OH 的功能基因，两者高度同源。CYP21A1 和 CYP21A2 各有 10 个外显子及 9 个内含子组成，基因全长为 3463bp。CYP21A2 基因突变是导致 21 – OHD 的根本原因，包括基因缺失、转换和点突变等。

（2）CYP11B1 基因：人类编码 11β 羟化酶的基因为 CYP11B1，定位于第 8 号染色体长臂（8q21）。基因突变热点在外显子 2、6、7 和 8，至今已发现 20 种基因点突变。

（3）CYP17 基因：人类 17 羟化酶基因定位于第 10 号染色体长臂（10q24.3），包含 8 个外显子和 7 个内含子，基因全长 6.6kb。基因缺陷包括小片段缺失、重复及点突变，迄今未见大片段缺失报道。

（4）HSD3B 基因：与 CAH 发病相关的 3β 羟类固醇脱氢酶主要由 HSD3B2 基因编码表达，与 HSD3B1 同工酶基因的同源序列高达 93%，均定位于第 1 号染色体短臂（1p11 – 13），由 4 个外显子和 3 个内含子组成，基因全长约 7.8kb。目前已报道的基因缺陷不少于 17 种，主要包括移码突变、无义突变和错义突变。

（二）临床表现

CAH 是由于肾上腺皮质激素合成中某一酶的缺陷，导致某些激素合成受阻，而其相应的前体物质增多。CAH 患者皮质醇合成障碍，负反馈作用消除，ACTH 分泌增加，刺激肾上腺皮质增生，一些中间代谢产物浓度升高。

1.21 羟化酶缺乏症　21－羟化酶缺乏造成相应前体 17－羟孕酮和孕酮增多。孕酮和其他一些代谢产物可与盐皮质激素竞争结合受体，加重未治患者醛固酮缺乏的症状。通过旁路代谢，体内睾酮水平升高。根据酶缺乏程度不同，通常将其分为 3 种临床类型

（1）单纯男性化型（simple virilizing，SV）：本型约占 21－OHD 总数的 25%，是由于21－OH 不完全缺乏所致（酶活性为正常的 1%～11%）。患者不能正常合成 11－去氧皮质醇、皮质醇、11－脱氧皮质酮，致使其相应前体物质 17－羟孕酮、孕酮和脱氢异雄酮合成增多，促使男性化表型。同时由于患儿仍有残存的 21－OH 活力，能少量合成皮质醇和醛固酮，故无失盐症状。临床主要表现为雄激素增高的症状和体征。

男童表现有同性性早熟，在初生时多无任何症状，至 6 月龄后逐步出现体格生长加速和性早熟，4～5 岁时更趋明显，表现为阴茎增大，但睾丸不增大，出现阴毛、变声、痤疮等，生长加速和肌肉发达、骨龄提前，但成年终身高落后，智能发育正常。

患病女性胎儿期肾上腺合成雄激素增加，在出生时外生殖器即可呈现男性化，如阴蒂肥大，不同程度的阴唇融合。阴道口与尿道口融合（泌尿生殖窦）。增大的阴蒂外观如男性的阴茎，因为一些患者的尿道口位于阴蒂下，故类似男性尿道下裂和隐睾样改变。患者子宫、卵巢发育正常，亦有生长加速和肌肉发达、骨龄提前，但成年终身高落后等。高水平雄激素会影响胎儿脑组织的发育，造成本病女性患者性格行为异常。如女童喜欢诸如汽车、货车等玩具，而不是洋娃娃。

（2）失盐型（salt wasting，SW）：本型是 21－OH 完全缺乏，皮质醇和醛固酮的相应前体发生羟化障碍，导致两者分泌不足所致，约占 21－OHD 患者总数的 75%。临床上除出现单纯男性化型的一系列临床表现外，还可因醛固酮严重缺乏导致失盐的症状出现。往往在出生后 2～4 周出现失盐症状，又由于同时伴有皮质醇合成障碍，出现不同程度的肾上腺皮质功能不足表现，如进行性体重下降、食欲减退、呕吐，腹泻，脱水和严重的代谢性酸中毒，难以纠正的低钠血症、高钾血症，如不及时诊治则导致血容量降低、血压下降、休克，循环功能衰竭。患儿常因诊断延误、治疗不及时而死亡。

（3）非典型型（nonclassic，NC）：亦称迟发型或轻型，是 21－OH 轻微缺乏所引致的一种类型，皮质醇和醛固酮分泌影响轻微，临床表现各异，发病年龄不一，多在肾上腺功能初现年龄阶段出现症状。男女患者均有阴毛早现，腋毛也较早出现。男孩可有性早熟，生长加速、骨龄超前。女性患者出生时外生殖器正常，可表现为初潮延迟、原发性闭经、多毛症、不孕症等。但临床上许多男女患者都可没有任何症状。

2.11－β 羟化酶缺乏症　临床可分为典型与非典型型。因 11β－OH 缺乏而导致 DOC 增加，可使部分患儿出现高血钠、低血钾、碱中毒及高血容量，导致高血压症状；又因皮质醇合成减少引起肾上腺雄激素水平增高，出现类似 21－羟化酶缺乏的高雄激素症状和体征。但一般女孩男性化体征较轻，男孩出生后外生殖器多正常，至儿童期方出现性早熟体征。非典型型临床表现差异较大，部分患儿可至青春发育期因多毛、痤疮和月经不规则而就诊，大多血压正常，男孩有时仅表现为生长加速和阴毛早现，临床较难与 21－OHD 的非典型患者区别。

3.3β 羟类固醇脱氢酶缺乏症　典型病例出生后即出现失盐和肾上腺皮质功能不全的症状，如厌食、呕吐、脱水、低血钠、高血钾及酸中毒等，严重者因循环衰竭而死亡。男性可

有不同程度的外生殖器发育不良，女性则出现不同程度男性化。非典型病例占本症 10% ~ 15%，出生时往往无异常，至青春发育期前后出现轻度雄激素增高体征，如女孩阴毛早现、多毛、痤疮、月经量少及多囊卵巢等。

4. 17 - 羟化酶缺乏症　由于皮质醇和性激素合成受阻，而 DOC 和皮质酮分泌增多，导致临床发生低钾性碱中毒和高血压，女性青春期呈幼稚型性征和原发性闭经；男性则表现男性假两性畸形。

5. 先天性类脂质性肾上腺增生症　先天性肾上腺皮质增生症中最严重的一种类型，导致糖皮质激素、盐皮质激素和性激素合成严重受阻。以前曾认为先天性类脂质性肾上腺增生症是由于胆固醇向孕酮转换过程中 20、22 碳链裂解酶（P450scc）缺乏所致，但近来研究发现该病并非由于 P450scc 基因突变所致，而是由于类固醇生成急性调控蛋白（steroidogenic acute regulatory protein，StAR）基因突变所致。StAR 对调控胆固醇由胞质转入线粒体内发挥重要作用，这一过程是胆固醇转换为孕酮进而合成类固醇激素的限速步骤。StAR 蛋白可在 ACTH 的刺激下在肾上腺和性腺细胞的线粒体膜上快速生成，并促进胆固醇由胞质进入线粒体内。StAR 失活导致使类固醇激素生成严重受阻，胆固醇堆积于肾上腺皮质细胞并对其产生毒性作用致病。典型的临床表现有男性外生殖器完全女性化，广泛皮肤色素沉着，血糖皮质激素、盐皮质激素、性激素及其代谢物水平明显降低，发病早期若不进行适当治疗将导致死亡。

（三）实验室检查

1. 血 17 - OHP、ACTH 及睾酮水平测定　21 羟化酶缺乏症均增高，其中 17 - OHP 可增高达正常的几十倍，是 21 - 羟化酶缺乏症较可靠的诊断依据。

2. 血浆肾素、血管紧张素、醛固酮水平测定　失盐型者血醛固酮早期可升高以代偿失盐倾向，严重失代偿后，其水平下降；单纯男性化型者大多正常或轻度增高，但所有患儿其血浆肾素、血管紧张素均有不同程度增高。

3. 血皮质醇测定　典型失盐型 CAH，皮质醇水平低于正常，单纯男性化型其水平可在正常范围或稍低于正常。

4. 血电解质水平测定　21 羟化酶缺乏症患者出现低血钠，高血钾，代谢性酸中毒。

5. 染色体核型检查　对于外生殖器两性难辨者，进一步可做染色体核型检查以明确遗传性别。

6. 基因诊断　基因诊断是遗传病诊断最可靠的方法。可对 21 羟化酶缺乏症的致病基因 CYP21 A2 或者其他相应致病基因进行 DNA 序列分析。CYP21 A2 基因异常分三大类：基因缺失、基因转换及点突变。

（四）诊断及鉴别诊断

各种类型 CAH 可导致性发育异常，首先要询问病史和通过全面的体格检查，确定生殖器的解剖结构，尿道口的开口部位，分辨阴囊或阴唇，睾丸是否位于腹股沟（如在该部位触及睾丸组织，则可确定患者的性别为男性）以及是否存在其他畸形。B 超检查可确定患者是否有子宫和卵巢。核型分析能确定患者的遗传性别，血 17 - OHP、ACTH 及睾酮水平测定可提供类固醇激素代谢异常的诊断依据。儿童期患儿应与性早熟、真两性畸形、男（或女）性化肾上腺皮质肿瘤、性腺肿瘤等相鉴别。

临床各种类型 CAH 的特征见表 24 - 3。新生儿期失盐型患儿应与幽门狭窄、食管闭锁等症相鉴别；患者血清 17 - 羟孕酮水平升高，需要鉴别是否早产儿、低体重儿或者是否有感染等，并且需要复查随访。

表 24 - 3　各种类型 CHA 临床特征

酶缺乏	盐代谢	临床类型
21 - 羟化酶（失盐型）	失盐	男性假性性早熟，女性假两性畸形
（单纯男性化型）	正常	同上
11β - 羟化酶	高血压	同上
17 - 羟化酶	高血压	男性假两性畸形，女性性幼稚
3β - 羟类固醇脱氢酶	失盐	男、女性假两性畸形
类脂性肾上腺皮质增生	失盐	男性假两性畸形，女性性幼稚
18 - 羟化酶	失盐	男、女性发育正常

（五）治疗

诊断一经明确应立即治疗，治疗药物剂量因人、因病情轻重而异。女性患者及失盐型男女患者应终身治疗。

1. 糖皮质激素　首选氢化可的松（HC）或醋酸可的松治疗，按 $10 \sim 20mg/（m^2 \cdot d）$ 计算，总量一般分 2 ~ 3 次，8 ~ 12h 服用 1 次。新生儿开始治疗剂量宜大些，以抑制 ACTH 分泌和纠正水、电解质紊乱。在应激情况下，如感染或手术，剂量需加倍（2 ~ 3 倍）。

糖皮质激素治疗剂量应该个体化。一般以患者获得正常的线形生长为有效治疗的标准。生长快于正常同龄者为治疗量不足，而生长慢于正常同龄者为治疗量过度。而且治疗过度时，体重增加明显。定期的体格检查可以监测性发育情况，定期手腕部位的 X 线片可以判断骨骼发育情况。应根据生长速率、骨成熟度、17 - OHP、睾酮、ACTH 等指标综合分析调整。

大多数治疗有效的女性患者，可在正常年龄出现初潮，当控制欠佳时，初潮延迟。单纯男性化型患者，有些男孩要到 3 ~ 7 岁才能明确诊断，他们的骨龄可比实际年龄提前 5 岁或更多，并且提前开始青春发育，启动下丘脑 - 垂体 - 性腺轴功能。对于这类真性性早熟，可以用促性腺激素释放激素类似物治疗，例如醋酸亮丙瑞林。

2. 盐皮质激素　21 - 羟化酶缺乏症患儿无论是否失盐，其血浆肾素活性都很活跃，应用 9α - 氟氢可的松（9α - fludrocortisone）可协同糖皮质激素作用，使 ACTH 分泌进一步减少。一般口服 9α - 氟氢可的松的剂量为 0.05 ~ 0.1mg/d，失盐难纠正者可加大 9α - 氟氢可的松至 0.2 ~ 0.3mg/d，每日饮食中加入 1 ~ 2g 盐。盐皮质激素使用过量时会出现心动过速和高血压。婴儿早期，应该定期复查血清电解质浓度。血浆肾素活性测定是检测疗效的有效手段。

3. 急性肾上腺皮质功能衰竭处理

（1）纠正脱水：轻、中度脱水，在最初 2h 内静脉滴注 5% ~ 10% 葡萄糖生理盐水 20 ~ 40ml/kg。

（2）纠正低血钠：补钠量（mmol/L）按（135 - 测得值）×0.6×体重计算，初 8 ~ 12h 给予总量的一半，余半量放入维持量中补给；可用 9α - 氟氢可的松 0.05 ~ 0.1mg/d 口服。

（3）纠正严重高血钾：按葡萄糖 0.5g/kg 加胰岛素 0.3U/kg 静脉滴注。

（4）补充 HC：100~200mg/（m² · d）或醋酸可的松 125~250mg/（m² · d），分 4 次静脉滴注，2d 后减量，3~4 周后减至维持量。

4. 外科治疗　女性患者呈现明显男性化时，在药物控制前提下可行外阴矫治术，一般在 4~12 个月可行外生殖器矫形手术。手术切除肥大部分，保留神经血管束。

（六）预防

1. 新生儿筛查　目前许多国家，包括上海地区已经开展了针对 21 - 羟化酶缺乏症的新生儿筛查。具体方法是新生儿出生后 3d，在足跟部位采血数滴于滤纸片上，测定干血中 17 - 羟孕酮的水平，同时还可测定干血中促甲状腺素和苯丙氨酸水平，进行先天性甲状腺功能减退症和苯丙酮尿症的新生儿筛查。干血滴纸片法作为初筛，如结果异常，需要招回，再次采血测定 17 - 羟孕酮，以及测定血电解质。新生儿筛查是早期诊断，目的如下。

（1）预防危及生命的肾上腺皮质危象及盐皮质功能不足而导致的死亡。

（2）预防女性患儿由于外生殖器男性化造成性别判断错误。

（3）预防过多雄激素造成患儿日后身材矮小、心理生理发育等障碍。方法：足跟采血滴于特制滤纸片上，经 ELISA、荧光免疫等方法测定 17 - OHP 浓度来早期筛查和诊断。

2. 产前诊断　患儿家庭再生育要进行遗传咨询。因 CAH 是常染色体隐性遗传病，每生育一胎就有 1/4 概率为 CAH 患者，因此，对家族中有本病先证者的孕妇要在妊娠中期抽取羊水或者早期取绒毛膜抽提 DNA，进行产前基因分析和诊断。

（王　谦）

第五节　糖尿病

糖尿病（diabetes mellitus，DM）是一种常见的，慢性的代谢综合征，其基本的生化特点是高血糖，并由胰岛素绝对或者相对缺乏而造成糖、脂肪及蛋白质代谢紊乱。儿童原发性糖尿病主要分为三大类：①1 型糖尿病：因胰岛 β 细胞破坏、胰岛素分泌绝对缺乏所造成，必须使用胰岛素治疗，故又称胰岛素依赖型糖尿病（IDDM），95% 儿童期糖尿病属此类型。②2 型糖尿病：肌肉、肝脏和脂肪组织的胰岛素抵抗为主，伴胰岛 β 细胞分泌胰岛素不足或相对缺乏，亦称非胰岛素依赖型糖尿病（NIDDM），在儿童期发病者较少，但由于我国近年来发生的儿童肥胖症明显增多，发病率有增加趋势。③其他特殊类型糖尿病：如青少年早发的 2 型糖尿病（maturityonset type diabetes of the young，MODY），包括 HNF - 1α、葡萄糖激酶及 HNF - 4α 等基因缺陷，这是一类常染色体显性的单基因遗传病，属非胰岛素依赖型糖尿病，儿童极为罕见。还有线粒体糖尿病等。本章主要叙述儿童期 1 型糖尿病。

一、概述

世界各国、各地区儿童糖尿病发病率不同。根据 WHO 对 1990—1994 年期间全球 15 岁以下儿童 1 型糖尿病调查作的回顾总结，发病率最高的地区为芬兰和意大利，这 2 个地区的发病率为 36/10 万。芬兰 1982—1992 年为 35.0/10 万，1996 年达 40/10 万。日本为 1.9/10 万（1985—1989），新加坡为 2.46/10 万（1992—1994），台湾为 1.5/10 万（1984—1989），香港为 2.0/10 万。我国 22 个地区 15 岁以下儿童糖尿病平均发病率为 0.56/10 万，其中北京 0.90/10 万，上海 0.83/10 万（1989—1993）。我国发病率最高为武汉 4.6/10 万，最低为贵州遵义 0.12/10 万。随着社会经济的发展，儿童时期的糖尿病与成年人一样，有逐年升高趋势。

二、病因病理

（一）病因机制

（1）流行病学调查提示，糖尿病的发生与种族、地理环境、生活方式、饮食及感染等有关。儿童糖尿病各年龄均可发病，但以 5~7 岁和 10~13 岁两组年龄多见，婴幼儿糖尿病较少。患病率男女无性别差异。秋、冬季节相对高发。随着经济发展和生活方式的改变，儿童糖尿病亦有逐年增高趋势。

（2）自身免疫：环境因素有病毒感染：Coxsackie B 组病毒、EB 病毒及腮腺炎病毒等；牛乳蛋白：过早、过多地摄入牛乳制品，其中酪蛋白作为抗原，触发糖尿病发生。牛乳中牛胰岛素可能引起破坏人 β 细胞功能的免疫反应。自身抗原有谷氨酸脱羧酶（GAD）、胰岛素、胰岛抗原及胰岛细胞抗原，产生相应的自身抗体如 GAD 抗体、胰岛细胞抗体（ICA）和胰岛素自身抗体（IAA）等。

（3）遗传易感：遗传因素在 1 型糖尿病的发病过程中起着重要的作用。目前已知该病为多基因遗传病，有多个基因与糖尿病的遗传易感性有关。目前研究最多的是 1 型糖尿病与人类白细胞抗原（HLA）D 区的 II 类抗原基因，后者位于第 6 号染色体短臂（6p21.3）。人群调查发现 1 型糖尿病的发病与 HLA II 类抗原 DR3、DR4 有关，单卵双胎先后发生糖尿病的一致性为 35%~50%，如同时有 HLA - DR3/DR4 者发生糖尿病一致性为 70%。近年研究发现，HLA - DQα 链第 52 位精氨酸及 DQβ 链第 57 位非门冬氨酸等位基因为 1 型糖尿病易感性基因；HLA - DQα 链第 52 位非精氨酸及 DQβ 链第 57 位门冬氨酸等为糖尿病保护基因。因此 HLA - II 类分子 DR - DQα$_1$ - DQβ$_1$ 的结构是影响 1 型糖尿病的易感性和保护性的主要因素。

（二）病理生理

糖尿病患儿由于胰岛素分泌不足或缺如，使葡萄糖的利用（进入细胞）量减少，而增高的胰高血糖素、生长激素和皮质醇等却又促进肝糖原分解和葡萄糖异生，脂肪和蛋白质分解加速，造成血糖增高和细胞外液渗透压增高、细胞内液向细胞外转移。当血糖浓度超过肾阈值时，即产生糖尿。自尿液排出的葡萄糖量可达 200~300g/d，导致渗透性利尿，临床出现多尿症状，每日丢失大量的水分和电解质，因而造成严重的电解质失衡和慢性脱水。由于机体的代偿作用，患儿渴感增加，饮水增多；又因为组织不能利用葡萄糖，能量不足而产生饥饿感，引起多食。胰岛素不足和胰岛素拮抗激素，如胰高糖素、肾上腺素、皮质醇及生长激素的增高，促进了脂肪分解，血中脂肪酸增高，肌肉和胰岛素依赖性组织即利用这类游离脂肪酸供能以弥补细胞内葡萄糖不足，而过多的游离脂肪酸在进入肝脏后则在胰高糖素等生酮激素作用下加速氧化，导致乙酰乙酸、β-羟丁酸等酮体累积在各种体液中，形成酮症酸中毒。血渗透压升高、水和电解质紊乱以及酮症酸中毒等代谢失常的发生，最终都造成中枢神经系统的损伤，甚至导致意识障碍或昏迷。

三、临床表现

胰岛细胞破坏90%左右可出现糖尿病临床症状。各年龄均可发病，小至新生儿糖尿病，但以5~7岁和10~13岁两组年龄多见，患病率男女无性别差异。

1型糖尿病起病多数较急骤，几天内可突然表现明显多饮、多尿，每天饮水量和尿量可达3~5L，易饿多食，但体重下降，称为"三多一少"。部分患儿因感染、饮食不当或情绪波动诱发而起病。

婴幼儿多饮多尿不易发现，有相当多的患者常以急性酮症酸中毒为首发症状，表现为胃纳减退、恶心、呕吐、腹痛、关节肌肉疼痛、呼吸深快、呼气中带有酮味、神志萎靡、嗜睡、反应迟钝，严重者可出现昏迷。

学龄儿童亦有因夜间遗尿而就诊者。在病史较长的年长儿中，消瘦、精神不振及倦怠乏力等体质显著下降颇为突出。除消瘦外，一般无阳性体征发现。

四、诊断和鉴别诊断

（一）诊断

1型糖尿病的诊断根据脱水、体重不增、多饮多尿、高血糖、糖尿和酮尿便能迅速判定。糖尿病诊断标准如下：

（1）空腹血糖≥7.0mmol/L（≥126mg/dl）。

（2）随机血糖≥11.1mmol/L（≥200mg/dl）。

（3）OGTT 2h血糖≥11.1mmol/L（≥200mg/dl）。

凡符合上述任何一条即可诊断为糖尿病。儿童1型糖尿病一旦出现临床症状、尿糖阳性、空腹血糖达7.0mmol/L以上和随机血糖在11.1mmol/L以上，不需做糖耐量试验就能确诊。

若OGTT后2h血糖7.8~11.1mmol/L，为糖耐量减低。空腹血糖6.1~7.0mmol/L为空腹血糖损害（IFG）。

糖耐量损害是指处于正常体内稳态葡萄糖与糖尿病之间的代谢阶段。空腹葡萄糖浓度超过正常值的上限，则当静脉给予葡萄糖时发生急性胰岛素分泌反应丧失以及发生微血管和大血管并发症的危险性进行性增大。许多存在糖耐量损害的个体，其日常生活中的血糖是正常的，而且糖化血红蛋白水平也可能正常或接近正常，仅当进行标准的口服葡萄糖耐量试验时才表现出高血糖。

1. 血糖　血糖增高，空腹血糖>7.0mmol/L，随机血糖≥11.1mmol/L。

2. 糖化血红蛋白（HbA1c）　是血中葡萄糖与血红蛋白非酶性结合而产生，其寿命周期与红细胞相同，反映过去3个月的血糖平均水平。测定治疗前的糖化血红蛋白（HbA1c）以估计高血糖的持续时间，这有利于进行治疗前后的对照以判断疗效，正常人<6%，未治疗患者常大于正常的2倍以上。若糖尿病患者血糖控制水平<8.3mmol/L时，HbA1c常<7%，为最理想的控制水平。若HbA1c>9%，发生糖尿病微血管并发症的危险性明显增加。

3. 血电解质　酮症酸中毒时血电解质紊乱，应测血Na、K、Cl、CO_2CP、血pH及血浆渗透压。

4. 血脂　代谢紊乱期血清胆固醇及甘油三酯均明显增高。

5. 尿液检测　尿糖增高及尿酮体阳性。

6. 葡萄糖耐量试验（OGTT）　1 型糖尿病一般不需做 OGTT，仅用于无明显症状、尿糖偶尔阳性而血糖正常或稍增高的患儿。通常采用口服葡萄糖法。试验当日禁食，于清晨按 1.75g/kg 口服葡萄糖（最大量不超过 75g），3～5 分钟内服完；在口服 0、120 分钟分别采血测血糖浓度。

7. 抗体测定　检测抗体 GAD、IAA、IA2 和 ICA，主要用于 1 型糖尿病诊断和鉴别诊断。

（二）鉴别诊断

1. 儿童 2 型糖尿病　胰岛素抵抗为主伴胰岛素相对分泌不足，或胰岛素分泌不足伴或不伴胰岛素抵抗，属多基因遗传，近年来发病率有增高趋势。肥胖、高胰岛素血症（黑棘皮病）及家族 2 型糖尿病史是导致儿童发生该型糖尿病的高危因素。约 1/3 患儿无临床症状，有时因肥胖就诊，给予糖耐量试验后才发现。一般无酮症酸中毒，但在应激情况下也会发生。血 C 肽水平正常或增高，各种自身抗体 ICA、IAA 及 GAD 均阴性。饮食控制、锻炼或口服降糖药治疗有效。

2. 青少年型糖尿病（MODY）　为单基因遗传的常染色体显性遗传病，是一种特殊类型的非胰岛素依赖性糖尿病。临床特征是发病年龄小于 25 岁，有三代以上家族糖尿病史，起病后几年内不需要胰岛素治疗。至今发现 MODY 有 5 种类型及其相关基因。治疗同 2 型糖尿病。

3. 肾性糖尿病　无糖尿病症状，多在体检或者做尿常规检查时发现，血糖正常，胰岛素分泌正常。也可见于范可尼综合征及近端肾小管功能障碍时。

4. 假性高血糖　短期大量食入或者输入葡萄糖液，可使尿糖暂时阳性，血糖升高。另外，在应急状态时血糖也可一过性升高，需注意鉴别。

五、治疗

儿童糖尿病强调综合治疗，应加强对患者或者家庭的健康教育，使患儿能长期维持血糖接近正常水平，保证儿童获得正常的生活和活动。治疗目的是：①消除糖尿病症状。②避免或减少酮症酸中毒及低血糖产生。③维持儿童正常生长和性发育。④解除患儿心理障碍。⑤防止中晚期并发症出现。

（一）胰岛素替代治疗

（1）胰岛素制剂和作用：目前所用的胰岛素主要为基因重组技术合成人胰岛素。从作用时间上分为短效、中效和长效三类。短、中效配合使用，每日 2 次注射方案在国内外均较普遍。

（2）新诊患儿的初始治疗：开始胰岛素治疗应选用短效胰岛素（RI），初始剂量应根据患儿体重计算，每天 0.5～1.0U/kg，分 4 次于早、中、晚餐前 30 分钟皮下注射，临睡前再注射一次。每日胰岛素总量的分配：早餐前 30%～40%、中餐前 20%～30%、晚餐前 30% 以及临睡前 10%。以后可过渡到短、中效胰岛素配合使用。

（3）胰岛素的调节：一般当饮食和运动量固定时血糖是调节胰岛素的根据。用 RI 时应根据每餐后及下一餐前的血糖调节次日该餐前的胰岛素剂量。每次增加或减少胰岛素的剂量不宜过大，以 1~2U 为宜。在非危重状态下每 2~3 天调整一次。

（4）胰岛素的注射方式：有较多选择，如注射针、注射笔、无针喷射装置及胰岛素泵等，目前已经有较多青少年 1 型糖尿病患者采用胰岛素泵持续皮下输注胰岛素（CSⅡ）疗法，用此法与传统的胰岛素注射方案比较，可以增加患者吃主餐和点心的时间灵活性，可以改善代谢，减少严重低血糖的危险。7~10 岁糖尿病儿使用 CSⅡ能够改善代谢，CSⅡ在低龄患儿也取得了好的疗效。但也有人认为仅在 39% 的患者中显示代谢控制的改善。血糖控制的程度主要取决于患者遵循糖尿病自我监测的严格性，而与使用的胰岛素种类无关。大多数运用胰岛素泵治疗的患者都能减少低血糖频度和严重低血糖发作的疗效。CSⅡ不会发生体重异常增加。

（5）胰岛素治疗的并发症：有低血糖，应及时加餐或饮含糖饮料。慢性胰岛素过量（Somogyi 反应）是指胰岛素（尤其是晚餐前中效胰岛素）慢性过量，凌晨 2~3 时易发生低血糖，低血糖又引发反调节激素分泌增高，清晨出现高血糖，即低 – 高血糖反应。如清晨尿糖阴性或弱阳性，而尿酮体阳性，则提示夜间低血糖，应检测早晨 2~3 时血糖，并减少晚餐前或睡前胰岛素用量。

（二）营养管理

营养管理的目的是使血糖能控制在要求达到的范围内，既要保证儿童正常生长，又避免肥胖，营养师应定期进行营养评估和指导。患者的饮食应基于个人口味和嗜好，且必须与胰岛素治疗同步进行。

（1）需要量：应满足儿童年龄、生长发育和日常生活的需要。每日总热量 kcal（千卡）= 1 000 +［年龄×70~100］。

（2）食物的成分：糖类 50%~55%，蛋白质 10%~15% 及脂肪 30%。碳水化合物成分应主要来自淀粉类，高纤维成分的食品有利于促进血糖控制，使食物的消化和吸收时间延长，血糖水平上升较慢。要限制食用蔗糖及精制糖，包括碳酸饮料，防止糖类吸收过快引起血糖的大幅波动。脂肪摄入应减少动物源性的食物脂肪，增加不饱和脂肪的植物油，不饱和脂肪与饱和脂肪的比例约为 1.2∶1.0。蛋白质宜选动物蛋白，多吃瘦肉和鱼，限制摄入蛋黄数。

（3）热量分配：全日热量分三大餐和三次点心，早餐为总热量的 2/10，午餐和晚餐各3/10，上午和下午的餐间点心各 0.5/10，睡前点心为 1/10。大龄儿童可省略上午点心，而把这部分的热量加在午餐里。应强调根据患者的生活方式制定食谱，注重现实可行，鼓励父母或家庭的积极配合，使患者有较好的依从性。

（三）运动治疗

运动对糖尿病患儿至关重要，是儿童正常生长发育所必需的生活内容，不要限制糖尿病患儿参加任何形式的锻炼，包括竞技运动：如果运动不引起低血糖，则不必调节饮食和胰岛素，运动可使肌肉对葡萄糖利用增加，血糖的调节得以改善。糖尿病患儿应每天安排适当的运动，尤其在进行大运动量时应注意进食，防止发生低血糖。运动应在血糖控制良好后才开始，并坚持每天固定时间运动，有利于热量摄入量和胰岛素用量的调节。

（四）糖尿病酮症酸中毒（DKA）

是由于胰岛素缺乏或胰岛素效能不足引起的代谢异常的最终后果，胰岛素效能不足是指应激时拮抗激素阻断胰岛素的作用。20%~40%的新患者以及老患者漏打胰岛素或未能控制并发症时可发生DKA。临床症状取决于酮症酸中毒的程度，有大量酮尿、血离子间隙增加、HCO_3^-和pH下降，血清渗透压增高提示高渗性脱水。DKA是糖尿病最常见的死亡原因，大多是由于脑水肿的原因。治疗应该：

（1）纠正脱水、酸中毒及电解质紊乱：按中度脱水计算输液量（80~100ml/kg），再加继续丢失量后为24小时的总液量，开始先给生理盐水20ml/kg，脱水严重时可再加入20ml/kg，以后根据血钠决定给半张或1/3张不含糖的液体。前8小时输入总液量的1/2，余量在后16小时输入。输入液体应遵循先快后慢，先浓后淡的原则进行。见排尿后即加入氯化钾3~6mmol/kg。只有当血pH<7.2时才用SB纠正酸中毒，HCO_3^-的补充量=（15－所测HCO_3^-）×体重（kg）×0.6，通常先给计算量的一半，再测血pH>7.2时则不再需碱性液。

（2）胰岛素应用：采用小剂量胰岛素持续静脉输入，儿童胰岛素用量为0.1U/（kg·h），加入生理盐水中输入，要检测血糖，防止血糖下降过快。

（3）监测：每小时监测血糖一次，每2~4小时重复一次电解质、血糖、尿糖及血气分析，直至酸中毒纠正。血清渗透压下降过快有脑水肿的危险。

（五）糖尿病的教育和监控

糖尿病的治疗不仅是使用和调整胰岛素，而且包括对患者及其家人的教育。由于糖尿病是慢性终生性疾病，因此对本病的管理和监控非常重要。应做到及时联络和定期随访。

（1）血糖测定：由于血糖是调节胰岛素用量的根据，故每天应常规四次测量血糖（三餐前及临睡前），每周测一次凌晨2~3时血糖。血糖应控制在餐前4.4~6.7mmol/L（80~120mg/L）、餐后血糖<8.3~10mmol/L（150~180mg/L），每日平均血糖应<8.3mmol/L（150mg/L）为理想，微血管并发症的发生可以明显减少。

（2）糖化血红蛋白（HbA1c）测定：应每3~4个月检测一次。糖尿病患者HbA1c<7%为控制理想，>9%控制不当，超过11%则表示控制差。

（3）尿微量白蛋白排泄率测定：一般每年检测1~2次，以监测早期糖尿病肾病的发生。同时严密观察血压，若发生高血压应予治疗。

（王　谦）

第六节　尿崩症

尿崩症（diabetes insipidus，DI）是一种以患儿完全或部分丧失尿浓缩功能的临床综合征，临床主要特征为烦渴、多饮、多尿和排出低比重尿。造成尿崩症的病因很多，根据不同病因可将尿崩症分为三种类型：①中枢性尿崩症（central diabetes insipidus，CDI）；②肾性尿崩症（nephrogenic diabetes insipidus，NDI）和③精神性烦渴症（psychogenic polydipsia，PP），其中以中枢性尿崩症较多见。中枢性尿崩症是由于垂体抗利尿激素（anti diuretic hormone，ADH）即精氨酸加压素（arginine vaso pressin，AVP）分泌不足或缺乏所引起。

一、病理生理和发病机制

由下丘脑视上核与室旁核内神经元细胞合成的9肽ADH，因第8位氨基酸残基为精氨酸，故命名为精氨酸加压素。ADH 以神经分泌颗粒的形式沿轴突向下移行，储存至垂体后叶，在特殊神经细胞和轴突中储存，并释放入血循环。正常人 ADH 在深夜和早晨分泌增加，午后较低。ADH 的循环半衰期为 5 分钟，通过肾小管膜和集合管的 V_2 受体对肾脏发挥作用，其主要生理功能是增加肾远曲小管和集合管上皮细胞对水的通透性，促进水的重吸收，使尿量减少，保留水分，使血浆渗透压相对稳定而维持于正常范围。位于下丘脑视上核和渴觉中枢附近的渗透压感受器同时控制着 AVP 的分泌和饮水行为。

ADH 的分泌主要受细胞外液的渗透压和血容量变化影响。正常人尿液渗透压在 50 ~ 1 200mmol/L，人体通过 ADH 的分泌保持血浆渗透压在 280 ~ 290mmol/L。正常人在脱水时，血浆渗透压升高，血容量下降，前者刺激位于视上核的渗透压感受器，使 ADH 分泌增加，尿量减少，后者则引起下丘脑渴感中枢兴奋，饮水量增加，使血浆渗透压恢复到正常状态。反之，体内水分过多时，血浆渗透压下降，血容量增加，ADH 的分泌和口渴中枢的兴奋性均受到抑制，尿量增多，饮水停止，血浆渗透压恢复到正常。尿崩症者，由于 ADH 的分泌不足或肾小管对 ADH 不反应，水分不能再吸收，因而大量排尿，口渴，兴奋口渴中枢，大量饮水，使血浆渗透压基本上能保持在正常渗透压的高限，多数尿崩症患者血浆渗透压略高于正常人。对于口渴中枢不成熟的早产儿、新生儿、婴幼儿虽大量排尿，但不能多饮，则出现持续性高钠血症，造成高渗脱水。

1. 中枢性尿崩症（CDI）　中枢性尿崩症由 ADH 缺乏引起，下丘脑及垂体任何部位的病变均可引起尿崩症，其中因下丘脑视上核与室旁核内神经元发育不良或退行性病变引起的最多见，在以往报道中约占 50%。血浆 AVP 水平降低，导致尿渗透压降低、尿量增加。当合成 AVP 神经元部分受损或仍有 10% ~ 20% 分泌功能时，患儿可表现为部分性尿崩症。

CDI 的病因大致可分为获得性、遗传性或特发性三种。

（1）获得性：通常是由不同类型的损伤或疾病而造成：如：①肿瘤：由颅内肿瘤引起的患儿至少占 30%，如颅咽管瘤、垂体瘤、松果体瘤、神经胶质细胞瘤及黄色瘤等；②损伤：新生儿期的低氧血症、缺血缺氧性脑病均可在儿童期发生 DI。又如颅脑外伤、手术损伤及产伤等；③感染：少数患儿可由脑炎、脑膜炎、寄生虫病等；④其他：全身性疾病（白血病、结核病、组织细胞增生症等）、先天性脑畸形、药物等。值得警惕的是有一些中枢性尿崩症实际上是继发于颅内肿瘤，往往先有尿崩症，多年后才出现肿瘤症状，由肿瘤引起的尿崩症在小儿至少约占 30%。所以必须高度警惕，定期做头颅影像学检查。

（2）遗传性：遗传性（家族性）尿崩症较少见，仅占 1% 左右。目前了解的分子病理改变有垂体加压素基因（AVP - NPⅡ）。人 AVP - NPⅡ基因定位于 20p13，基因全长 2.6kb，包含 3 个外显子，由基因转录翻译编码形成 AVP。部分家族性单纯性 DI 患者发现 AVP - NPⅡ基因有突变，大多为基因点突变，且突变类型及位点具有一定的异质性，有的呈现常染色体显性遗传，也有常染色体隐性遗传。其他能引起 DI 的致病基因有 HESX1、HPE_1、SIX3、SHH 等。

（3）特发性：是儿童最常见的原发性尿崩症，即未发现原因的 ADH 缺乏。某些病例可能与中枢神经元的退行性变有关。大多为散发，发病较晚，无家族史，无 AVP - NPⅡ基因突变。

2. 肾性尿崩症　肾性尿崩症是一种遗传性疾病，为 X 伴性隐性遗传，少数为常染色体显性遗传。由于中枢分泌的 ADH 无生物活性，或 ADH 受体异常，ADH 不能与肾小管受体结合或肾小管本身缺陷等所致远端肾小管对 ADH 的敏感性低下或抵抗而产生尿崩症。该型也可由于各种疾病如肾盂肾炎、肾小管酸中毒、肾小管坏死、肾脏移植与氮质血症等损害肾小管所致。

二、临床表现

本病自生后数月到少年时期任何年龄均可发病，多见于儿童期，男孩多于女孩。年长儿多突然发病，也可渐进性。以烦渴、多饮和多尿为主要症状，并表现为较固定的低比重尿。临床症状轻重不一，这不仅取决于患儿体内 AVP 完全或部分缺乏的程度不同，而且还与渴觉中枢、渗透压感受器是否受损及饮食内容相关。

婴幼儿患者烦渴时哭闹不安，但饮水后即可安静，多饮在婴儿表现喜欢饮水甚于吃奶。由于喂水不足可发生便秘、体重下降和高钠血症，低热、脱水甚至惊厥和昏迷。

儿童期患者多尿或遗尿常是父母最早发现的症状，每日尿量多在 4 升以上，多者达 10 升以上（每天 300～400ml/kg 或每小时 400ml/m²，或者每天 3 000ml/m² 以上）。晨尿尿色可清淡如水。儿童一般多喜饮冷水，即使在冬天也爱饮冷水，饮水量大致与尿量相等，如不饮水，烦渴难忍，但尿量不减少。因多饮、多尿可影响学习和睡眠，出现少汗、精神不振、食欲低下、体重不增和生长缓慢等症状。若能充分饮水，一般无其他症状。

颅内肿瘤引起继发性尿崩症，除尿崩症外可有颅压增高表现，如头痛、呕吐、视力障碍等。肾性尿崩症多为男性，有家族史，发病年龄较早。

三、辅助检查

1. 尿液检查　尿量多，尿色清淡无气味、尿比重低，一般为 1.001～1.005（约 50～200mmol/L）。而尿蛋白、尿糖及其他均为阴性。

2. 血肾功能及电解质检查　尿崩症患者通常尿常规正常，尿糖阴性，血钠正常或稍高，血浆渗透压多正常或偏高。如有肾脏受累，可有不同程度的肾功能异常。

3. 头颅 MRI 检查　了解下丘脑和垂体的形态改变，排除颅内肿瘤。一般尿崩症者其垂体后叶高信号区消失，同时有侏儒症者可发现垂体容量变小。儿童颅内肿瘤常以尿崩症形式起病，故应对患儿进行长期随访。

4. 尿崩症特殊试验检查

（1）禁水试验：主要用于鉴定尿崩症和精神性烦渴。于早晨 8 时开始，试验前先排尿，测体重、尿量、尿比重及尿渗透压，测血钠和血浆渗透压。于 1h 内给饮水 20ml/kg，随后禁饮 6～8h，每 1h 收集一次尿，测尿量、尿比重及尿渗透压，共收集 6 次，试验结束时采血测血钠及血浆渗透压。本试验过程中必须严加观察，如果患者排尿甚多，虽然禁饮还不到 6h，而体重已较原来下降 5%，或血压明显下降，立即停止试验。

正常人禁水后不出现严重的脱水症状，血渗透压变化不大，尿量明显减少，尿比重超过 1.015，尿渗透压超过 800mmol/L，尿渗透压与血浆渗透压比率大于 2.5；完全性尿崩症患者尿量无明显减少，比重 <1.010，尿渗透压 <280mmol/L，血浆渗透压 >300mmol/L。尿渗透压低于血渗透压；而部分性尿崩症血浆渗透压最高值 <300mmol/L；若尿比重最高达 1.015 以上，尿渗透压达 300mmol/L，或尿渗透压与血渗透压比率大于等于 2，则提示 ADH 分泌量正常，为精神性烦渴。

（2）禁饮结合加压素试验：用于中枢性尿崩症与肾性尿崩症的鉴别。先禁水，每小时收集尿一次，测尿比重及渗透压。待连续两次尿渗透压差 <30mmol/L 时，注射水溶性加压素 0.1U/kg，注射后每 1h 测定尿比重或尿渗透压，连续 2~4 次。正常人注射加压素后，尿渗透压不能较禁饮后再升高，少数增高不超过 5%。有时还稍降低，中枢性尿崩症者禁饮后，尿渗透压不能显著升高，但在注射加压素后，尿渗透压升高，且超过血浆渗透压，尿量明显减少，比重达 1.015 以上，甚至 1.020，尿渗透压达 300mmol/L 以上；部分性中枢性尿崩症患者，禁饮后尿渗透压能够升高，可超过血浆渗透压，注射加压素后，尿渗透压可进一步升高；如用加压素后反应不良，尿量及比重、尿渗透压无明显变化，可诊断为肾性尿崩症。

（3）血浆 AVP 定量：本病患者血 AVP 浓度降低（正常值约为 10μU/ml），但由于检测方法的特异性和敏感性均不高，故分析结果须动态观察。直接检测血浆 AVP 浓度为 DI 的鉴别诊断提供了新途径：中枢性 DI 患者血浆 AVP 低于正常；而肾性 DI 者血浆 AVP 浓度升高，但尿液仍不能浓缩而持续排出低渗尿；精神性烦渴症 AVP 分泌功能正常，但对病程久、病情重者可由于长期低渗状态，而使 AVP 分泌障碍。

四、诊断和鉴别诊断

尿崩症的诊断可依据临床烦渴、多饮、多尿，以及血、尿渗透压测定、禁水和加压素试验及血浆 AVP 定量来进行。临床须与其他具有多尿症状的疾病相鉴别。

1. 高渗性利尿　如糖尿病、肾小管酸中毒等，根据尿比重、尿渗透压、尿 pH 及其他临床表现即可鉴别。

2. 高钙血症　见于维生素 D 中毒、甲状旁腺功能亢进症等。

3. 低钾血症　见于原发性醛固酮增多症、慢性腹泻，Bartter 综合征等。

4. 继发性肾性多尿　慢性肾炎、慢性肾盂肾炎等病导致慢性肾功能减退时。

5. 精神性烦渴症　又称精神性多饮。儿童期较少见，常有精神因素存在。多为渐进起病，多饮多尿症状逐渐加重，但夜间饮水较少，且有时症状出现缓解。患儿血清钠和渗透压均处于正常低限，由于患儿分泌 AVP 能力正常，因此，禁水试验较加压素试验更能使其尿渗透压增高。

五、治疗

对尿崩症者应积极寻找病因、观察是否存在垂体其他激素缺乏，在药物治疗前，要供给充足的水分，尤其是新生儿和小婴儿，避免脱水及高钠血症，如有脱水、高钠血症发生时应缓慢给水，以免造成脑水肿。肿瘤者应根据肿瘤的性质、部位决定外科手术或放疗方案。对精神性烦渴综合征者进行寻找导致多饮多尿的精神因素，以对症指导。

1. 鞣酸加压素　即长效尿崩停，为混悬液制剂，浓度每 ml 含 5U，用前须稍加温，并摇匀后再行深部肌肉注射，开始剂量为 0.1~0.2ml，作用时间可维持 3~7 天，一般须待患儿多尿症状复现时才行第二次给药。用药期间应注意患儿的饮水量，以防止发生水中毒。

2. 去氨加压素　即精氨酸加压素，0.1mg/片，口服后疗效可维持 8~12h，宜从小剂量每次 0.05mg 开始，2 次/d。小年龄儿可从更小量开始。不良反应较小，少部分患者可出现头痛、恶心、胃不适等。

（王　谦）

第七节 性早熟

性早熟（precoious puberty）是指女孩在八岁前、男孩在9岁前出现第二性征的病变。正常青春期发育女孩表现为：乳房发育→阴道黏膜和小阴唇增厚，色素增深→阴毛→外生殖器的改变→月经来潮→腋毛。男孩首先表现为：睾丸容积增大→阴茎增长增粗→阴毛→腋毛生长及声音低沉→胡须、腋毛出现。性成熟整个过程需要2～4年，在第二性征出现时，小儿身高增长加速，骨骺闭合提前。

性早熟的分类如下：

1. 中枢性性早熟（真性性早熟）   由于下丘脑－垂体－性腺轴提前启动，患儿第二性征提前出现，生长加速，骨龄提前并具备生育能力；又分为特发性和继发性性早熟。

2. 外周性性早熟（假性性早熟）   无下丘脑－垂体－性腺轴的发动，由于肿瘤等性激素产生增加或外源性激素所致性征的出现，不具生育能力，又分为同性或异性性早熟。

3. 部分性性早熟   单一性征发育，如单纯性乳房早发育、单纯性阴毛早现，单纯性月经早初潮等，可以转变为中枢性性早熟。

性早熟以女孩多见，且多为特发性，约占90%。而男孩性早熟则以继发性为多见，如中枢神经系统及肾上腺、生殖腺肿瘤等。因此对性早熟患儿首先要寻找病因，排除继发性、性腺及肾上腺器质性病变。特发性真性性早熟，对患儿身体无多大妨碍，但由于骨骺愈合提前，会影响小儿成年后身高，且造成患儿及家长较重的心理负担，故应给予 GnRHa 治疗，使第二性征消失，身高增长达到正常，并消除患儿及家长的思想负担。但仍应定期检查头颅 CT 或 MRI，注意垂体微腺瘤及松果体生殖细胞瘤的存在。

一、病因及发病机制

（1）该病大部分病因不明，称为原发性性早熟，部分为继发性，如下丘脑肿瘤或占位性病变、中枢神经系统感染、脑损伤、先天脑发育异常、原发性甲状腺功能减低等。

（2）青春期前，儿童的下丘脑－垂体－性腺轴（GPGA）功能处于较低水平；青春期下丘脑以脉冲形式分泌促性腺激素释放激素（GnRH）刺激腺垂体分泌促性腺激素（GN），即卵泡刺激素（FSH）和黄体生成素（LH），从而促进卵巢和睾丸发育，分泌雌二醇（E_2）睾酮（T）真性性早熟为下丘脑－垂体－性腺轴功能提前发动、功能亢进致体内促性腺激素分泌增多，从而导致生殖能力提前出现。

二、临床表现

一般中枢性性早熟的临床特征与正常青春发育程序相似，但临床变异较大，症状发展快慢不一。

女孩首先表现为乳房发育，乳头增大，乳晕增大，大、小阴唇增大，色素沉着，阴道出现白色分泌物；阴道黏膜细胞出现雌激素依赖性改变，子宫、卵巢增大，可有成熟性排卵和月经。

男孩首先表现为睾丸增大（≥4ml 容积），阴囊皮肤皱褶增加，色素加深，阴茎增长增粗；阴毛、腋毛、胡须生长；声音变低沉；精子生成；肌肉容量增加，皮下脂肪减少。

此外，由于过早发育引起患儿生长加速，骨成熟加速，骨龄提前，可造成终身高低于靶身高，影响终身高。颅内肿瘤所致者在病程早期常仅呈性早熟表现，后期始见颅压增高、头痛、呕吐、视野缺损等神经系统症状和体征。

外周性性早熟临床表现有第二性征出现，但非青春期发动，一般无性腺增大，与下丘脑－垂体－性腺轴的活动无关，而与内源性或者外源性性激素水平升高有关。

三、诊断

（一）查体要点

（1）测量身高，体重，检查体型。

（2）对第二性征乳房、阴毛及外生殖器等发育等进行分期判断。

（二）辅助检查

1. 常规检查

（1）X线测骨龄（BA）超前。

（2）测血清性激素水平：黄体生成素（LH），促卵泡素（FSH），睾酮（T），雌二醇（E_2），泌乳素（PRL）。

（3）B超子宫、卵巢、睾丸、肾上腺等。

（4）CT，MRI头颅及肾上腺等，可以除外脑肿瘤、脑囊肿、脑脓肿等及肾上腺肿瘤。

2. 其他检查

（1）24小时尿17-酮类固醇（17-KS）、17-羟孕酮［17-（OH）P］。

（2）促性腺激素释放激素（GnRH）刺激试验。

（3）有代谢低下表现时，查T_3、T_4、TSH等甲状腺功能，排除甲减。

（三）鉴别诊断

1. 假性性早熟

（1）肾上腺疾病：先天性肾上腺皮质增生症、肾上腺肿瘤可致男孩性早熟，性激素T升高，尿17-酮类固醇（17-KS）排出增加，肾上腺B超、CT有助于诊断。

（2）医源性：误服避孕药或某些营养补品等，临床较多见，可有不规则阴道出血或乳房增大，但乳房、乳晕及外阴常有色素沉着。去除病原后症状较快消失。询问病史较重要。

2. 部分性（不完全性）性早熟

（1）单纯性乳房早发育：单侧或双侧乳房增大，不伴有生长加速及骨龄提前，有周期性变化，可演变为真性性早熟，应动态观察有无其他性征出现。

（2）单纯性阴毛早发育：不伴生长加速及骨龄提前，无性腺发育及第二性征出现，定期随访观察。

3. McCune-Albright综合征　性早熟伴皮肤色素沉着、骨纤维发育不良，可伴有甲状腺功能亢进或Cushing综合征。先有阴道出血，再有乳腺发育。血清性激素检查FSH、LH低，E_2明显升高。

4. 原发性甲状腺功能减低症伴性早熟　少数未治疗的甲减患儿，多为女性，除甲减症状外，可有第二性征出现，表现为乳腺发育，阴道出血等，是由于下丘脑分泌促甲状腺激素释放激素（TRH）增多，刺激垂体分泌促甲状腺激素时亦使促性腺激素和泌乳素分泌增多，随着甲减治疗后的症状改善，性早熟症状可消失。

四、治疗

（一）治疗原则

（1）抑制骨成熟，防止骨骺过早融合，促进骨骼生长，改善成年最终身高。

（2）早期控制和减缓第二性征的成熟度和速度。

（3）阻止月经来潮。

（4）恢复相应年龄的心理行为。

（二）治疗方案

①部分性早熟，一般不需要治疗，但要长期追踪观察。每3~6个月复诊一次。②甲低伴有性早熟，肾上腺皮质增生症、肾上腺肿瘤、中枢神经系统所致性早熟，外源性（药物）性早熟，应分别给药物治疗、放射疗法、化学疗法和手术治疗。③真性性早熟的治疗药物有：甲羟孕酮、达那唑、CnRHa激动剂、睾酮、螺内酯、酮康唑、芳香化酶抑制剂等。目前还可同时使用生长激素促进身高增长。

（1）促性腺激素释放激素激动剂（GnRHa）：曲普瑞林或亮丙瑞林，60~80μg/kg每4周一次，肌内注射，可抑制性激素FSH、E_2、T分泌，有效抑制性征及骨成熟，使第二性征减退和月经停止，减慢骨龄增长，推迟骨骺融合时间，延长骨生长时间，有利于改善成人终身高，疗程需达一年以上。治疗期间应每6个月摄X线片查骨龄，判断骨成熟情况。

（2）性腺激素：大剂量应用可反馈性抑制促性腺激素的分泌，抑制第二性征发育，但不能减慢骨骼生长，不改善最终身高。甲羟孕酮，每日剂量20~30mg，环丙孕酮，每日70~150mg/m²。

（3）GnRHa联合应用重组人生长激素（rhGH）治疗：目前报道，单独应用GnRHa治疗中枢性性早熟时，大约有20%~30%患儿最终身高的改善仍不理想。一般认为当生长速率（GV）<4cm/年时，会出现生长与成熟同时迟缓的相持状态，达不到改善成年身高的目的。rhGH应用剂量0.15~0.2IU/（kg·d），在延长生长时间后，最终能改善成人身高。当治疗开始时骨龄已达13岁以上时，应慎重使用，因为此时骨骺接近愈合，身高增长余地已不多，用药后可使残余生长潜能显著下降，治疗效果较差。

五、预后

家长如怀疑孩子性早熟时，应及时就诊。如果确诊性早熟，应尽早治疗，并应给予耐心的心理辅导及青春期教育，使孩子了解自己疾病的真实情况，消除紧张情绪，减轻精神压力。早期诊断，及时治疗，可使患儿终身高达到正常成人身高，同时合用重组人生长激素治疗者，身高改善更好，但治疗成本大，有相当一部分家长无法承受。

继发肿瘤的性早熟预后取决于肿瘤的性质及手术的结果，术后仍应定期复查，随访观察第二性征的发育，有报道，肿瘤术后可转为真性性早熟，此时可以继续用GnRHa治疗，但肿瘤后的患儿，应慎用rhGH治疗，因rhGH的促生长作用，有使肿瘤复发的倾向。

六、预防

儿童性早熟主要应预防：①饮食中控制高蛋白摄入量，防止营养过剩。②不要盲目进补，不乱吃各种保健品。③防止儿童误服及误用避孕药物及一些成人美容化妆品等。

（王　谦）

第八节　新生儿高血糖症与低血糖症

一、新生儿高血糖症

新生儿高血糖症（neonatal hyperglycemia）是各种原因引起全血血糖值 > 7.0mmol/L（125mg/dl）可诊断为高血糖症。本病病因为：①应激性高血糖症：发生于窒息缺氧、颅内出血、休克或低血压、重症感染及寒冷损伤综合征的新生儿；②医源性高血糖症：发生于静脉输注葡萄糖浓度过高、速度过快或不耐受的早产儿（特别是接受胃肠外营养的低出生体重儿和早产儿）；③药物性高血糖症：母亲分娩前或新生儿应用糖皮质激素、肾上腺素、氨茶碱、苯巴比妥、咖啡因使新生儿血糖升高；④先天性糖尿病：新生儿期罕见。新生儿肾糖阈值低，当血糖 > 6.7mmol/L（120mg/dl）时，尿糖阳性。血糖每增加 1mmol/L（18mg/dl），可提高血浆渗透压 1mmol/L，当血渗透压 > 300mmol/L 时产生利尿；血糖达 25 ~ 40mmol/L（450 ~ 720mg/dl）时可致颅内出血。

（一）病因

1. 医源性高血糖症　较其他病因发生为高。常见于早产儿，多由于输注葡萄糖溶液的速度过快或不能耐受所致。引起高血糖的静脉用糖剂量个体差异很大，与新生儿出生体重、胎龄及应激状态有关。医源性引起血糖增高的因素较多，主要为：

（1）血糖调节功能不成熟：对糖耐受差的新生儿，尤其是早产儿和 SGA 儿，缺乏成人所具有的 Staub – Traugott 效应（即重复输糖后血糖水平递降和葡萄糖的消失率加快），此与胰岛 β 细胞功能不完善、对输入葡萄糖反应不灵敏和胰岛素活性较差有关。胎龄小、体重低和日龄越小则越明显。生后第 1 天对糖的耐受力最低。体重 < 1kg 者甚至不能耐受 5 ~ 6mg/（kg·min）的葡萄糖输注速度。某些新生儿在持续的外源性葡萄糖输入时，尽管胰岛素水平提高，但内源性肝糖异生并未受到抑制，提示体内胰岛素相对不足，静脉输入脂类可导致新生儿高血糖。需要限制液体治疗的婴儿，脂肪乳剂的使用增加了婴儿的营养，但脂类的输入使脂肪酸氧化增加，通过糖异生作用使血糖升高。

（2）疾病影响：在应激状态下，如处于窒息、感染或寒冷的新生儿易发生高血糖。如硬肿症低体温组新生儿与正常体温组和恢复期组的新生儿比较，前者葡萄糖的清除率更为低下，糖耐量下降，组织葡萄糖的利用减少。此与胰岛反应差、胰岛素分泌减少或受体对胰岛素的敏感性下降有关。也可能与儿茶酚胺分泌增加使糖原分解加快，或与血中高血糖素、皮质醇类物质水平增高使糖原异生的作用增强有关。有报道患严重低体温、感染、硬肿症的新生儿血浆中的皮质醇水平显著增高，易合并新生儿高血糖症。

（3）其他：补液时输糖量过多、速度过快，母亲分娩前短时间用过葡萄糖和糖皮质激素，婴儿在产房复苏时应用过高渗葡萄糖、肾上腺素及长期应用糖皮质激素等药，对血糖水平均有影响。甲基黄嘌呤类药物（氨茶碱）广泛应用于早产儿呼吸暂停，但会使小儿血糖升高。其作用机制可能与抑制磷酸二酯酶有关，使 cAMP 升高，抑制糖原合成，促进糖原分解。

2. 新生儿暂时性糖尿病　又称新生儿假性糖尿病。其病因和发病机制尚不十分清楚，可能与胰岛 β 细胞功能暂时性低下有关。有人报道暂时性糖尿病时血中胰岛素水平低下，恢复后则上升。约 1/3 患儿中有糖尿病家族史。多见于 SGA 儿，多数在生后 6 周内发病，病程呈暂时性，血糖常高于 14mmol/L（250mg/dl），出现消瘦、脱水和尿糖阳性。尿糖一般 1～2 周内消失，很少超过 18 个月，尿酮体常为阴性或弱阳性，很少有酮症酸中毒。大多数只需口服补液，无需静脉补液，对胰岛素反应良好，小剂量间隔使用胰岛素（1～2U/kg）皮下注射，症状消失后不再复发。有暂时性糖尿病发展成永久性糖尿病的报道，因此新生儿暂时性糖尿病需长期随访。本病病因可能与胰岛 β 细胞发育不够成熟有关，亦有人认为与染色体异常有关。

3. 真性糖尿病　新生儿少见。

（二）临床表现

轻者无症状，重者临床表现为烦渴、多尿、脱水面容、眼闭不全、体重不增或下降。

（三）诊断

1. 查体要点　患儿有窒息、缺氧、寒冷或感染的原发病体征。颅内出血时出现惊厥、呼吸暂停。

2. 辅助检查

（1）常规检查

1）全血血糖 >7.0mmol/L 或血浆血糖 >8.12mmol/L。

2）尿糖阳性，尿酮体阴性或弱阳性。

（2）其他检查：严重者头颅 CT 可有颅内出血表现。

3. 鉴别诊断

（1）新生儿暂时性糖尿病：又称新生儿假性糖尿病，可能与胰岛素 β 细胞暂时性功能低下有关。多见于小于胎龄儿，约 1/3 患儿有糖尿病家族史，血糖升高明显达 13.3～127.7mmol/L（240～2 300mg/dl），可伴酸中毒、酮尿，血胰岛素降低。

（2）真性糖尿病：新生儿罕见，临床与暂时性糖尿病相同，但治疗后亦不会出现完全缓解。

（3）尿糖阳性的疾病：Fanconi 综合征、肾小管疾病、肾性糖尿等，均具备各病的特点，多无高血糖。

（四）治疗

治疗原则：减慢葡萄糖输入速度，去除病因，控制感染，纠正缺氧。

1. 一般治疗

（1）加强护理、保暖，定期监测血糖和尿糖。

（2）病因治疗：去除病因，控制感染，纠正缺氧，抗休克，恢复体温，停用糖皮质激素等引起高血糖的药物。

2. 药物治疗

（1）调整葡萄糖输注速度和浓度：减慢葡萄糖输入速度至每分钟 4～6mg/kg，但葡萄糖浓度不要低于5%，并监测血糖加以调整。全肠道外营养者开始应以葡萄糖基础量为准进行补充，每日<0.4~0.5g/kg，逐步增加，同时加用氨基酸和脂肪乳，以减少葡萄糖用量。

（2）纠正高渗血症或脱水：重症高血糖症伴明显脱水表现，应及时补液，纠正水、电解质紊乱和酮症酸中毒。

（3）胰岛素：虽经上述处理，空腹血糖仍>14mmol/L（250mg/dl）时可试用正规胰岛素每小时0.05~0.1U/kg静脉滴注，也可皮下注射胰岛素0.1~0.2U/kg，6小时一次，每小时测血糖及尿糖，正常后停用。同时监测血钾。用药过程中血糖下降的速度个体差异较大，应严密监测血糖，血糖降至8.4mmol/L以下应及时停药，并适当上调输液、输注葡萄糖速度，避免低血糖发生。

二、新生儿低血糖症

新生儿低血糖症（neonatal hypoglycemia）是指由于各种原因导致全血血糖<2.2mmol/L的新生儿疾病，不论胎龄和出生体重。根据病因与低血糖持续时间，本病分为2类：①暂时性低血糖症：较常见，多发生于糖原储存不足（早产儿、小于胎龄儿、双胎之小者）、新生儿窒息、缺氧、感染、寒冷损伤综合征、饥饿、静脉输注葡萄糖突然中止者、胎儿高胰岛素血症（糖尿病母亲的婴儿、巨大儿、Rh溶血病）、胎儿应激状态、有核红细胞增多症、先天性心脏病等；②持续性低血糖症：见于内分泌疾病、先天性代谢缺陷病如垂体发育不良、胰岛细胞瘤、甲状腺功能减低症、半乳糖血症、糖原累积病、枫糖尿症、肉毒碱代谢缺陷、Beckwith综合征等。

（一）病因

新生儿低血糖的病因是多方面的，主要包括以下几方面：

1. 糖原和脂肪贮存不足　胎儿肝糖原的贮备主要发生在胎龄最后的4~8周，胎儿棕色脂肪的分化从胎龄26~30周开始，一直延续至生后2~3周。一方面，低出生体重儿［包括早产儿和小于胎龄（SGA）儿］的糖原和脂肪贮存量少；另一方面，生后代谢所需的能量相对又高，因而易发生低血糖症。有资料证实SGA儿的糖原合成酶活性较低，因而糖原合成较少，且糖异生的限速酶磷酸烯醇丙酮酸羧激酶发育延迟，摄取糖异生所需的特殊氨基酸的能力低下，导致糖异生障碍而引发低血糖，而一些重要器官组织代谢的需糖量却相对较大。SGA儿的脑对葡萄糖需要量和利用率明显增高，其脑重与肝重之比由正常的3：1增大至7：1，脑对糖的利用为肝脏的2倍。尤其要指出的是，双胎儿多同时具早产、低出生体重、低于胎龄等高危因素，因此发生低血糖的危险特别高，有报道高达40%。

2. 耗糖过多　新生儿患严重疾病（如窒息、RDS、硬肿症等）均容易发生血糖低下。这些应激状态常伴有代谢率增加、缺氧、体温和摄入减少。缺氧可促使低血糖症发生。缺氧对足月儿和早产儿糖代谢的影响不同，在Apgar评分1~3分的新生儿中发生低血糖症的都是足月儿，因为应激状态下足月儿利用葡萄糖迅速，而早产儿利用葡萄糖的能力差。国内学者证实处于寒冷或低体温状态下的新生儿低血糖发生率高，与低体温儿的产热能力不能满足体温调节的需要有关。新生儿感染时糖代谢率增加，平均葡萄糖消耗率比正常儿增加3倍左右。新生儿糖原异生酶活性低，而感染则加重了糖原异生功能的不足，氨基酸不易转化成葡萄糖。新生儿糖原异生主要靠棕色脂肪释出甘油进行，感染严重时，棕色脂肪耗竭，糖原异生的来源中断，从而使血糖低下。此外，感染时患者的摄入减少、消化吸收功能减弱，也容易导致低血糖症。

3. 高胰岛素血症 暂时性高胰岛素血症常见于母亲患糖尿病的婴儿。因孕妇血糖高，胎儿血糖也随之增高，胎儿胰岛 β 细胞代偿性增生；出生后来自母亲的葡萄糖中断而发生低血糖。新生儿低血糖主要见于妊娠期血糖控制不理想的患者，这些产妇即使产程中血糖维持在正常范围内，新生儿的低血糖发生率仍较高，可能与胎儿在孕期高血糖的刺激下 β 细胞已发生增生，出生后胎儿体内高胰岛素血症导致低血糖有关。产程中血糖的波动与妊娠期糖尿病的病情及妊娠期的血糖控制有关，妊娠期仅需饮食控制就能使血糖维持正常水平的产妇，临产后一般也不需要胰岛素，而病情较重、妊娠期胰岛素用量较大的患者，产程中血糖波动较大、变化快、胰岛素用量不易控制，所以，即使孕期血糖控制良好，但分娩期血糖波动较大也易导致新生儿的低血糖。严重溶血病的胎儿由于红细胞破坏，红细胞内谷胱甘肽游离在血浆中可对抗胰岛素的作用，也可使胎儿的胰岛 β 细胞代偿性增生而发生高胰岛素血症。红细胞增多症患儿经用枸橼酸葡萄糖作保养液的血换血后可出现低血糖，因保养液中葡萄糖浓度较高，刺激胰岛素分泌，换血后短时间血中胰岛素水平仍较高。持续性的高胰岛素血症包括胰岛细胞腺瘤、胰岛细胞增殖症和 Beckwith 综合征（特征是体重大、舌大、脐疝和某些畸形伴高胰岛素血症）。

4. 内分泌和代谢性疾病 患半乳糖血症的新生儿因血中半乳糖增加，葡萄糖相应减少。糖原累积病的患儿糖原分解减少，致血中葡萄糖量低。患亮氨酸过敏症的新生儿，母乳中的亮氨酸可使其胰岛素分泌增加。其他如脑垂体、甲状腺或肾上腺等先天性功能不全也可影响血糖含量。

（二）临床表现

（1）新生儿低血糖时常为无症状型。

（2）出现症状的患儿早期多发生在生后 6 ~ 12h，晚期发生在出生后 2 ~ 3d。症状表现为神萎、嗜睡、多汗、苍白、反应差、喂养困难，也可表现为烦躁、震颤、惊厥、呼吸暂停和阵发性发绀。

（三）诊断

1. 查体要点 注意有无反应差、易激惹、面色青紫或苍白、多汗、屏气或呼吸暂停、肌张力下降等体征。注意是否为巨大儿、巨舌、脐膨出及其他畸形，心前区有无杂音等。

2. 辅助检查

（1）常规检查

1）全血血糖 <2.2mmol/L，应每 4 ~ 6 小时测一次微量血糖，直至血糖稳定。

2）经皮测血氧饱和度（TcSO$_2$）：因低血糖常可致呼吸暂停和发绀，故应每 4 ~ 6 小时测一次 TcSO$_2$。

3）心肌酶、肝功、肾功：低血糖持续时间长可导致心肌酶的异常。

（2）其他检查

1）血气分析：有时呈低氧血症及代谢性酸中毒，血氧饱和度（SaO$_2$）可能下降。

2）甲状腺功能：吃奶少，反应差时需与先天性甲状腺功能减低鉴别，后者 FT$_3$、FT$_4$ 降低，TSH 升高。

3）血酮体、血胰岛素、胰高糖素、生长激素和皮质醇：如低血糖持续存在，可能为胰岛细胞瘤、Beckwith 综合征，应做上述检查。必要时查血、尿氨基酸和有机酸测定，以明确病因。

3. 鉴别诊断

（1）新生儿低钙血症：低出生体重儿、感染、缺氧时易发生低钙血症，同时可伴低血糖。表现惊跳、惊厥、喉痉挛、阵发性青紫，或呼吸暂停、肌张力增强。血清钙＜1.8mmol/L，血清游离钙＜0.9mmol/L。

（2）新生儿缺氧缺血性脑病：有围生期缺氧缺血史，出生后 72h 内出现意识障碍，原始反射减弱、易激惹、惊厥，重者昏迷。头颅超声波示回声增强，头颅 CT 有低密度影。

（3）新生儿化脓性脑膜炎：常有胎膜早破、产程延长、吸入综合征或脐炎病史，多为败血症的并发症，表现为惊厥、前囟紧张饱满。脑脊液压力增高，细胞数及蛋白均增高，涂片、培养可呈阳性。

（四）治疗

治疗原则：尽快使血糖恢复正常，治疗原发病。

1. 一般治疗

（1）凡易发生低血糖的新生儿，条件许可应尽早开奶。不能进食者可静脉滴注葡萄糖，剂量 4～6mg/（kg·min），以预防低血糖的发生，保持中性温度，减少热能消耗。

（2）对症治疗：积极治疗各种原发病，如抗感染、供氧、纠酸等。

2. 药物治疗

（1）不论有无症状凡是血糖低于 2.2mmol/L（40mg/dl）均应治疗：无症状者滴注 10% 葡萄糖 6～8mg/（kg·min），无效可增至 8～10mg/（kg·min）。有症状者可静脉推注 10% 葡萄糖液 2ml/kg，继之以 6～8mg/（kg·min）[3～5ml/（kg·h）]维持。若低血糖不能纠正，可增加葡萄糖滴注剂量，每次增加 2mg/（kg·min），直至 12～16mg/（kg·min）（周围静脉滴注葡萄糖浓度不宜＞13%，高浓度葡萄糖应从中心静脉供给）。每 4～6 小时根据血糖进行调整，24h 后可逐渐减慢静脉滴注速度。葡萄糖输液不应骤停以防再现低血糖。

（2）升血糖激素：经上述治疗仍不能维持血糖水平，可加用氢化可的松静脉滴注，每日 5～10mg/kg，或泼尼松口服，每日 1～2mg/kg 至症状消失，血糖恢复后 1～2d 停止。顽固低血糖症也可试用胰高糖素（glucagon），每次 0.1～0.3mg/kg，肌内或皮下注射，6～12h 后可重复。

（3）高胰岛素血症患儿：可试用二氮嗪（diazoxide），10～25mg/（kg·d），分 3 次口服。胰岛细胞增生或胰岛腺瘤者须作胰腺次全切除或腺瘤摘除术。

（五）预防

（1）预防比治疗更重要，对可能发生低血糖的高危儿应从出生后 1h 即开始喂（或鼻饲）10% 葡萄糖，每次 5～10ml/kg，每小时一次，连续 3～4 次。出生后 2～3h 提早喂奶，24h 内每 2 小时喂一次。

（2）体重低于 2kg 或窒息复苏困难或延长时，尽快静脉输注 5%～10% 葡萄糖 2～6ml/kg。

（3）注意保暖，减少热量消耗。

（王　谦）

第九节 新生儿低钙血症

新生儿低钙血症（neonatal hypocalcemia）指血清总钙 < 1.75mmol/L（7mg/dl），血清游离钙 < 1mmol/L（4mg/dl），是新生儿惊厥的常见原因之一。

一、病因和发病机制

胎盘能主动向胎儿转运钙，妊娠晚期母血甲状旁腺激素（PTH）水平高，分娩时脐血总钙和游离钙均高于母血水平，使新生儿甲状旁腺功能暂时受到抑制。出生后因母亲来源的钙供应停止，外源性钙供应不足，而新生儿 PTH 水平较低，骨钙不能动入血，导致低钙血症。

1. 早期低血钙　发生于生后 72 小时内，常见于早产儿，小样儿、糖尿病及妊娠高血压综合征母亲所生婴儿。有难产、窒息、感染及产伤史者也易发生低钙血症，可能是由于细胞破坏，其中的磷与血钙结合所致。

2. 晚期低血钙　指出生 72 小时后发生的低血钙，常发生于牛乳喂养的足月儿，主要是因为牛乳中磷含量高（900 ~ 1 000mg/L，人乳 150mg/L），钙/磷比不适宜（1.35 : 1，人乳 2.25 : 1）导致钙吸收差，同时新生儿肾小球滤过率低，肾小管对磷再吸收能力强，导致血磷过高，血钙沉积于骨，发生低钙血症。

3. 其他　因碳酸氢钠等碱性药物可使血中游离钙变为结合钙，换血时血液抗凝剂枸橼酸钠可结合血中游离钙，故二者均可使血中游离钙降低。若低血钙持续时间长或反复出现，应注意有无下述疾病：

（1）母甲状旁腺功能亢进：多见于母亲甲状旁腺瘤。由于母血（PTH）水平持续增高，孕妇和胎儿高血钙，使胎儿甲状旁腺被严重抑制，从而生后发生顽固而持久的低钙血症，可伴发低镁血症，血磷一般高于 2.6mmol/L（8.0mg/dl），应用钙剂可使抽搐缓解，疗程常需持续数周之久。

（2）暂时性先天性特发性甲状旁腺功能不全：是良性自限性疾病，母甲状旁腺功能正常，除用钙剂治疗外，还须用适量的维生素 D 治疗数月。

（3）先天性永久性甲状旁腺功能不全：系由于新生儿甲状旁腺先天缺如或发育不全所致，为 X 连锁隐性遗传。具有持久的甲状旁腺功能低下和高磷酸盐血症。如合并胸腺缺如、免疫缺陷、小颌畸形和主动脉弓异常则为 Di George 综合征。

二、临床表现

症状多出现于生后 5 ~ 10 天。低钙血症使细胞膜兴奋性增加，主要表现为呼吸暂停、烦躁不安、肌肉抽动及震颤，惊跳及惊厥等，手足搐搦和喉痉挛在新生儿少见。抽搐发作时常伴有呼吸暂停和发绀；发作间期一般情况良好，但肌张力稍高，腱反射增强，踝阵挛可呈阳性。早产儿生后 3 天内易出现血钙降低，其降低程度一般与胎龄成反比，通常无明显症状体征，可能与其发育不完善、血浆蛋白低和酸中毒时血清游离钙相对较高等有关。

三、辅助检查

血清总钙 < 1.75mmol/L（7mg/dl），血清游离钙 < 0.9mmol/L（3.5mg/dl），血清磷常 >

2. 6mmol/L，（8mg/dl），碱性磷酸酶多正常。必要时还应检测母亲血钙、磷和 PTH 水平。心电图 QT 间期延长（早产儿 >0.2 秒，足月儿 >0.19 秒）提示低钙血症。胸片上看不到胸腺影可能提示 Di George 综合征。

四、治疗

1. 补充钙剂　伴有惊厥发作时应立即静脉缓慢推注（10~15 分钟）10% 葡萄糖酸钙溶液 1~2ml/kg，必要时间隔 10 分钟再给药 1 次。若惊厥仍不能缓解，应加用镇静剂。注意静脉内快速推注钙剂可使血钙浓度迅速升高而抑制窦房结引起心动过缓，甚至心脏停搏，故静脉推注时应密切监测心率变化。同时应防止钙剂外溢至血管外造成严重的组织坏死和皮下钙化。惊厥停止后可口服补充元素钙 50~60mg/（kg·d），病程长者可持续 2~4 周，以维持血钙在 2~2.3mmol/L（8.0~9.0mg/dl）为宜。不伴惊厥但血清游离钙 <1mmol/L（4mg/dl）时应该静脉持续补充元素钙 40~50mg/（kg·d）（10% 葡萄糖酸钙溶液含元素钙 9mg/ml），以维持游离钙水平在 1.2~1.5mmol/L。

2. 补充镁剂　若使用钙剂后惊厥仍不能控制，应检查血镁。若血镁 <0.6mmol/L（1.4mg/dl），可肌肉注射 25% 硫酸镁每次 0.4ml/kg。

3. 调整饮食　停喂含磷过高的牛乳，改用母乳或钙磷比例适当的配方乳。

4. 甲状旁腺功能不全者长期口服钙剂　同时还应给予维生素 D_2 10 000~25 000IU/d 或二氢速变固醇 0.05~0.1mg/d 或 1,25（OH）$_2D_3$ 0.25~0.5μg/d。治疗过程中应定期监测血钙水平，调整维生素 D 的剂量。

（王　谦）

第十节　维生素 A 缺乏症

维生素 A 缺乏症（vitamin A deficiency）是由于摄入不足或吸收不良等原因导致维生素 A 缺乏所引起的营养障碍性疾病。本病多见于婴幼儿。我国严重的维生素 A 缺乏症已少见，但亚临床状态维生素 A 缺乏症仍非常普遍，发病率 11.7%。

一、发病机制及病因

（一）摄入不足

初生时维生素 A 在肝脏中的贮存量很少。出生后维生素 A 的主要来源是食物。母乳中的维生素 A 含量丰富，一般母乳喂养的小儿不会发生维生素 A 缺乏症。故婴儿时期，应提倡母乳喂养，人工喂养时，须给含脂肪的牛乳，婴儿如果单靠炼乳、脱脂牛乳、豆浆、米粉等食品喂养，容易发生维生素 A 缺乏。早产儿肝脏内维生素 A 的贮存量更少，且脂肪吸收能力也有限，生长发育的速度又较快，故更容易发生维生素 A 缺乏症。如在疾病状态下，长期静脉补液未补充维生素 A；或因饮食受到限制，也将导致维生素 A 缺乏。

（二）吸收减少

维生素 A 缺乏可见于多种临床情况，如吸收障碍综合征、慢性腹泻、慢性痢疾、慢性肝炎、胆道梗阻、胆囊纤维化、钩虫病、肠道感染等均可影响维生素 A 的吸收。

（三）锌摄入不足

当锌缺乏时，维生素 A 结合蛋白、前清蛋白、维生素 A 还原酶都降低，使维生素 A 不能利用而排出体外，造成维生素 A 缺乏。Rahman 等证实锌的缺乏限制了维生素 A 的生物利用率，锌和维生素 A 的缺乏经常同时存在于营养不良的小儿，同时给予维生素 A 和锌的补充可以改善维生素 A 的缺乏。近来有报道指出，铁的不足对维生素 A 的利用也有影响。

（四）消耗增加

当小儿患结核、麻疹、水痘、肺炎以及高热时，维生素 A 的消耗增加，如此时未予及时补充，则造成维生素 A 的血浆浓度降低。

（五）利用障碍

如小儿患有肝脏、肾脏、甲状腺疾病、胰腺囊性纤维变性及蛋白－能量营养不良时，将导致血浆中视黄醇结合蛋白（RBP）代谢异常，导致维生素 A 缺乏。

二、临床表现

由于维生素 A 和维生素 A 原缺乏所引起的营养缺乏病，临床上首先出现暗适应能力下降，小婴儿此症状不明显，如不仔细观察，容易被忽视。首先由母亲发现，患儿在暗环境下安静，视物不清，行走、定向困难。数周及数月后出现结膜干燥症，结膜干燥，失去光泽，主要是由于结膜和附近腺体组织增生，分泌减少，继而发生干燥。在眼球巩膜近角膜缘外侧，由脱落的角膜上皮形成三角形白色泡沫状斑块称结膜干燥斑（Bitot 斑）。如果维生素 A 持续缺乏，将发生角膜干燥症，伴有畏光，随后发生视物变形。睑板腺肿大，并且沿着睑缘出现一串特征性的水泡，表面上皮的连续性遭到破坏，伴有非炎症性的溃疡形成和基质浸润，引起角膜软化、变性、溃疡甚至穿孔等损害，晶状体、虹膜脱出，造成整个眼睛的损害，通常为双侧性的，单侧发病少见。

维生素 A 缺乏也可引起皮肤的改变，开始时皮肤较正常干燥，以后由于毛囊上皮角化，发生角化过度的毛囊性丘疹，主要分布在大腿前外侧、上臂后侧，后逐渐扩展到上下肢伸侧、肩和下腹部，很少累及胸、背和臀。丘疹坚实而干燥，色暗棕，多为毛囊性，针头大至米粒大，圆锥形。丘疹的中央有棘刺状角质栓，触之坚硬，去除后留下坑状凹陷，无炎症·无主观症状，丘疹密集犹似蟾蜍皮，称蟾蜍皮病（phrynoderma）。皮疹发生在面部，可有许多黑头。患者毛发干燥，缺少光泽，易脱落，呈弥漫稀疏，指甲变脆，表面有纵横沟纹或点状凹陷。

维生素 A 缺乏对骨骼（特别是长骨）的伸长也有明显影响，使骨变得又短又厚。Hu W 等人通过色层分析法测定维生素 A 浓度，证明维生素 A 浓度和体重以及 BMI 有明显的统计学意义，提示维生素 A 对儿童的生长发育有明显的影响。

维生素 A 缺乏时，对呼吸系统也有不同程度的影响，使气管及支气管的上皮细胞中间层的细胞增殖，变成鳞状、角化，并使上皮细胞的纤毛脱落，失去上皮组织的正常保护功能，容易发生呼吸系统的感染。

维生素 A 缺乏可使小儿的免疫力低下，容易反复出现感染；容易有精神障碍，甚至出现脑积水。

三、诊断

（一）查体要点

1. 眼部　角膜是否有光泽，有无混浊、溃疡、穿孔，角膜旁边是否有泡沫状小白斑即毕脱斑（Bitot spot）。

2. 皮肤　是否干燥、粗糙、脱屑，或出现鱼鳞样角化、"鸡皮状"外观，在肩、臀、四肢的伸侧容易起皱。毛发是否干枯、易脱落。指（趾）甲是否无光泽、多纹、易折断。是否有牙釉质发育不良。

（二）辅助检查

1. 常规检查　血浆维生素A水平减少，视黄醇结合蛋白减少。可进行血浆维生素A耐量试验、相对量反应试验。尿沉渣检查上皮细胞增多或见角化上皮。

2. 其他检查　眼科检查暗适应时间延长，生理盲点扩大。视网膜电流图检查电流阈值改变，b波变小。

（三）鉴别诊断

本病应与感染性结膜炎区别，该病为眼感染性疾病，无夜盲等表现。

四、治疗

1. 一般治疗　去除病因，给予富含维生素A和胡萝卜素的饮食。

2. 药物治疗

（1）亚临床状态：每日口服维生素A 450~600μg（1 500~2 000U），至血浆维生素A测定正常。

（2）轻症：口服维生素A，婴幼儿每日1 500μg/kg（5 000U/kg），分2~3次口服，至血浆维生素A测定正常。

（3）重症：每日口服维生素A 3 000μg/kg（10 000U/kg），口服4~5d后改为每日7 500μg（25 000U），同时服用维生素E每日10mg。有腹泻者深部肌内注射维生素AD制剂0.5~1ml，每0.5ml含维生素A 7 500μg，3~5日症状好转后改口服，至血浆维生素A测定正常。

3. 其他治疗　消毒鱼肝油与0.5%红霉素软膏交替点眼。有角膜软化症、角膜溃疡者加用1%阿托品点眼。

五、预防

维生素A缺乏可严重影响人群尤其是儿童的身体健康，必须采取相应的措施加以防治。首先，要合理饮食，膳食中适当增加富含维生素A的食物，如动物肝脏、蛋黄、海产鱼类等。其次，在食物中强化维生素A也是一种直接、低廉、有效的方法，很多食品可以作为强化维生素A的载体，如食糖、面粉、牛奶、大米、植物油等。另外，定期适量补充维生素A制剂也是快速改善维生素A缺乏状况的有效方法。

（王　谦）

第十一节 维生素 D 缺乏性手足搐搦症

维生素 D 缺乏性手足搐搦症（tetany of vitamin D deficiency）又称佝偻病性手足搐搦症或佝偻病性低钙惊厥，是由于缺乏维生素 D、甲状腺旁腺代偿不足引起血中钙离子减低而导致的全身惊厥。本病多见于 <6 个月的婴儿。

一、病因病理

发病原因与佝偻病相同，但临床表现和血液生化改变不同。本病虽多伴有轻度佝偻病，但骨骼变化不严重，血钙低而血磷大都正常，碱性磷酸酶增高。

血清钙离子降低是本症的直接原因，在正常情况下，血清弥散钙约占总钙量的 60% 左右，若血清总钙量降至 1.75～1.88mmol/L（7～7.5mg/dl），或钙离子降至 1mmol/L（4mg/dl）以下时，即可出现抽搐症状。在血钙低落的情况下，甲状旁腺受刺激而显示继发性功能亢进，分泌较多的甲状旁腺素，使尿内磷的排泄增加，并使骨骼脱钙而补充血钙的不足。在甲状旁腺代偿功能不全时，血钙即不能维持正常水平。

促进血钙降低的因素有：①季节：春季发病率最高，在北京所见的病例中以 3～5 月份发病数最高。因为入冬后婴儿很少直接接触日光，维生素 D 缺乏至此时已达顶点，春季开始接触日光，体内维生素 D 骤增，血磷上升，钙磷乘积达到 40，大量钙沉着于骨，血钙暂时下降而促使发病。②年龄：发病年龄多在 6 个月以下。北京儿童医院 1950—1955 年所见的 1 297 例中，年龄在 3 个月以下的占 41.3%，4～6 个月 25.0%，7～12 个月 20.4%，1～3 岁 10.7%，3～14 岁 2.6%。6 个月以内婴儿生长发育最快，需要钙质较多，若饮食中供应不足，加以维生素 D 缺乏即易发病。发病年龄早的多与母亲妊娠时缺乏维生素 D 有关，一般婴儿体内储存的维生素 D，足够 3 个月内的应用。③未成熟儿与人工喂养儿容易发病。④长期腹泻或梗阻性黄疸能使维生素 D 与钙的吸收减少，以致血钙降低。

二、临床表现

1. 典型症状

（1）惊厥：一般为无热惊厥，突然发作，表现为肢体抽动，双眼上翻，面肌痉挛，意识暂时丧失，大小便失禁等。发作停止后多入睡，醒后活泼如常。每日发作次数不定，每次持续数秒至数分或更长。轻者仅有惊跳或短暂的眼球上窜，而意识清楚。多见于婴儿期。新生儿可只有屏气，面肌抽动或双眼凝视等。

（2）手足搐搦：以幼儿及儿童多见。表现为双手腕屈曲，手指伸直，拇指内收贴近掌心，足踝关节伸直，足趾强直下曲，足底呈弓状。

（3）喉痉挛：主要见于婴儿。声门及喉部肌肉突发痉挛引起吸气性呼吸困难和喉鸣，严重者可发生窒息死亡。6 个月以内的小儿有时可表现为无热阵发性青紫，应高度警惕。

2. 隐性体征

（1）面神经征（Chvostek 征）：用指尖或叩诊锤叩颧弓和口角间的面颊部，出现眼睑及口角抽动为阳性。正常新生儿可呈假阳性。

（2）腓反射：用叩诊锤叩击膝部下外侧腓骨小头处的腓神经，阳性者足部向外侧收缩。

（3）陶瑟征（Troussean 征）：用血压计袖带如测血压样绕上臂，打气使血压维持在收缩压与舒张压之间，阳性者于 5 分钟内被试侧的手出现痉挛症状。

三、诊断

（一）查体要点

1. 不发作时检查

（1）面神经征（chvostek 征）阳性。

（2）腓反射阳性。

（3）人工手痉挛征（trousseau 征）阳性。

2. 发作时检查 惊厥时四肢及手足节律性抽动、面肌抽搐、眼球上翻、尿便失禁。手足搐搦时手指伸直，腕部屈曲，拇指内收，足趾跖弯呈弓状，踝关节伸直。喉痉挛时突然呼吸困难、窒息、发绀。发作后可入睡，醒后清醒。

（二）辅助检查

1. 常规检查 总血钙和（或）离子钙降低，血清碱性磷酸酶升高。血磷正常或降低，早产儿可升高。血甲状旁腺素（PTH）无升高。尿钙定性试验阴性。

2. 其他检查 X 线检查可见临时钙化带模糊。

（三）鉴别诊断

1. 低血糖症 常发生于清晨空腹时，有进食不足或腹泻史，血糖 < 2.2mmol/L，血钙正常。

2. 低镁血症 有触觉过敏、肌肉颤动、惊厥，血镁 < 0.58mmol/L，常合并低钙血症，但补钙无效。

3. 甲状旁腺功能减退 表现为间歇性惊厥，血钙 < 1.75mmol/L，血磷 > 3.23mmol/L，碱性磷酸酶正常或稍低，血 PTH 低于正常值 ［25ng/L（正常值）］。

4. 中枢神经系统感染 脑膜炎、脑炎等常有发热和感染中毒症状，脑脊液检查可以鉴别。

5. 急性喉炎 有声音嘶哑、犬吠样咳嗽及吸气困难，钙剂治疗无效。

6. 婴儿痉挛症 发作时点头、躯干与上肢屈曲、手握拳、下肢弯曲至腹部，伴智力异常，脑电图有高幅异常节律。

7. 碱中毒 有长期呕吐或反复洗胃，或有静脉应用大剂量碳酸氢钠等，离子钙降低。

四、治疗

1. 一般治疗 急救处理后有诱发疾病者治疗诱发疾病，如感染、长期腹泻等。提倡母乳喂养或应用加入维生素 D、钙的婴儿配方奶粉，婴儿及时添加蛋黄、肝泥等，多晒太阳。早产儿、人工喂养儿或冬天出生婴儿，每日补充维生素 D 400~800U。在大剂量维生素 D 治疗前，应先补充钙剂 3d。

2. 药物治疗

（1）急救处理：迅速控制惊厥，可用苯巴比妥，每次 8mg/kg 肌内注射，或应用 10% 水合氯醛，每次 0.5ml/kg 灌肠，或应用地西泮（安定），每次 0.1~0.3mg/kg 缓慢静脉推注。同时吸氧，喉痉挛者应立刻将舌头拉出口外，进行口对口呼吸或加压给氧，必要时气管插管。

（2）钙剂：10%葡萄糖酸钙5～10ml加10%葡萄糖液10～2ml缓慢静脉推注（10min以上），反复惊厥时可每日静脉滴注1～2次，每日元素钙50mg/kg，无惊厥后可口服钙剂，每日元素钙200～500mg。

（3）维生素D：应用钙剂后可同时应用维生素D。

（王　谦）

第十二节　小儿单纯性肥胖症

小儿单纯性肥胖（Obesity）是由于长期能量摄入超过人体的消耗，使体内脂肪过度积聚的一种营养障碍性疾病。

一、病因

1. 多食　肥胖病的主要原因为过食，摄入人热能超过了消耗量，因而剩余的热能转化为脂肪积聚于体内。父母肥胖者子女常有同样趋势。一个家庭的成员往往习惯于取食丰腴食品。小儿自幼年时期养成过食习惯，日久即出现肥胖现象。

2. 休息过多，缺乏运动　缺乏适当的活动和体育锻炼亦为肥胖病的重要因素，过胖的小孩的小孩不喜运动。在我们观察的肥胖儿中，绝大多数属于少动而多食的单纯性肥胖病。在肝炎或其他疾病的恢复期间，往往休息过多，运动太少，以致体重日增，越重越不好动，形成恶性循环。

3. 遗传因素　肥胖儿的父母往往体胖。如果父母都是明显地超过正常体重，子代中约有2/3出现肥胖。如果双方中有一人肥胖，子代显示肥胖者约达40%。

4. 神经精神疾患　脑炎之后偶见发生肥胖病。下丘脑疾患或额叶切除后也可出现肥胖。有情绪创伤（如亲人病死，或学习成绩低下）或心理异常的小儿有时也可能发生肥胖。

二、临床表现

食欲旺盛，喜吃甜食和高脂肪食物，有疲劳感，用力时气短或腿痛，常有心理上的障碍，如自卑、胆怯、孤独等。严重肥胖者由于脂肪的过度堆积限制了胸廓和膈肌运动，使肺通气量不足、呼吸浅快，故肺泡换气量减少，造成低氧血症、气急、发绀、红细胞增多、心脏扩大或出现充血性心力衰竭甚至死亡，称肥胖－换氧不良综合征（或Pickwickian syndrome）。

三、诊断

（一）查体要点

皮下脂肪丰满，腹部膨隆下垂，胸腹、臀部及大腿皮肤出现皮纹，颈部、腋窝黑棘皮症，因体重过重，走路时两下肢负荷过重可致膝外翻和扁平足，男性肥胖儿因大腿内侧和会阴部脂肪堆积，阴茎可隐匿在阴阜脂肪垫中而被误诊为阴茎发育不良。

（二）鉴别诊断

对单纯性肥胖症的诊断，首先要排除由于内分泌、代谢、遗传和中枢神经系统疾病引起

— 633 —

的继发性肥胖以及使用药物所诱发的肥胖。

1. 皮质醇增多症（hypercortisolism） 该病主要表现为向心性肥胖，高血压、紫纹、多毛等。可由于肾上腺皮质增生、肾上腺皮质肿瘤、异源 ACTH 综合征、长期大剂量服用糖皮质激素所引起，行实验室检查可有血皮质醇或 ACTH 增高，并通过地塞米松抑制实验有助于鉴别。

2. 甲状腺功能低下 该病有时因肥胖来诊。肥胖以面颈为著，伴便秘、巨舌，常伴有黏液性水肿、生长发育过缓。迟发型的甲状腺功能低下，其黏液性水肿往往会误为肥胖，行血甲状腺功能检查有助于鉴别诊断。

3. Prader – Willi 综合征 呈周围型肥胖体态、身材矮小、智能低下、手脚小、肌张力低、外生殖器发育不良。

4. Laurence – Moon – Biedl 综合征 呈周围型肥胖、智能轻度低下、视网膜色素沉着、多指趾、性功能减低。

5. 肥胖生殖无能症（adiposogenital syndrome） 是由于下丘脑、垂体及其周围的病变（如肿瘤、炎症、血管病变、退行性变或先天性缺陷）引起神经内分泌功能紊乱所致。主要表现为肥胖、性腺发育不全或性功能减退，并可伴有原发病症状。

6. Alstrom 综合征 常染色体隐性遗传性疾病。患儿在婴儿期即出现肥胖，由于视网膜病变视力减退，重者可致失明，常伴神经性耳聋。可有多尿、蛋白尿及氨基酸尿，重者出现氮质血症。部分可伴有糖尿病及男性性腺功能低下。

四、治疗

治疗原则：①减少产热能性食物的摄入。②增加机体对热能的消耗，使体内脂肪减少。

1. 饮食调整 饮食控制必须建立在保证小儿正常生长发育的基础上。按不同的年龄、身高、体重计算热量，定出低热量食谱，以低热量、高蛋白、低碳水化合物食谱效果较好，蛋白质可按 2 ~ 3g/（kg·d），每日摄入热量 5 岁以下儿童为 2 512.08 ~ 3 349.44J，5 岁以上为 3 349.44 ~ 5 024.16J，青春期为 6 280.2 ~ 8 374.6J。低脂饮食可迫使机体消耗自身的脂肪储备，但也会使蛋白质分解，故需同时供应优质蛋白质。碳水化合物分解成葡萄糖后会强烈刺激胰岛素分泌，从而促进脂肪合成，故必须适量限制。多吃体积大而热能低的蔬菜类食品，其纤维可减少糖类的吸收和胰岛素的分泌，并能阻止胆盐的肠肝循环，促进胆固醇排泄。培养良好的饮食习惯，避免晚餐过饱，不吃夜宵，不吃零食，少吃多餐等。

2. 运动疗法 适当的运动能促使脂肪分解，减少胰岛素分泌，使脂肪合成减少，蛋白质合成增加，促进肌肉发育。选择患儿喜欢和有效易于坚持的运动，如晨间跑步、散步、做操等，每天坚持至少运动 30 分钟，活动量以运动后轻松愉快、不感到疲劳为原则。运动要循序渐进。如果运动后疲惫不堪，心慌气促以及食欲大增均提示活动过度。

3. 行为纠正 通过与肥胖者、家长、教师座谈，找出主要危险因素，根据肥胖者行为模式中的主要危险因素确定行为纠正方案。

治疗方案选择：应以运动为基础，调整饮食习惯，严禁饥饿疗法短期快速减重，药物或外科手术治疗均不宜用于儿童。

五、预后

轻度肥胖者经治疗大部分可以恢复，中度肥胖者大部分不能完全恢复，重度肥胖大部分持续至成年。严重肥胖者可出现肥胖-换氧不良综合征，由于脂肪的过度堆积限制了胸廓和膈肌运动，造成低氧血症，最终因缺氧死亡。儿童期肥胖未得到及时纠正者可发生高血压、糖尿病以及成年期冠心病等。肥胖小儿性发育常较早，故最终身高常略低于正常小儿。

（王　谦）

第十三节　苯丙酮尿症

苯丙酮尿症（phenylketonuria，PKU）是一种由于苯丙氨酸代谢障碍引起的先天代谢缺陷性疾病，为常染色体隐性遗传。本病各国发病率不同，我国的发病率约为1/18 000。苯丙氨酸可参与蛋白质合成和黑色素、甲状腺素、多巴胺、去甲肾上腺素和肾上腺素代谢。一旦机体因各种原因缺乏苯丙氨酸羟化酶（PAH），苯丙氨酸不能转换为酪氨酸，可使酪氨酸及其正常产物减少，血中的苯丙氨酸含量就增加，最终导致苯丙酮酸、苯乙酸、苯乳酸产生。虽然苯丙氨酸是人体必需的氨基酸，但血中浓度过高及其异常代谢产物过多均可抑制脑组织L-谷氨酸脱羧酶的活性和色氨酸羟化酶，抑制线粒体丙酮酸转换酶的合成，结果使5-羟色胺生成减少、线粒体产生ATP减少，从而影响脑髓鞘的形成。另外还因二氢生物蝶呤还原酶（DHPR）或丙酮酰四氢生物蝶呤合成酶（PTS）的缺乏导致四氢生物蝶呤（BH4）缺乏，从而影响酪氨酸转变为多巴（dopa）、色氨酸转变为5-羟色胺（5-HT）的合成，结果引起严重的脑发育不良。

一、病因及发病机制

苯丙氨酸（phenylalanine，Phe）是人体必需氨基酸，食入体内的Phe一部分用于蛋白质的合成，一部分通过苯丙氨酸羟化酶作用转变为酪氨酸，仅有少量的Phe经过次要的代谢途径在转氨酶的作用下转变成苯丙酮酸。

PKU是因苯丙氨酸羟化酶（phenylalanine hydroxylase，PAH）基因突变导致PAH活性降低或丧失，Phe在肝脏中代谢紊乱所致。PKU患者苯丙氨酸羟化酶缺乏，酪氨酸及正常代谢产物减少，血Phe含量增加，刺激转氨酶发育，次要代谢途径增强，生成苯丙酮酸、苯乙酸和苯乳酸，并从尿中大量排出，故称苯丙酮尿症。苯乳酸使患儿尿液具有特殊的鼠尿臭味。高浓度的Phe及其异常代谢产物抑制酪氨酸酶，使黑色素合成障碍。Phe增高影响脑发育，导致智能发育落后及出现小头畸形及抽搐等神经系统症状。

PKU属常染色体隐性遗传，其特点是：①患儿父母都是致病基因携带者（杂合子）；②患儿从父母各得到一个致病基因，是纯合子；③患儿母亲每次生育有1/4可能性为PKU患儿；④近亲结婚的子女发病率较一般人群为高。

人类PAH基因位于第12号染色体上（12q22~12q24.1），PAH基因全长约90kb，有13个外显子和12个内含子，外显子长度在57~892bp之间，成熟mRNA约2.4kb，编码451个氨基酸。内含子长度为1~23kb不等。随着分子生物学技术的发展，北京及上海等地已经开展DNA序列分析等技术对PKU患者进行基因分析，在中国人群中发现了80种以上基因突变，发现外显子 7 和 12 的突变占的比例相对较高。其中有一些是中国人特有的突变体，这些基因突变分别导致氨基酸置换、翻译提早终止、mRNA 剪切异常以及阅读框架移位等。

二、临床表现

（1）智力发育落后，可并发癫痫。

（2）外观：毛发、皮肤、虹膜色泽变浅。

（3）小头畸形、肌张力增高，少数腱反射亢进。

（4）尿液及汗液发出特殊的鼠尿臭味。

三、诊断

（一）辅助检查

1. 常规检查

（1）新生儿期筛查当血苯丙氨酸 >0.24mmol/L，即 2 倍于正常参考值时应测新生儿血苯丙氨酸浓度。

（2）血苯丙氨酸（PHE）浓度 >1.22mmol/L，即可确诊为经典 PKU（正常小儿血苯丙氨酸浓度为 0.12mmol/L）。

（3）尿三氯化铁试验、二硝基苯肼（DNPH）试验阳性。

（4）应用高压液相层析法（HPLC）测定尿液中新蝶呤及生物蝶呤的含量，总排出量增加。可用于鉴别各型 PKU。

2. 其他检查

（1）外周血中的红、白细胞内或皮肤成纤维细胞内苯丙氨酸-4-羟化酶（PAH）活性检测低下。

（2）用 DNA 分析的方法对 PAH 和二氢生物蝶呤还原酶（DHPR）缺陷进行基因诊断。

（3）头颅 CT 和 MRI 示弥漫脑皮质萎缩。

（4）脑电图异常，示高峰紊乱、灶性棘状波。

（二）鉴别诊断

不同类型 PKU 的分型诊断见表 24-4。

表 24-4 不同类型 PKU 的鉴别诊断

分型	PHE（mmol/L）	酶缺乏（%）
经典型 PKU	>1.22	<1%
非典型 PKU	0.73~1.22	2%~3%
轻型高苯丙氨酸血症	0.12~0.73	2%~5%
四氢生物蝶呤缺乏症	0.73~1.22	DHPR <1%，PTS <20%
暂时性高苯丙氨酸血症	0.12~1.22	无

四、治疗

1. 饮食疗法 PKU 的治疗主要为饮食疗法，要求进食低苯丙氨酸饮食（30~50mg/kg·d），典型 PKU 每日的苯丙氨酸摄入量不宜大于 20mg/kg，目的在于降低血液中苯丙氨酸及其代谢产物的浓度，治疗年龄越小越好，以预防脑损伤，或使脑损伤降低到最小限度。血苯丙氨酸的浓度应控制在 0.12~0.6mmol/L 范围内。

2. 基本药物治疗　对非典型 PKU 患儿，除饮食治疗外还应给予四氢生物蝶呤、5-羟色氨酸 [3~13mg/（kg·d）] 和左旋多巴 [5~15mg/（kg·d）] 等药物。

五、预防

早期发现 PKU 患儿是一很有效的措施，但治疗对已经存在的严重智力障碍难以奏效。对有本病家族史的夫妇，避免近亲结婚，并采用 DNA 分析或检测羊水中蝶呤等方法对其胎儿进行产前检查，以便从新生儿期即加以预防。饮食疗法是本病的基本治疗，诊断一旦确定应立即给予饮食治疗，开始治疗的年龄越小，预后越好，早期即开始治疗的患儿其智力发育可接近正常。青春期后，对于变异型 PKU 单独采用饮食治疗已无效果，应适当补充左旋多巴和 5-羟色氨酸。

PKU 患儿的母亲在妊娠时应控制饮食，整个孕期应使血苯丙氨酸的浓度控制在 60μmol/L 以下，以免造成胎儿神经系统损伤。

（王　谦）

第十四节　糖原累积病

糖原累积病（glycogen storage disease，GSD）是一组由于糖原合成或分解途径中的酶先天性缺陷所造成的糖原代谢障碍疾病。其共同的生化特征是糖原储存异常，绝大多数为糖原在肝脏、肌肉、肾脏等组织中储存量增加，仅少数糖原储存量正常，但糖原分子结构异常。

一、病因

（1）常见原因为甲状腺不发育、发育不全或异位；甲状腺激素合成和分泌过程中酶的缺陷，导致甲状腺激素合成障碍；促甲状腺激素缺乏；甲状腺或靶器官反应低下；母亲服用抗甲状腺药物或母亲患甲状腺疾病等。

（2）由于甲状腺激素不足或缺少，对三大物质及维生素代谢作用的促进作用降低；对消化系统、对神经系统影响降低；对细胞氧化反应速度降低，产热减少；从而出现特殊面容、智能发育低下等神经系统症状、生理功能低下等一系列临床症状。

二、诊断

（一）病史要点

1. 现病史　询问生后有无颤抖、惊厥、嗜睡、气急、淡漠、肌无力、呼吸困难、喂养困难等。有无生长迟缓、抽搐、腹泻、鼻或牙龈出血。

2. 过去史　询问有无低血糖发作（突然面色苍白、多汗、晕厥、心慌、抽搐）。有无酸中毒（恶心、呕吐、烦渴、呼吸深快、口唇苍白或发绀、神萎、嗜睡）。有无反复呼吸道感染。

3. 个人史　询问生后体格、运动、智能发育情况。

4. 家族史　询问家族中有无类似患者，父母有无近亲婚配。

（二）查体要点

注意有无身材矮小、娃娃脸、腹部膨隆、肝肾肿大、肌肉松弛、肌张力低下，四肢伸侧皮下有无黄色瘤。

（三）辅助检查

1. 常规检查

（1）血液与尿检查：空腹血糖降低，乳酸升高，血磷可降低，血清丙酮酸、三酰甘油、磷脂、胆固醇和尿酸增高。多数患儿肝功能正常。血小板黏附率和聚集功能低下。血胰岛素正常或降低。尿糖可阳性。Ⅰb与Ⅰc型糖原累积病有中性粒细胞减少及白细胞趋化功能障碍。

（2）糖耐量试验：因患儿胰岛素分泌不足，糖耐量试验呈现典型糖尿病特征。

（3）肾上腺素试验：皮下注射肾上腺素 0.01mg/kg，注射前与注射后 15、30、60、90min 测血糖，正常时在 30~60min 血糖升高 >2.5mmol/L，患儿血糖无明显上升。

（4）胰高糖素试验：胰高糖素 30μg/kg，加入少量生理盐水静脉推注，注射前与注射后 15、30、45、60、90min 测血糖，正常时在 15~45min 内血糖升高 >1.5mmol/L，患儿血糖无明显上升或升高 <0.1mmol/L，且注射胰高糖素后血乳酸明显增高。

（5）半乳糖或果糖耐量试验：血糖水平不升高，而血乳酸明显增高。

（6）肝组织检查：肝组织的糖原定量增加和葡萄糖-6-磷酸酶活性低下为确诊依据。

2. 其他检查　X线检查可见骨质疏松、骨龄落后和肾肿大。在病程较长患儿，CT或B超检查可见肝脏有单个或多个腺瘤。

（四）诊断标准

（1）重症在新生儿期即可出现严重低血糖、酸中毒、呼吸困难和肝肿大等症状；无脾大。轻症病例则常在婴幼儿期有生长迟缓、肝持续增大、腹部膨隆、低血糖发作和腹泻。常有鼻出血。

（2）患儿身材明显矮小，骨龄落后，骨质疏松，但身体各部比例和智能等多为正常。肌肉松弛，四肢伸侧皮下常有黄色瘤可见。

（3）空腹血糖降低 <3.3mmol/L，乳酸生高，重症低血糖常伴有低磷血症；血清丙酮酸、三酰甘油、磷脂、胆固醇和尿酸等均增高。多数患儿肝功能正常。血小板黏附率和聚集功能低下。

（4）X线检查可见骨质疏松和肾肿大。

（5）糖耐量试验呈现典型糖尿病特征；肾上腺素或胰高糖素试验，或半乳糖或果糖耐量试验中患儿血糖无明显上升，且注射后血乳酸明显增高。

（6）肝组织的糖原定量增加 >70mg/g 湿重，葡萄糖-6-磷酸酶活性低下。

具有上述第 1~5 项可临床诊断为糖原累积病Ⅰ型，同时具有第 6 项可确诊本病。进行肾上腺素或胰高糖素试验或半乳糖或果糖耐量试验，虽有避免肝脏穿刺活检的优点，但由于本病患儿对此类试验反应的个体变异较大，不能单纯依赖上述试验确诊，应以肝组织的糖原定量增加和葡萄糖-6-磷酸酶活性低下为确诊依据。但Ⅰb型糖原累积病肝脏冰冻组织的葡萄糖-6-磷酸酶活性可接近正常，新鲜组织的酶活性低下。各型糖原累积病的基因诊断，即检测缺陷酶的基因突变，已有人试用于临床诊断与产前诊断，但尚不成熟，正在研究中。

（五）鉴别诊断

1. 胰岛 β 细胞增生症与胰岛 β 细胞腺瘤　有低血糖发作，但血胰岛素升高，胰腺 B 超或 CT 可确诊。

2. 遗传性果糖不耐症　新生儿期进食奶后方有呕吐、腹泻、出汗、惊厥等低血糖表现，以后有肝大、腹泻、黄疸等，不能进食"甜食"。果糖耐量试验可见血果糖升高，葡萄糖无升高，与糖原累积病 I 型相似，但半乳糖耐量试验正常，可见葡萄糖升高。

3. 果糖 – 1，6 – 二磷酸酶缺乏症　有发作性低血糖、酸中毒、惊厥，血糖降低，血乳酸与尿酸升高，但发作常由感染发热或胃肠炎时进食过少所引起，可进食"甜食"。果糖耐量试验可见血果糖升高，葡萄糖无升高，与糖原累积病 I 型相似，但半乳糖耐量试验正常，可见葡萄糖升高。

白尿、血肌酸激酶升高，其中 IIa 型有心脏肥大、心力衰竭；III 型有心脏肥大、脾大，无低血糖与高脂血症，肾上腺素或胰高糖素试验、半乳糖或果糖耐量试验正常；IV 型常无低血糖，有肝硬化、腹水、脾大；VI 型与 I 型表现相似但病情轻，常在青春期症状消失，不需治疗；VIII 型有中枢神经系统表现如眼球震颤、共济失调；IX 型无低血糖，肾上腺素或胰高糖素试验正常；X 型有肌肉疼痛，胰高糖素试验正常；XI 型合并抗维生素 D 佝偻病，肾上腺素或胰高糖素试验正常；XII 型肝大为主。各型糖原累积病的确诊依赖于肝或肌肉组织的酶活性测定。

三、治疗

1. 一般治疗　日夜间多次少量进食，每 3 ~ 4 小时进食一次。食物成分为 60% ~ 70% 的糖及淀粉，少食果糖及半乳糖，蛋白质 12% ~ 15%，脂肪 15% ~ 25%。夜间使用鼻饲管持续点滴高糖类（有进口商品配方），给予每日总热量的 1/3，于 8 ~ 12h 连续缓慢滴入。夜间也可口服生玉米淀粉，1.75 ~ 2g/kg，每 4 ~ 6h 一次，凉开水冲服，以维持血糖水平在 4 ~ 5mmol/L。饮食疗法的关键是维持血糖在一稳定的水平，不发生低血糖。这样才不刺激胰高糖素分泌，减少亢进的糖异生与糖酵解，从而防止酸中毒。饮食疗法已使不少患儿在长期治疗后获得正常生长发育，使肝脏缩小，消除临床症状。

2. 药物治疗　本病无药物可用。静脉营养（TPN）疗法可以纠正本病的异常生化改变和改善临床症状。

3. 其他治疗　基因治疗与肝移植尚不成熟，处于研究中。肝移植治疗可提供肝脏葡萄糖 – 6 – 磷酸酶，使患儿获得正常的生长发育。

四、预后

迄今尚无有效治疗方法，预后差。未经正确治疗的本病患儿因低血糖和酸中毒发作频繁，常导致体格和智能发育障碍。伴有高尿酸血症患者常在青春期并发痛风。患者在成年期的心血管疾病、胰腺炎和肝脏腺瘤（或腺癌）的发生率高于正常人群。少数患者可并发进行性肾小球硬化症。

五、预防

有家族史的父母如打算生育，可通过胎儿肝活检测定葡萄糖 –6 –磷酸酶活力进行产前诊断，通常在孕 18 ~22 周进行。Ⅱ型糖原累积病的产前诊断可测定羊水细胞或绒毛的酸性麦芽糖酶活性。如仍为糖原累病患儿，可行人工流产。

（王　谦）

参考文献

[1] 陈家伦. 临床内分泌学. 上海：上海科学技术出版社，2016.

[2] 施秉银. 内分泌与代谢系统疾病. 北京：人民卫生出版社，2015.

[3] 宁光，周智广. 内分泌内科学. 北京：人民卫生出版社，2014：145 – 173.

[4] 中华医学会内分泌学分会肥胖学组. 中国成人肥胖症防治专家共识. 中华内分泌代谢杂志，2011，27（9）：711 – 717.

[5] 杨利敏. 神经内分泌学概要. 浙江：浙江大学出版社，2015.

[6] 吕社民. 内分泌系统. 北京：人民卫生出版社，2015.

[7] 宁光. 内分泌学高级教程. 北京：人民军医出版社，2011.

[8] 袁丽. 内分泌科护理手册. 北京：科学出版社，2015.

[9] 赵家胜，吴先正. 内分泌代谢急症——实例分析. 北京：人民卫生出版社，2015.

[10] 葛建国. 内分泌及代谢病用药指导. 北京：人民军医出版社，2015.

[11] 李晨阳，单忠艳. 碘摄入量对产后甲状腺炎发生、发展的影响. 中华内分泌代谢杂志，2005.

[12] 刘超，狄福松，唐伟. 内分泌和代谢性疾病诊断流程与治疗策略. 北京：科学出版社，2007.

[13] 韩立坤，孙洪涛，孙娜娜. 安体舒通对 1 型糖尿病肾病患者尿微量白蛋白的影响. 海南医学，2014.

[14] 吴毅. 关于甲状腺结节诊断和治疗的若干思考. 中国实用外科杂志，2010，30（10）：821 – 823.

[15] 李丹，李晨阳，滕卫平. 不同碘摄入量地区妇女产后甲状腺炎的流行病学调查. 中华妇产科杂志，2011，38：27 – 29.

[16] 叶任高，陆再英. 内科学. 北京：人民卫生出版社，2012：833.

[17] 廖二元，莫朝辉. 内分泌学. 第 2 版. 北京：人民卫生出版社，2010.

[18] 韩萍. 合并糖尿病老年患者围手术期处理. 中国实用外科杂志，2009，29（2）：115 – 117.

[19] 关子安. 现代糖尿病学. 天津：天津科学技术出版社，2011.

[20] 李春生. 现代肥胖病学. 北京：科学出版社，2014.

[21] 杨霖，杨永红，何成奇. 骨质疏松症的康复评定. 中国康复医学杂志，2010，21（12）：1140 – 1142.

[22] 黄烽. 应重视强直性脊柱炎骨质疏松的预防与治疗. 中华风湿病学杂志，2007，11（9）：513 – 515.